（中文翻译版　原书第5版）

超声医学
应用解剖和功能

Sonography: Introduction to Normal Structure and Function

主　编　〔美〕瑞瓦·阿内兹·库里（Reva Arnez Curry）

　　　　〔美〕玛丽莲·普林斯（Marilyn Prince）

主　译　房勤茂　于宝海　马晓猛

科学出版社

北　京

图字:01-2023-1593号

内 容 简 介

本书是美国超声经典专著,截至目前,已出版到第 5 版,深受欧美国家超声医师喜爱。本版运用简洁的文字,由浅入深的写作方式,将正常超声解剖学和生理学重要知识点、临床思路和诊断融会贯通。全书共分 8 个部分,详细叙述了超声的临床应用、理解超声解剖学的途径、腹部超声、盆腔超声、产科超声及新生儿超声、小器官超声、特殊超声专业技术、当代超声技术。本版新增了 2 个章节,即肌肉骨骼超声和小儿超声。肌肉骨骼超声介绍了用于可视化肌肉、肌腱和韧带解剖学的最新超声技术;小儿超声介绍了这一新兴专业中所需的基本知识及 5D 技术,扩展了对最新技术的解读,包括自动化体积扫描的内容,展示了最新和最佳设备图像。本书每个章节都反映了最新的 ARDMS 标准和 AIUM 指南。

本书适用于超声医师学习参考,尤其适合中、低年资及相关专业医师阅读,是国际公认的权威经典专著。

图书在版编目(CIP)数据

超声医学:应用解剖和功能:原书第 5 版 /(美)瑞瓦·阿内兹·库里(Reva Arnez Curry),(美)玛丽莲·普林斯(Marilyn Prince)主编;房勤茂,于宝海,马晓猛主译.—北京:科学出版社,2024.9

书名原文:Sonography:Introduction to Normal Structure and Function

ISBN 978-7-03-077215-2

Ⅰ.①超⋯ Ⅱ.①瑞⋯ ②玛⋯ ③房⋯ ④于⋯ ⑤马⋯ Ⅲ.①超声波诊断 Ⅳ.① R445.1

中国国家版本馆 CIP 数据核字(2023)第 244046 号

责任编辑:路 弘 / 责任校对:张 娟
责任印制:师艳茹 / 封面设计:龙 岩

科 学 出 版 社 出版
北京东黄城根北街 16 号
邮政编码:100717
http://www.sciencep.com

三河市春园印刷有限公司印刷
科学出版社发行 各地新华书店经销
*
2024 年 9 月第 一 版 开本:889×1194 1/16
2024 年 9 月第一次印刷 印张:36 3/4
字数:1 080 000
定价:350.00 元
(如有印装质量问题,我社负责调换)

ELSEVIER

Elsevier (Singapore) Pte Ltd.
3 Killiney Road, #08-01 Winsland House I, Singapore 239519
Tel: (65) 6349-0200; Fax: (65) 6733-1817

翻译委员会

主　译　房勤茂　于宝海　马晓猛

副主译　杨　漪　翟栋材　尹红宁　王靖超　侯骊鹏　游牧人

译　者　（以姓氏笔画为序）

于宝海　河北医科大学第二医院

马晓猛　中国超声医学工程学会

王靖超　河北医科大学第三医院

丹海俊　河北医科大学第二医院

尹红宁　河北医科大学第二医院

孙　霞　哈励逊国际和平医院

李　凤　河北医科大学第二医院

杨　漪　河北医科大学第四医院

房勤茂　河北医科大学第二医院

孟维韬　河北医科大学第四医院

赵雅培　河北医科大学第二医院

侯骊鹏　河北省人民医院

游牧人　悉尼大学

（Muren You　The University of Sydney）

翟栋材　河北省邢台市人民医院

参编人员

Peggy Ann Malzi Bizjak, MBA, RDMS, CRA, RT (R) (M)
CRA-Retired
Charlottesville, Virginia
United States

Myka Bussey-Campbell, MEd, RTR, RDMS
Program Coordinator Diagnostic Medical Sonography
Diagnostic and Therapeutic Sciences
Georgia Southern University—Armstrong Campus
  Savannah. Georgia
United States

Aaron Matthew Chandler, BA, RDMS, RVT
Lead Sonographer
Ultrasound, Imaging Department
Alta Bates Summit Medical Center
Oakland, California
Clinical Instructor
Diagnostic Medical Sonography Program
Gurnick Academy of Medical Art
San Mateo, California
United States

Reva Arnez Curry, PhD, RTR, RDMS, FSDMS
Vice-President of Instruction and Learning Services
Academic Services
Delta College
University Center, Michigan
United States

Tiana V. Curry-McCoy, PhD, MPH, MPA
MS-CLS Research Program Director
Associate Professor
Department of Undergraduate Health Professions-

Clinical Laboratory Science
College of Allied Health Sciences
Augusta University
Associate Member of Vascular Biology Center
Augusta, Georgia
United States

Kacey Davis, MEd, RDMS
Program Director
Assistant Professor
Diagnostic Medical Sonography
Albany State University
Albany, Georgia
United States

Amy T. Dela Cruz, MS, RDMS, RVT
Program Director
Medical Sonography
South Piedmont Community College
Monroe, North Carolina
United States

Yonella Demars, BS, MSRS
Director
Diagnostic Medical Sonography
Radiation Sciences
Virginia Commonwealth University
Richmond, Virginia
United States

Vivian G. Dicks, PhD, MPH, RDCS
Assistant Professor and Environmental Health
  Coordinator (retired)
Master of Public Health Program
Augusta University

Augusta, Georgia

United States

Yvonne Z. Dillon, BSRS, MEd, RDMS

Sonography Clinical Coordinator/Lecturer

Department of Diagnostic and Therapeutic Sciences

Georgia Southern University

Savannah, Georgia

United States

Tara Renee Edwards, BS, RDCS, RCCS, RVS

Cardiac Sonographer IV

Echocardiography Lab

Emory University Hospital

Emory Clinic

Emory Adult Congenital Heart Clinic

Atlanta, Georgia

Adjunct Instructor

Gwinnett Technical College

Lawrenceville, Georgia

United States

Cheryl B. Grant, MS, RDMS, RVS

Chief Sonographer

Ultrasound

WellStar Atlanta Medical Center

Atlanta, Georgia

United States

Joy Guthrie, PhD, ACS, RDMS, RDCS, RVT

Advanced Practice Sonographer/Program Director

Ultrasound/Cardiology

Community Regional Medical Center

Fresno, California

United States

Nancy A. Leahy, MA, RDMS, RVT

Austin, Texas

United States

Wayne Charles Leonhardt, BA, RDMS, RVT

Master Scanning Laboratory Vascular Instructor

Diagnostic Medical Sonography Program

Gurnick Academy of Medical Arts

San Mateo, California

Sonographer

Ultrasound

Mission Imaging Services

Asheville, North Carolina

United States

Vivie Miller, BA, BS, RDMS, RDCS

Ultrasound Consultant and Clinical Specialist

Hephizabah, Georgia

United States

Lily Ann Oberhelman, MEd, BSRS, RDMS, RVT

Staff Sonographer

General Ultrasound Department

St. Joseph's/Candler Hospital System

Part-Time Faculty

Department of Diagnostic and Therapeutic Sciences

Georgia Southern University

Savannah, Georgia

United States

Marilyn Prince, BS, MPH, RDMS, RVT

Ultrasound Supervisor (retired)

Radiology

Emory University Hospital

Atlanta, Georgia

United States

Mitzi Roberts, EdD. RT(R), RDMS, RDCS, FSDMS

Faculty

Baptist Memorial College of Health Sciences

Memphis, Tennessee

United States

Lisa Strohl, BS, RT(R), RDMS, RVT

Remote Clinical Education Specialist—Ultrasound

Clinical Education and IT Solutions

GE Healthcare

Wauwatosa, Wisconsin

United States

Avian L. Tisdale, MD, MBA, FAAP

Physician

Urgent Care Pediatric

Sugar Land, Texas

United States

Rita Udeshi, BS, RDMS (OB/GYN/RVT/AB/AE/PS)

Pediatric Sonographer

Children's Healthcare of Atlanta

Radiology

Atlanta, Georgia

United States

Cheryl Vance, MA, RT, RDMS

CEO

C&D Advance Consultants, LLC

San Antonio, Texas

United States

Kimberly B. Williams, RDMS, AB, OB, B

Sonographer

Ultrasound Department

Emory University Hospital Midtown

Atlanta, Georgia

United States

译者前言

  当代超声医学蓬勃发展，应用于临床各个领域。翻译本书，旨在完善超声医学系统教育体系，进一步奠定超声医学规范和质量控制标准制定的基础。中国超声医学工程学会应用现代互联网平台，率先启动了全国范围内的超声医学系统教育和超声技术专题培训，目的是规范行业标准，进行超声医学质量管理与控制。学会参考国际上先进的超声医学实践标准，结合我国实际情况，按照超声医学专业（包括腹部超声、心脏超声、妇产科超声、外周血管和小器官超声、眼科超声、颅脑和颈部血管超声、肌肉骨骼超声、儿科超声、介入超声等），首先组织一支高水平的教师队伍，进而对超声医学应用和学习人员进行有效培训，引领超声医学不断向前发展。

  《超声医学：应用解剖和功能》是相关培训的首选教材之一。包涵了通俗易懂的文本、图像和表格，使读者能够全面掌握正常超声解剖学、生理学和相关病理学知识。

  本书阐述了超声的基本原理和设备的使用方法，使超声应用医师在安全的环境中操作设备；本书对超声医师的系统扫描和规范检查提供了准确的共识依据、图文并茂地展示了临床实践中所需要的内容；本书对人体各个脏器的解剖结构与超声成像进行了对应描述，特别是在产科和新生儿超声章节详细阐述了各个器官的发生和发展过程、不同发展阶段超声成像表现及相关病理声像图的特征，使读者易于掌握超声技术的适应证，准确解读超声成像的异常发现。本书的标准化扫描方法和规范化的指南促进了互联网超声远程医疗和人工智能发展。

  相信本书一定能够使超声医学领域的医务人员快速达到学习和应用效果，提高超声医学专业整体水平，促进超声医学长足发展。

河北医科大学第二医院

房勤茂 教授

2024 年 2 月

原著前言

欢迎阅读《超声医学：应用解剖和功能》第5版。此次修订版本更新并详细阐述了每个章节的内容，本书在教学中成功使用了25年，通过通俗易懂的文本、图像、图表、表格和课后练习帮助学生全面掌握正常超声解剖学和生理学知识。

我们对超声教育的理念没有改变。新的超声技师对正常的解剖生理学和正常的超声表现越熟悉，就越容易认识结构病理和鉴别异常超声表现。因此，在本书中，我们展现了大量相关的灰阶超声正常图片及注释，以帮助学生理解断面解剖及其声像图表现。

我们的学习策略是两步重复方法：第一步，每个章节的关键字、各种图像和详细图解重复。第二步，教科书和实验室手册之间的重复，使学生有机会学习和使用关键词、目标、未标记的图像和附加的作业。实验室手册通过流行的布鲁姆分类学（Bloom's taxonomy）学习法使每一个章节得到加强：关键字的记忆、目标和相关材料的理解和应用、图像分析和章节评估。我们认为练习册中应用双重重复方法结合布鲁姆分类学强化学习法是一种有效的学习方法，可以帮助学生对所学知识从短期记忆到长期记忆。希望最终的结果是通过学习和使用我们的教科书和实验室手册提高教学方法和学生的学习效果。

新版本增加的内容

对于第5版，我们已竭尽全力提升学生的学习体验，修改的章节比之前的版本学习起来更有效。本版的新特点包括：

• 两个新章节——所有新内容都包含在有关肌肉骨骼超声和小儿超声的章节中。肌肉骨骼超声章节涵盖了超声技术在肌肉、肌腱和韧带解剖结构方面的最新应用。小儿超声章节向学生介绍了从事这一新兴专业领域所需要的基本知识。

• 5D技术的应用——扩大了对最新技术的应用介绍，包括自动容积扫描技术。

• 更新了超声图像和插图——收录了百余幅最先进超声设备的高质量超声图像和示意图。

• 全面更新的内容——本版的每一章节都按照最新ARDMS（美国注册诊断医疗超声医师协会）标准和AIUM（美国超声医学会）指南进行更新。

致　　谢

　　没有我丈夫Dwight在对癌症的勇敢战斗中给予的爱、鼓励和支持，我不可能完成这本教科书。你教会了我勇气的真正涵义。

　　感谢下一代：Tiana、Serena、Jeremy和Omar。

　　感谢Joshua Elgibor博士多年来对Lena和Princeton的关爱。

　　Marilyn，你是一个奇迹！在Betty退休后，我找不到比你更好的联合主编。感谢你多年来作为我的朋友和同事，与你合作是我的荣幸。

R.A.C.

　　作为联合主编，能够为这本教科书做出贡献是一种荣幸。感谢Reva，感谢你为另一个远离家乡的密歇根居民所做的一切。感谢你对我的信任。这是一段非凡的旅程！真正的教书育人者，确实一直在学习。

　　我要感谢所有新老贡献者，他们用自己的时间、文字、图像和才华帮助新一代学生学习超声波。

　　我要感谢John Tomedi慷慨地与像我这样的新手分享他出色的编辑技巧。你真是太棒了。

　　感谢我的儿子Jeff Jr.和Joel，他们总是鼓励我追求梦想，并且相信我。谢谢你，Aerial，你是我这个世界上最甜美、最美好的儿媳妇。

　　感谢Chea Prince和Tatiana Dickerson，即使我做的这项工作无法满足你们的需求，但你们从未抱怨，始终鼓励我。Chea，你是我的超自然之爱。Tatiana，你是我感到无比幸福的源泉。感谢上帝，让John和Shaniece来到这个世界。

　　我爱你们，直到地老天荒。

M.E.P.

目　录

第1部分
临 床 应 用

第1章

超声检查之前、之中与之后

LISA STROHL

目标

● 列出包含在超声申请单中的信息。

● 解释超声技师和超声医师/放射科医师的职责。

● 描述检查前查看患者病历/电子病历（EMR）的重

要性。

● 对比技术观察与阅片报告。

关键词

　　评估报告——评定体格检查结果，包括患者症状列表。

　　鉴别诊断——鉴别超声检查结果及超声医师报告显示的多种病理状况。

　　电子病历（EMR）——患者医疗信息的计算机版本。

　　乙型肝炎病毒（HBV）——为血源性传播病原体，需要标准预防措施以降低其感染风险。医疗卫生工作者可以注射乙型肝炎疫苗保护自己，该疫苗需要在6个月内注射3针。大多数医疗卫生机构都提供这种疫苗。

　　人类免疫缺陷病毒（HIV）——为血源性传播病原体，需要标准预防措施以降低其感染风险。该病毒可能引起艾滋病（AIDS），这是一种自身免疫系统缺陷性疾病，许多情况下是不可治愈性疾病。

　　解读报告（最终报告）——超声医师（放射科医师、内科医师）对超声检查结果进行正式、合法地解读。

　　职业安全与健康管理局（OSHA）——是美国劳工部下属的一个机构。OSHA标准（即职业安全与健康标准）旨在保护医护人员免受大多数血源性疾病的

侵害。

　　患者列表信息——指患者信息的汇编，包括病史、体格检查结果、患者症状和实验室检查结果等。

　　超声技师——负责进行超声检查操作并记录超声检查结果以供医师解读报告。

　　超声医师/放射科医师——负责对超声结果提供最终的、合法的解读报告（可能包括鉴别诊断）。

　　标准预防措施——将所有患者视为可能患有HBV/HIV感染或其他血液传播性或感染性疾病，这意味着工程工地、工作场所和住房管理部门均被纳入管控范围以确保人员安全。

　　技术性观察/评论——超声技师使用超声医学术语对超声发现书写报告及给出结论，但不视为最终诊断，因为超声技师因教育、培训、经验水平的原因，不具备出具报告的法律资质。

　　超声申请单——指数字的、纸质的或传真打印的纸质申请单，包括患者身份信息、临床症状、要求检查的内容及检查原因。

1

超声技师通过多种途径进入超声医学诊断的联合健康领域。许多项目可能在医院，也可能在职业技术学院、军队、学院和大学开展。课程包括断面解剖学、超声物理学和仪器、生理学、病理学、护理学和医学伦理学等。大多数项目更注重申请人是否具有医学领域的经验或学科背景。大多数雇主更希望超声技师参加官方认证的培训项目。美国超声医学诊断注册中心（ARDMS）、美国放射技师注册中心（ARRT）和心血管超声资质国际认证（CCI）是专业资质认证机构，这些机构根据专业标准提供书面考试，通过考试即可注册超声技师执业资质。拥有超声技师执业资质就可以在多个超声专业领域执业，包括腹部超声、妇产科超声、神经超声、乳腺超声、成人和儿童超声及血管超声。超声医师在参加专业考试的同时，还需要参加超声物理学原理和仪器（SPI）的考试。目前，尚无扫描技能方面的评估考试。

超声技师初始工作包括应用超声仪器获取断面图像和诊断资料，具体如下：

- 具有良好的沟通技巧。
- 有较强的计算机操作技能。
- 能够获取和记录与超声检查有关的数据。
- 能正确使用超声诊断系统。
- 能为患者提供优质的护理。
- 采集、分析、修改和选择图像储存并提交给解读医师进行诊断。
- 使用超声术语把超声检查结果提交给解读医师。
- 协助进行超声引导的侵入性操作。
- 具备标准预防措施知识。

超声医师在超声诊断过程中肩负重要责任，在最高级别执行时，他们是评估患者的重要组成部分。

超声检查前理解标准预防措施

随着对医护人员因意外针头刺伤或泼溅而感染血液传播性疾病的担忧日益增加，促使职业安全与健康管理局（OSHA）发布了旨在保护医护人员的标准。医务工作者在工作中可能接触到的大多数血液传播性疾病包括各种类型的肝炎［如乙型肝炎病毒（HBV）感染］、梅毒、疟疾和人类免疫缺陷病毒（HIV）感染。其中，HBV 和 HIV 感染最重要，这些疾病可通过体液传播，如血液、唾液、精液、阴道分泌物、羊水、脑脊液、滑膜液和心包液。医护人员在处理已知 HIV/HBV 感染患者的血液、器官或组织时必须多加注意。医护人员可以接种乙肝疫苗保护自己，乙肝疫苗需要在 6 个月内注射 3 针，大多数卫生保健机构均可提供乙肝疫苗。尽管接种疫苗并不能减少与疾病的接触机会，但它确实会保护医护人员，降低被感染率。HBV/HIV 传染源和传播方式请

参阅表 1.1。

表 1.1 HBV/HIV 传染源和传播方式	
HBV/HIV 传染源	**传播方式**
血液、唾液、阴道分泌物、羊水、脑脊液、滑膜液、心包液	污染的尖锐物体造成的意外损伤尖锐物体，如针头、手术刀、碎玻璃、暴露的牙线导致的意外感染
牙科手术、对活体组织或尸体组织，以及器官培养物或培养基的处理不当	开放性伤口和皮肤擦伤的暴露，包括皮炎和痤疮，以及黏膜接触
处理已知受感染动物的血液、组织和（或）器官	接触受污染的表面、眼、鼻和（或）口接触污染物导致意外感染
注：HBV. 乙型肝炎病毒；HIV. 人类免疫缺陷病毒	

被污染的尖锐物体（如针头、手术刀、碎玻璃和暴露的牙线）造成的意外损伤是这些疾病最常见的传播途径。暴露可能来自开放性伤口和皮肤擦伤，包括皮炎和痤疮，以及口腔、鼻和眼的黏膜。接触受污染的表面并将传染性物质带到口、鼻或眼，是一种更间接的传播方式。医护人员必须意识到，在没有明确证据的情况下，工作区表面可能会受到严重污染。表面污染是 HBV 的主要传播方式，尤其在血液透析室。众所周知，HBV 可以在室温干燥的表面上存活 1 周！

标准预防措施要求将所有患者视为感染了 HIV/HBV 或其他血液传播性疾病。OSHA 指南提供了降低暴露风险的主要策略（表 1.2）。员工遵循降低个人暴露风险的操作，例如正确清洁和消毒超声仪器控制台和探头、穿戴个人防护设备（PPE）和洗手等，是临床环境中基本的惯例。超声检查前后，应使用肥皂水洗手或用酒精擦拭至少 30 秒。

表 1.2 减少接触血源性病原体的措施与示例	
减少接触血源性病原体的措施	**描述/示例**
工程学控制	降低医疗器械或医疗操作方法引起的感染风险，例如高压灭菌器和灭菌方法、自护套针头、生物安全预防措施
操作规范	处理血液或体液时戴手套，可能需要额外的防护装备，包括穿长的外大衣；经常用正确方法洗手
正确清洁和消毒超声系统和探头	保持设备清洁无污染；恰当处理锐器和把穿过的衣物放进容器。对接触体液或接触黏膜的探头进行严格消毒
乙肝疫苗[a]	建议有风险的医护人员在 6 个月内接种 3 针
流感疫苗	建议医务人员每年接种 1 次
注：[a] 不会减少接触，但在接触病原体后可以保护医护人员	

雇主应当为员工提供乙肝疫苗和每年流感疫苗的接种及每年的健康体检，以降低员工因接触患者引起的被感染风险。在大多数医疗机构，工作人员每年都需要接种流感疫苗。

检查不同患者时，也需要清洁超声控制台和探头。将利器和用过的衣物放入适当的容器，有助于降低患病和损伤风险。

所有腔内探头和被血液或感染性体液污染的探头都需要严格消毒。被污染的探头首先用酶清洁剂清洁，然后用有盖的容器运送到高等级消毒处理中心进行定时消毒。日志记录在醒目位置显示符合安全规定。

医疗机构应当按照OSHA要求和指南为员工提供消毒服务。人力资源部或感染控制部负责安排每个机构的消毒服务。

超声技师在实际检查患者之前，必须接受良好的培训，了解如何减少自己与血源性病原体的接触。一旦掌握了标准预防措施，初级超声医师的关注点应转向超声检查的基本文件。其中包括超声检查申请单、患者列表信息、技术观察和最终解读报告。

超声检查之前

超声申请单和患者病历信息

超声技师负责在检查之前获得与超声检查相关的患者信息。

在进行超声检查之前，超声技师应查看超声检查申请单和患者病历信息。超声检查申请单应包括患者身份证明资料、临床症状、申请的检查项目和检查原因。拿出一些时间验证患者身份标识很重要，例如口头复述验证患者姓名和（或）出生日期。超声检查申请单示例如图1.1所示。

此申请单强调了特定医疗机构所需的信息。注意：应尽力满足申请医师的要求，申请医师要提供不同超声检查类型的列表，并且要提前了解解读医师（超声医师/放射科医师）的意见。

在为住院患者检查前，超声技师要复习的另一个文件是患者病历信息或电子病历（EMR）。框1.1提供了可能包含的不同信息。超声检查者需重点关注患者病历中的评估记录、实验室检查结果及任何相关影像学检查（如CT扫查）报告。评估记录包括患者的病史和体格检查结果、症状列表及其他任何值得注意的结果。

确定超声医嘱在电子图表中的位置非常重要，可以确保医嘱得到正确审核（即医嘱与检查指征相符）。用一些时间完成这个步骤可以确保执行正确检查并收费。

门诊患者列表信息通常归类于开单医师的办公室，所以超声医师可能无法查看。因此，超声检查申请单必须包含患者的临床症状，以及申请超声检查的指征和原因。

此外，许多超声科要求超声技师在进行检查前从患者那里获取简要的病史。对于门诊患者的检查，这可能是获取相关信息的唯一途径。对于任何检查，这可能会为解读医师提供额外的诊断信息。

框1.1 常规住院患者列表信息

1. 入院前和入院表格
2. 检查和治疗同意书
3. 生前遗嘱
4. 医嘱
5. 出院评估、计划和总结表
6. 急诊室记录
7. 患者护理计划和问题列表
8. 实验室和放射学报告部分
9. 护理转诊总结
10. 病史和体格检查报告
11. 进度说明
12. 会诊报告
13. 患者教学记录
14. 患者出院说明
15. 特殊操作报告
16. 手术报告和记录（术前、围手术期和术后）
17. 分娩和生产报告
18. 病理学
19. 麻醉后记录
20. 内镜报告
21. 医疗重症监护室报告
22. 心电图/心电图记录纸
23. 脑电图
24. 抗体ID和过敏报告
25. 营养报告
26. 坠落风险
27. 心肺复苏记录
28. 外部医疗机构和（或）急诊的转诊医嘱单和报告
29. 用药记录
30. 护理记录
31. 重症监护流程图
32. 神经系统评估表
33. 神经系统检查列表
34. 出入量表
35. 患者隔离或自杀预防表观察清单
36. 约束记录

临床规范

无论是在课堂上还是在临床环境中，都应遵循如下专业的临床标准。

- 穿着合适的服装。
- 佩戴个人身份徽章。
- 向患者介绍自己；使他们放松并让他们尽可能

超声申请单
托马斯杰斐逊大学医院
放射科
超声诊断部

病历
姓名
地址

☐

☐ 床旁

医生	年龄
地点	出生日期
电话	电话

| 隔离防护 | ☐ 是 |

| 转诊医生 / 诊所（姓名 / 地址） | 电话 |

基本临床信息（务必在检查前完成）

检查理由

相关病史

A 3 4 1 4 7 6

医生签名及电话　　　　　　　　日期

腹部	盆腔	妇科
☐ 全腹	☐ 肾移植	☐ 全部盆腔
☐ 肝脏	☐ 膀胱	☐ 子宫
☐ 胆囊	☐ 前列腺	☐ 卵巢
☐ 脾脏	☐ 直肠	☐ 卵泡大小
☐ 腹水	☐ 阴囊	☐ 宫内节育器位置
☐ 触及肿块	☐ 多普勒	☐ 多普勒
☐ 多普勒		

腹膜后腔	头颈	产科
☐ 全腹膜后腔	☐ 颅脑	☐ 胎儿全项
☐ 胰腺		☐ 胎儿全项（宫内生长）
☐ 肾脏		☐ 产科多普勒
☐ 肾上腺	心脏	☐ 羊膜穿刺术
☐ 腹主动脉 / 下腔静脉	☐ 超声心动图全项	☐ 特殊的（详细说明）
☐ 淋巴结	☐ M 型及二维超声心动图	浅表
☐ 多普勒	☐ 多普勒超声心动图	☐ 乳腺

胸腔	血管	☐ 触及肿块
☐ 纵隔	☐ 脑血管全项	☐ 特殊的（详细说明）
☐ 胸腔积液	☐ 外周血管（动脉）	介入
☐ 胸腔穿刺术	☐ 外周血管（静脉）	☐ 活检（说明具体区域）
	☐ 图像	☐ 针吸活检（说明具体区域）

检查		未列出	☐ 脓肿引流
技术		☐ 详细说明	☐ 术中引导
诊室			区域：
日期			

图 1.1　放射科申请单。资料来源：Pinkney，N（1992）. A review of concepts of ultrasound physics and instrumentation（4th ed.）. Copiague，NY: Sonicor，Inc.

舒适。

- 与患者和工作人员礼貌且尊重地互动。
- 与患者谈话应该恰当且专业。
- 切勿讨论超声检查结果或提供你对结果的意见。只有医师才能合法地做出诊断。
- 将患者申请单与患者的身份手环（或患者编号）做对照，确保你检查的患者正确，并且和超声屏幕上的患者信息保持一致。
- 向患者简要解释检查过程。
- 询问患者的症状及病史或手术史。
- 用缓慢、清晰的语言和适当的方式指导患者。
- 需要时，帮助患者穿上检查服。
- 协助患者使用可能与其相连的医疗设备，例如氧气罐。
- 在帮助患者登上检查床或担架床之前，检查制动器是否已锁定以确保检查床或担架床不可移动。准备一个带把手的踏脚凳以帮助身材矮小的患者登上检查床。
- 正确为患者盖上检查布单并解释此做法的必要性。
- 熟悉你所在机构的隔离政策。
- 熟悉无菌操作技术。
- 熟悉医师进行特殊检查的步骤，并协助其工作。
- 大多数经腹盆腔检查要求患者充盈膀胱。由于这会引起患者不适，故应及时、谨慎地完成检查。
- 一些机构要求患者在进行腔内超声检查前签署同意书。此外，检查时，建议有另一位超声技师或适当的医疗卫生专业人员陪同，这是男性超声技师对女性患者进行经阴道检查的基本要求。超声技师和陪同人员的姓名缩写应该被永久记录。
- 知道如何操作所有超声设备，安装和拆卸探头。
- 能够熟练操作图像记录系统。

获取标准图像

- 将探头置于感兴趣结构最合适的部位并开始扫查。应用实时经腹或腔内扇形探头、凸阵探头或线阵探头进行扫查（图1.2）。
- 使用耦合剂协助排除探头和患者皮肤表面之间的空气。
- 患者的舒适度和施加在患者身上的探头压力是重要的考虑因素。可在自己的皮肤表面试用不同的探头压力。
- 进行全面的扫描检查。扫描检查时要详细评估和全面观察。超声检查首先对感兴趣区域及其紧邻结构进行纵向和轴向扫查。
- 检查期间不存储图像。这是微调时间，以选择最佳患者体位，使患者掌握呼吸技巧，彻底和有条理地检

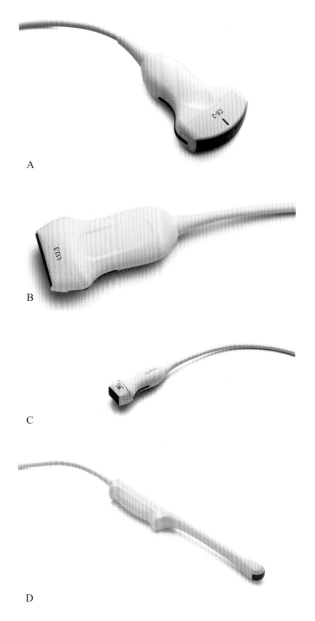

A

B

C

D

图1.2 探头类型。A.曲面；B.线性；C.扇形；D.腔内（阴道内）。资料来源：由荷兰阿姆斯特丹Koninklijke Philips N.V提供

查感兴趣区域，除外正常结构变异或畸形。

- 使用键盘和触摸屏图像控制优化图像。
- 调整视野大小及穿透深度以显示最佳的感兴趣区域。
- 调整近场和远场增益聚焦设置以增强感兴趣区域的显示。
- 调整对比度以帮助区分结构。
- 调整增益设置，使结构的边缘能清楚显示。
- 功率设置应调低。调整时间增益补偿（TGC）斜率进行增益补偿（表1.3）。
- 尽可能避免图像上出现衰减区。尝试增加或调整TGC斜率，或切换到功率更强的探头。

表 1.3 常见超声术语

术语	定义	示例
回声增强	"增加回声幅度"或"通过传播的后方"显示后方结构没有声束衰减（减少、停止、阻碍或吸收）。后方回声增强是一种超声伪像	膀胱后方显示明亮，即通过传播导致的后方回声增强
声阻抗	阻挡声束传播的物质特性	骨骼比组织声阻抗大
声影	"降低的回声幅度"或结构后方的回声缺失，是因结构后方声束衰减（减低、停止、阻碍或吸收）。声影的边缘锐利，易于显示。声影是一种超声伪像	胎儿股骨后方可以看到黑色的后方阴影
尽可能低剂量原则（ALARA）	谨慎使用诊断性超声检查；强制规定：在获得诊断数据的同时使用最小的超声输出功率和暴露时间	扫查时始终考虑ALARA。热指数（TI）和机械指数（MI）是产生超声生物效应的组成部分，应在扫查时进行监测。TI和MI值通常位于屏幕右上角
无回声	用来描述超声图像上没有回声的术语	真性囊肿表现为无回声
前方（腹部）	位于或直接指向前方 一个结构在另一个结构的前面	肝脏位于人体的前方 胰体位于以下结构的前方：脾静脉、肠系膜上动脉、左肾静脉、腹主动脉和脊柱 胰头位于下腔静脉的前方
伪像	图像的伪影是在超声图像上观察到的与被成像物体无关的回声特征或结构	声影是一种超声伪像
腹水	腹盆腔内任何部位积聚的浆液	腹水可在腹盆腔的直肠子宫陷凹中观察到
衰减	由于吸收、散射或声束发散，声束通过结构时强度降低	声束遇到物体时，由密度、成分和角度决定了声束衰减的程度
轴向（短轴）（视图或断面）	与纵切面成直角。用于描述扫查平面图像中结构切面的术语	在横向扫查平面图像中可以看到主动脉的轴向图像。中上腹的矢状扫查平面图像中可以看到胰腺的轴向部分
声束发散	声束在传播过程中逐步变宽的特征	超声图像的金字塔样表现代表了声束发散
钙化/"石头"	矿物盐的浓度可能伴随某些疾病过程	胆囊内结石显示为明亮的、可移动的结构，形状可变，伴有后方声影
电子游标	可以操作两个或多个测量光标来测量屏幕上感兴趣的回声之间的距离	测量游标用于获得长度、宽度和前后测量值，以提供感兴趣结构的尺寸或总体积
彩色血流多普勒	二维图像中的多普勒频移信息被叠加在实时灰阶解剖横断面图像上	血流方向在超声上用不同的颜色表示
混合性肿块	由组织和液体组成的体内异常包块	混合性肿块被归类为体内异常的组织和液体聚集物，它有别于身体结构的正常回声类型
对侧的	位于或影响对侧	卵巢是相对应的器官
造影	比较以显示差异	超声图像比灰阶图像明暗更加分明
冠状扫查断面	任何平行于身体长轴并垂直于矢状面的扫查平面	冠状扫查断面图像显示了从外到内和从上到下径线的解剖结构
耦合剂	用于减少超声探头和皮肤表面间空气的物质	凝胶是典型的超声检查耦合剂
膈脚	左右膈脚或肌纤维带，起自于腰椎附着于膈肌中心腱	声像图显示膈脚为紧邻脊柱的曲线样结构。相对于相邻结构，从高回声到低回声的表现
囊性	描述体内积液的超声表现，但不符合真正囊肿标准	腹水本质上是囊性的
深度	内部的 位置远离表面的	肾是身体内的深部结构
穿透深度	声束从探头穿过介质的最大距离	超声声束的强度越大，穿过介质的距离就越远。介质的衰减越大，传播距离越小
弥漫性病变	整个器官的浸润性疾病，破坏了器官实质的正常超声表现	浸润性疾病改变了整个器官的正常回声模式
远端	距离原点最远的部位	腹主动脉位于胸主动脉的远端
多普勒（效应）	由声源或反射体与观察者之间的相对运动引起的可观察到的声音频率变化	多普勒用于探查通过血管的血流。不仅探查血流是否存在，而且还可以显示血流方向，测量反射声波与发射声波的频移

术语	定义	示例
回声	描述一种能够在超声上产生回声或回声模式的结构	人体结构具有回声或能够产生回声
弱回声	少许回声	充满胆汁的胆囊呈弱回声
回声特性	描述体内软组织结构的超声表现	正常器官的实质（软组织）呈均匀或均一的。如果实质因疾病破坏或改变，实质通常会呈不规则或不均质的回声特性或类型。这种变化的本质可能是弥漫性疾病（浸润性，局灶性）或局灶性疾病（一个肿块或多个肿块局限于特定区域）
器官外病变	起源于器官外的疾病过程	起源于器官外肿块可以引起一些结果的改变，例如其他器官和结构移位、视野中的其他器官或结构受阻、器官被膜内陷和器官被膜连续中断
局灶性/多个局灶性改变	局限于器官内的单个或多个孤立区域的病变	仅在器官的部分区域显示局灶性病变回声
聚焦点	声束最窄、分辨率最好的点	不同的探头具有不同的焦点深度，因此，体内结构（感兴趣区）的深度决定了应该使用哪个探头
灰阶	从白色到黑色的多级梯度	超声显示格式，记录回声振幅（强度）显示为不同灰度亮度
不均质性	描述超声图像上的不规则或混合回声模式	当病理破坏了正常、均一的脏器结构，声像图呈不均质性回声
均质性	描述超声图像上均匀或相似的回声模式	大多数正常器官实质在超声图像上表现为均质性
高回声	比较性术语，用于描述超声图像中比周围结构回声更亮或更强的区域	相比肝脏，胰腺通常表现为高回声
低回声	比较性术语，用于描述超声图像中比周围结构回声暗的区域	相比肝脏，肾脏通常表现为低回声
下方（尾部）	指向脚 位于下方或向下 一个结构低于另一个结构	子宫位于人体的下方。肠系膜上动脉位于腹腔干下方。胰体位于食管胃交界处的下方。主动脉分叉位于肾动脉水平的下方
浸润性疾病	扩散到整个器官的弥漫性疾病过程	由于浸润性疾病，器官的回声模式全部改变
界面	两种物质或结构之间的边界	明亮的脂肪界面回声可以区分人体组织结构
器官内病变	起源于器官内的异常疾病过程	起源于器官内的肿块可以引起一些结构改变，例如正常内部结构的破坏、器官包膜向外隆起及相邻结构的移位
腹膜内	腹盆腔结构被覆壁腹膜	肝（除了膈顶后方的裸区）、胆囊、脾（除脾门部）、胃、大部分肠和卵巢都是腹膜内的器官
同侧的	位于或影响同侧	脾和左肾是同侧的
等回声	比较性术语，用于描述超声图像中相等回声模式的区域	脾相对于肝脏是等回声的
侧面的	人体中部或中线的左侧或右侧。描述一个结构是在或者朝向的一侧	脾位于人体左侧。颈动脉位于甲状腺的侧面。胰腺头部、颈部和尾部位于胰体的侧面。肾位于脊柱的侧方
局灶性	代表一个或多个局限性肿块	肿块可以分为实性、囊性和混合性
长轴（视图或断面）	代表结构的最长长度	超声的标准做法是测量大多数结构的长轴部分
纵向（视图或断面）	与长度相关，纵向运动	冠状断面或矢状断面可以显示主动脉的纵断面。脾静脉的纵断面可以在中、下腹的横断面中显示
肿物	局限性疾病过程	肿块根据其成分分为实性、囊性或混合性
内侧的	位于、在或朝向身体中间或中线的部位	脊柱位于身体内侧。胰颈位于胰头内侧；胰体位于胰头和胰尾的内侧
介质	能传播声波的任何物质	大多数积液是非衰减介质，而骨骼是衰减介质
系膜	将腹膜内器官连接到腹腔壁的双层腹膜	因其系膜过长，胆囊位置可变
正中或正中旁矢状断面	任何平行身体长轴并垂直于冠状面的断面	矢状断面显示解剖学的前后径和上下径
镜像反射伪像	一个结构的图像在另一个部位显示，与原始图像呈镜像图像	镜像反射常发生在扫描明显弯曲的界面，例如膈肌和肝脏以及膈肌和脾之间的超声界面

续表

术语	定义	示例
坏死	组织退化或"消亡"	许多混合性肿块描述为坏死
新生物	组织新的、异常生长；可以是良性或恶性	新生物的特征是肿瘤或肿块
垂直的	直角，垂直	冠状面与矢状面相互垂直
实质	构成器官的组织	正常器官实质在超声图像上呈均匀回声
腹膜	衬在腹腔内并分泌浆液的薄层组织，浆液作为润滑剂有助于器官之间的自由移动。分为壁腹膜（形成密闭的腔）和脏腹膜（直接覆盖器官和各种人体结构）。腹腔内器官和腹膜后器官	腹膜包绕的结构包括肝脏、胆囊、脾、胃、大部分肠和卵巢。腹膜后器官仅前面被覆盖腹膜，包括胰腺、下腔静脉、腹主动脉、泌尿系统、结肠和子宫
胸腔积液	胸膜腔内的积液	胸腔积液呈无回声和低回声，而肋骨呈明亮的高回声表现
后方（背部）	位于或指向后面。一个结构位于另一个结构的后面	肾位于身体的后方。下腔静脉位于胰头的正后方。脾静脉位于胰尾和胰体的正后方。右肾动脉走行于下腔静脉后方并沿其走向右肾
近端	位于最靠近起始端或附着处的位置	肝总管是胆总管的近端
腹膜后	位于腹膜后面或后方的盆腹腔区域	腹膜后的结构包括胰腺、下腔静脉、腹主动脉、泌尿系统、肾上腺、结肠和子宫。只有它们的前表面与壁腹膜接触
多层反射伪像	声波穿过和穿越一个结构时产生的超声伪像，这个结构的声阻抗和相邻结构明显不同，从而引起了大量往返反射	经肋间扫查时，常发生多层反射伪像；通常，一个结构的图像是重复的，重复图像和所反射的图像距离相等
分隔	肿块内薄的膜状物	在囊性或混合性肿块中可以看到单个或多个分隔
实性肿物	由同一种组织组成的体内异常肿块	实性肿物是体内组织的异常增生，改变了其正常声像图类型
声像图	超声的图像记录	超声检查期间结果的图像记录
超声技师	技术教育合格的高技能专职医疗保健专业人员对患者进行超声检查并在医师的监督下记录结果	超声技师负责在超声检查期间收集相关数据和记录必要的代表性图像以供医师判读或诊断
超声医师	判读超声图像的临床医师	在超声检查期间，超声医师可扫查并记录图像或使用超声技师提供的图像根据超声发现最终做出诊断
浅表的	外部的 位于或指向表面	睾丸是浅表器官 甲状腺是浅表腺体
上方的（头部）	指向头 位于上方或正上方 一个结构高于另一个结构	肺位于身体的上方。膈肌位于腹盆腔的上方
系统的	与整个身体有关	体循环将血液从心脏输送到身体的所有部位（肺除外），然后再返回
TGC（时间增益补偿）	接收器增益随时间增加以补偿回声幅度的损失，通常由于衰减和深度增加引起	大多数超声机器包括一组滑动电位器以控制接收回波的放大。大多数超声显示包括TGC曲线，它是接收器增益控制设置的图形显示
透射	一个结构后方回声振幅增加或回声增强，是因无声束衰减（减少、停止、阻碍或吸收）。是一种超声伪影	真性囊肿必须显示后方回声增强
探头（超声）	是一种能够将电能转换为机械能，反之亦然的装置	超声探头包括线阵探头和凸阵探头。环形阵列、扇形相控阵探头和单晶片探头。经食管、术中和腔内探头
传导	表示能量通过物质	超声图像是传输成像的结果
横断面扫查	任何垂直于身体长轴的平面	横断面图像显示了前后（或后前）径、右左径或从外侧到中间径线
真性囊肿（单纯囊肿）	由液体组成的体内异常肿块	真性囊肿或单纯囊肿，必须满足3个特定的超声表现标准：①无回声；②界线清晰且薄而光滑的壁；③后方回声增强。如果不是，则肿块是囊性肿物。无论哪种方式，真性囊肿或囊性肿块都会破坏器官实质的正常回声模式
超声	频率高于20kHz或高于人类听觉范围的声音	用于获取声像图，是超声产生的任何图像

● 遵循扫查规范——确保扫描标准化，这是对比探查的基础。

后文将提供描述异常超声发现或病变的示例。

超声检查之中

掌握以下知识和实践才能够完成超声扫描。

● **解剖位置**。人体结构在超声图像上是通过位置和标志而不是超声表现来准确定位的，因为结构图像可能会因病变或其他因素而发生改变（图1.3）。

● **正常人体结构的超声表现和用于描述其表现的术语**（表1.3），对正常超声表现的理解提供了识别异常图像的基础（表1.4）。

● 如何解读超声扫查断面和方向的术语（图1.4）。

● **成像标准**，如前文所述。

● 超声检查结果的超声特征和用于描述的术语。

超声扫查平面

超声检查中使用的扫查平面与人体解剖平面相同（图1.3），但对它们的判读取决于探头位置和声波入路（即声波进入人体的位置）。

图1.5～图1.7显示了标准的超声扫查平面。腔内扫查平面的判读见图1.8中。图1.9显示了如何判读神经超声（新生儿大脑）扫查平面。

探头的位置方向决定了扫查平面。在大多数情况下，探头制造商会设置位置方向。例如，矢状扫查平面方向通常由探头顶面的凹口或凸起部分表示。一旦确定了探头方向，就可以通过逆时针旋转改变扫查平面。

扫查

第一次扫查为腹主动脉。复习第9章中详述的主动脉位置、大体解剖和超声表现。使用第6章中的分层插图作为指导。以下是腹主动脉超声评估的建议步骤。

体表标志

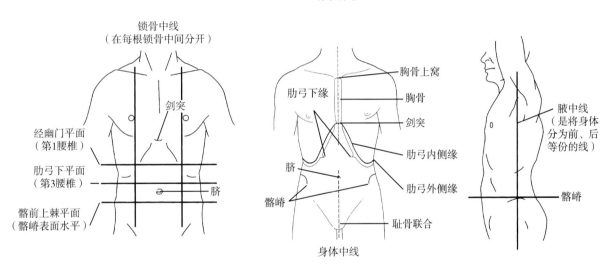

腹部九分区

腹部四分法

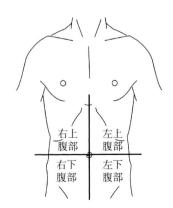

图1.3　腹盆腔结构的体表标志和分区

表1.4 描述正常人体结构的超声表现

人体结构	图像	正常超声表现
器官实质	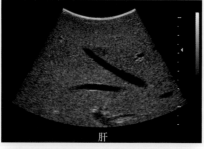 肝	● 均匀的或均一的中等回声 ● 例如，肝实质可以描述为均匀的中等回声
肌肉	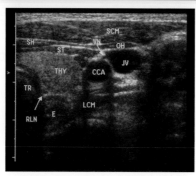 SCM.胸锁乳突肌；OH.肩胛舌骨肌；ST.胸骨甲状肌；SH.胸骨舌骨肌；LCM.颈长肌；THY.甲状腺；CCA.颈总动脉；JV.颈静脉；E.食管；TR.气管；RLN.喉返神经；VN.迷走神经	● 均匀的或均一的低回声 ● 相对于相邻的器官或人体结构，肌肉通常表现为低回声或回声减低 ● 骨骼肌束被亮的、对称的带状纤维脂肪隔膜分开，与低回声肌肉比较，这些带状结构呈高回声或回声增强
胎盘	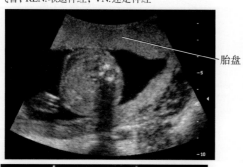	● 整个妊娠期回声都会发生变化，从均匀或均一的中等回声到高回声，再到不均匀的或混合的回声，是因多血管成分的存在引起的 ● 正常情况下，相比子宫肌层表现为高回声或回声增强
组织	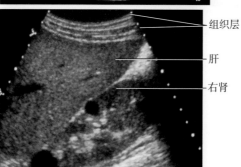	● 组织呈均匀或均一的回声和中等回声 ● 与相邻结构比较，组织回声特性是边界回声非常明亮，或呈高回声

续表

人体结构	图像	正常超声表现
充满液体的结构： 　血管 　管道 　脐带 　羊膜囊 　脑室 　卵巢卵泡 　肾盏 　充盈尿液的膀胱 　充盈胆汁的胆囊 　滑囊	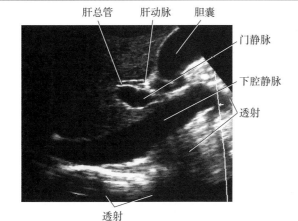 肝总管　肝动脉　胆囊　门静脉　下腔静脉　透射 透射	● 管腔无回声（黑色；无回声） ● 管壁与相邻结构比较，呈明亮的、高回声或强回声，后方回声增强，超声易于区分
消化道	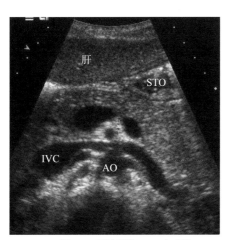 STO.胃；IVC.下腔静脉；AO.主动脉	● 壁薄，与相邻结构相比，通常表现为低回声或回声减低；如果被大量脂肪包围则表现为回声增强 ● 胃肠道管腔基于其内容物而表现各异 ● 充满液体的管腔为无回声 ● 充满气体或空气的管腔呈明亮的、高回声结构，且与相邻结构相比回声增强 ● 管腔也可能具有混杂或混合的表现，液体部分呈无回声，其他回声部分因为成分而异（部分消化的食物、难消化的物质、气体、空气） ● 所有或部分胃肠道存在的气体可能伴随后方声影 ● 空的、塌陷的肠管表现为特征性的牛眼征，是由于亮的塌陷管腔与低回声壁形成的对比
骨骼、脂肪、空气、裂隙、韧带、肌腱和膈肌	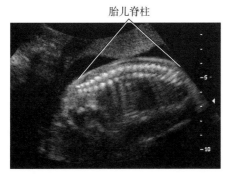 胎儿脊柱	● 回声表现及亮度变化取决于结构的密度、结构与声束的距离，以及声束达到结构的入射角度 ● 这些结构要么反射声束，要么使声束衰减，相比相邻结构表现为高回声或强回声；也可能会产生后方声影
神经	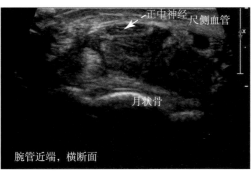 正中神经　尺侧血管 月状骨 腕管近端，横断面	● 描述神经的超声表现通常是与相邻结构比较：与肌肉比较，神经呈高回声或强回声；与肌腱比较，神经呈低回声或少许回声 ● 周围神经纤维呈非常低的灰度或呈极低回声，其内部回声在横断面呈蜂窝状回声结构，长轴断面呈条纹状回声

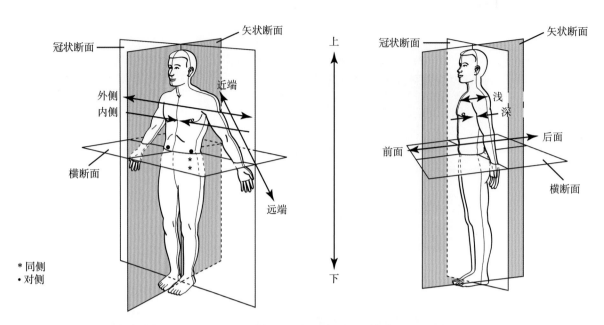

图1.4   人体平面和方向性术语。人体解剖位置的视图：直立，双臂放在两侧，面和手掌向前。人体平面包括矢状断面、冠状断面和横断面。方向性术语是指上方和下方；前和后；内侧和外侧；浅层和深层；近端和远端；同侧和对侧

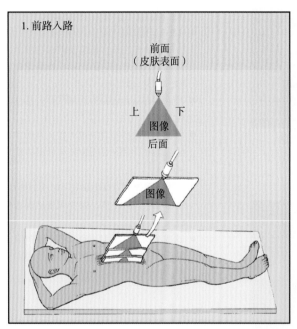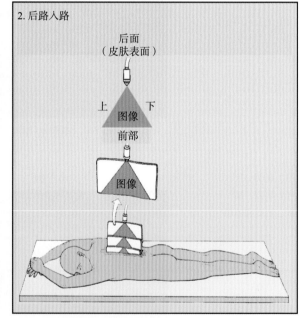

图1.5   矢状扫查平面

患者准备

患者应在检查前禁食至少8小时，有助于减少遮挡肠管的气体量，这会使部分腹主动脉显示不清。

在患者最近进食的情况下，仍然尝试检查所能显示的主动脉。

患者体位

患者的最佳体位是指能够获得感兴趣区域最佳视图的位置。

- 出于教学目的，仰卧位被用作评估腹主动脉的最佳体位。
- 其他显示腹主动脉的体位包括右侧或左侧卧位、右侧或左侧后斜位、半坐位至直立位（图1.10）。注意多个选择可用于解决成像困难。简单地说，如果患者一种体位显示不清，则尝试另一种体位。

探头的选择

- 较高兆赫（MHz）的探头最适合对浅表结构成

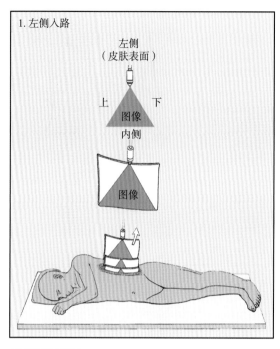
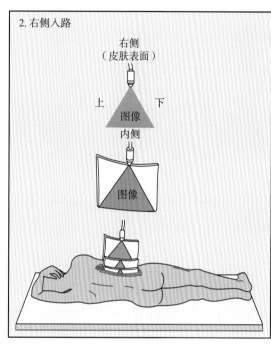

图 1.6　冠状扫查平面

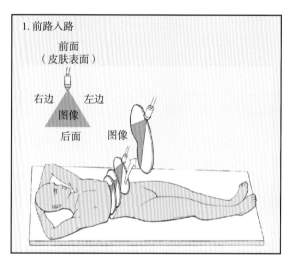
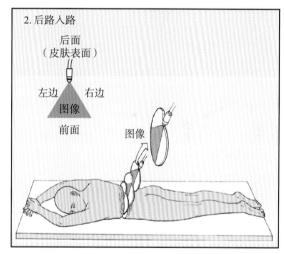
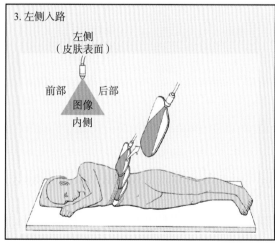
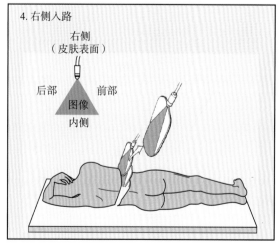

图 1.7　横向扫查平面

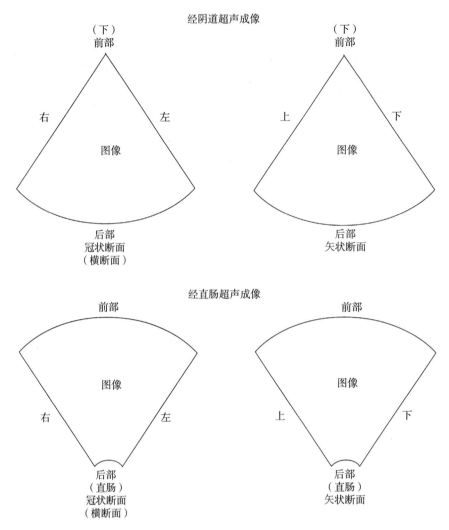

图1.8   腔内扫查平面解读：经阴道超声成像和经直肠超声成像是从下面的腔道入路进行的，从技术上说是器官的方位。图像方向在不同机构、不同作者和不同教科书有所不同。这些例子代表了大多数人的共识

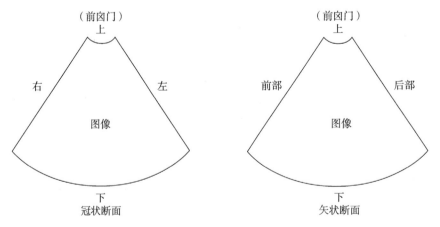

图1.9   神经超声/新生儿颅脑扫查平面解读。在对新生儿颅脑进行超声检查时，前囟门是主要的声窗或入路。在某些情况下，后囟门和颞窗也是一个入径（见第25章）

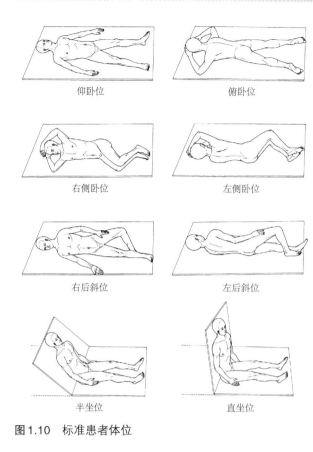

仰卧位　　俯卧位

右侧卧位　　左侧卧位

右后斜位　　左后斜位

半坐位　　直坐位

图1.10　标准患者体位

像，而较低兆赫的探头最适合评估深层结构。

● 因为腹主动脉位于腹膜后并且是体内最深的结构之一，所以通常选择3.0MHz或3.5MHz的探头。如果患者很瘦，最好选择5.0 MHz的探头。

● 如果一种探头未达到预想的结果，换用另一种探头。

使用探头

● 像握铅笔一样握住探头可以使手腕承受最小的压力并便于移动。参阅第4章。

● 扫查应该非常流畅，而不僵硬。

● 探头可轻松操作到不同位置，提供多种选择以得到感兴趣区域的最佳视图和图像（图1.11）。

● 先以一种方式稍微旋转探头，再以另一种方式使扫查平面倾斜或成角度，这样可以扫查到被检查结构的最边缘。

● 可以改变探头施加在皮肤表面的压力以改善成像效果。始终向患者核实以确保探头的压力不会太大并使他们感到舒适。鼓励患者让检查者知道探头是否让他们感到任何不适。

A.垂直扫描
　探头是直上直下的

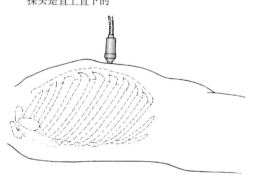

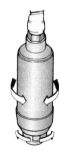

B.扭转扫描
　用指尖扭转探头，先单向，然后另一向，倾斜扫描平面以观察最大的结构边缘

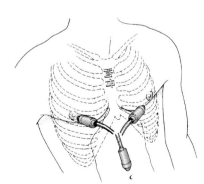

C.倾斜扫描
　探头可以向上、向下或向左、向右做不同程度的倾斜扫描

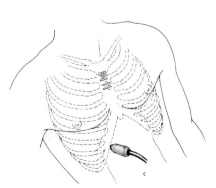

D.肋下扫描
　探头在肋弓下缘向上倾斜扫描

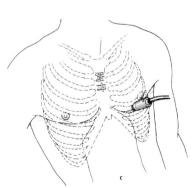

E.肋间扫描
　探头经肋间可以垂直、肋弓下或倾斜扫描

图1.11　探头位置和移动。探头的不同位置和移动部位常规用于获取最佳图像。包括垂直（A）、旋转（B）、倾斜（C）、肋下（D）和肋间（E）

呼吸技巧

● 呼吸会使内部身体结构移动。深吸气使膈肌及其下方腹部的所有结构向下移动。深呼气则相反——所有结构都向上移动。

● 当腹主动脉成像时建议正常呼吸。

● 如果发现患者正常呼吸引起过多运动而无法充分显示主动脉时，让患者暂时屏住呼吸，即不吸气或不呼气。

图像记录标准

● 标记应限制在图像周围的边缘。标记不应覆盖用于诊断判读图像的任何部分，因为它可能覆盖与诊断相关的信息。如果在图像上使用标记或测量点，标准做法是记录一张移除标记或测量点的相同图像。

● 出于法律目的和标准化，图像记录中必须包含以下信息：

√ 患者姓名和身份证号码。

√ 日期和时间。

√ 扫描地点（医院名称、私人办公室等）。

√ 检查人员的姓名或首字母缩写。

√ 探头兆赫。

√ 患者体位。

√ 扫查平面。

√ 感兴趣区域：一般（即主动脉）和特定（即近端、中端或远端）。

图像

● 感兴趣区域、需要的图像和异常发现必须在至少两个相互垂直的扫查平面中记录。以提供更多维度，更为准确地显示。还需要获得体积测量值。

● 遵循扫查步骤。按逻辑顺序记录所需要的图像。

● 在大多数机构，在扫查步骤所需图像顺序之后记录异常超声表现。否则，记录结果会使判读医师感到困惑。

为了准确测量结构，首先要尽可能垂直于结构进行扫查，以使尺寸误差最小。误差的程度与声束的角度成正比，即角度越大，误差越大。

临床相关

获取的图像应该是超声检查结果的最佳代表；应该为医师提供诊断所需的数据。

异常发现

请记住，如果在检查期间发现异常，必须准确记录。基本上所有异常或病变都可以用相同的方式进行评估和记录。

● 第一，在检查期间确定数量——多少个？异常的来源——主要涉及哪个器官或结构？涉及哪些相邻结构（如果有）？

● 第二，确定异常的成分。实性、囊性、复杂的（实性和囊性）？

● 第三，病变图像在标准步骤图像之后进行记录，包括异常的大小和体积测量（至少两个垂直扫查平面中的长度、高度和宽度的最大尺寸）和至少两个扫查平面的高增益和低增益图像（增益范围有助于显示组成）的异常大小。

如何描述超声结果

本章的目的是使超声技师掌握超声医学的基础知识，使超声技师在法律范围内，准确、恰当地描述超声检查结果及超声表现。超声技师在获取、评估、修改、分析、记录和描述超声结果时，使用超声术语做出口头或书面报告。

超声技师不必熟悉超声探查到的各种疾病，但是要准确描述这些疾病的超声表现或获取准确的图像，这样医师才能做出准确诊断。当然超声技师掌握这些疾病的知识和超声表现是有好处的，但不是必需要求。

超声技师在实践中掌握了正常解剖结构的回声类型，对于正常表现的任何变化都能辨别出异常。即使超声技师并不知道是什么原因导致了正常回声模式的改变或偏差，但能够辨别这种改变也是最重要的。

请记住：

● 区分异常回声模式与正常回声模式。

● 记录回声模式的不同表现。

● 使用超声术语描述回声模式的不同表现。

超声为解读医师提供了诊断所需的全面而详细的超声信息。

超声显示的每个人体内部结构都有其典型的形状、大小、轮廓和位置的正常表现，对于软组织结构还有实质质地。这种表现在人与人之间是高度一致的，只有很小的变异。超声探查到的所有疾病破坏了所累及结构的正常超声表现。它改变了正常结构的一个、部分或全部特征。

特殊超声术语用于描述人体结构的超声表现或回声——均匀、不均匀、等回声、无回声、高回声和低回声。这些术语指的是质地（均一或不规则）和量［从大量回声（高回声）到缺少回声（无回声）］（表1.5）。

正常器官实质（软组织）在超声上描述为质地均匀或均一。如果因疾病破坏或改变，其实质通常会呈现出不规则或不均匀的回声模式。这种改变的特征可能为弥漫性（浸润性）或局灶性（一个肿块或多个肿块局限于特定区域）。

表1.5	描述超声图像的回声
术语	**定义**
均匀	均一的或相似的回声模式
不均匀	不规则或混杂回声模式
无回声	没有回声
等回声	相同的回声
低回声	相比邻近结构回声减低
高回声	相比邻近结构回声增强

描述弥漫性疾病

浸润性弥漫性疾病遍及整个器官。从超声上看，实质的质地发生改变，通常表现为不同程度的回声不均匀，取决于疾病的程度。在某些情况下，实质的浸润性改变可以简单地描述为：

> 肝外形增大，相对胰腺回声增强。

随着疾病的进展，器官的实质会变得更粗糙或呈不均匀表现（退行性变）、充血的间隙。超声技师描述进行性弥漫性疾病的超声特征为：

> 肝形状发生改变，回声增粗、分布不均匀，肝内可见多个液性无回声区，直径 1～5mm。

浸润性弥漫性疾病对器官的大小、形状和位置的影响可能是细微且无法识别的，或者可能立刻变得显著。当弥漫性疾病导致器官增大时，超声技师必须确定增大的程度并描述其相邻结构是否受到侵害。整个器官或器官的一部分可能会超出正常边界，可能会使其他器官和结构从其正常位置移位或完全遮挡它们而无法显示。弥漫性增大的描述，浸润性弥漫性脾脏疾病可以使周围结构移位，尤其左肾。可描述为：

> 脾增大且相对于左肾回声增强，左肾向内下方移位。肾上极被凹凸不平的脾边缘压平。

> 与右肾相比，肝右外叶明显增大且回声中度增强，可显示少量内部血管结构。右肾被挤压到后下方。

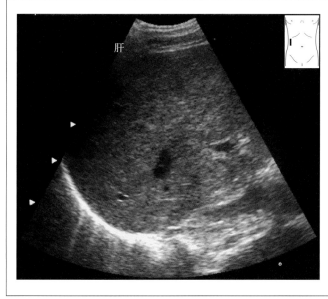

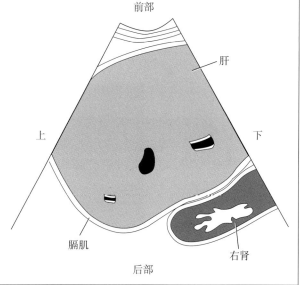

另一个会影响相邻结构的弥漫性病变是胰头增大，胆总管（CBD）扩张和下腔静脉（IVC）前方受压。恰当的描述是：

> 相对于肝，胰腺呈回声不均和明显的回声增强。伴有声影的小钙化遍布其内、外形不规则。胰腺头部出现局灶性增大：前后径6cm。IVC向后移位（或前方受压）。CBD扩张：12mm。十二指肠无法显示。

描述局灶性疾病

正常实质中的局灶性改变代表一个或多个肿块，局限在特定区域。肿块描述应包括其来源（或位置）、大小、成分、数量及任何与其相邻结构相关的合并症。

来源

在描述病变来源时，通常将局灶性疾病分类为器官内（来源于器官内）或器官外（来源于器官外）。

器官内病变特征包括：

- 破坏正常的内部结构。
- 器官包膜向外部隆起。
- 相邻结构的位移或移位。

下图显示了另一个器官内肿块。对异常发现的合适描述如下：

器官外病变特征包括：

经阴道超声显示子宫内的肿块挤压子宫内膜的后缘，使子宫内膜向前移动。相比子宫肌层，肿块呈实性低回声。边缘光滑均匀。前后径3cm，长2.5cm。

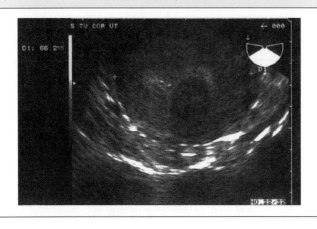

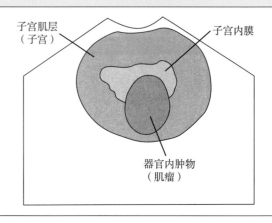

- 其他器官和结构的移位。
- 其他器官或结构的梗阻。
- 器官包膜内陷。
- 器官包膜不连续。

根据单一的超声图像确定肿块的来源是不可能的；但是，为了描述，下面的扫查显示了一些结论性结果。肿块极有可能来源于肾上腺并遮挡了小腺体的显示。其结果可能与解读医师有关。

右上象限、实质性、回声均匀的肿块。相比肝和右肾，回声减低。边界规则。前后径6.2cm，宽5cm。肿块位于肝外。肝包膜不连续。右肾上腺未显示。右肾位于前内侧；与肿块分开。

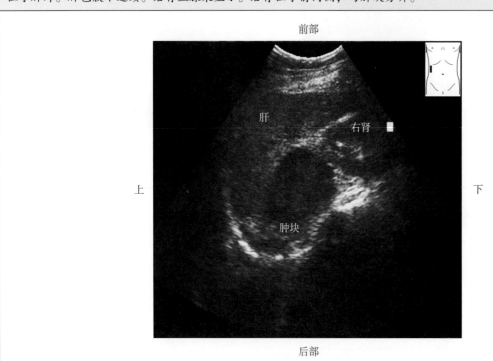

肿块通常很明显，在超声上很容易识别，除非非常小。某些情况下，肿块的来源器官很明确。但在其他情况下，肿块的来源很难确定，取决于病理过程。如下图中的大肿块，确定其来源的部位可能很困难，特别是肿块遮挡了来源器官，与相邻结构不能区分时。其结果可能与判读医师有关。

右上腹部，以囊性为主的混合性肿块，后方回声增强。长轴7cm，前后径4.3cm。右肾和右肾上腺未能显示。

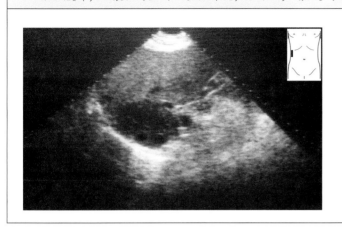
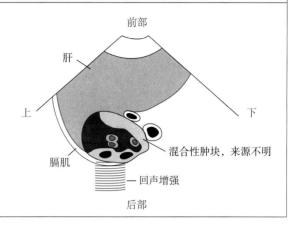

大小

标准做法是测量肿块的长度、最大厚度和宽度，并计算体积值：

$$(L \times H \times W) = V$$

局灶性肿瘤的大小和数量是可变的。在某些情况下，一个或多个肿块会影响器官的整体大小。在这些情况下，如果每一个瘤体都能够相互间分开，并且能与器官实质区分开，则应单独测量。

成分

根据肿瘤成分，肿块可被描述为实性、囊性或混合性。

实性肿块

尽管有许多种类的实性肿块或肿瘤（现有组织的异常生长，无论是良性还是恶性），但它们都是组织。因此，在超声图像上，实性肿块因组织成分不同而呈不同灰度的肿块表现。

实性组织肿块的超声特征与软组织器官相同，术语包括均匀回声、不均质回声、等回声、高回声和低回声。

下图显示了肝内单个积液和多个实性肿块，表现为比周围的肝实质回声增强。这些表现在超声上的特点为：

肝右叶回声不均匀。多发性、实性、肝内1～2cm的肿块相对于肝实质呈粗糙的高回声。位于右叶内部的无回声积液5cm。壁清晰且光滑，后方回声增强。

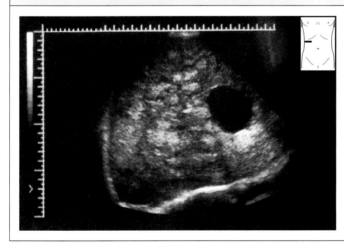
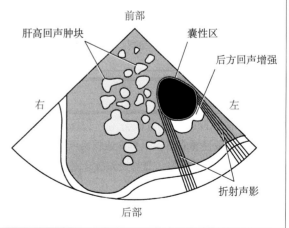

下图显示实性肿物，比周围实质回声暗，可以表述为当实性肿块相对器官实质呈等回声时，肿块只能通过壁来区分。边界差异可能是区分等回声肿块的唯一线索。

囊性肿块

考虑为单纯或真性囊肿时，肿块必须满足以下3个超声检查标准：

1.肿块必须无回声且内部无回声。

2.肿块的壁必须清晰、薄且光滑。

3.在不衰减（减少、停止或吸收）声束的结构后方，肿块必须表现为后方回声增强或增加的回声幅度。有两种情况可能难以满足后方回声增强标准：①位于人体深处的囊肿超出探头的焦点区域，这意味着没有足够

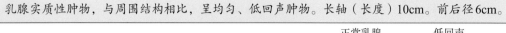

乳腺实质性肿物，与周围结构相比，呈均匀、低回声肿物。长轴（长度）10cm。前后径6cm。

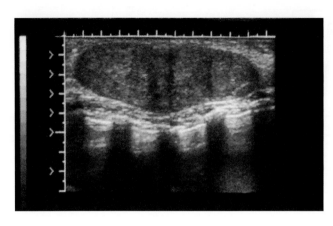

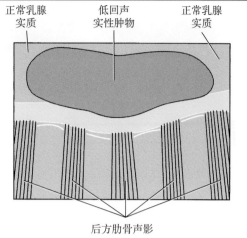

正常乳腺实质　　低回声实性肿物　　正常乳腺实质

后方肋骨声影

的声波穿过液体产生增强效果；②位于骨结构正前方的囊肿，骨结构吸收声波，阻止透射传导。

第四个"软"单纯囊肿标准是从圆形结构边缘因折射而产生的侧边声影。单纯性囊肿通常为圆形，因此也可能出现折射声影（如P19下图肝右叶扫查所示）。

如果不满足三个单纯囊肿标准之一，则肿块不是真性囊肿。仅满足其中一个或两个标准的肿块称为囊性肿块。

下图中的图像显示了两个单纯囊肿。结果可以描述为：

右肾上极直径为2cm的无回声肿块和中段前上缘直径为1cm的无回声肿块。两个肿块都有光滑、清晰的薄壁和后方回声增强。

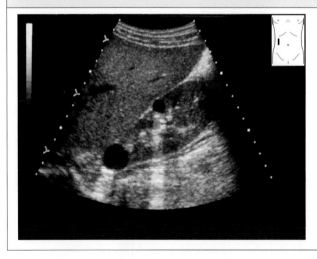

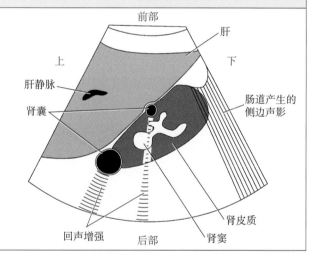

前部

肝

肝静脉

肠道产生的侧边声影

肾囊

回声增强　　后部　　肾窦　　肾皮质

上　　下

在某些情况下，单纯囊肿内观察到"囊性噪声"或前部混响是正常的。也就是说，低水平回声可能位于前壁附近。回声很少出现在真性囊肿的后部。

分隔是在一些囊性肿块中发现的薄的膜状结构。无论是单个还是多个，由于其明亮的超声表现很容易显示。多房肾囊肿可描述为：

多个1～3cm、充满液体的肾脏肿块，被高回声、薄、线性结构隔开。

混合性肿块

包含液体和组织成分的肿块是混合性肿块。混合性肿块可能以囊性为主或以实性为主。同一结构内包含两种表现，用术语描述即为混合性。混合性肿块壁的超声表现从边界清晰和光滑到边界不清和不规则。

任何肿块内部成分的表现都可能随时间变化。特别是血管团，新鲜血液可能表现为无回声，但随着血液变稠并最终形成凝块，会变成混合性甚至实质性。

一些实性肿块，如子宫肌瘤，可能会随着时间的推移而发生退行性变。这些良性肿瘤可能长年保持稳定，然后由于各种激素变化，内部开始发生变化。这种退行性变的过程，通常称为坏死。这就意味着实性肿块已经开始液化，从而出现更复杂的超声表现。超声技师可以将这些发现描述如下：

子宫肿块表现为以囊性为主的混合性肿块，后方回声增强。肿块宽10cm，前后径7cm。前壁和侧壁光滑且薄，后壁增厚，呈5cm×5cm的实性成分。实性成分为不均质性，具有小的无回声部分和不规则的边界；占据了肿块的后半部分。

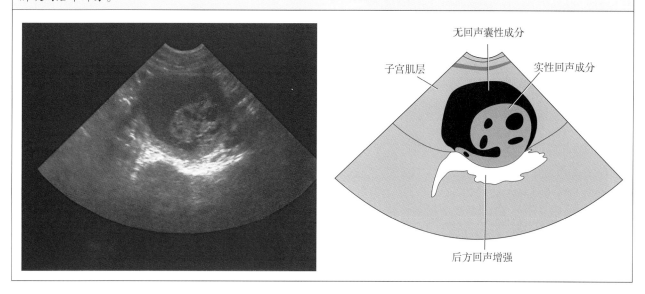

一个肝内混合性肿块见下图。注意对肿块壁和边界的超声表现的描述。向解读医师强调肿块边界的表现非常重要。如前所述，这意味着将边界描述为光滑或不规则、薄或厚，并包括它们是否均一或不均匀。图中的发现可以描述为：

实性为主、不均一、10cm×10cm的复杂性肝内肿块。中央部分边界不规则，与肿块周边和邻近肝相比表现为低回声。无回声部分前后径4.2cm，深约1.5cm；壁极不规则。相比中央部分和邻近的肝，肿块周边回声增强；边缘稍不规则。后上方肝包膜轻微隆起。

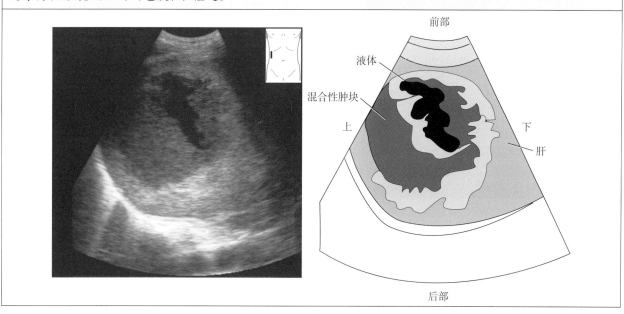

右上象限混合性肿块如下，可描述为：

以实性为主、复杂的肝内肿块。前后径9.5cm，宽7cm。与肝相比，表现为不均匀、粗糙和以高回声为主。肿块边界极不规则且薄，部分上下边界稍厚。与肿块的其余部分和邻近的肝相比，后部由极不规则的壁组成，呈低-无回声；宽5cm，前后径4cm。在整个肿块中遍布其他小的无回声区。

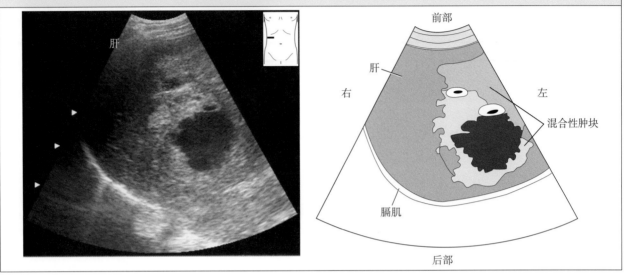

其他注意事项

一些疾病过程伴随着钙化或"结石"的形成，这进一步破坏了器官或身体结构的正常表现。钙化能够反射、阻碍或阻止声波的传播，所以易于诊断。结果：结石表面呈明亮的高回声伴后方声影。这种特征性超声表现使结石易于识别。此外，后方声影通常为锐利的、清晰的边缘。下图显示了充满胆汁的胆囊内结石。超声技师可以将这种超声发现描述为：

胆囊内可见多个回声病灶，且有后方阴影。

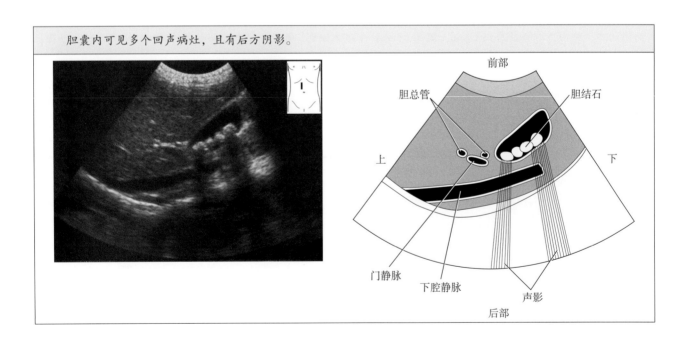

另一个超声图像所显示的结石，可描述为：

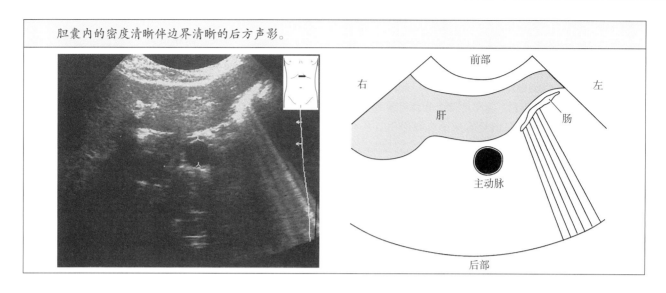

胆囊内的密度清晰伴边界清晰的后方声影。

需要注意的是，并非所有超声观察到的远端声影都代表病理状态。如前所述，折射声影可能出现在边缘，尤其是在圆形结构的边缘。折射是声波通过边界时方向的改变。胎儿颅骨的图像就是一个很好的例子。当纵向扫查胆囊时，胆囊颈部和基底部的边缘可见折射声影。即使胆囊的纵断面显示不圆，曲线状颈部和球形底部的圆边仍然折射声束（图1.12）。

超声检查之后

超声技师的技术观察和评论

超声技师的职责包括在检查前收集相关临床信息，在检查期间提供患者护理，记录超声检查结果的代表性图像，为超声医师/医师提供诊断所需的信息，并使用本章前面描述的超声术语，为阅片医师描述超声检查结果。

此外，在完成一项检查后，大多数机构要求超声技师完成一张工作表（检查数据表）以附上图像或记录技术观察的电子表。数据通常包括超声技师从患者病历、申请单和（或）患者本身收集的信息和超声检查总结。

超声检查总结是技术观察结果，由超声技师使用本章中的超声术语撰写。

技术观察应限于对超声发现的回声类型和大小的描述。异常结果的描述还包括病变的来源或位置、数量、大小和成分。回想一下，超声技师不能做出诊断（解释结果或技术印象），因为这可能违背法律条例。

临床相关

请记住，尽管技术观察总结了超声技师的发现，并作为解读医师的参考，但是，医师出具诊断报告后，这些资料一并存档。

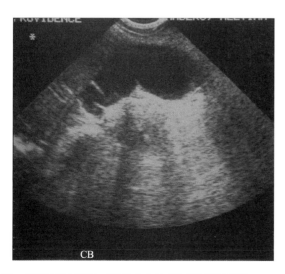

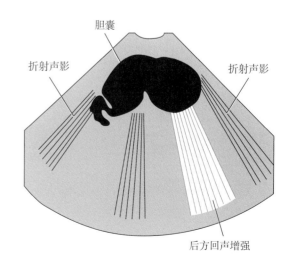

图1.12 胆囊长轴断面，胆囊弯曲边缘可见折射声影

如果超声技师未能在技术观察中做出准确描述，但是图像显示了超声发现，这说明他（她）已经根据超声诊断技师执业范围的法律指南进行了操作。超声检查的最终解读始终由医师负责。超声解读医师具有教育、培训和法律知识的优势，所以只有解读医师能出具诊断报告。

病历提交

病历提交是将超声检查图像和相关超声检查详细结果提交给解读医师。

- 说明检查种类和检查原因。
- 患者病史。
- 患者的实验室检查结果和其他已知的相关信息（如其他影像机构的检查报告和胶片）。
- 提交已经做过的检查的序列文件。
- 证明技术和操作过程的合理性。
- 使用恰当的超声术语描述超声检查结果。

临床相关
超声技师独立操作，在医学影像执业的综合专业人员中具有独特的地位。只有超声医师能够获得高质量的图像。 扫查能力是指不能通过注册或执照认证，需要个人通过主动性训练后判断熟练程度和掌握的扫查技能。图像质量应该与扫描规范图像一致，并通过导师、临床教师和（或）医师的反馈意见来帮助个人进步。

超声报告

超声检查完成后，超声医师（通常是放射科医师/内科医师）做出一份超声解读报告（最终报告），包括对超声检查发现的详细描述和诊断。提供的诊断可能是明确诊断或鉴别诊断，包括超声检查所显示的多种可能的病理状况（图1.13）。

最终报告的一份副本将发送给申请医师；一份副本进入住院病历或EMR；一份副本保存在患者的超声文件中。

胎龄	
诊断 超声发现符合完全自然流产、异位妊娠或极早期宫内妊娠。	右侧卵巢2.6 cm×1.1 cm×2.8 cm。没有右附件肿块。 直肠子宫陷凹中未见游离液体。
评论 使用经腹和经阴道超声对盆腔进行了实时超声检查。没有以前的检查结果可供参考。根据病史，患者的尿妊娠试验呈阳性。 子宫大小为10.2 cm×4.2 cm×5.0 cm。经腹或经阴道超声探查未发现宫内孕囊。 左侧卵巢增大，大小为4.2 cm×2.9 cm×3.6 cm。左侧卵巢可见一个1 cm以下的囊性结构。	鉴于尿妊娠试验阳性病史，上述发现的鉴别诊断包括完全自然流产、异位妊娠，或者不太可能的极早期宫内妊娠。建议结合β-hCG。 双侧肾脏未显示积水。

图1.13 放射科医师/超声医师的最终超声报告示例。资料来源：Pinkney，N.（1992）. A review of concepts of ultrasound physics and instrumentation（4th ed.）. Copiage，NY：Sonicor,Inc.

第 2 章

超声设备:"操作控制技术"、成像过程和存储

LISA STROHL

目标

- 解释学习超声系统操作控制技术(knobology)的重要性。
- 比较和对比键盘控制的功能:主要成像控制、计算控制和附加控制。
- 阐述操作超声系统的步骤。
- 描述 PACS、HIS 和 RIS 的不同。
- 讨论电子"工作列表"程序的功能。

关键词

附加控制——成像控制包括身体模式、多普勒、能量多普勒、频谱波形、M 型和屏幕监视器控制。

字母数字键盘——超声系统上的键盘,允许输入字母和数字字符以供患者检查。

计算键——基于成像预设的合适的计算包。

临床应用专家——定制成像设置和测量;演示正确使用超声系统。

医学数字成像和通信(DICOM)结构报告(DICOM SR)——传输、存储、接收、打印、处理和显示医学成像信息的国际标准(www.dicomstandard.org)。

帮助菜单——访问超声系统的参考手册。

医院信息系统(HIS)——存储患者人数统计信息和医疗记录的电子系统。

操作控制技术——超声系统控制,包括主要成像、计算和附加控制。

图片存档和通信系统(PACS)——PACS 可以提高图像分辨率,因为图像以数字格式存储并由软件控制进行操作。

主要成像控制——直接影响图像质量的控制,如成像预设、频率、深度和时间增益补偿(TGC)。

放射学信息系统(RIS)——支持成像、报告和相关患者数据的放射学专用电子网络。RIS 通常是 HIS 的一个子系统。

远程放射学——放射科医师使用 PACS 进行影像诊断会诊,以查看从原始地点传输的图像。

超声现场服务工程师——在成像地点安装超声系统。

超声系统——基于软件的控制系统,用于图像设置和测量。

本章介绍超声系统的控制并解释如何操作它们,以及图像的处理和存储。超声系统是基于软件的部件,需要正确配置后,一些控件才会出现在超声系统的触摸面板上或按预期在操作员控制面板上运行。超声现场服务工程师在安装超声系统时进行初始配置。然后,临床应用专家演示系统的正确使用,并定制成像设置和测量以供机构使用。

尽管世界各地的医院使用不同类型的超声系统,但基本的操作控制技术(knobology)是相同的。本章介绍了一些常用的控制按钮及其功能。超声医师必须掌握这些,以便生成最佳图像并从超声检查中检索到诊断信息。

字母数字键盘

字母数字键盘控制是超声医师输入患者的姓名、ID 号、全屏注释(尽管一些软件程序如"工作列表"可以在选择正确的患者后自动输入患者数据)。键盘也可以包括特殊的功能键,如表 2.1 所示。

一些系统使用帮助菜单进入并提供系统使用信息的快速参考手册。通常通过直接位于键盘上的帮助键访问,或者位于键盘首行的功能键。输入系统的信息可以从患者申请表中删除。许多医院和影像中心现在使用称为"工作列表"的电子驱动程序。患者的信息通过工作列表,以电子方式传输到超声系统。超声医师能够通过专用计算机网络从他们的超声系统中查询工作列表(图 2.1),然后将详细的相关患者信息(例如姓名、出生日期、转诊医师、病历编号和检查类型)填充到超声系统上的患者信息页面中(图 2.2)。超声医师也可以在进行

表2.1 键盘控制和功能		
键盘控制	功能	备注
注释开/关或 备注开/关	将注释或备注输入到屏幕上	许多系统都有一个基于所选成像预设的预编程常用注释库
擦除/清除/清屏	擦除光标所在位置的所有用户输入注释	
退格	擦除光标左侧的最后一个字符	
新建患者键/结束当前患者	清除当前患者ID、图形、存储的图像和备注	允许输入新信息

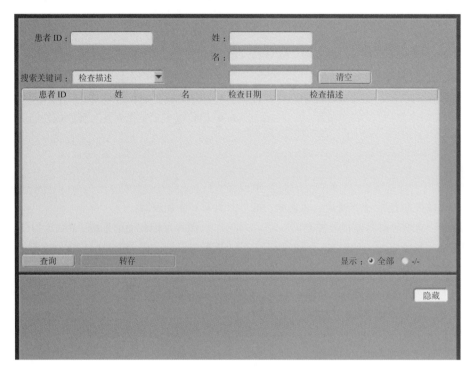

图2.1   查询工作列表

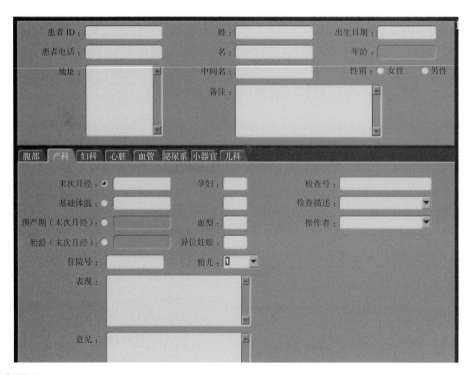

图2.2   患者信息页面

检查时输入他们的姓名首字母。这种程序有助于相关部门追踪操作步骤和质量管理控制。

同效果。经验丰富的超声医师能够快速学习如何操作控制，从而使图像拥有最佳诊断质量。学生需要更多时间，不仅要知道控制键的位置，还要理解每个控制键对图像的调整效果。首先，应鼓励学生学习系统手册，其次定位和操作系统控制键，最后观察每个控制键对图像效果的影响。表2.2列出了主要的成像控制和功能。

主要成像控制

主要成像控制直接影响图像质量。临床应用专家鼓励超声医师对控制进行调试，以检查最终图像的不

表2.2 主要成像控制和功能

主要成像控制	超声医师使用…	注 解
换能器/探头按钮	选择不同的探头	
成像预设/模式	选择最合适的成像预设或模式，作为预编程成像参数的起点（图2.3）	这个起点从检查开始
频率	根据患者解剖和检查项目选择成像频率	更高的频率可以获得更好的浅表结构组织分辨率。较低的成像频率用于较深的结构，但对于较浅的结构图像清晰度不足
深度	选择图像深度	调节图像的大小
总增益（B型）	增加或减少超声信号强度	调节图像的总亮度和暗度
时间增益补偿（TGC）	补偿反射体的深度引起的接收声波振幅差异	身体深处的回波被放大，因此可以接收到更深层结构的信息
TGC曲线	显示TGC信息（图2.4A、B）	TGC曲线是位于屏幕上超声图像右侧的垂线 TGC曲线的形状受TGC设置的影响
聚焦位置及焦点数	将聚焦区定位到所需的扫查深度（图2.5A、B）	添加或去除额外的焦点
双幅图像和（或）左/右键	并排显示两幅图像以进行比较	比较图像测量
图像方向	反转显示图像的扫描方向	图像可从右到左或上到下方向翻转
冻结键	1. "冻结"图像并暂停实时扫描 2. 再次按下按钮可解冻图像并恢复实时扫描	在图像储存后，可以进行测量和计算
视频回放	按下冻结键之前将最近扫查的所有图像存储到系统内存中	超声医师可以用这个控制回放图像
打印/储存键	激活程序性存储设备以存储冻结的图像	系统将保持冻结状态，直到图像被存储
轨迹球	1. 在屏幕上引导光标 2. 在冻结模式下定位测量光标 3. 为多普勒和彩色多普勒应用更改扫查区域大小和彩色取样框大小的扫描区域	设置或输入键允许超声医师通过轨迹球功能设置选择。在带有电影回放的系统中，可以实时滚动二维图像。轨迹球可以根据系统提供附加功能

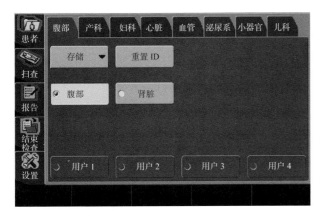

图2.3 超声仪器的成像预设

根据设备预设，合适的计算包通过计算键（Calc key）激活。超声医师经常使用的特殊测量键见表2.3。

表2.4显示用于完成最佳成像所需的额外控制键。

表2.3 测量键和功能

测量键	功能
距离	放置光标进行距离测量（图2.6）
轨迹/椭圆	曲线或周长测量的轮廓（图2.7）
测量	完成测量并显示结果以计算体积测量值（图2.8）
关闭	擦除光标、轮廓和测量结果

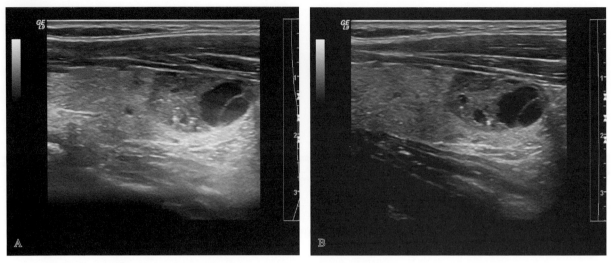

图2.4　A.错误的时间增益补偿（TGC）控制放置。B.正确的TGC控制放置

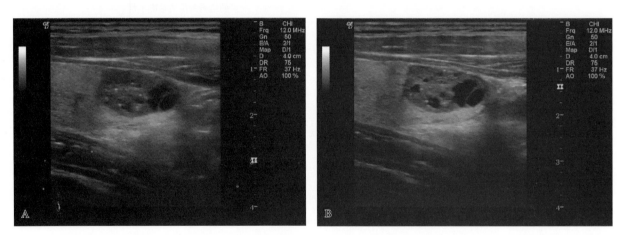

图2.5　A.不正确的焦点位置。此次甲状腺检查的焦点位置太低；因此无法准确评估甲状腺结节。观察屏幕右侧的焦点区域指示。B.正确的焦点位置。在同一患者中正确放置焦点位置。注意：焦点位置指示与结节处于同一水平。现在可以准确评估结节的内部成分

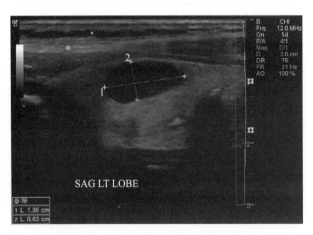

图2.6　距离测量。注意：1.屏幕上显示的测量点长度为1.36 cm；2.垂直于第一组测量点测量的高度为0.63 cm

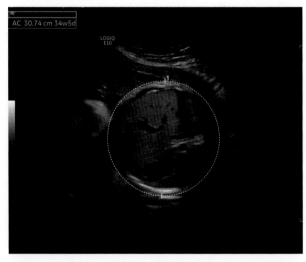

图2.7　周长测量。轨迹/椭圆键用于勾勒周长并计算胎儿腹部轴向断面的测量值。资料来源：由GE Healthcare提供

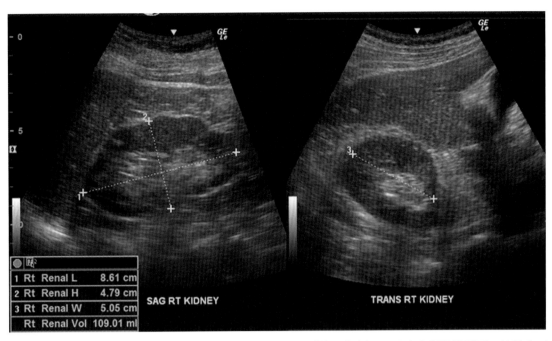

1 Rt Renal L	8.61 cm	
2 Rt Renal H	4.79 cm	
3 Rt Renal W	5.05 cm	
Rt Renal Vol	109.01 ml	

图 2.8 体积测量。使用双幅图像功能来完成对右肾体积的测量。进行三组测量:两个在肾脏纵断面,长轴(1)和深度测量(2);肾脏轴向断面的宽度测量(3)。因此,获得了器官的三维并且可以计算体积测量值:(长度×宽度)×深度=体积。资料来源:由 GE Healthcare 提供

表2.4 额外控制和功能

额外控制	功能	备注
身体模式	显示身体模式以表明患者体位(图2.9)	模式显示在监视器屏幕和图像上
彩色多普勒/能量多普勒/能量/频谱波形/M型	激活彩色或能量多普勒、频谱波形和(或)M型成像(图2.10~图2.13)	成像和轨迹球将根据激活的成像模式而改变
监视器控制	可以调整系统监视器上的控制以改善图像的显示。亮度和对比度是显示监视器上的两个主要控制	亮度控制:调整图像的亮度输出。对比度控制:调整图像明暗部分的差异。注意:将显示设置保持在非常高的对比度最终会损坏监视器屏幕。避免长时间使用高对比度设置。有关推荐的对比度、亮度和温度设置,请参阅系统制造商的指南

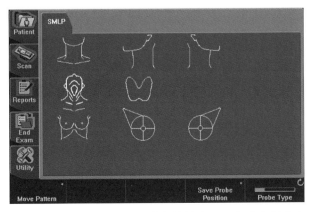

图2.9 身体模式显示。各种身体模式显示在成像屏幕和图像上

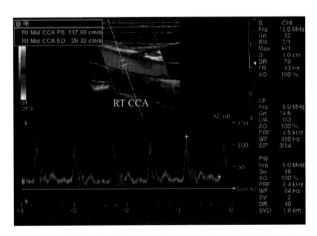

图2.10 颈总动脉纵断面的彩色血流多普勒和频谱成像,以及频谱波形测量

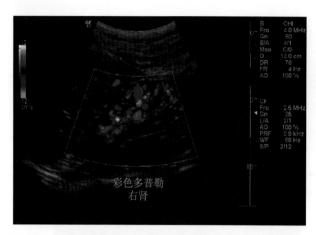

图2.11 右肾纵断面的彩色血流多普勒

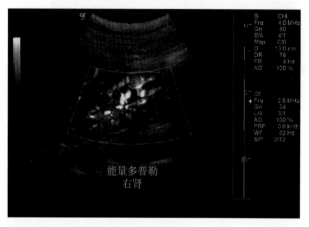

图2.12 右肾纵断面的能量多普勒

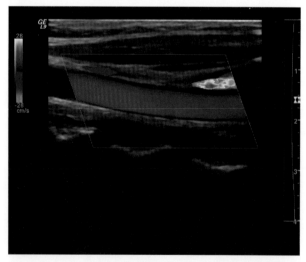

图2.13 颈总动脉纵断面的彩色血流多普勒取样框偏转向右或指向足

超声系统的基本操作

操作超声系统时，需要使用以下步骤。

1.输入患者姓名和ID

● 选择"新患者"键或"查询"工作列表以选择当

前患者。

● "查询"功能将更新放射信息系统（RIS）中的当前患者列表。

2.选择合适的探头和扫查预设

● 有关探头的类型，请参见框2.1。

3.将涂有大量耦合剂的探头放在患者身上。

4.调整时间增益补偿（TGC）直到获得想要的图像。

5.调整焦点区域以覆盖图像中的感兴趣区域。

6.使用深度控制调整图像大小。

正确使用这些控制必须与适当的探头选择相结合，如框2.1所示。

表2.5列出了可用于帮助查看身体特定区域或用于超声引导的特殊操作的专用探头。

框2.1 探头
大多数机构使用的探头
线性阵列
矩阵阵列
弯曲或凸面阵列
扇形相控阵列
双平面微凸阵列
经食管超声心动图（TEE）扇形阵列
单CW（笔式）探头
容积探头（4D）

表2.5	特殊探头和功能
特殊探头	**功能**
腔内	经阴道和经直肠
术中和腹腔镜	在手术条件下进行
管腔内	血管成像

图像处理和存储

技术已将图像处理迅速推进到21世纪。许多医院采用了一系列图像存储技术，从最基本的技术到最先进的技术。

目前，大多数医院和影像中心都使用图片归档和通信系统（PACS），基于计算机技术。这种计算机技术可以提高图像分辨率，因为图像以数字格式存储并由软件控制。

超声图像以数字方式获取，并在计算机和（或）网络服务器上查看和存储（图2.14）。该系统可以用于超声科，也可以在整个放射科和医院更大规模地使用。PACS可以与位于世界任何地方的医院和成像中心进行通信，这些中心也配备了PACS。

PACS具有与医院内其他计算机系统交互的能力，

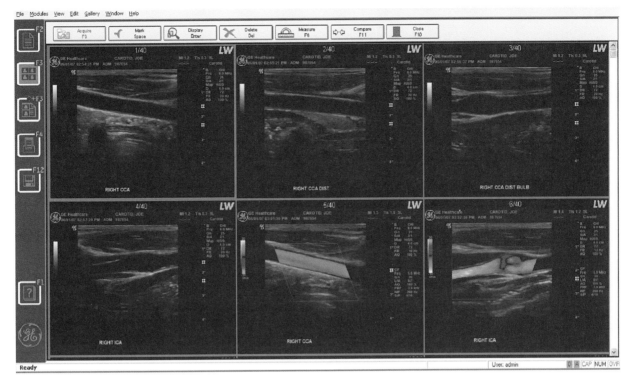

图2.14　图片归档和通信系统图像视图。资料来源：由 GE Healthcare 提供

以使超声医师与医院信息系统（HIS）进行通信，以获取患者的人口统计信息和患者的病历。还可能具有与放射信息系统（RIS）交互的能力。RIS的优势包括与其他信息系统集成的能力、患者日程安排、数字听写及使用工作列表的能力。通过PACS与RIS通信可为超声医师提供患者之前可能进行过的其他影像学检查图像和报告。PACS的一些主要优点是它允许快速可靠地检索图像，并且可以将图像发送到外部位置以进行解释和会诊。放射科医师会诊可以实现现代化的远程放射学，如允许远程查看图像、检索和数字听写。

PACS的工作原理是捕获超声图像，将其存储在本地硬盘上，然后将其发送到计算机工作站。放射科医师或超声科医师可以在工作站对图像进行阅片（图2.15）。然后，图像以数字形式存储在医院服务器上，无论有无报告，该服务器控制成像检查、患者数据和报告的存储与传输（图2.16）。测量值也常通过DICOM SR直接与图像一起发送，并将自动填充报告。

超声医师可以使用广泛的技术支持：从不断发展的

超声系统到电子连接的患者数据和医生工作站。因此，超声医师必须具备精湛的技术和计算机技能以确保正确处理超声系统和可供他们使用的其他电子数据系统。超声医师通过正确使用技术和超声技师的帮助提高了患者护理技术和超声专业水平。

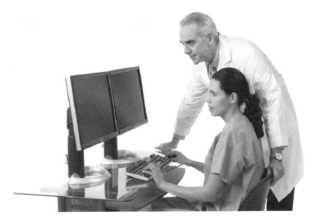

图2.15　超声工作站图像审查和阅片的区域。资料来源：由 GE Healthcare 提供

GE Healthcare

ViewPoint
Connect, Report, Relax

Med. Record No.: 37259
Reference No.:　12
Date of Exam:　10/02/2011
Date of Print:　11/06/2011

Obstetrical Ultrasound Report

Patient name:　　　Julie Anderson
Patient's DOB:　　　02/04/1985 (age: 26 years)
Patient's address:　114 Pleasant St., Boston, MA 02110
Referring physician: Dr. Will Smith, 13 Park Ave., Boston, MA 02110

02110 Indication: Anatomy survey, unknown dates second or later pregnancy.

History: Age: 26 years. LMP not sure.

Dating:

LMP:	05/05/2011	EDC: 02/09/2012	GA by LMP:	21w3d
Current scan on:	10/02/2011	EDC: 02/09/2012	GA by current scan:	22w4d
Best overall assessment:	10/02/2011	EDC: 02/09/2012	Assessed GA:	22w4d

The calculation of the gestational age by current scan was based on EPO, HC, AC, FL, and HJML
The best overall assessment is based on the ultrasound examination on 10/03/2011.

General Evaluation:
Fetal heart activity: present. Fetal heart rate: 140 bpm.
Presentation: cephalic.
Amniotic fluid: normal. AFI: 9.5 cm.
Cord: 3 vessels.

Anatomy Scan:
Biometry:

BPD	55.2	mm -	22w8d	(22w2d to 23w3d)
HC	204.5	mm -	22w4d	(21w1d to 24w0d)
AC	172.8	mm -	22w2d	(21w1d to 22w6d)
FL	39.5	mm -	22w5d	(20w8d to 24w4d)
HUM	38.2	mm -	22w3d	
EFW (lbs/oz)	1 lbs	2 ozs		
EFW (g)	507	g 38th%		

Fetal Anatomy:

	Normal	Abnormal	Not visualized		Normal	Abnormal	Not visualized
Head	x	0	0	Abdominal Wall	x	0	0
Brain	x	0	0	GI Tract	x	0	0
Face	0	x	0	Kidneys	x	0	0
Spine	x	0	0	Bladder	x	0	0
Neck/Skin	x	0	0	Extremities	x	0	0
Thoracic	x	0	0	Skeleton	x	0	0
Heart	x	0	0	Genitalia	c	0	x

Details: Face: cleft lip right side.

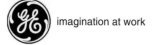
imagination at work

GE Healthcare
Wauwatosa, WI USA
877 644 3114
www.gehealthcare.com

图2.16　产科超声报告，包含检查的图像。资料来源：由GE Healthcare提供

Maternal Structures:
Cervix: normal. Cervical length: 3 mm.

Report Summary:
Impression: Normal fetal growth. Cleft lip involving palate on right side. Other anatomy structures appear normal.
Recommendations: Recommended repeat evaluation for further assessment.

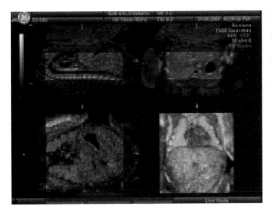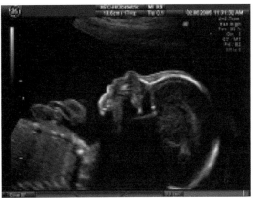

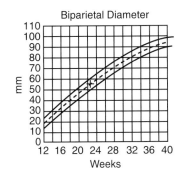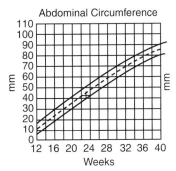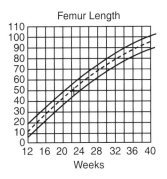

Sonographer: W. Smith _____

Physician: Dr. Moore _____

图2.16（续）带有图像的模拟超声报告

第 3 章

患者的一般护理

REVA ARNEZ CURRY，MARILYN PRINCE

目标

- 描述有效的人际关系技巧。
- 描述"患者准备"超声检查室。
- 描述关于患者护理的超声医师的责任。
- 描述无菌技术所需的具体做法。

关键词

无菌——无菌状态。

无菌技术——保护患者免受感染并防止病原体传播的操作。

侵入性操作——通过针刺、切开或自身孔口将某些东西插入或在身体上进行操作的过程。

标准预防措施——由美国国家疾病预防控制中心发布的指南，旨在通过强制要求医护人员采取普遍预防措施、无菌技术和人体物质预防措施来遏制传染病的扩散。

每个患者都需要关注、关心和照顾。所有患者无论他们是否患病都变得很脆弱；因此，应尽一切努力取得他们的信任，让他们放心。在医疗保健中，患者会遇到一个令人困惑的，显得不够人性化，有时又会让人身心痛苦、令人恐惧的系统。医疗保健设施的愿景和目标通常显示在大厅或患者接收区。一个共同的主题是医疗保健人员努力提供尊重、有益和适合患者需求的护理。在超声检查期间，患者的健康是超声医师的责任。良好的人际交往能力有助于与患者建立良好的关系，适当的护理可确保患者的安全。

人际关系技巧

培养熟练的人际关系能力可以更容易地与患者互动。让患者放心并与他们建立良好的关系对于取得他们的信任和合作至关重要。当患者感到舒适时，他们会更加专注并配合检查，使超声医师的工作更有效、更省时。这个过程对确保超声医师的工作很重要，因为通过最佳的超声检查有助于患者获得最佳的医疗服务。

根据医疗机构的政策，超声医师的着装规范应该是专业的，包括清晰易读的个人工作证。要与患者建立良好的关系，微笑迎接他们并进行眼神交流（图3.1）。使用患者的名字和姓氏以及女士、夫人或先生（如适用）来称呼患者。使用名字和姓氏向患者介绍自己。调整语

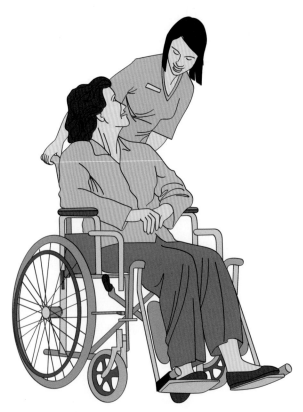

图3.1 用微笑问候患者并进行眼神交流，使用患者的名字和姓氏称呼他们并介绍自己，所有这些行为都有助于建立良好的医患关系

气及表达方式，以向患者传达真诚的感觉。谈话应该是尊重的、亲切的和专业的。

如果患者无法交流，标准做法是从患者或其监护人处得到简要的病史。首先从住院病历或门诊超声检查申请表中得到有关患者的所有可用信息（参见第1章）。这避免了不必要的询问，减少患者的沮丧情绪。

避免使用患者不能理解的医学术语和只需要回答是或否的问题。许多患者不会承认他们不理解某个问题，并且在给出选项时通常会回答"是"或"否"。因此，问题应该是开放式的，以获得更准确和具体的细节。病史应保持恰当的时间顺序，患者将他们的过去病史和当前问题联系起来。如果患者偏离主题太远，请适当地将他们带回到询问中，而不要表现出对他们的其他问题不感兴趣。不要坚持让患者谈论他们不愿意讨论的内容。医师可以跟进任何未回答的问题。

学会做一个好的倾听者，密切关注患者的回答。一些回答可能会促使医师询问更多的问题，这有助于引出可能影响超声检查关注点的信息，最终帮助诊断。

超声检查室

"患者准备"超声检查室应当以设备齐全的医学检查室为例；必须干净、有条理、不杂乱，并传递一种专业的氛围。房间应当有易于查看关于临床医师超声教育的装裱证书，例如美国诊断医学超声医师注册的证书，这为患者提供了更多的安心，证明临床医师受过良好的培训，获得权威部门的认证。室内将配备检查床或担架、带把手的踏脚凳和超声机（图3.2）。超声检查室还应存放框3.1中列出的物品。

框3.1 超声检查室准备物品
● 患者检查服
● 毛巾
● 毯子或洞巾
● 床单或一次性铺巾
● 纸枕套或枕套
● 检查手套
● 斜角海绵（用于固定患者体位）
● 凝胶加热器
● 耦合剂（瓶或包）
● 手部消毒剂
● 包装酒精棉签
● 酒精
● 棉球
● 包装压舌板（以防癫痫发作）
● 必妥碘
● 抗菌清洁溶液
● 盐水
● 为超声引导操作准备无菌包装
● 呕吐盆
● 小便器
● 个人防护设备：一次性口罩、睡袍和眼罩
● 外科口罩
● 各种尺寸的无菌纱布垫
● 各种针头、注射器和导管
● 利器处理盒
● 有盖的脏衣物箱
● 有盖废物盒
● 抢救车
● 灭火器

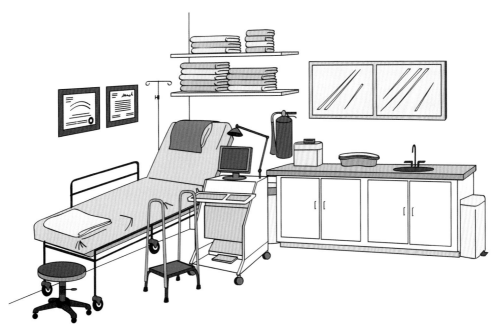

图3.2 典型的超声检查室

超声检查期间的患者护理

为了向患者提供尽可能好的护理，超声医师应该了解所在机构的标准预防政策（参见第1章）和急诊"行为准则"，如发生心力衰竭，大多数医疗机构提供心肺复苏（CPR）课程，并要求员工取得执行CPR的认证。这些政策和实践的练习有益于保护患者及超声医师。

检查前，超声医师必须确保患者的正确身份。对照患者申请单检查患者的身份手环（或患者编号）；要求门诊患者重复他们的名字。最好使用患者两个身份识别，如患者姓名和出生日期。

基于超声检查，一些门诊患者需要穿病号服，患者应当被告知如何穿上病号服及需要脱去的衣服。询问患者是否需要帮助其脱衣服，必要时提供帮助。如果患者不需要帮助，请给他们隐私和足够的时间换上病号服。

协助患者使用医疗设备配件，如放置静脉药物袋或氧气面罩的金属杆（图3.3）。在患者上或下检查床或担架之前，请确保制动静止。为身材矮小或需要更多帮助的患者准备一个带把手的踏凳（图3.2）。在帮助患者离开轮椅时（或在患者坐在椅子上之前），确保两个制动器都已锁定，并且腿和脚凳已被打开。如果患者已经在担架上，则在将担架推入检查室时避免撞到墙壁。担架放置在超声机附近后，设置制动。在检查开始前，让担架的床档保持直立。通常，只应放下最靠近超声机的床档。不应让困惑、烦躁或不合作的患者无人看管。如果你必须离开房间，应请医疗团队的另一名成员留在患者身边。

确保患者在检查期间尽可能舒适，必要时提供毯子或额外的枕头。根据不同切面的需要，使用斜角海绵舒适地固定患者体位。如果患者感觉不舒服或无法平躺，请调整担架或检查台的头部角度。如果患者要求喝水或吃东西，请检查病历或超声检查单，是否允许患者喝水或进食。他们可能会被安排进行另一个要求限制饮水/进食的检查，因此必须检查所有患者信息和（或）联系转诊医师、楼层护士或门诊医师办公室以了解情况，让患者知道超声检查后是否允许进食或饮水。

以尊重且缓慢、清晰和简洁的语言指导患者。简要说明检查过程，包括以下内容，然后回答患者可能提出的任何问题。

- 超声不会造成伤害和辐射。
- 调暗灯光，这样计算机显示器上的图像可以看得更清楚。
- 暴露正在检查的身体区域，并用覆盖物保护周围区域的隐私，以确保患者舒适。
- 将温热的扫查耦合剂应用于暴露区域以帮助

检查。
- 将凝胶放置在一个检查探头，并在不同的位置和方向上移动以显示感兴趣区域（图3.4）。
- 可能会要求患者改变姿势以方便检查。
- 可能会要求患者屏住呼吸或呼气。

侵入性操作是通过针刺、切开或人体孔口将某些东西插入身体或在身体上进行操作的过程。此类超声操作——例如，超声引导下的活检和抽吸（更多细节见第33章）或腔内（如阴道内、直肠内；见第19章和第20章）——被认为是侵入性的，因此需要告知患者相关操作细节，在操作开始之前获得他们签署的知情同意书。如果患者无行为能力并且不能签名或说话，患者代表（例如家庭成员或转诊医师）可以授予进行检查的许可。

为了保护超声医师和患者的利益，建议由另一位医疗保健专业人员见证腔内手术。超声检查者和见证人的姓名首字母都应记录在超声图像和任何永久性检查的书面记录上。

大多数经腹女性盆腔检查需要患者充盈膀胱以帮助显示盆腔结构。因为这项检查可能会使患者感到不适，应告知患者所有的努力都是为了让扫查快速和谨慎地进行。

超声检查时应尽量减少交谈，临床医师的面部表情应平静放松；千万不要表现出惊讶、震惊或困惑，因为这可能会让患者感到恐慌。准备好回答一些患者的问题："你在看什么？"或"你看到了什么？"简要指出一个结构是可以的。不可以指出异常声波模式或向患者提供你对超声检查结果的意见。如果患者持续提出问题，请向其解释超声医师不进行诊断，而是简单地把图像提供给阅片医师，阅片医师再向转诊医师提供报告，转诊医师应在几天内就检查结果与患者取得联系。不要分享超声医师可能不负责任或不合法提供的任何信息。阅片和转诊医师凭借他们的教育和培训经验，合法地进行诊断。超声医师在阅片医师的授权下工作，未经专业培训，也无法律资格提供诊断。然而，如第1章所述，他们确实向阅片医师提供了超声检查结果。

检查后，大多数机构要求用消毒液擦拭担架栏杆、踏脚凳、把手等处。此外，从检查床上取下被褥，进行处理，并更换新的被褥。遵循制造商关于清洁和消毒超声探头的建议。

必须始终确保自己的安全，根据需要使用个人防护设备，以防止疾病或血液传播性感染经其他患者或你自己传播给患者。无论何时处理腔内探头或扫查有潜在感染性体液［包括血液（菌血症）］的患者，都应穿戴一次性防护服、手套和眼罩。

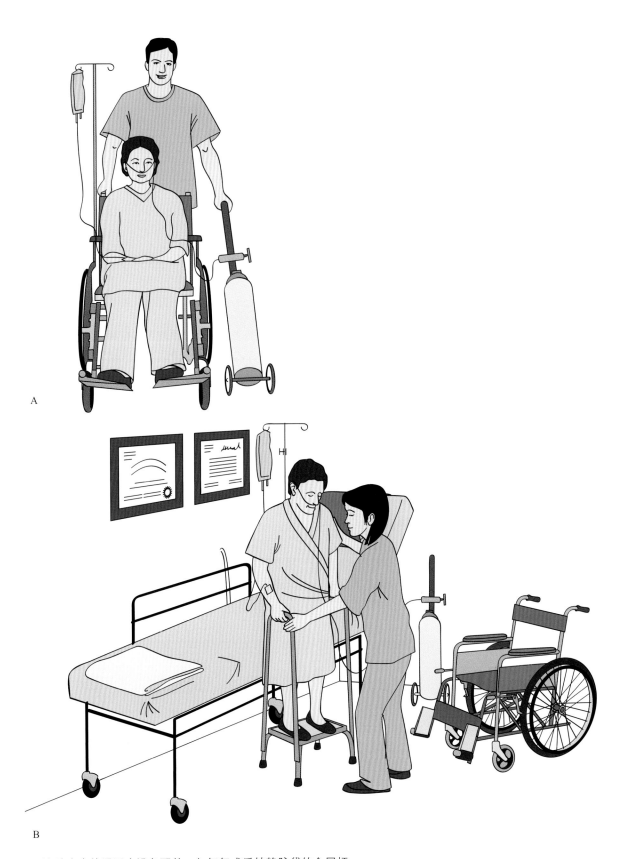

图 3.3 协助患者使用医疗设备配件，如氧气或手持静脉袋的金属杆

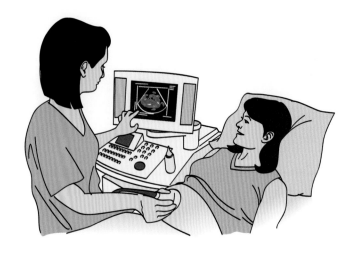

图3.4   超声探头被放置在不同感兴趣区域的皮肤表面。水溶性凝胶用作扫查耦合剂，以减少探头和皮肤表面之间的空气，从而帮助成像

无菌技术

超声常规用于侵入性经皮穿刺引导的活检、抽吸和引流操作，以及介入和术中操作（见第33章）。为了在超声引导下经皮操作中充分协助医师并保护患者在操作过程中免受可能的感染，超声医师必须熟练实施无菌技术。无菌被定义为无菌状态。无菌技术是在任何临床环境中用于保护患者免受细菌或病原体感染的流程和实践。所有患者都容易受到感染，尤其是那些烧伤严重或免疫功能紊乱的患者，这些疾病会破坏身体的自然防御能力。接受侵入性操作的患者可能通过与环境、设备或人员接触而被感染。

无菌技术包括：

● **无菌设备**   包括无菌手套、病号服、面罩和眼罩。

● **患者准备**   必须使用将抗菌液倒在用镊子夹住的无菌海绵或纱布上来清洁手术区域周围皮肤。公认的做法是做圆周运动清洁操作区域，从中心开始向外消毒。该区域周围的任何长的毛发都应剪短。

● **无菌区域**   通过在清洁部位放置预包装的无菌布来创建无菌区域。所有包含无菌物品的包装都应以不接触非无菌表面或物品的方式打开。低于无菌布水平的区域在无菌范围以外都不是无菌的。为了保持无菌区，所有进入无菌区的物品都必须是无菌的。

总之，准备周全的超声医师和超声检查室是确保在支持和安全环境中进行最佳检查的重要组成部分，该环境可以对患者提供更好的护理并确保患者和超声医师的安全。

第4章

人体工程学和超声医师安全简介

PEGGY ANN MALZI BIZJAK

目标

- 定义人体工程学并讨论超声医学和美国职业安全与健康管理局的工作相关的历史。
- 列出超声扫描过程中患者最有可能发生的损伤类型。
- 解释工作相关肌肉骨骼疾病（WRMSD）和肌肉骨骼损伤的原因和风险因素。
- 了解多年来超声行业为防止损伤所做的改变，并表述实践中的各种方法。
- 描述什么是温馨、安全可靠的扫描环境，以及管理

方法。
- 描述探头握持和减少"White Knuckle 综合征"的方法。
- 了解人体工程学培训的重要性，该培训旨在减少伤害。
- 解释在评估工作相关肌肉骨骼疾病（WRMSD）中协作努力的重要性。
- 列出为超声医师在人体工程学研究中采取的与工作相关肌肉骨骼疾病（WRMSD）相关的其他步骤。

关键词

外展——肩和手臂向外伸展远离身体。

Alexander 放松技巧——一种改善姿势和运动的方法，有助于减少和预防问题。

不舒服的姿势——身体的某一部位未在中立位（例如屈曲或伸展）的姿势。

倦怠——长时间慢性压力的结果。

滑囊炎——滑囊的炎症。

腕管综合征——正中神经在穿过腕部腕骨时的卡压。

接触压力——身体的某一部位和物体之间持续接触时的压力（例如，用探头扫查）。

桡侧茎突腱鞘炎（De Quervain 病）——一种累及拇指的特殊类型的腱鞘炎，由重复抓握物体（如探头）所致。

测力计——一种用于测量肌肉在应力下收缩时所产生的力的设备。

人体工程学——是适合人工作的科学或研究，是研究"人—机—环境"系统中人、机、环境三大要素之间

关系的科学。

人体工程学培训——专门针对工作场所使用人体工程学的理念进行的培训。

力——身体某些部位为执行任务而运用的力。

美国职业安全与健康管理局——美国政府机构为保持国家工作场所的健康和安全运行而制定的法律标准。

老视——视物模糊。

超声医师——使用超声系统获取人体内部结构图像的专业人员。

脊柱退行性病变——因不舒服的姿势和长时间不变的姿态、弯曲和扭曲引起的椎间盘的退变。

肌腱炎——肌腱的炎症。

White Knuckle 综合征——手指、手和手腕僵硬和疼痛，是因紧紧抓握物体（如超声探头）而引起的。

工作相关肌肉骨骼疾病（WRMSD）——持续7天或更长时间的损伤，累及肌肉、肌腱和（或）关节，导致工作受限或不能工作。

人体工程学的定义

人体工程学是研究"人—机—环境"系统中人、机、环境三大要素之间的关系的科学。人体工程学的应用对于提高业绩和工人的整体健康很重要。人体工程学

是前瞻性的，因为它消除了生产效率的障碍，提高了安全性，并在进行重复性工作时提高了工人的舒适度。它是一种以人为本的方法来设计人们使用的产品、工作场所和系统。

在工作场所使用人体工程学有几个重要目标。包括：

- 提高业绩和质量。
- 减少损伤。
- 减少旷工和人员流动。
- 确保雇员总体满意度更高。

超声学中的人体工程学

在20世纪80年代，超声医师最常见的工作相关抱怨是肩部疼痛和扫查手臂不适。当时主要使用的设备是带有机械臂的静态超声仪。随着实时扫描超声仪器的出现，肩部疼痛并无太多报道，但另一个更令人烦恼的问题出现了。有了这项新技术，探头不再固定在机械臂上，而是连接到一根又长又重的电线上。到20世纪90年代中期，超声医师开始抱怨腕关节和拇指根部的肌肉损伤，以及肩部疼痛。颈部和背部问题变得更加频繁。过多的移动，包括颈部和躯干的扭转和弯曲、肩部的外展（伸展）以及对探头施加压力，似乎会导致进一步的肌肉骨骼疼痛和不适。2000年，美国超声医学诊断学会（SDMS）的一项研究称，近80%的受访者患有与工作相关的肌肉骨骼系统疾病（WRMSD）——在工作场所工作导致的损伤。一项后续研究报道了近90%的受访者患有与工作相关的肌肉骨骼系统疾病。

关于人体工程学扫查技术，以下建议可能对超声医师有帮助。例如，在进行腹部扫查时，超声医师应保持背部靠在椅子上，颈部挺直，并使用高度可调的椅子；使自己靠近患者；保持手腕处于中立位置；避免紧张地抓握探头；保持肩部外展<30°。

损伤的类型

人体工程学损伤涉及人体的肌肉、肌腱和关节，并且可能因长期受累而加重，应予以解决。不幸的是，工作相关肌肉骨骼疾病在超声医师中非常常见。表4.1列出超声医师在长期工作中所发生的损伤类型。

表4.1	超声医师常见的损伤和疾病
疾病	**解释**
滑囊炎	滑囊的炎症
腕管综合征	正中神经穿过腕部腕骨时卡压
De Quervain 病	一种涉及拇指的特殊类型的腱鞘炎，是由反复抓握探头引起的
肌腱炎	肌腱炎（四肢肌腱的炎症）、上髁炎、扳机指和全身不适导致的疼痛、肿胀、麻木和肌肉无力
足底筋膜炎	足底或趾面的筋膜炎症
肩袖损伤	肩袖肌肌腱撕裂
脊柱退行性病变	椎间盘退变

损伤的生物力学危险因素来自于扫查的手、手臂和手腕重复运动，不舒服和不变的姿势，以及扫查时躯干的弯曲和扭曲。最近，相关人员已经做了很多工作来评估超声医师扫描时的姿势，并确定损伤的发生方式。测力计是一种在肌肉受到刺激和紧张时发出声音的设备，它的使用为超声医师在扫描过程中所发生的情况提供了很好的信息。此外，表面肌电图（SEMG）用于"测量与人体工程学应力相关的特定肌肉的电压输出，并评估人体工程学改变的效果"。这项重要的研究正在进行中，应该证明这项为防止超声检查人员损伤所做的改变是极有价值的。

职业安全与健康管理局

1970年，美国国会通过了职业安全与健康法案（OSHA）。职业安全与健康法案的目的是确保国家劳动力工作条件的安全和健康。其中一项条款涉及人体工程学疾病。根据职业安全与健康法案（OSHA），职业损伤可分为以下几类：

- 重复性运动损伤（RMI）。
- 重复性劳损（RSI）。
- 肌肉骨骼损伤（MSI）。

有趣的是，人体工程学培训已经被推荐用于提高对潜在超声医师损伤的认识。国家职业安全与健康研究所（NIOSH）建议定期进行人体工程学培训，以解决人体工程学疾病。

工作相关肌肉骨骼疾病（WRMSD）

工作相关肌肉骨骼疾病（WRMSD）是导致工作受限的损伤。包括导致更换工作的损伤；症状持续7天或更长时间的损伤；以及累及肌肉、肌腱和关节的损伤。

2003年出版并于2017年更新的《超声工作中预防工作相关肌肉骨骼疾病的行业标准》提供了一份关于超声医师、制造商、教育者和雇主在降低与WRMSD风险方面的指南。在讨论WRMSD时，意识和预防仍然非常重要，但仍有报道称，大多数超声医师经历了与工作相关肌肉骨骼疾病引起的疼痛。

以下是WRMSD的重要体征和症状：

- 手/腕部抽搐。
- 无法抓握。
- 疼痛。
- 僵硬。
- 刺痛感。
- 肿胀。
- 脊柱退行性病变。

上肢和颈部是最容易损伤的区域。重复运动、强力拉伤、不舒服的身体姿势、频繁伸展臂以及需要相当长的时间才能完成检查而不变的姿势都会引起与工作相关的肌肉骨骼疾病和重复性劳损。提供减少和消除工作相关的肌肉骨骼疾病损伤机会的工作条件是雇主的责任。

工作场所损伤的原因和危险因素

从对超声医师调查中获得了肌肉骨骼疾病症状发生次数的重要信息，包括疼痛，90%的超声医师患有某种形式的工作相关的肌肉骨骼疾病。其中，20%的人将遭受终结职业生涯的损伤。

可能导致工作相关肌肉骨骼疾病和肌肉骨骼损伤的工作场所或条件包括，但不限于：

- 工作场所/检查室设计。
- 不经常休息。
- 加班和随叫随到的激励措施。
- 延迟的损伤报告。
- 不当的电线管理。
- 不当的椅子坐高。
- 不合适的显示器高度，导致颈部弯曲。
- 肥胖患者数量增加，可能使扫查时间延长。
- 探头的"持握方式"。
- 推动探头或抓紧握探头以获得高质量图像所需的力。
- 空气质量因素，如热、冷、湿度。
- 姿势不良/不舒服的扫查姿势。
- 床旁超声检查数量的增加。
- 肩持续外展。
- 劳动力老龄化。
- 人员短缺。
- 扫查时长时间站立。
- 技术进步导致工作量增加（常见工作日扫查次数见表4.2）。

表4.2　常见工作日扫查次数		
	平均	中位数
每天总扫查	17.1	12.0
心脏（成人）	9.3	7.0
妇产科	7.8	5.0
血管	6.7	4.0
腹部	5.7	4.0
乳腺	4.9	3.0
心脏（小儿）	4.3	2.0
心脏（胎儿）	3.5	2.0
神经超声	2.1	1.0
肌肉骨骼	1.9	1.0
注：超声医师每天经常用不同的姿势进行扫查。典型的日工作扫查总数为17.1次，平均数为12.0次。每天扫查最高次数，成人心脏9.3次，其次是妇产科超声7.8次		

2013年，美国超声医学诊断学会（SDMS）对超声医师薪酬和福利调查数据见表4.2。美国超声医学诊断学会会员可以免费获得完整的调查资料。

引起在工作环境中压力过大的因素包括：

- 环境压力，例如工作条件不足。
- 视力问题，例如眼睛疲劳。
- 杂乱的和（或）拥挤的检查室。
- 普遍的压力，自我施加的压力或其他压力。

环境压力因素包括空气质量、照明和检查室设计。太热或太冷的房间，或缺乏良好空气流通的房间，可能会导致超声检查人员不适和对工作条件普遍不满意。太亮且没有调光功能的房间可能会导致眼疲劳、显示器上的图像可能不清晰或显示屏刺眼。

眼疲劳是超声医师关心的问题。随着时间的推移，老视成为焦点问题。由于这种疾病可能会增加眼疲劳。在患者之间休息或遵循20-20-20分钟规则会有所帮助。这个规则规定，在每20分钟的扫查间隙，超声医师应将视线集中在6m之外20秒。虽然这听起来像是一个简单的策略，但如果没有行为矫正技术和实践会很难完成。

拥挤的检查室仍然是一个问题。超声医师和管理人员必须共同努力，确保检查室足够大。可以移动设备，例如检查台和担架，并有足够的存物空间。在检查室外扫查时，可能无法避免混乱。超声医师和主管人应与其他医护人员合作，将家具和设备移开，以便为超声医师腾出安全工作的空间。

工作场所超声医师的压力有多种，以下情况也是一些可能导致普遍压力过大的额外因素：

- 没有足够的能力完成这项工作，例如缺乏对新设备的足够培训。
- 患者安排超负荷。
- 差的人体工程学扫查。
- 复杂患者（老年人、肥胖、情绪困扰）。
- 不确定管理层的基本期望。
- 无视超声医师的专业知识。
- 需要语言翻译的患者。
- 未满足基本需求，可能导致无法参与重要工作相关的讨论。
- 沟通问题。
- 模糊的书面医嘱需要时间确认。
- 道德和法律冲突。
- 患者检查间隔不足，不能完成报告。

由于这些常见的压力，超声医师可能会出现身体症状和（或）与心理社会压力相关的症状（短期或长期压力），这可能会增加疾病或损伤的易感性。压力过大的征象包括疲劳、头痛、高血压、失眠或"压力过大"的普遍感觉。心理社会症状包括孤僻、低自尊、失败感和挫败感。

如果没有一些积极或富有同情心的干预，持续存在的这些压力最终会导致倦怠。倦怠是长期工作相关压力的结果，其本身是可以预防的。拥有积极的态度，不要把自己看得太重要，晚上睡一个安稳觉，并参加体育锻炼，对超声医师来说是非常有益的。一些简单的策略，例如做一些对自己有特殊意义的事情、与朋友交谈和去看电影，都会对超声医师产生积极的影响，并且是缓解工作压力的积极方法。超声医师应对自己的行为负责，允许短暂休息，特别是在进行床旁检查时，确定最佳做法以减少工作相关性肌肉骨骼疾病。超声医师对压力和可能的应对机制的意识是维持健康和无压力工作场所的关键。了解工作中可能发生的损伤类型，以及如何预防这些损害是保证超声检查人员安全的关键组成部分。意识到潜在伤害和意识到与压力相关的工作场所问题的重要性再怎么强调也不为过。因此，人体工程学教育和培训是超声医师向前迈出的重要一步，是降低工作相关肌肉骨骼疾病风险的有效途径。有时很难打破旧习惯，但在培训过程中，能够提供建议和支持的人的直接干预将对超声医师的行为产生积极影响。培训方式包括一对一教学课程、研讨会或视频演示和教程，目标是增加扫查时长期行为的改变，这反过来可以防止受伤。

创造安全的环境

近年来，由于对工作相关性肌肉骨骼疾病的原因和减少损伤的方法的认识和研究的增加，超声检查行业发生了重大而必要的改变。超声医师、超声技师、设备制造公司、行业人体工程学研究组织、教育项目和雇主之间的多学科方法可以帮助制订适当的解决方案。

设备制造公司在行业中发生了最重大的变化。他们不断开发符合人体工程学设计的超声系统，以减少扭曲和转动。此外，他们还创造了更轻的探头和探头电线。新制造的手持式便携式床旁超声（POCUS）系统在防止工作相关性肌肉骨骼疾病方面遵循相同的标准，即使设备尺寸更小。此外，超声医师及超声技师必须承担责任，倡导符合人体工程学的工作环境，并通过正确饮食、充足睡眠和经常锻炼来加强和伸展肌肉以保持自己的健康。雇主必须提高他们对工作相关性肌肉骨骼疾病的认识，并了解员工职业损伤的成本。员工补助、雇佣临时员工、员工再培训、生产力不足、质量问题，以及在所有医护人员协作护理患者时，在他们之间发展"跨专业实践"。在制订解决方案和管理风险时，应审查和考虑新的员工理念。管理人员、行政人员和超声医师可以与研究人员合作，开发有关已知风险因素的新解决方案，并记录减少伤害的新方法。所有这些合作努力都至关重要。

关于已经提到的努力，强烈建议采取以下步骤避免或减少受伤风险：

- 注意可能增加身体损伤的工作条件和习惯。
- 矫正行为，以解决重复性压力活动。
- 在扫查期间经常短暂休息。
- 改善和调整坐姿或站姿。人体工程学设备可以提供帮助（图4.1，图4.2）。考虑采用Alexander放松技巧，该技巧教授检查者改善姿势和运动，被认为有助于减少和预防姿势问题。
- 减少对危重患者进行便携式超声检查，并分担工作量。
- 尽可能改变检查类型。

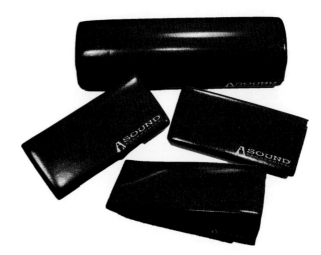

图4.1　人体工程学垫。资料来源：由Sound Ergonomics，LLC.提供

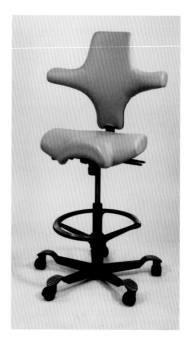

图4.2　人体工程学座椅。资料来源：由Sound Ergonomics，LLC.提供

● 请了解肌肉骨骼系统损伤物理治疗师或医疗保健者进行评估并帮助纠正行为（包括按摩）。这应定期进行。

● 超声医师应与管理层密切合作，改变检查室的布局，购买符合人体工程学设计的超声扫描设备、支撑垫和椅子，以减少损伤的可能性（图4.1，图4.2）。

美国超声医学诊断学会（SDMS）于2003年5月推出了预防超声中工作相关性肌肉骨骼疾病的行业标准。这些标准于2017年更新，对保持超声扫查环境无压力和安全至关重要。通过 Joan Baker、Susan Murphey 和其他领先超声医师的开创性工作，预防工作相关性肌肉骨骼疾病和提高超声安全性的策略仍然是超声检查室的重点。

需要时间和努力来教育医院管理人员、仪器制造商、超声检查指导员和执业超声医师，让他们了解该行业因重复性动作而损伤的风险很高，并且可以降低这些损伤的发生率。通过教育了解潜在的损伤并愿意做出必要的改变以创建一个安全的扫查环境，促进健康的扫查实践是最终目标。

人体工程学为超声医师、血管技师和超声技师创造了一个安全的扫查环境，但工作场所的损伤预防必须以制造商、超声医师和管理人员的意愿为中心。降低损伤风险的措施包括采用关于仪器控制措施、行政控制措施和专业控制措施的工作相关性肌肉骨骼疾病预防基本行业标准如下：

● 制造商制造的最先进的和符合人体工程学设计的超声系统，配有可调节的显示器和键盘。制作更符合人体工程学设计的探头和更轻的电线，以最大限度地减少压力。语音识别允许超声医师在扫查时说出表示在屏幕上的注释命令，这对超声医师来说是一个创新工具。

● 雇主和员工共同承担责任，在工作场所创造一个安全的环境，需要提供可调节的检查桌椅，为超声医师在扫查时提供必要的支持。购买符合人体工程学设计的扫查设备。进行风险评估并确保设备得到维护并处于良好状态。考虑日程安排和工作量因素，以便有足够的快速休息时间。建立执行扫查次数和扫查所需时间的统计数据。

● 超声医师在扫查时养成良好的姿势习惯。在扫查期间进行短暂的休息。

利用白天的拉伸运动来改善身体的僵硬。得到适当的休息和锻炼，保持良好的饮食习惯，以应对一天中的压力。超声医师必须有能力照顾自己，并认识到这对他们的身体健康很重要。

一个重要的补充将涉及全国现有的诊断医学超声（DMS）项目的改变。学术和临床超声医师教育者应将人体工程学培训作为其特定诊断医学超声目的整体课程的一部分。培训至少包括以下内容：

● 扫查时使用正确的探头持握方式。

● 如何分布手部力量，避免手腕受力。

● 使用探头时，正确持握和用力，以防止 White-Kunckle 综合征（手指、手和手腕因紧握超声探头而僵硬和疼痛，这可能导致手指到肩膀的刺痛）的发生。

● 坐姿和（或）站姿良好

这些技术可以减少可能导致的腕管综合征（图4.3）和其他工作相关性肌肉骨骼疾病的因素。

随着对超声服务需求的增加，所有的超声医师都应遵循这些最佳做法以防止受伤，因为替代方法可能成本高。了解人体工程学培训、预防以及在行业内分享实用有效的解决方案至关重要。

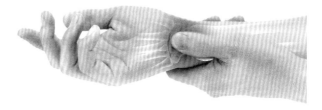

图4.3 腕管综合征。资料来源：© horillaz/iStockphoto.com

第 2 部分

理解超声解剖学的途径

sonographic approach to understanding anatomy

第 5 章

相互依存的人体系统

REVA ARNEZ CURRY

目标

- 解释人体系统如何维持体内平衡。
- 描述人体系统相互依赖的性质及它对超声技师的重要性。
- 解释各种内分泌器官之间的相互关系。

关键词

主动脉——离开心脏的主要动脉，为身体供应富含营养和氧气的血液。

附肢骨骼——形成四肢的骨骼；上肢和下肢的骨架。

动脉——厚壁血管，从心脏输出富氧血液。

小动脉——动脉的小分支。

心房——心脏四个腔的上部的两个腔。

房室（AV）结——将窦房结发出的电脉冲向下传递到心室以激发其收缩。

中轴骨——颅骨、脊柱和肋骨部分的骨骼。

毛细血管——最细、数量最多的血管，连接小动脉和小静脉。

心室——心脏四个腔下部的两个腔。

中枢神经系统（CNS）——由大脑和脊髓组成。

黄体——由排卵后的空卵泡形成的囊性腺体块。分泌雌激素和孕激素。

膈肌——肌肉分隔，将胸腔和腹盆腔分开。

舒张期——心脏的充盈或舒张阶段。

促红细胞生成素——当血液中氧含量不足时由肾脏释放的激素；使骨髓生成更多的红细胞。

配子——由雄性和雌性性腺生成的性生殖细胞。产生新生命需要雄性的精子和雌性的卵子结合。

性腺——男性的睾丸和女性的卵巢。产生生殖细胞（雄性的精子和雌性的卵子）的主要生殖器官，是产生新生命的基础。

内环境稳定——人体正常生理状态的平衡。

激素——将指令从一组细胞传递到另一组细胞的化学"信使"。由遍布全身的各种内分泌腺产生并分泌到血液中。

下腔静脉——两条主要静脉之一，将乏氧血液从位于心脏水平以下的身体结构内输送到右心房。

关节——骨骼相互连接的部位。分为不可移动的、可微移动的和可自由移动的关节。

韧带——在自由活动关节之间，骨骼与骨骼之间的长且富有弹性的连接。

淋巴——由消化的脂肪、水、蛋白质、白细胞和组织废物组成的间质液。

淋巴结——含有白细胞（主要是淋巴细胞）的组织集中区，可过滤淋巴液中的外来物质。

淋巴细胞——白细胞的一种，其主要功能是保护身体免受致病微生物的侵害。

代谢——体内维持生命的化学反应。

排尿——膀胱驱使尿道排出尿液至体外的过程。

心肌——心脏的肌肉。

卵巢卵泡——包含未成熟卵子（卵细胞）的囊泡。

排卵——成熟的卵子从卵泡中排出。

外周神经系统（PNS）——除中枢神经系统以外的所有神经和神经细胞。

蠕动——迫使内容物通过消化道的蠕虫状运动。

胸膜——环绕肺部的双层壁的囊。

肺循环——将血液从心脏输送到肺部，然后再输回到脏的血管结构。

肾素——肾脏分泌的酶，有助于控制血压。

窦房（SA）结——心脏的天然起搏器。发出节律性电脉冲激发心房收缩。

骨骼肌——身体中唯一的主动肌；三种肌肉类型之一。赋予骨架形状和稳定，并使其移动。

上腔静脉——两条主要静脉之一，将乏氧血液从心脏水平以上的身体结构输送到右心房。

体循环——将血液从心脏输送到身体的所有部位（肺脏除外），然后再返回左心房的血管。

收缩期——心脏泵血或收缩期。

肌腱——连接肌肉和骨骼的坚韧、纤维状、柔韧的组织条带。

尿液——从血液滤出来的废物，含有氨、胆红素、药物和毒素等。尿液由肾脏产生，储存在膀胱中，并通过尿道排出体外。

静脉——将乏氧血液输送到心脏的薄壁血管。

小静脉——静脉的微小分支。

本章节可作为人体系统及其相互关系的一般参考（表5.1）。尽管每个人体系统都有特有的、主要的功能，但是，一个系统功能可能：

● 与其他系统中的某类结构有相似功能。如果共担一个功能的系统发生问题，具有相同功能的系统可以替代。

● 作为其他人体系统的附属功能。

根据这种理解，人体系统多个从属器官可以同时罹患同一种病就变得显而易见了。对于超声医师来说，超声检查期间进一步检查相关系统，掌握这些知识是最基本的因素。

表5.1 人体是如何联系起来的？			
人体系统	功能	相关器官	相关身体系统
神经系统 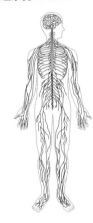	● 通过自主肌和非自主肌肉信号控制制全身的大部分功能。控制感觉区（视觉、听觉、嗅觉和触觉）和调节区域（下丘脑和垂体控制内分泌系统） ● 解释电信号并决定要做什么	大脑 脊柱 眼 耳	全身系统都直接或间接受神经系统控制 内分泌系统： ● 当在神经系统协助下，大脑的下丘脑控制内分泌"主腺"，即脑垂体，而脑垂体又控制其他内分泌腺 ● 生殖系统释放的激素刺激大脑发育 呼吸系统：在神经系统协助下，大脑调节呼吸频率，并监测肺活量和血气水平 消化系统：在神经系统协助下，大脑接收全身消化道感受器的信号，调节食欲和吞咽肌肉及肠道肌肉 泌尿系统：在神经系统协助下，大脑接受膀胱内感受器的信号，并调节排尿 淋巴系统：在神经系统协助下，开启感染防御系统 心血管系统：在神经系统协助下，大脑控制血压和心率 肌肉骨骼系统： ● 在神经系统协助下，大脑接收关节部位的感受器有关身体位置的信号，控制肌肉的运动 ● 在神经系统协助下，骨骼提供钙，钙是神经系统功能正常运行的基本元素

续表

身体系统	功能	相关器官	相关身体系统
内分泌系统 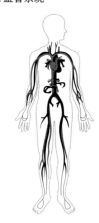	● 将激素直接分泌到血液中，通过调节生殖、生长和发育、新陈代谢、血糖水平、应激反应和排卵来维持机体内环境平衡	下丘脑 腺垂体 甲状腺和甲状旁腺 胸腺 肾上腺 胰腺 卵巢 睾丸	**神经系统**：大脑下的丘脑控制内分泌"主腺"即垂体，协助内分泌系统，反过来垂体又控制其他内分泌腺 **全身系统**：当释放的激素影响身体功能时，内分泌系统直接或间接影响全身系统（表5.2）
心血管系统	● 通过泵血，将氧气、营养、激素和白细胞带到人体各个部位并带走毒素	心脏 血管（动脉和静脉）	**呼吸系统**：由心血管系统协助接受吸入的氧气 **泌尿系统**： ● 当体循环压力变化时，通过维持血压平衡来帮助心血管系统 ● 通过过滤血液中的废物和毒素，帮助心血管系统 **神经系统**： ● 当大脑控制血压和心率时，帮助心血管系统 **肌肉骨骼系统**： ● 当肌肉收缩时，使血液克服重力作用通过静脉向上流动，帮助心血管系统 **淋巴系统**： ● 当淋巴重新进入血液时，帮助心血管系统维持血液中的液体水平 **消化系统**： ● 心血管系统协助消化系统从消化的食物中摄取和运输营养和矿物质 ● 心血管系统协助消化系统接收和运输来自难消化物质的水分，以帮助维持液体水平

身体系统	功能	相关器官	相关身体系统
淋巴系统 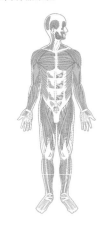	● 将组织中多余的液体运送回血液 ● 从小肠绒毛中吸收脂肪并将其运送到血液中 ● 保护人体免受感染	淋巴结 脾脏 骨骼 骨髓 胸腺	**神经系统**：大脑开启感染防御系统以帮助淋巴系统 **心血管系统**： ● 当淋巴重新进入血液时，淋巴系统帮助维持血液中的液体水平 **肌肉骨骼系统**： ● 当肌肉收缩时使淋巴液克服重力作用通过淋巴管向上流动
肌肉骨骼系统	骨骼和肌肉一起： 为内脏器官提供支持和保护 ● 完成运动 骨骼： 骨髓产生血细胞 储存钙和磷等矿物质，然后在人体需要时释放 肌肉： ● 收缩心脏 ● 行走时收缩，使血液克服重力，通过静脉向上流动 ● 使食物通过胃肠道移动 ● 通过产生热量帮助维持体温	骨骼（股骨、肋骨、颅骨、椎骨） 肌肉（心肌平滑肌、骨骼肌）	**泌尿系统**：当骨髓因疾病或严重辐射暴露而无法更新垂死的红细胞时，泌尿系统接管骨髓产生红细胞 **循环系统**：肌肉骨骼通过肌肉收缩帮助血液克服重力通过静脉向上流动 **淋巴系统**：肌肉骨骼系统通过肌肉收缩帮助淋巴液克服重力影响向上流动 **神经系统**： ● 大脑从位于关节的感受器接收有关身体位置的信号，然后大脑控制肌肉运动 ● 肌肉骨骼系统辅助骨骼提供钙，是神经系统正常运作基本元素 **呼吸系统**：膈肌和肋间肌收缩完成吸气，松弛时完成呼气

续表

身体系统	功能	相关器官	相关身体系统
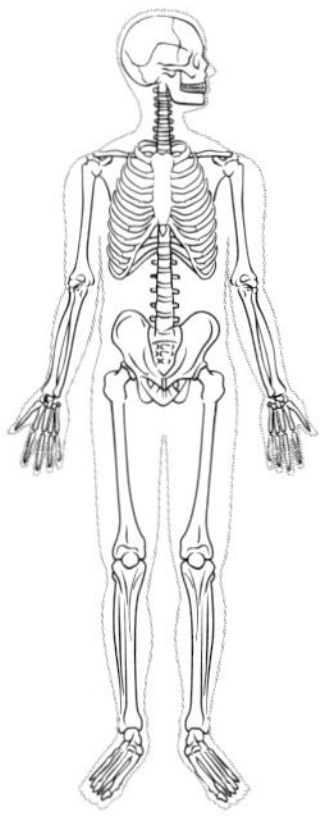			
生殖系统 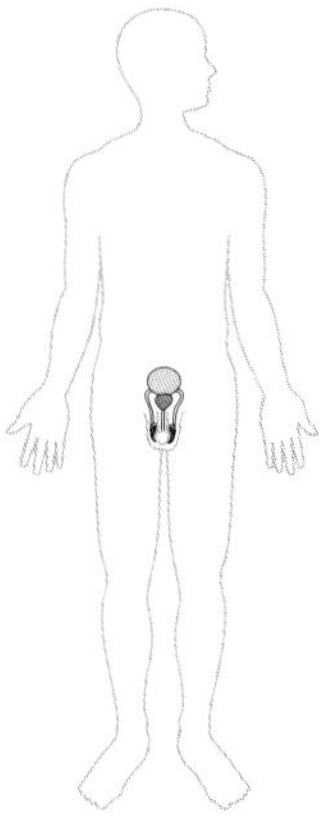 	● 产生新生命	阴道 子宫颈 子宫 卵巢 输卵管 （子宫） 前列腺 睾丸 输精管	**内分泌系统**：释放的激素协助生殖系统启动青春期， 　促进生殖和产生新生命

续表

续表

身体系统	功能	相关器官	相关身体系统
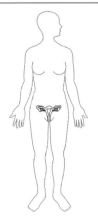			
消化系统 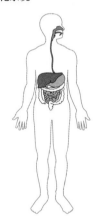	● 代谢摄入的食物，运送营养和排出废物	口 唾液腺 食管 胃 小肠 大肠 肛门 肝脏 胆囊 胰腺	**神经系统**：大脑接收来自整个消化道感受器的信号，协助消化系统调节食欲和帮助进食及排出废物 **肌肉骨骼系统**：协助消化系统进食和排出废物 **心血管系统**： ● 协助消化系统（空肠和回肠）摄入和运输消化的食物中的营养和矿物质 ● 通过摄入和转运难消化食物中的水分以协助消化系统（大肠）维持体液水平

续表

身体系统	功能	相关器官	相关身体系统
泌尿系统	● 维持体内的化学和液体平衡 ● 滤出废物	肾脏 输尿管 膀胱 尿道	**肌肉骨骼系统：** ● 如果肌肉骨骼系统中的骨髓不能替代垂死的红细胞，则泌尿系统介入并产生新的红细胞 **神经系统：** ● 当大脑从膀胱中的感受器接收信号并调节排尿时，调节泌尿系统排尿 **心血管系统：** ● 当体循环血压变化时，肾脏协助维持血压稳定 ● 肾脏滤出血液中的废物和毒素
呼吸系统	● 为血液提供氧气和排出二氧化碳	咽 喉部 气管 支气管 肺	**神经系统：** ● 大脑帮助呼吸系统调节呼吸频率 ● 大脑帮助呼吸系统监测肺活量和血气水平 **心血管系统：** 呼吸系统吸入氧气和呼出二氧化碳协同完成心血管系统的功能

以下人体系统独立并协同运行以维持内环境平衡，即人体正常生理状况的平衡：

- 神经系统。
- 内分泌系统。
- 心血管系统。
- 淋巴系统。
- 肌肉骨骼系统。
- 生殖系统。
- 排泄系统：
  - 泌尿系统。
  - 消化系统。
  - 呼吸系统。

神经系统

神经系统几乎监视和控制人体内每个器官（表5.1），分为中枢神经系统和周围神经系统。大脑和脊髓构成中枢神经系统（CNS）。周围神经系统（PNS）由数以千计的神经组成，这些神经将中枢神经系统与身体的其他部位（肌肉、腺体和感觉器官）连接起来。总之，这些系统通过随意肌和非随意肌的信号控制人体的大部分功能。它们也控制感觉区域（视觉、听觉、嗅觉、触觉）和调节区域（下丘脑和垂体对内分泌系统的控制）。

神经系统作为人体的"计算机"负责处理进出大脑的数据，从而控制从痛觉到协调，从高级认知处理到内分泌的下丘脑控制系统。这一切都是由构成神经系统的数十亿个神经元（神经细胞）实现的；它们具有发送和接收电信号的独特能力，因此它们相互之间及与身体其他部位可以进行通信。

中枢神经系统

中枢神经系统是神经系统的处理区。它负责接收、解释和反映来自周围神经系统的电信号。

中枢神经系统的大脑和脊髓受到颅骨和脊柱（椎骨）的保护，这些结构像保护盔甲一样包裹着中枢神经系统。此外，它们被脑膜覆盖，由三层结缔组织层组成：

- 软脑膜：最内层。
- 蛛网膜：中间层。
- 硬脑膜：外层；位于颅骨和椎骨的内表面。

此外，软脑膜和蛛网膜之间的腔隙充填脑脊液（在脑室中产生），形成一个缓冲保护层。

周围神经系统

周围神经系统的主要功能是将中枢神经系统与四肢和器官连接起来——将信息从大脑和脊髓传递到身体的其他部位，也从身体传递到脊髓和大脑。

周围神经系统由31对脊神经组成，这些神经从脊髓发出，支配除头部和颈部以外的身体各个部位，头部和颈部由12对从大脑发出的脑神经供应。

周围神经系统实现随意和不随意的动作，分为躯体神经系统和内脏神经系统。

- 躯体神经系统：对外部环境（随意）和运动（通过骨骼肌）有意识地控制。
- 内脏神经系统：内脏感觉神经不受意识的控制（不随意），监控内环境、腺体和器官的功能。内脏运动神经还控制平滑肌的收缩，并分为交感神经和副交感神经，两者对同一器官的作用既相互拮抗又互相统一。
  - 交感神经：对应激或即将发生的危险做出反应。被称为"战斗或逃跑"系统。交感神经信号使肾上腺向血液中释放肾上腺素以刺激身体的所有细胞，为紧急情况做准备。人体生理发生了剧烈变化，例如心率、呼吸频率和血压增加，以及血液向肌肉分流增加——所有这些都是为了帮助身体应对高应激状态。
  - 副交感神经：维持和恢复身体的能量。继交感神经刺激（在"危险"过去后）之后使身体功能恢复正常。副交感神经信号减少肾上腺素的分泌，降低心脏和呼吸频率并降低血压。即使不需要从危机中恢复过来，副交感神经信号也能促进机体进入一种平静状态。

内分泌系统

内分泌系统是一组腺体，它们将激素（又称化学"信使"）直接分泌到血液中，作用于靶器官。与神经系统对刺激反应的精确而短暂协同作用不同，内分泌系统利用化学信号的长期协调作用，通过调节生殖、生长和发育、新陈代谢、血糖水平、应激反应和排卵等功能来帮助维持内环境稳定。

神经内分泌系统

内分泌系统通常被称为神经内分泌系统，因为下丘脑指挥和监测内分泌功能。下丘脑直接且只与内分泌系统的"主腺"——位于大脑中的脑垂体（也称为垂体）联系。脑垂体是一个豌豆大小的腺体，位于下丘脑正下方称为蝶鞍（"土耳其鞍"）的颅骨小的骨性凹陷中。它通过垂体柄与下丘脑的下部相连，通过垂体柄下丘脑调节全身其他内分泌腺激素活性的指令（表5.2）。

垂体的解剖

垂体由两部分组成：

- 垂体前叶（腺垂体）：腺体主要由分泌蛋白质激素的细胞组成。
- 垂体后叶（神经垂体）：实际上是下丘脑的延伸，形成下丘脑和垂体前叶之间的连接或柄。主要由下丘脑神经元的轴突组成，在垂体前叶后面向下延伸。

系统功能

激素将指令从一组细胞传递到另一组细胞。尽管许多不同的激素在血液中循环，但每种激素只影响由基因程序决定的接收和响应这种激素信息的细胞。

血液直接将下丘脑分泌的激素输送到垂体前叶。

在这种激素的作用下，垂体前叶释放激素通过血流传递刺激其他内分泌腺释放其特定的激素，这些激素控制特定的身体功能，以帮助维持内环境稳定。下丘脑也刺激垂体后叶释放其储存的激素（表5.2）。

下丘脑内的感受器监测体内激素水平。当下丘脑接收到一个器官激素水平上升或下降的信号时，它会向垂体发送一个信号，垂体又会向血液中释放一种抑制或释放激素，这种垂体分泌的激素到达靶器官使其停止释放

表5.2 内分泌腺体的位置、分泌激素及其功能

腺体	位置	激素	功能
垂体前叶	大脑	促卵泡激素（FSH）	帮助女性卵泡发育和男性精子成熟
		黄体生成素（LH）	
		促甲状腺素（TSH）	甲状腺刺激激素
		促肾上腺皮质激素（ACTH）	肾上腺刺激激素
		生长激素（GH）	通常刺激生长
		催乳素	刺激并维持女性的乳汁分泌
		促黑素细胞激素	刺激黑色素的生成及在体内的沉积
垂体后叶	大脑	催产素	子宫收缩和泌乳作用
		血管升压素	收缩血管，提高血压和增加蠕动；对子宫收缩有一定影响；影响肾小管对水的吸收；用于抗利尿剂
甲状腺	颈部	甲状腺素（T$_4$）	负责协助脂类、蛋白质和碳水化合物的代谢。它们会增加身体对氧气的需求，从而导致产热增加（体温升高），这会影响大多数组织
		三碘甲状腺原氨酸（T$_3$）	
		降钙素	抑制钙离子的吸收。这会使钙从血液输送到骨骼中储存
甲状旁腺	颈部	甲状旁腺素（PTH）	是降钙素的拮抗剂。PTH发出信号，引起骨重吸收。如果身体的钙含量低，它会从骨骼中提取所需的钙转移到血液中
肾上腺	中下腹	肾上腺素	升高血糖、使心跳加速、扩张大血管，还能使垂体释放ACTH
		去甲肾上腺素	升高舒张压和收缩压升高，也是一种血管收缩剂，使外周血管收缩
		盐皮质激素	控制钠和钾水平
		糖皮质激素	通过降低消耗来控制葡萄糖的利用（ACTH控制）
胰腺	中下腹	胰岛素	控制葡萄糖的摄取/使用，以阻止肝糖原的分解；负责降低血糖。糖皮质激素的胰高血糖素拮抗剂；它会增加血糖水平
卵巢	盆腔	雌激素	负责女性第二性征。在月经周期时释放入血，为可能的植入做好子宫的准备
		黄体酮	在月经周期时释放入血，为可能的植入做好子宫的准备
睾丸	阴囊	睾酮	负责男性性征
松果体	大脑	褪黑激素	微弱的调节觉醒/睡眠节律
胸腺	胸腔	胸腺素	促进抗体的产生。青春期后停止工作

激素或释放更多的激素以维持体内平衡。

心血管系统

心血管系统由心脏和循环系统构成。心脏像一个泵推动血液通过动脉和静脉网。这些动脉和静脉负责向每个细胞输送血液、氧气和营养，并清除这些细胞产生的二氧化碳和废物。心血管系统有两个特殊功能：

- 肺循环：将血液从心脏输送到肺部再返回。
- 体循环：将血液从心脏输送到身体的各个部位（肺除外）再返回。

动脉和静脉

心血管系统的血管成分是动脉和静脉。动脉是厚壁血管，可将含氧血液从心脏输送出去。但有两个例外：胎儿的脐动脉和肺动脉（参见后面的肺循环）；两者都输送乏氧的血液。动脉壁有三层，这有助于它们在高压下运送血液。主动脉是离开心脏的主要动脉。它是一条从心脏延伸到下腹腔的大动脉。沿途向全身发出分支，为人体结构提供所需的氧气和营养。

除了肺动脉瓣和主动脉瓣外，动脉没有瓣膜。动脉厚的肌肉壁挤压血液前进。

静脉是将乏氧的血液输送到心脏的薄壁血管。但有两个例外：胎儿的脐静脉和肺静脉（参见后面的肺循环部分），两者都输送富氧血液。全身静脉血最终流入两条主静脉（取决于位置）——上腔静脉（来自心脏上方的区域）或下腔静脉（来自心脏下方的区域）。这些大血管将乏氧的血液排入右心房。

如果没有静脉内的瓣膜和骨骼肌收缩来帮助静脉血抵抗重力的影响向上移动，腿部的血液将会停滞。

肺循环

运送二氧化碳和细胞废物的静脉血必须到达肺进行气体交换为富氧血液。乏氧血液首先通过上腔静脉和下腔静脉进入右心房。冠状静脉窦将心脏的静脉血直接排入右心房。当乏氧的血液进入右心房时，开始肺循环。乏氧血液通过三尖瓣泵入右心室，然后通过肺半月瓣流入主肺动脉（注意为携带乏氧血液的动脉除外）。主肺动脉分为左支和右支，将乏氧血液分别输送到相应的肺

脏，在肺脏，红细胞将二氧化碳和废物交换为氧气。而后富氧血液通过肺静脉离开肺部输送到左心房，完成肺循环。血液通过二尖瓣从左心房泵入左心室。富氧血液离开左心室进入体循环。

体循环

富含氧气的血液通过主动脉半月瓣从左心室进入主动脉，从而开始体循环。主动脉向上拱起，发出分支供应上半身血液，然后下降穿过胸腔并穿透横膈进入腹盆腔。主动脉的腹部分支为下半身提供富含营养和氧气的血液。主动脉的主要分支发出自己的分支，这些分支有可能再发出分支，所有分支的管径都逐渐减少到小动脉，最终变成毛细血管。毛细血管是最细、数量最多的血管。它们为小动脉（动脉的细小分支）和组织之间提供连接，以便将富含营养和氧气的血液输送到细胞，也为组织和小静脉（静脉的细小分支）之间提供连接。此后小静脉将脱氧的血液和废物输送到较大的静脉，将其输送到上腔静脉或下腔静脉，后者将血液排入右心房，随后结束体循环，开始肺循环。

非典型血流类型

如前所述，器官和人体结构中典型的体循环血流模式如下：

动脉→小动脉→毛细血管→小静脉→静脉

但是，体内有两个部位不遵循典型模式：

● 在肝脏中，不寻常的情况是门静脉血（乏氧含有细胞废物）和肝动脉血（富氧含有营养物质）在肝窦中同时自由混合，然后通过肝静脉离开肝脏。

● 肾脏特殊是因为它包含两组毛细血管床，而不像其他部位只有一组毛细血管床。额外的毛细血管床使肾脏能够在必要时协助心血管系统，在血压变化时也能维持血压处于平衡状态。这是一个独立但和人体系统（肾脏）相关的例子，在心血管系统发生功能衰竭时提供保护性储备功能（表5.1）。

心脏

心脏由四个腔组成：两个在上部，称为心房；两个在下部，称为心室。心脏是一种特殊的肌肉，即心肌，它不断收缩，将血液泵入到全身和肺部。每次心脏泵血时，心肌都会发生错综复杂的相互协调作用。

心脏泵血不受大脑控制，它是由窦房（SA）结（心脏的自然起搏器）触发的电流通过心脏引起心脏搏动。窦房结从右心房发出规律的电脉冲，使左、右心房收缩并将血液泵入心室。然后，电脉冲通过房室（AV）结（作为心脏的断路器，以防窦房结脉冲来得太快）传导到心室，使心肌收缩并将血液从右心室泵入肺脏及从左心室进入全身。

在人体处于正常状态下，心率为每分钟70～90次。心率是衡量心脏左、右同时收缩，然后舒张和充盈，再收缩的指标。泵血或收缩阶段称为收缩期。充盈或放松阶段称为舒张期。

在运动或人体处于应激或兴奋状态时心跳会加速，以应对身体对更多氧气的需求。血液中循环的化学物质由调节心率的神经释放，改变窦房结的速度和泵血的力量（有关心血管系统的更多信息，请参见第30章）。

淋巴系统

淋巴系统的组成部分是淋巴液、淋巴管、乳糜管、淋巴结，以及包括脾脏、骨髓和胸腺的器官。淋巴系统的主要功能包括：

● 将组织间质中多余的液体收集和运输回到静脉。

● 从小肠中吸收脂肪，然后将其输送到肝脏。

● 免疫系统功能，利用淋巴组织和器官产生细胞来对抗和处理外来物体。

体液的收集和运输

淋巴液或淋巴是由消化的脂肪、水、蛋白质、白细胞和组织废物组成的间质液。小毛细血管将来自头、腹盆腔、器官和四肢的淋巴液引流到淋巴管中，淋巴管将淋巴液输送到胸腔的目的地。沿着这条路径，淋巴液通过小的椭圆形淋巴结链过滤掉外来异物。一旦淋巴液进入胸腔，就会排入颈根部的大静脉，也就是心脏上方的静脉。重新进入血流的淋巴液对于维持血液和心血管系统内的最佳体液水平至关重要（表5.1）。

脂肪吸收

乳糜管是位于胃肠道（GI）内壁的淋巴管。它们主要存在于小肠中，在那里它们吸收脂肪（脂质），然后通过淋巴管直接输送回血液。小肠中的其他营养物质被吸收到血液中并运输到肝脏进行处理。

免疫功能

如前所述，免疫系统功能利用淋巴组织和器官来产生细胞，这些细胞可以对抗和处理外来物质。

● 淋巴组织由结缔组织和多种白细胞（主要是淋巴细胞）组成。它负责免疫功能，保护身体免受感染和疾病。淋巴结是淋巴细胞和巨噬细胞（吞噬和摄取异物的大吞噬细胞）聚集的部位。

● 淋巴器官包括胸腺和骨髓，它们产生和储存淋巴细胞（B细胞和T细胞）、单核细胞和白细胞，直到足够成熟，可以运输到淋巴结、扁桃体、腺样体和血液。在血液中，它们寻找异物并将其消灭。B细胞由骨髓产生并在骨髓中成熟，并消灭入侵的细菌。脾脏过滤或净化血液和淋巴液。

肌肉骨骼系统

肌肉骨骼系统是身体的骨架。它由骨骼（206块成人骨骼）、骨骼肌、肌腱、韧带、关节、结缔组织和软骨组成。骨骼分为中轴骨和附肢骨。颅骨、脊柱和肋骨形成中轴骨。附肢骨由形成四肢的骨骼组成，是手臂和腿的骨架。

骨骼肌赋予骨骼形状和稳定性，并使其能够自主活动。当你想要穿过一个房间时，大脑会命令骨骼肌移动骨骼，这是随意的。骨骼肌是身体唯一的随意肌。位于消化道管壁、血管壁的平滑肌和心脏的心肌是不随意肌。

骨骼肌因其在显微镜下的外观而被称为横纹肌。特别是骨骼肌细胞因其长而薄的外观被称为肌纤维。在人体内，骨骼肌细胞排列成多个束或簇从而构成骨骼肌。在每个肌束中，一个精细的结缔组织，即肌内膜，围绕着每条肌肉纤维并将周围的肌肉纤维相互连接起来。肌束膜也是一种结缔组织纤维，将每块骨骼肌分成一系列室，每个室包含一个肌束。除了胶原蛋白和弹性纤维外，肌束膜还含有维持血流和支配每个肌束的血管和神经。肌束膜和肌束被致密的胶原纤维层包绕，称为肌外膜。肌外膜包围整个肌肉，将其与相邻的组织和器官分开。

在每块骨骼肌的末端，肌内膜、肌束膜和肌外膜的胶原纤维集聚形成的束状结构称为肌腱，宽而平的薄膜称为腱膜。肌腱和腱膜通常将骨骼肌连接到骨骼上。肌腱附着在骨骼的部位，它的纤维实际上延伸到骨基质中，提供了牢固的连接。因此，骨骼肌的任何收缩都会牵拉肌腱，从而牵拉附着的骨骼。

不同骨骼相互连接的部位称为关节链接或关节。关节可分为不可活动关节、可微活动关节或可自由活动关节。颅骨的骨链接是不可活动关节，相邻的边缘几乎触及，仅被一层薄的纤维膜隔开。可微活动关节（如椎骨）的骨表面由一层纤维软骨连接。可自由活动关节（例如髋关节和肩关节）的相邻表面不那么靠近，从而允许进行更大范围的运动。覆盖骨末端的软骨使关节分开，骨末端纤维组织或囊包绕，称为滑囊。滑囊的内层，即滑膜，分泌一种液体，润滑关节并减少可活动表面之间的摩擦。此外，可自由活动关节通过韧带将不同骨骼连接起来，使之变得坚固且不易移位。韧带是在骨骼之间延伸的坚韧的弹性纤维带。可以拉伸韧带以逐渐拉长并增加柔韧性。为了防止受伤，大多数运动员都会进行拉伸运动以拉长韧带，使关节更加灵活。

肌肉和骨骼一起为人体提供重要功能，包括运动、保护、造血和维持矿物质稳态。

- 运动：当骨骼肌在可活动关节处收缩以弯曲骨骼时，就会产生运动。当来自大脑的电脉冲到达附着在每条肌纤维上的运动神经时，收缩开始。电脉冲沿着肌纤维向两个方向传输，导致不同的肌纤维链（肌球蛋白和肌动蛋白）缩短并相互滑动产生收缩。在收缩期间，肌肉的起点（近端肌腱附着点）保持静止，而止点（远端肌腱附着点）移动。
- 保护：骨骼和肌肉为人体提供免受外力伤害的保护。它们为重要器官形成保护，例如大脑上方的骨性颅骨及围绕心脏和肺脏的骨性胸腔。
- 造血：造血或血细胞生成发生在骨髓。血细胞的功能只有120天，而后分解成氨基酸和其他蛋白质，而且必须要有新的血细胞替代。如果骨髓无法替代垂死的血细胞，例如当白血病或严重辐射损伤时；如果泌尿系统也没有为肌肉骨骼系统提供辅助生成血细胞、分泌促红细胞生成素以刺激骨髓干细胞制造更多细胞，则垂死的血细胞死亡是肯定的。这显示了既独立又相互关联的人体系统是如何相互支持的（表5.1）。
- 矿物质稳态：当人体需要特定的矿物质来维持体内平衡时，激素就会被释放导致化学性分解骨骼，使其释放钙、钠和钾进入血液，然后将矿物质输送到需要的部位（有关肌肉系统的更多信息，请参见第3章）。

生殖系统

生殖系统由主要的和附属的男性和女性生殖器官组成。在两者中，性腺（男性睾丸、女性卵巢）都是主要器官。生殖系统的主要职责是让性腺产生配子或生殖细胞（男性精子、女性卵子），它们的结合是产生新生命的基础。

生殖系统与之前阐述的人体系统不同，因为它对人体没有直接贡献。然而，它确实有助于人类的生存。在受精过程中，雄性和雌性配子结合形成受精卵，最终产生新的生命和人类的繁衍。

男性配子的产生和成熟

精子在男性生殖器官的睾丸中不断产生。垂体释放促黄体激素，刺激睾丸释放睾酮，从而刺激产生精子（表5.1）。每个睾丸包含数百条生精小管。睾酮也是负责男性性征的激素。男性生殖系统的附属器官是精子成熟和运输的场所：

- 附睾：位于每个睾丸旁的长而盘绕的管子，精子在此成熟并获得营养。
- 输精管：为附睾的延伸部分，在成为射精管之前与精囊相连；将精子从附睾输送到尿道。
- 射精管：精子与精囊分泌的营养的悬浮液混合形成精液的部位。精液运输通过前列腺，在前列腺接收更多的分泌物，促进精子活力，然后加入前列腺尿道并通过尿道离开阴茎。

● 阴囊：包含睾丸的皮肤外囊。它能够伸缩和保持恒定的温度以帮助精子的产生；如果温度太高，阴囊会远离身体，如果温度太低，阴囊会缩回到靠近身体的地方（有关男性生殖系统的更多信息，请参见第19章和第28章）。

女性配子的产生和成熟

卵子在月经周期的前半段或约每28天在女性生殖器官的卵巢中产生，当垂体释放促卵泡激素（FSH）时。促卵泡激素刺激卵巢产生卵泡（每个卵泡包含一个未成熟的卵子）并释放雌激素为子宫内膜准备可能的受精卵着床。子宫是受精卵着床的正常器官部位，也是发育中的胚胎和胎儿得到滋养的地方。它位于膀胱（前）和直肠（后）之间。它是肌肉和中空的，子宫腔开口于两侧输卵管，向下进入阴道腔。女性生殖系统的附属器官是卵子成熟和运输的场所。

● 卵巢卵泡：卵子成熟的部位。

● 垂体：在月经周期的后半段或卵泡形成后约14天释放促黄体生成素（LH），以启动排卵以及形成和保持黄体；通常每个周期，只有一个卵子或卵子会成熟到可以排卵。

● 当卵泡破裂并释放成熟的卵子时，就会发生排卵。

● 黄体是一种腺体，由排空的卵泡形成。它开始释放激素黄体酮和少量雌激素，以进一步为受精卵植入子宫做好准备。

● 输卵管/子宫管：细长的输卵管从子宫两侧向同侧的卵巢延伸；分为峡部、壶腹、漏斗部和壁内部分。输卵管将成熟的卵子输送到子宫腔。沿着卵子通过输卵管的过程，可能会或可能不会发生受精。

● 如果没有发生受精（没有精子和卵子相遇或结合），卵子会退化，下丘脑会指示垂体停止释放LH。这会破坏黄体的维持；不再产生黄体酮或雌激素，月经（从非植入子宫内膜）开始。

● 如果发生了受精，黄体将继续维持并抑制月经。随着妊娠的进行，黄体呈囊性成分。人绒毛膜促性腺激素（β-hCG）可以通过血液或尿液检测进行妊娠测试。

受精

受精通常在排卵后1天内在输卵管壶腹部发生，当卵子和精子融合形成受精卵时即认为完成了受精。受精卵反复分裂形成称为桑葚胚的细胞簇，从输卵管进入子宫内膜（子宫）腔。子宫内膜液进入桑葚胚，形成一个囊胚，并植入准备好的子宫腔内膜。最终，囊胚将自身嵌入子宫肌层内完成着床（关于女性骨盆的更多信息，请参见第20章，关于妊娠早期产科的更多信息请参见第21章，关于妊娠中期和妊娠晚期产科的其他信息请参见第22章。）

胚泡细胞植入后就形成了胚胎。几周后，胚胎细胞繁殖并开始结构的发育。到第9周，器官形成，肢芽开始增大形成胎儿。人体系统的发育随着生长而继续。呼吸系统是最后一个完成发育的系统，其发育持续8个月直到出生前。

排泄系统

消化系统－泌尿系统－呼吸系统

人体从食物中摄取营养，并维持功能，如自我修复和能量恢复。人体吸收所需营养后，废物会留在血液和肠道中。消化系统、泌尿系统和呼吸系统协同工作，通过排泄废物来维持体内水和电解质的平衡。

消化系统

消化系统包括胃肠（GI）道或消化道，以及几个附属器官。胃肠道基本上是一系列长的管道从口腔开始，然后是咽、食管、胃、小肠、大肠、直肠和肛门。肝脏、胆囊和胰腺具有帮助消化的功能（有关这些器官的更多信息，请参见第12～14章）。

消化系统的主要功能是将摄入的食物转化为用来维持机体新陈代谢的物质，即发生在体内维持生命的化学反应。

口腔、食管、胃、小肠和大肠共同作用来分解和吸收食物。在口腔内，牙齿、舌和唾液腺开始将食物分解成更小的颗粒。舌将食物推过咽部并进入食管。食管是一个长约10 in（1 in＝2.54 cm）厚的肌性管道。规律的收缩使食物颗粒向下推入胃。胃通常能容纳1L左右的内容物。胃壁有许多皱褶，可以膨胀和收缩。皱褶之间是分泌胃酸和黏液的腺体，有助于分解或消化固体食物。胃的蠕动使食物与酸性胃液混合，在3～5小时食物离开胃并以食糜的形式进入小肠。

小肠长约7m，由三部分组成：十二指肠、空肠和回肠。小肠分泌消化酶并吸收其表面的营养物质和矿物质来完成消化过程。

十二指肠的消化过程借助胆汁和胰酶完成。肝脏不断产生胆汁，这是一种黏稠的液体，通过中和胃酸和分解脂肪来帮助消化。胆汁沿着胆道输送到胆囊储存，然后进入十二指肠与胰管（携带胰酶）相遇，通过Vater壶腹（十二指肠中的一个小开口）进入十二指肠，并且释放胆汁和胰酶以协助消化过程。在十二指肠和空肠中完成消化。从消化的食物中吸收营养和矿物质，这个过程发生在空肠和回肠，营养和矿物质进入血液后输送到肝脏。剩余难消化的物质主要是纤维、纤维素和大量的水。蠕动，是一种蠕虫状运动，将这些内容物移动到大肠。

大肠或结肠比小肠更宽、更短。有5个部分：盲肠、升结肠、横结肠、降结肠和乙状结肠。大肠负责从不可消化的内容物中吸收剩余的水分，从而帮助保持人体的体液水平；通过结肠和直肠的其余部分运输内容物；最后将残留物带到肛门排出体外。同时，结肠中的细菌作用于剩余内容物，这些内容物分解为最终的固体废物，称为粪便。

有时，盲肠的一个小附属物——阑尾，会因难以消化的物质而变得肿胀和发炎。这常被称为阑尾炎并且可通过超声来显示（有关胃肠道的更多信息，请参阅第18章）。

泌尿系统

泌尿系统由成对的肾脏（人体两侧各一个）、成对的输尿管（人体两侧各一个）、膀胱和尿道组成。肾脏是豆形器官，大小与成年男子的拳头相似。每个肾脏都有自己的动脉、静脉和输尿管通过肾门。肾盂是一个漏斗状的蓄水池，从肾脏的各个部位收集尿液，然后将其排入输尿管，输尿管将尿液输送到膀胱。膀胱暂时储存尿液，最终通过尿道将尿液排出体外。

泌尿系统的主要功能包括：
- 调节血液的容量和成分。
- 调节血压。
- 产生红细胞。

泌尿系统通过过滤肾脏血液中的废物来调节血液的容量和成分，从而形成尿液（从人体中排出）。尿液由尿素、氨、胆红素、药物和毒素等废物组成。人体所需的重要物质如水、盐、葡萄糖和氨基酸被重吸收。

泌尿系统调节血压，通过控制血容量、调节进出肾脏的血液流量及分泌有助于控制血压的酶——肾素来调节。此外，肾脏独有的额外的毛细血管床，使其也能在心血管系统导致全身血压发生变化时维持血压平衡状态（表5.1）。

肾脏会释放促红细胞生成素，当血液中氧含量不足时，促红细胞生成素会刺激骨髓产生更多的红细胞。

肾脏
肾脏是腹膜后器官，位于脊柱两侧、背部深层肌肉的正前方，肝脏和脾脏的下方和后方。每个肾脏都有一个小角度，上半部分最靠近脊柱。肾上腺靠近肾脏上极内侧。

当尿液聚集在每个肾脏的肾盂时，会随着重力向下流到输尿管，输尿管是长20.32～25.4cm（8～10in）的细管，位于肾盂和膀胱（在两侧附着）之间。输尿管进入膀胱的后外侧。

每个肾脏包含大约100万个肾单位或过滤单位。每个肾单位都有一个肾小球，起源于小动脉的毛细血管簇或球。肾小球位于鲍曼囊的囊内。鲍曼囊展开成一个长而扭曲的小管。肾小球从血液中将水和溶解的废物释放到囊中，到达肾小管。在肾小管中，葡萄糖、盐类、氨基酸和人体可能需要的任何其他物质被吸收回血液。留在肾小管中的残余物变成尿液。尿液通过一系列集合管、肾盂、输尿管，然后进入膀胱。

膀胱
膀胱通常位于盆腔的中线，在大多数盆腔器官的前面。下方通往尿道。它是一个空心的、肌肉发达的器官，形状像一个气球。膀胱壁在充满尿液时会伸展并变薄。膀胱最多可以在2～5小时无不适地容纳0.473L尿液。在膀胱通入尿道的水平，有紧密围绕开口的圆形膀胱括约肌以防渗漏。当膀胱充盈时，膀胱中的感受体会向大脑发送信号，排空的冲动会加剧。随意肌可以暂时延迟膀胱排空。然而，在某些时候，大脑会向括约肌发出放松信号，膀胱壁平滑肌收缩诱导排尿。膀胱通过尿道将尿液排出体外。缺乏对排尿过程的自主控制被称为尿失禁（有关肾脏和膀胱的更多信息，请参阅第15章）。

呼吸系统

呼吸系统由一条长而通畅的气道组成，起始于咽和鼻腔，然后是喉、气管、支气管和肺。这些结构的主要功能是向血液提供氧气、排除二氧化碳以维持生命，二氧化碳是细胞活动的产物，这是在吸气时发生的。膈肌收缩，空气通过鼻和（或）口进入人体，穿过咽部，然后通过喉部，沿着气管向下进入肺部。在肺内，来自气管的空气进入主支气管，主支气管又分为较小的支气管和细支气管，空气经细支气管进入肺泡，在肺泡中进行气体（氧气和二氧化碳）交换。每个肺泡都被空气膨胀并形成一个衬有非常薄的组织的小囊，以便于与相邻毛细血管的气体交换。膈肌松弛，发生呼气，膈肌收缩，呼吸循环不断重复。呼吸系统的工作原理如下：

吸入的空气在通过鼻腔进入咽部时被加热、过滤和湿润。

咽部通常被称为喉。位于鼻腔后方、喉头和气管上方。空气和食物分别通过咽部到达气管和食管。会厌是一个结缔组织瓣，可防止食物在咽部进入气管。

喉位于咽（上）和气管（下）之间，通常被称为发声盒，是一个软骨"盒子"，里面有两对膜延伸通过，这些是声带。当空气通过喉部时，振动声带，使人能够发出声音。

气管通常被称为气管或主气道。长12cm，宽2.5cm，由其壁内的软骨环保持开放，气管在食管前下降并分为两个主支气管进入每个肺。

由气管分支形成的支气管也被其壁内的软骨环保持开放。它们进入肺并分支成更小的支气管，这些支气管分支并细分为微小的细支气管。随着不断分支，管腔变窄，管壁变得更薄，软骨越来越少。

微小的细支气管终止于形似一串葡萄的气体腔室。每个腔室都包含多个肺泡、杯状腔，吸入的空气膨胀这些腔室并与来自相邻毛细血管的二氧化碳进行交换。呼气导致肺泡缩小，反向气流将二氧化碳废物排出体内。

位于胸腔内的成对的肺包围着分支的支气管树和肺泡。估计每个肺由3亿个肺泡组成。相反，肺被称为胸膜（脏胸膜和壁胸膜）的双层壁包绕形成一个囊腔。胸腔的液体位于脏胸膜和壁胸膜形成的囊腔内，使肺扩张和收缩时不会粘在胸壁上。

肺呈三角形，顶端在上，基底在下。肺通过位于基底部边缘的膈肌与腹腔分开。为描述方便，将肺分为肺叶，右肺有三个肺叶，左肺有两个肺叶。

第6章

解剖学分层和断层解剖学

MARILYN PRINCE

目标

● 定义解剖学分层。

● 描述结构方位及其在解剖断层学中的意义。

● 定义如何将人体结构关系应用于超声检查。

● 解释使用两个不同的扫查平面的重要性。

关键词

腹腔——分为腹侧腔和腹膜腔，从膈肌向下延伸经过骨盆入口与盆腔相延续。

膈肌——是大块的肌肉结构，辅助吸气，是上部的胸腔和下部的腹腔的分界。

背侧腔——人体两个主要的体腔之一。位于身体的后（背）侧。包括颅腔和脊髓腔。

假骨盆——描述性术语，位于骨盆入口（分界线）上方和髂嵴下方的区域。也称为大骨盆。

大网膜囊——位于腹腔的腹膜内，从膈肌延伸到骨盆并覆盖在整个腹部。

腹腔内——指某些人体结构被围在壁腹膜囊内并覆盖腹膜。它们通过肠系膜、双侧腹膜襞与腔壁相连。

小网膜囊——位于胃后方的腔隙，是大网膜囊的一个盲袋，也称为网膜囊。

骨盆界线——从耻骨联合到骶骨岬的假想连线，是真骨盆和假骨盆的分界平面，称为骨盆入口。

肠系膜——将腹膜内结构连接到腹腔壁的双层腹膜襞。

大网膜——从胃延伸到相邻腹部器官的双层腹膜。分为大网膜和小网膜。

壁腹膜——腹膜的一部分，形成了一个封闭的囊。

（女性除外，女性输卵管的一部分开口于此）。

盆腔——腹腔和腹膜腔的分界，自髂嵴向下延伸至盆底膈。与腹腔相延续。

骨盆入口——骨盆分界线形成的分界面的描述。

骨盆——中轴骨的一部分，通过腰骶椎将下肢连接到人体的其他部位。骨盆的环状结构围绕并保护着下部肠道、生殖器官、膀胱以及神经和循环系统的重要部分。

腹膜腔——腹腔的一部分，为人体最大的体腔，包绕着腹部和骨盆，也被称为腹盆腔。

腹膜或腹腔的膜——分泌浆液的薄状组织。当作润滑剂，有助于器官之间自由移动。

腹膜后——指位于后方壁腹膜的后面部分，以及后面的某些结构。只有前表面与腹膜邻接。

胸腔——腹侧腔的一部分。与肋骨形成的密闭区域一致。膈肌将胸腔和腹腔分开。包含有支气管和肺。

真骨盆——描述骨盆入口深部的区域（骨盆界线）。也称为小骨盆。

腹侧腔——人体两个主要体腔之一。位于身体的前（腹）侧。被膈肌分为腹盆腔（或腹腔）和胸腔。

脏腹膜——完全覆盖各种器官和人体结构的腹膜部分。

计算机成像设备（如超声波）使用各种平面显示人体以断面结构，图像逐层显示了人体的结构。因此，分析人体断层对识别正常组织和血管结构至关重要，对读片过程也很重要。我们将研究方向术语、断层平面、人体分区和结构关系，从前方肌肉和器官层面开始向后向下移动；从腹腔结构到腹膜后结构、最后再到骨盆结构和后方肌肉层。

方位的术语和断层平面

理解超声医师使用的方位术语是准确描述和交流的关键。图6.1是人体处于解剖位置的示意图，带有方向词汇标签。

经典的人体平面是横断面、矢状面和冠状面（图6.2）。超声检查中使用的扫描断面与解剖断面相同；然

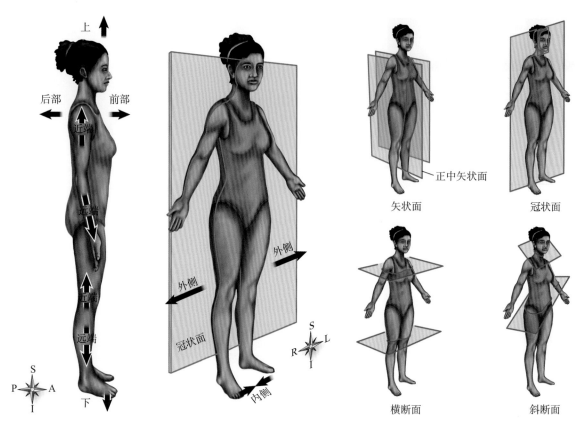

图6.1　人体平面和方位术语。资料来源：Patton，K.T.，& Thibodeau，G.A.（2016）.Structure and function of the body（15th ed.）.St.Louis：Elsevier.

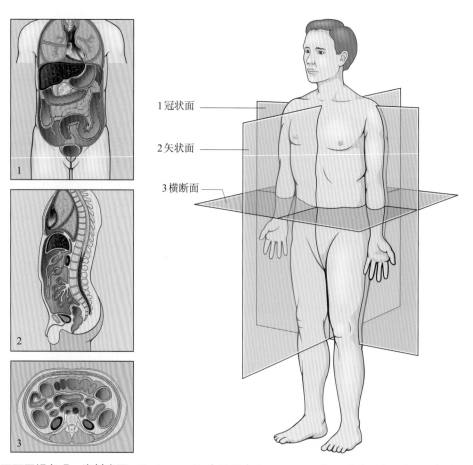

图6.2　人体平面不同视角观。资料来源：Chabner，D.（2020）.Language of medicine（12th ed.）.St.Louis：Elsevier.

而，它们的解释取决于探头的位置和声波进入人体的角度。

- 横断面——垂直于人体长轴，将人体分成上下部。
- 矢状面——从正中矢状平面平行于人体长轴，将人体分成左右部分。
- 冠状面——从腋中线或正中冠状面垂直于矢状面并平行于人体长轴，将人体分为前后部分。
- 轴向断面——垂直于冠状面的横断面。

人体分区

超声医师必须能够区分人体的自然体腔和间隙，不仅因为它们包含大量结构，还因为潜在异常可能会侵袭该处。如图6-3所示，人体由两个主要体腔组成，即背侧体腔和腹侧体腔。

腹侧体腔

腹侧体腔位于身体的前（腹侧）面，被膈肌分为胸腔和腹腔，膈肌是辅助吸气的肌性分隔。

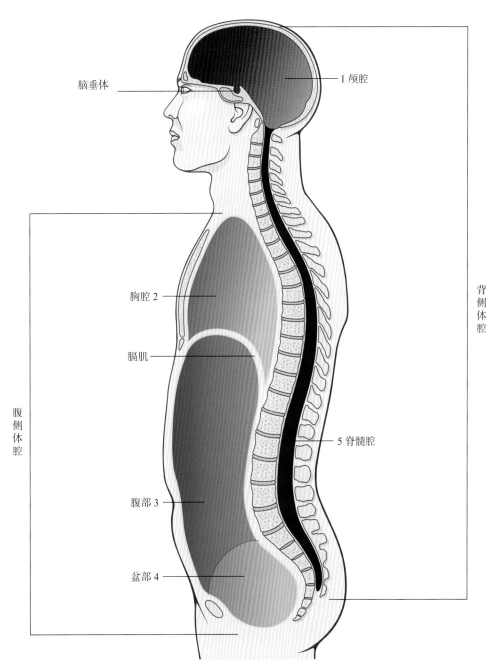

图6.3　人体体腔。腹侧体腔包括胸腔和腹腔。胸腔是一个基本上与肋骨相对应的封闭区域。膈肌将其与腹腔隔开。腹盆腔从膈肌（上方）延伸至耻骨（下方）。背侧体腔包括颅腔和脊髓腔。颅腔包含大脑，脊髓腔包含脊髓。资料来源：Chabner，D.（2020）.Language of medicine（12th ed.）.St.Louis：Elsevier.

- 胸腔是与肋骨围成的、环绕胸部的相对应的封闭区域。
- 腹腔，也称为腹盆腔，是人体最大的体腔，包括腹部和盆部。它的内衬是腹膜，是一层分泌浆液的薄层组织，浆液是一种润滑剂有助于器官之间的自由移动。腹膜分为脏层和壁层：
  ○ 脏腹膜是覆盖腹腔内器官的腹膜部分。
  ○ 壁腹膜是衬在腹盆腔内壁的腹膜部分，形成了一个封闭的腹膜腔，女性除外，因为女性输卵管的一部分在此开口。完全由腹膜覆盖的结构称为腹腔内，位于腹膜腔后方且前部被覆腹膜的结构称为腹膜后。
- 腹腔内结构通过肠系膜（双层腹膜襞）附着在腹后壁上的结构：胃、卵巢、胆囊、肠道（大部分）、脾（脾门除外）和肝（除外膈顶后部的裸区外）。
- 腹膜后包括以下结构：肾脏、输尿管、膀胱、胰腺、主动脉、下腔静脉（IVC）、肾上腺、子宫、前列腺、升结肠、降结肠、躯体神经、十二指肠（大部分）和淋巴结（腹部）。
- 大网膜是双层腹膜襞，从胃延伸到相邻腹部器官。它分为大网膜和小网膜。在某些情况下，腹膜襞从一个器官延伸到另一个器官形成的折叠，称为韧带。韧带的名称与其所附着的器官直接相关。
- 大网膜附着在横结肠的前表面。
- 小网膜将胃的小弯和十二指肠的第一部分连接到肝门（肝动脉和门静脉主支进入肝脏和胆管出口的肝脏部分，也称为肝门）。
- 腹腔分为两个间隙或腔：大网膜腔和小网膜囊。颈部或囊之间的连通区域称为网膜孔或Winslow孔。
- 大网膜腔从膈肌延伸到骨盆，覆盖腹部的宽度。
- 小网膜囊，也称为网膜囊，位于胃的后面。它是大囊的憩室。
- 表6.1总结了由腹膜复杂排列产生的其他腹膜腔间隙。当充满积液时，超声可以显示这些间隙。
- 腹腔或腹腔的腹部部分的分界：
  ○ 上方为膈肌。
  ○ 前方为腹壁肌肉。
  ○ 后方为脊柱、肋骨和髂窝。

通过骨盆入口向下延续为盆腔。腹腔脏器包括肝脏、胆囊和胆道、胰腺、肾上腺、肾脏、输尿管、脾、胃、肠道和淋巴结。也包括腹主动脉及其分支，腹主动脉为这些腹腔脏器供应血液，以及下腔静脉和门静脉主干。左、右膈脚（起自腰椎附着在膈肌的肌肉带）也位于腹腔内。

- 盆腔或腹腔的骨盆部分的分界：
  ○ 前方和外侧方为髋骨。
  ○ 后方为骶骨和尾骨。
- 从上方的髂嵴延伸至下方的盆底肌。盆腔脏器包括输尿管的远端部分、膀胱、尿道、回肠的远端部分、

表6.1	腹膜腔间隙
间隙	位置
结肠上间隙	横结肠上方的区域构成结肠上间隙，包括右肝下间隙、左肝下间隙、右膈下间隙和左膈下间隙
肝下间隙	分为右肝下间隙和左肝下间隙，因为它们分别位于肝脏的右叶和左叶的后面。右肝下间隙包括肝肾隐窝，位于右肾上极和肝右叶后面之间。左肝下间隙包括小网膜囊
膈下间隙	分为左膈下间隙和右膈下间隙，因为它们分别位于镰状韧带的左右侧。这些间隙位于膈肌与肝脏左叶的前部之间
结肠下间隙	横结肠下方的区域构成结肠下间隙，包括右结肠旁沟、左结肠旁沟、肠系膜右侧窦和左肠系膜窦
结肠旁沟	右结肠旁沟位于右侧腹壁和升结肠之间。左侧结肠旁沟位于左侧腹壁和降结肠之间。右肠系膜窦是肠系膜和升结肠之间的间隙。左肠系膜窦是肠系膜和降结肠之间的间隙
肾周间隙	围绕肾脏、肾上腺和脂肪的区域，被肾筋膜（Gerota筋膜）包绕
肾旁间隙	分为前间隙和后间隙。肾旁前间隙位于肾筋膜（Gerota筋膜）的前表面和腹膜的后部之间。肾旁后间隙位于肾筋膜后表面和横筋膜之间
后隐窝（道格拉斯隐窝或直肠陷窝）	腹膜腔最后面的独立部分，在男性，位于膀胱和直肠之间；在女性，为直肠和子宫之间的间隙
膀胱子宫陷凹	位于子宫前壁和膀胱之间的浅层间隙。当膀胱充盈时几乎消失。男性不存在这个间隙

盲肠、阑尾、乙状结肠、直肠、淋巴结和髂血管。

● 骨盆是中轴骨的一部分，腰骶椎将下肢和人体其他部分连接起来。此外，女性盆腔包括子宫、输卵管和卵巢，男性盆腔包括前列腺和精囊。

● 骨盆腔在描述上分为真骨盆和假骨盆，它们基于骨盆中的分界线定义的斜面，该平面的定义是一条从耻骨联合到骶骨岬假想连线所做的一个平面。该平面描述为骨盆入口。

● 真骨盆：骨盆入口的深部区域，也被称为小骨盆。

● 假骨盆：骨盆入口的上部及髂嵴的下部区域，也被称为大骨盆。

背侧体腔

● 位于身体的后（背）侧，背侧体腔由颅腔和脊髓腔组成。

人体分层

一个有帮助的练习是想象内部结构像洋葱一样分层。像剥洋葱皮一样剥掉最外层。皮肤层下面是前肌层。前肌层下面是器官层，继而是血管层和后肌层。本节将有助于区分人体内部结构的复杂关系，并强化一个概念，即熟悉解剖是如何分层的，从而更容易在断面中识别相同的解剖结构。

前肌层

● 腹壁是最前面的腹部层（图6.4）。

● 从胸骨的剑突延伸到骨盆骨。

● 由皮下组织和肌肉组成。

○ 皮下组织包含脂肪、纤维组织、筋膜、小血管和神经。

腹直肌

● 腹部和骨盆最前层的肌肉。

● 纵向走行。

● 起自于耻骨，然后向上附着在胸骨的剑突和第5、第6和第7肋软骨。

● 位于白线两侧，白线是腹部中线内的白色结缔组织。

器官和血管层

肝

肝位于胰腺、胆囊和胆道、门静脉系统、腹主动脉、下腔静脉和肾脏的前面（图6.5）。

● 水平右斜位。占据右上象限，通常越过正中线延伸到左上象限。

● 位于腹腔内，除了位于膈顶后方的裸域。

● 腹膜腔最前部的器官。

● 描述性地分为右叶和左叶。

○ 右叶：紧邻胆囊、右肾（主要是上极）、右肾上腺和胰头的前方。

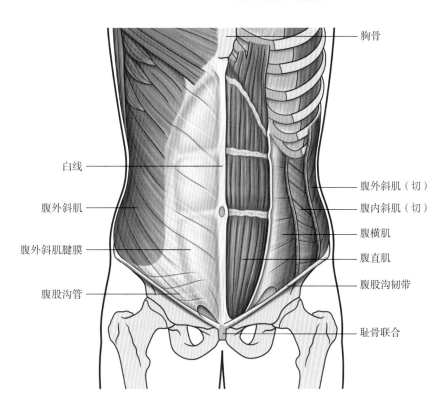

图6.4　肌层：最前层。资料来源：Grant, A., & Waugh, A.（2018）.Ross & Wilson anatomy and physiology in health and illness（13th ed.）.Edinburgh：Elsevier.

右　　　　　　　　　　　　　　　　左

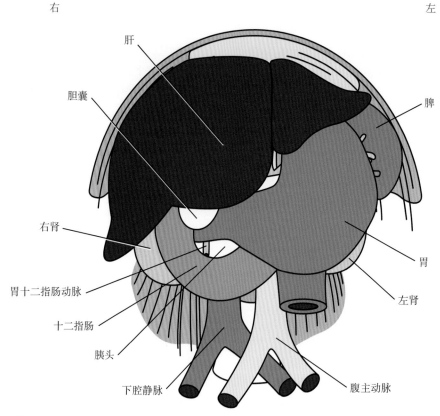

肝

胆囊

脾

右肾

胃

胃十二指肠动脉

左肾

十二指肠

胰头

腹主动脉

下腔静脉

图6.5　肝：位于胰腺、胆囊和胆道、门静脉系统、腹主动脉、下腔静脉和肾脏的前部

○ 左叶：紧邻胃和胰体的前方。

● 上面和侧面的分界是膈肌。

胆囊和胆道

胆囊和胆道（图6.6）位于门静脉、下腔静脉和右肾的前方。

胆道

● 腹腔内。

● 由肝左管、肝右管、肝总管、胆总管和胆囊颈管组成。

○ **肝左管、肝右管**　纵斜位。充满胆汁的肝内胆管在肝门处汇合形成肝总管。

○ **总管**　纵斜位。描述性地分为近端部分（即肝总管）和远端部分（即胆总管）。

○ **肝总管**　自肝门向下走行一小段距离，经过肝右动脉前方，与和胆囊相连的胆囊颈管汇合。从这个水平，肝总管移行为胆总管。

○ **胆总管**　向内下走行，在十二指肠第一部分的后方走行到胰头，在此与胰管回合。胆总管和胰管相伴或分开走行，开口在十二指肠壶腹部。

○ **胆囊管**　纵斜位。连接胆囊和总管的短管。通常与胆囊动脉相邻。

胆囊

● 腹腔内，方位可变，只有胆囊颈固定在其位置。

● 描述性分为胆囊颈、胆囊体和胆囊底。

○ **胆囊颈**　为胆囊体上方的"S"形曲线结构，与胆囊颈管相连。

○ **胆囊体**　位于胆囊颈和胆囊底之间。

○ **胆囊底**　低位可游离，胆囊末端扩大部分。通常位于右肾上极的前方。

胃肠道

胃肠道位于胰腺前方（图6.7）。

胃

● 先纵位后水平位。

● 位于膈肌、脾脏、左肾上腺、左肾上极、胰体和胰尾前面、结肠脾曲的前方。

十二指肠

● 呈现一个不寻常的方位——一个不完整的环形结构，所以它的终点离它的起点不远。

● 起始于胃的幽门部，水平走行至胆囊颈部。通常位于胆囊后方和胃十二指肠动脉、胰头、胆总管、肝总动脉和门静脉前方。

● 呈锐角弯曲并沿胰头右缘下降一段长度不定的距离，达到第4腰椎上缘的水平。

● 再次弯曲，水平的从右到左略微向上倾斜走行于下腔静脉、腹主动脉和脊柱的前方。

● 在第2腰椎处移行为空肠。

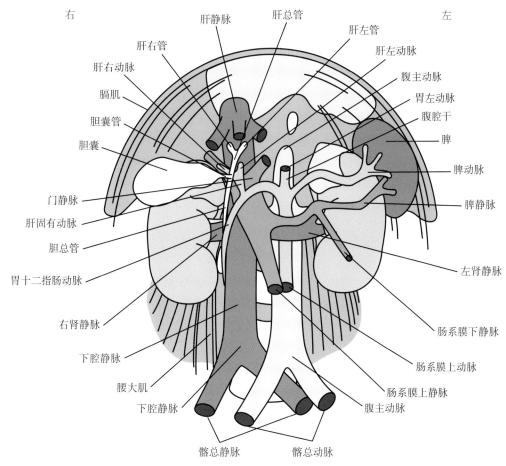

右　肝静脉　肝总管　左
肝右管　肝左管
肝右动脉　肝左动脉
膈肌　腹主动脉
胆囊管　胃左动脉
腹腔干
胆囊　脾
脾动脉
门静脉　脾静脉
肝固有动脉
胆总管
左肾静脉
胃十二指肠动脉
右肾静脉　肠系膜下静脉
下腔静脉　肠系膜上动脉
腰大肌　肠系膜上静脉
下腔静脉　腹主动脉
髂总静脉　髂总动脉

图6.6　胆囊和胆道：位于门静脉、下腔静脉和右肾前方

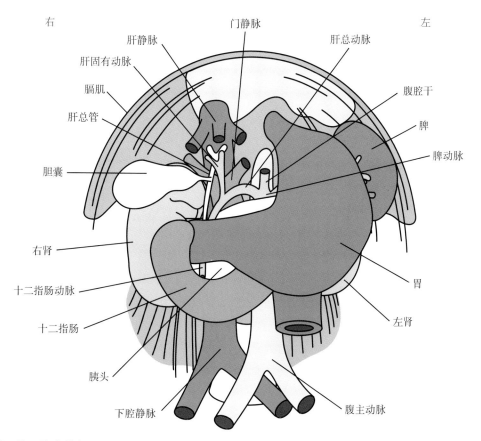

右　门静脉　左
肝静脉　肝总动脉
肝固有动脉
膈肌　腹腔干
肝总管　脾
脾动脉
胆囊
右肾
胃
十二指肠动脉
左肾
十二指肠
胰头
下腔静脉　腹主动脉

图6.7　胃肠道：位于胰腺前方

胰腺

胰腺位于门静脉系统、胆总管和下腔静脉的前方（图6.8）。

● 腹膜后器官，水平斜位。从脾门延伸至十二指肠。

● 描述性地分为胰头、钩突、胰颈、胰体和胰尾。

○ **胰头**　在右侧十二指肠和左侧肠系膜上静脉之间，位于下腔静脉的正前方，略低于颈部、体部和尾部，位于胃十二指肠动脉的后内侧，以及胆总管远端的内前方。

○ **钩突**　胰头内侧突起，大小不一，通常位于下腔静脉的正前方、肠系膜上静脉和胰颈的后方。在前方肠系膜上动脉和后方腹主动脉之间向左延伸。

○ **胰颈**　胰头稍内侧，在肠系膜上静脉（下）和门 - 脾静脉汇合处（上）的正前方，肝总动脉和肝固有动脉的下方。标志着胃十二指肠动脉和胰十二指肠上前动脉的汇合。

○ **胰体**　胰颈稍内侧。按顺序位于脾静脉、肠系膜上动脉、左肾静脉和腹主动脉之前。肝总动脉、脾动脉

的下方。向左外侧延伸至胰尾。

○ **胰尾**　自胰体向左外侧延伸至脾门。位于脾静脉及左肾上极前方，通常位于脾动脉下方。

门静脉系统

● 包绕肠系膜上静脉、肠系膜下静脉和脾静脉，三条静脉汇合形成门静脉（图6.9）。门静脉、脾静脉在胰颈后方汇合。

● **肠系膜上静脉**　纵斜位。自小肠上行、经胰腺钩突的前方，在胰颈后方与脾静脉汇合形成门静脉。走行于肠系膜上动脉的右外侧、平行于肠系膜下静脉的右外侧。

● **肠系膜下静脉**　纵斜位。自大肠向上走行并汇入脾静脉。

● **脾静脉**　水平位。在脾动脉后下方、走行于脾的内侧、胰颈部后方与肠系膜上静脉汇合形成门静脉。沿着胰腺尾部、体部和颈部的后方走行。直接通过左肾和肠系膜上动脉的前方。

● **门静脉**　右斜位。由肠系膜上静脉和脾静脉在胰腺颈部正后方直接汇合而成。在肝总动脉和固有动脉的

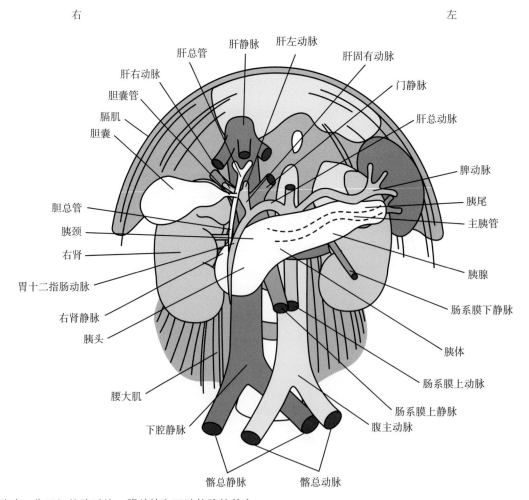

图6.8　胰腺：位于门静脉系统、胆总管和下腔静脉的前方

正后方上行至肝门。在肝外，门静脉右支和门静脉左支汇合而成。

下腔静脉（IVC）

● 纵向方位（图6.10）。在第5腰椎的前方，双侧髂总静脉汇合形成下腔静脉。

● 在腹膜后、脊柱和腰大肌前方向上走行。

● 穿过膈肌进入右心房。

下腔静脉属支

● 左、右肾静脉 从两侧水平走行进入下腔静脉。

● 左、右和肝中静脉 纵向走行、从前面注入下腔静脉。

腹主动脉

● 纵向方向（图6.11）。起源于心脏的左心室，在胸部下行（胸主动脉）、穿过膈肌进入腹腔。

● 在腹膜后、脊柱和腰大肌的前方下走行。

● 约在第4腰椎水平分叉为髂总动脉。

主动脉分支

● 腹腔干 在主动脉前面发出。纵向方向。有以下3个分支。

1.脾动脉 水平方向，走行于脾的左外侧、左肾和左肾上腺的前方。走行迂曲。

2.肝总动脉 向右外侧水平走行至肝脏。分为两支：

（1）肝固有动脉：纵斜位，在肝门部上行、稍向右外侧走行。

（2）胃十二指肠动脉（GDA）：纵向方位，在胃幽门部和十二指肠向下走行。跨过胰头的前外侧，胰十二指肠前上动脉（GDA的一个分支），起始于此，是胰腺颈部的标志。

3.胃左动脉 纵向，然后水平方向（迂曲）。走行至胃和食管。

● 肠系膜上动脉 从腹主动脉前面发出。纵向方向。向下平行于主动脉走行至小肠和胰腺。位于水平方向的左肾静脉的前方。

● 左右肾动脉 从主动脉两侧发出。水平方向。位于右肾静脉和左肾静脉的后方。右肾动脉在垂直方向的下腔静脉正后方走行。

● 肠系膜下动脉 从主动脉前面发出。纵向方向。向下走行至大肠和直肠。

肾和肾上腺

肾

● 位于两侧；纵斜位（图6.12）。

● 腹膜后。位于第12胸椎和第4腰椎之间。在腰方

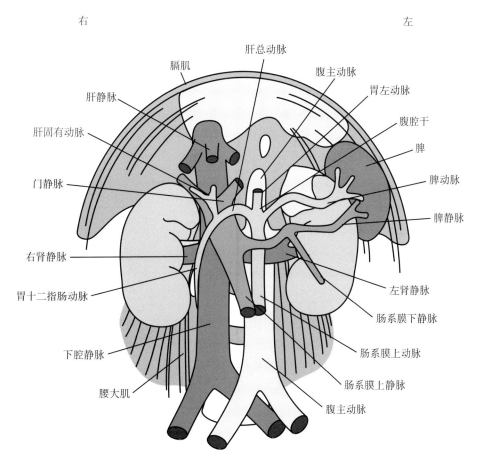

图6.9 门静脉系统：位于下腔静脉和主动脉的前方

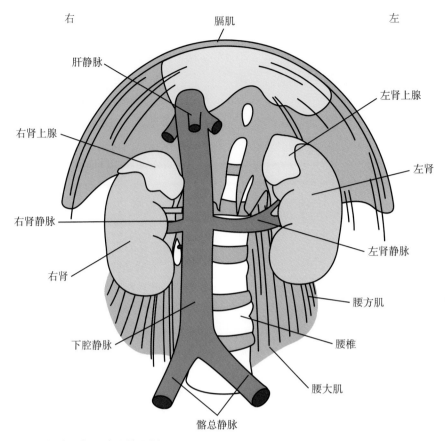

图6.10   下腔静脉：位于肾脏和肾上腺的前内侧

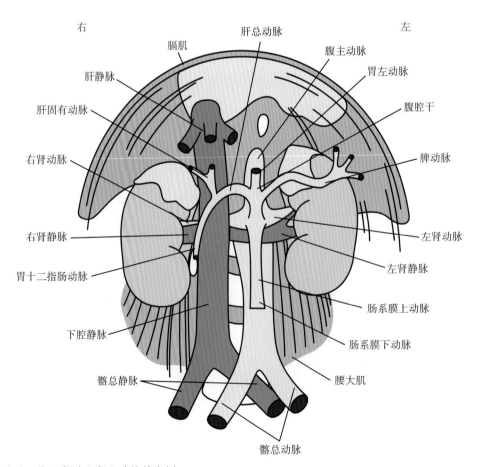

图6.11   腹主动脉：位于肾脏和肾上腺的前内侧

右　　　　　　　　　　　　　　　左

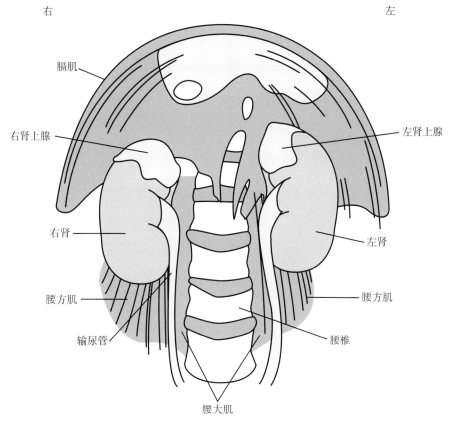

图6.12　肾脏和肾上腺：位于肌层的前方

肌和腰大肌的正前方。

肾上腺

- 双侧；纵向斜位。
- 腹膜后。在每个肾脏的前上方和稍内侧。在腰方肌和腰大肌的正前方。

子宫/膀胱（女性）

图6.13显示女性盆腔的输尿管和膀胱。注意：膀胱的大部分未被画出，以便于定位紧邻膀胱的器官。

- **子宫**　女性盆腔的器官。未妊娠的子宫位于真骨盆，直肠的前方及膀胱的后方。通常为垂直位。在子宫的后方和前方有间隙（此处未显示），被称为直肠子宫陷凹和膀胱子宫陷凹，这些间隙由腹膜构成。子宫分为子宫底、子宫体和子宫颈。
  - **子宫底**　子宫上方、前倾部分。
  - **子宫体**　子宫底和子宫颈之间的纵斜部分。
  - **子宫颈**　位于子宫体下方，与阴道相移行。
- 其他女性盆腔器官包括阴道、输卵管（子宫）和卵巢。
  - **阴道**　纵向位，位于直肠前方、膀胱（三角区）和尿道后方纵向的细长结构。注意输尿管的远端部分位于阴道的外侧。
  - **输卵管**　位于阔韧带的上部，向外延伸到卵巢。

阔韧带实际上是腹膜的双层皱襞，覆盖除卵巢以外的所有盆腔脏器的表面。

  - **卵巢**　位于阔韧带后部，完全位于腹膜囊内。虽然通过输卵管和阔韧带"附着"在子宫的外侧，但它们位于这两个结构的后方，所以此处未显示卵巢。卵巢也位于部分输尿管和髂内血管的前方。
- **膀胱**　位于盆腔前部，呈纵向斜位。上部位于下部的前方。

前列腺/膀胱（男性）

男性盆腔器官在这个层为前列腺和膀胱（图6.14）。

- **前列腺**　腹膜后器官。位于直肠前方、膀胱下方。前列腺侧面紧邻前列腺提肌（耻尾肌和髂尾肌），前列腺提肌通过静脉丛与腺体分开。没有在此显示，但需要注意的是，尿道和射精管穿过前列腺，精囊位于前列腺的上方、膀胱的后方。
- **膀胱**　位于前骨盆，纵向斜位。上部位于下部的前方，在直肠的前方。

直肠/结肠

该层包括直肠和部分结肠（图6.15）。

- **降结肠**　沿左肾外侧缘向下穿过腹腔。在肾下极向腰大肌外侧缘弯曲。降结肠在腰大肌和腰方肌之

右　　　　　　　　　　　　　　　　　　左

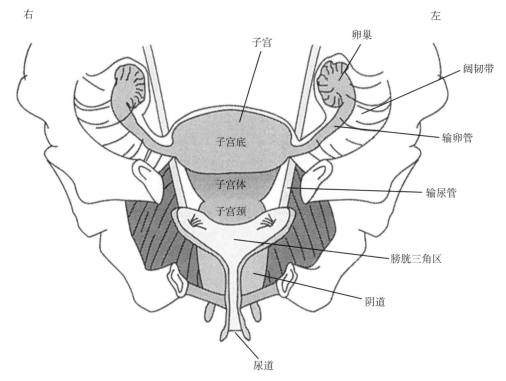

图6.13　子宫/膀胱：位于直肠/结肠的前方

右　　　　　　　　　　　　　　　　　　左

腹腔

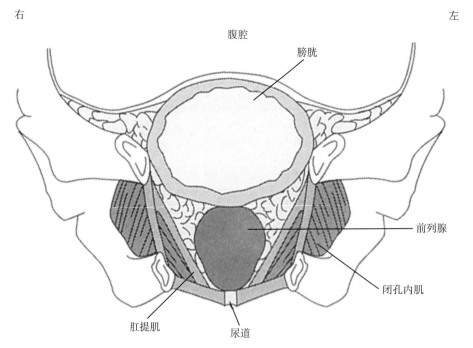

图6.14　前列腺/膀胱：位于直肠/结肠的前方

间成角下行至髂嵴。远端部分（髂部结肠）从髂嵴开始，在腰大肌和髂肌的稍前方走行到结肠移行为乙状结肠。

● **乙状结肠**　降结肠的延续。水平向前穿过骶骨走行到骨盆右侧。向左弯曲到达骨盆的中线，向后向下弯曲并终止于直肠。位于髂外血管和左侧梨状肌的前方。

● **直肠**　乙状结肠的延续。止于肛管下方。在尾骨

的前方下行，急剧向后弯曲进入肛管。直肠下段位于骶骨、尾骨和肛提肌的正前方。

后肌层
图6.16显示大部分后肌层。

腰方肌
● 双侧。

● 起自髂腰韧带、髂嵴的相邻部分和低位腰椎的横

右
左

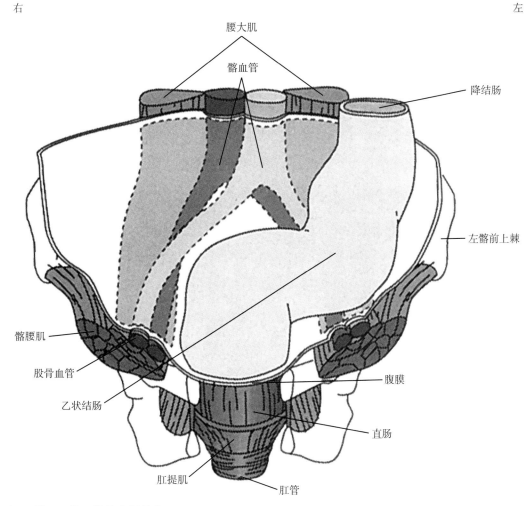

腰大肌

髂血管

降结肠

左髂前上棘

髂腰肌

股骨血管

乙状结肠

腹膜

直肠

肛提肌

肛管

图6.15　直肠/结肠：位于假骨盆肌前方

突，向上走行在腰大肌外侧，止于第12肋。

腰大肌

- 双侧。
- 形似三角形。
- 起自下胸椎和腰椎。稍向前侧方走行，当通过下腹部下降时，位于脊柱外侧。在第5腰椎附近，更加向外侧走行，远离脊柱，向下止于髂嵴。
- 髂血管穿过脊柱和腰大肌之间的间隙向外侧走行。

假骨盆肌肉

- 后体壁和假骨盆的肌肉包括腰方肌、腰大肌、髂肌和髂腰肌。
  - **腰方肌**　双侧，肌肉组织，纵向位。从髂腰韧带延伸至髂嵴相邻部分及下腰椎横突。在腰大肌外侧向上走行附着于第12肋。
  - **腰大肌**　双侧，似三角形的肌肉，起自低位胸椎和腰椎，纵斜位。经下腹部下行时，紧邻脊柱、稍向前外侧走行。在第5腰椎附近，腰大肌与脊柱分离，向外走行下降至髂嵴。这种分离在脊柱和腰大肌之间产生了

一个间隙，髂血管在此间隙通过。在髂嵴水平，腰大肌与髂肌汇合形成髂腰肌。
  - **髂肌**　起自髂窝和骶骨底，延伸至与腰大肌相接。
  - **髂腰肌**　向外侧下行穿过骨盆入口附着在股骨小转子上。

真骨盆肌肉

- 真骨盆肌肉层是盆腔的最深层（图6.17）。
- 这一层的肌肉包括闭孔内肌、梨状肌、尾骨肌、髂尾肌和耻尾肌。
  - **闭孔内肌**　双侧、三角形肌肉组织，起自骨盆缘。平行盆壁，并在盆侧壁邻近走行，向下逐渐变窄，穿过坐骨小孔附着在股骨大转子。位于盆腔脏器外侧。
  - **梨状肌**　起自骶骨双侧的三角形肌肉。向外延伸，逐渐变窄，穿过坐骨大孔附着在股骨大转子。
  - **耻尾肌、髂尾肌和尾骨肌**　称为骨盆膈，是真骨盆的底部。
  - **耻尾肌、耻骨直肠肌和髂尾肌**　称为肛提肌，盆

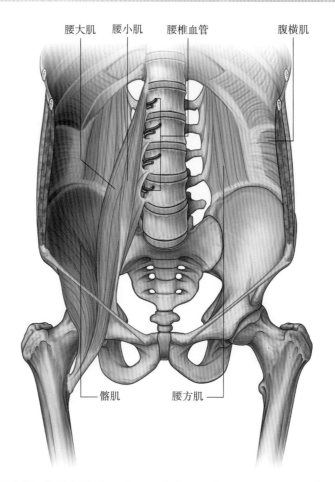

图 6.16　肌肉层：大部分后肌肉层。资料来源：Standring，S.（2016）.Gray's anatomy（41st ed.）.London：Elsevier.

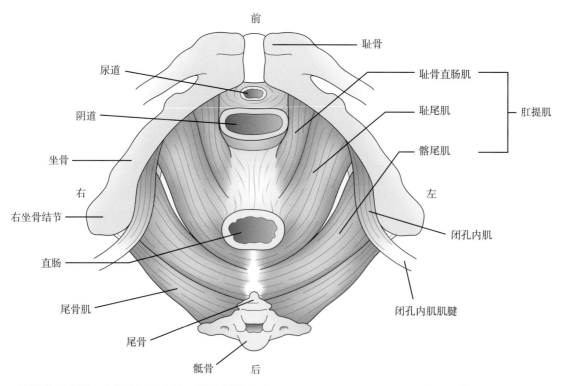

图 6.17　真骨盆肌肉层：大部分后肌肉层。资料来源：Kelley，L.L.，& Petersen，C.M.（2018）.Sectional anatomy for imaging professionals（4th ed.）.St.Louis：Elsevier.

底的吊床样部分。耻尾肌从耻骨延伸到尾骨，有一段肌肉分离区，称为生殖裂隙，尿道、阴道和直肠经此通过。在男性中，前列腺提肌（耻骨直肠肌的一部分）环绕着前列腺的两侧。这部分在女性中称为耻骨阴道肌。

　　○ **耻尾肌** 盆腔膈最内侧和最前部的肌肉。

　　○ **髂尾肌** 从坐骨棘延伸到尾骨。位于耻尾肌的稍外侧。

　　○ **尾骨肌** 从坐骨棘走行到尾骨。它们是盆底最后方的一对肌肉。

结构方位

　　结构方位是指人体结构在人体内部的方式。方位或位置由结构的长度或长轴决定。内部结构见表6.2所示的方位。掌握结构方位使超声断面更容易识别。超声图像描述结构方位示例见图6.18～图6.22。

表6.2 结构方位和示例

方位	解剖示例	示意图	备注
纵向位	主动脉 肠系膜上动脉 下腔静脉 颈总动脉 颈内静脉 膀胱 前列腺 子宫		
纵斜位	肾脏 肝总管 胆总管 门静脉 胃十二指肠动脉 肝固有动脉 肠系膜上下静脉 髂总动脉 子宫 脾 腰方肌 腰大肌		肾上极比肾下极靠内侧，门静脉的下部比上部靠内侧

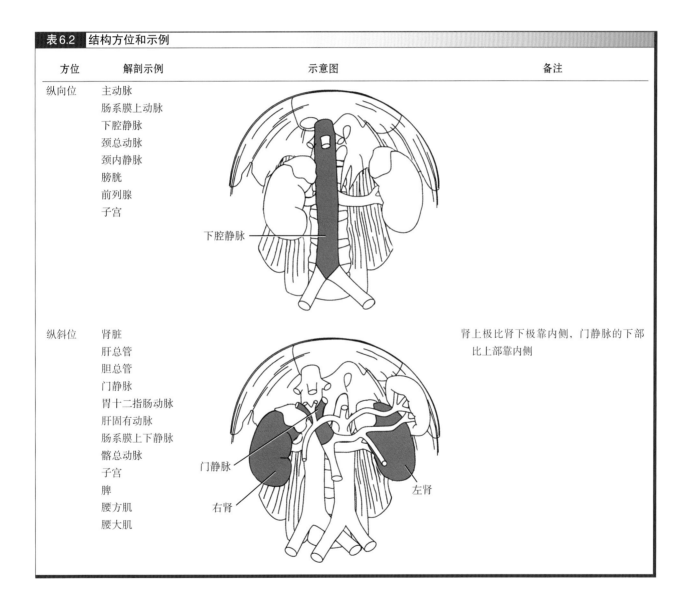

下腔静脉

门静脉　右肾　左肾

续表

方位	解剖示例	示意图	备注
水平位	肾动脉和肾静脉 脾静脉 甲状腺峡部		
水平斜位	胰腺 肝		胰腺的外侧端略高于内侧端
可变位	胆囊 卵巢		胆囊的位置，取决于其所含胆汁的量及肠系膜连接的长度

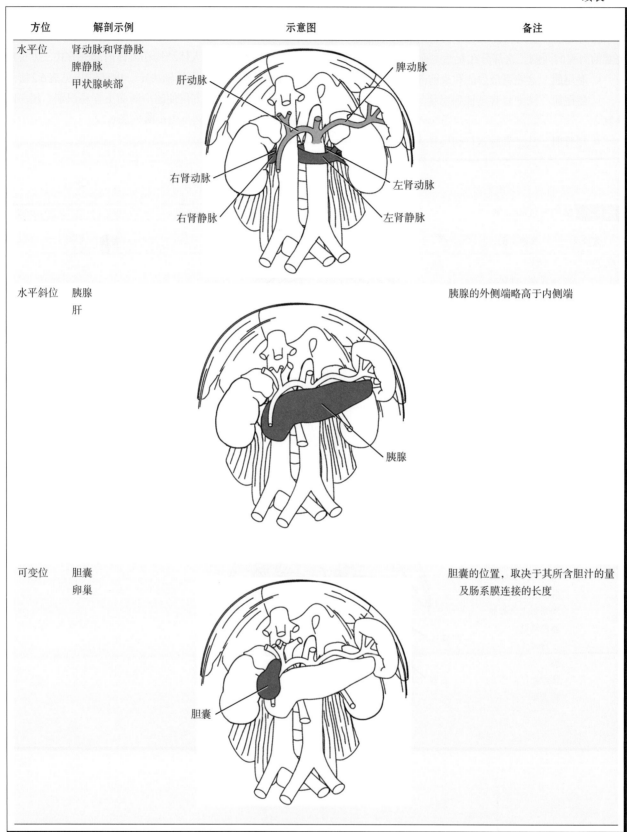

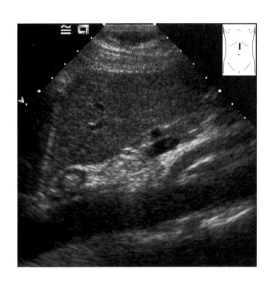

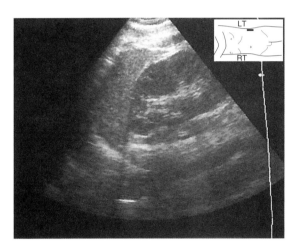

图6.18 经腹矢状断面

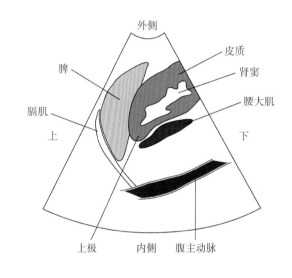

图6.19 冠状扫查断面图像，左外侧入路

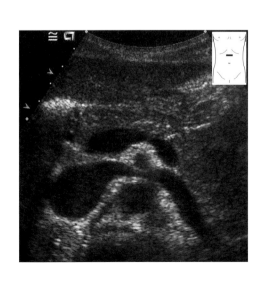

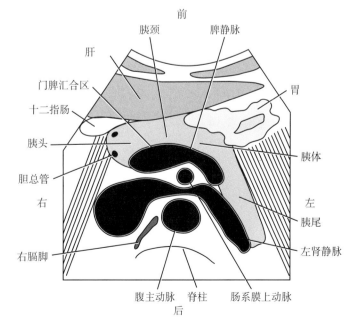

图6.20 经腹横向扫查平面图像

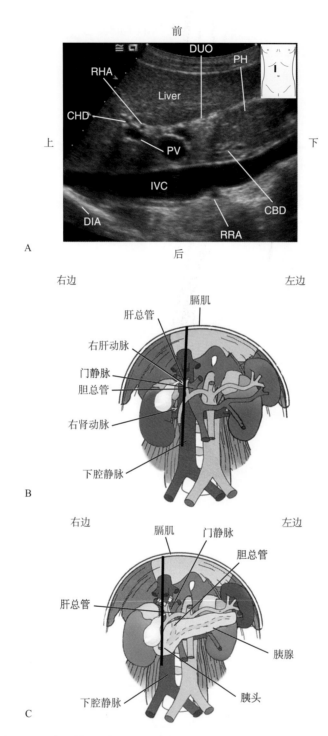

图6.21   超声断层图像与相应的大体解断层比较。A.人体中线右侧、经腹矢状断面图像显示胰头和相邻结构的轴向断面。CBD.胆总管；CHD.肝总管；DIA.膈肌；DUO.十二指肠；IVC.下腔静脉；PH.胰头；PV.门静脉；RHA.右肝动脉；RRA.右肾动脉；Liver.肝。B.相对应大体解剖显示腹部断层示意图（实线表示矢状扫断面位置）。C.相对应的大体解剖显示B层前方的腹部断层示意图

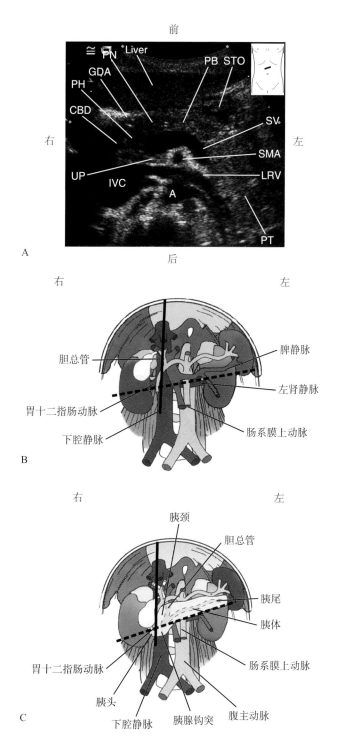

图6.22　超声断层图像与相应的大体解断层比较。A.经中、下腹部横向断面图像显示胰腺长轴和相邻结构。A.腹主动脉；CBD.胆总管；GDA.胃十二指肠动脉；IVC.下腔静脉；LRV.左肾静脉；PB.胰体；PH.胰头；PN.胰颈；PT.胰尾；SMA.肠系膜上动脉；STO.胃；SV.脾静脉；UP.胰腺钩突；Liver.肝。B.相对应的大体解剖显示腹部断层示意图（虚线表示横断面扫描位置；实线表示矢状断面扫查位置）。C.相对应的大体解剖显示B层前方的腹部断层示意图

人体结构之间的关系

描述人体相邻结构之间的关系有助于识别超声图像断面的解剖结构。记录的超声图像包括人体成像的特定区域、患者体位和扫查断面。将图像记录和相邻结构关系结合起来对超声图像断面中的解剖结构进行分类或识别。当疾病过程影响人体内部结构的某些部位并出现典型表现时，这一点尤为重要。

在矢状面图像中，靶器官或感兴趣区域总是与结构直接相关：

- 位于其前方。
- 位于其后方。
- 位于其上方。
- 位于其下方。

例如，图6.18显示人体正中线稍左侧的经腹矢状面图像，如果胰体是感兴趣区域，可以看到：

- 肝位于其前方。
- 脾静脉、肠系膜上动脉和主动脉位于其后方。
- 脾动脉位于其上方。
- 胃位于其下方。

即使不知道那是胰体，也可以将相邻的关系应用于解剖层次，甚至可以在解剖书中查找答案。如果只能断定感兴趣区域（胰体）具有器官的回声质地，并且只能在图像中识别肝和主动脉，那么仍然可以通过确定有多少器官直接位于肝和主动脉之间来推测。当无法确定病变起源时，也可以使用同样的方法。

相同的原理可以应用于图6.18中的每个结构。例如，如果食管胃交界处是感兴趣区域，则：

- 肝位于其前方。
- 主动脉位于其后方。
- 膈肌位于其上方。
- 脾动脉、脾静脉、胰体、胃、肠系膜上动脉位于其下方。

如果主动脉中段是感兴趣区域，则：

- 肠系膜上动脉、脾静脉、胰体、脾动脉和肝位于其前方。
- 脊柱位于其后方。
- 近端主动脉位于其上方。
- 远端主动脉位于其下方。

在冠状面图像中，目标器官或感兴趣区域总是与结构直接相关：

- 位于其右侧或左侧。
- 位于其内侧。
- 位于其上方。
- 位于其下方。

例如，利用左肾上极的左外侧入路的冠状面图像（图6.19）可以看到：

- 脾位于其左侧。
- 腰大肌和主动脉位于其内侧。
- 脾位于其上方。
- 下极位于其上方。

在来自前路或后路的横断面图像中，目标器官或感兴趣区域始终与结构直接相关：

- 位于其前方。
- 位于其后方。
- 位于其右侧。
- 位于其左侧。

例如，在上面的经腹横断面图像（图6.20）中，如果胰颈为感兴趣区域，则可以看到：

- 肝位于其前方。
- 门脉脾汇合处和下腔静脉位于其后方。
- 部分胰头、胃十二指肠动脉、胆总管和十二指肠位于其右侧。
- 胰体和胃位于其左侧。

在来自右侧或左侧入路的横断面图像中，目标器官或感兴趣区域始终与结构直接相关：

- 位于其右侧或左侧。
- 位于其内侧。
- 位于其前方。
- 位于其后方。

在超声成像中使用多个扫查平面，因为单一平面不能提供足够的确切信息来做出明确诊断。多个扫查平面提供多个维度，不仅可以得到体积测量值，还可以得到整体完整的评估。如果一个平面中显示的信息在另一个相互垂直的平面中得到确认，则认为该结果已得到证实并且是可靠的。

将超声识别的解剖关系与大体解剖进行比较是一种很好的做法。例如，图6.21是在人体正中线右侧得到的经腹矢状断面图像（在分层示意图中以实线表示）。通过将探头旋转90°（通常向右为正向方向）到垂直面——在这种情况下是横断面（在分层示意图中以虚线表示，图6.22）——解剖结构不仅可以得到证实，也可以从另一个维度进行检查，从而提供了更全面的视角。

第7章

胚　胎　学[*]

AVIAN L.TISDALE，REVA ARNEZ CURRY

目标

- 描述胚胎的三层结构及每层形成的器官。
- 列出初始器官形成时的胚胎年龄。
- 比较和对比胃肠道和附属器官的发育。
- 比较和对比心脏、主动脉和下腔静脉的发育。
- 比较和对比脐动脉和脐静脉的功能。
- 描述胚胎和胎儿的区别。
- 解释末次月经后孕龄、排卵后孕龄和卡内基（Carnegie）分期系统之间的区别。

关键词

胃肠道（GI）附属器官——肝、胰腺和胆道系统，协助胃肠道功能。

主静脉系统——胚胎的一部分，与胚胎的卵黄静脉一起，最终发育成下腔静脉和属支。

Carnegie分期——胚胎学家使用基于形态特征和年龄的编码系统来评估胚胎发育的系统。

细胞生成——细胞的发育。

间脑——由丘脑和下丘脑组成。位于脑干正上方的大脑中间。

静脉导管——分流含氧血液绕过肝直接进入下腔静脉。

外胚层——胚胎的最外层，发育成表皮、神经组织（大脑、脊髓、脊椎、脊神经）和感觉器官。

胚胎——人类后代从着床到受孕后第8周结束的发育阶段。

胚胎形成——胚胎的形成和生长。

胚胎学——研究胚胎及其发育的科学，从妊娠开始到第2个月末（妊娠第8周）。

胚胎期——从妊娠或子宫着床到第8周的发育阶段。

内胚层——胚胎的最内层，发育为呼吸、消化道的内层以及膀胱。

胎儿期——从妊娠第8周到出生的发育阶段。

胎儿——发育妊娠第8周至未出生的胎儿；妊娠第3～9个月（第9～40周）。

前肠——从原始肠道发育而来，形成口腔、咽、食管、胃和十二指肠近段部分。

生殖结节——男性和女性胚胎的尾骨和脐带之间升高的区域；在男性，结节伸长成为阴茎。

胎龄——胚胎/胎儿年龄的估算，从末次月经的第1天之后的2周开始。

造血作用——红细胞的产生。

后肠——从原始肠道发育而来，形成结肠的远端部分。

组织形成——组织的发育。

肝圆韧带——出生后脐静脉退化形成。

静脉韧带——出生后静脉导管闭锁形成。

乳腺嵴——发育中的胚胎两侧的组织，将发育出乳腺组织。

胎粪——胎儿肠道排泄物，由细胞、黏液和胆汁组成。

中胚层——胚胎的中间层，发育为心脏、早期循环系统、骨骼、肌肉、肾脏和生殖系统。

中肾——肾三个发育阶段中的第2个。

后肾——肾发育的第3个和最后阶段。

中肠——从原始肠道发育而来，形成十二指肠的后半部分、小肠和近端结肠。

苗勒管——副中肾管与中肾（肾发育的第2阶段）一起发育为女性生殖道。

---

[*]本胚胎学章节是第1版和第2版每章开头给出的产前解释的汇编，以及来自众多参考资料的附加资料。对于想要在开始身体器官和结构章节之前简要回顾胚胎学的人，这些信息已移至一章。

髓鞘形成——覆盖神经纤维的脂蛋白。

神经管——从神经板产生，形成早期大脑。

器官形成——器官的发育。

蠕动——小肠的运动，推动肠内容物向前运动。

吞噬作用——淋巴细胞吞食有害物质。

排卵后孕龄——妊娠前最后一次排卵的时间长度；用于评估胚胎孕龄。

前肾——肾三个发育阶段中的第1个。

前脑——前脑，形成成对的嗅球和视束，以及不成对的松果体和垂体。

近端卵黄静脉——早期胚胎中发育成下腔静脉肝段的静脉。

网状内皮组织——细胞和结缔组织网。

横膈——成为肝脏结缔组织框架的胚胎结构。

下主静脉——早期胚胎中有助于下腔静脉肾前段和肾段部分发育的静脉，从肾和泌尿生殖道输送静脉血。

上主静脉——早期胚胎中有助于下腔静脉肾前段和肾段部分发育的静脉，从胚胎的体壁输送血液。

尾肠——原始肠管部分，在胚胎阶段重吸收。

端脑——端脑形成大脑半球、基底神经节和侧脑室。

脐动脉——从前主动脉下方分支并将去氧血液运回胎盘的动脉。

脐静脉——将血液从胎盘胚胎部分输送到胚胎心脏的静脉。其中一些静脉退化，剩余的左脐静脉将所有来自胎盘的血液运送给胎儿。

卵黄动脉复合体——发育中的动脉起自主动脉前分支到卵黄囊。

卵黄静脉——将血液从卵黄囊运送到发育中的胚胎的静脉。

Wolffian管——副中肾管与中肾（肾脏发育的第2阶段）一起发育为男性生殖道。

正常测量

正常值

孕龄（周）	头臀长（CRL）/cm	头臀长（CRL）/in
6.1	0.4	0.2
7.2	1.0	0.4
8.0	1.6	0.6
9.2	2.5	1.0
9.9	3.0	1.2
10.9	4.0	1.6
12.1	5.5	2.2
13.2	7.0	2.8
14.0	8.0	3.1

临床相关

许多大体解剖异常是由细胞形成中断或紊乱引起的。这主要是由于基因异常。

理解人类胚胎学将指导读者认识产前和产后解剖结构在发育过程中的超声表现，并帮助读者去理解与之相关的医学术语。

胚胎的器官发育发生有以下3个特殊阶段：

1.细胞形成   细胞的发育。

2.组织形成   细胞形成组织。

3.器官形成   组织形成器官（表7.1）。

胚胎发育阶段是从受孕或子宫着床到第8周。胎儿期发育阶段从第8周到出生。

表7.1   器官形成

孕周	器官形成
3	主动脉及其分支形成两条背侧血管而后融合为一
3	第1和第2咽囊
3～4	神经管形成
4	肝脏、胆囊、胆管和胰腺从腹侧憩室进入原始肠道
4	胃肠道——前肠、中肠、后肠、尾肠
4～5	泌尿系统——前肾到中肾到后肾
5	脾——从左侧胃系膜
5～6	神经管开始形成大脑
6	从乳腺嵴形成乳腺
6～8	卵黄静脉发育成下腔静脉及其属支
8	卵黄静脉形成门静脉
8	生殖结节的胚胎性别分化

排卵后不久即可发生受精，约在末次月经后2周。精子和卵子的结合形成受精卵，由来自男性的23条染色体和来自女性的23条染色体组成。受精卵是二倍体，包含2组染色体（46条23对）。在末次月经后3周，受精卵通过输卵管，快速生长为约500个细胞，并且着床在子宫成为囊胚。末次月经后第4周，胚胎期开始。

胚胎由三层组成：

1.最外层为外胚层，将发育为大脑、脊髓、脊柱和脊神经。

2.中间层为中胚层，将发育为心脏、早期循环系统、骨骼、肌肉、肾脏和生殖系统。

3.最内层为内胚层，将发育为肺、肠管和膀胱。

图 7.1 解释了胚胎分层的结构。评估胚胎生长有不同的方法。认为胎龄是从末次月经的第 1 天起 2 周开始计算。一些临床医师更喜欢用排卵后孕龄这一术语，即从最后一次排卵到妊娠的时间长度。许多情况下，这可以更好地估计受精发生的时间和更准确地估算胚胎孕龄。另一种评估胎龄的方法是 Carnegie 分期系统。胚胎学家使用 Carnegie 分期来描胚胎成熟度，这些是根据生理特征进行的从 1 到 23 的编码系统，其中 23 是最成熟阶段。

胚胎发育

心脏和腹主动脉的发育

心血管系统是胚胎中第一个发挥作用的系统，是为其他系统的发育提供营养和氧气必不可少的系统。胚胎的心脏与主动脉同时形成，在实际胎龄约第 22 天时开始搏动。几项研究显示胚胎的心率存在差异。一项研究是在末次月经第 1 天后的第 45 天和第 15 周之间测量胚胎心率，结果显示第 45 天胎心率为 123 次 / 分逐渐增加到第 9 周时的胎心率 177 次 / 分，然后到第 15 周平均降到 147 次 / 分。另一项研究有不同的结果，在检查了 319 个约第 6 周和第 14 周胎龄的胚胎，发现最大心率在 8 周，然后到第 14 周逐渐降低到 161 次 / 分。第三个研究发现胚胎心率差异很大，该研究发现在第 6 ~ 10 周的孕龄间隔 4 分钟的连续胚胎心率测量值的平均差异为 0 ~ 8 次 / 分，而更高的胎龄者差异更大：在第 10 ~ 13 周胎龄之间的胚胎中，间隔 4 分钟的连续心率测量值的差异为 0 ~ 18 次 / 分。

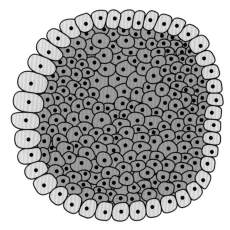

囊胚横切面

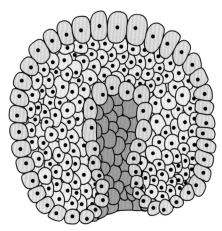

原肠胚形成（内卷）

临床相关
胎儿心率的确定对临床医师很关键。在许多发育阶段设计医疗干预措施都基于这一发现。

在第 3 周发育过程中，心血管系统的血管部分由中胚层细胞发育而来，称为成血管细胞。此时，所有血管都是由内皮组成的，因此血管相对于心脏的位置决定了哪条血管是动脉，哪条血管是静脉。在第 3 周，有两条背主动脉，是两个心内膜原始心管的延伸（图 7.2）。在这个时期之后，主动脉迅速融合成一条血管。

单根主动脉有几个分支。许多节间动脉向后分支滋养胚胎。最终，这些动脉的大多分支发育成腰动脉（图 7.2）。此外，髂总动脉和骶正中动脉从节间动脉发育而来。卵黄动脉复合体从主动脉前面分支延伸入卵黄囊。腹腔干（CA）、肠系膜上动脉（SMA）和肠系膜下动脉（IMA）也是从这个复合体中发育而来。两条脐动脉从主动脉前面下方分支，将去氧血液运回胎盘。脐动脉最终形成髂内动脉和膀胱上动脉。其余大部分血管是从原始血管网发育而来，而原始血管网是将器官系统连接现有的毛细血管和血管形成的管道。胚胎和胎儿的脐动脉以及出生后的肺动脉是体内唯一携带去氧血的动脉。

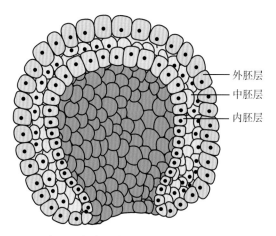

外胚层
中胚层
内胚层

图 7.1　胚胎层。这个示意图显示了三个胚胎层是如何最终形成的，但最终是内卷的。这些结构是动态的，会迅速分裂成新的细胞，形成更复杂的组织

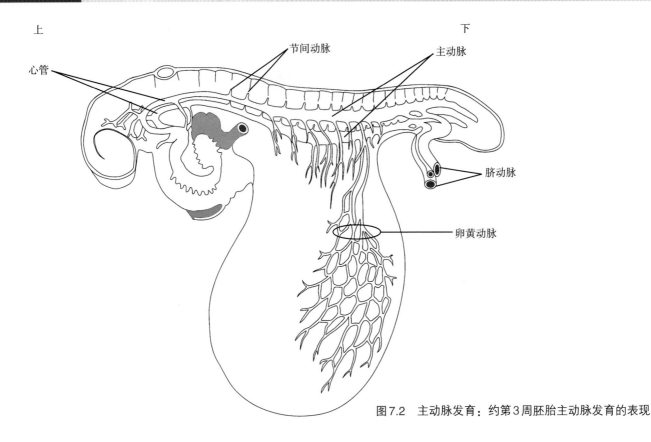

图7.2　主动脉发育：约第3周胚胎主动脉发育的表现

临床相关

脐动脉通常用于分娩后救命的医学干预途径。临床医师在胎儿出生后很快处理脐静脉，放置导管以获得化验结果和给予药物。

下腔静脉的发育

　　下腔静脉的发育是复杂的，易受大多数解剖变异的影响。下腔静脉（IVC）及其属支由胚胎的部分卵黄静脉和部分主静脉系统形成（图7.3，图7.4）。胚胎发育的第6、7、8周，后主静脉（PCVs）、下主静脉和上主静

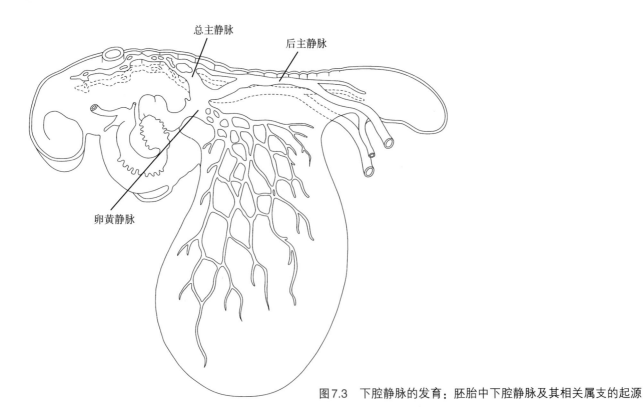

图7.3　下腔静脉的发育：胚胎中下腔静脉及其相关属支的起源

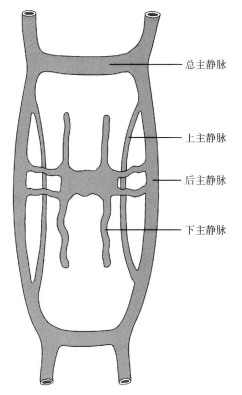

图7.4 主静脉系统（前面观）

脉分别发育形成。在这个时期退化，不能发育为IVC的部分，然而是下主静脉和上主静脉发育的基础。这些静脉的大量吻合和退化形成IVC及其属支。下主静脉运送来自肾脏和泌尿生殖道的静脉血，而上主静脉携带来自胚胎体壁的血液。

静脉血到达胚胎心脏有3种方式：①卵黄静脉运送来自卵黄囊的血液；②脐静脉运送来自胎盘的含氧血液；③左脐静脉穿过肝脏到达心脏。

IVC有四部分（见第11章图11.1）。从上方开始，第一部分是肝段，位于肝的正后方，肝静脉在该处汇入IVC。IVC的肝段和肝静脉由近端卵黄静脉发育而来（表7.2）。下一部分为肾前段。从肝静脉的正下方延伸到肾静脉稍上方，来源于下主静脉。靠下的部分是肾段。肾静脉和多个属支位于该段，肾静脉分支后即终止。下主静脉和上主静脉经过多个吻合形成这个水平的结构。最后一段为肾后段，由上主静脉形成。IVC的肾后段从肾静脉的正下方延伸至髂总静脉汇入IVC。

表7.2	第6～8孕周下腔静脉（IVC）节段
IVC节段	起源于
IVC的肝段和肝静脉	近端卵黄静脉
IVC的肾前段	下主静脉
IVC的肾段	下主静脉和上主静脉
IVC的肾后段	上主静脉

门静脉的发育

门静脉发育约发生在第8孕周。卵黄静脉经历几次吻合形成静脉网，进而形成门静脉主干（图7.5）。静脉的属支也是从原始静脉网形成的，并且它们在下方与门静脉主支汇合。

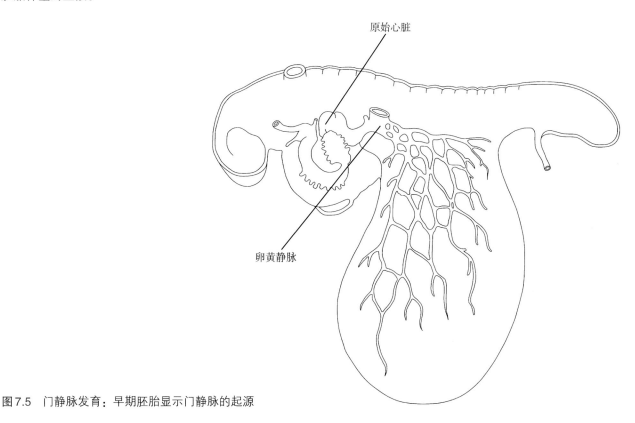

图7.5 门静脉发育：早期胚胎显示门静脉的起源

胆道系统的发育

胃肠道附属器官是帮助消化的非消化道器官。肝、胰腺、胆囊、舌、牙齿、唾液腺、胃腺和小肠腺属于附属器官。口腔、咽部、食管、胃、小肠和大肠都是肠道或胃肠道的一部分。

肝、胆囊、胆道和部分胰腺由腹侧憩室或囊形成，演变为原始横膈。横膈是中胚层结构，发展为肝的结缔组织框架。这个过程约从第4周或胚胎长约2.5mm时开始。胆囊存在于胎儿内，超声检查通常可以显示，只有在出生后才有功能。

肝的发育

原始肠管形成于胚胎发育的第4周，由前肠、中肠和后肠三部分组成。第四部分尾肠被重吸收。肝由前肠发育而来（图7.6）。

远端前肠在腹侧肠系膜层之间形成囊袋。外袋的头部显示为上部憩室（一个局限的囊），也称为肝外胆管。憩室组织进入横膈并分裂形成肝左、右叶。

临床相关

胆囊的超声显示很重要。有时胆囊没有完全形成。如果根本不存在（称为胆道闭锁的疾病），则需要在出生后立即治疗。

憩室的内胚层细胞生成肝实质细胞，即肝细胞。这些细胞排列成一系列分支和吻合板。肝细胞排列在脐静脉和卵黄静脉的血窦内并与之相连形成肝实质。

脐静脉将含氧血液从胎盘的胚胎部分运到胚胎心管，而卵黄静脉将血液从卵黄囊回流到心脏。肝实质随后进入卵黄静脉，继而进入脐静脉。随着肝组织进入卵黄静脉，它们的中段毛细血管化，尾端成为原始门静脉，头端成为早期肝静脉。

右脐静脉和部分左脐静脉退化。其余的左脐静脉部分将含氧血液从胎盘输送至胎儿。同时静脉导管发育为大的分流通道，通过肝连接脐静脉和下腔静脉。从而使部分血液从胎盘直接流入心脏。出生，脐静脉成为圆韧带，静脉导管成为静脉韧带。

肝实质由肝细胞组成，其间散布着Kupffer细胞，并组成大小约为1 mm×2 mm的肝小叶。通常，肝内约有100万个肝小叶。每个肝小叶外周有几个门静脉三联管，每个三联管都包含门静脉、胆管和肝动脉。

Kupffer细胞及纤维和造血组织来源于横膈的内脏间质。

肝生长迅速并凸入到腹腔的中部。造血（血细胞的形成和发育）开始于胚胎发育的第6周，主要负责肝的大体积。

肝憩室的下部扩大形成胆囊。胆总管起自将肝管和

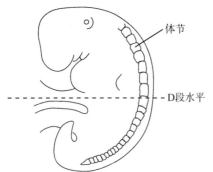

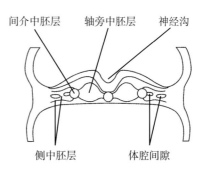

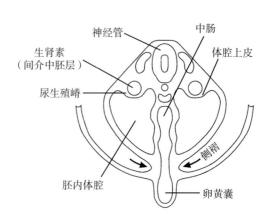

图7.6 原始肠道的发育：显示了原始肠道的胚胎中段

胆囊管与十二指肠相连的柄。

肝异常包括左侧肝（内脏反位）、先天性囊肿、先天性血管瘤和肝内胆管闭锁或狭窄。

胰腺的发育

胰腺从原始前肠的腹侧和背侧憩室发育而来。憩室旋转并融合，腹侧部分形成胰头的大部分，背侧部分形成胰腺的整个体部和尾部。导管系统进入背侧导管，即Wirsung导管，汇入十二指肠或胆总管。腹侧导管，即Santorini导管，是一个很小的附属导管，有时不存在。它与Wirsung导管分开进入十二指肠。

泌尿系统的发育

肾脏在胚胎期经过3个发育阶段：前肾、中肾、后肾。中肾在妊娠第4～5周出现，是后肾的前体（图7.7）。胚胎肾由中肾管（Wolffian管）引流。中肾旁管位于中肾管旁边。生殖器官将从这个部位发育。永久性肾（后肾）出现在妊娠第5周末。它来源于胚胎的中胚层组织，直到第8周结束时才发挥作用。肾最初位于盆腔内。随着胚胎的生长，肾向上移动到腹部。

肾先天性发育异常包括异位肾（远离正常位置）、肾发育不全（单侧或双侧肾缺如）及马蹄肾（双肾的上极或下极融合在一起）。肾血管系统和输尿管也可能发生变异。例如，25%的美国人有多个肾动脉。输尿管的变异发生率较低，只占该人群的2%。这些变异中75%

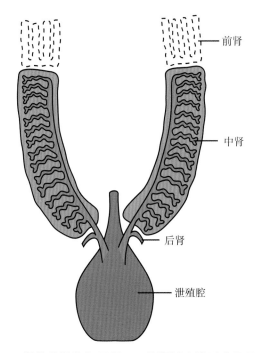

图7.7 肾前体结构如图所示。前肾以虚线形式显示，肾前体结构如图所示。前肾以虚线形式显示，将合并形成后肾。这些代表包含称为肾单位的功能单元的永久性肾组织

为输尿管部分重复，其余25%为沿输尿管全长重复。

脾的发育

脾的发育开始于妊娠第5周并由中胚层细胞生产。开始于胃系膜或网膜囊左侧间叶组织的增厚。这些间质细胞分化为两种类型：网状细胞和原始游离细胞，类似成人的淋巴细胞。脾通过胃脾韧带与胃分开，通过脾肾韧带与左肾分开。胎儿脾通常呈分叶状（图7.8）。

在胚胎期，脾在产生红细胞和白细胞方面很重要。约在妊娠第11周，脾开始发挥这种造血或血细胞生成功能。这种活动是组织-骨髓功能的结果。这些功能通常在出生后不久就结束，但在某些病理条件下可能会重新激活。成年后，脾将继续产生淋巴细胞和单核细胞。

到妊娠第5或第6个月，脾开始表现为成人脾那样光滑、卵圆形的形状和功能。它的白髓含有马尔皮基小体（Malpighian小体），具有淋巴细胞功能。脾的这一独特部分在胎儿发育后期开始形成。

脾的红髓发挥各种功能。脾索内有网状细胞，负责脾的网状内皮功能，包括吞噬作用。这部分直到出生后才会发育，此时原始胎儿血细胞的形成停止，出生后脾中的红髓的目的是破坏退化的红细胞。

胃肠道的发育

在胚胎发育的第4周，原始肠道从卵黄囊的后部发育而来。它分为4个部分：前肠、中肠、后肠和尾肠（表7.3）。

口腔的一部分和全部的咽部、食管、胃和近端十二指肠起自于前肠，并由腹腔干供血。其余十二指肠、小肠和直至横结肠中部和左1/3起自于中肠。中肠的血供来自肠系膜上动脉。后肠形成结肠的其余部分，由肠系膜下动脉供血（表7.3）。在成人中，这些区域血供相同。如前所述，尾肠被吸收。

口腔和咽部从前肠的头侧部分发育而来。气管食管隔将前肠的头侧部分分为喉气管和食管。

胃起自于前肠尾部的梭形扩张。它通过背侧肠系膜悬挂在腹腔后壁上，并通过腹侧肠系膜（与十二指肠一起）附着在发育中的肝和腹侧腹壁上。随着它长入腹侧肠系膜，肝将其分为镰状韧带和小网膜（肝胃韧带）。背侧肠系膜向腹侧隆起成为大网膜；脾在其上外侧部分。

胃的最终位置是两次旋转的结果。第一次旋转是围绕垂直轴旋转90°，将胃背侧系膜向左移动并形成网膜囊（小腹膜腔）。第二次旋转是围绕前后轴，将幽门向右上方移动，胃的近端部分向左移动，导致胃腔从左上方移行到右下方。

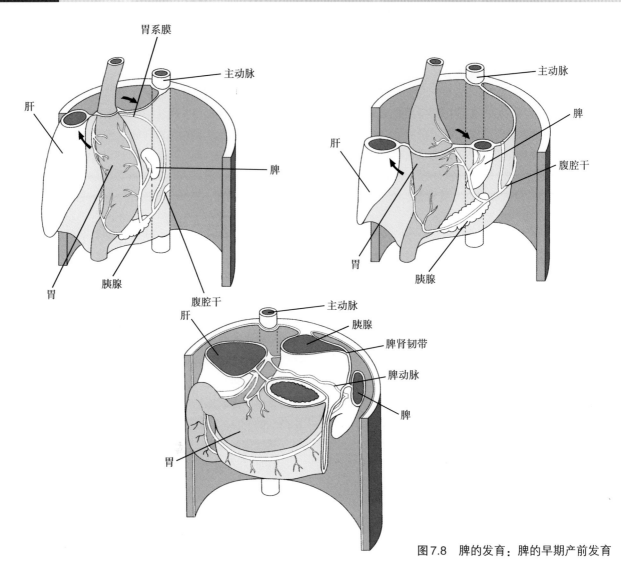

图7.8 脾的发育：脾的早期产前发育

临床相关
在某些情况下，这一过程没有完成，就会引起腹部器官位置异常，从而需要进行一些医学治疗和外科急症治疗情况。

　　在胚胎发生过程中，中肠疝出，然后又回到腹腔中（图7.9）。在腔外，中肠逆时针旋转270°，然后回到腹部。这样，肠系膜的根部固定，一端位于Treitz韧带，另一端位于右髂窝。接下来结肠回到腹部——首先是远端肠道，最后是盲肠。结肠围绕在中央小肠的周围，并固定在腹部边缘。这为小肠创建了一个"相框"（图7.10）。

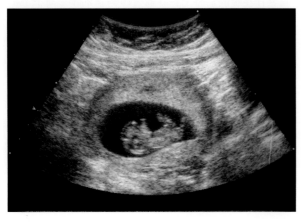

图7.9 中肠发育：10周的胎儿，正常的中肠疝入脐带

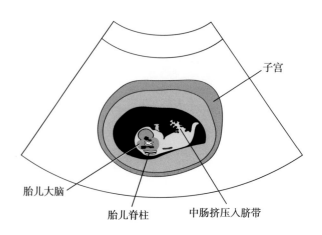

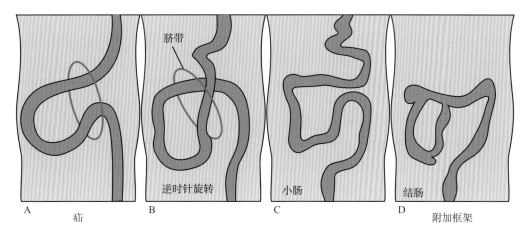

图7.10　肠组织和胃肠道其余部分的疝出和安置是复杂的。A.肠从脐部疝出。B.它完成270°逆时针旋转后回到腹部并固定。重要的是小肠首先返回，结肠最后返回。C.在正常解剖结构中，小肠从胃部延伸出来，执行消化的第一步。D.结肠从小肠延伸到直肠。结肠的主要功能包括水的重吸收和粪便的储存

临床相关
如果这个过程没有发生，胎儿出生时就会脐膨出，即肠道被膜覆盖并留在腹外。

表7.3	原始肠道
原始肠道部分	生成
前肠	部分口腔、全部的咽部、食管、胃和近端十二指肠
中肠	远端十二指肠、近端结肠
后肠	剩余的结肠
尾肠	重吸收

十二指肠从前肠的尾部和中肠的头部发育而来，形成一个向腹侧突出的C形环。十二指肠管腔变小，可能被上皮细胞堵塞。正常情况下，十二指肠再通，管腔恢复。

胚胎的十二指肠是肝和胰腺的起源部位；因此，这两个器官的排泄管排入到发育的结构中。

在胚胎发育的第5周，肠道进入脐带，并在第10周腹腔增大时肠道返回腹部盘绕。第11周开始蠕动，第12周开始吞咽；肠道开始出现胎粪，胎粪在胎儿肠道中排出，由脱落的细胞、黏液和胆汁组成。到第20周，胃肠道已达到其正常形态和相对大小。

肛管在第7周开放，此时将直肠与外部分隔的膜破裂。

男性盆腔发育

性别最初由受孕期间存在（男性）或不存在（女性）Y染色体决定。直到妊娠的第7周或第8周，男性和女性胚胎看起来是相同的。

睾丸出现在胎儿上腹部发育中的肾附近。在第4个

月，睾丸下降到膀胱的水平，直到约妊娠第7个月。第7个月后，睾丸通过腹股沟管下降进入阴囊。这种下降是受激素控制的，通常发生在妊娠的最后1个月，但有时直到新生儿出生的第1周才发生。

男性和女性胚胎的外生殖器在妊娠第8周之前都保持未分化状态。在第8周之前，所有胚胎都有一个称为生殖结节的区域。生殖结节是尾骨和脐带之间的一个隆起区域，中肾管和副中肾管是空的。在男性中，生殖结节伸长并发育为阴茎（图7.11）。

女性盆腔发育

在早期胚胎，生殖器官与泌尿系统一起从两个泌尿生殖褶发育。每个泌尿生殖褶由一个性腺和一个中肾组成。

性腺分化为卵巢或睾丸，取决于胚胎的基因组成。性腺最初位于头侧，在胎儿发育过程中下降到真骨盆。

中肾是后肾、泌尿生殖窦、Wolffian管（中肾管）

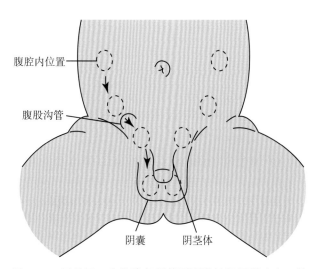

图7.11　显示了一个从腹部延伸到阴囊的组织鞘（在胚胎中）。在这个鞘内，男性睾丸下降到它们的最终解剖位置。延迟下降（通常在腹股沟管内）导致睾丸留存在腹腔内

和苗勒管（副中肾管）的前体。后肾和泌尿生殖窦形成泌尿系统。Wolffian管和苗勒管分别形成男性和女性生殖道。女性胚胎的苗勒管在中线融合形成阴道、子宫和输卵管。Wolffian管在女性胚胎中退化，仅沿阔韧带和阴道壁留下残余物。

先天性子宫畸形导致子宫、子宫颈和阴道的解剖变异，这是由于苗勒管的不完全融合或发育不全引起的（图7.12）。双角子宫是女性生殖道最常见的先天性畸形。超声检查发现有两条子宫内膜管，通常在子宫颈水平处相通。如图7.13所示，双角子宫在短轴切面中最易显示。注意子宫右角的妊娠囊和分隔两个子宫内膜管的

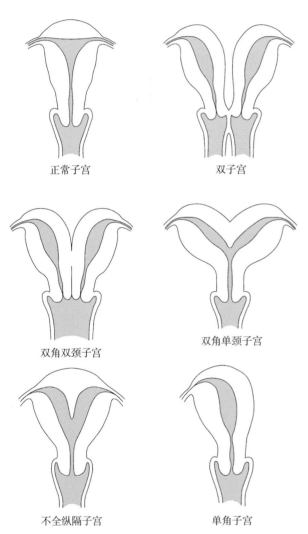

图7.12　先天性子宫畸形。这幅图显示一些常见的子宫、子宫颈和阴道变异的先天性子宫畸形，这是由于苗勒管的不完全融合或发育不全引起的。双子宫表现为阴道、子宫颈和子宫角完全重复。双角子宫是有两个子宫角在一个子宫颈（双角单颈子宫）或两个子宫颈（双角双颈子宫）处融合。纵隔子宫是一种较轻的异常，以子宫内膜管内的中线肌层中隔为标志。在某些情况下，只有一个苗勒管发育，形成一个子宫角和一个输卵管与一个子宫颈和阴道相连（单角子宫）

子宫肌层组织。

先天性卵巢畸形包括单侧苗勒管畸形；性腺发育不全；副卵巢、分叶卵巢和多卵巢。单侧苗勒管畸形导致子宫样的卵巢周围肿块，其特征是中央腔内衬子宫内膜组织，周围有厚的平滑肌壁。性腺发育不全是两个卵巢缺如。通常是遗传性的，并与异常的染色体核型有关。在极少数情况下，可能会发生单侧卵巢发育不全。副卵巢、分叶状卵巢和多卵巢是妇科畸形中最罕见。

乳房发育

乳腺沿着外胚层的两条带即乳房嵴发育，乳房嵴沿着发育的胚胎的两侧走行。妊娠第6周时显示。嵴样的表现为这些结构增加了纹理和大小，随后将经历更复杂的发育形成乳房组织（图7.14）。

到妊娠第8周时，外胚层中沿着乳房嵴已经形成了一个芽，并延伸到下面的结缔组织中。这个芽会继续发育，到妊娠第4个月开始向外延伸形成次生芽。这些将在青春期进一步发育成输乳管。由于激素的刺激，妊娠期间会发生更复杂的发育（图7.15）。

在胎儿中，位于乳腺外部的乳头部位略微凹陷，形成所谓的乳腺窝。出生时，它会在皮肤表面略微隆起。乳房组织的进一步发育直到青春期才会继续。

甲状腺和甲状旁腺的发育

甲状腺起源于中间的囊状内胚层憩室（甲状腺囊），在胚胎发育的第3周开始增厚。它出现在咽腹壁的第1和第2咽囊（内衬上皮内胚层的腔，在胚胎内产生许多重要器官）水平。甲状腺和舌之间的柄称为甲状舌管。开口于胚胎舌根的盲孔处。在胚胎发育的第6周，甲状舌管萎缩，第8周开始形成甲状腺滤泡。滤泡在发育的第3个月逐渐出现胶质。甲状舌管通常在出生后闭合。

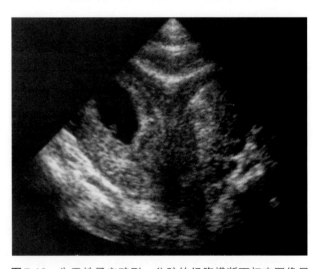

图7.13　先天性子宫畸形：盆腔的经腹横断面扫查图像显示了一个双角子宫，妊娠囊位于右侧子宫内膜腔。妊娠囊是无回声的，并且被子宫内膜的高回声蜕膜反应包围。子宫肌层组织将左、右子宫角的子宫内膜管分开

如果持续存在，可能会形成囊肿、瘘管或副锥状叶。

　　沿着甲状腺发育路径的任何地方均可发现异常的甲状腺组织（图7.16）。舌型甲状腺占异位甲状腺的90%。

　　甲状旁腺从第3和第4咽囊发育而来。它们是内衬上皮内胚层的腔，可产生许多重要器官。甲状旁腺-3组织下降并停留在甲状腺的背面形成下部的甲状旁腺。它起源于胚胎第5周与胸腺原基结合的第3个囊。这些原

基失去了与咽壁的连接，并一起向尾部迁移，位于颈部的较低位置。甲状旁腺-4失去与咽壁的连接并附着在向尾部迁移的甲状腺上，最终停留在上甲状腺的背面并形成上部的甲状旁腺（图7.17）。胸腺下降至胸部，位于胸骨后方，心包和大血管前方（图7.18）。

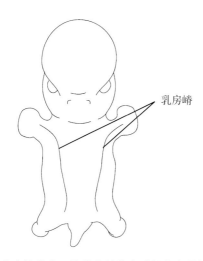

图7.14　乳房的发育：胎儿产前发育过程中出现的乳房嵴

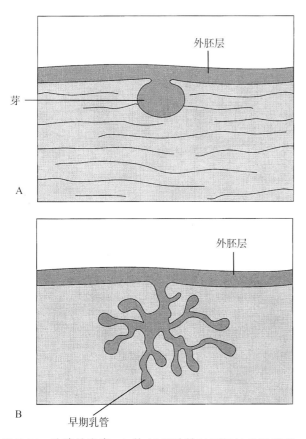

图7.15　乳腺的发育：A.约10周胎龄时可见结缔组织芽。B.约4个月胎龄时可见向外延伸至乳管

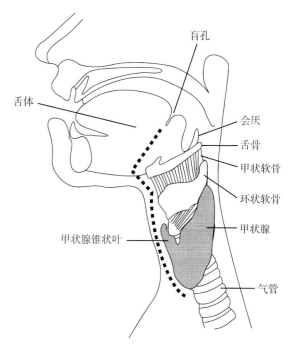

图7.16　甲状腺的发育：胚胎期甲状腺的迁移。虚线显示迁移路径

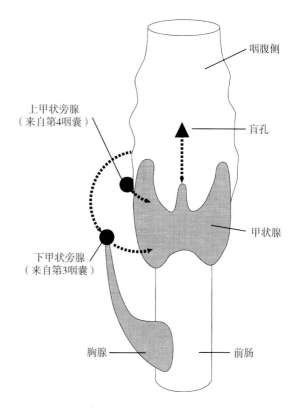

图7.17　甲状旁腺的发育：胸腺和甲状旁腺的迁移路径

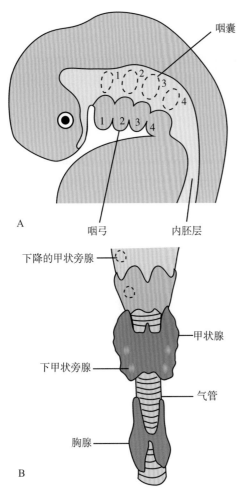

A

B

图7.18 A.咽囊负责多种组织的发育，包括腺体、呼吸系统和胃肠道。B.甲状旁腺迁移到前方甲状腺的位置。正常解剖有4个甲状旁腺

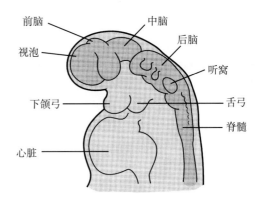

图7.19 大脑的发育：在3.5周时早期大脑发育的第1阶段

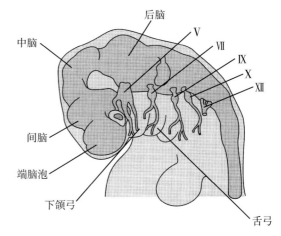

图7.20 大脑的发育：在5.5周时发育的大脑

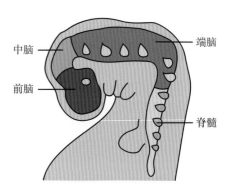

图7.21 此图中标记了前脑、间脑和端脑。前脑形成嗅球和视束，位于神经束的前部。间脑形成丘脑和下丘脑。注意：在完全发育的大脑中，这个重要的腺体位于大脑半球深处。端脑形成大脑半球和侧脑室

新生儿大脑的发育

器官发生可分为几个特定的发育事件。第一个主要事件是神经管形成，在妊娠第3～4周时出现高峰。进化的神经板向背侧渐开和闭合以形成胚胎神经管，从而形成早期的大脑和脊髓。到这个阶段结束时，出现3个初级脑泡：前脑、中脑和后脑（图7.19）。

在妊娠第5～6周时，最前部的脑泡，即前脑，折叠形成单独的端脑和间脑（图7.20）。端脑形成大的大脑半球、基底神经节和侧脑室。间脑形成丘脑和下丘脑（表7.4）。成对的嗅球、视束和不成对的松果体和垂体也来自前脑的折叠。图7.21显示了前脑、间脑和端脑。前脑形成位于神经束前方的嗅球和视束。间脑形成丘脑和下丘脑。注意：在完全发育的大脑中，这个重要的腺体位于大脑半球深处。端脑形成大脑半球和侧脑室。

另一个主要事件涉及发育中的大脑神经元（神经细胞）的增殖，发生在妊娠第2～4个月。所有的神经元都位于室管膜下区，因此可从脑室和脑室下区增殖。不幸的是，人们对这一事件的定量方面知之甚少。神经元增殖障碍可导致小脑或巨脑。

神经元迁移主要发生在妊娠第3～5个月。在此期间，发生了一系列重大的事件。数以百万的神经元在其原始脑室和脑室下区迁移到中枢神经系统内新的位置，将永久驻留在此。同样，这一主要事件发生错乱会导致

严重的神经系统障碍。

　　从约妊娠第6个月到出生后的几年会发生主要的组织事件。这些事件形成了人类大脑的复杂电路。其中一个组织事件的例子是大脑皮质神经元的正确排列、定向和分层。

　　最后，髓鞘形成，即形成高度特化的髓鞘膜。这个事件需要很长时间，从妊娠中期一直持续到成年。

表7.4	大脑区域的形成：3～4周胚胎发育
大脑部分	形成
前脑	成对的嗅球和视束，不成对的松果体和垂体
中脑	丘脑和下丘脑
端脑	大脑半球、基底节和侧脑室

相关图表

相关医师

•胚胎学家：专门研究胚胎学的医师，胚胎学是涉及胚胎早期发育和生长的医学分支。

•产科医师：专攻妇女在妊娠、分娩和康复期间护理的医学分支。

•超声科医师/放射科医师：专门从事和（或）解读超声检查的医师。

常用诊断检查

检查类别（每个类别代表多个检查）	何时进行
基因检测	妊娠前或早期妊娠
孕产妇健康状况	妊娠前至早期妊娠
妊娠评估　整个妊娠期	整个妊娠期
胎儿异常检测	妊娠早期或妊娠中期
胎儿成熟	妊娠中期或妊娠晚期，视症状

实验室检查

检查	非妊娠和妊娠水平之间的变化
血红蛋白	轻微下降
血细胞比容	轻微下降
肾—血肌酐	轻微下降
肾—血尿素氮（BUN）	轻微升高
肾—尿糖	升高
肝—ALT、AST	无变化
肝—碱性磷酸酶	增加（高达非妊娠水平的2～4倍）
肝—LDH	轻微升高

影响化学物质

产品标签现在警告酒精和烟草对胎儿构成危险。

第8章

实验室检查介绍

TIANA V.CURRY-McCOY, REVA ARNEZ CURRY

目标

- 解释实验室检查的作用及正常值范围。
- 将患者的检查结果值与实验室的正常值、高值和低值进行对比。
- 列出获取实验室样本的方法。
- 描述质量控制在实验室检查中的重要性。
- 讨论多规则质控方法（Westgard）的目的。

关键词

丙氨酸转氨酶（ALT）——肝中含量很高的物质。

淀粉酶——消化碳水化合物，在唾液腺和胰腺中产生。

天冬氨酸转氨酶（AST）——以前称为血清谷氨酸草酰乙酸转氨酶。AST存在于大脑、肾、肌肉、心脏和肝中。

胆红素——一种红色胆汁色素，是网织内皮肝细胞降解血红素的副产物。

血尿素氮（BUN）——蛋白质分解的副产物。

胆固醇——一种柔软的蜡状物质，存在于身体的所有部位，是正常身体功能所必需的。

肌酐——肌肉中肌酸分解的最终产物。肌酐存在于尿液、肌肉和血液中。

肌酸磷酸激酶（CPK）——在肌肉组织（心脏、大脑和骨骼）中发现的一种酶。

葡萄糖——身体消耗能量的主要代谢物；通过尿液排出体外。

血细胞比容——血液中红细胞的体积百分比。

人绒毛膜促性腺激素（hCG）——一种激素，常通过血液或尿液检测以确认是否妊娠；它可以在月经推迟10天检测到。

乳酸脱氢酶（LD）——当细胞受损或被破坏时会将乳酸脱氢酶释放到血液。因此，它可以作为组织损伤的指标和疾病的标志。

脂肪酶——一种帮助吸收体内脂肪，从胰腺释放到小肠的酶。

前列腺特异性抗原（PSA）——前列腺细胞产生的一种蛋白质；可用于检测男性前列腺癌。

凝血酶原——凝血因子，凝血酶原是凝血酶的前体，是形成正常血凝块所必需的。

四重筛查测试或"四联筛查"——妊娠第 15 ~ 22 周进行的血液检测，以筛查某些出生缺陷。

质量控制（QC）——应用一个标准评定实验室的设备是否正常运行，以及设备测值是否正常的过程。

促甲状腺激素（TSH）——由脑垂体产生。TSH使甲状腺产生和释放三碘甲腺原氨酸（T_3）和甲状腺素（T_4）。

Westgard规则——通用计算规则，旨在确定分析运行是否在控制范围内；有助于确定样本在当前条件下是否可行（样本可能需要稀释、丢弃、并重新获取等）。

实验室检测的机构监督

美国有许多卫生保健机构、人员和设施，其共同目的是确保对实验室检查数据的获取、评估和质量控制进行适当的监督。卫生保健财政管理局有责任确保对美国的医学实验室检测进行监管。临床实验室的质量控制（QC）由大量设备维护和测试组成，以确保实验室检查结果正确且设备在参数限制内正常运行。监督实验室质量控制的临床实验室改进修正案(CLIA)由临床标准和质量中心对美国约244 000个实验室强制执行。实验室方法、技术和设备均采用质量控制方法标准化，以确保患者在诊断过程中的安全。

协助实验室实施CLIA的主要机构是实验室认证委员会、联合委员会（TJC）和美国病理学家实验室认证计划协会（CAP-LAP）。CLIA标准是国际标准化组织（ISO）的一部分。这些机构的认证和监督是通过各种技术来实现的，例如自行检查、定期质量控制抽样、报告和检查。该法规保障了医务人员和患者能够得到准确的实验室结果，研究结果可以对比、医疗记录和检验结果可以传输和信任。参阅表8.1了解机构的定义及它们如何协同工作以确保质量控制和标准化。

实验室值的质量控制

Westgard规则是一种数学计算以建立控制范围。Levey-Jennings图（图8.1）是一种常用的质量控制工具，用于确定一段时间内标准是否在设定的控制范围内。如果标准超出控制范围，则可以检测到精度误差。有关控制范围和Westgard规则的完整说明，请访问www.westgard.com。可以通过质量控制发现分析变化。Westgard规则为所有分析方法建立了变异的统计范围，评估质量控制，并允许通过采取措施纠正错误，然后重新分析控制和患者样本。

实验室对监测新设备或新控制批次的时间有标准，以验证读数是否保持在可接受的范围内。CLIA和CAP-LAP等机构除了日常质量控制外，还要求实验室参与外部能力测试。能力测试可以让这些机构与全国各地的实验室相比较。在能力测试过程中，从该机构接收未知样本，使用与患者样本相同的方式进行测试并将结果报告给该机构。所有参与测试的实验室结果均由该机构汇总，将性能报告发送回参与测试的实验室。使用相同方法的实验室按样品定义的性能标准进行分级。

实验室制定了许多规则、法规和标准以提供最佳的患者护理。在患者样本中检测到的结果，结合超声技师的超声图像，有助于医师诊断和治疗。以下是获取患者样本的一些主要方法，以及实验室检查参考值范围，在人体系统中非常重要。注意：本章节参考值范围可能与其他章节中列出的范围略有不同，因为不同实验室和机构的实验室参考值可能会有所不同。本章提供的信息旨在对本书其他章节中列出的主要临床实验室值进行扩展回顾。

实验室值

实验室值如标题那样，提供有关患者能够或无法用语言描述的症状的详细信息。超声图像通过提供图像和细节，帮助超声医师和临床医师做出鉴别诊断和最佳治疗计划。本章后面的图表显示了实验室值、与该值相关的主要器官、值的范围以及低值或高值的含义（表8.2～表8.20）。

表8.1	与实验室检查获取和质量控制相关的机构
临床标准和质量中心（CCSQ）	医疗保险和医疗补助服务中心（CMS）中负责实施临床实验室改进修正案（CLIAs）和政策；质量、临床和医学问题；以及审查和认证计划的部门
医疗保险和医疗补助服务中心（CMS）	设在美国卫生与公众服务部的联邦机构；负责实施CLIAs
临床实验室改进修正案（CLIA）	用于通过实验室质检来管理美国的人体实验室测试；管理着约244 000个实验室
美国病理学家实验室认证协会（CAP-LAP）	用于确保实验室达到或超过实验室质量要求的自愿认证计划；管理着约7000个实验室
实验室认证委员会（COLA）	对约8000个实验室进行认证和协助他们符合和遵守CLIA标准的独立组织
医疗保健财政管理局（HCFA）	使用CLIAs来管理美国所有医学实验室检测的管理机构
国际标准化组织（ISO）	由163个成员国组成的义务机构，是非政府机构，旨在确保产品、服务和系统具有国际安全性、质量和效率
联合委员会（TJC）	独立检查实验室、医院和卫生组织；认证了超过20 500个医疗保健计划、组织和设施

表8.2	胆红素参考值	
样本	**正常值**	**升高的意义**
尿液	无（正常不应在尿液中出现）	肝或胆囊肿瘤 胆道结石 胆道疾病 肝病 肝炎 肝硬化 溶血性贫血
血液（新生儿）	340 μmol/L	黄疸 神经系统缺陷 癫痫发作 眼球运动和反射异常
血液（成人）		
直接（结合胆红素） 总胆红素	0～0.3 mg/dl 0.3～1.9 mg/dl	黄疸 溶血性贫血 输血反应 胎儿红细胞增多症 Gilbert综合征 Rotor综合征 肝病 肝炎 肝硬化 药物干扰（药物或化学） 胆囊结石 胰腺癌或胆囊癌 胆道狭窄 Crigler-Najjar综合征 Dubin-Johnson综合征 胆总管结石

注：1 mg/dl = 17.1 μmol/L

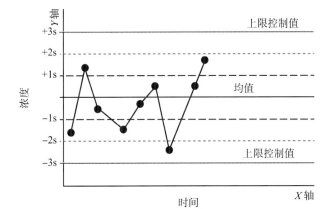

图8.1　Levey-Jennings图

实验室值：胆红素

主要器官：肝、胆囊

胆红素是一种红色色素，是网状内皮肝细胞降解血红素的副产物。可以通过两种方法检测胆红素。第一种方法是静脉穿刺检测血液样本。为了准备这项检测，患者在检测前至少4小时内不应进食或饮水。医务人员将指导患者使用可能会干扰检测结果的药物。第二种方法

是用收集袋进行尿检。有关干扰药物的说明也适用于这种检测方法。这两种检测方式都可用于诊断肝胆疾病。

实验室值：丙氨酸转氨酶（ALT）和天冬氨酸转氨酶（AST）

主要器官：肝、胰腺

丙氨酸转氨酶（ALT）以前称为血清谷丙转氨酶（SGPT）。天冬氨酸转氨酶（AST）以前称为血清谷草

表8.3　ALT，AST，ALP，总蛋白水平			
血液样本	正常值	降低的意义	升高的意义
ALT	10 ～ 40 U/L		肝炎 肝硬化 肝坏死 血色素沉着症 肝肿瘤 / 癌症 肝缺血 单核细胞增多症 胰腺炎 肝毒性药物 甲型病毒性肝炎
AST	10 ～ 34 U/L		心脏病发作 肌肉创伤 / 疾病 肝炎 肝硬化 肝坏死 血色素沉着症 肝肿瘤 / 癌症 肝缺血 单核细胞增多症 胰腺炎 肝毒性药物 甲型病毒性肝炎
ALP	44 ～ 147 U/L	蛋白质缺乏 营养不良 Wilson病 低磷血症	佝偻病 结节病 白血病 淋巴瘤 Paget病 肝炎 成骨细胞肿瘤 骨软化症 胆道梗阻 甲状旁腺功能亢进 O型或B型血 进食高脂食物 胰腺炎 肾癌 胆结石
总蛋白	6 ～ 8.3 g/dl	出血 大面积烧伤 低丙种球蛋白血症 肾小球肾炎 肝脏疾病 吸收不良 营养不良 蛋白质丢失性肠病 肾病综合征	妊娠 慢性炎症 HIV 乙型肝炎 丙型肝炎 Waldenström病 多发性骨髓瘤

转氨酶（SGOT）。然而，大多数实验室将结果显示为 ALT 和 AST。AST 存在于大脑、肾、肌肉、胰腺、心和肝中。ALT 通常在肝中浓度很高，因此，当血液中 ALT 水平升高时，就表明存在特定的肝损伤。这些水平通常在一套化验中进行，并与总蛋白、胆红素和碱性磷酸酶（ALP）进行比较。总蛋白是血液液体部分白蛋白和球蛋白的测量值。ALP 存在于体内所有组织中，但在肝、骨骼和胆管中水平很高。AST 可以直接与 ALT 进行比较，得出 AST/ALT 比率。所有上述测试的样本都可以通过静脉穿刺采集，并可用于确定是否存在肝损伤。这些蛋白的正常范围会随着年龄、妊娠和性别而变化。这些蛋白水平升高可能表明患者酗酒，可能会导致肝损伤。

实验室值：胆固醇和甘油三酯

主要器官：肝、心脏

胆固醇——一种柔软的蜡状物质，存在于身体的各个部位，是身体正常功能所必需的。胆固醇有 3 种主要类型：低密度脂蛋白（LDL；坏）、高密度脂蛋白（HDL；好）和极低密度脂蛋白（VLDL；坏）。胆固醇通过血液将脂质（甘油三酯和其他脂肪）运送到肝。可以进行血液检测以测量胆固醇和甘油三酯水平。

表8.4 胆固醇和甘油三酯水平

测量项目	数值	水平	备注
总胆固醇	<200mg/dl	好	
	200～239mg/dl	中度增高	
	≥240mg/dl	高	
LDL	<100mg/dl	对心脏病史有益	高水平与心血管
	100～129mg/dl	好	疾病有关
	130～159mg/dl	中度增高	
	160～189mg/dl	高	
	≥190mg/dl	极高	
HDL			将脂质运到肝脏
男性	<40mg/dl	不好	
女性	<50mg/dl	不好	
男性	40～49mg/dl	好	
女性	50～59mg/dl	好	
	≥60mg/dl	极好	
VLDL	5～40mg/dl	正常	有助于胆固醇附着在动脉壁上
甘油三酯	<50mg/dl	好	高水平与冠状动脉疾病有关
	150～199mg/dl	中等增高	
	200～499mg/dl	高	
	≥500mg/dl	极高	

实验室值：血尿素氮（BUN）

主要器官：肝、肾

血尿素氮（BUN）检测血液中的尿素氮。当蛋白质分解时形成尿素氮。可以通过静脉穿刺测量血液中的尿素氮。许多药物会干扰该检测，在进行检测之前应咨询医师。

表8.5 血尿素氮水平

样本	正常值	降低的意义	升高的意义
血液	6～20mg/dl	肝衰竭	胃肠道出血
		低膳食蛋白质	肾衰竭或疾病
		水中毒	休克
		营养不良	尿路梗阻
			低血容量
			胃肠道蛋白水平过高
			心脏病发作
			充血性心力衰竭

实验室值：肌酐

主要器官：肾

当肌肉中的肌酸被分解时，副产物为肌酐。肌酐可以通过收集 24 小时尿液或静脉穿刺抽血来测量。干扰的药物应当咨询医师。

表8.6 肌酐水平

样本	正常值	降低的意义	升高的意义
血液（mg/dl）			
男性	0.7～1.3	肌营养不良	肾脏损伤、衰竭或感染
女性	0.6～1.1	重症肌无力	脱水
			尿路阻塞
			子痫/子痫前期
			横纹肌溶解症
尿液［mg/（kg·d）］			
男性	14～26	重症肌无力	肾脏损伤、衰竭或感染
女性	11～20		肾脏低血流量
			尿路阻塞
			高肉类饮食
			横纹肌溶解症

实验室值：淀粉酶、脂肪酶

主要器官：胰腺

碳水化合物被唾液腺和胰腺中产生的淀粉酶消化。胰腺疾病会导致淀粉酶释放到血液中。通过静脉穿刺或尿液检测淀粉酶水平不稳定。可以通过收集 24 小时尿液或清洁收集尿液进行检测。

脂肪酶是一种帮助吸收体内脂肪，由胰腺释放到小肠的酶。脂肪酶的测定可以通过从静脉抽血来进行。在此检测前患者通常禁食 8 小时，并且必须咨询医师有关药物的影响。

表8.7	淀粉酶和脂肪酶水平		
样本	正常值	降低的意义	升高的意义
淀粉酶			
血液	23 ～ 85 U/L	胰腺癌或损伤 肾病 妊娠毒血症	卵巢癌、肺癌或胰腺癌 急性胰腺炎 肠梗阻 腮腺炎 唾液腺阻塞 胆囊炎 穿孔性溃疡 巨淀粉酶血症 严重肠胃炎 胆囊疾病 胆管或胰腺阻塞 输卵管妊娠破裂
尿液	2.6 ～ 21.2 U/h		卵巢癌、肺癌或胰腺癌 急性胰腺炎 肠梗阻 腮腺炎 唾液腺阻塞 胆囊炎 穿孔性溃疡 饮酒 异位妊娠或输卵管妊娠破裂 盆腔炎 胰管阻塞 胆囊疾病
脂肪酶			
血液	0 ～ 160 U/L	对胰腺脂肪酶生成细胞的永久性损伤 囊性纤维化	乳糜泻 胰腺癌 十二指肠溃疡 肠梗阻 胰腺感染或肿胀 肾病 胆囊炎症 急性胰腺炎

实验室值：葡萄糖

主要器官：胰腺、肝、甲状腺

葡萄糖检测是测量患者样本中的葡萄糖量。葡萄糖检测可以通过静脉穿刺或收集尿液进行。可以通过两种方式进行血糖检测：随机（一天中的任何时间）和禁食（至少禁食8小时以上）。葡萄糖通常不会在尿液中出现。可以通过直接尿液样本（用试纸进行检测）或通过24小时家庭收集尿液进行尿糖检测。尿糖检测通常在妊娠期间作为妊娠糖尿病的指标。葡萄糖试验阳性是糖尿病的指标；然而，空腹血糖检测和葡萄糖耐量检测（GTT）是更好的指标。GTT有两种类型：第一种是静脉葡萄糖耐量试验（IGTT），很少使用，也从未用于诊断糖尿病，但可以用于评估胰岛素释放，从而在糖尿病发病前检测异常。在IGTT中，在将葡萄糖直接注入患者静脉之前、1分钟和3分钟后进行血糖检测。第二种是口服葡萄糖耐量测试（OGTT），包括患者摄入约75g葡萄糖液体饮料。根据医师的要求，在服用前（有时）和服用后每30 ～ 60分钟检测一次血糖水平，持续3小时。一些患者在食用OGTT后感到恶心；如果患者呕吐了液体，他将需要重新进行测试。在进行葡萄糖检测之前，必须将患者服用的所有药物告知医务人员。

实验室值：乳酸脱氢酶（LD）

主要器官：心脏

当细胞受损或被破坏时，会将乳酸脱氢酶（LD）释放到血液中。LD是组织损伤和某些疾病的指标。血液检测LD水平可以帮助确定是否存在贫血、急性或慢性组织损伤、确定或监测癌症及发现严重的感染。体液（脑脊髓液或胸腔积液）中的LD可以指示脑膜炎的存在，并有助于确定损伤或炎症及由于血压异常或血液中蛋白质导致的失衡。LD水平随年龄而变化，不同机器的参考值可能会有所不同。样本取自静脉（通常为手臂上的静脉）或体液，例如腰椎穿刺。

表8.8 葡萄糖水平

样本	数值（mg/dl）	降低的意义	升高的意义
血液			
随机正常	≤125	低血糖	糖尿病
禁食正常	70～99	肾上腺功能不全	胰岛素瘤
禁食糖尿病前期	100～125	严重肝病	高胰岛素或糖尿病药物
禁食糖尿病	≥126	胰岛素过量	库欣综合征
		过量饮酒	胰腺炎
		垂体功能减退	胰腺癌
		甲状腺功能减退	慢性肾衰竭
		胰岛素瘤	肢端肥大症
		饥饿	甲状腺功能亢进
		甲状腺功能减低	
		食物摄入低	
		肾病	
尿液			
正常	0～15	正常	糖尿病
			肾性糖尿病
			妊娠糖尿病
OGTT			
禁食正常			糖尿病前期
非禁食	60～100		妊娠糖尿病
1小时正常	＜200		糖尿病
2小时正常	＜140		库欣综合征
2小时糖尿病前期	140～200		胰腺损伤
2小时糖尿病	≥200		肾衰竭

注：OGTT.口服葡萄糖耐量试验

表8.9 乳酸脱氢酶水平

样本	数值（U/L）	升高的意义
血清		
1～3岁	160～370	心肌梗死
4～17岁	105～370	肺栓塞
成人	122～222	白血病
		缺氧
		肝病或肾病
		严重休克
		霍奇金病
血液		
新生儿	160～450	败血症
婴儿	100～250	急性肾病或肝病
儿童	60～170	急性肌肉损伤
成人	100～190	胰腺炎
		骨折
		癌症
		贫血
		感染（HIV、脑膜炎、脑炎）
脑脊液		
新生儿	≤70	皮质-纹体-脊髓变性病
成人	≤40	细菌性脑膜炎
		神经性梅毒
		肿瘤

实验室值：肌酸激酶（CPK）

主要器官：心脏、大脑、骨骼

肌酸激酶（CPK）是一种存在于肌肉组织（心脏、大脑和骨骼）中的酶。其水平可以通过静脉穿刺获得的血液样本来检测。CPK有3种亚型（BB脑型、MM肌型和MB肌/脑型），可以帮助诊断机体损伤。应当向医师咨询可能干扰测量的药物或治疗。

表8.10 肌酸激酶水平			
亚型	数值（μg/L）	部位	升高的意义
CPK-1 或 CPK-BB（脑型）		大脑	癌症
		肺	休克
			脑出血
			癫痫发作
			肺梗死
			电休克疗法
CPK-2 或 CPK-MB（肌/脑型）		心脏	心肌炎
			心脏除颤
			电击伤
			心脏损伤或手术
CPK-3 或 CPK-MM（肌型）		骨骼肌	肌炎
			挤压伤
			横纹肌溶解症
			癫痫发作
			手术
			剧烈运动
			肌电图
总CPK	10～120		

注：CPK.肌酸激酶

实验室值：前列腺特异性抗原（PSA）

主要器官：前列腺

前列腺细胞产生一种称为前列腺特异性抗原（PSA）的蛋白质。PSA可以通过静脉穿刺获得的血样来检测男性前列腺癌。PSA筛查通常用于在50～75岁且没有前列腺癌危险因素的男性。对于有家族史或非裔美国人的男性，PSA筛查开始于40～45岁。PSA水平可能因年龄而异，并且在前列腺检查后略有变化。

表8.11 前列腺特异性抗原水平		
年龄	血液样本值	升高的意义
正常	4 ng/ml	前列腺炎
≥50岁	2.5 ng/ml	前列腺增大
		前列腺癌
		尿路感染
		近期行膀胱镜检查或前列腺活检
		近期用膀胱导尿管

实验室值：雌激素

主要器官：女性器官和男性器官

雌激素检测可以测量雌激素的3种成分：E_1（雌酮）、E_2（雌二醇）和E_3（雌三醇）。每个测量可用于不同的诊断。在男性和女性中都可以检测到E_1和E_2水平。E_2水平在月经周期可能会有所不同。游离的E_3（uE_3）可用作妊娠异常的标志物。雌激素水平因性别和年龄而异。该检测通过抽静脉血进行。

实验室值：人绒毛膜促性腺激素（hCG）

主要关注点：妊娠

人绒毛膜促性腺激素（hCG）用于检测妊娠，最早可在受孕后10天通过血液或尿液检测确定。尿液检测可以通过直接收集在容器中进行。通过静脉穿刺进行的血液检查可以定性（hCG的存在）或定量（hCG的量）测量。该测试还可以确定胎龄，帮助诊断异常妊娠，并提示睾丸或卵巢的妊娠滋养细胞疾病。hCG水平在妊娠早期迅速上升，然后缓慢下降。hCG水平应在妊娠初期每48小时翻1倍。hCG水平也可用于诊断。

实验室值：甲胎蛋白（AFP）

主要关注点：妊娠

甲胎蛋白（AFP）在发育中的胎儿的卵黄囊和肝中产生。AFP用于胎儿出生缺陷的四联筛查来寻找是否有胎儿出生缺陷。AFP水平通过静脉穿刺获取。四联筛查是一种血液检测，包括AFP、hCG、uE_3和抑制素A（胎盘释放的一种激素）；该测试在妊娠15～22周进行。AFP水平还可用于诊断肝癌、卵巢癌、睾丸癌、胃癌、结肠癌、肺癌、乳腺癌和淋巴瘤。在肝硬化和肝炎的情况下也可以观察到AFP水平升高。

实验室值：促甲状腺激素（TSH）、T_3、T_4

主要器官：甲状腺和甲状旁腺

促甲状腺激素（TSH）由垂体产生（促甲状腺激素控制甲状腺产生T_4的量。血液中的TSH由T_4量调节。T_4水平过低，垂体将释放TSH以产生更多T_4；当T_4达到一定水平时，TSH将停止产生）。TSH使甲状腺产生和释放三碘甲状腺原氨酸（T_3）和甲状腺素（T_4）。静脉穿刺可同时测量TSH、T_3和T_4。应向医师咨询可能会干扰该检测的药物。妊娠期间的正常范围可能会有所不同。

实验室值：血细胞比容和凝血酶原

主要关注点：血液和重要器官

血细胞比容值是离心血样中浓缩红细胞体积的比率，以百分比表示。患者的血样通过自动机器（基于血红蛋白量和红细胞平均体积的计算）或手动离心血样（血浆与离心在底部的红细胞分离）进行采集和测量。血细胞比容水平随年龄而变化，成人中因性别而异。参考值可能会因实验室对样品的检测而略有不同。

表8.12 雌激素水平

类型，性别	数值	降低的意义	升高的意义
E_1			
成年男性	10 ～ 60 pg/ml		青春期延迟
			睾丸或肾上腺癌
			男子女性型乳房
			肝硬化
			甲状腺功能亢进
女性		Turner综合征	青春期早期
绝经前	17 ～ 200 pg/ml	多囊卵巢综合征	卵巢或肾上腺肿瘤
绝经后	7 ～ 40 pg/ml	厌食症	肝硬化
		垂体功能减退	甲状腺功能亢进
		性腺功能减退	
		极度运动耐力	
		Stein-Leventhal综合征	
E_2			
成年男性	10 ～ 50 pg/ml		男子女性型乳房
			Klinefelter综合征
女性		Turner综合征	青春期早期
绝经前	30 ～ 400 pg/ml	绝经	闭经
绝经后	0 ～ 30 pg/ml	多囊卵巢综合征	卵巢
		厌食症	功能减退
		垂体功能减退	快速减肥
		性腺功能减退	低体脂
		极度运动耐力	
		Stein-Leventhal综合征	
E_3			
妊娠女性	10 ～ 100 nM	子痫	
		后代患有唐氏综合征	
		妊娠失败	
非妊娠女性	＜ 7 nM		
uE_3			
男性	＜ 0.07 ng/ml		
女性	＜ 0.08 ng/ml		
妊娠期间		＜胎龄中位数的0.3倍	＞ 2.1 ng/ml
		胎儿终止	胎儿先天性肾上腺增生
		芳香酶缺乏症	待产
		1或2个胎儿肾上腺功能不全	
		Smith-Lemli-Opitz综合征	
		X联锁鱼鳞病	

表8.13 人绒毛膜促性腺激素水平

值	异常升高和（或）降低的意义	升高的意义
＜ 25 ～ 50 mU/ml将导致妊娠检测结果阴性	流产	妊娠
	输卵管妊娠	1个以上胎儿
	胎儿死亡	子宫或卵巢癌
	异位妊娠	子宫葡萄胎
	部分流产	睾丸癌
		妊娠滋养细胞疾病

表8.14 甲胎蛋白水平

检测对象	数值	降低的意义	升高的意义
男性和非妊娠女性	40 μg/L		
妊娠0~32周	0.2~250 ng/ml	Down综合征 Edward综合征	1个以上胎儿 无脑畸形 流产 脊柱裂 Turner综合征 法洛四联症 十二指肠闭锁 非妊娠期女性、男性肝炎及肝硬化

表8.15 甲状腺激素水平

激素	正常值	降低的意义	升高的意义
THS	0.4~4 mU/L	Graves病 高碘水平 毒性结节性甲状腺肿 甲状腺功能亢进 继发性甲状腺功能亢进	甲状腺功能减退
T_3	100~200 ng/dl	甲状腺炎 饥饿 甲状腺功能减退 短期或长期疾病	Graves病 肝脏疾病 毒性结节性甲状腺肿 甲状腺毒症 药物或补充剂 妊娠 避孕药 雌激素
T_4	4.5~11.2 μg/dl	营养不良 禁食 疾病 药物 甲状腺功能减退 继发性甲状腺功能亢进	Graves病 滋养细胞疾病 毒性多结节性甲状腺肿 生殖细胞肿瘤 碘诱发的甲状腺功能亢进 亚急性甲状腺炎 高甲状腺激素药物 妊娠 避孕药 雌激素 肝脏疾病 遗传疾病 甲状腺功能亢进

表8.16 血细胞比容水平

检测对象	正常值	降低的意义	升高的意义
年龄范围		贫血或镰状细胞贫血	长期吸烟
新生儿	45%~68%	失血	生活在高海拔地区
婴儿	30%~49%	营养不足	红细胞增多
性别		结肠癌/白血病	缺氧
成年男性	41%~54%	肾衰竭	红细胞增多症
成年女性	36%~46%	过度水合	脱水 真性红细胞增多症 肿瘤 肺纤维化 促红细胞生成素滥用

凝血因子：凝血酶原是凝血酶的前体，凝血酶是血液正常凝结所必需的。血浆形成血凝块所用的时间称为凝血酶原时间（PT）。凝血酶原试验也可以用国际标准化比率（INR）表示，根据该比值，凝血酶原检测是标准化的。该化验通过静脉穿刺和向血液样本中添加化学物质来测量凝血时间。通常用于监测患者服用血液稀释药物时的凝血水平，从而确定肝功能，并检测异常出血。以同样的方式还可以获得类似测量值，即部分凝血活酶时间（PTT）；它决定了血液中凝血蛋白或凝血因子的水平，通常与PT检测一起进行。医疗人员应了解患者服用的药物，尤其是华法林，并建议患者如何准备该化验。

实验室值：血细胞计数和红细胞沉降率

主要关注点：血液

可以对患者进行多种类型的血细胞计数：全血细胞（CBC）计数、红细胞（RBC）计数和白细胞（WBC）计数。CBC计数测量总血红蛋白、血细胞比容、血小板、WBC和RBC，还提供平均红细胞体积（MCV）、平均红细胞血红蛋白（MCH）和平均红细胞血红蛋白浓度（MCHC）。CBC计数用于诊断感染和过敏，检测血液和凝血障碍，并评估红细胞的产生/破坏。红细胞测量一个人的红细胞数量，用于诊断贫血、骨髓瘢痕、白细胞癌、损害血管的肾脏疾病和红细胞过早分解。白细胞用于检测感染或过敏，是对嗜碱性粒细胞、嗜酸性粒细胞、淋巴细胞、单核细胞和中性粒细胞的总测量。所有

这些计数都是通过静脉穿刺测量的。

红细胞沉降率（ESR）是衡量身体炎症的指标。当患者出现不明原因的发热、肌肉症状、特定关节炎和其他不明确的症状时，通过静脉穿刺进行该检测。该检测还可用于监测癌症、骨感染、自身免疫病、组织死亡、关节僵硬、贫血、头痛、体重减轻和其他不明症状及炎症疾病。

总结

本章重点介绍了实验室的质量控制措施，并回顾了一些对超声检查具有重要意义的实验室值。表8.20提供了与每个器官相关的实验室检测的参考。此处回顾的实验室值仅提供给医师进行诊断的全部检测的一部分。虽然实验室值升高或降低可能表明存在问题，但超声图像可能会显示异常的确切位置和严重程度。实验室值和图像相互结合可以协助诊断和治疗，从而可能避免有创检测。

想象每个患者都是一本书。患者与叙述者一起讲述他们的故事（他们自己、家人或咨询医师）。然而，一些患者可能无法进行有效叙述，因此医师可能会遗漏一些重要的细节。实验室值就像标题一样，通过提供患者能够或可能无法用语言表达的症状的详细信息来帮助提供有效的叙述。通过了解适当的实验室值及它们是否在正常或异常范围，可以指导超声医师重点关注哪些区域来得到最可能有助于鉴别诊断的有效图像。

表8.17	凝血酶原水平		
类型	正常值	INR＞1，无华法林	升高或降低伴有华法林
PT	11～13.5秒 或0.8～1.1 INR 应用华法林药物 2～3 INR	维生素K含量低 肝脏疾病 出血性疾病 弥散性血管内凝血	饮酒 错误的药物剂量 非处方药干扰 食物并发症
PTT	正常值25～35秒 血液稀释药物2.5×正常值范围	异常值（太长） 甲型或乙型血友病 因子XII或因子XI缺乏 肝病 狼疮抗凝剂 低纤维蛋白原血症 吸收不良 维生素K缺乏 弥散性血管内凝血 Von Willebrand病	

注：PT.凝血酶原时间；PTT.部分凝血活酶时间

表8.18　血细胞计数

类型	正常值	降低的意义	升高的意义
CBC	RBC：见下文 WBC：见下文 血细胞比容 　男性40%～50% 　女性36%～44% 血红蛋白 　男性13.8～17.2 g/dl 　女性12～15 g/dl MCV 80～95 fL MCH 27～31 pg MCHC 32～36 g/dl	RBC：见下文 WBC：见下文 血红蛋白贫血 失血	RBC：见下文 WBC：见下文
RBC	女性（4.2～5.4）×10^{12}/L 男性（4.7～6.1）×10^{12}/L	出血 贫血 白血病 营养不良 多发性骨髓瘤 过度水合 妊娠 红细胞溶血 骨髓衰竭 特殊药物 营养缺乏 促红细胞生成素缺乏	吸烟 先天性心脏病 肺源性心脏病 脱水 缺氧 肺纤维化 真性红细胞增多症 肾肿瘤 特殊药物
WBC	4500～10 000/μl	白细胞减少，白细胞＜4500/μl，中性粒细胞 　＜1700/μl 骨髓衰竭、缺乏或癌症 肝脏或脾脏疾病 自身免疫病 细菌感染 病毒性疾病 抗癌药物或辐射	软组织挫伤 白血病 精神或身体压力 吸烟 过敏 炎症性疾病 特殊药物或治疗 脾切除术

表8.19　红细胞沉降率

检测对象	正常值 （ml/h）	降低的意义	升高的意义
新生儿	0～2	低纤维蛋白原血症	肾脏疾病
儿童	3～13	白血病	妊娠
女性＜50岁	＜20	红细胞增多症	贫血
女性＞50岁	＜30	镰状细胞贫血	癌症
男性＜50岁	＜15	肝脏或肾脏疾病导致低血浆蛋白	甲状腺疾病
男性＞50岁	＜20	充血性心力衰竭	自身免疫性疾病
		高黏血症	全身感染
			风湿热
			结核
			骨感染
			皮肤感染
			心脏或心脏瓣膜感染
			坏死性血管炎
			巨球蛋白血症
			高纤维蛋白原血症
			过敏性血管炎
			巨细胞动脉炎
			多肌痛

表8.20 总结

器官	实验室检测
腹主动脉	血细胞比容
新生儿颅脑	
肝	胆红素
	ALT
胰腺	AST
	ALP
	总蛋白水平
肝	LDL
心脏	HDL
	VLDL
	总蛋白
肝	BUN
肾	肌酐
胰腺	淀粉酶
	脂肪酶
	葡萄糖
心脏	LD
	CPK
男性盆腔	PSA
女性盆腔	雌激素（E_1，E_2，E_3）
产科	hCG
	AFP
甲状腺	THS
甲状旁腺	T_3
	T_4

注：AFP.甲胎蛋白；ALP.碱性磷酸酶；ALT.丙氨酸转氨酶；AST.天冬氨酸转氨酶；CPK.肌酸激酶；hCG.人绒毛膜促性腺激素；HDL.高密度脂蛋白；LD.乳酸脱氢酶；LDL.低密度脂蛋白；PSA.前列腺特异性抗原；VLDL.极低密度脂蛋白；THS.促甲状腺激素

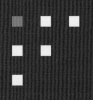

第3部分
腹部超声

第9章

腹主动脉

MYKA BUSSEY-CAMPBELL，REVA ARNEZ CURRY

目标

- 描述腹主动脉正常的位置、走行和管径。
- 描述动脉的分层（大体解剖学）。
- 描述腹主动脉分支的位置和供血器官。

- 讨论腹主动脉的功能。
- 描述腹主动脉及其分支的超声表现。
- 描述相关的实验室检查和诊断检查。

关键词

血管紧张素Ⅱ——出血时释放的一种激素，使血管收缩并帮助维持血压。

主动脉——一种腹膜后管状结构，从心脏出发向下延伸至脊柱稍左侧，穿过胸部和腹部，分叉为髂总动脉。沿途主动脉发出多个分支，为身体结构提供富氧的血液。

腹腔动脉（CA）——腹主动脉前方分支。位于肠系膜上动脉上方几厘米处或共同起自腹主动脉，也称为腹腔干。分支有胃左动脉（LGA）、脾动脉（SPA）和肝总动脉（CHA）。

肝总动脉（CHA）——腹腔动脉分支。水平走向右侧并分叉成胃十二指肠动脉（GDA）和肝固有动脉（PHA）。

髂总动脉——腹主动脉分为左、右髂总动脉。供应盆腔和下肢血液。

胃十二指肠动脉（GDA）——肝总动脉分支。向下走行。通过胃网膜右动脉供应胃大弯右侧，通过胰十二指肠动脉上前支和上后支供应胰十二指肠区域血液。

性腺动脉——腹主动脉前分支，位于肾动脉下方。向下走行。供应各自器官的血液。

肠系膜下动脉（IMA）——腹主动脉前分支。位于肠系膜上动脉和肾动脉的下方，向前下方走行。分为几支小动脉供应横结肠、降结肠和直肠血液。

胃左动脉（LGA）——腹腔动脉分支。向左上侧走行。供应胃小弯左侧的血液，最终与胃右动脉吻合。

肝固有动脉（PHA）——肝总动脉分支。向右上侧走行。通过右、中和左肝动脉供应肝血液。

肾动脉——双侧腹主动脉分支，位于SMA起点几厘米处。水平走行到每侧肾。

肾素——出血时由肾脏释放。作用于血管紧张素Ⅱ，使血管收缩，从而维持血压。

脾动脉（SPA）——腹腔动脉分支。水平向左走行，稍向上倾斜。供应脾脏、胰腺和胃大弯左侧血液。

肠系膜上动脉（SMA）——腹主动脉前支。位于腹腔动脉下方几厘米内。向前下方走行。分为几条动脉，供应小肠和升结肠的最大部分及横结肠的一部分血液。胰十二指肠前下动脉和胰十二指肠后下动脉起自于SMA，为胰头和十二指肠区域供血。

正常测量值	
解剖	数值
近端腹主动脉	2 cm
远端腹主动脉	1.5 cm
髂总动脉	0.8～1.0 cm

虽然全身血管都很重要，但主动脉尤其重要，因为血液必须通过腹主动脉或某些分支才能流到腹部器官和下肢。腹主动脉输送大量的血液，是腹部两条大血管之一，另一条是下腔静脉。

动脉血管系统很复杂。超声技师应熟悉其解剖、生理学、超声表现和相关检查，以确保患者能得到最好的护理。

位置

主动脉是腹膜后结构，沿脊柱左侧从上向下走行（表9.1）。该管状结构起自于左心室流出道，沿着一个拐杖形状的环向下进入胸腔。这一部分（称为胸主动脉）在腹部超声检查时无法显示。当主动脉穿过膈肌后上部分的主动脉裂孔向后走行，称为腹主动脉（AO）。主动脉继续向下走行，发出几个分支，大部分可以被超

肾上腺动脉——双侧腹主动脉分支。在腹腔动脉和肠系膜上动脉之间的位置水平走向每侧肾上腺。

声显示。AO在脐水平（图9.1）脊柱稍左侧分叉为髂总动脉。腹主动脉位于肝左叶、胰体、胃幽门、脾动脉、脾静脉和左肾静脉的后方。背部腰大肌的前面。

AO有许多分支（图9.2，图9.3）。这些血管的起始和走行常有变异；因此只讨论最常见的分支。

主动脉向后穿过膈肌之后，膈下动脉从主动脉的前外侧发出，向上走行，供应膈肌下面的血液。在大致相同的水平，腹腔干从主动脉前方发出。腹腔干通常小于1 cm，进一步分支为胃左动脉（LGA）、脾动脉（SPA）和肝总动脉（CHA）。腹腔干及其分支是供应腹腔器官、胃、十二指肠的最重要的血管。

● 胃左动脉（LGA）向前走行然后转向左侧。然后折回供应胃小弯的左侧，并最终与胃右动脉吻合。

● 脾动脉（SPA）供应脾脏、胰腺和胃大弯的左侧，水平向左走行，略向上倾斜。胰腺主要通过脾动脉分支：胰主动脉、胰背动脉、胰尾动脉和胃大动脉供血。胃大弯左侧由胃网膜左动脉供血，为脾动脉远端分支。

● 肝总动脉（CHA）水平向右走行并分支成胃十二指肠动脉（GDA）和肝固有动脉（PHA）。

● 胃十二指肠动脉（GDA）向下走行，通过胃网膜右动脉供应胃大弯右侧血液，通过胰腺十二指肠上前

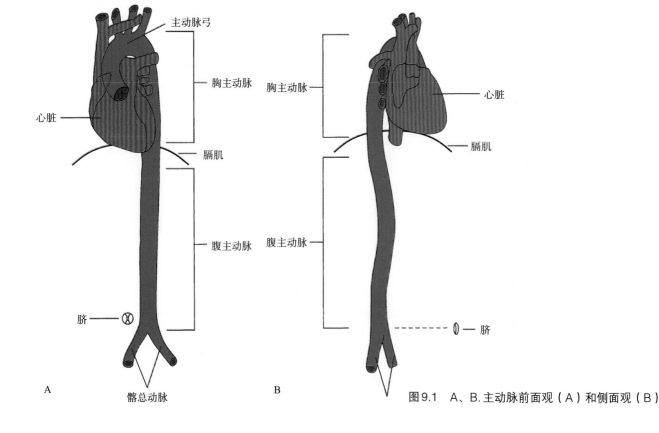

图9.1 A、B.主动脉前面观（A）和侧面观（B）

表9.1　主动脉及其分支超声成像常见显示的位置

	主动脉（可以迂曲）	腹腔动脉	胃左动脉（常迂曲）	脾动脉（迂曲）
位于...的前方	脊柱、腰大肌	主动脉	腹腔干、脾动脉、CHA	腹腔干、胰尾、肾上极
位于...的后方	左肾静脉、SMA、脾静脉、胰体/尾、腹腔动脉、脾动脉、CHA、胃左动脉、十二指肠下段、胃、腹膜、肝、膈肌（近端腹主动脉）	胃左动脉、腹膜、肝	肝、腹膜	肝、胃、胃左动脉、腹膜
位于...的上方		SMA、胰体、脾静脉	腹腔干、脾动脉、SMA	胰体、脾静脉、SMA
位于...的下方	膈肌	膈肌、EGJ	膈肌、腹腔干、脾动脉、CHA	膈肌
位于...的内侧	脾动脉、左肾动脉、左肾、左侧输尿管、左肾上腺、胰尾、十二指肠升段、左膈脚	脾动脉、胃贲门部		脾
位于...的左侧	脊柱、IVC、右肾动脉、右肾、右侧肾上腺、右膈脚、CHA、PHA、GDA	肝尾状叶、CHA	腹腔干	腹腔动脉、胃左动脉、CHA、主动脉
位于...的右侧			腹腔干	

	肝总动脉	肝固有动脉	胃十二指肠动脉	肠系膜上动脉
位于...的前方	腹腔干、IVC	门静脉	IVC、CBD、胰颈/头	主动脉、左肾静脉
位于...的后方	肝、胃左动脉、腹膜	胆总管、腹膜	肝、腹膜	脾静脉、胰体、肝、SMV、腹膜
位于...的上方	胰颈/头、SMA	GDA		肾动脉、肾静脉、髂总静脉、髂总动脉
位于...的下方		右侧或左侧肝动脉、肝门	PHA	膈肌、腹腔动脉、脾动脉、胃左动脉
位于...的内侧	PHA、胆总管、门静脉	胆总管、右侧或左侧肝动脉、肝门、胆囊管	十二指肠	脾静脉、胰尾、左侧输尿管
位于...的左侧				SMA、IMV、PSC、IVC
位于...的右侧	腹腔干、脾动脉	CHA	CHA、SMA、SMV、脾静脉	
	右肾动脉	左肾动脉	右侧髂总动脉	左侧髂总动脉
位于...的前方	右膈脚	左膈脚	右侧髂总静脉、IVC近段、脊柱	左侧髂总静脉、脊柱
位于...的后方	IVC、右肾静脉、腹膜、PSC、胰头/钩突	左肾静脉、腹膜、胰尾、脾静脉	腹膜、小肠、右侧输尿管	腹膜、小肠、左侧输尿管
位于...的上方	髂总动脉、髂总静脉、右侧输尿管	髂总动脉、髂总静脉、左侧输尿管		
位于...的下方	SMA、腹腔干、右侧肾上腺动脉	SMA、腹腔干、左侧肾上腺、脾动脉	SMA、肾动脉和静脉	SMA、肾动脉和静脉
位于...的内侧	右肾	左肾	右侧髂总静脉、IVC近段、腰大肌	腰大肌
位于...的左侧		主动脉、SMA		左侧髂总静脉、右侧髂总动脉、右侧髂总静脉
位于...的右侧	主动脉、SMA		左侧髂总静脉、左侧髂总动脉	

注：CBD.胆总管；CHA.肝总动脉；EGJ.食管胃交界处；GDA.胃十二指肠动脉；IMV.肠系膜下静脉；IVC.下腔静脉；PHA.肝固有动脉；PSC.门-脾静脉汇合；SMA.肠系膜上动脉；SMV.肠系膜上静脉

动脉和上后动脉供应胰腺十二指肠区。

● **肝固有动脉（PHA）** 向右上方走行，通过肝右、中和左动脉为肝供血。肝右动脉分支出胆囊动脉后为胆囊供血。胃右动脉为胃小弯的右侧供血，常起自于肝固有动脉、胃十二指肠动脉或肝总动脉。

下一个主动脉的分支起源各不相同。肾上腺动脉，起自于腹主动脉两侧，水平走向肾上腺。通常起自腹腔干和位于腹腔干下方几厘米的肠系膜上动脉之间。

继续向下，在腹腔干下方几厘米内从主动脉前面分出肠系膜上动脉（SMA）。SMA向前下走行并分出几支动脉为大部分小肠、升结肠和部分横结肠供血。此外，起自于SMA的胰十二指肠前下动脉和胰十二指肠后下动脉，为胰头和十二指肠区域供血。

肠系膜上动脉起始部下方几厘米处，从腹主动脉侧面分支出左右肾动脉。两支肾动脉水平走行并为肾脏供血。右肾动脉较左肾动脉长，因为腹主动脉位于脊柱稍左侧，因此右肾动脉需走行更长的距离才能到达肾。此外，应当注意右肾动脉正常情况下走行在下腔静脉后方和脊柱前方向右肾走行。

在SMA和肾动脉的下方，腹主动脉前表面两侧分出**性腺动脉**，向下走行到相应的器官。左侧性腺动脉起始处常稍高于右侧。男性性腺动脉常称为睾丸动脉，女性性腺动脉常称为卵巢动脉。

肠系膜下动脉（IMA） 是下一个起自于腹主动脉的大分支血管。从腹主动脉前面分出，向前下走行，分为几支小动脉为横结肠、降结肠和直肠供血。

骶正中动脉为骶骨供血，是腹主动脉最下方的分支，随后腹主动脉分叉为髂总动脉，髂总动脉及其分支为盆腔和下肢供血。也要注意4对腰动脉起自于腹主动脉后外侧的两侧，贯穿腹主动脉的整个腰椎区域（图9.2）。

大小

尽管正常的腹主动脉因体型不同而大小各异，成人腹部最上端腹主动脉公认的平均前后径是2cm。向下走行管腔变窄，腹主动脉分为髂总动脉处管径约1.5cm。腹主动脉长约14cm，从主动脉裂孔（约第12胸椎的膈肌开口）开始，向下延伸到第4腰椎。然后主动脉分叉为髂总动脉，其直径为0.8～1.0cm。

腹主动脉在任何水平上管径都不应超过3cm。为减少主动脉前后径检查者之间的测量误差，建议最佳的方法是在纵断面中进行前后测量，而不是在轴向断面测量。为确保结果统一，始终使用这种方法测量此血管。

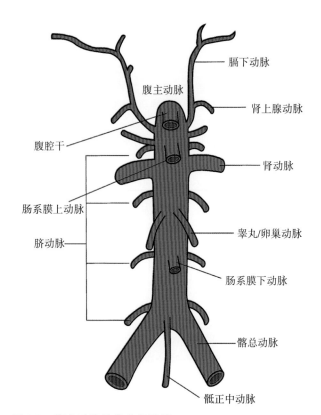

图9.2 腹主动脉的分支起始端

（图标注：膈下动脉、腹主动脉、肾上腺动脉、腹腔干、肾动脉、肠系膜上动脉、睾丸/卵巢动脉、脐动脉、肠系膜下动脉、髂总动脉、骶正中动脉）

大体解剖

和其他血管一样，腹主动脉分为3层：内膜、中膜和外膜。这些层又分别称为内层、中层和外层，厚度各不相同，见图9.4所示。动脉通常有较厚的中膜以提供更大的弹性。

生理学

主动脉及其分支的主要功能是将血液输送到器官和组织，以确保氧合和新陈代谢。尽管其他功能，如维持血压和帮助控制出血等主要由小动脉 - 毛细血管系统负责，但主动脉也参与这些功能。静脉系统能够通过其瓣膜维持血压；但是，动脉系统没有瓣膜。因此，主动脉和大动脉使用不同的机制来保持舒张期的血流。随着心室在收缩期收缩，血液迅速进入主动脉，迫使血管壁扩张。结果，势能储存在血管壁中。当心脏中的主动脉瓣关闭并随之发生舒张时，动脉管壁会反弹以释放储存的势能。管壁反弹迫使血液继续向前流动，从而维持血压。

存在于动脉系统中大多数神经和化学感受器接受各种刺激。许多局部的和系统性的化学和神经活动可以导致血管收缩或舒张。例如，出血时肾释放肾素，作用于血管紧张素Ⅱ，启动血管收缩，通过血管收缩维持血压。进一步，化学 - 体液反应作用于特定的动脉节段导致器官灌注增加或热量消耗。很明显，主动脉及其分支

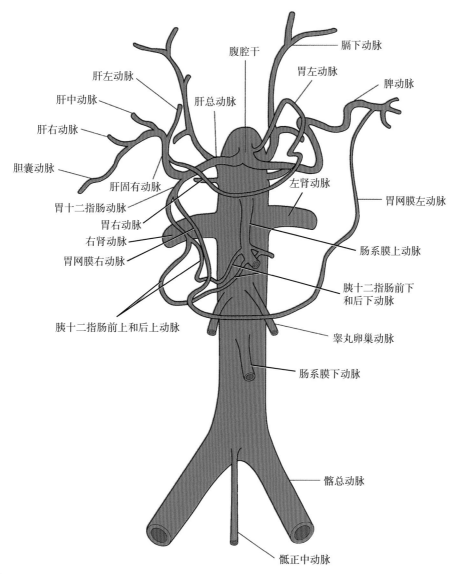

图9.3　腹主动脉及其分支（从上到下）

血管	位置
腹主动脉（AO）	位于脊柱左侧 位于肝左叶、胰体、胃幽门部、脾动脉、脾静脉和左肾静脉后方
腹腔干（CA）	约在膈下动脉水平，主动脉前方发出，分支有LGA、SPA和CHA
胃左动脉（LGA）	CA的分支 向左上方走行，然后向右返回，最终与胃右动脉吻合 为胃小弯的左侧供血
脾动脉（SPA）	CA的分支 向左走行，为脾供血 分支胃网膜左动脉为胃大弯供血
肝总动脉（CHA）	CA的分支 沿水平方向向右走行，分支为肝固有动脉和胃十二指肠动脉
肝固有动脉（PHA）	CHA的分支 向右上方走行，通过右、中和左肝动脉为肝供血
肠系膜上动脉（SMA）	从主动脉前面发出并继续前下走行 分支为胰十二指肠前下、后下动脉，与胰十二指肠前上和后上动脉吻合

续表

血管	位置
肾上腺动脉	起自腹主动脉两侧 水平走行到肾上腺
肾动脉（RA）	起自腹主动脉两侧 水平走行到肾脏 右肾动脉走行于下腔静脉后方
性腺动脉	在肠系膜上动脉和肾动脉下方发出 起自主动脉前面，向下走行到各自的性腺器官（睾丸或卵巢） 左性腺动脉起自于右性腺动脉稍上方 也称为睾丸动脉或卵巢动脉
肠系膜下动脉（IMA）	腹主动脉前表面下方发出 为横结肠、降结肠和直肠供血
骶正中动脉	主动脉最下方的分支 为骶骨供血 标志着主动脉分为左、右髂总动脉的水平
髂总动脉	为主动脉远端分叉部分 为下肢供血

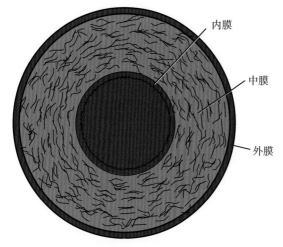

图 9.4　主动脉壁的横断面

内膜

中膜

外膜

在体内平衡中起了重要作用。

超声表现

正常的动脉血管系统应表现为无回声管腔伴有明亮的管壁，与相邻结构分界清晰。较大的血管通常表现出明显的搏动性，这有助于辨别。在矢状或冠状扫查平面中，主动脉表现为纵向、管状、搏动的结构，位于脊柱左侧稍前方。腹主动脉的近端部分通常弯曲，因为它在穿过膈肌后向后走行进入腹膜后。主动脉继续向前走行直至分叉；然而，这种轻微的从后向前的角度导致中间和远端部分比近端部分显示出更多的线性结构（图9.5，图9.6）。请注意，主动脉通常是曲折的，因此，很难显示一大段长轴部分。

确定腹主动脉壁的分层尽管不总是可行的，但是应尽力分层，因其有助于除外病理诊断。内膜常表现为血管壁最内侧的一条明亮的回声线。中膜为明亮的、内膜和外膜之间的无回声区。外膜是血管的最外层纤维层，表现为中等明亮线样回声以使血管区别于其他结构。

尽管主动脉有许多分支，但是腹腔干、肠系膜上动脉、肾动脉和髂总动脉这些分支在超声上表现相似。腹腔干在略高于胰体水平上很容易看到。在横断面，腹腔干及其分支显示为飞鸟征（图9.7）。脾动脉和肝总动脉的纵断面表现为海鸥的翅膀而短管状的腹腔干表现为海鸥的身体。

肠系膜上动脉也很容易识别。纵断面，肠系膜上动脉表现为从主动脉腹腔干分支稍下方向前方发出的管状结构（图9.8）。平行于主动脉向下走行。在SMA轴向断面表现为小的，圆的，无回声的结构。周围是明亮的、高回声的胰周脂肪，紧邻脾静脉的后方（图9.9，图9.10）。

肾动脉在横断面中最容易看到，表现为直径小的、弯曲的纵向结构，从腹主动脉左右侧面分支，然后向各自的肾脏走行（图9.11）。虽然左肾动脉的轴向断面难以识别，但右肾动脉的轴向断面通常可以直接在下腔静脉纵断面的后方看到（图9.12）。肠系膜下动脉是下一个最下方的血管，但是并没有得到一致的证明。

如前所述，主动脉在脐或第4腰椎水平处分为髂总动脉。在分叉之前，主动脉的远端部分稍变窄（图9.13）。

横断面图像最容易显示腹主动脉分叉。当探头倾斜或向下移动时，会看到一根轴向的主动脉，远端部分分成两个单独的轴向血管（图9.14，图9.15）。

腹主动脉及其分支的多普勒评估对于了解收缩和舒张血流非常有用。本章末尾的常见诊断检查图表（图9.16～图9.21）中解释了正常波形。

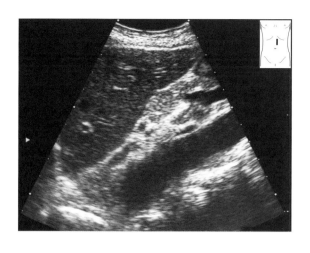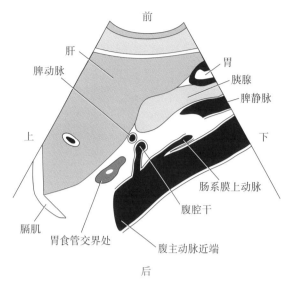

图9.5 矢状扫查平面的腹主动脉近端纵断面

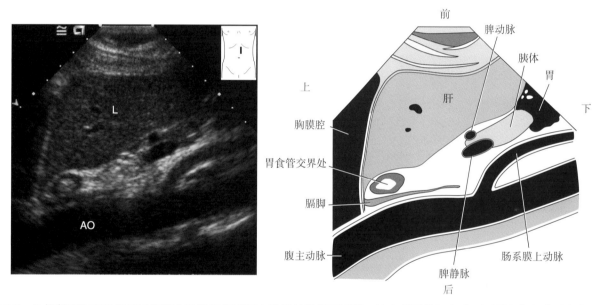

图9.6 矢状断面扫查图像显示近端主动脉和肠系膜上动脉的纵断面图像。注意前面的肝左叶。还要注意左叶后方和肠系膜上动脉前方的胰体

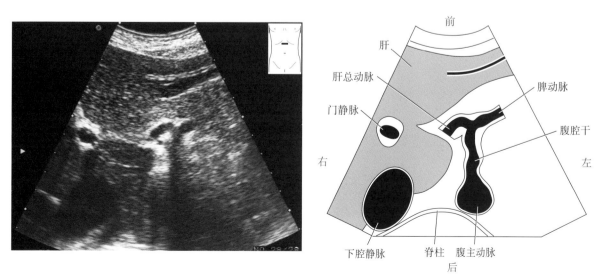

图9.7 横断面扫查图像显示腹主动脉短轴断面及腹腔干、肝总动脉和脾动脉的纵断面图像

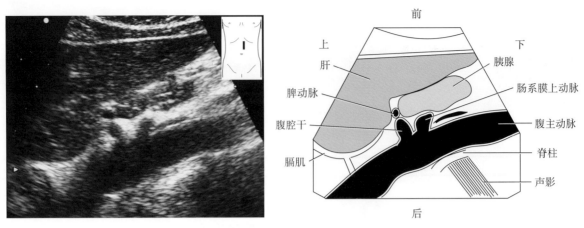

图9.8   腹主动脉中段及其前方的分支——腹腔干和肠系膜上动脉纵断面的矢状扫查断面图像

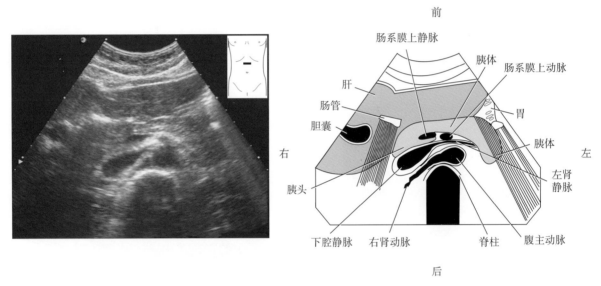

图9.9   横断面显示腹主动脉中段及肠系膜上动脉的短轴断面

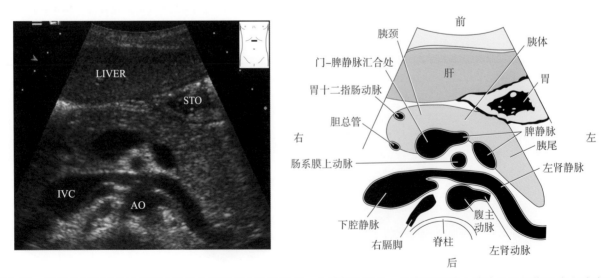

图9.10   横断面扫查图像显示腹主动脉及肠系膜上动脉的另一个横断面图像。注意肠系膜上动脉是如何位于腹主动脉及左肾静脉纵断面的前方。在肠系膜上动脉的正前方，可以看到部分脾静脉形成胰尾和胰体的后缘。肠系膜上动脉稍右前方可见门-脾静脉汇合处

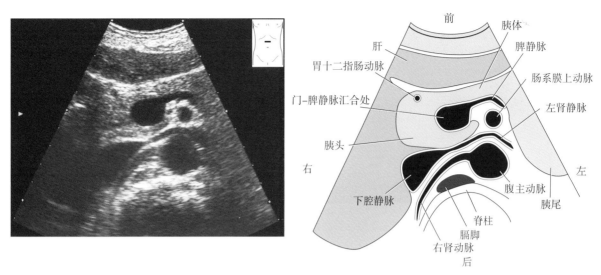

图9.11 横断面扫查图像显示腹主动脉中段的短轴断面和右肾动脉弯曲部分的纵断面图像

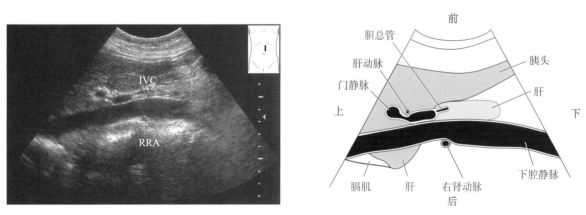

图9.12 矢状断面扫查图像显示下腔静脉纵断面和右肾动脉短轴断面

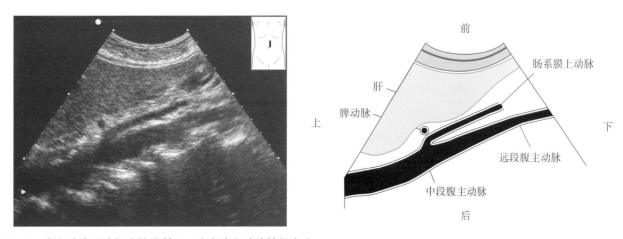

图9.13 腹主动脉远端部分的纵断面。注意腹主动脉管径变窄

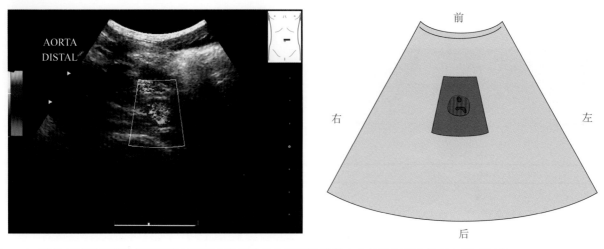

图9.14　彩色多普勒横断面扫查图像显示腹主动脉分叉为髂总动脉稍上方的远端部分的轴向断面图像

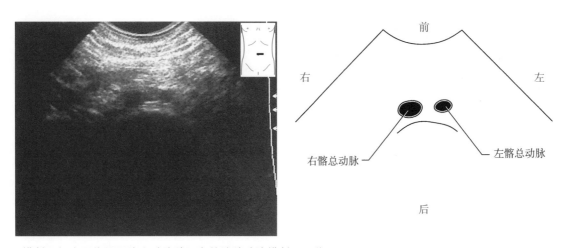

图9.15　横断面扫查图像显示腹主动脉稍下方的髂总动脉横断面图像

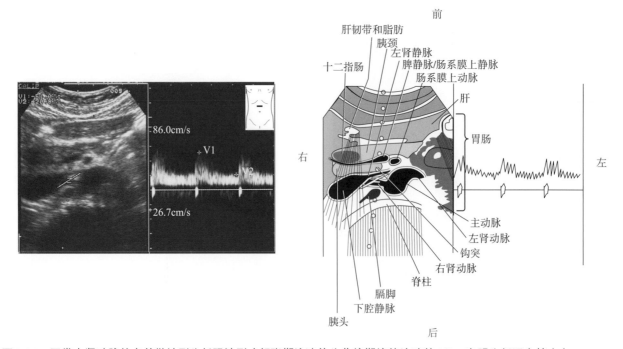

图9.16　正常右肾动脉的多普勒波形为低阻波形（舒张期流速约为收缩期峰值流速的1/3，表明为低阻血管床）

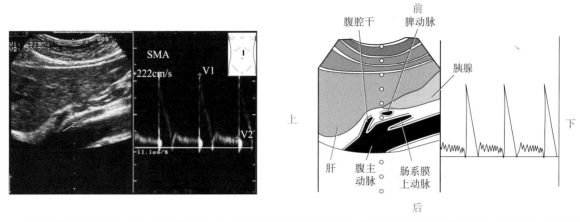

图9.17 正常餐前肠系膜上动脉多普勒波形。与低阻力肾动脉波形相比，舒张期血流与收缩期峰值血流的关系要小得多。餐前肠系膜上动脉为高阻波形

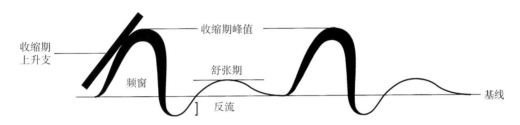

图9.18 两个心动周期的多普勒波形

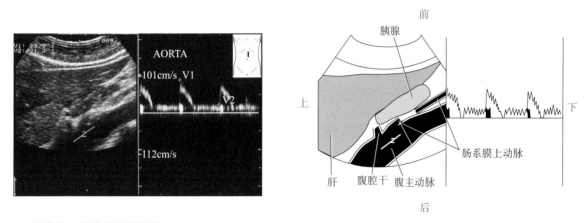

图9.19 正常腹主动脉多普勒频谱

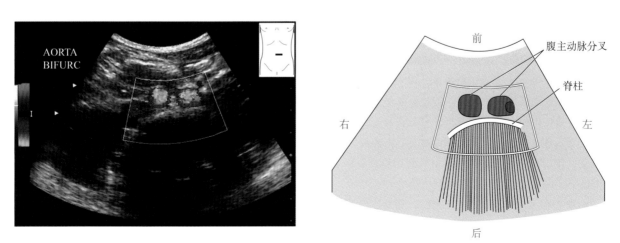

图9.20 彩色多普勒：横断面扫查超声图像显示髂总动脉的横断面图像

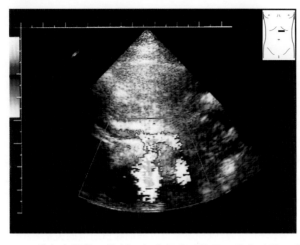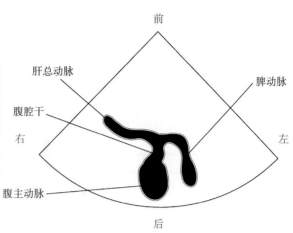

图9.21 彩色多普勒：横断面扫查超声图像显示腹主动脉、腹腔干、脾动脉和肝总动脉的血流

超声的应用

主要用于评估主动脉及其分支是否有动脉瘤和狭窄；然而，也常评估移植的动脉。

- 可以很容易地识别梭形、囊状和夹层的动脉瘤。
- 腹腔干、肠系膜上动脉、肾动脉和髂总动脉的狭窄也可以在多普勒超声的帮助下进行识别。狭窄通常是其他疾病的致病因素，如肠系膜上动脉狭窄引起的肠缺血或肾动脉狭窄引起的肾血管性高血压。
- 可以使用多普勒超声评估移植血管的通畅性和并发症。

参考图表

相关内科医师
根据受累器官，许多医师可能会参与护理主动脉或其分支疾病患者。 •介入放射科医师：专门从事血管疾病的识别、诊断和血管内治疗。 •血管外科医师：擅长血管疾病的外科和血管内治疗。

常用的诊断检查
评估动脉系统的诊断检查包括双重多普勒超声、彩色血流多普勒、体积描记、节段血压、动脉造影、计算机断层扫描和磁共振成像。 ● 双重多普勒超声：（本章仅对多普勒超声作为评估主动脉及其分支的辅助手段进行了有限的讨论）可以显示血管内的血流模式；异常表明某些疾病状态，例如狭窄和动脉瘤。正常的多普勒波形可以是低阻波形、高阻波形或复合波形。低阻波形为没有反向血流，并且在整个心动周期中都有明显的舒张期血流。通常当舒张期血流约为正常峰值收缩血流的1/3时，会出现这种情况。低阻波形应出现在为低阻床（如大脑、肾和腹部器官）供血的动脉中（图9.16）。正常的高阻波形为陡直向上的收缩期随后出现减低的舒张血流，可能会出现反向血流。在颈外动脉、四肢和餐前（禁食）肠系膜上动脉中能见到高阻波形（图9.17）。复合波形同时显示低阻和高阻波形的特点。这种类型的波形见于颈总动脉和腹主动脉（图9.19）。此外，大多数波形不应表现出频谱增宽。频谱增宽可以显示为空窗内的过多回波。各种异常的波形有助于确定血管或血管供应的器官存在病理状态，例如峰值收缩速度增加、舒张速度增加、明显的频谱增宽、血流反向和其他异常。频谱增宽也可见于病理性或弯曲的血管（应该注意的是，该讨论并未充分解释多普勒超声检查以解读多普勒波形）。超声技师或血管技师操作检查。由医师，通常是放射科医师或血管外科医师判读结果。 ● 彩色血流多普勒（彩色成像）：通常给出类似于双重多普勒超声的结果；然而，它的主要用途是帮助双重多普勒超声定位血管或确定结构中是否存在和定位血流（图9.21）。最近设备的改进可能很快就会允许使用彩色成像，就像双重多普勒超声检查一样。超声技师或血管技师操作检查。由医师，通常是放射科医师或血管外科医师判读结果。

- **体积描记法和节段性血压**：虽然主要用于评估四肢的血管疾病，但可以帮助确定闭塞性主动脉疾病和程度。体积描记器有多种类型；每个功能是测量一个区域内的容量变化。因此，可以确定该特定区域内的血流量和动脉疾病的程度。此外，节段血压可以结合使用体积描记法或单独确定流向某个区域的血流量。当与正常值进行比较时，压力信息还可以显示存在的疾病或严重程度。超声技师或血管技师操作检查。由医师，通常是放射科医师或血管外科医师判读结果。
- **动脉造影**：常被认为是评估主动脉及分支的金标准。在动脉造影中，造影剂被注入供应目标区域的血管中，然后拍摄几张放射照片。介入放射科医师在放射技师的协助下进行此项检查。由放射科医师判读结果。
- **计算机轴向断层扫描（CT）**：常用于评估主动脉，由一系列连续拍摄目标区域的放射照片组成。这些图像在计算机上进行二维或三维重建，能够很好地识别和区分结构。可以在有或没有造影剂的帮助下评估结构。放射技师操作检查，放射科医师判读结果。对正常人和动脉瘤患者的主动脉和髂总动脉进行CT和超声测量。一项研究显示CT和超声对管径的测量都会有一定的变异性。超声会稍低估正常主动脉的管径，稍高估动脉瘤的管径。这可以通过将正常CT和超声测量与手术和病理结果进行比较，以及通过已制订的扫描步骤减少操作员的变异性来解决。
- **螺旋计算机轴向断层扫描（螺旋CT）**：传统CT技术的创新，螺旋CT应用连续辐射和连续的扫描台移动长达100秒，以产生大量类似螺旋或螺旋的数据，而不是单个断面。这些数据可以通过一次屏气获得，这比传统CT有优势。螺旋CT的另一个优势是可以重建大量数据以更好地显示病变和异常。螺旋CT为主动脉和髂总动脉瘤提供了更好的图像。
- **磁共振成像（MRI）**：MRI的应用正在迅速增加，包括血管领域。磁共振血管造影（MRA）图像在格式上与CT图像相似，但更侧重于血管而非软组织。分辨率通常优于CT。另一个优点是图像是使用磁场而不是像CT扫描中使用的那样使用电离辐射或静脉注射造影剂。MRI技师或放射技师操作检查，放射科医师判读结果。

实验室检查

许多实验室值都基于动脉系统，其中大多数均可指示其他器官的功能。
- **血细胞比容**（全血的红细胞百分比）用于测量动脉系统可能的出血；通过测量红细胞帮助确诊。红细胞异常减少也可能表明内出血。胆固醇和脂质水平可能表明潜在的病理学或表明当前的动脉疾病状态；但是，它们也不能直接测量。

血管系统

腹主动脉→膈下动脉→腹腔动脉→肠系膜上动脉→肾动脉→肠系膜下动脉→性腺动脉→髂总动脉
腹腔干→胃左动脉→脾动脉→肝总动脉
肝总动脉→肝固有动脉→胃十二指肠动脉
肝固有动脉→肝右动脉→肝中动脉→肝左动脉
胃十二指肠动脉→胃网膜右动脉→胰十二指肠上前、上后动脉→胰十二指肠下前、下后动脉

影响的化学物质

不适用。

第 10 章

下腔静脉

MYKA BUSSEY-CAMPBELL，REVA ARNEZ CURRY

目标

- 讨论下腔静脉（IVC）的正常位置和走行。
- 讨论流入下腔静脉的主要属支，以及发出属支的器官。
- 讨论下腔静脉的功能。
- 描述下腔静脉的超声表现和常见的属支。
- 描述与下腔静脉相关的诊断性检查。

关键词

髂总静脉（左和右）——引流下肢和盆腔血液的双侧静脉，在约脐水平汇合形成下腔静脉。

性腺静脉（左和右）——引流睾丸或卵巢血液的双侧静脉，位于腰静脉的前方，右性腺静脉平行于下腔静脉走行，汇入下腔静脉的前外侧；左性腺静脉平行且在下腔静脉外侧走行，汇入左肾静脉。

肝静脉（HVs）（左、中、右-LHV, MHV, RHV）——正常的三支肝静脉在肝脏的深面、自下腔静脉的前面汇入下腔静脉。一般情况下，肝右静脉引流肝右叶，肝中静脉引流尾状叶，肝左静脉引流肝左叶。

膈下静脉——引流双侧膈肌的静脉并汇入下腔静脉，从上向下走行。

下腔静脉（IVC）——从下腹部的髂总静脉汇合处向上走行的腹膜后管状结构，位于脊柱稍右侧，贯穿腹部及胸腔直到右心房。沿其走行，接受大量运输全身的乏氧血液的属支。

下腔静脉节段（肝段、肾上段、肾段、肾下段）

——肝段位于肝正后方，肝静脉在该处汇入下腔静脉。肾上段自稍低于肝静脉至稍高于肾静脉的部分。肾段包括肾静脉及其属支，该段止于发出肾静脉分支的部位。肾下段自发出肾静脉分支下方至髂总静脉汇合处。

腰静脉——将腹壁后方的血液引流至下腔静脉侧壁的双侧静脉，位于髂总静脉汇合处以上的部位。在肾静脉水平和髂总静脉之间可以有多对腰静脉。

肾静脉（左、右-LRV, RRV）——将肾脏的血液在下腔静脉侧面引流入下腔静脉的双侧静脉。右肾静脉通常只引流右肾血液，但有时通过右肾上静脉协助引流右侧肾上腺的血液。左肾静脉引流左肾血液，比右肾静脉有更多的属支，如左性腺静脉、左肾上静脉和许多小的属支。

肾上静脉（右和左）——引流肾上腺血液的双侧静脉。左肾上静脉与左肾静脉走行相似，最终汇入该静脉。当右肾上静脉没有汇入右肾静脉时，会在略高于右肾静脉的水平处直接汇入下腔静脉。

超声技师在超声检查必须充分了解这个血管系统，才能在超声检查期间充分评估腹部，并确保每位患者都得到尽可能最好的护理。

位置

下腔静脉是由髂总静脉汇合而成并引流下肢和盆腔的血液（表10.1）。下腔静脉继续向上沿着脊柱的右前方、主动脉的右侧走行，穿过腹膜后及膈肌，将血液引流至右心房。需要注意的是下腔静脉常有先天性变异，包括双支下腔静脉、下腔静脉位于左侧，下腔静脉部分

正常测量值	
解剖	**测量值**
髂总静脉	直径1.6 ～ 1.8 cm
右髂总静脉	长 5.5 cm
左髂总静脉	长 7.5 cm
下腔静脉	直径 2.5 cm

下腔静脉为腹部两根大血管之一，另一条是主动脉。腹腔器官通过属支将乏氧血液汇入下腔静脉，因此

表10.1　下腔静脉及其属支常见的超声成像位置

	下腔静脉	肝静脉	右肾静脉	左肾静脉	右髂总静脉	左髂总静脉
位于前方	脊柱、右膈脚、右侧腰大肌、右肾动脉、右肾上腺	IVC	腰方肌、右肾动脉	主动脉、左肾动脉	腰大肌	腰大肌
位于后方	胰腺头部/钩突、十二指肠横部、门静脉、CBD、肝后面、肝静脉		胰腺头部	胰腺体部/尾部	右髂总动脉	左髂总动脉
位于上方		肾静脉	髂总静脉	髂总静脉		
位于下方	膈肌	膈肌	SMA、右侧肾上腺	SMA、左侧肾上腺	肾静脉	肾静脉
位于内侧	右肾静脉、右肾、右侧输尿管、右侧肾上腺		右肾	左肾		左髂总动脉
位于左侧				IVC		右髂总静脉和动脉
位于右侧	左肾静脉、主动脉、肝尾状叶		IVC		左髂总静脉和动脉、右髂总动脉	

注：IVC.下腔静脉；SMA.肠系膜上动脉；CBD.胆总管

缺失或这些异常的组合。这些变异是下腔静脉在复杂的胚胎发育中形成的。这部分已经在第7章讨论过。

多个属支将血液引流至下腔静脉，包括腰静脉、右侧性腺静脉、肾静脉、肝静脉；下腔静脉继续上行穿过膈肌的腔静脉裂隙进入右心房。下腔静脉位于肠道和肝脏后方、右肾的内侧。下腔静脉在上行时逐渐向后走行。

下腔静脉分为4部分（图10.1）。从上方开始，肝段位于肝正后方，肝静脉在此处汇入下腔静脉。然后是肾上段，位于肝静脉稍下方至肾静脉稍上方。继而是肾段，位于下腔静脉的更下方。肾静脉和多个属支位于此段，终止于约发出肾静脉的水平。最后是肾下段，从肾静脉下方起始至髂总静脉汇合处。由于肠气的遮挡，肾下段在超声上难以显示。

下腔静脉有许多属支，然而，有几个结构不适合用超声评估。因此，此处仅讨论几个较大的属支（图10.2）。如前所述，下腔静脉约在脐水平由左、右髂总静脉汇合而成，引流下肢及盆腔的血液。腰静脉，汇入下腔静脉的侧面，引流腹壁后方的血液，两侧对称的平行

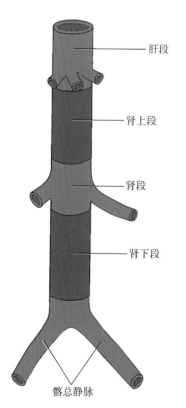

图10.1　下腔静脉的分段

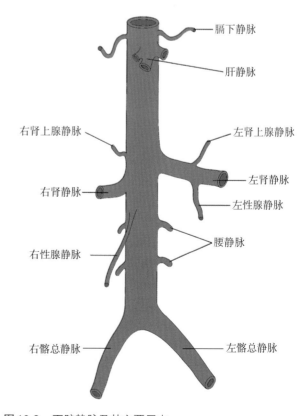

图10.2　下腔静脉及其主要属支

走行。腰静脉位于髂总静脉汇合的上方，向上分布的腰静脉管道水平走行从下腔静脉侧面与下腔静脉汇合。如果下腔静脉阻塞，这些血管即可作为重要的侧支管道，因为它们将髂总静脉、髂腰静脉和腰静脉与胸腔的奇静脉和半奇静脉连接起来。腰静脉引流后腹壁的血液，通常有4条，前两条连接上行的腰静脉，第3对和第4对腰静脉引流至肾静脉水平的下腔静脉。上行的腰静脉汇入同侧肋下静脉，形成右侧奇静脉和左侧半奇静脉。髂腰静脉与髂总静脉吻合，因为髂总静脉从髂腰肌和腰肌区域及第5腰椎向上走行。

向上移行，可以显示右性腺静脉，与下腔静脉平行走行、并在下腔静脉远端前侧面汇入下腔静脉。尽管右肾静脉通常只引流右肾的血液，但是有时会通过右肾上静脉协助引流右侧肾上腺的血液。左肾静脉通常比右肾静脉长，因为从左肾发出汇入下腔静脉，部分走行在脾静脉和胰尾的后方、主动脉和SMA之间，使其比短的右肾静脉接受更多的属支。左性腺静脉在下腔静脉的侧面平行走行，将血液引流至左肾静脉。此外，左肾上静脉与左肾静脉走行相似，最终汇入左肾静脉。许多更小的属支也可能流入左肾静脉。当右肾上静脉不能流入右肾静脉时会直接在右肾静脉稍上方流入下腔静脉。

下腔静脉下一个大的属支是肝静脉。最常见的是3条肝静脉，位于肝脏的深面、从下向上走行，然后汇入下腔静脉。一般情况下，肝右静脉引流肝右叶、肝中静脉引流尾状叶、肝左静脉引流肝左叶。

下腔静脉最大的属支是膈下静脉，从上向下走行。引流膈肌的血液，在下腔静脉的侧面注入下腔静脉。值得注意的是一些静脉的位置和它的子分支平行。

大小

IVC由左、右髂总静脉汇合而成，管径1.6～1.8 cm，髂总静脉走行在脊柱右侧，所以左髂总静脉比右髂总静脉稍长，分别约7.5 cm和5.5 cm。下腔静脉的管径约2.5 cm。在瓦氏运动和吸气时管径增加，在呼气时管径缩小。令患者用力吸气并闭气会使下腔静脉短暂塌陷。尽管下腔静脉的管径随呼吸变化，但是下腔静脉内径变化不会超过3.7 cm。

大体解剖

一般情况下，静脉管壁较薄，因为静脉中膜比动脉内膜薄。静脉为低阻系统，所以不需要过大的张力。

生理学

下腔静脉及其相关属支的主要功能是将乏氧血流回流入心脏。因为循环系统静脉侧的压力比动脉侧的压力低。静脉循环包含静脉瓣，在舒张期能够阻止血液反流。

收缩期动脉血流的推力使瓣膜打开。一旦推力下降且不能推动血液向前流动，瓣膜关闭阻止血液反流。在各种疾病中，瓣膜可能会缺乏功能使血液反流。胸腔压力降低血液也可驱使血液向前流动进入右心房。这种情况下，下腔静脉只是单纯作为运输工具。

超声表现

静脉结构正常的超声表现为无回声的管腔、壁薄而回声明亮。在实时超声检查时，超声医师需要注意下腔静脉管径比动脉结构变化明显。此外，下腔静脉的管腔内可见弱点状回声移动，这些回声的原因存在争议。但是，现在共识认为它们是血管内血流黏滞性相关的正常表现。

上腹部矢状断面扫查，下腔静脉肝段可以表现为肝正后方纵向的、管状的、有弹性的结构（图10.3）。

某些情况下，下腔静脉可能穿过肝实质走行，特别是肝的最上段。肝静脉在这个水平通常显示为无回声的线性结构伴有不明显的壁，起自于肝并流入下腔静脉（图10.4～图10.6）。

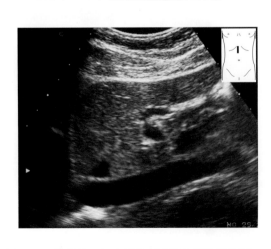

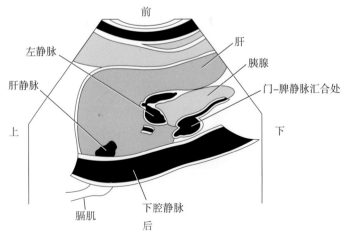

图10.3   矢状断面扫查显示下腔静脉肝段纵断面

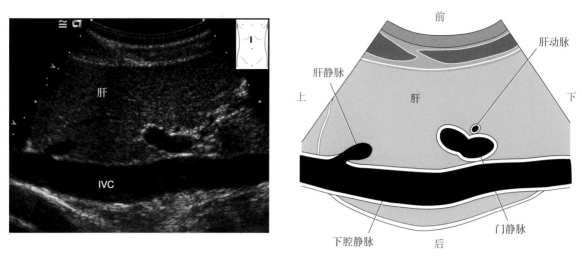

图10.4 矢状断面扫查显示走行在肝后方的下腔静脉（IVC）肝段纵断面

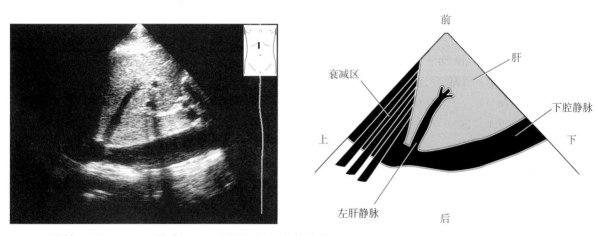

图10.5 矢状断面扫查显示肝左静脉汇入下腔静脉（IVC）的纵断面

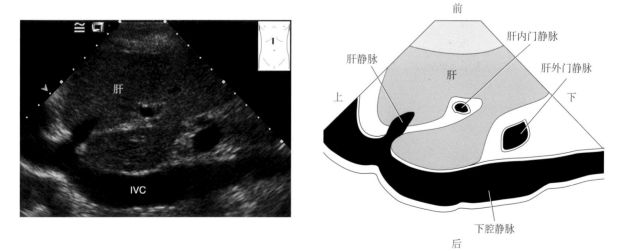

图10.6 另一个图像显示肝静脉汇入下腔静脉（IVC）

图10.7显示肝静脉的管径随着靠近下腔静脉而增加。在横向断面扫查中，肝静脉表现为汇入下腔静脉的无回声的线性结构且壁不明显。常表现为特征性的兔耳征或驯鹿征。图10.7 B显示肝静脉汇入下腔静脉的彩色多普勒图像。

向下移动，肾静脉是超声显示的下一个下腔静脉属支。横断面扫查显示左肾静脉是一个弯曲的结构，在下腔静脉的内侧汇入下腔静脉，从左肾发出走行在主动脉前方及肠系膜上动脉后方（图10-8）。

右肾静脉也显示为纵向的、弯曲结构在同一水平在下腔静脉的侧面汇入下腔静脉（图10.9）。性腺静脉和腰静脉不能同时在一个平面显示。然而，在髂总静脉汇合

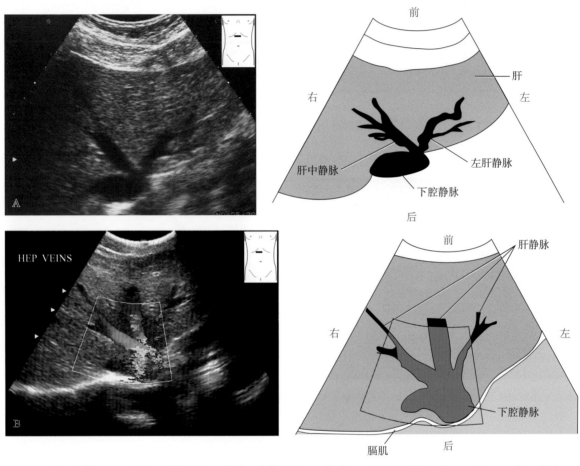

图10.7 A.肝脏矢状断面显示汇入下腔静脉（IVC）的肝中静脉和肝左静脉。B.彩色多普勒图像显示流入IVC的肝静脉

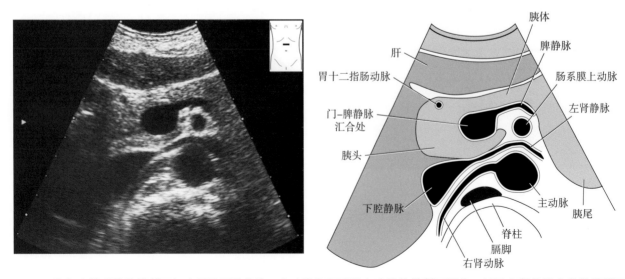

图10.8 腹部血管系统的横断面扫查显示下腔静脉、主动脉和肠系膜上动脉的横断面图像，以及左肾静脉弯曲的纵断面图像，沿着肠系膜上动脉的后方和主动脉的前方走行。注意右肾动脉的纵断面图像

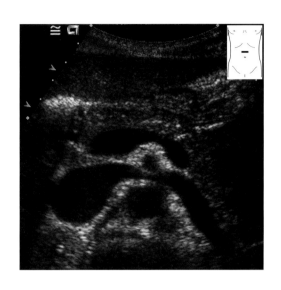
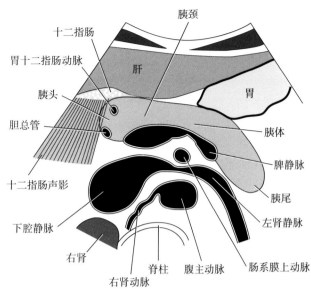

图10.9 横断面扫查图像清楚地显示了下腔静脉（IVC）的横断面图像。注意左肾静脉汇入IVC内侧的纵断面图像。肠系膜上动脉（SMA）横断面位于IVC的前内侧。SMA的前方是脾静脉的纵断面图像。该图像中最后方的血管是主动脉的横断面图像，可以看到右肾动脉弯曲的纵断面，走行到右肾

成下腔静脉之前，髂总静脉最容易在位于脐水平的横断面扫查中显示。

超声的应用

IVC及其可显示的属支主要通过超声检查评估腔内血栓形成和肿瘤浸润。常用于协助放置IVC滤器，用于帮助防止血凝块通过心脏流向肺部，肺部栓子严重时会危及生命。人体的静脉系统可以通过各种诊断方式进行评估，静脉造影是公认的金标准。然而，由于静脉造影术更具侵入性，带来造影剂注射和X线相关的风险。随着超声造影术诊断准确性的不断提高，被医学专业人士所接受，成为首选研究。

- 血栓形成可能由多种原因引起，包括高凝状态、恶性肿瘤、静脉淤滞和局部压迫。
- 肿瘤浸润最常发生在肾静脉，并常延伸到IVC。

正常变异

由于其复杂的构成，IVC常有变异，如：

- 双IVC。
- 左IVC。
- IVC部分节段缺失（罕见）。

参考图表

相关内科医师

一般来说，血管外科医师治疗涉及静脉系统疾病的患者。然而，其他医师也经常参与累及其他器官或系统疾病的治疗。此外，内科医师——经常为不需要手术的患者提供治疗。

- **介入放射科医师**：专门从事血管疾病的识别、诊断和血管内治疗。
- **血管外科医师**：专门从事血管疾病的外科手术和血管内治疗。

常用的诊断检查

常用的评估静脉系统的诊断检查有双重多普勒超声、彩色多普勒超声、连续波多普勒超声、阻抗血流体积描记法、静脉造影、计算机断层扫描（CT）和磁共振成像（MRI）。

- **双重多普勒超声检查**：虽然四肢静脉可以通过B型超声成像和挤压进行评估，但还需要评估该区域的血流动力学。因此，双重多普勒超声能够确保充分检查静脉。正常的静脉血流模式是自发的、具有时相性（随呼吸变化）的频谱。近端加压和远端挤压也用于评估静脉血流。如果频谱异常则提示疾病。腹部静脉系统具有特征性的频谱波形（图10.10）。超声医师或血管医师可以进行此项检查。内科医师/放射科医师/血管外科医师则解读这些结果。

- **彩色血流多普勒**：彩色多普勒血流成像通常可以快速识别血流和湍流以确定腹部和四肢的血流特征。连续波多普勒也有助于确定四肢静脉的状态。多普勒信号被扬声器放大，使检查者听到声音信号。信号异常提示疾病。超声医师或血管医师进行此项检查。医师/放射科医师/血管外科医师解读这些结果。

- **阻抗血流体积描记法**：阻抗血流体积描记法是一种测量区域血容量变化的技术。在评估静脉时通常使用应变计体积描记法。双侧充气袖带放置在四肢的近端，测量四肢大小变化的仪表。随着袖带充气，流向心脏的血液停止流动，血液在袖带远端积聚导致四肢变大。袖带放气，让血液从四肢流回心脏。应变计显示了体积变化率的读数。四肢之间的结果也与正常值进行比较。如果流向心脏的血液异常缓慢，则应考虑某种类型的阻塞；该检查应与B型超声成像、连续波多普勒超声检查和（或）双重多普勒超声成像结合，以确保准确性。超声医师或血管医师进行此项检查。医师/放射科医师/血管外科医师解读这些结果。

- **静脉造影**：静脉造影被认为是诊断静脉疾病的金标准。将造影剂注入目标静脉，并拍摄连续放射线片。充盈缺损表明存在疾病。这是一项高度侵入性检查，对注射的造影剂的反应非常令人担忧。该过程由放射科医师在放射技师的协助下进行。放射科医师解释这些结果。

- **计算机断层扫描（CT）或计算机轴向断层扫描（CAT）扫描**：有时利用CT评估腹部静脉系统。然而，它很少用于确定四肢的疾病状态。该检查包括一系列连续放射线摄片，经过计算机重建以识别各种结构。放射技师进行此检查，放射科医师判读这些结果。

- **磁共振成像（MRI）**：很少使用MRI来评估静脉系统。此外，它不用于评估四肢静脉。图像格式与CT相似；然而，图像是使用强磁场而不是像CT那样的辐射生成的。MRI技师或放射技师进行此检查，放射科医师判读这些结果。

实验室检查

几乎所有的血液实验室值都来自静脉系统；然而，大多数检查提示其他器官或身体系统的状态。与动脉系统一样，红细胞占全血的百分比（血细胞比容）提示静脉系统可能出血。

血管系统

自下而上：

髂静脉→下腔静脉（IVC）

腰静脉→IVC

性腺静脉→IVC

肾静脉→IVC

肝静脉→IVC

膈下静脉→IVC

影响的化学物质

不适用。

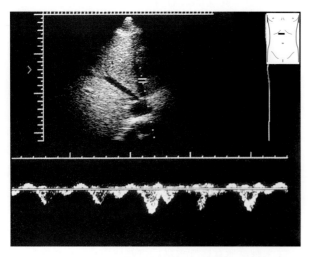
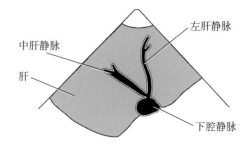

图10.10 肝脏横断面显示正常肝左静脉的自发性和时相性的多普勒频谱模式

静脉	位置
髂总静脉	髂静脉引流下肢和盆腔的血液，约位于脐水平
下腔静脉	下腔静脉由髂总静脉汇合而成
	继续向上沿着脊柱前外侧、主动脉右侧走行，穿过腹膜后。下列静脉按顺序从低到高汇入下腔静脉
腰静脉	腰静脉基本按其走行汇入下腔静脉
	双侧腰静脉汇入下腔静脉的侧面
	双侧静脉平行走行并引流腹壁后方的血液
性腺静脉（右和左）	右性腺静脉平行走行到下腔静脉并汇入下腔静脉侧面
	左性腺静脉平行且在下腔静脉侧面走行，汇入左肾静脉
肾静脉	左肾静脉从左肾发出，跨过主动脉前方及肠系膜上动脉后方
肾上静脉	右侧肾上静脉常在右肾静脉稍上方汇入下腔静脉
	左侧肾上静脉走行与左肾静脉相似，最终汇入左肾静脉
肝（右、中、左）静脉	所有分支都从肝脏深处的下表面走行到肝上表面，引流到下腔静脉
	肝右静脉引流肝右叶
	肝中静脉引流尾状叶
	肝左静脉引流肝左叶

第 11 章

门静脉系统

MYKA BUSSEY-CAMPBELL，REVA ARNEZ CURRY

目标

- 讨论正常门静脉的位置、走行和大小。
- 讨论门静脉分支的正常位置。
- 描述门静脉系统的功能。

- 描述门静脉及其分支的超声表现。
- 讨论相关的诊断检查。

关键词

肝门部——器官上的压迹、凹陷或凹坑，形成血管、管道和神经的入口或出口的区域。

肝内——完全被肝组织包围的区域。

门静脉左支（LPV）——门静脉主支的左侧分支。向左走行并分支成内支（脐部）和外支（横部），并发出多个细分支。

门静脉主干（MPV）——由脾静脉和肠系膜上静脉在胰腺颈部后方汇合而成。伴随分支将脾脏和胃肠道（食管、胃、小肠和大肠）的血液运输到肝脏进行新陈代谢和解毒。分出左支和右支。

门静脉三联管——由肝动脉、胆管及门静脉共同组

成，包围在结缔组织鞘中。门静脉三联管走行在整个肝脏中。

门静脉右支（RPV）——门静脉主干的右侧分支。向右走行经过肝右叶并分成前支和后支，进一步发出多个细分支。

脾静脉——引流脾的血液，在胰腺尾部、体部和颈部的正后方由外侧向内侧走行，并在此处与肠系膜上静脉汇合形成门静脉。

肠系膜上静脉（SMV）——从下到上走行，通过几个小分支引流小肠和部分大肠的血液。SMV与胰腺颈部后方的脾静脉汇合形成门静脉。

正常测量值	
解剖	**测量值**
门静脉	长 5～7 cm，平均长 8.3 cm
	直径 13 mm，平均内径 11.6 mm
	餐前内径 14.5 mm
	餐后内径 14.8 mm

门静脉系统是特殊的，因为它将血液和营养物质从肠道和腹部器官运送到肝进行新陈代谢和解毒。该系统包括从脾、胰腺、胆囊和胃肠道运输血液的所有静脉，除外直肠下段。然后，门静脉将血液输送到肝。流动中断可能会带来多种不利的影响。

累及其他器官的疾病通常是引起门静脉病变的原因。因此，超声医师必须了解与门静脉系统相关的许多因素，并充分了解这些因素与其他系统的相互依存关

系，以确保患者得到尽可能高质量的超声检查。

位置

门静脉主干（MPV）由脾静脉和肠系膜上静脉在第2腰椎水平汇合而成，位于胰腺颈部正后方和下腔静脉前方（表11.1，图11.1）。从这里开始，门静脉在十二指肠第二部分后上走行5～6 cm，然后上升到肝门（肝的血管、胆管和神经的出、入口区域），分为左支和右支与相应的肝动脉一起进入肝。向肝走行时，门静脉在胆总管和肝动脉之间向后走行，肝动脉位于胆管内侧。

门静脉左支比右支更长更细。水平向左走行并分成内支（脐部）和外支（横部），向尾状叶发出分支，然后是肝左内叶和外叶。沿着走行，位于肝圆韧带（闭塞的脐静脉）的后方。门静脉右支（RPV）进入肝右叶，并分为前支和后支，并向整个右叶发出多个分支。一些RPV的分支也向尾状叶供血，因此尾状叶是唯一被RPV

表11.1　超声常见门静脉系统的位置

位置	门静脉	脾静脉	肠系膜上静脉	肠系膜下静脉
位于前方	IVC、钩突	左肾、左肾静脉、左肾动脉、右肾动脉	胰腺/头部下方/钩突、IVC、右侧输尿管、十二指肠下方	左髂总血管、左腰大肌
位于后方	胰颈、十二指肠上段、CHA、PHA、胆总管、腹膜	胰颈/体/尾、腹膜	胰颈、腹膜	胰体、腹膜
位于上方	胰头、SMV、IMV、脾静脉	SMV、IMV		
位于下方	肝门、门静脉左支、门静脉右支	脾动脉、门静脉	脾静脉、门静脉	脾静脉、门静脉
位于内侧	胆囊管	脾脏、门静脉	胰头、十二指肠	SMV、门静脉、胰头、脾静脉
位于左侧		IVC、胰头		
位于右侧	SMV、IMV、脾静脉、胰头、主动脉、腹腔干	SMA、主动脉	IMV、脾静脉、SMA	

注：CHA.肝总动脉；IVC.下腔静脉；PHA.肝固有动脉；SMV.肠系膜上静脉；IMV.肠系膜下静脉

和LPV供血的肝脏节段。

　　门静脉属支包括脾静脉、肠系膜上静脉、胆囊静脉和幽门静脉。其他门静脉属支，如胃左静脉、胃右静脉、胰腺十二指肠静脉、胃食管静脉和肠系膜下静脉，在进入门静脉系统的位置方面差异很大。脾静脉引流脾的血液并在胰腺正后方从外侧向内侧走行。肠系膜上静脉从下到上走行，并通过几个较小的分支引流小肠和部分大肠的血液。肠系膜下静脉也从下向上走行，通过几

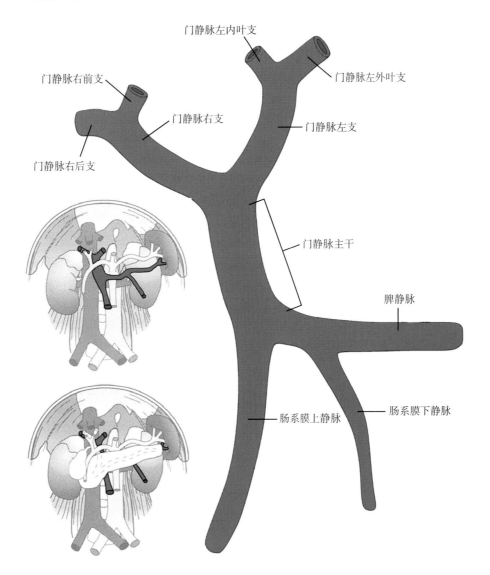

图11.1　门静脉系统

血管	走行
肠系膜上静脉	● 从下到上走行，通过几个较小的分支引流大肠的血液 ● 与脾静脉汇合形成门静脉主支
脾静脉	● 从脾向外侧走行，然后向内侧走行，在胰颈正后方 ● 与肠系膜上静脉汇合形成门静脉主支
肠系膜下静脉	● 从下向上走行 ● 通过几个较小的分支引流大肠的血液 ● 常与脾静脉汇合，但与门静脉系统汇合的实际位置可能会有很大变异
门静脉主干	● 由脾静脉和肠系膜上静脉在胰腺颈部后方汇合而成 ● 向上走行 5 ～ 6 cm 后在肝内分为左支和右支 ● 较小的静脉汇入门静脉主支，但汇入门静脉系统的位置有很大变异，包括胃左静脉和胃右静脉、胰十二指肠静脉和胃网膜静脉
门静脉右支	● 从门静脉主干向右走行，并分为前支和后支
门静脉左支	● 从门静脉主干水平向左走行，并分为内支和外支

个较小的分支引流大肠的血液。这些血管常将血液运送到脾静脉，但是位置时有变异，取决于肠系膜下静脉汇入门静脉系统的位置。

大小

门静脉主干是腹膜内结构，正常直径可达1.3cm，长5～6cm，分为门静脉左支和右支。

大体解剖

参见前文"位置"部分。

生理学

如前所述，门静脉及其分支的功能是将腹部器官和肠道含有营养和毒素的血液输送到肝进行新陈代谢和解毒。该系统与向肝供血的动脉（向肝供应含氧血液）或全身静脉系统（从肝排出过滤后的血液）大不相同。

门静脉终止于肝的肝窦或毛细血管网，它们将血液输送到肝静脉，然后输送到下腔静脉，直至心脏。因此，门静脉的血要经过两次滤过——首先，通过胰腺、脾、胆囊和胃肠道的毛细血管；然后通过肝内毛细血管，即肝窦过滤。这是一项重要且独特的功能：经过肝过滤的血液经肝静脉进入下腔静脉和右心房，继而净化的血液进入体循环。垂体是体内唯一的其他门静脉系统。门静脉是低压力高流量输送血液的系统。因此，阻力增加使血流显著降低。因为PV是人体唯一引流整个胃肠道血液的机制，所以血流的减少会产生严重后果。

超声表现

肝内（完全被肝组织包围）动脉、胆管和门静脉在肝门三合体中被结缔组织鞘包绕。肝门三合体分布在整个肝叶和肝段中。门静脉周围结缔组织与富含胶原的门静脉壁使管壁相对无回声的管腔呈非常亮的高回声表现，这个明显的特征很容易与肝内其他结构区分，特别是肝静脉（图11.2）。

中上腹部横断面扫描断面显示门静脉起始处或门-脾静脉汇合处呈圆形或椭圆形结构，是脾静脉和肠系膜上静脉的汇合处，位于胰腺颈部的正后方（图11.3）。略高于此水平，横斜断面显示门静脉的纵切面、向右侧走行进入肝（图11.4）。稍向右上方扫描即可显示门静脉主干分为门静脉左支和门静脉右支（图11.5）。门静脉左支继续向左走行，分为左内叶支和左外叶支（图11.6），左外叶支更易显示。门静脉右支继续右行，分为右前支和右后支（图11.7）。

在腹正中线稍右侧左斜矢状断面扫查，图像显示肠系膜上静脉长轴断面呈无回声结构，在胰腺颈部和钩突之间穿过，移行为门静脉，继续上行至肝（图11.8）。向外侧移动探头，门静脉右支呈小的、圆形、无回声的横断面图像；胆管呈小的、线样的无回声结构，位于门静脉右支的前方（图11.9）。肝左叶的肝左静脉通常难以显示，除非肝左静脉异常增宽。然而，肝矢状断面显示RPV（更内侧）或LPV（更外侧）呈小的、圆形、无回声横断面图像，管壁回声明亮。向内侧些，矢状断面或横断面显示LPV（脐部）与镰状韧带和静脉韧带（肝圆韧带）相邻接（图11.6，图11.10）。肝圆韧带走行于肝镰状韧带下段内，也就是闭塞的静脉导管。在胎儿期，静脉导管是开放的，将来自左脐静脉的含氧血液绕过肝直接输送到下腔静脉。在成人中，静脉导管是闭塞的静脉韧带，肝病时，可作为侧支循环重新开放。然而，这种侧支循环是未经过滤的血液。

使用彩色多普勒血流成像和双重多普勒血流成像评估门静脉远比B型超声成像更好。图11.11显示了正常的门静脉脉冲波多普勒频谱。图11.12显示了朝向探头

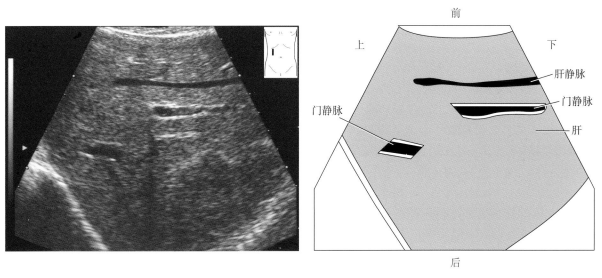

图11.2　门静脉壁：肝右叶矢状断面图像显示了门静脉壁和肝静脉壁的不同超声表现。门静脉壁由于含有大量胶原和外膜覆盖而回声明亮

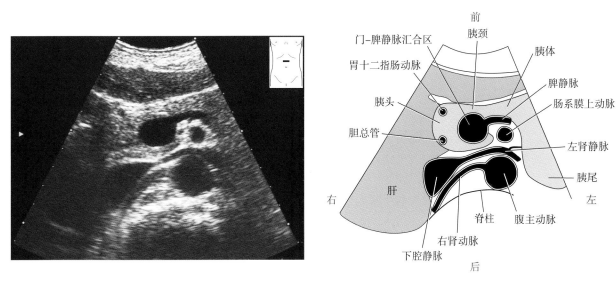

图11.3　门-脾静脉汇合区：上腹正中横断面图像显示门静脉起始部

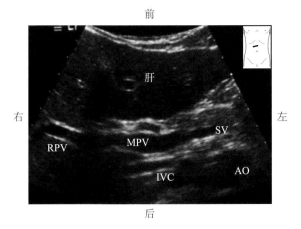

图11.4　脾静脉和门静脉主干的关系：上腹部正中横斜断面显示脾静脉长轴断面移行为门静脉主干。IVC.下腔静脉；RPV.门静脉右支；SV.脾静脉；AO.主动脉；MPV.门静脉主干

的入肝血流，因此为红色。

超声应用

● 门静脉高压症（检查门静脉的最常见原因；然而，这种病理还涉及门静脉以外的结构，包括腹腔、脾和肝）。

● 探查肿瘤侵袭。

● 探查血栓形成。

正常变异

不适用。

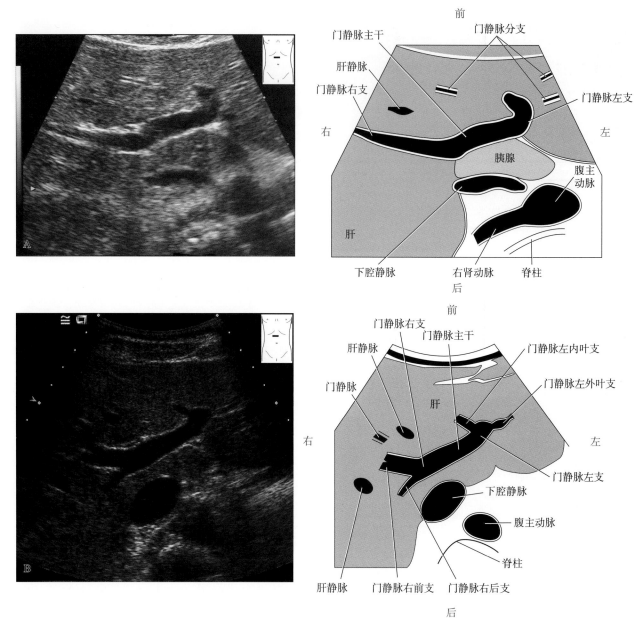

图11.5 门静脉主干的分支。A.门静脉主干及其左、右支横断面图像。B.横断面图像显示门静脉主干分为门静脉左、右支及其门静脉左、右支的下级分支

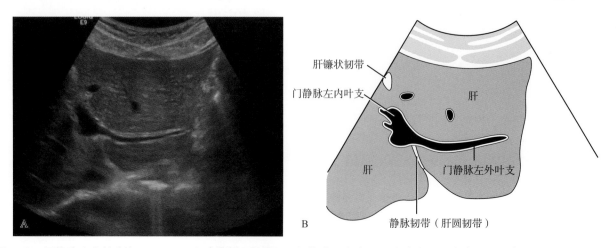

图11.6 门静脉左支的分支。A、B.肝左叶横断面图像显示门静脉左支分为左内叶支和左外叶支

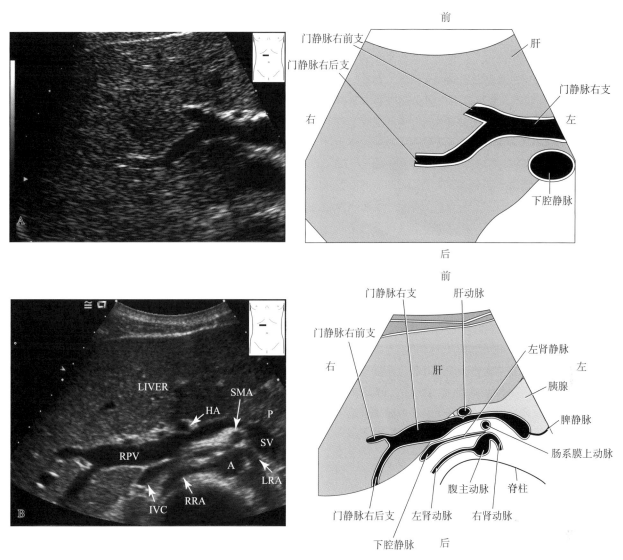

图 11.7　门静脉右支的分支。A.肝右叶横断面图像显示门静脉右支分为右前支和右后支。B.横断面图像清楚地显示了肝的血管和结构，门静脉右支及右前支和右后支

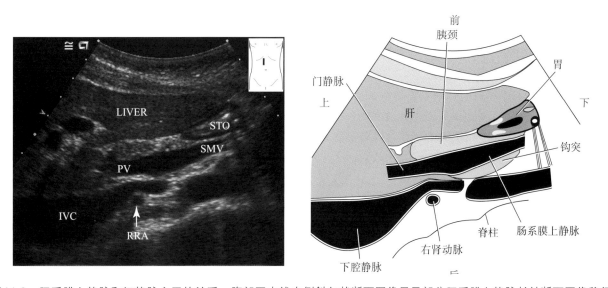

图 11.8　肠系膜上静脉和门静脉主干的关系。腹部正中线右侧斜矢状断面图像显示部分肠系膜上静脉长轴断面图像移行为门静脉主干。观察肠系膜上静脉如何在胰颈（前）和钩突（后）之间通过。注意下腔静脉后方的右肾动脉短轴断面

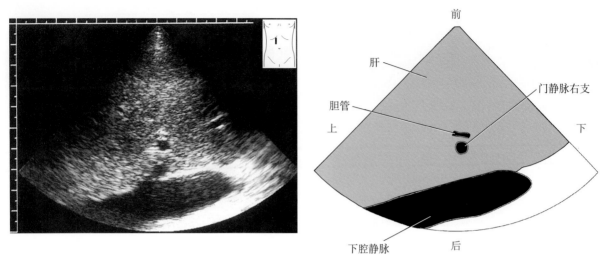

图 11.9　门静脉右支。矢状断面扫描图像显示门静脉右支呈圆形的短轴断面。注意位于静脉正前方的无回声胆管的纵切面

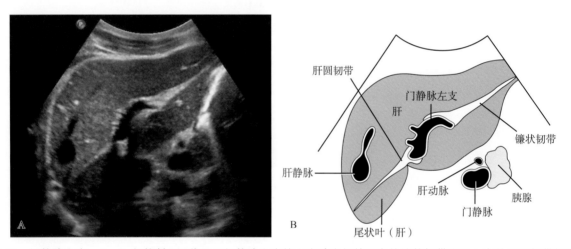

图 11.10　门静脉左支。A、B.矢状断面图像显示门静脉左支的左内叶支与前下方的镰状韧带和后上方的肝圆韧带相连

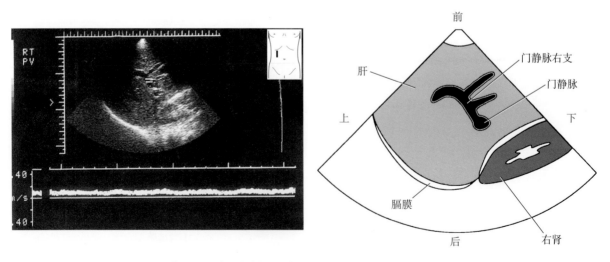

图 11.11　门静脉右支的多普勒频谱。肝右叶矢状断面扫查显示门静脉右支的正常多普勒频谱。注意多普勒频谱的血流相位受呼吸影响而变化。此外，注意血流位于基线以上。在这种情况下，这是正常的向肝血流表现

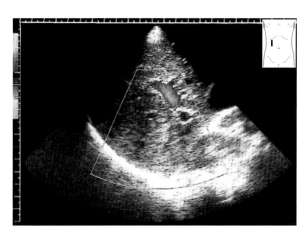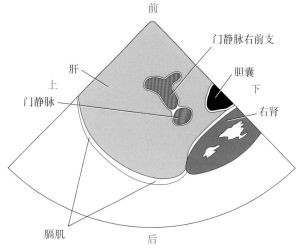

图11.12 门静脉右前支彩色多普勒血流成像。门静脉右前支的彩色多普勒血流成像矢状断面图像

参考图表

相关医师

- **外科医师**：参与门静脉系统相关各种疾病的手术干预。
- **内科医师**：参与门静脉系统相关疾病的诊断和治疗。例如，内科医师可能会治疗因肝硬化导致门静脉高压的患者，或者不适合手术或不需要手术的患者。
- **放射科医师**：实施和判读各种图像以诊断与门静脉系统相关的疾病。

常用的诊断检查

诊断检查可能包括双重多普勒超声成像、彩色多普勒超声成像、静脉造影、计算机断层扫描和磁共振成像。

- **双重多普勒超声成像**：双重多普勒超声成像能够探查门静脉内血流的方向和幅度。血流从门静脉流向肝，门静脉系统血流时相随呼吸而变化（图11.11）。这种检查方法在短时间内提供了非常有价值的信息，没有电离辐射。因此，双重超声成像和彩色多普勒超声血流成像是常用的检查方法。由超声医师或血管医师进行操作。放射科医师解读结果。

- **彩色血流超声成像**：彩色多普勒血流超声成像显示的信息类似于双重超声成像。然而，彩色多普勒血流成像通常可以更快地获得这些信息。超声医师或血管医师常会进行这项检查。放射科医师解读结果。

- **直接门静脉造影**：虽然在当今的技术环境下通常不进行这项检查，但是直接门静脉造影是将造影剂（染料）注入脾或门静脉并在造影剂经过门静脉系统时进行该区域射线拍照。该项检查提供门静脉解剖结构和管腔内结构信息。放射科医师在放射技师的协助下进行此项检查。放射科医师解读结果。

- **计算机轴向断层扫描（CT）扫描和磁共振成像（MRI）**：CT和MRI也可以评估门静脉。CT，在感兴趣的区域上拍摄一系列连续的放射图像。信息存储在计算机中，计算机将数据转换为二维或三维图像。CT不是最好的检查方法，因为它可能难以确定管腔内结构。MRI虽然没有被广泛使用，但通常可以区分门静脉系统内组织的细微差异。MRI，磁场产生数据，计算机将信息转换成诊断图像。尽管MRI是非电离的，但由于磁场的原因具有局限性。放射技师进行CT和MRI检查。放射科医师解读结果。

- **超声检查的好处**：临床数据通常提示门静脉病变。超声成像可以明确门静脉腔内情况和血流方向，也可以显示腹部其他病变。因此，超声检查是常用于评估门静脉的主要诊断工具。

实验室检查

一般来说，实验室检查不能直接表明门静脉病变。然而，肝肿瘤或肝硬化会引起各种实验室数据变化，这些可表明门静脉与该疾病相关。

影响的化学物质

不适用。

血管系统

肠系膜上静脉＋脾静脉 ──→ 门静脉主干

肠系膜下静脉 ──→

门静脉主干分支 ──→ 左支 ┌──→ 左内叶支
                        └──→ 左外叶支

右支 ┌──→ 右前支
     └──→ 右后支

第12章

肝　脏

MARILYN PRINCE

目标

- 掌握肝脏的主要功能。
- 描述肝脏的位置。
- 描述肝脏的大小。
- 描述和识别肝脏的血管结构。

- 认识肝脏的韧带、肝段和肝裂。
- 描述肝脏的超声表现。
- 区分肝脏中的碳水化合物、蛋白质和脂肪代谢。
- 描述与肝脏相关的医师、诊断检查和实验室检查。

关键词

裸区——肝脏唯一没有腹膜覆盖的区域。

尾状叶——肝脏最小的叶，以窝为界，即下腔静脉（IVC）、镰状韧带和小网膜围起的区域。

肝总动脉——腹腔干的分支，供应肝脏血液，又分为胃十二指肠动脉和肝固有动脉。

冠状韧带——在肝脏前上表面向上走行，然后向后走行于冠状韧带前叶的右侧。

肝脏八段分段法（Couinaud分段法）——基于肝脏或门静脉解剖结构的肝脏分段；将肝脏分成8段。

网膜孔（Winslow孔）——大腹膜腔和小腹膜囊相交通的孔。

镰状韧带——将肝脏分为右叶和左叶，下方止于肝圆韧带。

肝胃韧带——小网膜的一部分，在胃小弯肝门处跨过横裂延伸到静脉韧带。

Glisson包膜——紧密覆盖在肝脏上的纤维状包膜。

大网膜——从胃小弯延伸的折叠网膜，覆盖在肠道上。

大网膜腔——包裹在大部分腹部器官的保护层。

半肝——基于Couinaud肝脏分段系统的肝脏的右半部分或左半部分。

肝十二指肠韧带——小网膜的一部分，作为胃肝韧带右游离缘延伸至十二指肠近端和结肠右曲。

肝左静脉——通过下腔静脉引流肝脏血液的三支主要静脉之一，引流肝左叶的血流。

门静脉左支——门静脉主干分支，尾状叶前边界的标志，将胃肠道的血液运输到肝左叶。

左三角韧带——位于肝脏前上表面向上走行，在右侧向后走行到左三角韧带。

小网膜——双侧腹膜，自肝脏延伸到十二指肠部分。

小网膜囊——小的囊袋，位于胃后方，胰腺和部分横结肠的前方，也被称为网膜囊。

静脉韧带——尾状叶左前外侧的标志，走行于横裂内。

正中裂——连接胆囊颈和门静脉右支的回声线；也指Couinaud肝脏分段系统中的Rex-Cantlie（RC）线相关的平面。RC线从胆囊窝沿主肝裂平面延伸至下腔静脉。

门静脉主干——由脾静脉、肠系膜上静脉和肠系膜下静脉组成，将胃肠道的血流引流到肝右叶和左内叶。

肝中静脉——通过下腔静脉引流肝脏血液的三支主要静脉之一，引流肝右叶和肝左内叶的血液。

肝肾隐窝（Morison间隙）——是肝右叶与右肾之间的潜在间隙；正常时没有液体。

乳突——尾状叶的正常变异。突起从肝尾状叶向远端延伸，形似病变。

肝门——门静脉、肝动脉进入肝脏、胆总管离开肝脏的门状区域。

门静脉汇合处——脾静脉、肠系膜上静脉和肠系膜下静脉在胰头附近汇合成进入肝脏前的门静脉。

门静脉三联管——分布于整个肝脏的门静脉、胆管和肝动脉的部分，可以在显微镜下看到。

肝固有动脉——肝总动脉的分支，供应肝脏血液。

方叶——"第四肝叶"，实际上是肝左内叶部分。

舌状叶（Riedel 叶）——右叶的正常变异，其中右叶向尾端延伸，并朝向髂嵴。

肝右静脉——通过下腔静脉引流肝脏血液的三支主要静脉之一，引流肝右叶的血流。

肝右叶——肝脏最大的肝叶，占据右侧季肋部大部分。

门静脉右支——门静脉主干的分支，将胃肠道的血液运输到肝右叶。

右三角韧带——帮助形成肝裸区的边界。

肝圆韧带（静脉韧带）——镰状韧带的终末段。

肝下间隙——位于后下侧，形成肝肾隐窝的一部分。

膈下间隙——位于后下侧，形成肝肾隐窝的一部分。

横裂——静脉韧带所在的肝裂。

正常测量值	
解剖	测量值
肝脏大小	
肝脏重量	成年男性：1400 ～ 1800 g
	成年女性：1200 ～ 1400 g
肝右叶	锁骨中线测量：13 ～ 17 cm
肝左叶	变异很大

肝脏是腹部器官中最重要的器官，是人体最大的实质器官。其庞大的体积推开消化系统中充满气体的部分，是探查上腹部和上腹部腹膜后结构的声窗。肝脏结构包括门静脉、肝静脉、肝动脉和胆管，以及肝韧带和肝裂。在超声图像上，这些结构有助于将肝脏分成易于识别的肝叶或肝段。

位置

肝脏占据了右季肋部的大部分。正常情况下，向下延伸到上腹部，向外延伸到左季肋部，向上到达膈顶，向后与肌性后腹壁的骨性腰椎区域相邻接（表12.1）。大部分肝脏位于右肋缘下方（图12.1）。

肝脏的上表面、前表面和后表面的一部分毗邻膈肌（图12.2）。肝脏的前上表面紧贴膈顶，与覆盖的胸膜腔和心包分离。呼气末右叶上升到第4肋间隙水平，左叶上表面的前缘达到第5肋水平。肝右叶前上表面向上走行，然后向后至冠状韧带的前叶。肝左叶向后延伸至左三角韧带。肝脏的右前上表面最靠近前外侧腹壁，当器官增大时易触及。

肝脏被 Glisson 纤维包膜紧密包围，大部分被大腹膜囊的腹膜覆盖。一部分肝脏后表面没有腹膜覆盖，称为裸区，直接与膈肌相邻接。

右后上表面

肝脏右后上表面主要的关系有膈肌的右后纤维、后上腹壁、右肾和右肾上腺。冠状韧带下层下方的表面下段与右腰部的结肠旁沟上端及肝脏面相通（图12.3）。

表12.1 超声常见的肝脏位置

	肝左叶	肝左内叶（肝脏下表面）	尾状叶（肝脏后表面）	肝右叶
位于前方	胃、EGJ、腹腔干、胃动脉、CHA近端、脾动脉、主动脉、SMA、胰体/胰尾、脾静脉、左肾静脉、静脉韧带裂（在肝后表面）、尾状叶、膈肌、脊柱	肝门、幽门、十二指肠上段、横结肠、GDA	膈肌	结肠右曲、右肾、右肾上腺、十二指肠降部、膈肌
位于后方	剑突、第7和第8肋软骨	肝脏前缘	肝门、静脉韧带裂、肝左叶	第6 ～ 10肋
位于上方	胃、肠道、左肾、左肾上腺	右肾、右肾上腺	脾静脉	右肾
位于下方	膈肌		膈肌	膈肌
位于内侧	胃、左侧腹壁、脾脏	GB、窝	IVC	右侧腹壁
位于左外侧	IVC、镰状韧带（肝脏上表面）、肝右叶、静脉韧带裂（肝脏下表面）、肝左内叶、脊柱			
位于右外侧		静脉韧带裂、左外叶、肝	主动脉	主动脉、镰状韧带（肝脏上表面）、肝左叶、肝左内叶（肝脏下表面）

注：CHA.肝总动脉；EGJ.食管胃交界处；GB.胆囊；GDA.胃十二指肠动脉；IVC.下腔静脉；SMA.肠系膜上动脉

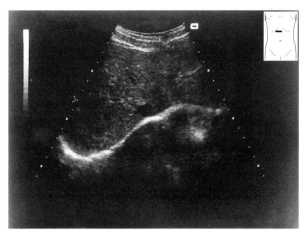

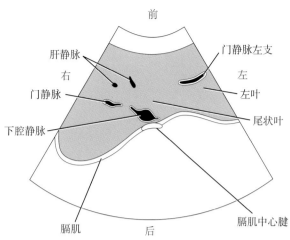

图12.1 横断面显示膈肌下表面和肝脏后上表面的横断面图像

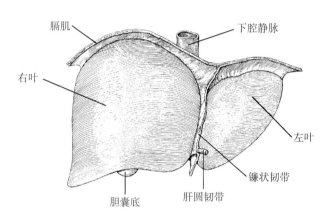

图12.2 肝脏前表面

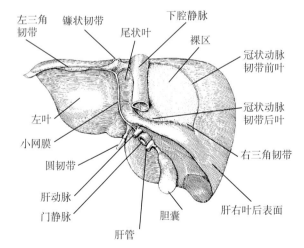

图12.3 肝脏后表面：肝脏后表面显示裸区边界

骨性和肌性后腹壁保护肝脏后表面。肝脏前面和脏面的分界是下缘。

下表面（脏面）

肝脏的下表面（脏面）以与其接触的器官压迹为标志，包括胆囊、幽门、十二指肠、右结肠、结肠右曲、横结肠右1/3、右肾上腺和右肾。

右侧下方的压迹

右侧下方的压迹出现在结肠肝曲、右肾和肾上腺、十二指肠球部和胆囊。

左侧下方的压迹

左侧下方的压迹面包含胃压迹，后面标志性的下腔静脉（IVC）窝（图12.4，另见图12.3）。

下面的前中部是肝左内叶部分，也称为方叶。该部分的左侧边界是镰状韧带，通常位于身体中线附近（图12.5，另见图12.2和图12.3）。

肝脏下表面的中后部

下面的中后部，肝门下方，标志着尾状叶的位置（图12.6）。左叶和尾状叶的后部形成小网膜囊前缘的一部分。小网膜囊位于胰腺的前面和胃的后面。

右叶

肝右叶靠近前外侧腹壁（图12.7和表12.2，见表12.1）。右叶在右侧腋中线从第7肋到第11肋之间与膈肌的右侧下方的表面相邻。在右外侧，肝脏与膈肌隐窝和膈肌的纵向纤维相邻。

左叶

肝左叶与膈肌的下表面紧密相连。其大小和形状各异，有时会延伸到左上腹部。左叶的游离下缘与胃体和胃窦紧密相连。它通常位于胰体、脾静脉和脾动脉的前方（表12.1，表12.2）。

尾状叶

尾状叶是最小的肝叶，与后腹壁的腰部区和胸壁后下部相连（表12.1，表12.2）。尾状叶被小网膜囊的腹膜覆盖。尾状叶前界是门静脉左支后表面为标志，后界是下腔静脉。尾状叶的外界伸入小网膜囊的上隐窝，也称为网膜囊。下界形成网膜孔的上缘，网膜孔是腹部大网膜囊和小网膜囊之间的开口。网膜囊前方是胃，后方是胰腺和横结肠的一部分（表12.3）。

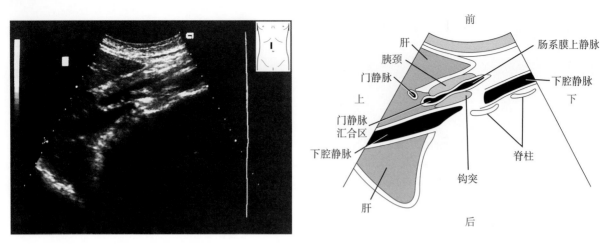

图12.4　矢状面显示肝左叶的左下缘的纵断面。注意肝脏后方的下腔静脉

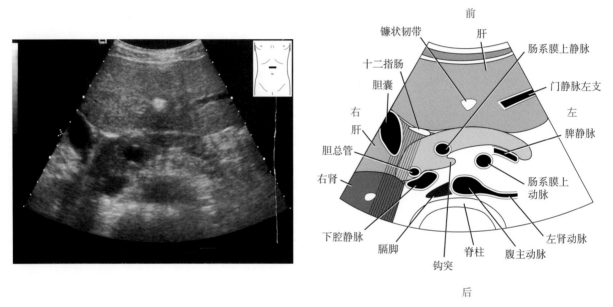

图12.5　上腹正中横切面。镰状韧带在短轴上表现为三角形、明亮的回声，是方叶的外侧边界

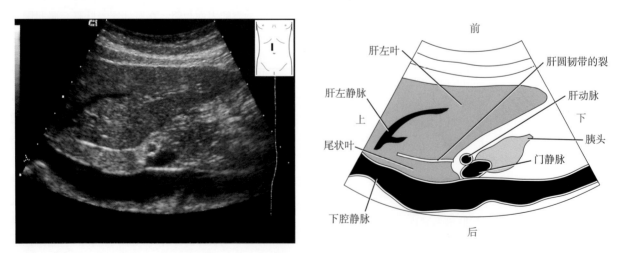

图12.6　身体正中线右侧旁矢状面图像显示肝左叶后方的尾状叶和薄而明亮的静脉韧带的纵切面。可见肝左静脉向下腔静脉走行

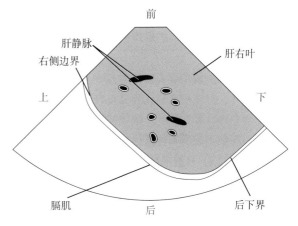

图12.7 肝脏右外缘的纵切面,显示了肝脏锥形的底部。通过探头的位置注意肝右叶如何靠近前外侧腹壁

表12.2	肝叶的解剖分界标志			
肝叶	以…为界	以…为界	以…为界	备注
右叶	右叶紧贴前外侧腹壁	右叶紧贴膈肌下表面的右外侧	膈肌隐窝在右外侧	最大的肝叶
左叶	左叶紧贴胃体和胃窦	胰体的前方	脾静脉和脾动脉的前方	可能会延伸到左上腹部;大小和形状各异
方叶	左叶下表面的前中部	左叶内侧部分	左外侧边界是左叶间裂,将左叶分为左内叶和左外叶。镰状韧带和肝圆韧带位于这个裂隙内	一些分类不认为这是一个肝叶
尾状叶	肝脏下表面的中后部,肝门下方,位于肝右叶和左叶之间	前界以门静脉左支后表面为标志,后界以下腔静脉为标志	通过LHV的近端部分和静脉韧带裂隙与肝左叶分开,裂隙也包含一部分小网膜	最小的肝叶

下腔静脉穿过冠状韧带前下层和冠状韧带后上层之间的裸区。右肾和右肾上腺也位于肝裸区的侧下方附近。裸区边界包括镰状韧带,右前下、右后上冠状韧带,右三角韧带,胃肝韧带,左前、左后冠状韧带,左三角韧带(图12.3)。

表12.3	腹膜的分类	
分类	又称	功能
大网膜囊	腹腔	包裹大部分腹腔脏器;包裹的脏器称为"腹膜内脏器"
小网膜囊	网膜囊	小网膜的前界为胃,后界为胰腺和横结肠的一部分
Winslow孔	网膜孔,胃系膜孔	大、小网膜囊之间的通道,位于肝脏正后方
小网膜	肝胃大网膜、小网膜	双侧腹膜结构,从肝脏延伸到胃小弯和十二指肠起始部
大网膜	大网膜	最大腹膜的结构,从胃向前延伸到结肠和小肠

大小

男性肝脏重量为1400～1800g,女性肝脏重量为1200～1400g。右叶的长度和左外叶的大小决定了肝脏的轮廓。

肝右叶较肝左叶大,约占据2/3肝实质。沿着锁骨中线,肝右叶正常纵断面测量值约13 cm或小一些,尽管这个测量值曾经认为是15～17 cm(参考本章开始处的正常测量值)。

肝左叶大小各异。如果在出生时静脉导管关闭时干扰了门静脉左支血液供应,肝左叶可能会萎缩。较大的左叶有助于显示胰腺和左上腹。

大体解剖

肝脏分为3个叶:右叶、左叶和尾状叶。右叶和左叶又分为4个叶:右前叶和右后叶,左外叶和左内叶。尾状叶是肝脏后部的中线结构,将肝左、右叶分开。尾状叶通过肝左静脉的近端部分和静脉韧带裂与肝左叶分开(图12.6)。这个裂隙包含静脉韧带和小网膜的一部分,小网膜是双层腹膜,从肝脏延伸到胃小弯和十二指肠起始部，也被称为胃肝网膜或小网膜。尾状叶紧邻大网膜，大网膜是一个巨大的腹膜褶皱，从胃向下覆盖肠道（表12.3）。

肝脏下表面的前中部有时称为方叶。它不是解剖学意义上的肝叶，但更准确地认为是左内叶。左叶间裂将肝左叶分为左内叶和左外叶。镰状韧带和肝圆韧带位于左叶间裂。肝脏下表面有特征性的H形解剖学分叶特征见图12.8，表12.4。H前部的右侧为胆囊，将右前叶与左内叶分开。在H前部的左侧，肝圆韧带将左内叶与左外叶分开。在后方的右侧，下腔静脉将肝右叶和尾状叶分开，而在左侧，静脉韧带将尾状叶与左外叶分开。H横部描绘为肝门。

肝静脉将肝段和肝叶血流引流出肝脏，肝静脉位于肝叶之间和肝段之间。肝右静脉分别引流右前叶和右后叶的血流。肝左静脉分别引流肝左内叶和肝左外叶的血流。肝中静脉分别引流肝右叶和左内叶血流（图12.9，图12.10，表12.5）。肝静脉细分为上组和下组。较小的下静脉引流尾状叶和右叶后内侧部分血流。

门静脉走行于肝叶和肝段内并为其供血。尽管肝静脉通常用于肝脏分段，但在肝左叶下部横切面时门静脉左支被认为是肝左内叶和外叶的分界。

由门静脉、肝动脉、胆管及其分支组成的门静脉三联管的分支模式是肝叶功能分区的核心，最初由Couinaud描述。在显微镜下检查肝活检样本时，可以看到肝实质中大量的门静脉三联管。一项研究报告，从约1.8 cm的肝组织样本中，平均发现了11个门静脉三联管。在样本中还发现了包含任意两个三联管结构，表明部分组织没有得到整个三联管。

肝脏解剖分区模式是肝脏手术切除的基础。Couinaud肝脏分段是以肝静脉或门静脉为解剖学标志进行划分（表12.6，表12.7，图12.11）。当以门静脉为标志分区时，肝段内总有一个中央门静脉，而肝静脉则在门静脉分支之间的周边走行。因此，肝脏分段由门静脉分支和肝静脉确定。

表12.4	肝叶和肝段的H形解剖学标志
H的部分	**显示**
H的前部，指向右侧	右侧的胆囊分开右前叶与左内叶
H的前部，指向左侧	肝圆韧带分开左内叶和左外叶
H的后部，指向右侧	下腔静脉分开肝右叶和尾状叶
H的后部，指向左侧	静脉韧带分开尾状叶和左外叶

表12.5	以肝静脉为标志分叶
肝静脉	**分区和引流**
肝右静脉	右前叶和右后叶
肝左静脉	左内叶和左外叶
肝中静脉	右叶和左内叶

表12.6	Couinaud肝脏分段法		
Rex-Cantlie线	从胆囊窝走行到下腔静脉并经过尾状叶；这个平面也被称为正中裂		将肝脏分为左、右半肝；半肝进一步分为前段和后段
右半肝	前段和后段分为…		上段和下段
左半肝	前段只分为…		上段和下段

表12.7	Couinaud肝脏分段标识		
Couinaud分段	**肝脏**		**识别**
1段	尾状叶		后界为IVC，前界为LPV
2～4段	左半肝		2段和3段在静脉韧带和镰状韧带的左侧
5～8段	右半肝		5段和8段为右前叶，6段和7段为右后叶
注意：8段中的每一个都有一个独立的门静脉三联管			

肝脏通过Rex-Cantlie线分为左、右半肝，该线从胆囊窝向下腔静脉延伸并穿过尾状叶的一部分。这个平面称为正中裂。每个半肝进一步分为前后两部分。肝右

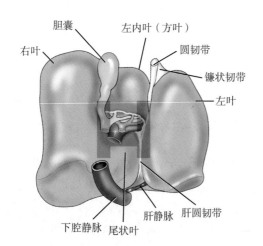

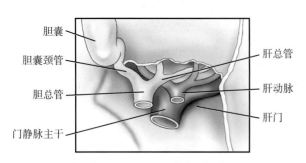

图12.8 肝脏下表面显示H形肝叶分区标志

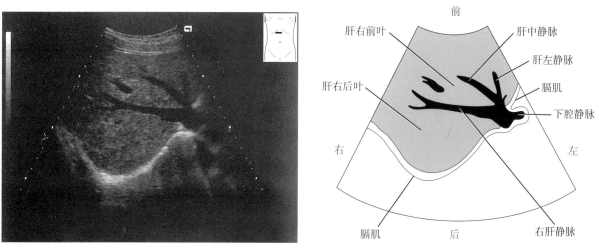

图12.9 横断面图像显示肝静脉流入下腔静脉。突出显示肝右前叶和肝右后叶。肝右静脉将肝右前叶5段和8段与肝右后叶6段和7段分开

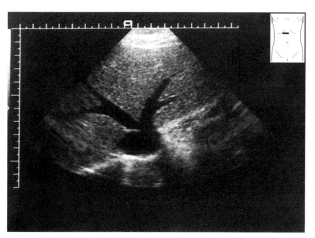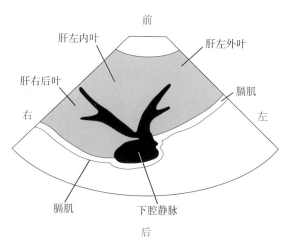

图12.10 横断面显示肝静脉和下腔静脉形成的兔耳征

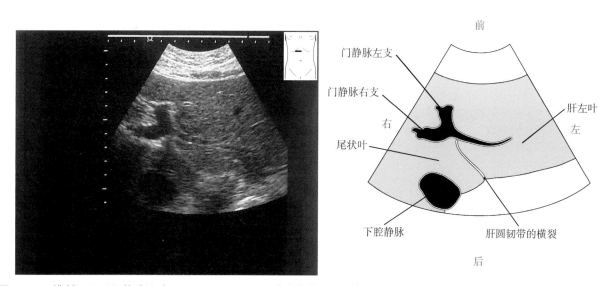

图12.11 横断面显示门静脉左支，显示Couinaud肝脏分段的1～4段。门静脉左支脐部分为肝2段、3段和4段。注意：这个水平，尾状叶（1段）位于下腔静脉前方和门静脉左支后方

前叶和后叶分别分为下段和上段，而肝左叶只有左前段（左外叶）分为上段和下段。

尾状叶为第1段（图12.12）。尾状叶的后界是下腔静脉，前界是门静脉左支。以逆时针方向，第1段与第2段被静脉（肝圆）韧带分开。左半肝包含第2～4段。第2段和第3段位于静脉韧带和镰状韧带的左侧。

镰状韧带将第3段与第4段分开。第4段与第1段被门静脉左支分开，肝中静脉和正中裂将第5段和第8段分开。肝右静脉将右前叶的第5段和第8段与右后叶第6段和第7段分开（图12.9）。第5～8段是右半肝的部分。肝脏的这8个节段中的每一个都具有独立于其他节段的中央门静脉三联管，因此为节段性肝脏手术切除提供了一个重要条件。

门静脉系供应肝脏75%的总血流量，由三条属支静脉汇合而成：脾静脉、肠系膜上静脉和肠系膜下静脉，后两者在走行过程中与脾静脉汇合至门静脉汇合处，即在进入肝脏之前，脾静脉与肠系膜上静脉和肠系膜下静脉汇合形成门静脉。

门静脉主支进入肝门并分为左、右支（图12.13，图12.14；见图12.11）。门静脉左支分为左外支和左内支，门静脉右支分为右前支和右后支，然后成为段内静脉。门静脉主干和门静脉右支横向走行，并供应肝脏大部分血液，来自胃肠道血液由肝脏代谢。门静脉左支在镰状韧带近端向前上走行。严重门静脉高压患者，门静脉左支进入镰状韧带并与再通的肝圆韧带相通，肝圆韧带是出生后闭塞的脐静脉。尾状叶由左、右门静脉供血。肝脏通过肝总动脉供血，肝总动脉是主动脉腹腔干的一个分支。肝总动脉水平向右走行并分成胃十二指肠动脉（GDA）和肝固有动脉（PHA）。肝固有动脉向上走行，通过右、中、左肝动脉为肝脏供血。胆囊动脉从肝右动脉分出后为胆囊供血。胃右动脉起自胃十二指肠动脉、肝总动脉或肝固有动脉，为胃小弯的右侧供血。

腹膜韧带将肝脏连接到上腹部。冠状韧带在裸区边缘将肝脏的后上表面连接到膈肌。裸区分隔并位于上面的膈下间隙后下方和下面的肝下间隙（Morison间隙）的后方之间（图12.15）。冠状韧带的上层从肝上表面延伸到膈肌的下表面。下层从肝右叶的后表面延伸到右肾、

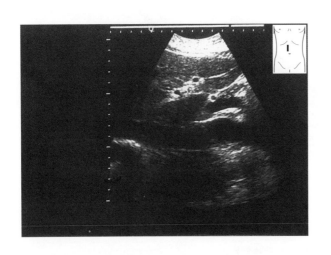

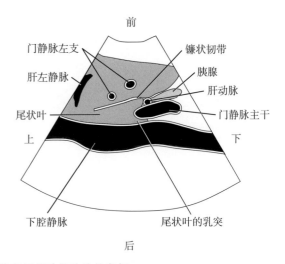

图12.12　腹部正中线右侧旁矢状面显示了门静脉主干的起始部。注意尾状叶的乳头状突起

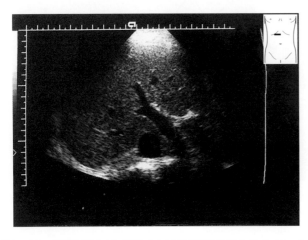

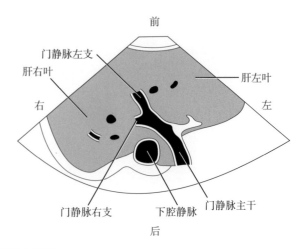

图12.13　横断面显示门静脉主干在下腔静脉前方分为左、右支进入肝门

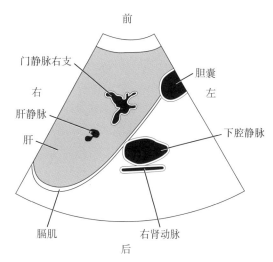

图12.14　横断面显示门静脉右支。注意右肾动脉的纵断面，在下腔静脉横断面的后方走行

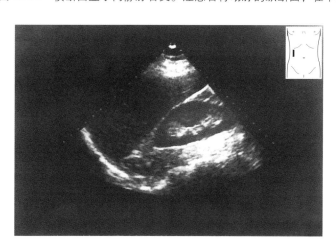

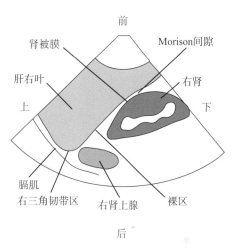

图12.15　矢状面显示与肝裸区相邻的右肾和右肾上腺的长轴断面。观察肾脏前面与肝脏后面通过Morison 间隙分开，Morison 间隙是一个腹膜间隙，除非在病理情况下充满液体，否则超声通常不会显示。在肝脏和肾脏之间明亮、细长的曲线是纤维状肾包膜

右肾上腺和下腔静脉。

　　右三角韧带是冠状韧带向右下方延伸而成。从裸区右缘开始，将肝右叶的后表面连接到膈肌的右下表面。膈下后间隙和肝下后间隙被内侧的裸区隔开，延续至右三角韧带的外侧。

　　左三角韧带是镰状韧带向左侧的延伸。当镰状韧带越过肝顶时，分成两个叶。左叶形成左三角韧带的一部分，右叶与冠状韧带融合。左三角韧带将肝左叶的后表面连接到膈肌的左面。三角韧带和冠状韧带通常无法在超声检查中显示。

　　镰状韧带将肝脏连接到前腹壁和膈肌。附着部位是从肝脏上表面的脐带切迹延伸到肝门下方的表面（图12.16）。肝脏右、前和上表面联合形成了肝脏凸起的上表面，后表面则是凸面的延续。

　　小网膜是肠系膜或双层腹膜，将胃小弯和十二指肠近端连接到肝脏。小网膜包含肝胃韧带和肝十二指肠韧带。

肝胃韧带是小网膜的一部分，它在肝门处穿过肝脏的横裂（静脉韧带裂）到达胃小弯。小网膜将小网膜囊与肝胃隐窝分开。

　　静脉韧带是尾状叶的左前外侧边界的标志（图12.17）。肝左外叶通过静脉韧带处的裂与尾状叶分开。静脉韧带是胎儿静脉导管的残余，它将含氧血液从脐静脉分流到下腔静脉。静脉韧带横裂包含肝胃韧带。

　　肝十二指肠韧带是小网膜的一部分，自肝胃韧带的右侧游离缘延伸至十二指肠近端和结肠肝曲。肝十二指肠韧带是小网膜的右腹侧边界的标志。在肝十二指肠韧带水平、胰头上方相邻肝门的部位做横断面扫描可以显示胆总管和肝动脉。肝门是肝脏的开口，门静脉和肝动脉经此处进入肝脏，肝管在此处离开肝脏。在肝门水平，胆总管和肝动脉走行于门静脉前方。胆总管是位于前外侧的管道，然后在十二指肠后方穿过进入胰腺（图12.18）。

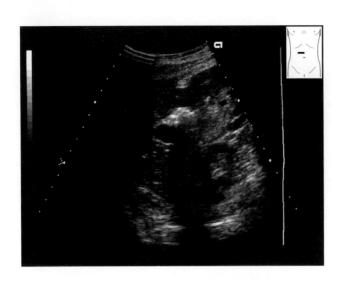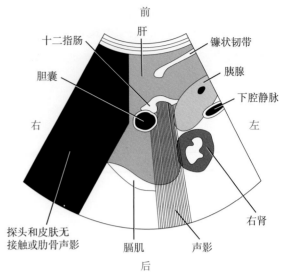

图12.16 横断面显示镰状韧带长轴断面、向前腹壁走行。观察：镰刀样特征

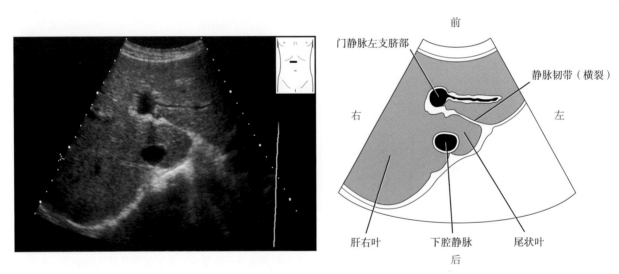

图12.17 横断面图像显示横裂（静脉韧带）向门静脉左支走行，为尾状叶前界的标志

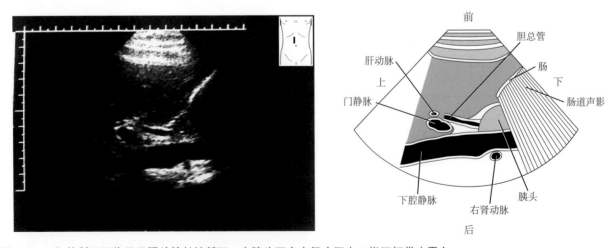

图12.18 矢状断面图像显示胆总管长轴断面、在胰头下方走行（肝十二指肠韧带水平）

生理学

肝脏是新陈代谢的主要中心，维持多个身体系统的

功能活动。为了维持消化和排泄系统的功能，肝脏进行脂肪、碳水化合物和蛋白质代谢，形成胆汁和尿素。肝实质由肝细胞组成，散在分布 Kupffer 细胞，组成了大

小约1mm×2mm的肝小叶。肝脏内约有100万个肝小叶。每个小叶的周围是几个门静脉三联管，包含门静脉、胆管和肝小动脉。门静脉将血液从胃肠道输送到肝细胞进行解毒和合成。胆管运输的物质包含来自肝细胞的代谢废物，这些物质最终会组成胆汁并储存在胆囊中，直到被十二指肠中的食物活化（见第13章）。肝小动脉将含氧的血液输送到肝细胞、为干细胞提供营养。

Kupffer细胞通过吞噬有毒或有害物质（包括来自饮酒摄入的酒精）来保护肝细胞。这种细胞功能的重要性仍在研究中。一项研究报道Kupffer细胞的激活可以减少肝细胞肝癌、酒精摄入或其他有毒物质造成的肝损伤。尽管有害物质反复冲击或疾病存在，但肝脏惊人的稳定性可能与Kupffer细胞的活动部分相关。肝脏的主要功能有代谢、保护、分泌、合成或其他功能。

肝脏的代谢功能

肝脏的代谢功能包括吸收身体营养物质，例如碳水化合物、氨基酸或蛋白质、脂肪和维生素。肝脏作为这些物质的储存场所，将这些物质代谢转化为营养物质，随后将它们释放到血液和胆管中。

肝脏通过门静脉（引流消化道、胰腺和脾）吸收胃肠道和静脉的血液，并接收肝动脉和肠系膜上动脉及其分支供应的动脉血。肝脏是一个双循环系统，经门静脉接收胃肠道的血液进行处理，并接收来自肝固有动脉及其分支的血液用于维持器官功能。

静脉血含有消化产物，如氨基酸和葡萄糖。肝脏利用葡萄糖来代谢碳水化合物。对于碳水化合物的代谢，肝脏分解、储存和制造单糖，人体将其用作主要能量来源。

● 肝脏中的碳水化合物代谢包括糖原生成、形成和储存过程。糖原分解是糖原转化为必需的营养物质和葡萄糖，并将葡萄糖释放到血液中。糖尿病是一种明确的常见疾病，其特征是血液中葡萄糖水平过高。

● 蛋白质代谢是将氨基酸合成为蛋白质。蛋白质在身体结构和新陈代谢中具有多种功能。结构蛋白存在于头发、肌肉和结缔组织中。在代谢反应中充当生物催化剂的酶是蛋白质，如一些分子中，输送重要营养物质的血红蛋白。

● 肝脏中的脂肪代谢是一个包含从碳水化合物合成脂肪酸的过程。脂肪从脂肪酸中被吸收并在肝脏中去饱和。酮是在此过程中形成的中间产物。脂肪代谢形成胆固醇和磷脂。磷脂是细胞膜结构的成分，可保护细胞内容物免受环境的影响。

胆固醇是胆汁的主要成分，由肝脏分泌，用于乳化脂肪。胆固醇是一种存在于许多食品中的类固醇，例如鸡蛋、乳制品、油、脂肪和肉类；它存在于所有组织中，神经、腺体组织及大脑中含量最高。

胆汁中的胆固醇是在胆汁盐和磷脂卵磷脂存在下溶解产生的。这些物质与胆汁色素胆红素（红色）和胆绿素（绿色）一起组成胆汁的主要成分。如果卵磷脂或胆汁盐不足，胆固醇可能会从溶液中沉淀或分离出来并形成胆结石，结石可能会积聚在胆囊中或阻塞胆总管。胆管阻塞的患者，过多的胆色素可能会出现在血液中导致黄疸，皮肤、眼睛巩膜和黏膜发黄。每天约分泌568ml胆汁。

胆汁分泌是肝脏的主要分泌功能。胆汁由肝脏不断分泌，在肝脏通过肝管进入胆总管，并在消化食物时排入十二指肠。当十二指肠排空时，胆汁回流到胆囊中，在那里有机物质被浓缩和储存。

肝脏的其他代谢功能包括储存矿物质和维生素，合成维生素A、类固醇激素的代谢以及酒精和巴比妥类药物等的降解和解毒。

有毒有害物质的解毒

肝脏的另一个保护功能是对肠道吸收的有毒有害物质进行解毒。该过程可能包括将有害物质（例如氨、蛋白质代谢的废物）转化为有用或可排泄的物质，例如氨基酸精氨酸和尿素。精氨酸是一种有用的氨基酸，而尿素是一种排泄的废物。

合成血液蛋白质

肝脏合成血液蛋白质，如白蛋白、纤维蛋白原、凝血酶原和球蛋白。血浆蛋白（包括白蛋白和各种球蛋白）的合成是肝脏的一种合成功能。凝血酶原和纤维蛋白原是凝血因子。肝素（一种抗凝剂）也在肝脏中合成。

肝脏其他功能

肝脏储存维生素和其他代谢物质。它还可以调节血容量并作为血液的储存库，在调节血容量和身体的血流量时血液从肝脏释放。此外，由于肝细胞化学反应产生热量，肝脏是人体主要的热量来源。

超声表现

正常肝脏应该全部表现为均质、中等回声。沿着胆囊窝向后延伸到下腔静脉沟的连线可以想象为肝左叶和肝右叶的分界。这条线是正中裂。超声右侧、斜矢状断面可以显示正中裂；正中裂在胆囊颈的长轴断面和门静脉右支短轴断面之间，延续一段较短的距离但长度不等。正中裂呈胆囊颈和门静脉之间的细而亮的线（图12.19）。

经过下腔静脉长轴矢状断面图像可见许多标志性结构。从头侧（上侧）到尾侧（下侧）可见以下结构，这些结构位于下腔静脉之前：右心房、肝左叶上方的膈肌中心腱、进入下腔静脉的肝中静脉，尾状叶与肝左外叶被静脉韧带分开、肝外门静脉主干横断面和胰头横断面。肠系膜上静脉与脾静脉在肝门的汇合处。门静脉左支在镰状韧带近端呈C形向上走行。

韧带和裂隙显示为高回声是由于这些结构内部和周围存在胶原蛋白和脂肪。镰状韧带从肝脏上表面连接到膈肌和上腹壁，将肝脏分为左、右叶。肝圆韧带代表腹膜的下缘。镰状韧带回声强，长轴断面呈镰刀状，横断面呈锥体状（图12.20）。

肝圆韧带是闭锁的脐静脉，从膈肌向上延伸到前腹壁的纤维条索。横断面显示肝圆韧带最常走行于镰状韧带的下缘。这些结构靠近身体正中线的前面，位于换能器的近场内，因此显示在显示屏的中上部。

超声显示：镰状韧带从门静脉左支向前下方走行至脐部。通过肝脏横断面扫查显示镰状韧带区域呈致密的回声。镰状韧带的超声表观与计算机断层（CT）扫描的表现一致，有时可能非常明显，疑似实性肿块。门静脉高压症患者应检查镰状韧带内是否存在再通的脐静脉。

超声可显示门静脉主干在胰颈后下方的起始处。要显示肝门，首先要确定下腔静脉前方的门静脉主干，然后稍微向头侧移动探头。门静脉主干在进入肝门部，分为更小、更靠前上的门静脉左支和更大、更靠后下的门静脉右支。门静脉壁含有厚的胶原组织，所以门静脉壁呈明亮的回声结构。门静脉接近膈肌时管径缩小。门静脉的多普勒血流频谱通常是连续的、单相的、低速血流频谱，通常在20～40 cm/s。在右心衰竭、三尖瓣关闭不全、肝门静脉瘘或门静脉高压患者中可显示门静脉血流频谱明显的异常搏动。

横断面扫查稍向上倾斜图像可以显示门静脉右支和左支的交汇处，该图像平面下方三条肝静脉汇入下腔静脉。该水平还显示了左、右肝管汇合形成肝总管的近端部分，即肝总管。肝总管在门静脉右支前内侧走行。推荐在此测量肝总管，＞5mm则提示可能出现胆道梗阻。

肝静脉在流向膈肌和下腔静脉时管径会增大。膈肌附近任何肝内大静脉都可能被认为是肝静脉。正常肝静脉多普勒血流频谱是三相频谱。几个（附加）特征可以区分肝静脉和门静脉。肝静脉走行在叶和段之间，而门静脉走行在段内。肝静脉向右心房走行，除外下腔静脉附近肝静脉通常有模糊的、无回声的边界。接近下腔静

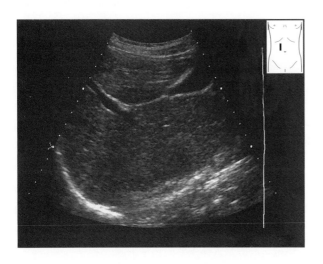
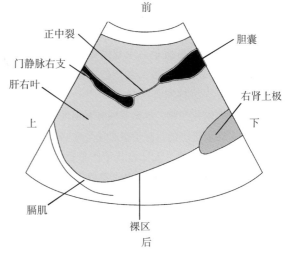

图12.19 肝脏矢状断面显示正中裂的长轴断面图像，为胆囊颈部和门静脉右支之间的线状回声

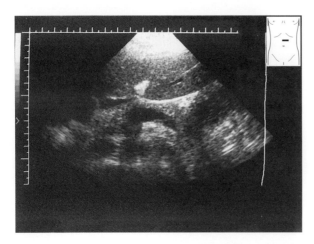
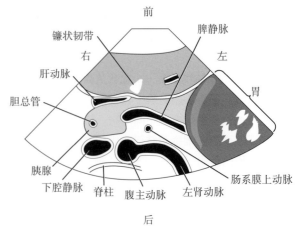

图12.20 中上腹部横断面。注意镰状韧带的横断面及其特征性的锥体状。在这个水平的回声团也被称为肝圆韧带

脉和右心房的肝静脉壁反射强。因此,肝静脉的位置可用于肝脏的分段,并用于对局灶性异常的精准描述。

识别肝脏分段对于定位可切除的肝脏病变很重要。这种类型的病变包括原发性肝脏肿瘤、单一转移性肿瘤和一些非恶性肝脏异常病变(图12.21)。

下腔静脉旁矢状断面图像显示下腔静脉后方的右肾动脉短轴断面呈无回声管状结构,位于回声非常低的右膈脚的前面。任何其他位于下腔静脉后方和肝脏下方的实性肿块提示肿大淋巴结或肾上腺病变。

超声应用

肝脏超声检查指征如下:
- 怀疑肝脏肿大。
- 怀疑肝脏或肝周肿块。
- 怀疑脓肿。
- 怀疑阻塞性或转移性病变。
- 囊性、实性和混合性肿块,是常规确诊项目,因为这些病变会使光滑的肝脏表面轮廓扭曲。
- 异常病变,与正常肝实质回声表现相比,常为高回声或低回声。
- 肝脏纤维化或硬化。肝脏纤维化是慢性肝病最常见的结果,导致肝脏内纤维组织沉积增加。在慢性肝病进展中的患者,可能会发生肝硬化和并发症,如门静脉高压、肝功能不全和肝细胞癌。在慢性乙型病毒性肝炎或丙型病毒性肝炎患者中,是否存在中度至重度纤维化是抗病毒治疗的优先考虑因素。导致肝脏硬度增加的其他原因是胆汁淤积、肝脏血管淤血和炎症。
- 肝脏纤维化的超声表现可与脂肪浸润重叠。这两种过程的共同表现包括声束穿透力降低,肝实质回声增强,肝内脉管系统显示受限。

- 肝硬化是慢性肝病的结果。慢性肝病是引起肝脏纤维组织沉积的常见问题。一旦慢性肝病发展成肝硬化,门静脉高压、肝功能不全和肝细胞肝癌等并发症就会逐渐发生。任何慢性肝病都可能导致肝纤维化并发展为肝硬化。这包括HBV或HCV感染、酗酒、脂肪肝、原发性胆汁性肝硬化、自身免疫病或铁或铜沉积。

肝硬化通常表现为右叶和左内叶不对称萎缩,尾状叶和左外叶大小如常或增大。肝硬化也表现为肝表面结节感,尤其是下表面。使用高频线性探头可以更容易显示前表面的不光滑。此外,超声成像经常显示肝实质的不均质、肝裂衰减和门静脉高压的征象,以及多个类似于转移的高回声结节。

口服微泡造影剂超声造影根据特征性血流类型有助于鉴别硬化结节和小肿瘤。

- 肝硬化改变了任何一个慢性肝病患者的预后,因此一旦确诊,就应开始筛查静脉曲张和肝细胞肝癌。
- 胸腔积液,可以在肝包膜上方的膈下间隙中看到。
- 腹水,当液体聚集在肝脏周围的包膜下或腹腔间隙时可显示。

腹部超声双重显示和彩色多普勒血流成像用于评估以下情况:
- 肝脏和肝门的血管结构,例如门静脉、肝动脉和肝静脉及脾动脉和脾静脉(图12.22,图12.23)。评估取样框中是否有血流存在,血流方向和血流速度。
- 门静脉高压定义为门静脉血流量增加和门静脉压力增高>10mmHg,最常见的原因是肝硬化。酒精性和病毒性肝病是美国最常见的潜在原因,而血吸虫病是美国以外最常见的原因。食管静脉曲张与门静脉高压相关,而静脉曲张出血是门静脉压力＞12 mmHg时最常见

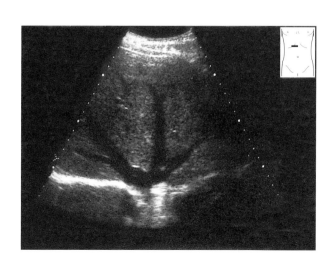
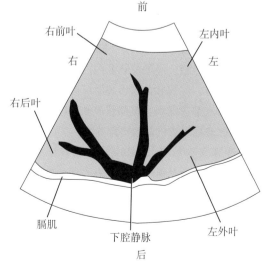

图12.21 肝脏横断面显示肝静脉长轴断面汇入下腔静脉的横断面图像,是肝脏超声分叶的标志

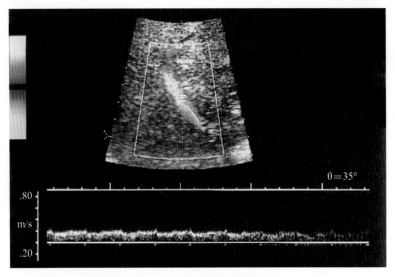
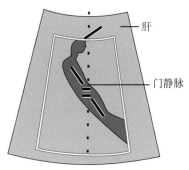

图 12.22   彩色多普勒图像显示正常门静脉特征性波形。注意向肝脏方向的血流为朝向探头

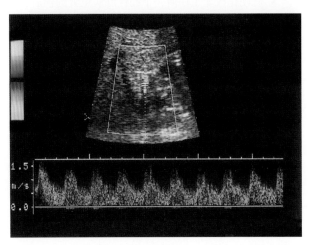

图 12.23   彩色多普勒血流成像显示正常肝动脉的特征性频谱

的并发症。

● 门静脉血栓形成。门静脉血栓形成是门静脉阻塞。门静脉血栓也会影响肠系膜静脉和脾静脉。门静脉血栓形成是多种疾病的并发症，包括肝硬化、蛋白 C 或 S 缺乏症、镰状细胞病、胰腺炎、膀胱癌和肠道炎症性疾病；妊娠；肝移植；经颈静脉肝内门体分流；以及胆囊炎和阑尾炎等。门静脉血栓形成后可能会出现门静脉高压和食管胃底静脉曲张。腹部超声和彩色多普勒成像是诊断门静脉血栓形成的首选检查方法。

● 肝静脉血栓形成。Budd-Chiari 综合征是一种罕见的疾病，其特征是从肝小静脉到右心房处的下腔静脉任何部位的肝静脉流出道完全或部分受阻，原因是血栓、压迫或静脉外病变浸润。它也可能是肝移植术后并发症。肝脏的多普勒超声通常是这种疾病的初步检查方法。

● 肝脏术前和术后。例如，针对肝硬化合并静脉

曲张出血、腹水、肝静脉闭塞性疾病和肝肾综合征等适应证的患者，介入放射科医师通过手术在肝静脉和肝内门静脉之间放置永久性分流器，以防止胃底食管静脉曲张出血。这种术式的目的在于分流肝脏周围的血液，降低门静脉压力来缓解门静脉高压。这种方法称为 TIPS。TIPS 患者通常在手术前后应用彩色多普勒血流成像评估门静脉血流方向（图 12.24 ～图 12.26）。术前检查有助于确定患者是否适合进行 TIPS。评估门静脉、肝动脉和肝静脉的通畅性和血流方向。任何门静脉血栓患者禁用 TIPS 分流术。术后评估患者的治疗效果。

● 门静脉肿瘤浸润。可在肝细胞肝癌和转移癌的患者中观察到。为了鉴别肿瘤浸润与门静脉血栓，彩色多普勒超声成像显示肿瘤的血管特征，呈低阻动脉频谱。

● 部分肝移植的供体和肝移植患者术前术后评估。完全和部分肝移植的并发症可能包括肝动脉血栓形成、假性动脉瘤和破裂和（或）肝静脉狭窄。急性排斥反应或肝动脉血栓形成可引起急性肝衰竭。高达 10% 的成年肝移植患者出现胆道并发症，更常见于小儿肝移植患者。其他并发症包括积液和移植后淋巴组织增生性疾病。

正常变异

● 舌状叶（Reidel 叶）：舌状向下延伸的肝右叶，可到达髂嵴（图 12.27）。与正常肝实质的超声表现相同。正常呼吸时，肝脏组织下移低于右肾下极，超声可以显示这种变异。

● **尾状叶远端乳头状突起**：可与肿大淋巴结或其他肝外病变相混淆。这个突起是尾状叶前下方的圆形突起，或者表现为单独的结构，其回声与正常肝实质相同。

● 伸长的左叶：向左外侧延伸的尖端，直达脾。回声表现与正常肝脏相同。

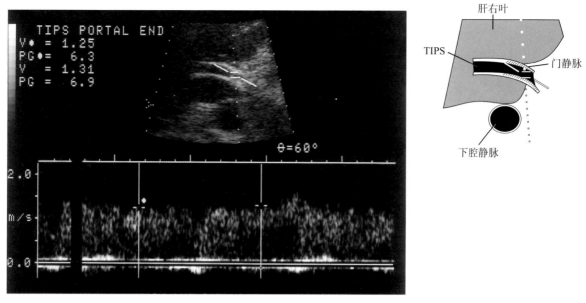

图12.24　肝脏的横斜断面扫查用于评估经颈静脉置入肝内门体分流器以后的近肝门端

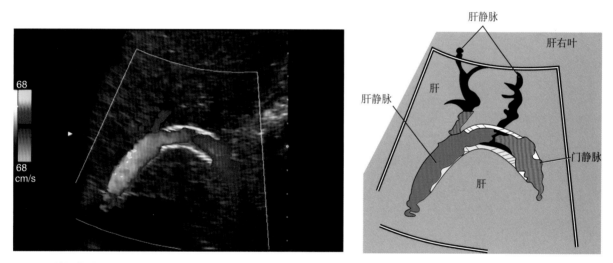

图12.25　彩色多普勒超声成像评估连接肝静脉和肝内门静脉的TIPS分流器。注意：蓝色表示血流远离探头（肝静脉）的血流，红色表示流向着探头流动的血流（门静脉）

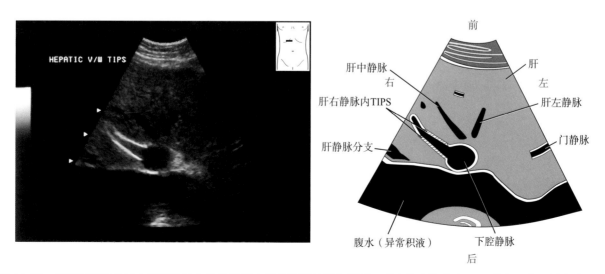

图12.26　横断面图像显示在肝静脉流入下腔静脉水平的肝脏的轴向断面。观察肝右静脉内TIPS的高回声反射末端

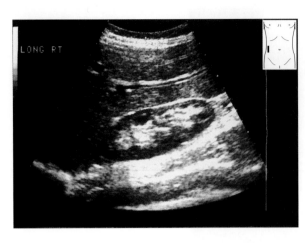
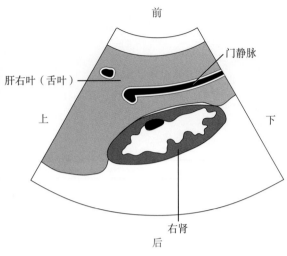

图 12.27　女性Reidel叶的矢状切面，舌状延伸的肝右叶。该Reidel叶向下延伸至髂嵴

相关图表

相关医师

- **胃肠病医师**：治疗胃肠道疾病，包括胃、小肠和大肠、胆囊和胆管。
- **内科医师**：研究内脏器官的生理和病理，诊断和治疗这些器官的疾病。
- **肿瘤医师**：研究和治疗肿瘤和恶性肿瘤。
- **放射科医师**：从事评估肝脏图像的诊断。
- **外科医师**：利用手术来治疗疾病、创伤和器官畸形。
- **血管专家**：研究和治疗血管疾病。

常用诊断检查

- **计算机断层扫描（CT）**：利用窄准直X线束围绕患者以连续360°的弧线旋转，以便在横断面对身体进行成像。该图像由计算衰减或组织吸收X线的数字计算机建立。可以在X线胶片上显示身体结构密度非常小的差异。CT是用于描述疑似肝硬化患者肝脏形态的主要成像方式。增强CT显示左叶和尾状叶增大，以及腹水、静脉曲张和脾大，而非增强CT则显示肝脏轮廓的弥漫性结节与左叶和尾状增大相关。检查由专门从事计算机断层扫描的放射技术人员进行，并由放射科医师进行判读结果。
- **血管造影术**：这项检查利用X线来观察造影剂注入动脉或静脉后的心脏和血管的内部结构。造影剂通过导管注入外周动脉，然后通过血管到达内脏部位。血管造影由放射科医师进行，并由放射技师协助。由放射科医师判读结果。

- **弹性成像**：一种主要用于评估肝纤维化的超声筛查工具，弹性成像使用多种肝实质测量来评估肝硬度。这种测量在患者处于左侧卧位和右臂伸过头顶的状态下获得，可以增加探头进入肋间位置。在同一位置进行多次测量，并报告肝脏硬度的中位测量值。肝脏弹性成像的其他适应证包括对诊断的纤维化进行随访，对已知肝硬化患者和不明原因的门静脉高压患者进行评估。也适用于接受病毒性肝炎治疗的患者。在鉴别无纤维化或轻度纤维化患者及严重纤维化或肝硬化患者方面已被确定为最佳方式。在各种纤维化分期系统中，肝硬化与肝脏相关的死亡率和发病率密切相关，因此是最重要的识别阶段。
- **磁共振成像（MRI）**：MRI用强大的电磁体环绕患者，产生磁场。患者体内的氢原子受到该场的干扰。原子的质子在磁场极点的方向上排列。计算机处理和测量质子恢复正常状态的速度和体积，并在屏幕上显示清晰的诊断图像。可以给予静脉造影剂以增强图像清晰度。MRI生成软组织横断面和矢状面图像。MRI弹性成像也是评估肝纤维化的有效辅助手段。检查由注册放射技师进行，并由放射科医师解释结果。由于MRI设备的复杂性，医师需在MRI室协助放射科医师。
- **放射性核素闪烁扫描**：闪烁扫描利用伽马照相机检测静脉内或经口给予的放射性物质。当放射性同位素在被检查部位中达到最佳活性时，闪烁扫描开始。对于肝脏研究，在注射后应立即开始。锝硫胶体是肝脏研究中使用的放射性核素。记录设备将从扫描仪接收到的电压脉冲转换成一系列接收到的辐射强度的点的纸张或X线胶片。缺乏活动为异常。检查由经过认证的核医学技术人员进行。它们由放射科医师或核医学科医师解释结果。

- **肝活检**：肝活检用于评估肝功能障碍和疾病的分期水平或肝损伤的程度或治疗的有效性。肝活检在超声成像指导下进行最安全，在此过程中，在操作医师确定的最佳部位进行标记。经胸穿刺是最常见的活检部位。注射局部麻醉剂并插入针头；或者使用活检枪将针刺入所选区域中并取出肝组织样本以进行显微评估。该检查由放射科医师进行。

实验室检查

检查	正常	升高	降低
肝功能检查			
白蛋白	3.3～4.5 g/dl	溶血性贫血	肝损伤
胆红素	成人间接≤1.1 mg/dl 成人直接＜5.5 mg/dl	黄疸、肝损伤、梗阻	
碱性磷酸酶（ALP）	37～116 U/L	代谢性 梗阻 损害 黄疸	
天冬氨酸转氨酶（AST）	5～30 U/L	肝炎 肝损伤 黄疸 胆汁淤积 心肌梗死 肌肉疾病 肝硬化 转移 脂肪肝 淋巴瘤	
丙氨酸转氨酶（ALT）	6～37 U/L	黄疸 肝炎	
β球蛋白	7～12 g/L	脂肪肝	肝病 癌症
胆固醇	140～200 mg/dl	γ球蛋白	0.5～1.6 g/dl
乳酸脱氢酶（LDH）	100～225 U/L 180～280 U/L	肝病 肿瘤	
蛋白	6.6～7.8 g/dl	慢性肝病	
凝血酶原时间（PTT）	11～15秒	肝病	

血管

血管	分支	供应
动脉系统		
肝总动脉	腹腔干	肝
肝固有动脉	肝总动脉	肝
肝右动脉	肝固有动脉	肝右叶 右侧尾状叶
肝左动脉	肝固有动脉（可能起自胃左动脉）	肝左叶 方叶 左侧尾状叶

血管	属支	引流
静脉系统		
中央静脉	肝静脉	肝窦
肝右静脉	下腔静脉	肝右叶
肝中静脉	下腔静脉	肝右叶 尾状叶
肝左静脉	下腔静脉	肝左叶 方叶
门静脉系统		
门静脉主支		胃肠道
肠系膜上静脉	门静脉	胃肠道
肠系膜下静脉	脾静脉	胃肠道
脾静脉	门静脉 胰腺	脾

影响的化学物质

酒精和其他物质，如某些处方药，可能对肝脏有害。

第13章

胆道系统

YONELLA DEMARS，REVA ARNEZ CURRY

目标

- 描述胆道系统的大体解剖。
- 描述胆道系统的基本功能。
- 描述胆道系统的超声表现。
- 描述用于检查胆道系统的诊断性检验。

关键词

Vater壶腹（肝胰壶腹）——胆总管和胰管在进入十二指肠时形成的扩张或开口，排出有助于消化的胆汁和胰酶。

胆管——排出肝脏的胆汁。

胆红素——一种胆色素。当氧化时变绿。

体部——胆囊的中间和主体部分。

胆囊切除术——手术切除胆囊。

胆囊炎——胆囊炎症性疾病。超声表现为胆囊壁水肿、增厚。

胆囊收缩素（CCK）——刺激胆囊收缩和Oddi括约肌舒张并增加肝脏生成胆汁的肽激素。注射剂型在进行胆囊功能测试是刺激胆囊收缩。

胆总管囊肿——胆总管正常的局限性扩张。

胆总管结石——胆道中的结石。

胆石症——胆囊内形成或存在的结石，是胆囊或胆管中的钙化。

胆总管（CBD）——胆道远端部分或胆总管。在胆囊颈管水平向内下方走行至胰腺头部，然后进入十二指肠，其作用是输送胆汁至十二指肠以帮助消化。

胆管（CD）——左肝管和右肝管汇合而成。约从肝门的水平开始将胆汁（帮助消化的液体；在肝脏中生成）向下运送到胆囊（储存和浓缩胆汁）和十二指肠以帮助消化。近端称为肝总管，远端称为胆总管。

肝总管（CHD）——胆管的近端部分。将胆汁（帮助消化的液体；在肝脏中生成）向下运送到胆囊颈管，引导胆汁直接流入胆囊。肝总管向下延续的远端部分，称为胆总管。

胆囊管——引导胆汁从肝总管直接流入胆囊颈部。

肝外——在肝组织之外或未被肝组织包围。

底部——指胆囊下方最宽的部分。

胆囊——肝脏后下方的胆汁贮藏部位。三个描述性部分：底部、体部和颈部。底部是"袋"的底部。胆囊的中部和主要部分是体部，通向胆囊管的较窄区域是颈部。

胆囊窝——位于胆囊所在的肝脏右叶后下方的凹陷。

哈特曼袋——胆囊颈部区域的一个小囊（外部囊）。以法国外科医生亨利·哈特曼（Henri Hartmann）（1860—1952）的名字命名。漏斗部一词也适用于这个囊的描述，有些学者认为这是一种异常，而另一些学者认为这只是一种奇怪的现象。

肝管（右、左）——左、右肝内管道，将肝脏产生的胆汁引流至胆管。约在肝门水平，左、右肝管汇合形成胆管或胆道（CD）。

肝脏门脉系统——负责引流胃肠道静脉血的系统，包括脾脏、胰腺和胆囊。这些器官血液通过门静脉运送到肝脏。门静脉逐渐分支最终将血液运到肝窦。因此，血液通过两组"交换"血管：①胃肠道器官、脾、胰腺和胆囊内的毛细血管；②肝窦，血液从肝窦汇入肝静脉，最后进入下腔静脉，返回心脏。

肝门部——器官上的凹痕、凹陷或凹坑，形成血管、管道和神经的进出区域；有时称为肝门。

胆总管十二指肠下段——十二指肠下方的胆总管部分。

胆总管十二指肠内段——十二指肠内的胆总管部分。

肝内——完全或部分包裹在肝组织中。

肝功能检验——一系列实验室检验，显示肝脏的功能情况。

颈部——指连接胆囊管的胆囊狭窄部分。

息肉——从黏膜突出的生长物或肿块。

肝门——为肝血管、管道和神经的出入处。

门静脉三联管——肝内胆管在门静脉三联管中与门静脉和肝动脉并行，被结缔组织包裹，并分布到整个肝叶和肝段。肝内胆管汇合形成左、右肝管，在肝门附近汇合形成胆管或胆道。胆道的远端部分，即胆总管与门静脉主干和肝固有动脉形成肝外门静脉三联管。

门静脉——血液从胃肠道和附属器官回流到心脏之前的通道。

肝固有动脉——肝总动脉的分支；供应胆囊和肝脏血液。

胆总管十二指肠后段——十二指肠后方的胆总管部分。

Oddi括约肌（Oddi肌）——围绕胆总管（有时由胰管连接）在Vater壶腹的肌肉鞘。有助于调节胆汁流入十二指肠。

海斯特（Heister）螺旋瓣——胆囊腔内的一系列黏膜皱襞。

胆总管十二指肠上段——十二指肠上方的胆总管部分。

正常测量值	
解剖	**测量值**
胆囊	长8～12cm
	直径3～5cm
胆囊壁	厚3mm
右侧和左侧肝管	长0.5～2.5cm（左侧比右侧长）
	直径0.1～0.2cm
肝总管（CHD）	长2.0～6.5cm
	直径0.1～0.2cm
胆总管（CBD）	长5～15cm
	直径0.1～0.7cm
胆囊管	长0.5～0.8cm
	直径0.1～0.4cm

胆道系统与肝脏和胰腺密切相关。由储存胆汁的胆囊和引流肝脏胆汁的胆管组成。胆管和胰管可以汇合形成一个导管、也可以保持分开、进入十二指肠，排空胆汁和胰酶以协助消化过程。胰腺和相应的管道将在第14章讲述。

胆道系统的基本功能是排出肝脏的胆汁，然后储存胆汁直到需要帮助消化时排出。如前所述，胆囊充当胆汁的储存库，各种管道是胆汁输送的通道。胆囊通过分泌黏液和吸收水分来浓缩胆汁。有关胆汁生成的论述，见第12章中对肝脏的讨论。

位置

胆囊

胆囊窝（或凹陷）位于肝右叶的后下方，也是胆囊所在处（表13.1）。这个窝或床与肝脏的正中裂密切相关（图13.1）。通常情况下，胆囊并不完全被肝组织包围。然而，这种情况是有可能发生的。肝内胆囊将完全（或几乎完全）包裹在肝组织中。

由于胆囊系膜较长，胆囊的位置会随着患者体位变化而改变。患者仰卧时，胆囊位于肝右叶下缘，患者取左侧卧位（LLD）或左斜卧位（LLO）时，胆囊可能更

表13.1 超声成像常规显示的胆囊、胆道位置				
	左右肝管	**肝总管**	**胆囊管**	**胆总管**	**胆囊（位置各异）**
位于前方	门静脉、肝动脉右支	PHA、门静脉、IVC	门静脉	PHA、门静脉、IVC	右肾上极
位于后方	肝脏、腹膜	肝脏、腹膜	肝脏、腹膜	肝脏、十二指肠上部、腹膜、GDA	腹膜（下表面、基底部）
位于上方	CHD、CBD、胆囊管、十二指肠、胰腺	胆囊管、CBD、GDA	CBD	十二指肠上部、胰头	
位于下方		左、右肝管，肝脏	CHD	CHA、胆囊管、十二指肠上部	门脉右支、肝脏主门裂、肝右叶、第9肋软骨（基底部）
位于内侧	肝右外叶	胆囊管、肝右外叶	肝右外叶、GB颈部	胆囊管、十二指肠	
位于左侧					
位于右侧	CHA、肝尾状叶、十二指肠、胰腺	CHA、GDA	CHD、CBD	胰头、胰管末端、PHA、CHA、十二指肠上部	胆囊管（颈部）、门静脉右支

注：CBD.胆管；CHA.肝总动脉；CHD.肝总管；GB.胆囊；GDA.胃十二指肠动脉；IVC.下腔静脉；PHA.肝固有动脉

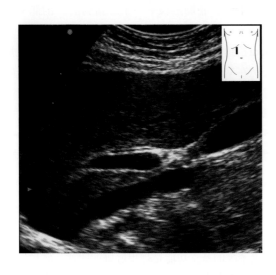
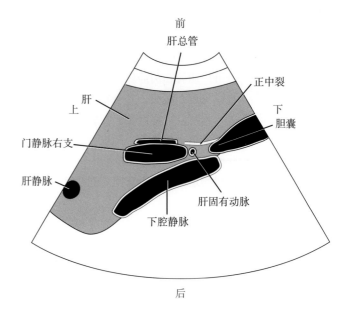

图13.1　正中裂：注意胆囊的位置和与正中裂的关系

靠近体正中线。

　　胆囊的位置可以使用沿着右肋缘（肋骨的下边缘）中点向上指向右锁骨中点（锁骨）的假想连线来估计。在这个部位，将探头向上倾斜、声束指向右肩，有助于定位胆囊。

　　来自肝脏的胆汁通过肝管和胆囊管到达胆囊，肝管

即胆道（CD）的近端、也就是肝总管（CHD）。

肝管

　　左、右肝内胆管约在肝门水平汇合形成胆管或胆道（CD）。胆道近端部分被称为肝总管；远端部分称为胆总管（CBD）（图13.2）

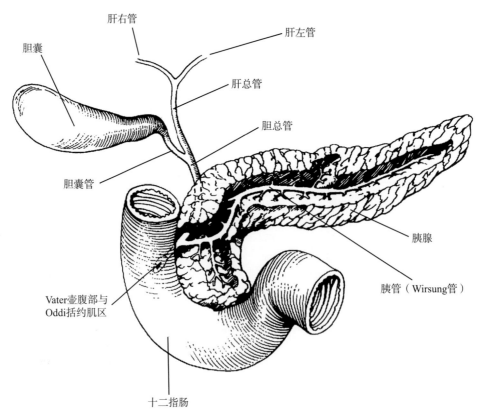

图13.2　胆囊和胆道，包括胰管和十二指肠

胆道结构	位置
胆囊（GB）	● 在肝脏后下面 ● 右肾可能位于GB后方 ● 靠近主门裂 ● 沿门静脉主支向右扫查以帮助定位 ● 充盈时更容易定位
胆囊管（CD）	● 从GB颈部延伸到CHD，与其汇合后成为CBD起始端 ● 位于肝脏的后下面
肝左管、肝右管	● 肝内 ● 引流肝左、右叶的血液 ● 位于肝后内侧面，朝向肝门 ● 在肝门水平汇合形成胆管或总管
肝总管（CHD）	● 总管的近端 ● 位于肝脏后表面 ● 与胆囊管汇合后成为胆总管
胆总管（CBD）	● 总管的远端部分 ● 从CHD和胆囊管汇合处向下延伸进入到邻近胰头处的十二指肠 ● 与十二指肠关系用来为CBD分段（即十二指肠上段、十二指肠后段、十二指肠下段和十二指肠壁内段） ● 穿过Oddi括约肌在Vater壶腹进入十二指肠 ● 来自胰腺的胰管在Vater壶腹处与CBD汇合进入十二指肠

肝总管（CHD）

CHD从肝门向下延伸至胆囊颈水平，在此与胆囊管汇合（图13.2）。位于门静脉右支和肝固有动脉的前方（图13.3）。

胆囊管

胆囊管连接胆囊和CHD。将从CHD接收的胆汁直接引流至胆囊。

胆总管（CBD）

CBD是总管（CD）的远端或下部。延续自CHD，但根据其位置和与邻近解剖结构的关系而描述性分段。CBD的邻近解剖结构与CHD周围的不同。CBD的起点从CHD和胆囊管水平开始，沿着小网膜的右缘向下延伸，沿着肝十二指肠韧带；经过十二指肠第一部分的后方；穿过或位于胰头后外侧的背面；进入十二指肠降部的后内侧并终止。CBD位于门静脉主干的稍右前方，肝固有动脉和肝总动脉的右侧（图13.4；另见图13.2）。

当专门提到CBD时，解剖学家使用与十二指肠位置相关的术语：十二指肠上部、十二指肠后部、十二指肠下部、十二指肠壁内段。位于十二指肠上方的CBD部分是十二指肠上段。顾名思义，位于十二指肠后方的部分是十二指肠后段，位于十二指肠下方的部分是十二指肠下段，十二指肠管壁内的部分是十二指肠壁内段（图

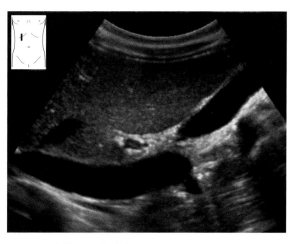
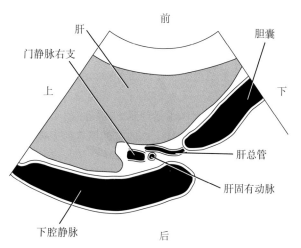

图13.3　肝总管和门静脉右支的关系：矢状面显示了肝总管的纵断面，位于门静脉右支纵断面和肝固有动脉轴向断面的正前方。肝总管常被误认为胆总管，它位于更下方，与门静脉主干联系更紧密

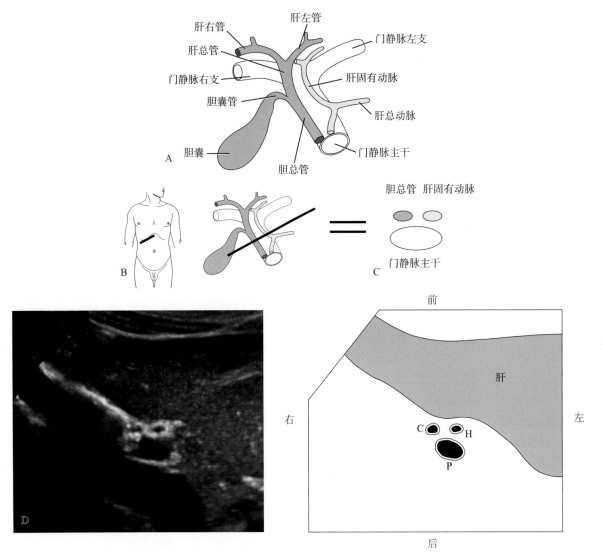

图 13.4　门静脉、肝动脉和总管的关系。A.观察总管（肝总管和胆总管）如何在肝固有动脉的前外侧。注意：总管的近端即肝总管，在门静脉右支的前方，而总管的远端即胆总管，在门静脉主支的前方。B.约在实线角度（与右肋缘角度大致相同的水平）的斜行横断面图像，应看到C所示的关系。C.注意胆总管和肝固有动脉直径大致相等。D.斜行横断面图像显示米奇征，由肝外门脉三联管的轴向截面组成。C.胆总管；H.肝固有动脉；P.门静脉主干

13.5 A、B）。

十二指肠后段的CBD也就是之前提到的位于胰头后外侧沟或直接穿过胰头的部分。在此处，CBD与胰管汇合形成单独的导管或分开走行进入Vater壶腹（或肝胰壶腹，十二指肠的开口），CBD十二指肠壁内段排出胆汁以帮助消化。称为Oddi括约肌（或Oddi肌）的肌肉鞘在Vater壶腹部围绕CBD。Oddi括约肌有助于调节流入十二指肠的胆汁。

大小

胆囊

正常胆囊的总长度变化很大，这取决于胆囊内的胆汁量和正常变异。有时胆囊很难显示不是因为某些结构变化而是因为生理。例如，在超声检查前从午夜开始

禁食（未进食）的患者，胆囊充满胆汁易于观察。患者进食后胆囊部分或完全排空以帮助消化，可能会出现部分不完全充盈胆汁的小胆囊、塌陷的胆囊、无胆囊。然而，当为检查患者正确禁食并且看到充满胆汁的胆囊时，大多数胆囊的正常长度为8～9cm，尽管一些报告引用了胆囊长度从颈部到基底部约12cm。图13.6显示了一个完全充盈的胆囊。正常胆囊直径3～5cm，可容纳约40ml胆汁。从这个角度来看，一茶匙通常可以容纳约5ml的液体；因此，胆囊约可容纳8茶匙的液体。回想一下，2.5cm等于1in；在显示胆道系统时，这可以为胆囊大小提供更直观的估计。凭借经验，超声医师发现胆囊具有多种形状、大小和位置。

胆囊壁通常只有几毫米厚，最多厚约3mm。这个壁厚很重要。胆囊在横断面测量前后径，常在体部或基底

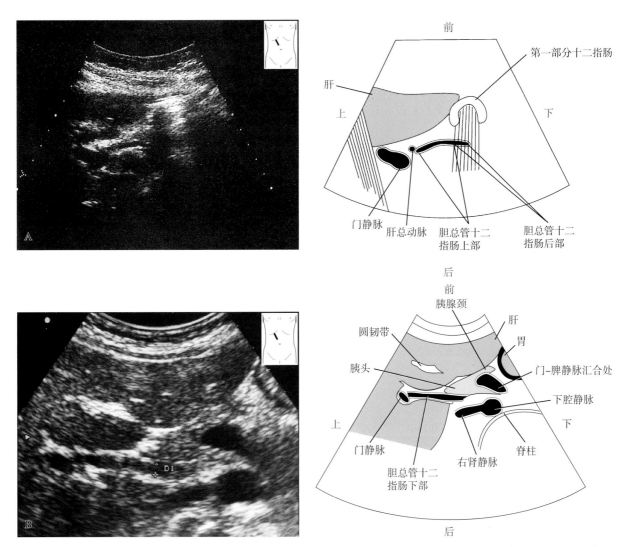

图13.5 胆总管和十二指肠的关系。A.斜矢状断面显示胆总管十二指肠上段和十二指肠后段的纵断面。B.斜矢状断面显示胆总管十二指肠下段的纵断面

部水平。某些情况下，例如胆囊炎（胆囊炎症），可能会导致胆囊壁水肿甚至可能明显增厚。胆囊壁局部增厚可能表明存在肿块或其他需要进一步检查的情况。正如预想的那样，与空的胆囊相比，当胆囊充盈或膨胀（壁被拉伸）时壁稍薄。

肝总管（CHD）

CHD的长度和内径变异度很大。Schwart报道CHD的长度为3～4cm，然而Oikarinen称肝总管的长度为2～6.5cm，左右肝管长度为0.5～2.5cm，左肝管一般长于右肝管。已有报道称左右肝管的内径为0.1～0.2cm。

公认的CHD内径上限约4mm，一项研究称正常人依赖于年龄、手术史、胆囊功能和疾病，内径范围1～7mm。超声检查通常会根据医师（特别是外科医师）的标准设定可接受的内径上限。Soto和Castrillon报道称应当测量肝右动脉水平处的CHD，因为该处肝右动脉位于CHD和门静脉之间。他们也报道称经验性认为正常

情况下肝外导管每10年扩张约1mm。因此，老年患者的CHD上限为10mm。

胆囊管

胆囊管的直径约3mm。长度的变异性很大，1.0～3.5cm。术中观察平均长度约4cm。这些数字差异很大是常见的，但对超声检查意义不大。

胆总管

CBD的长度变异度也很大。长度范围8～11.5cm，尽管也有报道过长度＞17cm。正常人的内径1～7mm，胆囊切除术患者的内径＞10mm，也报道过更宽的内径。如上所述，设定适合其特定患者群体的上限。图13.7显示了一位接受过胆囊切除术患者的胆囊窝。

大体解剖

胆囊

胆囊由肝动脉供血，为腹主动脉分支腹腔干的分支。肝动脉或肝总动脉分为肝固有动脉和胃十二指肠动

脉。肝固有动脉为胆囊和肝脏供血。偶尔，胆囊动脉直接起始于肝总动脉或更少见的起始于胃十二指肠动脉，但最常见起始于肝固有动脉右支。经过 CHD 的后方及胆囊管的前方。在该处向下走行并分为深支和浅支。

胆囊的静脉通过肝脏门静脉系统引流。胆囊通过肝脏门静脉系统的属支引流，运输血液到下腔静脉。门静脉循环在到达心脏前经过两个毛细血管交换系统。"Portal"来自于拉丁文"porta"，称为"门"。门静脉是血液从消化道和附属器官回流到心脏之前的通道。

该系统包括所有引流胃肠道的静脉，有脾、胰腺和胆囊。血液从这些器官运输通过门静脉到达肝。门静脉的次级分支直到肝窦。血液在经过两套交换血管：胃肠道、脾、胰腺和胆囊的器官的毛细血管和肝窦。血液从肝窦经过肝静脉运输，在回心之前到达下腔静脉。

胆囊壁有 3 个明显的分层：内层黏液层、中层纤维肌肉层和外侧浆膜层。在胆囊内有许多微小的向内皱襞。这些褶皱有助于通过吸收水分和分泌黏液来浓缩胆汁。

胆囊被描述性分为 3 个主要部分：基底部、体部和颈部。正常胆囊的形状相似梨形，有狭窄的颈部和圆的基底部（图 13.8）。基底部是胆囊底部分（图 13.6A），中间的主要部分是胆囊的体部，狭窄深入胆囊管的部分是颈部（图 13.6B）。

肝管

被结缔组织鞘包围的肝内胆管和肝动脉伴随门静脉组成门静脉三联管，分布至整个肝叶和肝段。肝内导管汇合形成左、右主肝管。如上所述，左、右主肝管在约肝门水平处汇合形成 CHD，即胆道的近端部分（图13.2）。

胆管

胆囊管、CBD 和部分 CHD 组成肝外胆管（没有被肝组织包围）。周围有上皮下结缔组织和一些平滑肌纤维。

胆囊管

胆囊管的腔内包含有黏膜皱襞，Heister 螺旋瓣，尽管这个区域的皱襞称为瓣膜，但是并不准确，因为并没

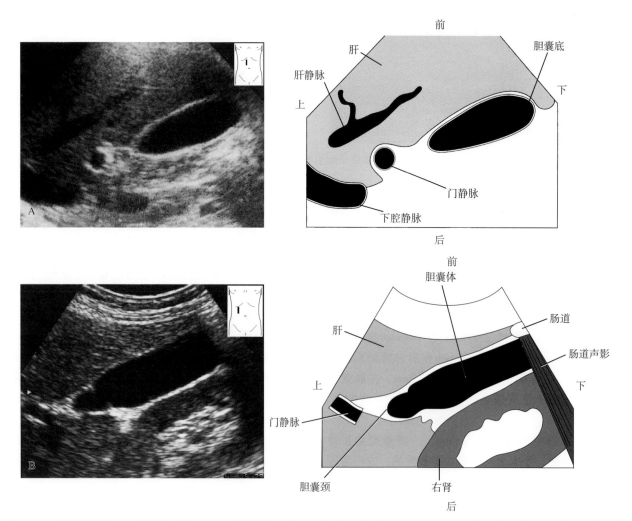

图 13.6 充盈的胆囊。A.胆囊基底部。矢状断面图像显示了基地部的纵断面。注意门静脉的横断面接近下腔静脉的纵断面。B.胆囊体部和颈部。矢状断面显示体部和颈部的纵断面。注意右肾的长轴，紧邻胆囊的后方

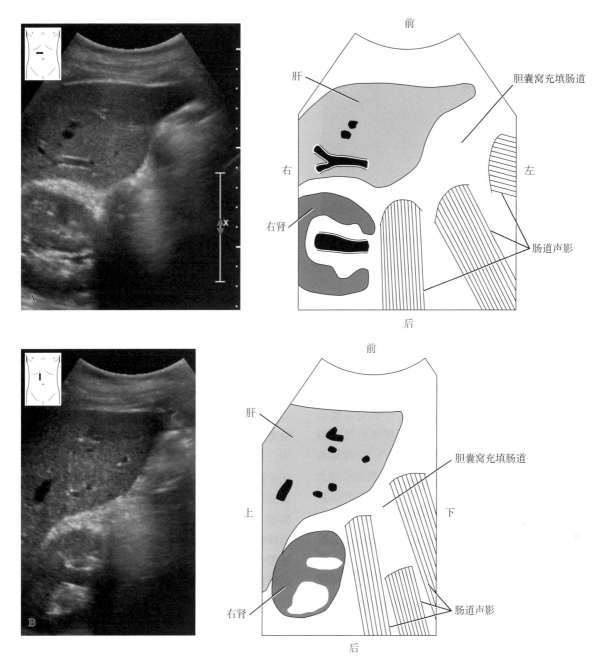

图13.7 横断面（A）和矢状面（B）显示胆囊切除后空虚的胆囊窝。注意肠道是如何充填正常胆囊的位置

有看到任何瓣膜或是流量控制活动，胆汁在胆管里双向自由流动。胆道系统内有压力差，胆囊刺激性收缩，控制胆汁流动。Heister螺旋瓣防止胆囊管过度扩张或塌陷。

生理学

胆汁由肝脏产生并由胆管运送到胃肠系统。Oddi括约肌位于十二指肠内，调节进入十二指肠的胆汁同时阻止胃肠的液体反流入胆道系统。当关闭时，Oddi括约肌使胆汁充盈胆囊，当脂肪和氨基酸被消化时，十二指肠黏膜分泌胆囊收缩素（CCK），一种肽类激素。CCK刺激胆囊收缩及Oddi括约肌舒张，增加肝脏产生胆汁。

在胆囊功能性超声检查时注射形式的CCK被用于刺激胆囊。

胆囊并不仅仅是储存胆汁。相关的血管和淋巴管通过吸收水分和无机盐来浓缩储存的胆汁。胆囊内的胆汁较肝内胆汁更为浓缩。胆汁主要由水（82%）和胆盐（12%）组成。其余成分包括胆固醇、胆红素（胆色素）、蛋白质、电解质和黏液。

超声表现

大部分胆道系统在超声检查中很容易显示，特别是胆囊、肝总管和胆总管。在没有疾病的情况下，其他部分的胆道系统由于结构细小可能难以识别。

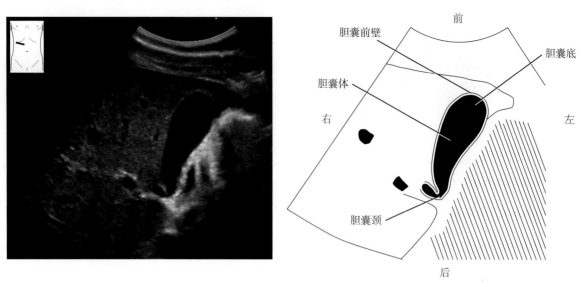

前
胆囊前壁
胆囊底
胆囊体
右
左
胆囊颈
后

图13.8　胆囊基底部、体部和颈部。横断斜断面显示胆囊纵断面的3个部分，底部为基底部，中间为体部，相邻体部的狭窄部分称为颈部

胆囊

正常扩张的胆囊纵断面的超声表现是位于右上腹（RUQ）的无回声或接近无回声的梨形结构，伴有薄而明亮的壁。如前所述，胆囊的形状和大小的变异度很大。正常胆囊的纵断面表现也与部分充满水的气球相似，因为相比圆形更形似椭圆形（图13.9A）。在体部水平的正常胆囊的轴向断面表现为几乎圆形到椭圆形的无回声结构，伴有回声反射壁（图13.9B、C）。不要将胆囊的轴向断面误认为下腔静脉或主动脉的轴向断面。

确定胆囊是否扩张很重要。非禁食患者胆囊不会扩张。未扩张的胆囊可能被误认为是肠道或病理表现（图13.10A、B）。"空"的胆囊壁更厚，可能看起来更不规则，中央部分包含一些回声。

扩张的胆囊壁往往界线清楚、规则且回声密集（图13.10C）。如前所述，正常的胆囊壁厚度通常为3mm或更小（图13.11）。当胆囊处于部分充盈、正常状态或存在病理时，壁可能难以测量。检查不充分可能误诊为增厚的壁或胆囊炎（增厚的胆囊壁）。

4个标志有助于定位胆囊：门静脉、右肾、十二指肠和主门裂。

● **门静脉**：从胰颈后方的起始部，门静脉主支的纵断面向肝脏走行（图13.12）。胆囊位于门静脉右支的后方。然而，门静脉右支定位肝总管（图13.1）。在上腹正中横断面找到门静脉主支（或门-脾静脉汇合处），沿着它向右可以显示（按典型的顺序）无回声的门静脉纵断面；中等灰度的胰头纵断面；无回声-高回声的十二指肠纵断面；中低灰度的肝脏轴向断面；无回声的胆囊纵断面或轴向断面（取决于其位置）；然后又是肝的轴向断面（图13.13）。这种共同关系很重要，因为在扫查过程中，每个无回声结构都可以排除可能的胆囊。

● **右肾**：通常右肾上极/中极的轴向断面也可以显示，因为胆囊常位于其前方和左侧（图13.9）。此外，下腔静脉无回声的轴向断面可以在胰头的后方显示，并且可能被误认为是非常靠后的（或漂浮的）胆囊。

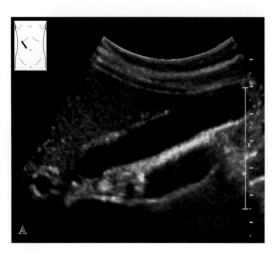

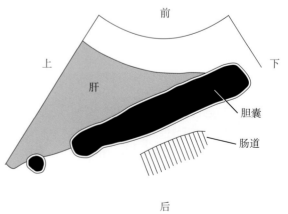

前
上
下
肝
胆囊
肠道
后

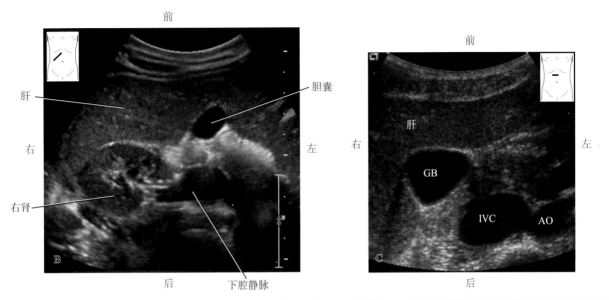

图13.9 胆囊形状。A.矢状断面；胆囊的纵断面，注意椭圆形状。B.横断斜面；前方的胆囊体部/中间部分的轴向断面，后方的右肾和下腔静脉（IVC）。C.另一位患者的胆囊（GB）体部轴向断面。注意胆囊的形状及其无回声、充满胆汁的管腔。通过透射观察后部。还要注意类似形状的、无回声的下腔静脉（IVC）和主动脉（AO）的轴向断面，不要与胆囊混淆

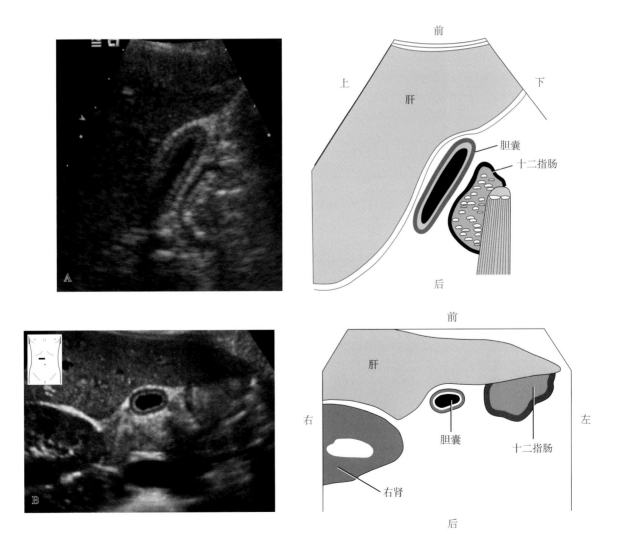

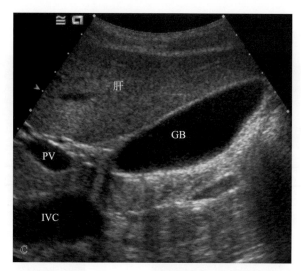

图13.10 未扩张/扩张胆囊。A.矢状断面；未扩张或收缩的胆囊纵断面。B.横断面；同一个未扩张胆囊的体部/中间部分轴向断面。观察明显的壁，由于收缩状态显得很厚。注意椭圆形略大于圆形。C.矢状断面；充盈的胆囊（GB）纵断面。注意正常扩张的胆囊壁看起来界线分明、光滑且回声密集。IVC.下腔静脉；PV.门静脉

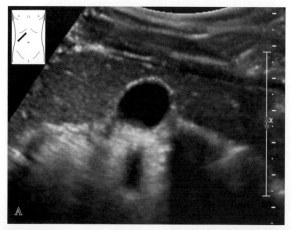

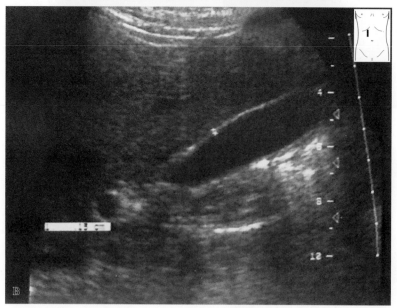

图13.11 胆囊壁厚度。正常胆囊壁的厚度通常＜3mm。胆囊炎和癌症可能改变胆囊壁厚度和表现的病理状态。通过调整参数以显示实际壁厚度时必须小心，不要将增益或功率设置太高以错误显示厚度。A.横向斜断面显示了测量胆囊前壁的正确位置。注意测量点的放置位置。B.矢状断面也显示了胆囊前壁的测量结果

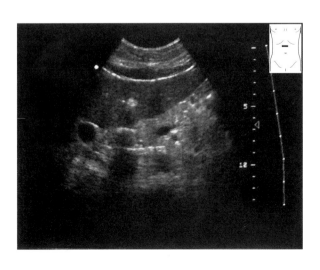

图13.12　门静脉主干。门静脉主干是用来定位胆囊的标志。这个横断面显示从MPV起始部沿着MPV纵断面到肝脏显示门静脉右支分叉，这个水平通常位于胆囊的上方。AO.主动脉；IVC.下腔静脉；SMA.肠系膜上动脉；SV.脾静脉；MPV.门静脉主干；RPV.门静脉右支

- 十二指肠：无论是无回声还是气体，十二指肠都是一个很好的标志，因为它通常夹在胆囊（外侧）和胰头（内侧）之间（图13.13）。
- 主门裂：门静脉和胆囊之间可以显示薄的、高回声的主门裂，有助于形成胆囊所在的"床"（图13.14）。与门静脉相比，主门裂更难观察到，但它是有价值的。参考这些标志能够更容易定位胆囊。

有时，无论如何扫查，胆囊都不能显示，无法显示胆囊可能有以下几种原因：

- 如果胆囊没有发育，则无法显示。但是这种原因很少见。

- 小的、管状胆囊可能为胆管无法显示。
- 排空或收缩的胆囊可能很小，可能会忽视。
- 胆囊被肠气遮挡或显示模糊。

胆囊基底部由于邻近肠管可能难以显示。肠管通常会产生气体声影使部分胆囊基底部显示不清（图13.15）。因此，改变患者体位或探头位置可能有利于检查整个基底部。漂浮胆囊结石、息肉（胆囊内壁突出的肿块）和出现在胆囊基底部的其他肿块，在常规检查中容易漏诊。

在一些患者胆囊颈部区域可见小囊（向外突出）（图13.16），这称为Hartmann囊，以法国外科医师亨利·哈特曼（Henri Hartmann，1860—1952）的名字命名。术语漏斗部也适用于胆囊颈部区域的扩张。有些学者认为这种小囊是一种异常现象，而另一些学者则认为这是一种奇怪的现象。必须仔细扫查以发现供存的异常，例如胆石症（胆结石）。

与胆囊壁边缘和远端Heister螺旋瓣相关的声影和其他轻微扭曲很常见。高频超声会从这些区域产生特别醒目的声影，因为它比低频超声更容易反射（图13.17）。必须仔细辨认每个声影，必须确定它是正常的还是与疾病有关。声影应该追踪到它的起点以了解它是否从稍微更靠前的位置开始并中断了胆囊壁。如果胆囊壁被中断，则声影可能表示异常解剖结构，值得进一步扫查。

胆管系统

在普通患者中，胆囊管而不是胆管很小，通常无法通过超声检查发现。胆管管径较大，在超声上与门静脉系统密切相关。纵断面可以显示为两条明亮的平行线，被1mm左右的无回声胆汁相隔。由于其管径小，胆管的轴向断面看起来非常小、圆形且带有反射壁的无回声。

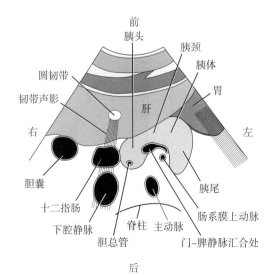

图13.13　胆囊、十二指肠和胰腺的关系。正中腹横断面显示上述器官之间的关系。注意胆囊位于十二指肠的外侧，胰头的外侧

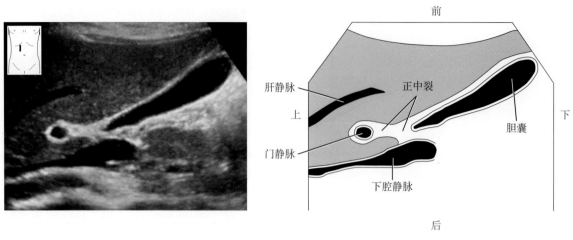

图13.14 主门裂和胆囊的关系。主门裂帮助形成胆囊的"床"并作为一个定位胆囊的标志

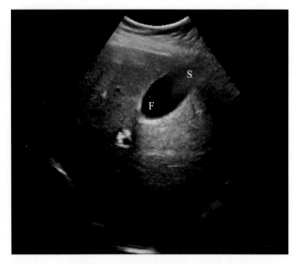

图13.15 肠道声影。胆囊基底部靠近肠道，因此不容易检查。肠道通常会产生声影（S），部分遮挡基底部（F）。改变患者体位或探头位置有助于检查整个基底部

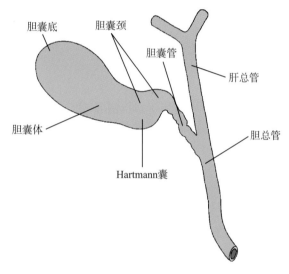

图13.16 Hartmann囊。位于胆囊颈部区域的扩张称为Hartmann囊。这种小囊也称为漏斗部

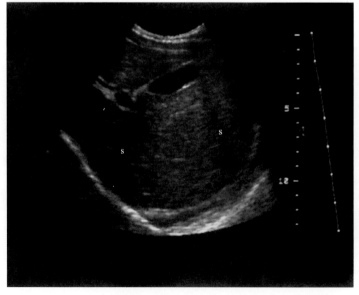

图13.17 壁声影。与胆囊壁边缘和远端Heister螺旋瓣相关的声影和其他轻微扭曲很常见。高频声波会从这些区域产生特别醒目的声影（S），因为它比低频声波更容易反射

如前所述，近端总管即肝总管，位于门静脉右支的前方；肝固有动脉在肝总管和门静脉右支它们之间穿过（图13.18）。肝总管常被误认为是胆总管，胆总管与门静脉主干的关系通常比门静脉右支更密切。然而，常有变异，因此可以同时看到胆总管和门静脉右支。

如前所述，胆总管远端位于门静脉主干的前方稍右侧。在斜矢状面可见胆总管的十二指肠上段长轴断面在肝总动脉和十二指肠第一部分横断面之间自上向下走行。细小的、圆形的、无回声的肝总动脉横断面显示在胆总管的前上缘、十二指肠位于其下方（图13.5A）。根据十二指肠的内容物，有可能沿着胆总管的十二指肠上段向下走行及显示一长段的胆总管的十二指肠后段。在某些情况下，令患者喝水充盈十二指肠（消除任何反射的

气体），从而为声波提供一个可透过的声窗以显示胆总管十二指肠下段。胆总管十二指肠下段的纵断面位于十二指肠第一部分的内侧，向下走行至胰头横断面的后外侧边缘（图13.5B）。在许多情况下，胃十二指肠动脉的纵断面平行走行于胆总管十二指肠下段纵断面的前方。一般情况下，十二指肠壁内段不作为常规扫描。

在横断面图像中，胆总管十二指肠下段位于胰头的后外侧缘，一小部分胃十二指肠动脉横断面的后方。在细小的、圆的无回声胆管和动脉与中等回声的胰腺实质之间的超声表现之间的差异更容易探查细小的管径结构（图13.19）。

由于胆总管、门静脉和肝固有动脉共同形成的超声横断面表现，即肝外门静脉三联征，称为"米老鼠"。

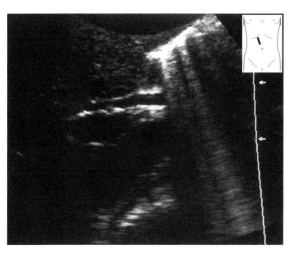
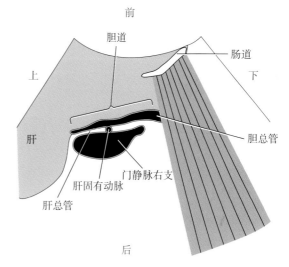

图13.18　门静脉右支、肝固有动脉和肝总管之间的关系：略倾斜的矢状断面图像显示了胆道的长轴断面。在肝总管（前）和门静脉右支（后）之间的肝固有动脉的横断面

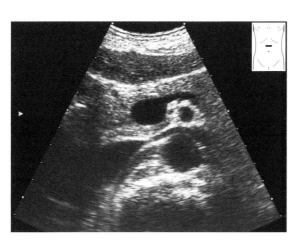
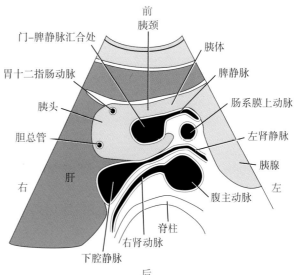

图13.19　胆总管十二指肠下段、胰头和胃十二指肠动脉的关系：中上腹横断面扫描图像显示胆总管十二指肠下段的横向断面在胰头后外侧，胃十二指肠动脉横断面的后方

胆总管是右"耳"，肝固有动脉是左"耳"，门静脉主干是"脸"（图13.4C、D）。

超声应用

对于大多数医师来说，超声检查是检查胆道系统的首选方法。胆道系统超声检查的一些具体应用包括：

- 评估可能的胆管系统阻塞。
- 胆囊中是否存在结石（胆石症）。
- 胆道系统中是否存在结石（胆总管结石）。
- 排除与胆道系统相关的肿块。
- 术后随访评估（例如，胆囊切除术）。

检查指征

胆道系统和右上腹（RUQ）超声检查的临床适应证包括：

- 右上腹疼痛。
- 体格检查墨菲征阳性（右上腹疼痛）。
- 恶心。
- 呕吐。
- 疼痛放射至右肩部或右肩胛骨。
- 黄疸或肝功能化验（LFT）异常。
- 食欲减退。
- 对高脂肪食物或乳制品不耐受。

正常变异

胆道系统可能无法正常发育，从而导致不同类型的变异。超声医师对变异很感兴趣，因为要完成一个合格的超声检查具有挑战性。例如，看似有分隔的胆囊（带有分隔的胆囊）可能只是胆囊自身的皱褶。如果患者改变体位，胆囊皱褶可能会展开呈无分隔（图13.20）。

其他变异可能是病理性的也能是疾病的发展结果。例如，胆囊通过特别长的系膜与肝脏相连类似漂浮的胆囊，相对于部分嵌入肝组织的胆囊，漂浮的胆囊容易扭转。

胆囊

先天性胆囊异常相对常见。

- **漂浮胆囊**：位于下腹部。
- **胆囊发育不全**：相对罕见，但是超声成像或其他影像检查未发现胆囊，必须排除胆囊发育不全。
- **胆囊缺失**：胆囊完全没有发育；相对罕见，但是超声成像或其他影像学检查未发现胆囊，必须排除胆囊缺失。
- **重复胆囊**：有或没有两条胆囊管。
- **双胆囊**（罕见）：存在两个胆囊；然而，只有一个有正常的功能。

胆囊形状的变异很常见。

- **双叶胆囊**：沙漏形。
- **分隔胆囊**：以胆囊内有一个或多个分隔为特征；分隔可能与胆结石的形成有关、是因分隔可使胆囊内容物淤滞；这就使得胆石症（胆结石）不易识别。
- **交界性褶皱**：位于胆囊体部和颈部的褶皱。Hartmann囊可能会在胆囊颈部自行向后折叠，形成一个小袋，结石可以停留在此，从而引起梗阻。
- **弗里吉亚帽**：最常见的胆囊形态的变异。在这种情况下，胆囊底部部分折叠到囊腔内，因此这看起来类似于作为自由象征的早期罗马解放奴隶和后来法国革命者戴的弗里吉亚帽。这看起来类似于蓝精灵的帽子（图13.21）。

胆管

- 肝外胆管的变异很常见，可能会出现各种组合。例如，从肝门到十二指肠的任何位置胆囊管都可能与肝

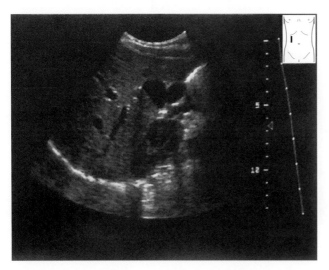

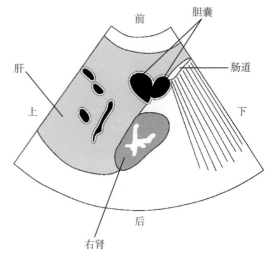

图13.20　胆囊变异的假象。在矢状面表现为胆囊内的分隔，但是当患者体位改变时，皱褶位于胆囊壁上（正常变异）并无异常的分隔。显然，患者在超声检查胆囊及排除胆道正常变异时需要摆放至少两个体位

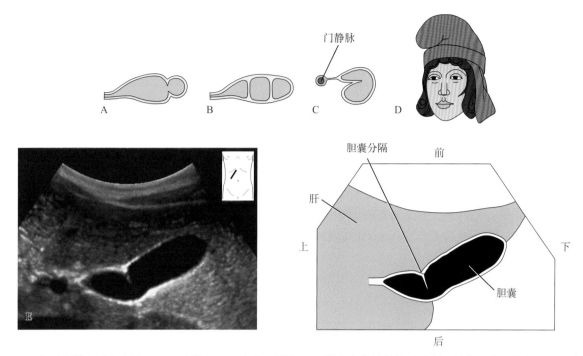

图13.21 典型的胆囊形态变异。A.双叶胆囊。B.真分隔胆囊。C.胆囊自身的皱褶形成所谓的弗里吉亚胆囊，以D中看到的弗里吉亚帽的形状命名。D.弗里吉亚帽被早期的罗马解放奴隶佩戴，后来被法国革命者佩戴，作为自由的象征。E.胆囊分隔

总管汇合。如果是低位汇合，胆囊管可能会与肝总管并行一段距离。

● 副肝管也很常见。在超声检查中，可能表现为外部的管道结构。这种变异应该不会引起堵塞；追踪探查至起始部，需要与相似超声表现的结构相鉴别。

● 胆总管囊肿是非常容易辨认的变异。有3种类型：先天性囊状扩张、十二指肠壁内段囊肿（胆总管囊肿）和先天性憩室，第一种类型最常见。胆总管囊肿是胆总管的局部扩张。先天性憩室表现为与胆总管分开或松散连接的结构。胆总管囊肿（或十二指肠壁内段）位于十二指肠壁内段的胆总管扩张形成。这类似于输尿管囊肿的形成过程。

● 胆道闭锁（先天性闭合）可能是肝外胆管弥漫性或局灶性的闭锁，也可能是肝内胆管闭锁。弥漫性肝外胆道闭锁最常见。

相关图表

相关医师

● **外科医师**：参与胆道疾病的诊断及手术干预。

● **内科医师**：参与胆道疾病的诊断和药物治疗。

● **放射科医师**：执行和判读用于诊断胆道疾病的各种影像学检查。

诊断检查

● **口服胆囊造影（OCG）**：患者在检查前一晚摄入造影剂（染料）。得到有关胆囊结构和功能的信息。该检查由放射科医师在放射技师的协助下进行，并由放射科医师进行结果判读。

● **核医学（HIDA扫描）**：注射微量的放射性药物。通过血流进入肝脏，然后进入胆道系统，最后进入十二指肠。这项检查的重点是胆道的功能信息，同时也能得到一些结构信息。该检查由核医学技术人员进行并由放射科医师判读结果。

● **计算机轴向断层扫描（CT）**：一种放射学检查，得到胆道系统和其他腹部结构的横断面X线图像。可以使用造影剂以区分疾病和正常解剖结构。结构信息是这个检查的主要重点是结构信息，但可能会获得一些功能信息。由放射技师进行并由放射科医师判读结果。

● **胆管造影**：在放射线引导下，通过导管（即T管胆管造影）或针头（经肝胆管造影）将造影剂注入胆道系统。可以得到整个胆道系统的结构信息，尤其梗阻的信息。它可以在手术前、手术中或手术后进行。外科医师、放射科医师和放射技师参与该过程，并由放射科医师判读结果。

- **内镜逆行胰胆管造影（ERCP）**：在内镜和放射引导的检查，通过插入患者上消化道的管子对Vater壶腹进行插管。然后注射造影剂以充填和描绘胰管和胆管。目的是得到有关阻塞过程的信息。这种类型的内镜检查通常由胃肠病医师在放射科医师的协助下进行。胃肠病医师判读内镜检查结果，放射科医师判读放射学结果。

- **肝胆显像**：一种评估肝功能和胆道系统的放射性核素成像研究。追踪胆汁的产生及其通过胆道系统进入小肠的途径。发现胆漏、胆道闭锁和（或）新生儿肝炎。肝胆显像还提供超声（US）、CT或磁共振（MR）无法提供的功能信息。

- **内镜超声检查（EUS）**：涉及内镜和超声探头以显示胃肠道。EUS需要专业技能和特殊设备。该检查通常仅在三级医疗机构提供。通常用于胆道梗阻患者，对影响胆道的恶性肿瘤进行分期并帮助引导干预。

实验室检查

血胆红素（成人）	直接（结合）：<0.5 mg/dl
	间接（非结合）：≤1.1 mg/dl
	尿液：阴性
	阻塞、红细胞破坏过多或肝细胞功能障碍时升高
血胆红素（婴儿）	1～12 mg/dl
尿胆素原	粪便：50～300 mg/24h
	尿液：男性，0.3～2.1 U/2h
碱性磷酸酶	肝细胞性黄疸、脓肿、肝硬化、癌症或阻塞时升高

丙氨酸转氨酶（ALT）	急性肝硬化、肝转移和胰腺炎时升高
白细胞计数	感染（胆囊炎、胆管炎等）时升高
天冬氨酸转氨酶	肝细胞损伤时升高
癌胚抗原	癌症指标
乳酸脱氢酶	肝炎、肝硬化和梗阻性黄疸时升高
凝血酶原时间（PT）	急性胆囊炎、癌症、肝硬化、梗阻患者凝血时间较长

总之，这些实验室检查或肝功能检查用于帮助诊断肝胆疾病。这些检查是医师判断肝脏功能的重要指标。某些实验室值的增高可以快速、更准确的诊断病变。

血管
血液供应 肝总动脉→肝固有动脉→胆囊动脉→胃十二指肠动脉 **静脉引流** 胆囊静脉→肝静脉→下腔静脉 胆囊颈通过胆囊静脉引流 胆囊体和胃底通过肝窦排出

影响的化学物质
无。

第14章

胰　腺

REVA ARNEZ CURRY，MARILYN PRINCE

目标

- 列出胰腺的大体解剖。
- 解释胰腺的功能。
- 描绘围绕胰腺的上腹部血管。
- 描绘胰腺的血液供应。
- 描述胰腺扫描所使用的断面和胰腺横断面的超声表

现，以及血管标志和相邻解剖结构的超声表现。
- 描述胰腺扫描所使用的断面和胰腺长轴断面的超声表现，以及血管标志和相邻解剖结构的超声表现。
- 描述胰腺、十二指肠和胆道系统的关系。

关键词

腺泡细胞——产生胰液的细胞，胰液由酶组成，帮助消化脂肪、蛋白质、碳水化合物和核酸。

α细胞——占胰腺内分泌组织的15%～20%，并分泌胰高血糖素的细胞。

Vater壶腹——十二指肠第二部分的扩张，胆总管和胰管由此进入以排出有助于消化过程的物质。

β细胞——占胰腺内分泌组织60%～70%，并产生胰岛素的细胞。

胆总管（CBD）——胆道的远端部分，根据需要将胆汁（在肝脏中制造）输送并排入十二指肠中帮助消化过程。

δ细胞——约占胰腺内分泌组织5%，并产生生长抑素激素的细胞。

背侧（Santorini）导管——进入十二指肠的副胰管，位于Wirsung导管上方约2cm处。

腹侧（Wirsung）导管——主胰管。将胰液通过Vater壶腹输送和排入十二指肠帮助消化过程。

内分泌——产生激素并通过导管系统直接分泌到血液中。

Epsilon细胞——占胰腺内分泌组织＜1%的细胞，产生可能影响血糖调节的脑肠肽。

外分泌——产生并通过导道运输胰液以帮助消化。

γ细胞——胰腺多肽（Pp）细胞，占胰腺内分泌细胞的5%以下，可能会影响血糖调节。

胃十二指肠动脉——肝总动脉的第一分支。沿着胰头的前外侧走行，在胰颈的右外侧，分为胰十二指肠动

脉前上支和后上支，为胰头和十二指肠供血。

胰高血糖素——由胰腺中的α细胞产生的激素，使葡萄糖释放、以满足身体直接的能量需求。

胰岛素——胰腺中的β细胞产生的激素，使肝脏中的葡萄糖形成糖原。

朗格汉斯胰岛（胰岛）——胰腺中产生胰岛素的α、β和δ内分泌细胞群。

胰腺动脉弓——胰十二指肠动脉、肝动脉、脾动脉和肠系膜上动脉之间的血管连接，为胰头供血。

胰体——位于胰腺颈部的右侧，胰尾的左侧，前方为胃后壁，后方为脾静脉。是胰腺最大的一部分。

胰头——位于肠系膜上静脉的右侧；夹在十二指肠的C字环中；正前方为下腔静脉。

胰液——由胰腺中的腺泡细胞产生的酶组成，帮助消化脂肪、蛋白质、碳水化合物和核酸。

胰颈——位于胰头和胰体之间，前方紧邻肠系膜上静脉。在稍高水平，位于门-脾静脉汇合处的前方。

胰脾动脉——位于胰腺内的动脉部分。

胰尾——位于胰体和腹主动脉的左侧，延伸至脾门，前方是胃、后方是左肾。脾静脉沿其后上方表面走行，可能略高、略低或与胰体相平。

胰十二指肠动脉——为胰头和部分十二指肠供血的动脉。胰腺动脉弓的一部分（肝、脾和肠系膜上动脉之间的血管连接，也为胰头供血）。

门-脾静脉汇合处——胰腺颈部后方的区域，脾静脉

与肠系膜上静脉交汇处。这些静脉一起形成了门静脉。

门静脉——由脾静脉和肠系膜上静脉汇合而成，位于胰颈的后方。

脾门前脾动脉——进入脾门之前的脾动脉部分。

胰前胰脾动脉——离开胰腺之前的胰脾动脉。

生长激素抑制素——由胰腺中的α细胞产生的激素，可抑制胰岛素和葡萄糖的产生。

Oddi括约肌——围绕Vater壶腹的肌肉，控制胰腺中的胰液和胆道中的胆汁流入十二指肠。

脾动脉——为胰腺的体部和尾部提供血液。起自腹

胰腺正常测量值	
解剖	测量值
胰腺全长	12～18 cm
胰头前后径	2～3 cm
胰颈前后径	1.5～2.5 cm
胰体前后径	2～3 cm
胰尾前后径	1～2 cm

胰腺的超声检查一直最具挑战性。由于与胃、十二指肠和小肠的近端空肠、大肠的横结肠关系密切，这些胃肠道的内容物影响声束传播，遮挡胰腺结构。对于准备不足的患者确实如此。尽管如此，超声成像依然是评估和早期探查胰腺疾病的有效方法。

位置

为了准确描述胰腺结构，胰腺分为5个部分：胰头、钩突、胰颈、胰体和胰尾。当描述胰腺的位置时（表14.1），我们从右侧的胰头和钩突开始逐渐向左

腔动脉沿着胰体和胰尾的上缘平行于脾静脉走行。

脾静脉——与肠系膜上静脉的属支一起作为胰腺的静脉引流。

肠系膜上静脉——与脾静脉的属支一起引流胰腺的静脉血流。

胰上动脉——起自于腹腔干的动脉的第一个3cm部分。

钩突——胰头的后内侧突出部分，位于肠系膜上静脉的正后方和下腔静脉的正前方，或在某些情况下，基于其大小，也可位于腹主动脉正前方。

侧移动，经过胰颈和胰体至胰尾。胰腺位于上腹部和左季肋区。胰腺位置变化多端，但是通常位于第1或第2腰椎的水平，从十二指肠的C字环延伸到脾门，水平横跨腹主动脉或位于腹主动脉之前方，形状像一个倒置的U字形U的末端看上去像向外拉。胰腺也被描述为哑铃形、蝌蚪形、香肠形和逗号形，胰头是较大的部分。

大部分的胰腺是腹膜后器官；然而，一小部分胰头被覆腹膜。胰腺的后方是椎前结缔组织、下腔静脉、腹主动脉和膈肌。胰腺的前方是胃和横结肠。

胰腺与胆道和门静脉系统密切相关。主胰管，即为腹侧导管，通常在胆总管的远端道进入十二指肠Vater壶腹之前与胆总管汇合，Vater壶腹是十二指肠第二部分的扩张（图14.1）。副胰管，即背侧导管，在主胰管上方约2cm处进入十二指肠。

门-脾静脉汇合处是门静脉形成的标志，脾静脉与肠系膜上静脉在胰颈部后方汇合（图14.2）。

在定位胰腺时，重要的是要注意腺体的轮廓及其

表14.1	胰头、钩突、胰颈、胰体和胰尾常见超声位置				
	胰头	钩突	胰颈	胰体	胰尾
位于前方	IVC、CBD	IVC	SMV、钩突	脾静脉、SMA、左肾静脉、左侧肾上腺	脾静脉、左肾
位于后方	腹膜（除外小的封闭的部分）、十二指肠上部、（部分重叠）、GDA	SMV、胰颈、腹膜后	腹膜、肝	胃、肝脏、腹膜（除外后表面）	胃、脾动脉（部分）、肝左外叶、部分肠管
位于上方	十二指肠C环			十二指肠空肠曲（下表面）	
位于下方	肝、十二指肠上部、CHA、PHA	肝、十二指肠上段、CHA、PHA	肝、幽门、CHA、PHA、门静脉	腹腔动脉、脾动脉、CHA	肝左外叶
位于内侧	十二指肠C环、GDA、CBD	胰头	胰头、GDA	胰尾	脾
位于左侧				胰颈、GDA、SMV	左肾动脉、左肾静脉、SMA、主动脉、胰体
位于右侧	SMV、钩突、脾静脉、胰颈、主动脉	SMA	胰体		

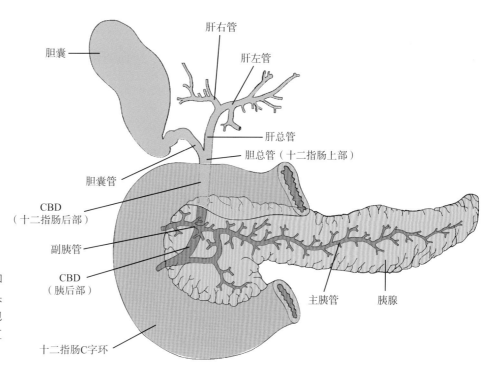

图14.1　胰腺、十二指肠和胆道系统的关系：注意胰头被十二指肠的C字环部分包绕。主胰管与远端胆总管汇合的示意图

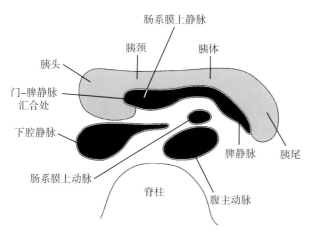

图14.2　门–脾静脉汇合处

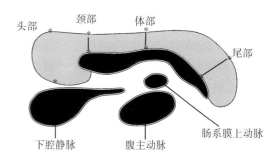

图14.3　胰腺的前后径测量。测量胰头、胰颈、胰体和胰尾前后径的正确标尺放置位置

大小。轮廓表面光滑且界线清楚。禁食一夜后，胃蠕动不太活跃，这时胰腺显示最清晰。正常的测量表以供参考，图14.3显示了测量胰腺每个节段的正确的游标位置。注意上腹部血管是典型标志。

应完整地显示脾静脉以准确测量胰腺尾部。

胃十二指肠动脉（GDA）是肝总动脉（CHA）的第一个分支，起自腹腔干，沿胰颈的下外侧走行，继而分为胰十二指肠前上动脉和胰十二指肠后上动脉，为胰头和十二指肠供血（图14.4）。

钩突是胰头部向后内侧突起的部分，位于肠系膜上静脉的正后方和下腔静脉的正前方，或者在某些情况下，根据其大小，也可位于主动脉的正前方。显示胰腺钩突是在中上腹部横断面图像上，假想从门–脾静脉汇合处的中点到下腔静脉的中点连一条线，在这条线右侧的胰腺组织就是钩突（图14.5）。

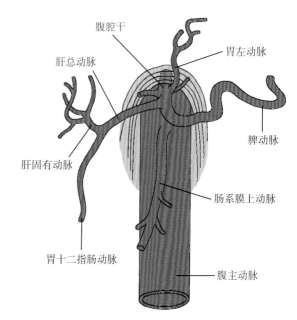

图14.4　腹腔干及其分支。注意胃十二指肠动脉走行于肝固有动脉第一分支的下方

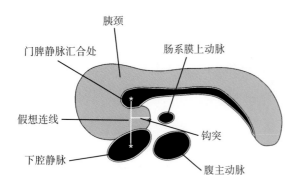

图14.5 钩突。从门-脾静脉汇合处的中点到下腔静脉的中点的假想连线定位钩突

胰颈

在结构上，胰腺颈部位于胰头和胰体之间，肠系膜上静脉的正前方；略高于该水平，位于门-脾静脉汇合处的前方。一些超声医师不认为胰腺颈部是一个单独的结构，而是将其归为胰头或胰体的一部分。超声医师应遵循其所在机构的扫查规范记录这一部分胰腺。

胰体

胰体位于主动脉、肠系膜上动脉和脾静脉的前方。脾静脉沿胰体和胰尾的后上表面走行，紧随胰腺的形状（图14.2）。胰体右侧边界是胰颈，左侧是胰尾（虽然不确定胰体末端和胰尾开始的位置），前方是胃后壁。胰体被认为是胰腺的最大部分。

胰尾

胰尾位于胰体和主动脉的左侧，并延伸至脾门。胰尾的前面是胃、后面是左肾。脾静脉沿着其后上表面走行。胰尾位置可能比胰体高或低或齐平。

血管解剖

供应胰腺的动脉包括胰十二指肠动脉（GDA和肠系膜上动脉的分支）和脾动脉的分支（图14.6）。胰十二指肠上、下动脉供应十二指肠的一部分，并与胰腺动脉弓（肝动脉、脾动脉和肠系膜上动脉之间的血管连接）一起为胰头供血。

脾动脉的胰支为胰体和胰尾供血。由于脾动脉起自腹腔干，脾动脉沿着胰体和胰尾的上缘与脾静脉平行走行。脾动脉通常是曲折的，可以向前延伸到尾部的外侧。为了描述，将脾动脉分为4个部分（图14.6）。

- **胰腺上段**：脾动脉起自腹腔干后的3cm范围。胰背动脉起自于该段。
- **胰腺段**：在胰腺内。胰大动脉起自于该段。
- **胰腺前段**：在离开胰腺之前。胰尾动脉起自于胰前段或脾门前段。
- **脾门前段**：在进入脾脏之前。

胰腺静脉血引流是通过脾静脉和肠系膜上静脉属支完成的。

生理

胰腺是一个消化腺（外分泌）和激素腺体（内分泌）。约90%的胰腺是外分泌腺，10%是内分泌腺；胰腺只有2%的重量是内分泌腺体组织。

胰腺外分泌功能（通过导管）是由胰腺的腺泡细胞

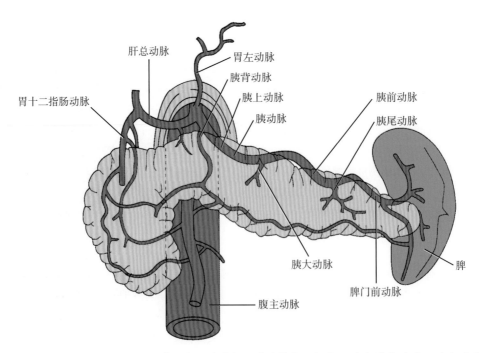

图14.6 胰腺的血管解剖。显示脾动脉的胰腺上段、胰腺段、胰腺前段和门段。注意胰背动脉、胰大动脉和胰尾动脉起自于脾动脉

完成的，每天可产生2L以上的胰液。腺泡细胞类似于葡萄串，内分泌组织簇散布其中。胰液含有帮助消化脂肪、蛋白质、碳水化合物和核酸的酶。帮助消化的胰酶包括消化碳水化合物的淀粉酶、消化脂肪的脂肪酶、消化蛋白质的胰蛋白酶、糜蛋白酶和羧肽酶及消化核酸的核酸酶。胰液最多的成分是碳酸氢钠，这是一种中和胃产生的盐酸所需的物质。胰管内壁细胞产生碳酸氢盐（表14.2）。

表14.2　胰液成分

胰腺内酶的成分	作用于
淀粉酶	碳水化合物
脂肪酶	脂肪
羧肽酶、胰蛋白酶、糜蛋白酶	蛋白质
核酸酶	核酸
碳酸氢钠	盐酸

十二指肠中的食糜（部分消化的食物）刺激激素释放，有助于胰液形成。这些激素是胆囊收缩素、胃泌素、乙酰胆碱和促胰液素。前三种激素刺激腺泡细胞产生消化酶；促胰液素刺激碳酸氢钠的产生。闰管将腺泡细胞分泌的胰液引流到小叶间导管，最后进入主胰管。

胰液通过主胰管（Wirsung管）进入十二指肠，主胰管是直径约2mm的管道。在约77%的尸体标本中，主胰管和胆总管在进入十二指肠Vater壶腹之前汇合。如前所述，副胰管，即Santorini管，是一种正常变异，它在主胰管上方约2cm处进入十二指肠（图14.1）。Oddi括约肌是围绕壶腹的肌肉，松弛时胰液（如果胆囊受到刺激，胆汁）流入十二指肠。

胰腺的内分泌部分位于胰岛的α、β、γ、δ和Epsilon细胞中。β细胞占内分泌细胞的60% ～ 70%并分泌胰岛素，这种激素使肝中的葡萄糖形成糖原。它还使具有胰岛素受体的细胞摄入葡萄糖，降低血糖水平。α细胞占内分泌组织的15% ～ 20%并产生胰高血糖素，这是一种具有反向作用的激素－细胞释放葡萄糖以满足身体的直接能量需求。胰高血糖素还刺激肝将糖原转化为葡萄糖，从而增加血糖水平。δ细胞约占胰腺内分泌组织的5%并分泌生长激素抑制素。这种激素抑制胰岛素和胰高血糖素的分泌。γ细胞分泌胰多肽（PP），占<5%的内分泌细胞。Epsilon细胞占<1%的内分泌组织。γ和Epsilon细胞的确切功能尚不清楚。一项对24个人类胎儿胰腺的研究显示PP和生长激素释放肽偶尔同时分泌。研究显示当摄入食物和"假吃"、咀嚼食物而不吞咽时，引起低血糖，释放胰多肽。由α、β、γ、δ和Epsilon细胞产生的胰腺激素直接以微量释放到血液中（表14.3）。

表14.3　内分泌细胞和胰腺激素

细胞类型	激素	作用
β	胰岛素	葡萄糖→糖原
α	胰高血糖素	糖原→葡萄糖
δ	生长抑素	α/β受体抑制剂
γ	胰多肽	与血糖调节有关
Epsilon	脑肠肽	与血糖调节有关

超声表现

在评估胰腺时，超声医师必须检查腺体的质地、轮廓、形状和大小。根据小叶间存在的脂肪量，正常胰腺的实质回声有所不同，可以呈均匀或不均匀回声。一般情况下，相对于正常肝脏回声，胰腺回声更密集或回声更高。胰腺边界清晰、表面光滑、轮廓弯曲。本章前面已经讨论了胰腺的形状和大小。

上腹部横断面扫查图像显示胰腺的长轴断面，主胰管（Wirsung管）位于胰腺的中央，呈两条线样回声，内径2mm、因胰液而呈无回声。主胰管沿胰腺全长走行或者一次只能显示一段或两段，这是因为胰管的确切走向及扫查方法决定的，比如扫描平面是否略微倾斜。在识别胰管时，必须注意不要将其与脾静脉、脾动脉或胃后壁混淆。这些结构紧密邻接、超声表现相似、区分它们具有挑战性。如果有疑问，脾静脉可以沿着其走行追踪到脾门静脉汇合处；脾动脉可以追踪到腹腔干起始处；也可以让患者饮用液体（如果没有限制）使胃充盈，以胃作为"透声窗"从而使这些结构易于辨别。

横断面扫查显示胰腺长轴断面

胰腺横贯腹部，头部在右侧，颈部和体部穿越中线，尾部在左侧。因此，胰腺的长轴断面及与其平行的其他长轴断面均可在横断面中显示。因为胰腺周围有许多管道结构（胃十二指肠动脉、胆总管、下腔静脉、肠系膜上静脉、门-脾静脉汇合处、门静脉、脾静脉、肠系膜上动脉、主动脉），这些管道是探查胰腺的有效标志。

胰头（下腔静脉、胃十二指肠动脉、胆总管）

如前所述，胰头直接位于下腔静脉的前方，部分胆总管和十二指肠动脉走行于胰头右缘。下腔静脉显示在胰头和钩突的后方，呈圆形或椭圆形结构，有薄而光滑的壁。患者按呼吸深度要求不同，下腔静脉可以呈宽阔的管腔或呈扁窄的管腔。胆总管（位于后外侧）和胃十二指肠动脉（位于前外侧）呈两个细小的、圆形无回声结构，壁呈强回声。图14.7横断面图像显示了胰头的长轴断面和下腔静脉、胆总管和胃十二指肠动脉的横断面。

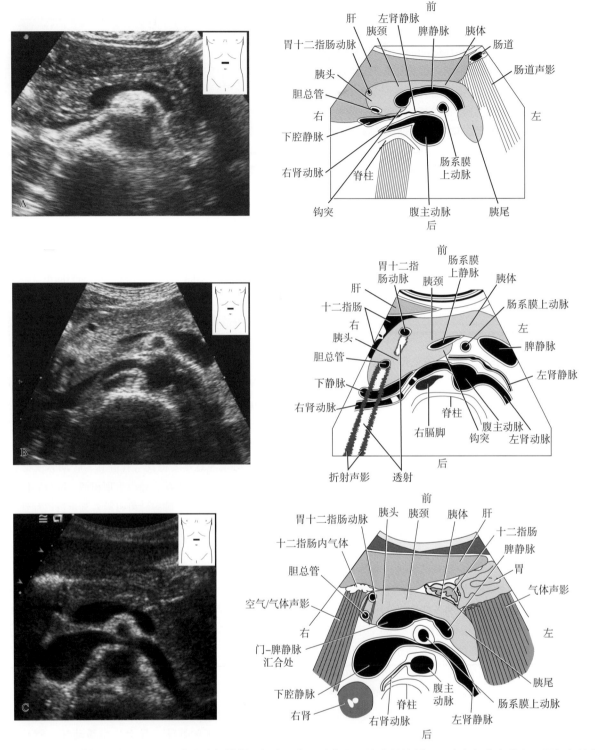

图 14.7　胰头长轴断面。A、B、C.是中上腹部横断面扫查图像，重点显示胰头长轴断面。注意超声表现和周围相邻结构。胰头右侧缘的无回声的胆总管（后方）和胃十二指肠动脉（前方）的横断面

胰颈（肠系膜上静脉、门-脾静脉汇合处、下腔静脉）

如前讨论，部分肠系膜上静脉位于胰颈水平下正后方，门-脾静脉汇合处（脾静脉和肠系膜上静脉汇合形成门静脉）位于胰颈更靠上水平的正后方。在胰头内侧，胰颈和钩突被肠系膜上静脉分开。这些血管呈无回

声、管壁回声强、易于辨认，因为汇合区管腔径线较宽。胰颈相对较窄并融入胰体（图 14.8）。

胰体和胰尾（脾静脉、肠系膜上动脉、主动脉）

胰体位于脾静脉、肠系膜上动脉和主动脉前方。胰体相对胰腺其他部分更向前突，是胃的边界（图14.9）。脾静脉是胰体和胰尾清晰的边界标志；脾

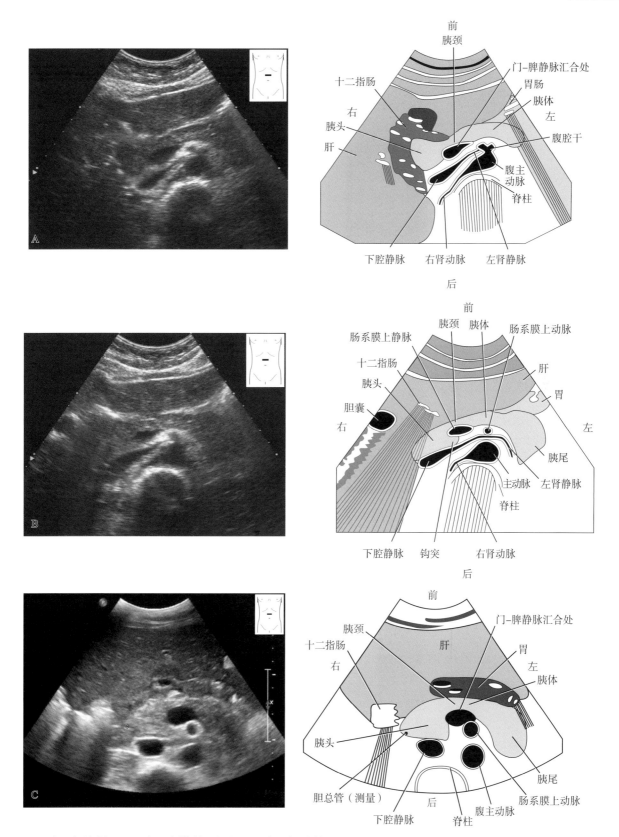

图14.8 胰颈长轴断面。上腹正中横断面扫查显示胰颈长轴断面及周围相邻结构。注意示意图解剖显示胰腺与相邻上腹部血管、十二指肠和肠道及胃之间的紧密关系。A.门-脾静脉汇合处位于胰颈正后方。B.稍低于A水平，当显示肠系膜上静脉时总能同时显示钩突。C.在门-脾静脉汇合处的前方很容易显示胰颈。注意测量点表示胆总管的测量，以及胰腺如何作为胃（前方）的界线（前方）

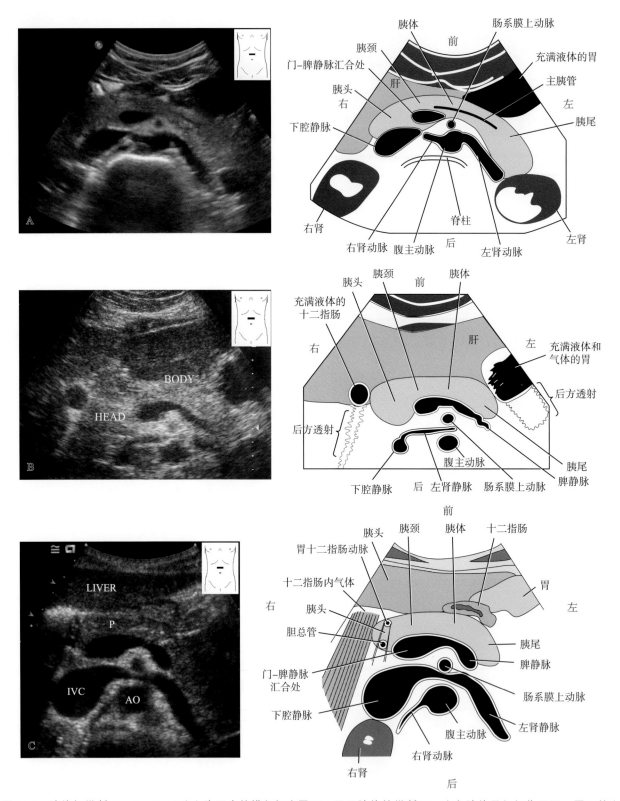

图14.9　胰体部纵断面。A，B、C为上腹正中的横向扫查平面，显示胰体的纵断面。注意胰体是如何位于同一平面的主动脉、肠系膜上动脉的前方，胰颈和体部的内侧，胃和肝的后方。A.观察位于胰体和尾部正中部分的无回声Wrisung管（主胰管）的纵断面。同时注意充满液体的胃如何有助于标记胰体和尾部的前表面。B、C.清晰地显示脾静脉如何沿胰体后表面走行。C.脾静脉沿胰体后表面走行

静脉紧沿着胰体和尾部的后上缘（起自脾门）至胰腺颈部后方的肠系膜上静脉汇合处（形成门静脉）走行。脾静脉管腔呈无回声，管壁回声强（图14.10，图14.11）。

矢状断面扫查显示胰腺的横断面

在上腹部做矢状断面扫查即胰腺的横轴断面扫查，显示的是腺体的横断面。上腹部的管道（胃十二指肠动脉、胆总管、下腔静脉、肠系膜上静脉、门-脾静脉汇合处、门静脉、脾静脉、肠系膜上动脉、腹主动脉）是识别胰腺的明确标志。

胰头（下腔静脉、胃十二指肠动脉、胆总管）

图14.12显示胰头的横断面，胰头前方是均匀的、中等回声的肝，后方是无回声的、下腔静脉长轴断面。

胰颈（肠系膜上静脉、门静脉、下腔静脉）

如前所述，肠系膜上静脉位于胰头内侧，将胰腺颈部和钩突分开。图14.13显示这种解剖学关系是在腹部矢状断面扫描中获得的，这个图像是从胰腺钩突稍向内移动即可显示，这取决于钩突的大小。然而，胰颈的其他断面和肠系膜上静脉应当可以显示（图14.14）。

胰体和胰尾（脾静脉、肠系膜上动脉、主动脉）

腺胰颈部稍内侧，胰体位于脾静脉（后方）和胃、肝（前方）之间。正常的胰体位于肠系膜上动脉和腹主动脉的前方（同一水平）（图14.15，图14.16）。

胰体向左外侧移行为胰尾。确定胰尾最好的血管

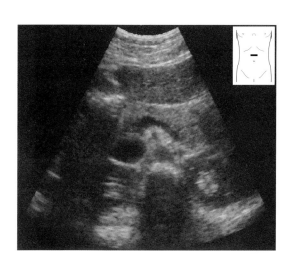
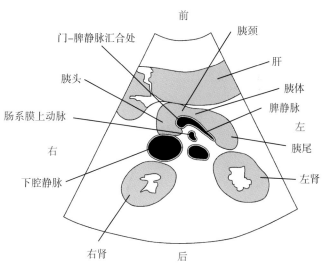

图14.10　胰体和尾部长轴断面。在上腹正中横断面扫查平面，很容易显示无回声的脾静脉长轴断面沿着胰体和胰尾的后表面曲线走行。注意脾静脉在汇合处增宽，形成肠系膜上静脉的入口。资料来源：Jeanes Hospital，Philadelphia，Pennsylvania.

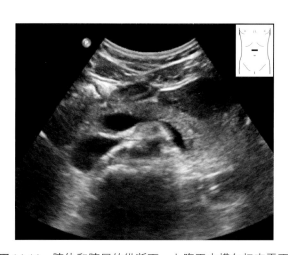
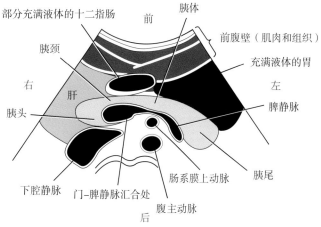

图14.11　胰体和胰尾的纵断面。上腹正中横向扫查平面显示胰体和胰尾的纵断面。观察脾静脉紧邻其后表面并沿其走行到门-脾静脉汇合处，是一个非常好的血管标志

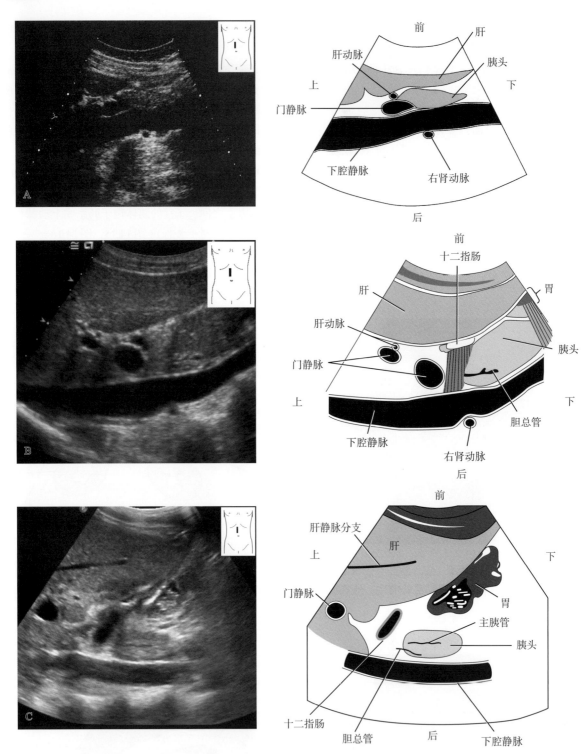

图14.12 胰头横断面。A、B、C是腹正中线右侧的矢状扫查断面，突出显示了胰头的横断面。A.显示胰头的横断面位于肝（前部）和下腔静脉（后部）之间。观察位于胰头上方的无回声的门静脉和肝动脉的横断面图像。注意小的无回声的右肾动脉横断面位于下腔静脉和胰头的后方。B.清楚地显示胰头位于无回声的下腔静脉长轴断面的前方和肝的后方。胰头后方的小的无回声的长轴结构是胆总管。观察部分十二指肠、门静脉和肝动脉的横断面部分位于胰头的上方。C.胰头的横断面部分紧邻无回声的下腔静脉的长轴断面。观察位于胰头中央的无回声的主胰管的长轴断面和后方长的无回声的胆总管。同时也显示了胃中的食物和液体以及前方的十二指肠和上方的胰头。资料来源：A图像由Jeanes Hospital，Philadelphia，Pennsylvania提供

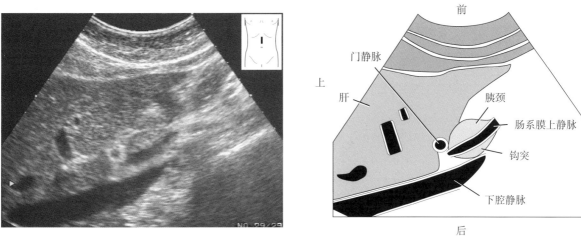

图14.13 胰颈的横断面。位于胰头水平内侧的矢状扫查断面。注意胰颈（前方）和钩突（后方）的横断面，肠系膜上静脉的纵断面将其分隔开，呈无回声。注意钩突位于无回声的下腔静脉纵断面的正前方。胰颈位于肠系膜上静脉和钩突的前方，这个平面位于门-脾静脉汇合处稍下方

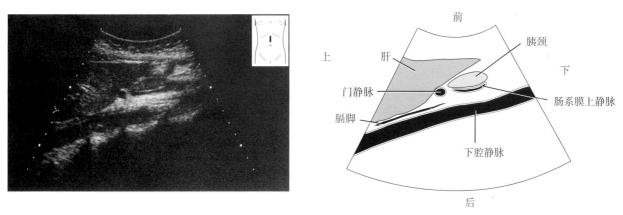

图14.14 胰颈横断面。胰颈水平的腹部矢状扫查断面。注意中等回声的胰颈横断面位于无回声的肠系膜上静脉长轴的前方。资料来源：Jeanes Hospital，Philadelphia，Pennsylvania

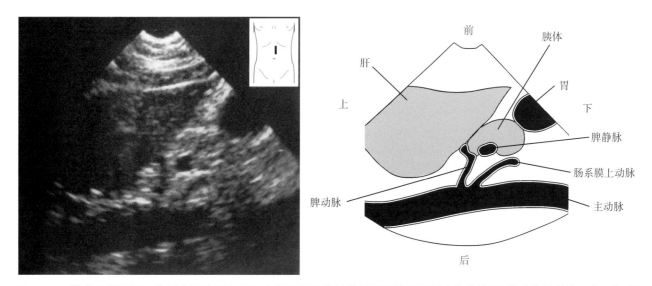

图14.15 胰体的横断面。腹正中稍左侧矢状扫查断面显示胰体的横断面位于无回声的腹腔干/脾动脉长轴的下方，紧邻无回声的脾静脉横断面的前方，无回声的肠系膜上动脉和腹主动脉长轴的前方，部分肝和充满液体的胃的后方

标志是脾静脉，脾静脉呈无回声结构，沿着胰尾的后上表面走行。左肾前方的结构：左肾也是确定胰尾的标志（图 14.17，图 14.18）。

超声应用

胰腺的超声应用包括：

- 结构的测量。
- 相关远端胆道的测量。
- 确定胰腺肿物。
- 确定上腹部肿物。
- 主胰管的测量。
- 相关胆管梗阻及相邻胆道肿物。
- 急、慢性胰腺炎的诊断和随访评估。

- 胰腺假性囊肿的诊断和随访评估。
- 对CT无法明确诊断的胰腺病变患者使用胰腺内镜超声。

正常变异

- **环状胰腺**：胰腺组织环状包绕十二指肠第二部分（C字环）的情况。
- **异位（异位、异常）胰腺**：与胰体没有血管或结构连接的组织。由于异位组织的大小可能只有1cm，因此超声检查很难发现。
- **胰尾部分重复**：罕见变异。超声成像显示胰尾部明显增大（图 14.18）。

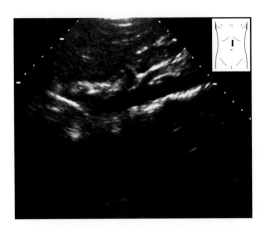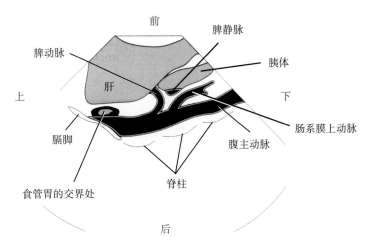

图 14.16　胰体的轴向断面。腹正中稍左侧矢状扫查平面显示另一个胰体的轴向部分位于无回声的腹腔干/脾动脉长轴的下方，紧邻无回声的脾静脉轴向部分的前方，无回声的肠系膜上动脉和主动脉长轴的前方，部分肝的后方

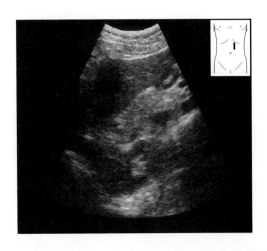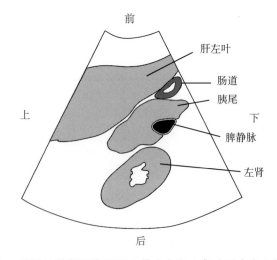

图 14.17　胰尾的横断面。主动脉稍左侧的腹部矢状断面扫查。胰尾的横断面位于肝（前方）和左肾（后方）之间。注意部分肠道位于胰尾的前下方，无回声的脾静脉横断面沿胰尾后缘走行。资料来源：Jeanes Hospital, Philadelphia, Pennsylvania

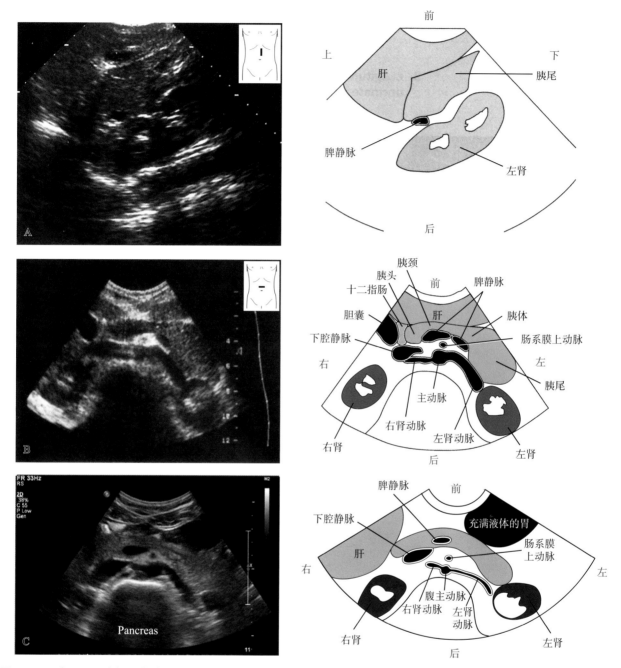

图14.18 胰尾。A.腹部正中稍左的矢状断面扫查显示胰尾横断面位于肝左叶长轴断面（前上）和左肾长轴断面（后）之间。注意胰尾和左肾之间无回声的脾静脉横断面。B.上腹部正中横断面扫查显示胰尾增大。这位患者有胰尾部先天畸形，重复胰尾。C.正常的胰尾表现。对比胰尾的平滑轮廓与B图中更偏向圆形的胰尾

相关图表

相关医师
● **内科医师**：参与诊断和治疗胰腺疾病。
● **放射科医师**：判读/诊断图像检查以评估胰腺和相关疾病。
● **外科医师**：参与胰腺手术。

常用诊断检查
● **普通X线检查**：除了钙化外，X线对胰腺疾病的显示并不十分明显。上消化道（UGI）序列为患者吞咽钡以显示胃和十二指肠的轮廓，通过肿块对十二指肠C环位置改变来检测胰腺肿块或增大。UGI序列由放射科医师在放射技师的协助下进行。放射科医师判读结果。

- **内镜逆行胰十二指肠造影术（ERCP）**：将一根管子通过食管和胃放入十二指肠。管内装有光纤以观察解剖结构和插入导管的装置。导管尖端放置在胆总管（或胰管，取决于解剖结构）的末端。将造影剂注入胆道系统，以逆行顺序（相反方向）显示结构。该检查通常由放射科医师和（或）胃肠科医师在放射技师的协助下进行。

- **计算机断层扫描（CT）**：X线穿过患者，由一系列向计算机提供电信号的设备检查。然后计算机将数据排列成身体的断面图像，获得结构和一些功能性信息。可以使用或不使用造影剂。该检查由放射技师进行，放射科医师解释检查结果。

- **磁共振成像（MRI）**：图像的模式类似于CT扫描的图像，但是使用强磁场而不是辐射生成的图像。MRI技师或放射技师进行检查，放射科医师解释检查结果。

- **血管造影**：将造影剂注入上腹血管以显示胰腺疑似病变的血管分布。该检查由放射科医师在放射技师的协助下进行。放射科医师解释结果。

相关图表

血液检查

淀粉酶	60 ～ 80 U
脂肪酶	1.5 U/ml
血糖（空腹）	65 ～ 110 mg/dl
总体血糖	80 ～ 120 mg/dl

尿液检查

淀粉酶（2小时）	35 ～ 260 U/h
碱性磷酸酶	＜3.5 U/8 h

血管

供应胰头和胰颈的动脉：
胃十二指肠动脉→胰十二指肠动脉→胰弓动脉
供应胰体和胰尾的动脉：
胰脾动脉→胰脾上动脉→胰脾动脉→胰脾前动脉→脾门前动脉

影响的化学物质

长时间摄入酒精（酒精中毒）对胰腺有毒性。

第15章

泌尿系统和肾上腺系统

REVA ARNEZ CURRY，MARILYN PRINCE

目标

- 描述泌尿系统和肾上腺的功能。
- 描述肾脏、输尿管、尿道、膀胱和肾上腺的位置。
- 描述肾脏、输尿管、尿道、膀胱和肾上腺的大小。
- 列出与肾脏和肾上腺相关的激素和实验室正常值，并解释每项的功能。
- 阐述肾单位的功能。
- 阐述肾脏和肾上腺的血液供应。
- 描述泌尿系统和肾上腺的超声表现。
- 描述相关的医师、诊断检查和肾脏及肾上腺的实验室正常值。

关键词

肾上腺皮质——肾上腺的外层；肾上腺皮质分为3层，分泌类固醇激素，也称为肾上腺皮质激素。

肾上腺髓质——肾上腺的内层，产生肾上腺素和去甲肾上腺素。

类固醇——肾上腺皮质产生的激素，作用在远曲小管，增加水分重吸收回流到血液中。

抗利尿激素（ADH）——从垂体后叶分泌的激素，以增加远端集合管的重吸收水分的量回流到血液。

鲍氏囊（Bowman囊）——从肾小球接收血浆溶质并将其输送到近曲小管。

集合系统——由漏斗部和肾盂组成，从肾锥体接收尿液并输送到输尿管，输尿管将尿液输送到膀胱。

肾柱——将髓质锥体彼此分开的皮质组织带。

促红细胞生成素——在缺氧状态下由肾脏分泌的激素，促红细胞生成素作用于骨髓产生更多的红细胞（氧气的载体）。

过滤——发生在肾小球，是尿液形成的第一步。

肾筋膜（Gerota筋膜）——围绕肾脏和肾周脂肪。固定肾脏并限制由其引起的感染。

肾小球——血管网，可滤过血液以产生血浆溶质，也称为肾滤液，Bowman囊接收肾滤液输送至近曲小管。

漏斗部——肾窦的一部分，包含肾小盏和肾大盏。

髓袢——过滤和重吸收的地方。

下尿路——由膀胱和尿道组成。

肾大盏——肾窦漏斗部的一部分，从肾小盏接收尿液，然后将其输送到肾盂。

髓质锥体（肾锥体）——由肾髓质和髓袢（肾袢）组成，在该处过滤和重吸收。将尿液输送到小肾盏。

肾小盏——肾窦漏斗部的一部分，接收来自髓质锥体的尿液并输送到肾大盏，形成肾窦的外围边界。

肝肾间隙（Morison间隙）——将右肾和肝脏分开的腹膜间隙。也称为肝下隐窝。

肾单位——肾脏的功能单位。

肾周间隙（肾间隙）——肾筋膜内腹膜后间隙的一部分，包含肾脏、肾周脂肪、肾上腺和近端输尿管。

肾的——与肾脏有关，肾脏是泌尿系统的一部分。

肾小体——包括鲍氏囊和肾单位的肾小球的结构。

肾皮质——肾实质的外部，包含肾小体和肾单位的近曲和远曲小管。

肾门——肾窦的中间部分，肾动脉在此进入肾脏，肾静脉和输尿管在此离开肾脏。

肾叶——由单个肾锥体组成的肾脏部分，两侧以叶间动脉和叶间静脉为界，底部为肾皮质组织。

肾髓质——肾实质的内侧部分，由8～18个髓质锥体组成。

肾实质——肾脏的两个主要部分之一，由肾皮质和肾髓质两部分组成。

肾盂——输尿管上端扩张的部分，接收来自肾大盏的尿液。

肾窦——组成肾脏的中间部分，包含肾动脉、肾静脉、脂肪纤维组织、神经和淋巴，但主要由集合系统和肾门组成。

肾小管——由近曲小管、髓袢、远曲小管和集合管组成。肾小体和肾小管一起组成肾单位。

肾素——肾单位中肾小球旁器分泌的激素以应对低血容量。肾素作用于血液中的血管紧张素原增加体循环血压。

膀胱三角区——在膀胱内壁上两侧输尿管内口和尿道内口由假想线连接而成的三角形区域。

肾小管重吸收——血浆溶质中对身体有用的物质被重吸收的过程。

肾小管分泌——分泌废物到远曲管以排泄到尿液中的过程。

上尿路——由肾脏和输尿管组成。

输尿管——从肾盂开始将尿液输送到膀胱。

尿道——是一个膜状的中空管道，收集来自输尿管的尿液，并通过尿道将尿液出体外。

膀胱——一个弹性的、肌性囊袋，在尿液从尿道排出体外前收集来自输尿管的尿液。

束状带——肾上腺皮质的中间部分，分泌糖皮质激素，包括调节葡萄糖代谢的皮质醇。

网状带——肾上腺皮质的最内层，补充由卵巢和睾丸产生的性激素。

泌尿系统正常测量值			
结构	长度	直径	深度（厚度）
成人肾脏	9 ～ 12 cm	4 ～ 6 cm	2.5 ～ 4.0 cm
新生儿肾脏	3.5 ～ 5.0 cm	2 ～ 3 cm	1.5 ～ 2.5 cm
输尿管	28 ～ 34 cm	6 mm	NA
充盈的膀胱壁	NA	NA	3 ～ 6 mm
女性尿道	4 cm	NA	NA
男性尿道	20 cm	NA	NA

注：NA.无

泌尿系统包括两个肾脏、双侧输尿管、一个膀胱和一个尿道。肾脏和输尿管组成上尿道，膀胱和尿道形成下尿道。

肾脏是一个排泄器官，通过排泄尿液（一种体内废物）来维持体内化学平衡。每侧肾脏有一条输尿管运送尿液到膀胱暂时储存。尿液通过尿道（一种膜状管道）从膀胱排出体外。

泌尿系统的功能是排毒、调节血压及维持血液中pH、矿物质、铁和盐含量的动态平衡。

位置

上尿道：肾脏、输尿管

肾脏

肾脏是腹膜后器官，位于后腹膜和背侧肌肉之间脊柱的两侧。肾脏外侧呈凸面，内侧呈凹面。肝脏使右肾下移（表15.1），因此左肾位置低于右肾且输尿管稍短。

肾脏位于胸腔下部和腰部的区域，第12胸椎和第4腰椎之间（图15.1）。深吸气时肾脏下移。

右肾前方是肝右叶、十二指肠第二部分、结肠肝曲、小肠空肠或回肠（图15.2）。Morison 间隙（也称为肝肾隐窝或肝下隐窝）是将右肾和肝脏分开的腹膜间隙。肝肾隐窝是腹部最独立的腹膜间隙之一，是异常腹水潜在的积聚地。右肾上腺位于右肾的前上方稍内侧。表15.2描述了这些结构所覆盖的右肾部分。

左肾的前方是胰尾、脾、空肠、胃和结肠脾曲（图15.2）。左侧肾上腺位于左肾前上方稍内侧。表15.3列出了被这些结构覆盖的左肾部分。

双肾的后方是膈肌、腰大肌、腹横肌和腰方肌（图15.3）。表15.4列出了位于肾脏后方的结构。

输尿管

输尿管是腹膜后位器官，起自于每侧肾门的膨大部分，称为肾盂。输尿管沿着腰大肌向下走行，从肾门到盆腹腔，最后进入膀胱后侧（图15.1C）。

右侧输尿管位于十二指肠、回肠末端和右侧结肠、回结肠和性腺（睾丸或卵巢）血管的后方。左侧输尿管在结肠和左侧结肠与左侧性腺血管的后方。

两条输尿管的腹腔部分在腰大肌和髂总动脉分叉处的前方通过。输尿管的骨盆部分在男性输精管和女性子宫动脉的后方通过。

下尿道：膀胱、尿道

膀胱

两条输尿管在膀胱后方进入膀胱，膀胱是位于耻骨联合后方的腹膜后器官。男性膀胱位于精囊和直肠前方，前列腺的上方。输精管在阴囊上方稍外侧走行，在输尿管前方跨过，然后下降到前列腺中（图15.4）。女性膀胱位于阴道、子宫直肠陷凹和直肠的前方（图15.5）。

尿道

尿道是将尿液排出膀胱的膜性管道，通过膀胱颈部向下延续出膀胱。男性尿道比女性尿道长，同时也是精液的通道。

大小

正常成人肾脏长 9 ～ 12 cm，厚2.5 ～ 4 cm，宽

表15.1　超声常见泌尿系和肾上腺上腺位置

位置	右肾	右侧输尿管	左肾	左侧输尿管	膀胱	右侧肾上腺	左侧肾上腺
位于前方	腰大肌（上极内侧）、腰方肌（下极）、第12肋骨（上极）、第1腰椎横突（上极）、膈肌	腰大肌、右髂总动静脉	腰大肌（上极内侧）、腰方肌（上极外侧）、第11肋骨和肾中段（上极）、第12肋骨（上极）、第1腰椎横突（上极）、膈肌	腰大肌、左髂总动静脉	精囊（男性）、阴道（女性）、子宫直肠陷凹（女性）、直肠	膈肌、右肾（上极内侧）	左肾（上极内侧）
位于后方	肝右叶、十二指肠第二部分（肾脏中部）、结肠肝曲（下极外侧部分）、空肠/回肠（上极外侧）、右肾上腺（上极）、腹膜、胆囊（某些情况下、上极）	腹膜、十二指肠降部、回肠末端、输精管（男性）、子宫动脉（女性）、膀胱基底部	腹膜、左肾上腺（上极内侧）、脾（上极外侧）、胃（上极）、空肠（下极外侧）、结肠脾曲（下极外侧）、脾动脉（肾中段）	腹膜、结肠、输精管（男性）、子宫动脉（女性）、膀胱基底部	腹膜、耻骨联合	IVC、肝右叶、十二指肠（某些情况下部）、腹膜	胃、脾动脉（前上表面）、膈（前下表面）、腹膜、胰体（前表面）
位于上方	右输尿管、右髂嵴、右侧髂总动静脉	右髂总动静脉、膀胱	左输尿管、左髂嵴、左侧髂总动静脉	左髂总动静脉、膀胱	前列腺（男性）	右肾、右肾动脉、静脉	左肾、左肾动、静脉
位于下方	膈肌、肝右叶、右肾上腺	右肾、右肾动静脉	膈肌、脾（上极的外侧和中段）	左肾、左肾动静脉	主动脉、下腔静脉、右侧和左侧髂总动静脉	肝右叶、膈肌	脾、膈肌
位于内侧	右侧腹壁		左侧腹壁、脾		右和左输尿管、右和左髂总动静脉		
位于左侧	右肾动脉、右肾静脉、右侧输尿管、IVC、右侧髂总动静脉		左肾动脉、左肾静脉、左输尿管、主动脉、左肾上腺	主动脉、脊柱	主动脉、脊柱	右肾（上极内侧）、脾	主动脉、腹腔干、脊柱
位于右侧	右肾动脉、右静脉、右侧输尿管、IVC、右侧髂总动静脉	IVC、脊柱				脊柱	

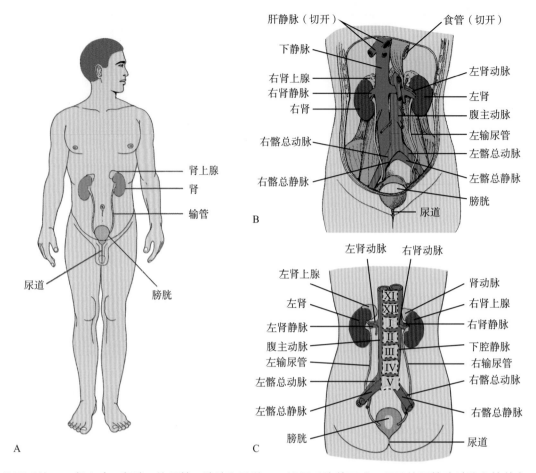

图15.1 泌尿系统。A.肾上腺、肾脏、输尿管、膀胱和尿道。B.泌尿系统前面观，显示输尿管跨过髂血管前方。C.泌尿系统后面观，从后方显示泌尿系统。注意输尿管正面位置

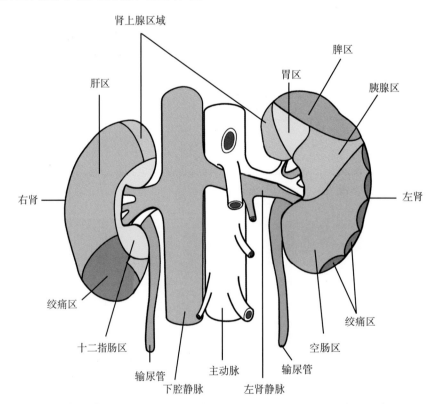

图15.2 肾脏正面观。显示被肾上腺、肝、十二指肠、结肠肝曲、空肠、胃、结肠脾曲、脾和胰尾覆盖的肾脏部分（表15.2，表15.3）

表15.2 覆盖右肾前方结构	
结构	覆盖的肾脏部分
右肾上腺	上内侧
肝右叶	外侧
十二指肠第二部分	内侧
结肠肝曲和小肠空肠或回肠	下侧

表15.3 覆盖左肾前方结构	
结构	覆盖的肾脏部分
胰尾	内侧
左肾上腺	上内侧
脾	上外侧
空肠	下方
胃	上方
结肠脾曲	外侧

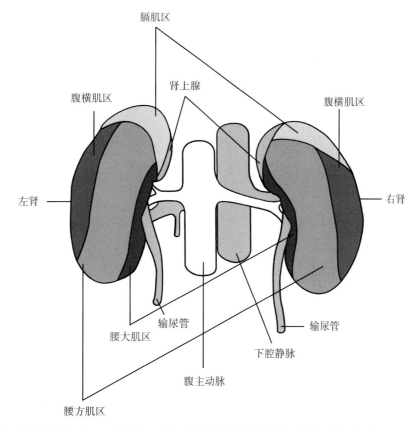

图15.3　肾脏后面观。详解被整个膈肌、腰方肌、腰大肌和腹横肌覆盖的肾脏部分见表15.4

表15.4 肾脏后方结构	
结构	覆盖的肾脏部分
膈肌	上方
腰大肌	内侧
腹横肌	外侧
腰方肌	位于外侧和内侧之间

4～6cm。左肾稍大。一项研究显示左肾平均长度约11.2 cm，右肾平均长度约10.9 cm。另一项研究显示男性肾脏较长，平均长度约12.4 cm，女性肾脏平均长度约11.6 cm。一项研究表明在口服补液后，肾脏长度稍增加，右肾增加6.8%，左肾增加6.6%。这可能意味着要准确测量肾脏时，应当考虑患者的水合状态。肾脏可

能会因与年龄、循环功能不全或肾脏疾病相关的萎缩而缩小。如果只有一个肾脏（即先天性肾脏缺失），可能比正常情况下增大，这种肥大是适应增加的工作量的需要。

新生儿肾脏长度为3.3～5.0 cm，厚为1.5～2.5 cm，宽为2～3 cm。小儿肾脏按比例大于成人肾脏，可向下延伸至髂嵴。注意小儿左肾的长度与脾的长度大致相同，脾与左肾的比率为1.25或更大表明可能存在脾大。

成人输尿管为中空，细窄的管道，长25～30 cm，管径4～7 mm。尸检显示输尿管全程管径约5 mm。输尿管通过蠕动将尿液运送到膀胱。膀胱是一个对称的中空器官，大小取决于容纳尿液的量。充盈膀胱壁的正常测量值为3～6 mm，取决于膀胱充盈程度。中等

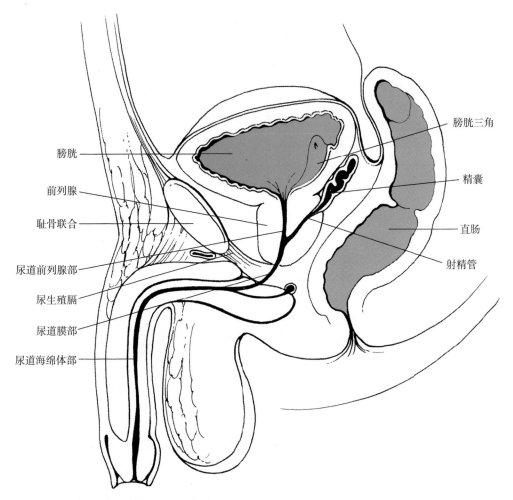

图15.4　男性下尿道。注意男性尿道的三个不同部分

充盈的成人膀胱容量约500 ml的尿量。1岁后儿童的膀胱容量可以估算为：儿童年龄＋2×30（ml）。成年男性尿道长约20 cm；成年女性尿道相对较短，长约3.5cm。

大体解剖

上尿道：肾脏、输尿管
肾脏

为了准确描述肾脏结构，可将肾脏分为上部、中部和下部。肾脏有几层保护性被膜，具有缓冲和保护整个器官的作用（图15.6）。

第一，肾脏被覆一个坚韧的纤维囊，紧贴但不黏附于肾实质。第二，肾周脂肪（脂肪囊）围绕着纤维膜包绕的肾脏，并延续至肾窦中的脂肪。第三，肾筋膜或Gerota筋膜围绕肾脏和肾周脂肪。肾筋膜被另一层脂肪包围，称为肾旁脂肪。该层在肾筋膜后方特别厚。肾筋膜固定肾脏并局限由肾脏引起的感染。双层肾脏脂肪（肾周和肾旁）在呼吸过程中顺应肾脏运动。下面列出一些覆盖肾脏的组织常见替代名称：

- 肾周脂肪＝脂肪囊＝Zuckerkandl脂肪垫。

- 肾周筋膜＝杰氏（Gerota）筋膜。
- 肾旁脂肪＝肾旁脂体。
- 肾被膜＝真被膜＝纤维囊。

肾脏由两个区域组成：外周实质和中央窦部。肾脏解剖见图15.7。

肾实质由两部分组成：皮质和髓质。

- 肾皮质是肾实质的外层（图15.7）。包含肾小体和肾单位的近曲小管、远曲小管，是肾脏的功能单位。

- 肾实质的内层称为肾髓质；由8～18个髓质锥体组成，包含亨氏环（肾小管），在这里进行滤过和重吸收（图15.8）。

- 髓质锥体是三角形结构，尖端细窄、基底较宽。肾锥体的顶点位于肾窦的肾小盏内。从肾锥体的尖端开始向外侧延伸逐渐增宽至肾锥体底部，底部与肾皮质邻接。肾锥体被称为肾柱的皮质组织带彼此分隔开。因此，每一个肾锥体的底部和侧边都被肾皮质围绕（图15.7）。肾锥体也是组成肾叶的结构之一。肾叶是单独肾锥体组成肾脏的部分，两边以小叶间动脉和静脉为界，底部是皮质组织（图15.9）。

肾窦位于肾脏的中间部分，肾动脉和肾静脉、脂肪

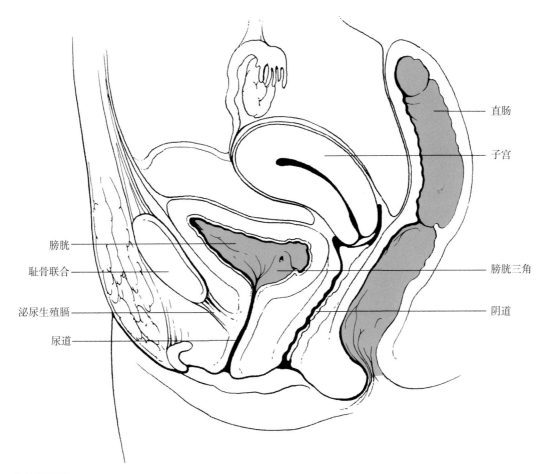

图15.5　女性下尿道

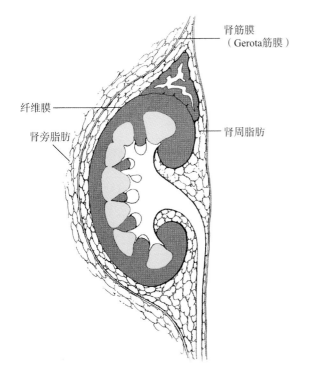

图15.6　围绕肾脏的4层结构：纤维膜、肾周脂肪、肾筋膜和肾旁脂肪

纤维组织、神经和淋巴管位于其内，主要由集合系统和肾门组成。

● 集合系统由漏斗部和肾盏组成。

□ 漏斗部由肾小盏和肾大盏组成。8～18个肾锥体将尿液运送到每一个对应的肾小盏，形成肾窦的边界（图15.7）。通常2～3个肾小盏形成1个肾大盏。

□ 肾盂是输尿管的上端膨大，接收来自肾大盏的尿液。

● 肾门是肾窦的内侧部分，肾动脉在此处进入肾脏，肾静脉和输尿管在此处离开肾脏（图15.7）。

输尿管

输尿管起自于肾盂，由三层组织构成：内层的黏膜层、中层的纵形和环形平滑肌层、外层的纤维层。输尿管通过蠕动将尿液输送到膀胱。根据体内的容量状态或体液平衡，尿液每隔几秒或几分钟被输送到膀胱。输尿管由肾动脉、精索内动脉、髂内动脉和膀胱下动脉供血。

下尿道：膀胱、尿道

膀胱

输尿管在膀胱后壁的三角区进入膀胱，膀胱三角区是尿道内口和两侧输尿管内口三点的假想连线连接而成

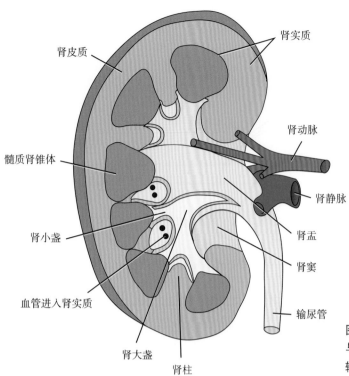

肾实质

肾皮质

髓质肾锥体

肾动脉

肾静脉

肾盂

肾窦

输尿管

肾小盏

血管进入肾实质

肾大盏

肾柱

图15.7 肾脏内部断面解剖。注意髓质肾锥体的数量与肾小盏的数量相等，肾小盏形成肾窦的边界。观察输尿管起始于肾盂

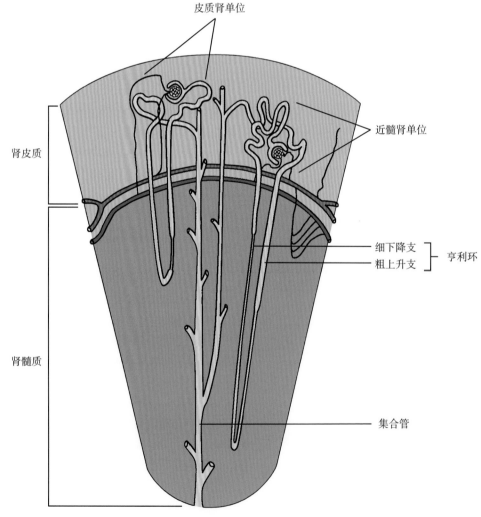

皮质肾单位

近髓肾单位

肾皮质

细下降支 ⎱ 亨利环
粗上升支 ⎰

肾髓质

集合管

图15.8 皮质和近髓肾单位。肾小管在近髓肾单位中较长

的三角形区域。膀胱是弹性的肌性囊袋，收集来自输尿管的尿液，然后经尿道排出体外。膀胱由4层组织构成：内层的黏膜层、黏膜下层、肌层和外层的浆膜层。当膀胱排空时黏膜皱缩，当膀胱充盈时黏膜扩张变得平滑。肌层由3层平滑肌构成，称为逼尿肌。最外层为浆膜层，位于膀胱的上部，是盆腔腹膜的延续（图15.10）。膀胱下部由后膀胱底（膀胱三角区）和膀胱颈组成，并连接尿道。膀胱下外侧表面的前方邻接盆底肌。

膀胱前部位于耻骨和耻骨联合的后方。只有膀胱上部被覆腹膜。膀胱上部的位置多变，取决于膀胱内的尿液量（图15.11）。

膀胱通过韧带固定在盆腔，韧带从膀胱颈向前延伸并附着在耻骨。在女性称为耻骨膀胱韧带，在男性称为耻骨前列腺韧带。外侧韧带延伸至闭孔内肌的腱弓并与之融合。

髂内动脉前干的膀胱上、中和下动脉为膀胱供血。闭孔动脉和臀下动脉的小内脏分支也为膀胱供血；女性膀胱的供血也有来自子宫和阴道动脉的小分支血管。

尿道

尿道由膜状的中空管道组成，经尿道将尿液从膀胱排出体外。男性尿道长约20 cm，女性尿道长约3.5 cm。男性尿道由三部分组成，第一部分为前列腺部，接收来自前列腺的分泌物；第二部分为短的膜部，穿过尿生殖膈；第三部分最长，是阴茎部，贯穿阴茎全长（图15.4）。女性尿道由膜状尿道组成，膜状尿道也穿过尿生殖膈（图15.5）。

生理

肾脏是主要的外分泌器官（见第5章），主要功能是产生尿液和维持体内的正常生理功能。肾脏的功能是独立地排泄代谢废物并维持血容量。单侧肾脏病变，如完全梗阻、先天性肾脏缺失、外伤或肾脏切除，不会影响剩余肾脏的功能；健康的肾脏将适应增加的工作负荷。然而，双侧肾衰竭会导致尿毒症，如果得不到治疗将是一种严重而致命的疾病。

肾脏每分钟滤过约1600 ml的血液，根据容量状态，每天平均产生1500 ml的尿液。排泄的尿液中有95%的水和5%的含氮废物和无机盐。含氮废物由新陈代谢的副产物组成。含氮废物的量通过血尿素氮（BUN）和肌酐（Cr）衡量，实验室可以检测肾脏清除废物的能力（参见本章末参考图表部分的实验室检查）。

肾脏的功能单位是肾单位。每个肾脏中有超过100万个镜下肾单位。肾单位的功能是将代谢产物从高浓度区域输送到低浓度区域。这是通过渗透作用完成的，渗透作用是被动运输细胞物质。另一种方式是主动运输，利用细胞能量将物质从一个区域移动到另一个区域。

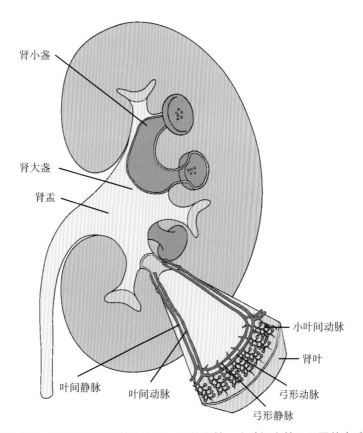

图15.9 肾叶。肾叶是三角形的，并以小叶间血管为边界。弓状血管、小叶间血管及周围的皮质组织形成肾叶底部

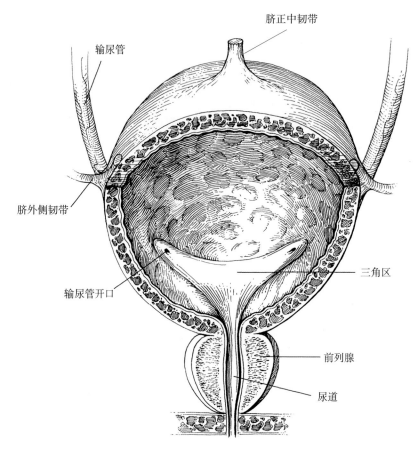

图15.10　膀胱。注意膀胱三角区，输尿管在此进入膀胱，也显示了脐外侧韧带

肾单位有两种类型：近髓肾单位和皮质肾单位，以它们在肾脏中的位置和髓袢的长度来命名。近髓肾单位起源于肾皮质内1/3，髓袢比皮质肾单位更长，皮质肾单位位于肾皮质外2/3（图15.8）。

肾单位由肾小体（包括鲍氏囊和肾小球）和肾小管（近曲小管、髓袢、远曲小管、集合管）组成（图

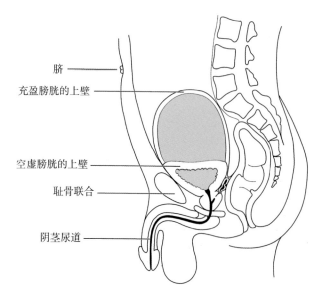

图15.11　膀胱。排空膀胱和充盈膀胱表现的区别。注意充盈膀胱的上部向脐部移动

15.12）。髓质包含髓袢和集合管。肾皮质包含肾小球、鲍氏囊及近曲小管和远曲小管。

血液通过主动脉的分支——肾动脉进入肾脏的肾单位：肾动脉分为5段，分别供应肾脏上前段、上段、下前段、下段和后段。然后肾段动脉分支成每个肾锥体的一个小叶动脉，这些小叶动脉形成叶间动脉，在肾锥体之间穿行。叶间动脉分支为弓状动脉，位于肾锥体底部。小叶间动脉从弓状动脉进入肾皮质。小叶间动脉分支为入球小动脉，将血液输送到肾单位的肾小球。出球小动脉供应管周毛细血管，后者又供应近曲小管、远曲小管和直小血管。直小血管是围绕近髓肾单位的一系列相互缠绕的毛细血管袢。通过渗透压，直小血管将盐和尿素留在髓质中，并将水输送回血液。这种机制称为逆流倍增系统，有助于肾脏维持体内平衡。来自管周毛细血管的血液流入小叶间静脉，小叶间静脉又流入弓状静脉。弓状静脉汇入叶间静脉，叶间静脉将血液输送回肾静脉。肾静脉将血液输送到下腔静脉。

肾单位的作用方式

● 滤过：是尿液形成的第一步，发生在肾小球。当血液进入肾小球，入球小动脉将血液运送到毛细血管。随着血管变窄，血管中的血压上升。大多数毛细血管血压约为25mmHg。然而，肾小球内的压力为60～

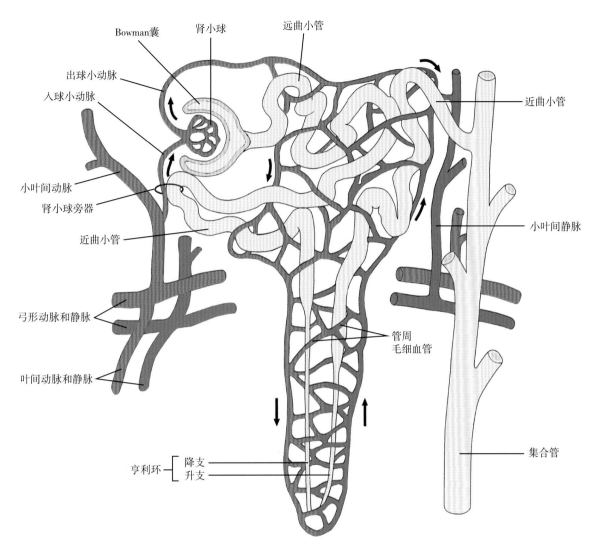

图15.12 肾单位放大图显示了肾小球、近曲小管和远曲小管、髓袢和集合管。注意近髓旁器

90mmHg。这种较高的血压将血液中的血浆样液体过滤到鲍氏囊中。这种"肾滤液"含有水、盐、葡萄糖、尿素和氨基酸。蛋白质和细胞太大而无法通过肾小球毛细血管的半透膜，留在血液中。

● 渗透压将水运回血液中。这种压力是由近曲小管液体和肾小球囊血浆中的蛋白质浓度差产生的。近曲小管中蛋白质的浓度为2～5mg/100ml，肾小球囊的蛋白质浓度为6～8mg/100ml。这种浓度梯度产生的渗透压将水从肾小球囊的血浆中运回近曲小管，最后回到血液中。

● 进入肾小球的液体称为超滤。滤过量女性约115 ml/min，男性约165 ml/min。这意味着全身血液约每40分钟滤过一次。在这个过程中，约99%的血容量被运回，1%被排出。

● 肾小管重吸收：是人体所需的血浆溶质中的物质被重吸收回血液的过程。这些物质包括水、葡萄糖、维生素、氨基酸、碳酸氢根离子以及镁、钠、钙和钾的氯

化物盐。重吸收发生在近曲小管和髓袢的降支和升支。超滤液中约65%的盐和水从近曲小管中重吸收，20%从髓袢中重吸收。剩余超滤液的重吸收量取决于激素的影响，并且在远曲小管中完成。肾小管重吸收通过主动输送并消耗大量能量。静息时，肾小管重吸收约消耗6%的总能量。

● 肾小管分泌：在这个过程中，包括氨、药物、氢和钾在内的废物被分泌到远曲小管。分泌过程由主动运输控制。尿液离开远曲小管进入集合管。集合管将尿液输送到肾锥体。肾锥体的顶点位于肾小盏内，肾小盏为尿液集合系统的一部分。几个肾小盏将尿液排入每个肾大盏；几个肾大盏将尿液排入肾盂（图15.13）。尿液从肾盂排入输尿管，并通过蠕动进入膀胱。

维持肾单位功能的保护机制

肾脏对血容量的变化很敏感，并能够改变血容量以维持体内平衡。这是必要的，因为肾脏需要大量血液来产生尿液并滋养肾单位的内衬细胞。后者对缺氧非常敏

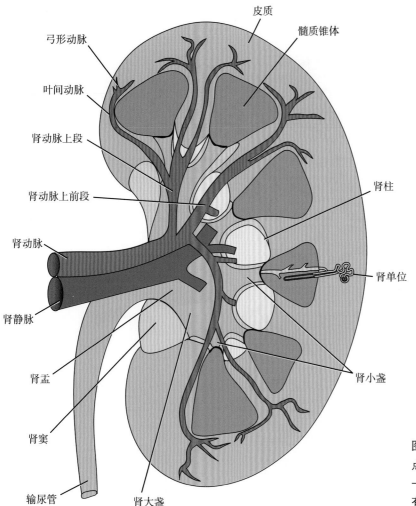

图15.13　肾脏剖面图观察髓质锥体的顶点位于肾小盏内，几个肾小盏将尿液排入一个肾大盏内。此外，注意尿液如何从所有肾大盏排入肾盂并沿输尿管流向膀胱

感，血氧长期下降可能导致不可逆的细胞死亡。因此，有以下几种保护机制使肾脏能够调节血容量并防止缺氧（表15.5）。

- 抗利尿激素（ADH）：血容量的减少会刺激左心房和肺的受体，激活垂体后叶释放ADH。ADH增加了远端集合小管对水的重吸收并返回血液，因此而减少尿量增加血容量。

- 醛固酮激素：另一种影响血容量的激素是醛固酮，由肾上腺皮质分泌并作用于远曲小管。血容量减少刺激醛固酮的释放。醛固酮使盐和水从肾单位重吸收到血液中，从而增加血容量。

- 肾小球旁器：位于入球小动脉和出球小动脉处并与远曲小管相接（图15.14）。入球小动脉内的颗粒细胞探查到血容量减少，释放肾素，肾素作用于血液中的血管紧张素原以增加体内循环压。与入球和出球小动脉相连的远曲小管内的细胞簇称为致密斑（图15.14）。当血容量恢复正常时，致密斑可抑制肾素分泌。

- 促红细胞生成素：肾脏释放促红细胞生成素以应对缺氧（例如，出血时）。促红细胞生成素作用于骨髓

产生红细胞。还可以使储存在骨髓中的成熟红细胞释放到血液中。这种机制增加了血液中红细胞的数量，从而增强了血液携带氧的能力。

- 在长期缺氧过程中发生的另一种保护机制是皮质外层的血液分流到皮质内层，以维持肾脏功能。当体循环压下降时，肾脏还能降低肾毛细血管床的阻力（增加肾脏的血液供应）。

表15.5　影响的化学物质/激素——与泌尿系统相关的激素			
激素	刺激	释放	作用
抗利尿激素	血容量降低	垂体后叶	增加远端集合管对水的重吸收
醛固酮	血容量降低	肾上腺皮质	增加远端集合管对盐和水的重吸收
肾素	血容量降低	入球小动脉的颗粒细胞	作用在血液的血管紧张素原以增加体循环压
促红细胞生成素	缺氧	肾脏	增加血液中红细胞的产生

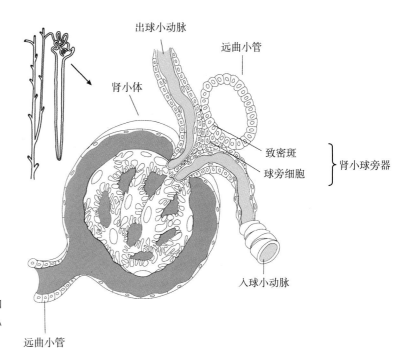

图15.14 肾小球旁器。注意在入球小动脉和出球小动脉的颗粒细胞。致密斑位于远曲小管处

超声表现

上尿道：肾脏、输尿管

肾脏

正常肾脏呈轮廓清晰、表面光滑的不均质回声。正常成人肾脏长轴断面呈椭圆形（图15.15）。正常成人肾脏横断面或短轴断面呈圆形且中间因肾门而中断。肾门区域可见肾动脉、肾静脉（图15.16）。图15.17～图15.20显示右肾和左肾的长轴断面。双肾横断面见图15.21～图15.24。

正常肾脏解剖结构的超声表现详细描述如下。

- **肾被膜**：纤维被膜呈一条细的，沿着肾脏周围的、连续的高回声线。相对于相邻的肾皮质呈高回声（图15.16）。

- **肾皮质**：呈中等或中低回声、且回声均匀，相对于肝或脾的回声较低或相等。如前所述，在髓质锥体之间延伸的肾皮质是肾柱（图15.16）。在皮质和髓质交界处可以看到离散的、回声点，为弓状血管，它们可作为评估肾皮质厚度的标志。

- **肾髓质**：由髓质锥体组成，当尿液充盈时表现为三角形、圆形或圆钝无回声区域，否则不显示。厚度为1.2～1.5cm。肾锥体呈无回声、典型特征，易于辨认；

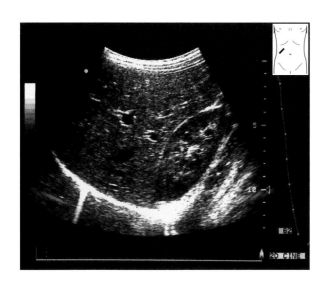

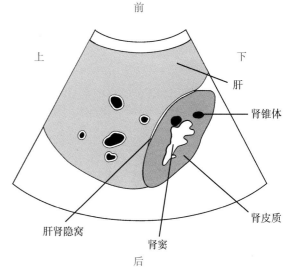

图15.15 右肾纵断面。腹部矢状扫查断面图像显示右肾的纵断面。肝位于肾脏上方。肝和右肾之间的高回声曲线是肾被膜和肝肾隐窝的部位，异常积液可能会积聚在这个部位。注意沿着中央的、明亮的肾窦周围的无回声肾锥体

无回声的髓质锥体与高回声的肾窦与中等回声的肾皮质形成了鲜明对比（图15.18）。

● **肾窦**：呈高回声、回声致密的卵圆形结构、位于肾脏中央，边界不规整（图15.17，图15.18）。肾窦典型的回声特征是含有致密的脂肪和纤维组织，也包含集合系统、淋巴管和肾血管。肾盂和集合系统漏斗部在未充盈时无法显示；充盈尿液时呈无回声。在大多数情况下，超声成像不能显示正常的淋巴管。

● **肾脏血管**：肾脏血管管腔呈无回声、壁呈高回声结构，可以追踪到它们的起始部位（图15.25）。

肾脏多普勒可用于评估肾脏中的动脉和静脉血流，还用于评估移植肾的血流。然而，有研究表明单独的肾脏多普勒不能有效评估移植肾的急性排斥迹象。此外，肾脏多普勒已被用于探查肾肿瘤的血管特征和动静脉畸形。

● **肾脏测量**：图15.26显示了正确测量肾脏的游标位置。将图15.26中显示的成人肾脏大小与图15.27中显示的胎儿、新生儿和儿童的肾脏大小进行比较。儿童的正常肾脏长度范围可以从新生儿时期的约4.48 cm到正常成人的9～16 cm，表明这时的儿童进入了青春期。

接下来，将图15.26所示成人肾脏的超声表现与图15.27所示肾脏的超声表现进行比较。请注意正常儿童肾脏中的肾皮质相对于成人肾脏中的肾皮质是高回声的。此外，小儿肾脏中的髓质锥体比成人更明显。如果不熟悉小儿肾脏的正常超声表现，新手超声技师可能会将小儿髓质锥体误认为肾脏内的囊性肿块。

输尿管

除肾盂输尿管交界处外，超声通常无法显示输尿管。然而，"输尿管射流"或尿液通过输尿管口进入膀胱可以在实时超声检查中观察到（图15.28）。

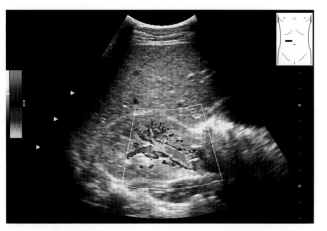
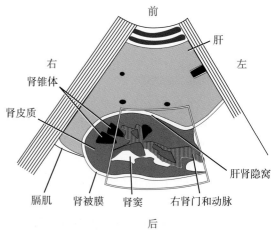

图15.16　右肾横断面。右肾门的彩色多普勒血流图像。右肾横断面显示肾动脉进入肾脏，肾静脉和输尿管离开肾脏的肾门

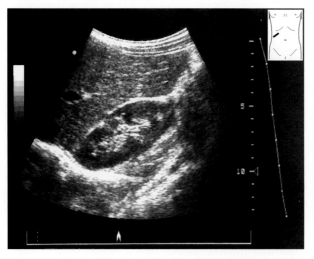
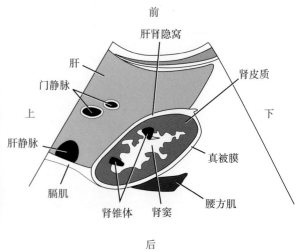

图15.17　右肾长轴断面。右肾和前方肝脏的长轴切面。肾脏后方可显示低回声的腰方肌。肾窦和肾被膜显示为高回声，与均匀的中等回声的肾皮质和肝实质形成鲜明对比。注意肾脏相对于肝脏是低回声的

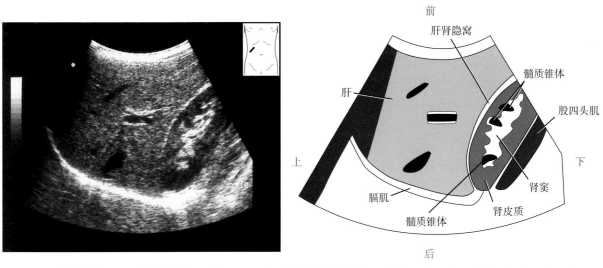

图15.18 右肾长轴断面。矢状扫描断面图像显示肝后下方的右肾长轴断面。肾窦呈高回声、边界不规整,有几个无回声的髓质锥体为标志。注意三角形的充满尿液的髓质锥体。肾皮质回声均匀且轮廓光滑

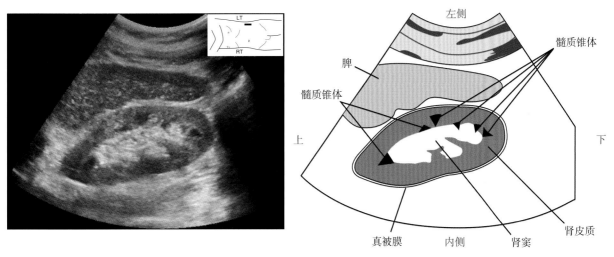

图15.19 左肾长轴断面。冠状断面扫查图像显示左肾上部和中部的长轴断面。注意上方的脾

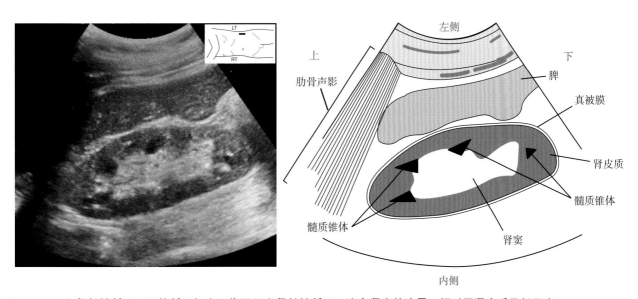

图15.20 左肾长轴断面。冠状断面扫查图像显示左肾长轴断面。注意肾窦的边界,相对于肾实质呈低回声

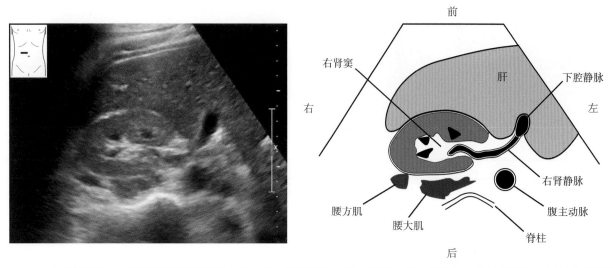

图15.21   右肾横断面。横断面扫查图像显示右肾、肝、下腔静脉、腹主动脉、腰大肌和腰方肌的横断面，以及右肾静脉的长轴断面和胰头部分及右肾和肝的图像。注意：肾脏夹在肝（前面）和肌肉组织（后面）之间

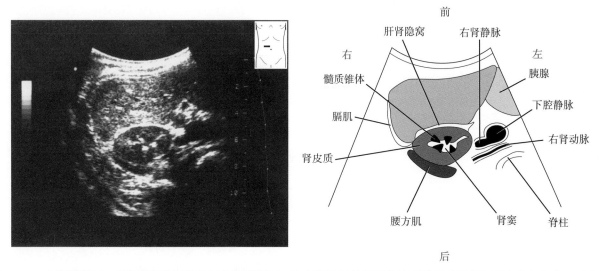

图15.22   右肾横断面。横断面扫查图像显示右肾横断面。注意肾脏短轴断面的清晰的形状及位于前方的肝和位于后方的腰方肌之间。髓质锥体之间的均匀的无回声肾柱延伸至肾窦。注意：无回声的右肾静脉和下腔静脉位于肾脏内侧

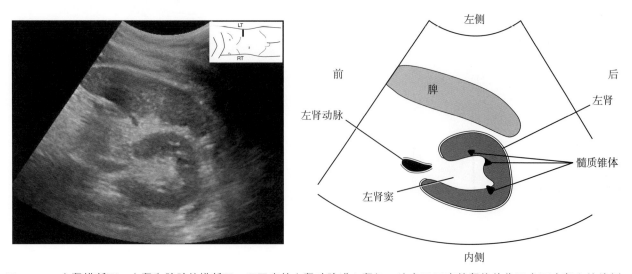

图15.23   左肾横断面。左肾和脾脏的横断面。无回声的左肾动脉进入肾门。注意无回声的肾锥体位于高回声肾窦的外侧

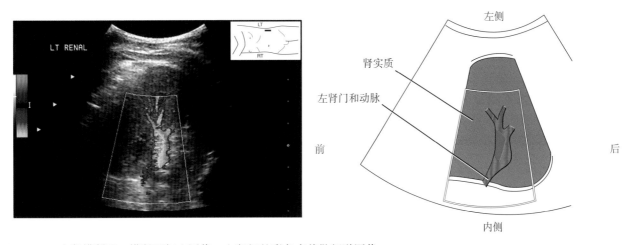

图15.24 左肾横断面。横断面扫查图像，左肾门的彩色多普勒频谱图像

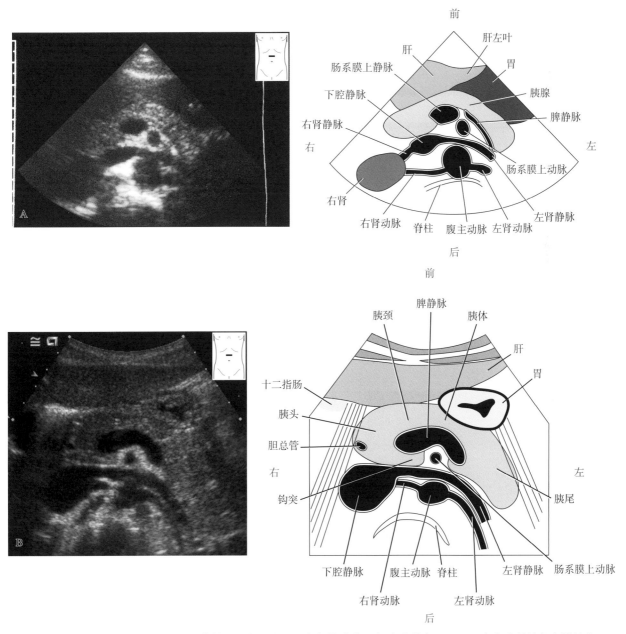

图15.25 肾脏血管。A.上腹正中区的横断面扫查图像。注意肾静脉位于肾动脉前方。B.不同患者清晰的肾血管结构

下尿道：膀胱、输尿管

膀胱

膀胱的短轴断面或横断面呈正方形结构，外侧为腰肌（图15.28）。膀胱后表面长轴断面因子宫前倾或前列腺增大而有压迹（图15.29）。膀胱的大小和形状取决于膀胱的充盈量。充盈的膀胱是匀称的。

膀胱未充盈时膀胱内腔无法显示；膀胱充盈时呈无

回声。膀胱壁呈光滑的、明亮的回声轮廓，相对于无回声、充盈的膀胱腔呈高回声。

膀胱内无回声尿液为观察膀胱充盈提供了很好的介质。在膀胱后壁的三角区输尿管口区可以看到尿液喷射入膀胱。这种输尿管喷射尿的动作称为喷尿现象。在水分充足患者，大量饮水后20分钟内即可看到喷尿现象（图15.28）。

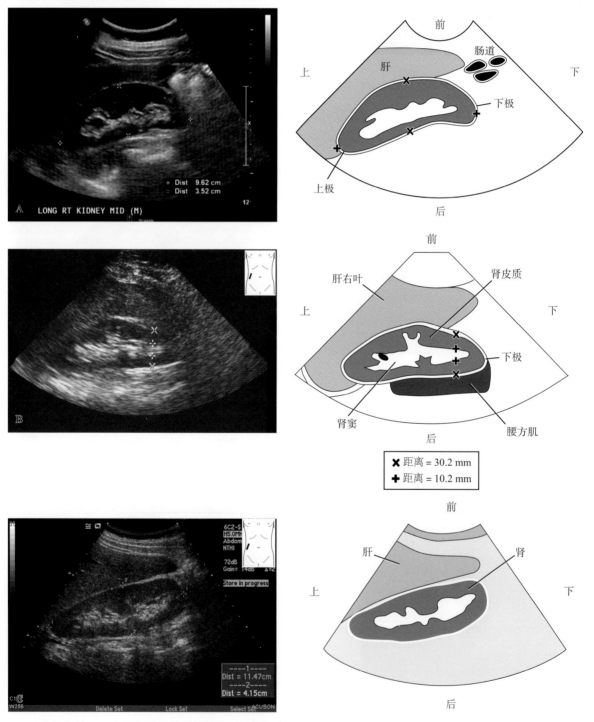

图15.26　右肾长轴。A.右肾长轴和前后径测量。测量长度（从上到下）和前后径，在正常范围内。B.右肾的长轴断面显示肾窦测量并与肾前后径测量对比。肾窦前后径的测量值约为肾前后径测量值的1/3。注意：肾皮质厚度测量值。C.另一个患者的右肾长轴和前后径测量值等于肾脏前后径测量值减去肾窦前后径测量值

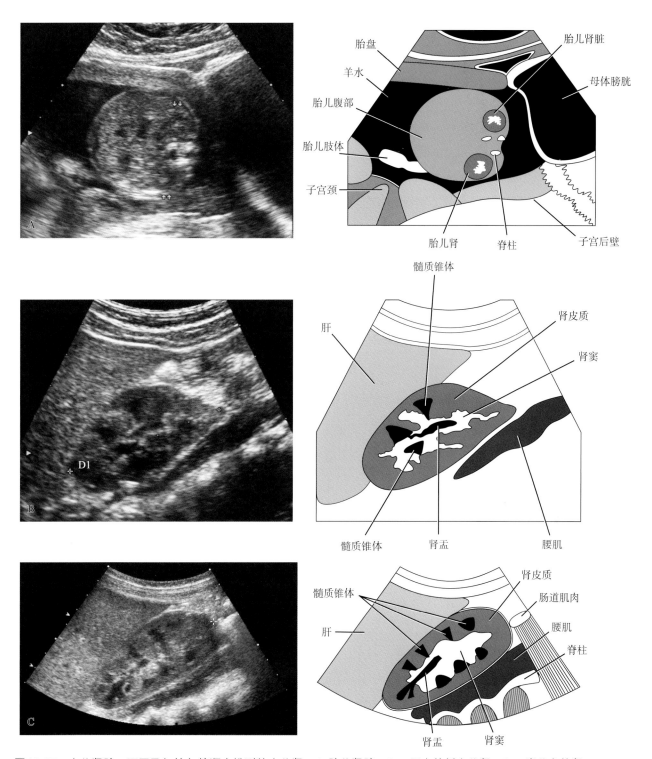

图15.27　小儿肾脏。不同孕妇按年龄顺序排列的小儿肾。A.胎儿肾脏。B.3周大的新生儿肾。C.7岁儿童的肾

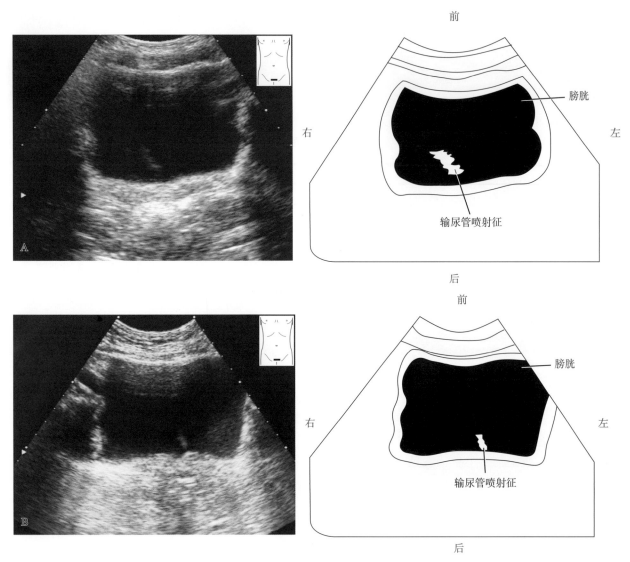

图15.28　膀胱。输尿管喷射征是用于表述尿液进入充盈膀胱时的超声术语。当尿液从输尿管喷入膀胱时，可以看到运动的输尿管射流。它们几乎没有回声，但相对于尿液的无回声呈可识别的高回声。A.骨盆的横断面扫查图像。输尿管射流位于膀胱后壁输尿管口处。注意膀胱的匀称性。B.同一例患者；从左侧输尿管可见向后的输尿管喷射征

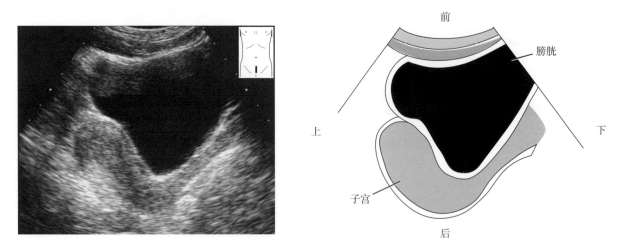

图15.29　膀胱。盆腔的矢状扫查图像显示充盈的膀胱、子宫和阴道的纵断面。观察膀胱后表面是被子宫压出痕迹的。注意光滑的膀胱轮廓和高回声的膀胱壁，膀胱壁相对于子宫的中等回声和充满尿液的膀胱腔的无回声呈高回声

尿道

当可以显示尿道时，尿道相对于相邻结构呈高回声。

肾上腺

本章节仅简要讨论肾上腺，因为超声成像很难显示成人的肾上腺。然而，它们紧邻肾脏使它们具有重要的超声意义。

超声成像更容易显示胎儿和幼儿的肾上腺，这取决于肾上腺的大小。婴儿肾上腺按比例大于成人肾上腺。出生时，肾上腺的大小是肾脏的1/3，而成人的是肾脏大小的1/13。正常情况下，成人肾上腺呈小的、模糊的低回声结构，相对于相邻的解剖结构回声低。在某些情况下，只能看到围绕它们的高回声脂肪。在新生儿中，肾上腺的特点是薄的高回声中心包绕着厚的无回声区。

本部分简要回顾肾上腺的解剖和生理。肾上腺为成对的内分泌器官，位于肾脏上内侧。长约5.1 cm，宽2.8 cm，厚1.0 cm。肾上腺和肾脏被包绕在肾筋膜内（Gerota筋膜），其外被脂肪囊围绕。每个肾上腺由外层的皮质和内层的髓质组成（图15.30）。皮质和髓质具有独立的功能，因此一个肾上腺实际上是两个内分泌腺体。

肾上腺皮质包括3个区域称为带。每个带分泌类固醇激素，常称为皮质类固醇。皮质最外层的区域称为球状带，分泌盐皮质激素，其中最重要的是醛固酮；醛固酮调节钠和钾水平。另一个带称为束状带，分泌糖皮质激素。皮质醇是其主要产物，调节葡萄糖代谢。最内层的区域称为网状带。补充生殖器官、卵巢和睾丸分泌的性激素。

肾上腺髓质由嗜铬细胞组成，分泌肾上腺素和去甲肾上腺素。肾上腺分泌的肾上腺素4倍于去甲肾上腺素。这些激素应对应急反应，作用有增加心率和呼吸频率，扩张冠状血管。

肾上腺由肾上动脉供血（图15.31）。右肾上动脉起始处稍低于肠系膜上动脉，略高于右肾动脉。左肾上动脉是膈下动脉的分支，直接起自主动脉。膈下动脉起始处更高于右肾上动脉。左膈动脉起始处稍低于腹腔

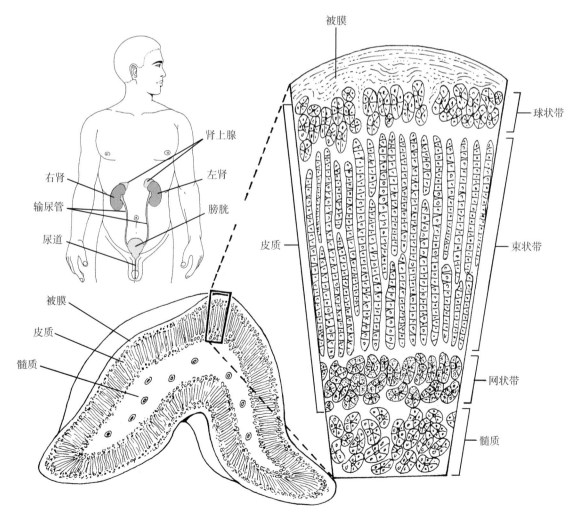

图15.30　肾上腺。肾上腺横断面显示被膜、皮质和髓质。皮质分为球状带、束状带和网状带

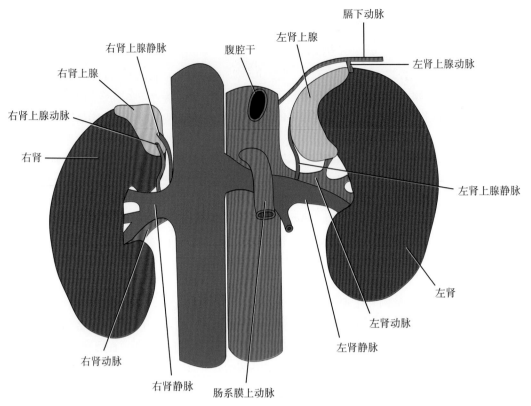

右肾上腺静脉

膈下动脉

左肾上腺

腹腔干

左肾上腺动脉

右肾上腺

右肾上腺动脉

右肾

左肾上腺静脉

左肾

左肾动脉

左肾静脉

右肾动脉

右肾静脉

肠系膜上动脉

图 15.31 肾上腺血管

干，略高于肠系膜上动脉起始处。

肾上静脉引流肾上腺的回流血液（图 15.31）。左肾上静脉引流至左肾静脉，继而流入下腔静脉。右肾上静脉直接流入下腔静脉。

超声应用

超声成像用于评估泌尿系统几个方面的问题。常见的注意事项包括：

- 肾脏大小。
- 肾脏肿物和囊肿的探查和组成。
- 泌尿系统梗阻。
- 肾脓肿。
- 肾血肿。
- 输尿管扩张。
- 膀胱肿物。
- 肾移植。
- 多普勒评估肾血流异常。
- 超声引导下的肾实质或肿物活检。

- 超声引导下的积液引流。

正常变异

超声检查可显示以下泌尿系统的正常变异。

- **单驼峰征**：由肾脏外侧缘的局部隆起组成。具有与正常肾皮质相同的超声表现（图 15.32A）。
- **肥大肾柱**：发生的大小程度可变，可能使肾窦有凹痕。具有与正常肾皮质相同的超声表现（图 15.32B）。
- **重复集合系统**：发生在肾窦分开时（图 15.32C）。每个肾窦都有一个肾盂。也可能存在分叉（双）输尿管。
- **马蹄肾**：发生在肾脏连接时，通常在下极（图 15.32D）。具有与正常肾组织相同的超声表现。然而，超声检查可以显示两个肾脏之间的连接处。
- **异位肾**：发生一侧或双侧肾脏位于正常肾窝以外时。发生部位包括下腹部和盆腔区域（图 15.32E）。其他异位区域（例如胸腔内）很少见。

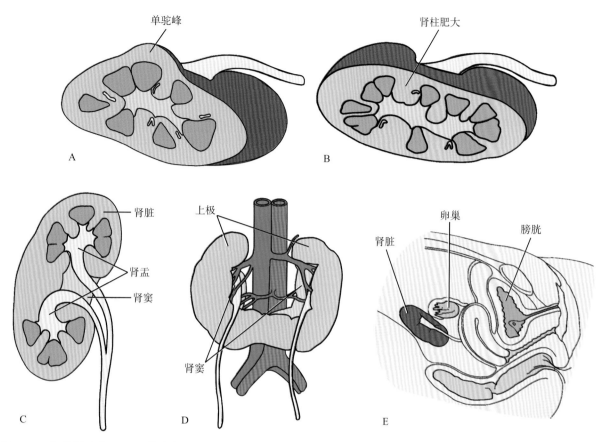

图15.32 正常肾脏变异。A.单驼峰。B.肥大肾柱。C.重复集合系统。包括双肾盂和部分分叉的输尿管。D.马蹄肾，下极相连接。E.盆腔肾

相关表格

相关医师

- **泌尿科医师**：专门从事女性泌尿系统和男性泌尿生殖系统的外科疾病。
- **肾病专家**：专门从事肾脏疾病。
- **放射科医师**：专门从事评估肾脏疾病影像的诊断。

常用诊断检查

- **静脉肾盂造影**：一种放射学检查，将造影剂（"染料"）注入静脉，然后以特定时间间隔拍摄X线片以观察肾功能和泌尿系统解剖结构。该检查由放射技师和放射科医师执行。检查结果由放射科医师判读。
- **计算机轴向断层扫描（CT）**：一种放射学检查，获取肾脏和其他泌尿系统结构的横断面X线图像以评估解剖结构。可以使用造影剂以区分病理和正常解剖结构。该检查由放射技师和放射科医师执行。检查结果由放射科医师判读。一些诊断实验室使用螺旋CT来改进活体肾脏供体患者的肾血管解剖成像。

实验室检查

肾脏

- **血尿素氮（BUN）**：用于评估肾功能并衡量肾脏排除废物的能力。正常BUN为26 mg/dl；升高可能表明肾脏疾病。
- **肌酐（Cr）**：用于评估肾功能并衡量肾脏排除废物的能力。正常Cr为1.1 mg/dl；升高可能表明肾脏疾病。
- **肾小球滤过率（GFR）**：衡量肾脏从血液中清除废物和多余体液的能力。正常GFR为90 ml/min；降低可能表明疾病。
- **比重**：衡量尿液中溶解物质的量。溶解溶质的量越高，比重就越高。例如，当肾脏必须保存水分（例如，在运动期间）以补偿因汗液流失的水分时，比重会更高。因此，尿量减少。
- 比重的正常范围是1.101～1.025（不含溶质的蒸馏水的比重为1.000）。

肾上腺

- **醛固酮**：衡量肾上腺的功能，在直立位为 4 ～ 31 ng/dl。醛固酮的值受盐摄入量和姿势的影响。当盐摄入量减少或患者处于直立位置时，醛固酮水平会增高。盐摄入量增加或患者处于仰卧位时，醛固酮水平会降低。
- **DHEA-S**：在下午12 ～ 1时和下午4 ～ 5时之间采血。DHEA-S水平异常可能与过早青春期、不育及异常的睾酮或雌激素产生有关。正常范围为 2.0 ～ 10.0 ng/ml。理想值为 7.0 ～ 8.0 ng/dl。
- **血清皮质醇**：测量肾上腺激素水平。血液检查在上午8时和下午4时进行。理想情况下，上午8时的值应为下午4时值的一半。正常值为 7 ～ 25 µg/dl。

血管

主动脉→肾动脉→肾段动脉→叶间动脉→弓状动脉→小叶间动脉→入球小动脉→肾小球→出球小动脉→管周毛细血管→近、远曲小管和直小血管→小叶间静脉→弓状静脉→叶间静脉→肾静脉→下腔静脉

影响的化学物质/激素

见表15.5。

第16章

腹部血流动力学

NANCY A.LEAHY

目标

- 回顾腹部动脉及静脉的解剖和超声表现。
- 列出腹部动脉和静脉血管的常见解剖学变异。
- 相关的流体动力学、血流动力学和循环的理论。

- 阐述双重扫描和彩色多普勒血流成像对腹部血管疾病的评估价值。
- 阐述正常腹部血管系统的血流动力学模式和频谱波形。

关键词

基线——多普勒频谱显示0位移。

心排血量——心室1分钟内泵出的血流量。

舒张期——心脏肌肉的舒张。

多普勒频谱波形——提供关于血流速度、血流方向、血流湍流或涡流以及血流阻力的信息。波形图像的Y轴代表流速或频率，X轴代表时间。

双重显示超声——实时二维超声成像和脉冲多普勒超声同时使用或顺序使用。

离肝血流——血流方向离开肝脏。

入肝血流——血流方向指向肝脏。

高阻力血管——舒张期低速血流或反向血流的动脉，供应不需要持续血液灌注的器官。

流体静压——势能的一种形式。这种压力与血液重量相关。血液重量的人体内参照点是右心房。当患者直立时，是重力对静脉的影响。

低阻力血管——为需要持续血液灌注的器官供血的

动脉。

取样容积——获取所显示的多普勒频率信息。取样容积或取样门是根据多普勒频移回波时间计算出特定的深度，从而选择特定深度区域的多普勒频移。

频带增宽——回波的增加与湍流或涡流的增加成正比。

频谱多普勒——以速度显示的频移范围；显示多普勒信号，并提供定量数据、评估多普勒频移。

每搏输出量——每次收缩时心室排出的血液量。

收缩期——心肌的收缩。

收缩期空窗——在收缩期多普勒频谱中，动脉多普勒频谱与基线之间的相对无信号区域。

跨壁压——决定静脉的形状。跨壁压力等于血管内压力和间质压力之差。

瓦氏试验——是一种显著增加胸腔内和腹腔内压力，阻止所有静脉血回流至心脏的试验方法。

腹部多普勒检查在技术上具有挑战性，但是检查所获取的信息在决定患者治疗选择上很重要。彩色多普勒和频谱多普勒能够评估血流特征和血管灌注靶器官的能力。彩色多普勒能够快速显示血管、血流方向和高速射流，射流说明血流为湍流。双重超声提供了血管结构和功能信息。当代临床实践和检查规范需要这些影像技术评估血管通畅度和任何管腔内血栓和狭窄。

血管超声医师需要熟练掌握每一根血管的解剖、血流动力学、血流方向，多普勒方程、频谱波形分析、掌握多种彩色和频谱多普勒设备控制技术。本章对这些主题进行了有限的讨论，并简要概述了与血流动力学相关的术语，频谱波形分析有助于理解腹部血管血流。

正常测量值	
解剖	**测量值**
腹部动脉的平均直径	
腹主动脉	2.0～2.5 cm
腹腔干	0.70 cm
肠系膜上动脉（SMA）	0.60 cm
肠系膜下动脉（IMA）	0.30 cm
肾动脉	0.40～0.50 cm
腹部静脉的平均直径	
下腔静脉（IVC）	2.5～3.5 cm
肾静脉	0.40～0.60 cm
肝静脉	0.40～0.70 cm
肠系膜上静脉（SMV）	0.60～0.70 cm
脾静脉	0.40～0.60 cm
门静脉	1.3 cm

腹部动脉系统

位置

腹部动脉系统包括膈肌以下的腹主动脉到分叉及其分支、腹腔干（及其分支、肝总动脉、脾动脉、胃左动脉）、肠系膜上动脉、肾动脉、肠系膜下动脉、髂总动脉（图16.1）。

腹主动脉开始于膈肌的主动脉裂孔、在脊柱前方稍偏左走行。随着腹主动脉自上方的膈肌到下方分叉为髂总动脉走行，血管管径逐渐轻微变细并更靠前方。

腹腔干和肠系膜上动脉起自腹主动脉前壁（图16.2）。腹腔动脉位于膈肌下方1～3cm处，约在第12胸椎和第1腰椎的水平。肠系膜上动脉（SMA）起自于腹腔干下方1～2cm处腹主动脉前壁。

左、右肾动脉起自于肠系膜上动脉下方1～1.5cm处腹主动脉侧壁、肾静脉后方。肾动脉近段沿着膈脚走行。右肾动脉比左肾动脉长，因为其必须要跨过下腔静脉和右肾静脉才能进入右肾门（图16.3）。左肾动脉起自于主动脉壁，略高于右侧的位置，位于左肾静脉后方。

肠系膜下动脉（IMA）起自于主动脉分叉处上方4cm的主动脉左前壁。

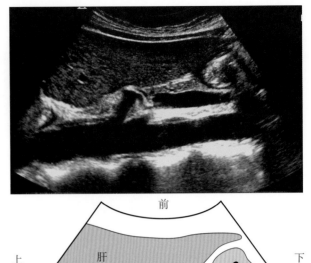

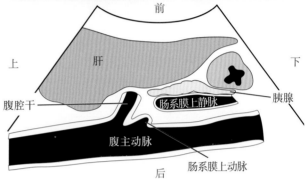

图16.2 腹主动脉长轴断面的灰阶图像，以及起自主动脉前壁的腹腔干和肠系膜上动脉：资料来源：由Austin Community College，Austin，TX.提供

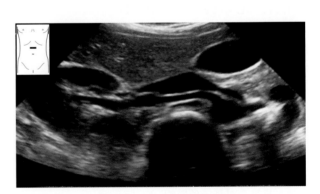

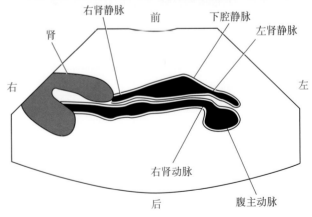

图16.3 右肾横断面灰阶图像显示右肾动脉全长，走行于右肾后方和下腔静脉下方

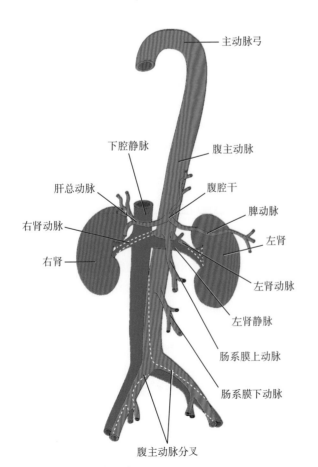

图16.1 腹部动脉系统

解剖变异

认识常见的腹部血管解剖变异对诊断罕见的超声和多普勒结果非常重要，因为会影响治疗或介入手术。

研究已经确定，人群中约20%的人存在肠系膜血管解剖学变异，最常见的变异是肝动脉起源异常，这种异常称为额外右肝动脉，大多数确定的额外右肝动脉作为一条肠系膜上动脉的分支起源于肠系膜上动脉。这种变异将改变肠系膜上动脉在空腹状态下的多普勒频谱从高阻到低阻的典型波形。

重复肾动脉和（或）副肾动脉也相当常见，人群中约20%的人起源于主动脉壁（图16.4）。副肾动脉通常进入在肾脏的上极或下极进入肾脏，而不是从肾门进入肾脏。重复肾动脉和副肾动脉的发生部位左侧比右侧更常见。

大小

主动脉及其分支动脉的平均直径见下表：

正常测量值	
解剖	**测量值**
主动脉	2.0 ～ 2.5 cm
腹腔干	0.70 cm
SMA	0.60 cm
IMA	0.30 cm
肾动脉	0.4 ～ 0.50 cm
注：SMA.肠系膜上动脉；IMA.肠系膜下动脉	

超声表现

除了以下讨论内容之外，第9章还介绍了腹主动脉及其分支动脉的超声表现。

腹部动脉壁呈明亮的高回声、管腔呈无回声结构。这种管壁反射与内中膜的胶原纤维声学特性有关。主动脉通常表现为明显的搏动性，因此很容易与相邻结构区分。超声显示的腹主动脉分支有腹腔干（以及与脾动脉和肝总动脉分支）、肠系膜上动脉、肾动脉和髂总动脉。

血流动力学原理

血流动力学由人体内控制血流的物理因素决定。流经全身的血流是一个复杂的过程，与血管内的势能、动能和重力势能以及内径、弹性和血管几何形状有关。流体动力学的相关理论，如泊肃叶（Poiseuille）定律、伯努利原理、欧姆定律和能量守恒定律，已经用于认识人体内的血流动力学。这些理论是建立人体动脉血管内正常和异常血流研究指南的基础。完整解读这些应用于血流动力学的概念超出了本教材的范围。本部分只简要总结便于理解多普勒频谱波形。

回顾基本关键知识

泊肃叶（Poiseuille）定律预测流动液体的流量，通过评估几种变量及它们如何影响流量，包括压力梯度、管道的半径和长度以及流体黏滞性的参数来确定泊肃叶（Poiseuille）定律。

$$Q\,(flow) = \frac{\Delta P \times \pi r^4}{8\eta \times L}$$

一个基本的前提是流体必须有一个管道以及压力梯度从一个位置流到另一个位置。泊肃叶（Poiseuille）定律证明压力梯度越大，流量越大。这个方程中所有其他的参数是克服阻力液体才能流动。管径半径的变化影响最大，因为它是4次方。

为了更好地理解各种影响血流阻力的因素，方程可以被改写成：

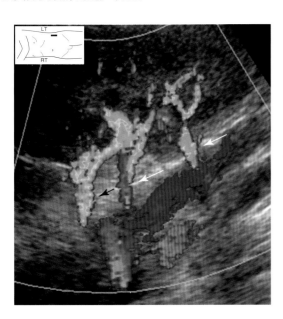

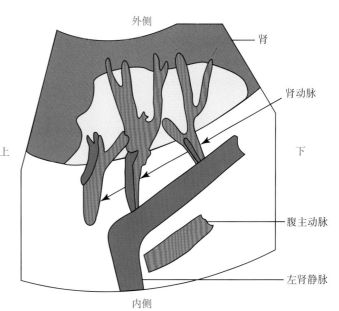

图16.4 彩色血流成像显示多支肾动脉起自于腹主动脉壁并进入肾门

$$R = \frac{8\eta \times L}{\pi r^4}$$

这个方程在去除不会变化的8和π之后被简化，能够更清楚地显示影响血流阻力的关系。

$$R = \frac{\eta \times L}{r^4}$$

此时，可以显示阻力与管道长度、流体黏滞性呈正相关，与管道半径呈负相关。负相关的管径半径影响最大，因为它是4次方；因此，半径的细小改变都会引起很大的阻力改变。如果管道半径减小，流体阻力会呈指数性增加。

总结关系如下：

黏滞力增加　　　　　　　　阻力增加
黏滞力降低　　　　　　　　阻力降低
管道长度增加　　　　　　　阻力增加
管道长度降低　　　　　　　阻力降低
半径增加　　　　　　　　　阻力增加
半径减少　　　　　　　　　阻力降低

对于流体的压力（△P）、血流（Q）、阻力（R）关系与欧姆定律和电流相关。欧姆定律表明电流（I）与电压（V）成正比，与电阻（R）成反比。

$$Q = \frac{\Delta p}{R} \qquad I = \frac{V}{R}$$

总结关系如下：

压力梯度增加　　　　　　　血流增加
压力梯度降低　　　　　　　血流降低
阻力增加　　　　　　　　　血流增加
阻力降低　　　　　　　　　血流降低

伯努利原理建立在能量守恒的基础上，能量不能消失但是可以从一种形式转变成另一种形式。伯努利方程表示在一个封闭的系统中，一个位置的所有能量一定等于另一个位置的所有能量，但要注意：其中没有摩擦或热量损失。在血管系统中，伯努利原理被用于表示流速（动能）和压力（势能）之间的关系。伯努利原理的完整方程显示为：

$$P1 + 1/2\rho v21 = P2 + 1/2\rho v22$$

式中，P为压力能；ρ为血液密度；v为速度。

总结关系如下：

势能　　　　　　　　　　　动能
增加　　　　　　　　　　　降低
势能　　　　　　　　　　　动能
降低　　　　　　　　　　　增加

血液黏滞性、血管的大小和构造及管腔光滑度都影响血管内的血流方式。正常血管内的血流被描述为层流。正常层流包括两种类型：抛物线性流动和活塞式流动。层流被描述为以有序和可预测的方式相互平行移动的同心血液层。每一层以稍有不同的速度移动，血管中心速度最快，沿血管壁速度最慢，形成一种称为抛物线性流动的子弹状流动轮廓。活塞式流动出现在血管的入口或起点；血液和各层以相同的速度流动。

循环系统是由不同大小和结构的血管组成的平行血管网。体内血管的独特结构、组成和功能及它们各自供应的器官和组织的代谢需求直接影响血液流动。动脉可分为传导血管、分配血管、小动脉和毛细血管。尽管除毛细血管外，每一条动脉的基本结构都有相同的层次：内膜、中膜和外膜，但是因动脉类型及其功能不同，每一层的组成也不同。传导血管如主动脉，包括大量弹性纤维，使其在收缩期扩张以推动血液向前流动。由于平滑肌细胞较多，分布血管的中膜较厚。小动脉有最多的平滑肌，并有选择地扩张和收缩，以满足器官或组织的代谢需要。小动脉被认为是动脉系统的阻力部分，负责控制流入毛细血管床的流量。毛细血管由单个内皮层组成。它们是体内最小、数量最多的血管，负责营养物质和氧气的交换。

动脉血流动力学基本应用

循环复杂性可以通过流体动力学原理的基本关键概念以及与血管和心脏的结构和功能相关的概念来很好地理解。

心功能如每搏输出量和心排血量影响流经身体的血流量和流速。心脏维持动脉压差和能量差并产生正常的脉搏，使血液在人体内节律性地传播。心脏收缩使血液从心脏泵出，进入循环系统的传导血管。随着心脏产生的血管压力（压力梯度）增加，血管管径也随之增加，这导致阻力降低，血流量增加。储存在血管壁的压力推动血液在舒张时向前流动。血容量根据终末器官或组织的代谢需要分布到全身各处。外周阻力控制进入人体特定部位的血容量和血流速，小动脉的主要作用是改变血管阻力。阻力与血流的关系直接受到血管长度和流体黏滞力的影响，人体内的流体黏滞力相当恒定，并间接与血管直径或半径的4次方相关。血管直径变化与阻力的关键关系，解释了为什么小动脉被命名为循环系统的阻力部分。在较大的分布动脉和小动脉之间血管直径减小，在小动脉和毛细血管之间血管直径也减小，在每一个变化中，血流阻力都会增加。根据对全身器官和组织灌注需求的不断变化，小动脉通过扩张或收缩来改变血管的直径。通过血管收缩和血管扩张，小动脉将血流从大血管内的搏动变为毛细血管内的恒定血流。需要一个巨大的毛细血管网络来维持血流量，因为流速必须不断降低，以允许氧气和营养物质转移到组织中，并将废物输送到静脉系统中，返回心脏并重新开始循环。

频谱多普勒

血管超声独特的能力是应用双重超声成像同时评估血

管的解剖结构和血流速度。双重超声成像是灰阶超声成像和脉冲多普勒超声成像的结合，脉冲多普勒是在特定血管的特定区域取样形成一个多普勒频谱。灰阶超声成像显示了解剖学结构，如血管内径和管腔内部特征。脉冲多普勒应用频谱分析显示多普勒信号和血流生理学数据。从多普勒取样框中获得的定量数据显示在多普勒频谱上，频谱显示了整个测量时间段中的频移或血流速度。为准确评估血流动力学模式并获得流速信息，应将血流方向和血管壁与声束之间的夹角调整到60°或更小。多普勒方程为：

$$\Delta F = \frac{2VF_0 \cos\theta}{c}$$

式中，ΔF为多普勒频移，V为血流速度，F_0为载波多普勒频率，$\cos\theta$为声束与血流方向之间的角度，c为软组织的声速（1540 m/s）。

取样容积或取样门及角度校正光标可以获得特定血管内特定区域的血流速度、血流方向和血流阻力。

血液在动脉中呈层流状态，各层之间彼此滑动，受血流内摩擦力或血流和动脉壁之间摩擦力的作用，而形成流速梯度分布图。速度分布图受到血管形状和走行的影响，在血管变宽和扩张部位的进出入血流惯性的影响，以及解剖异常或疾病引起的湍流的影响。脉冲波多普勒（PW）频谱以波形的方式显示，具有收缩期和舒张期两部分。收缩期代表血管内血流加速相和速度。舒张期代表心动周期减速期，显示了下降血流的阻力。正是这种血流阻力决定了波形形态。应用于描述波形形态的术语：高阻血流或低阻血流。

层流的特点是收缩速度均匀；"空窗"，即收缩期多普勒频谱内频移缺失的区域，表示多普勒频谱是窄带频谱（图16.5）。在收缩下降期，速度降低，最靠近管壁的血细胞之间的黏滞力使这些细胞运动速度在一个很宽的范围内，显示为频谱包络增宽，也称为频带增宽。在舒张时随着血细胞恢复到层流状态，频带增宽更加明显。如果取样框靠近血管壁或取样框增大或某些疾病状态，也发生频带增宽。

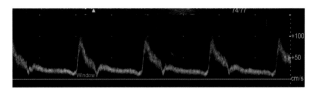

图16.5 收缩峰下有清晰窗的层流模式。资料来源：由Austin Community College，Austin，TX提供

血流动力学模式和多普勒频谱波形

超声医师需要掌握血管的正常多普勒频谱波形模式，以诊断异常类型。确认正常波形需要掌握正常血流特征和血管生理状态的知识。

主动脉

年龄、性别、身体习性和心排血量都可以影响正常主动脉的收缩期峰值流速。正常收缩期峰值流速范围为40 ~ 100 cm/s。

主动脉收缩期峰值流速随年龄增长而下降，可能是因为血管壁顺应性降低之故。

主动脉正常频谱波形因取样容积位置不同而异。主动脉近段或肾上腹主动脉供应器官为低阻力血管床。因此频谱波形呈舒张期持续的前向血流（图16.6A）。

舒张期前向血流缺失反映了动脉壁顺应性或弹性减低。这种血流模式可能出现在老年人群、动脉壁中膜钙化的患者或终末器官疾病，如慢性肾衰竭或肝硬化。

主动脉远端或肾下腹主动脉的血液主要供应下肢和腰动脉的高阻力外周动脉系统。因此，主动脉这一段的压力波是舒张期小波或反向波形（低于基线），并且类似于外周动脉的速度波形（图16.6B）。

肾下主动脉出现舒张期持续的前向血流提示血管远端狭窄。

腹腔干

腹腔干通过其分支（肝动脉、胃左动脉、脾动脉）

正常收缩期峰值流速（PSV）		
主动脉	40 ~ 100 cm/s	
腹腔干	98 ~ 105 cm/s	
肝动脉	< 100 cm/s	
肠系膜上动脉（SMA）禁食	97 ~ 142 cm/s	
肠系膜上动脉（SMA）餐后	收缩期增加2倍，舒张期增加3倍	
肾动脉	< 100 cm/s	舒张末期流速为30% ~ 50%收缩期峰值流速（PSV）
肠系膜下动脉（IMA）	93 ~ 198 cm/s	

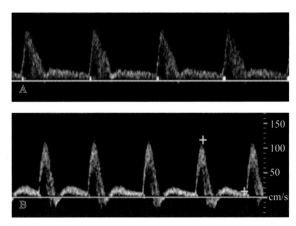

图16.6 A.肾上方腹主动脉的多普勒频谱波形。注意舒张期前向血流。B.肾下方腹主动脉的多普勒频谱波形显示三相波与高阻力血管床的血管一致

供应低阻终末器官（肝和脾）。血流多普勒频谱与肾上腹主动脉相似，舒张期持续前向血流贯穿整个由腹腔干的血管树（图16.7）。腹腔干正常的收缩期峰值流速范围在98～105 cm/s。由于腹腔干、肝动脉和脾动脉走行迂曲，因此为了准确测量速度，应仔细进行角度校正。

肝动脉

肝动脉自起始段向上、右外侧走行进入肝门（图

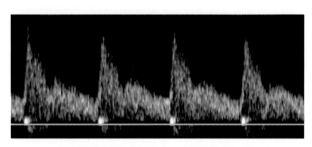

图16.7　腹腔干多普勒频谱波形。注意持续前向的舒张期血流

16.8A），伴随门静脉和胆总管（图16.8B）。分支为右干和左干，继续分为多个次级分支将动脉血输送至肝右叶和肝左叶。正常情况下，肝动脉为肝脏供应30%的含氧血液。因为肝脏是低阻终末器官，肝动脉多普勒频谱的特点是整个收缩期和舒张期的血流为持续前向血流（图16.9）。正常收缩期峰值流速＜100 cm/s。然而，当门静脉血流减少时，肝动脉流速增加，这是一种侧支代偿机制。

肠系膜上动脉

肠系膜上动脉（SMA）为胰腺、小肠和结肠组织供血。SMA的血流量因这些器官的活动及其代谢状态而变化。在禁食状态下，动脉流向肠道组织的阻力相对较高。禁食状态下的SMA多普勒频谱波形为舒张期低速血流，在收缩早期出现短暂反向血流（图16.10A）。禁食状态下，SMA正常收缩期峰值流速范围为97～142 cm/s。

进食后（餐后），SMA中的流动模式发生了显著变

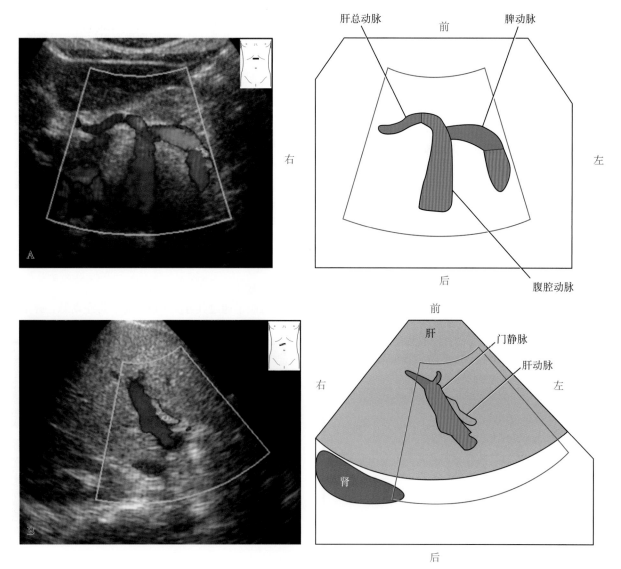

图16.8　A.肝动脉起自腹腔干分支，彩色多普勒血流成像显示肝动脉长轴断面。B.彩色多普勒血流成像显示肝动脉在肝门处与门静脉伴行

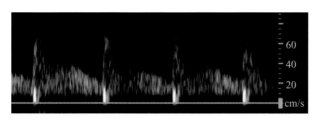

图 16.9 肝动脉的低阻的多普勒频谱

化，反映了消化过程所带来的代谢需求。SMA 直径、收缩期峰值和舒张末期速度及流向小肠的体积流量增加。整个心动周期均显示持续的前向血流，反映了餐后血管床的流量需求。

餐后，正常动脉的收缩期峰值流速增加，舒张末期流速可能会增加 2 ~ 3 倍（图 16.10 B）。

由于肠系膜动脉系统存在侧支，肠系膜动脉的 3 个侧支任何一支发生病变可引起其他侧支的血流和流速增加。

肾动脉

肾脏与大脑、眼、肝和脾一样都是低阻力器官，需要持续的血流满足其代谢活动。健康肾脏的正常肾动脉血流动力学显示为舒张期高速血流。肾动脉的特征性多普勒频谱类似于需要高速血流供血器官的频谱类型（图 16.11）。近端肾动脉的正常多普勒频谱显示一个清晰的

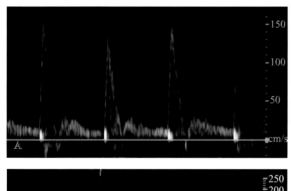
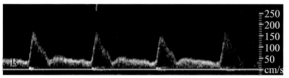

图 16.10 A.禁食时肠系膜上动脉显示为高阻血流频谱。B.餐后的肠系膜上动脉舒张期血流增加，是因消化所需、代谢增加

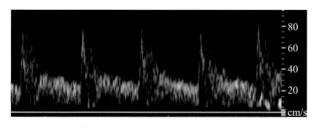

图 16.11 正常肾动脉多普勒频谱波形。高舒张期血流成分与供给低阻末端器官的血管一致

收缩期空窗，肾动脉的中段到远段的频谱略增宽。

频谱带宽的增加是因为血流的取样容积相对于检查血管管腔较大，或者在检查不易显示的血管时，取样容积需要覆盖整个动脉管腔。正常情况下，肾动脉收缩期峰值速度＜ 100 cm/s。

由于正常肾脏的高代谢需求和低血管阻力，肾髓质和皮质的叶间动脉和弓状动脉的多普勒频谱呈显著的舒张期血流频谱（图 16.12A）。随着肾病引起的肾血管阻力增加，整个肾脏血管树的舒张末期血流量减少，并且频谱波形变得明显搏动（图 16.12B）。

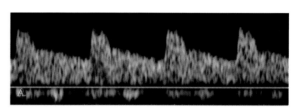
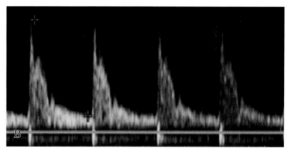

图 16.12 A.正常肾实质的多普勒频谱。B.肾实质多普勒速度信号的舒张期血流因肾脏自身疾病引起的肾血管阻力的增加而降低

肠系膜下动脉

双重超声成像或彩色多普勒血流成像不易准确显示肠系膜下动脉。禁食状态下，多普勒频谱波形与禁食的肠系膜上动脉相似，显示为舒张期低速血流。年龄匹配的肠系膜下动脉收缩期峰值流速（PSV）尚未得到很好的验证，但通常为 93 ~ 189 cm/s。餐后，舒张期血流略有变化。

腹部静脉系统

腹部静脉结构分为下腔静脉的体循环系统及其属支和门静脉系统，门静脉系统将肠道和脾的血液输送到肝脏（图 16.13A、B）。

下腔静脉及其属支将下肢、大肠、小肠、肾脏和肝脏的血液输送回心脏。相比之下，门静脉系统，是由脾静脉和肠系膜上静脉汇合而成，是为肝脏供应血液而不是像其他静脉一样排空主要器官的血液。

位置

下腔静脉是双侧髂总静脉汇合而成，引流下肢和骨盆的血液。下腔静脉位于人体右侧、在腹膜后沿着椎突

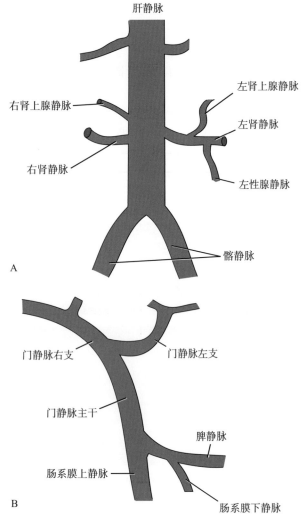

A

B

图 16.13　A.腹部静脉系统主要的属支。B.门静脉系统

的前外侧向上走行。下腔静脉在穿过膈肌进入右心房前位于右肾内侧、肝脏后方。

下腔静脉有许多条属支，然而，大多数都因太细故超声成像不能显示。超声成像能够显示的下腔静脉属支血管是下腔静脉形成处的左右髂总静脉、左右肾静脉和肝静脉。

尽管正常下腔静脉的管径＜2.5 cm，但是在肾静脉水平之上管径稍增宽，是因肾脏的回流血流量增加。体型、呼吸和右心房压均影响下腔静脉的管径。

肾静脉将肾脏的血液输送回体循环，在肾动脉水平稍上方汇入下腔静脉。左肾静脉长于右肾静脉，在腹主动脉壁与肠系膜上静脉之间腹主动脉的前方走行（图16.14）。左肾静脉接收左性腺静脉和肾上静脉的血液（图16.13A）。右肾静脉接收右肾上静脉。这些小静脉不包括在肾脏静脉系统的常规检查中。

肝静脉在肾静脉上方汇入下腔静脉。正常情况下，肝静脉有3条属支（右、中、左），在肝实质内亦有多条属支（图16.15）。肝右静脉、肝左静脉分别引流肝右叶和肝左叶的血流，肝中静脉引流尾状叶的血流。

解剖变异

下腔静脉有许多种解剖学变异，最常见的变异包括双下腔静脉或节段下腔静脉重复畸形、部分血管节段缺失，肾上下腔静脉、肾下下腔静脉解剖异位或主动脉左侧下腔静脉。

肝静脉的异常包括一支或多支缺失，或左、肝中静脉共干。

大小

腹部静脉的内径随呼吸改变。下面所示的内径与呼气相关：

正常测量值	
解剖	测量值
下腔静脉（IVC）	2.5 ～ 3.5 cm
肾静脉	0.40 ～ 0.60 cm
肝静脉	0.40 ～ 0.70 cm
肠系膜上静脉（SMA）	0.60 ～ 0.70 cm
脾静脉	0.40 ～ 0.60 cm
门静脉	1.3 cm

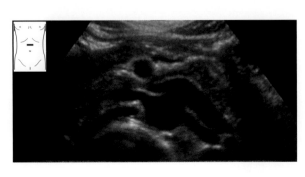

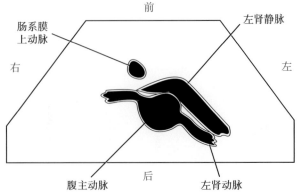

图 16.14　腹主动脉轴向断面的横向图像，显示其与左肾静脉纵断面和肠系膜上动脉轴向断面的关系

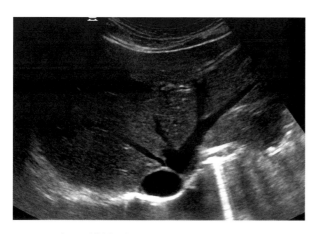
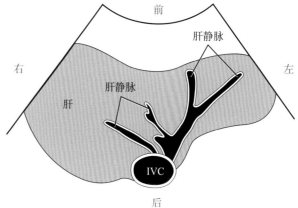

图16.15 肋弓下横断面灰阶图像显示肝静脉与下腔静脉汇合处。资料来源：由Austin Community College，Austin，TX.提供

超声表现

除以下讨论外，第10章和第11章还介绍了腹部静脉的超声表现。

下腔静脉通常在超声图像上显示为无回声结构，其管径随呼吸的变化而变化（图16.16）。深吸气会导致腹部压力增加并阻碍静脉从腹部回流，使下腔静脉扩张。充血性心力衰竭、三尖瓣关闭不全或任何导致右心房压力升高的情况也会使管腔扩张。

超声成像显示肾静脉长轴断面呈无回声管状结构、从肾门延伸到下腔静脉后侧壁。彩色多普勒超声和频谱多普勒有助于显示肾静脉的通畅性和血流方向。

有几种方法可用于超声检查肝静脉。大多数情况下，超声可以从肋下入路或从右肋间入路探查这些静脉。正常肝静脉在超声上呈肝内的无回声结构，管壁回声不明显。肝实质内的管径很细小，但在腔静脉汇合处会增粗。应该注意的是，肝静脉是肝脏的分叶边界，纵向走行至下腔静脉。

静脉血流动力学

当血液在循环系统的静脉内流动时，压力持续降低，因此，静脉侧依靠外在机制持续将血液推送回心脏。静脉血液受到流体静压和重力压的阻碍，依靠呼吸运动、骨骼肌动作和单向双瓣的静脉瓣将血液推回心脏。骨骼肌、静脉瓣和流体静压对四肢静脉回流的影响更大，本章将不再赘述。

循环系统的静脉侧被认为是容量血管。约2/3的总血量储存在静脉内。静脉的结构具有储存能力。尽管它们具有与动脉相同的3层，但静脉中膜的平滑肌比动脉少，这使静脉更具有顺应性，容易塌陷或扩张。此外，四肢静脉有二瓣型的静脉瓣，这是内膜层的直接延伸。瓣叶起源于与静脉相对应的静脉壁，在血管的中间闭合，其功能是使血液向一个方向流回心脏。

静脉内的血流阻力随着静脉管腔横截面积的变化而增加和减少。跨壁压决定了静脉横截面形状。血管内压力和静脉周围组织之间的压力差决定了跨壁压。静息状态下正常的静脉管腔部分塌陷，其横截面为椭圆形，对

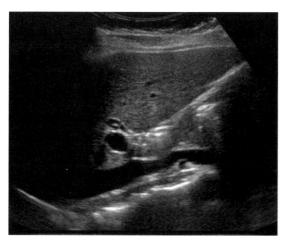
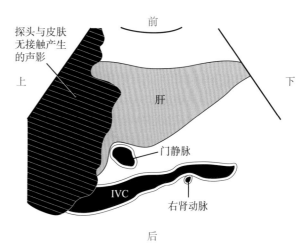

图16.16 下腔静脉长轴断面。该图像显示了下腔静脉前后径的变化，以及其与门静脉主干和右肾动脉的关系。资料来源：由Austin Community College，Austin，TX.提供

血流产生高阻力，这被认为是低跨壁压。静脉的管腔可以急剧增加，是其伴行动脉的3～4倍。在完全扩张的状态下，静脉的形状呈圆形，几乎没有流动阻力；这被认为是高跨壁压。

另一个影响静脉血流的关键因素是呼吸。静脉血流回流心脏受吸气和呼气产生的压力梯度的影响。膈肌在呼吸过程中通过上下运动在胸腔和腹腔内产生压力梯度。在吸气过程中，膈肌下降，腹腔内压力增加、胸腔内压力降低，下腔静脉受压、下肢静脉血液回流受阻；而胸内压力下降，上肢静脉血液回流至胸腔增加。呼气时，压力梯度相反。膈肌上升，腹腔内压力降低、胸腔内压力增加，下腔静脉的压力降低，下肢静脉血液回流增加，上肢静脉血液回流至胸腔减少。

脉冲多普勒频谱和彩色多普勒用于评估静脉内的血流。评估正常状态下的静脉标准与动脉不同。如前所述，这些不同是由于推动血液回流入心脏的机制不同所致。正常静脉多普勒频谱有5个特征：自发性、时相性、人工挤压肢体远端血流信号增强、瓣膜功能、无搏动性。自发性血流是指在没有外部干预的情况下，静脉内可见明显的血流。呼吸引起血流时相，波形随吸气和呼气显示细微变化。压迫静脉远端评估血流和速度是否增加定义为挤压增强，这个方法用于评估探头和挤压区域之间的血管是否有阻塞。瓣膜功能评估静脉瓣膜的功能。为了确定静脉瓣膜是否正常，在所探查的静脉近端加压，如果在探头的位置没有显示反流，说明静脉瓣膜功能正常。搏动性血流与心律相关。除右心房附近的血管外，静脉血流不应表现出搏动性。

腹部静脉的正常多普勒频谱和彩色多普勒血流成像表现为随呼吸变化的自发性血流，并且除了下腔静脉的近端和肝静脉外，不应是搏动的。腹部血管的位置不适合应用加压和挤压技术，然而，Valsalva方法可以替代，以获得所需要的信息。

血流动力学模式和频谱多普勒波形

由于心房收缩期右心房血液反流与呼吸引起的腹腔内压力的变化，心脏附近的下腔静脉近端段显示为复杂的血流多普勒模式（图16.17A）。在远端，下腔静脉血流模式呈外周静脉的血流模式，具有时相性（图16.17B）。彩色血流多普勒显示在静脉远端具有与呼吸时相相关的血流方向变化，以及下腔静脉近端右心房搏动引起的血流方向改变。静脉血流速度是变化的，但是整条静脉均为低速血流。

肾静脉将肾髓质及肾皮质内属支血管的分支内的血液输送到下腔静脉。血液流动模式受体循环的影响。因此，它们没有表现出与心房或心室收缩相关的搏动（图16.18）。

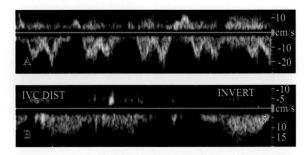

图16.17　A.下腔静脉近端多普勒频谱。B.下腔静脉远端多普勒频谱

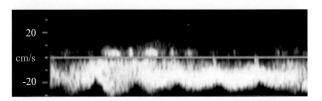

图16.18　肾静脉多普勒频谱显示体静脉循环的影响

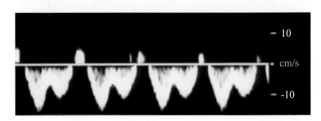

图16.19　肝静脉多普勒频谱显示心脏和呼吸活动对波形的影响

相比之下，肝静脉的搏动性反映了心脏和呼吸的活动（图16.19）。正常肝静脉典型的血流模式与近端下腔静脉相似。肝右、中、左静脉呈三相血流。前两个朝向心脏，代表右心房和心室舒张。第三个时相是收缩期反向血流频谱，是右心房收缩所致。由于中心静脉压、呼吸和肝实质顺应性的变化，这种血流模式会产生W形波形。正常肝血流方向是离肝血流，也就是远离肝脏。肝右、中、左静脉的所有节段都应有血流，肝腔汇合处无明显湍流。

门静脉系统　门静脉及其分支为腹腔内血管，负责为肝脏供应约70%的含氧血液。门静脉由肠系膜上静脉和脾静脉汇合而成（图16.13 B），位于胰腺颈部后方、脾静脉稍内侧。脾静脉在进入门静脉前接收肠系膜下静脉的血液。肠系膜上静脉引流小肠和部分大肠的血液，平行于肠系膜下静脉向上走行。门静脉主干在肝门进入肝内前的几厘米处向上、向右外侧走行（图16.20），分为门静脉左支和右支（图16.21）。门静脉左支水平方向供应肝左叶，发出左内叶支和左外叶支。门静脉右支走行在肝右叶，发出右前支和右后支。

门静脉主干可以从右侧肋间入路扫查，探头朝向肝门。门静脉朝向肝门、水平分支。在肝门内，门静脉与

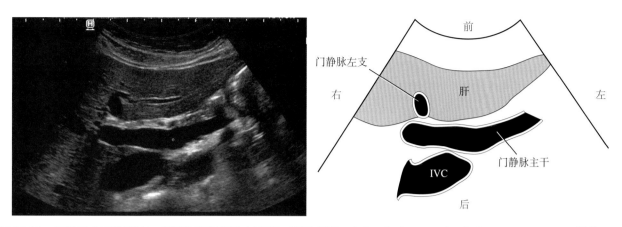

图16.20　门静脉主干横断面：门静脉在肝门进入肝脏。资料来源：由Austin Community College，Austin，TX.提供

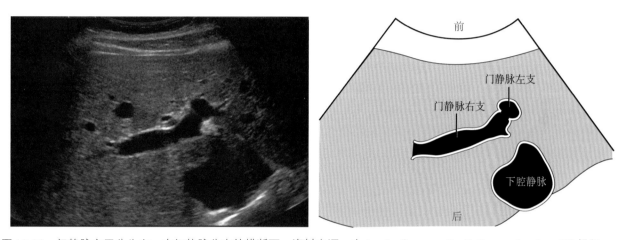

图16.21　门静脉主干分为左、右门静脉分支的横断面。资料来源：由Austin Community College，Austin，TX.提供

肝动脉和胆总管关系紧密。彩色血流多普勒有助于确定门静脉的走行、分支和血流方向。

门静脉主干及其分支的管壁回声，是由于其静脉壁内膜和中膜含有胶原蛋白。这个特征与肝静脉管壁的超声表现形成显著的对比。

门静脉左支和门静脉右支的管径在肝门起始处较大；在呼吸过程中，管径有稍微变化。通常，位于下腔静脉前方的门静脉主干管径<1.3 cm。门静脉主干在呼气过程中管径增加、吸气过程中管径减小，是因为进入内脏动脉系统的血液量和体静脉管道流出的血液量发生变化所致。

血流动力学模式和频谱多普勒波形

与呼吸相关的腹压效应通过肝脏传递到门静脉和脾静脉，导致门静脉系统出现波动的血流模式（图16.22）。门静脉血流通常在呼气时增加，在吸气时减少。血流方向应为向肝血流，或朝向肝脏。通常，在仰卧位、禁食的患者中，门静脉高血流量模式的特征是小相位、轻微紊乱的血流、峰值流速和平均速度（20～30 cm/s）低。

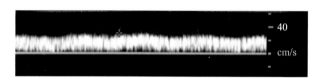

图16.22　门静脉频谱多普勒波形显示与血管相关的最小的时相血流模式

门静脉血流受姿势、运动和饮食状态的影响。运动、姿势和饮食状态会影响门静脉血流。锻炼和姿势的改变通常使门静脉血流减少，而进食可使门静脉血流增加，是因内脏血管扩张和充血所致。为控制血流变化，患者应在禁食8小时以后，采取仰卧位或左侧卧位进行检查。

总结

彩色多普勒和频谱多普勒检查有助于评估腹部血管的解剖异常，如狭窄、瘘、夹层、动脉瘤和血栓。超声医师必须全面了解每个腹部血管的正常超声表现和频谱多普勒波形。

相关图表

相关医师

- **血管外科医师**：专门从事腹部血管疾病的外科和（或）血管内治疗。
- **胃肠病学家**：专门治疗涉及胃肠系统的疾病。
- **肾病专家**：专门治疗涉及肾脏的疾病。
- **介入血管放射科医师**：擅长腹部血管疾病的血管内治疗。

常用的诊断检查

- **血管造影**：将造影剂注入动脉或静脉，以特定时间间隔拍摄X线片以观察血管和器官血管系统中的血流模式。由介入血管放射科医师和血管外科医师在放射技师的协助下进行。由介入血管放射科医师和血管外科医师判读结果。
- **计算机断层扫描血管造影**：静脉注射造影剂，同时在单次屏气期间连续采集X线数据或作为快速跟踪方法。采集的数据被重建并显示为轴向切片或三维格式。由介入血管放射科医师和血管外科医师在放射技师的协助下进行。由介入血管放射科医师和血管外科医师判读结果。

- **磁共振血管造影**：磁共振血管造影（MRA）分为3种类型。第一种类型是未增强的，不使用造影剂。第二种类型是增强型MRA，使用造影剂钆，不适用于直径＜1mm的血管成像。第三种类型的MRA称为相敏成像。此方法在2个或3个方向上获取成对图像。每对流动的血液都有不同的敏感性。将收集到的图像组合起来创建一个三维图像。由介入血管放射科医师进行和判读结果。

实验室检查

无。

血管

请参见第9～11章，有关腹主动脉、下腔静脉、门静脉和相关结构的讨论。

影响的化学物质

无。

KACEY DAVIS，REVA ARNEZ CURRY

第17章

脾　脏

目标

- 描述脾脏的功能。
- 描述脾脏的位置。
- 定义正常脾脏的大小关系。
- 描述正常脾脏的大体解剖。

- 描述正常脾脏的超声表现和扫描技术。
- 讨论脾脏的超声表现和脾脏的正常变异。
- 描述正常脾脏诊断检查和实验室检查，以及相关医师。

关键词

清除——脾脏从血液中清除异常红细胞。

造血功能——在发育中的胎儿产生红细胞、白细胞。在成人时期，只有在严重溶血性贫血时产生红细胞。

血红蛋白——红细胞中运输氧和含铁色素的蛋白。

吞噬作用——脾脏中的吞噬细胞清除来自血液的破旧和异常红细胞和血小板。

脱核——脾脏清除衰老红细胞的核，但不破坏细胞。

红髓——沿着白髓，组成脾实质。红髓是破坏老旧红细胞和血液病原体的地方。由脾窦和脾索组成。

网状内皮系统——负责吞噬和破坏受损或衰老红细胞及其碎片、外来物质和病原体，并将它们从循环血液中清除。网状内皮细胞存在于脾脏及肝脏的Kupffer细胞、淋巴结、肺泡、脑、血管和黏膜中。

脾动脉（SA）——起自于腹主动脉的腹腔干，向左外走行，为脾脏供应含氧的血液。

脾门——位于脾脏的内侧，血管在此进出。

脾静脉——从脾脏运输静脉血，沿着胃脾韧带向内走行，在胰颈后方与肠系膜上静脉汇合，形成门静脉。

白髓——与红髓一起构成脾实质。白髓是发生免疫功能的地方。由含有淋巴细胞和单核细胞的淋巴组织组成，这些细胞不断被产生并主动摄取和消化进入血液的有害病原体。

脾脏正常测量值	
解剖	测量值
脾脏长轴	8～13 cm
脾脏前后径	7～8 cm
脾脏厚度	3～4 cm
脾脏体积	60～200 ml
脾脏指数	107～314 cm³

脾脏是腹膜内位器官，位于左上腹部。它是网状内皮系统的一部分。这个系统负责吞噬损伤或衰老的细胞及其碎片，外来物质和病原体，并将它们清除出循环血液。脾脏主要由淋巴组织组成。尽管脾脏是人体防御系统的一部分，摘除脾脏并不会对生命造成不良影响（图17.1）。

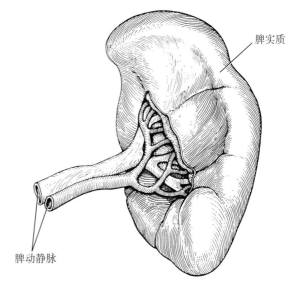

脾实质

脾动静脉

图 17.1　正常脾脏和血管

正常脾脏和血管系统	
脾动脉（SA）	腹腔干的分支 进入脾脏前 SA 的分支 ● 胰腺支起自脾动脉的起始部分 ● 胃短动脉供应胃大弯的上部 ● 胃网膜左动脉供应胃大弯的中间部分 进入脾脏后 SA 的分支 ● 脾门处分为 2 ～ 3 个叶动脉 ● 每个叶动脉进一步分为 2 ～ 4 个小叶动脉 ● 小叶动脉再分为更小的脾动脉分支，终止于微细毛细血管 ● 微细毛细血管与静脉窦相吻合。注意：毛细血管是有通透性的，因此红细胞可以穿过它们。这使得脾脏具有滤过功能
脾静脉（SV）	● 脾静脉窦与脾动脉的脾毛细血管吻合 ● 静脉窦汇合形成小静脉，小静脉汇合最终形成脾静脉 ● 脾静脉在脾门处离开脾 ● 沿着胰体和胰尾的后下缘从外侧走行到内侧 ● 与肠系膜上静脉在胰颈水平汇合形成门静脉

位置

　　脾脏位于左季肋部，最长轴沿着第 10 肋走行。脾脏位于胃体和胃底的后外侧，胰尾的后外侧，结肠左区的后方（图 17.2B、C，表 17.1）。左肾位于脾脏的内下方。脾脏的后方是膈肌，左肺第 8、9、10、11 肋。脾脏被覆腹膜，除外位于内侧的脾门，血管系统和淋巴结位于脾门处（图 17.2C）。

大小

　　脾脏个体差异很大，同一个体的不同时期大小也不同。脾脏测量值的正常范围为长 8 ～ 13 cm，前后径 7 ～ 8 cm，厚 3 ～ 4cm。尽管有报道正常脾脏体积的上限为 350 ml，但正常体积为 60 ～ 200 ml。正常脾脏指数为 107 ～ 314 cm³。体积是测量周长、面积和长径后自动计算出来的，脾脏指数是器官的长×宽×厚。

　　另一种评估脾脏正常大小的方法是使用标尺，测量长轴断面的长和宽，并测量横断面的宽和厚度（图 17.3）。对于哪种方法最适合评估脾脏大小存在不同意见，研究倾向于长径、脾脏指数或脾脏体积。

　　脾脏通常轮廓光滑，具有外凸的上表面和内凹的下表面。与胆囊一样，在评估正常脾脏大小时，脾脏的形状与测量值同样重要。例如，可能出现长径正常但是体积增大，或者体积正常但是长径增大。重要的是使用实验室检查规范评估脾脏的大小以提高标准化、减少操作误差。

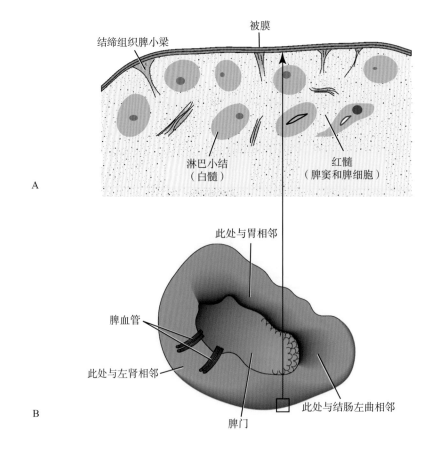

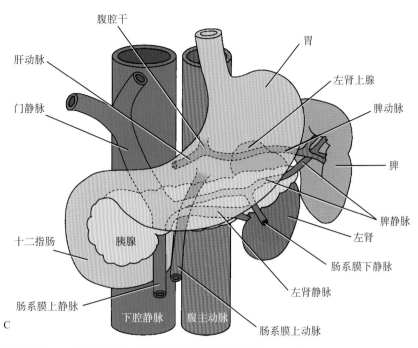

图17.2 A.脾脏的微观组织。B.脾脏内表面。C.脾脏周围解剖关系（表17.1）

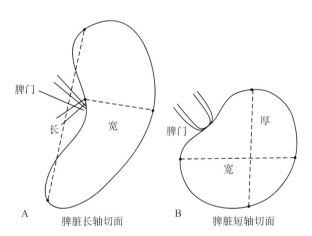

图17.3 A.脾脏长轴切面测量长度和宽度。B.短轴切面测量厚度和宽度

表17.1	脾脏常见的超声显示位置
	脾脏
位于…前方	第8、9、10、11肋、膈肌、左肺
位于…后方	胃体/胃底、结肠左曲、腹膜（除外脾门）
位于…上方	左肾
位于…下方	膈肌
位于…内侧	
位于…左侧	胃体/胃底、左肾、胰尾、脾动脉、脾静脉、肠系膜下静脉、肝脏
位于…右侧	

大体解剖

脾脏是富含血管团的淋巴组织。脾脏是人体最大的淋巴器官，呈卵圆形，有一个外凸的上表面和一个内凹的下表面，除外脾门，脾脏完全被腹膜覆盖，血管在脾门处进出脾脏。因为脾脏不具有强大的被膜，所以脾脏组织非常脆弱。

脾动脉（SA）起自腹主动脉的腹腔干，向左外侧走行，为脾脏供应含氧血液。腹腔干发出脾动脉处，脾动脉管径约5.6 mm。发出胰腺支为胰腺体尾部供血，胃短动脉为胃大弯上部供血、胃网膜左动脉为胃大弯的中间部分供血（图17.4）。在脾门处，脾动脉分为2～4个叶动脉，进一步分为小叶动脉，继续分为更小的脾动脉，最后终止于微细毛细血管（图17.1）。这些毛细血管具有透过性，使脾脏有滤过功能。一项尸体研究表明，小叶的亚分支和区域变化很大，无法得出小叶动脉供应脾脏特定区域的确切结论。同一项研究表明老年患者的小叶动脉变得更加迂曲。

脾脏毛细血管与微细脾静脉窦相吻合，静脉窦结合形成脾小静脉，脾小静脉汇合最终形成脾静脉（SV），脾静脉在脾门处输送来自脾脏的静脉血，并沿肝胃韧带水平走行，在胰腺处与肠系膜上静脉汇合形成门静脉主干。

脾脏受肋骨的保护是因其位置所在；因此，除非脾脏发生病理性增大，通常无法触及。

脾脏含有结缔组织小梁，将脾脏分为脾小结。脾由红髓和白髓组成（图17.5）。白髓由脾脏（Malpighian）小体组成，脾脏小体是小结节样淋巴组织团，围绕细小的脾动脉或沿着较小脾动脉分布。红髓较松散且血管较多，由脾窦和脾索组成。脾窦是细长的管道，内衬上皮细胞。红髓填充了除白髓或脾索以外的所有部分（图17.2A）。

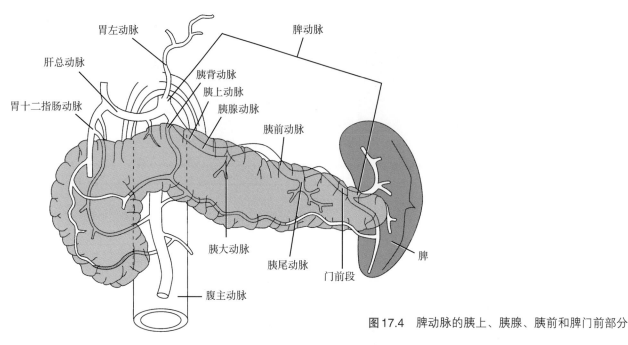

图17.4　脾动脉的胰上、胰腺、胰前和脾门前部分

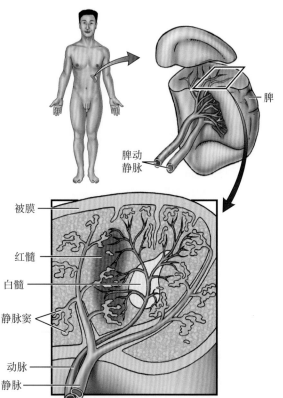

图17.5　脾脏横断面。资料来源：Herlihy, B.［2014］.The human body in health and illness［6th ed.］.St.Louis: Elsevier.

生理学

脾脏是网状内皮细胞系统的一部分，脾脏的主要功能是帮助清除来自循环的衰老细胞、碎片、病原体和外来物质。脾脏中的网状内皮细胞，也存在于肝脏 Kupffer 细胞、淋巴结、肺泡、大脑、血管和黏膜中。此外，脾脏还有以下功能：

● 产生淋巴细胞、单核细胞（吞噬细胞）、浆细胞和抗体。

● 储存铁和代谢物。

● 产生红细胞（此功能主要发生在胎儿）。

● 终身产生白细胞。

● 充当血液储存库。

● 调节血小板和白细胞寿命。

脾脏的四大功能是防御、造血、清红细胞和血小板，以及作为血液储存库。

防御

作为防御机制，脾脏有助于通过吞噬作用消灭和清除微生物。在白髓中，淋巴细胞和单核细胞不断产生，并主动摄取和消化进入血液的有害病原体。这些细胞能够识别外来的有害物质，并将自己变成产生抗体的浆细胞和记忆细胞。浆细胞通过产生针对特定病原体的抗体来消灭入侵的微生物。记忆细胞"记住"特定的病原体，如果它再次攻击人体，抗体会迅速被激活以消灭它。这被称为免疫反应。

造血

这种功能会在发育的胎儿中产生红细胞及白细胞。然而，在成人中，仅在严重溶血性贫血的情况下才会产生红细胞。

清除红细胞

脾脏检查通过的红细胞是否有缺陷，并消灭那些它认为异常的红细胞。然后血液通过红髓进入脾窦。这部分脾脏类似一个过滤器，有助于吞噬退化的红细胞。在不损坏细胞的情况下从旧红细胞中去除细胞核，以及清除异常红细胞。这些细胞中的血红蛋白（含铁色素）被分解。铁要么立即被用于产生新的红细胞，要么通过门静脉输送到肝脏和骨髓进行储存。珠蛋白用于分解其他蛋白质以供体内使用。释放最多的色素是含铁血黄素。铁可以储存在含铁血黄素中，直到它被需要来制造更多的血红蛋白。血红素（一种色素）不被需要，转化为胆红素并在胆汁中由肝脏排出体外。

储存

脾脏储存红细胞（血库）的能力是由于其高平滑肌含量。脾脏红髓中的静脉窦能够储存大量血液，需要

时，可以快速释放到循环系统中。脾脏的平均体积约为350ml，在交感神经刺激导致平滑肌收缩后，体积可以迅速而急剧缩小。然而，如果储存的细胞数量过多，则会出现脾大。

超声表现

正常脾脏回声均匀一致（图17.6），呈中等回声且相对于肝脏为等回声或低回声。整个脾脏内明亮的回声反射代表小动脉壁钙化或钙化性肉芽肿。后者的意义因

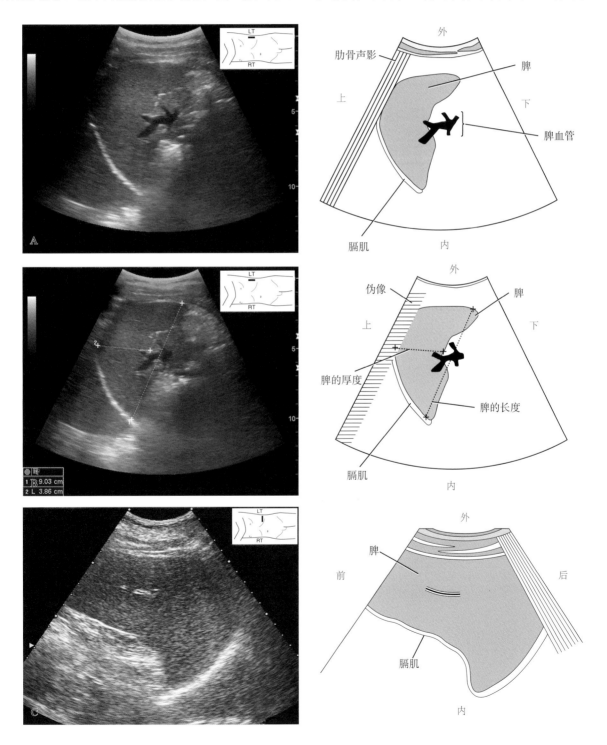

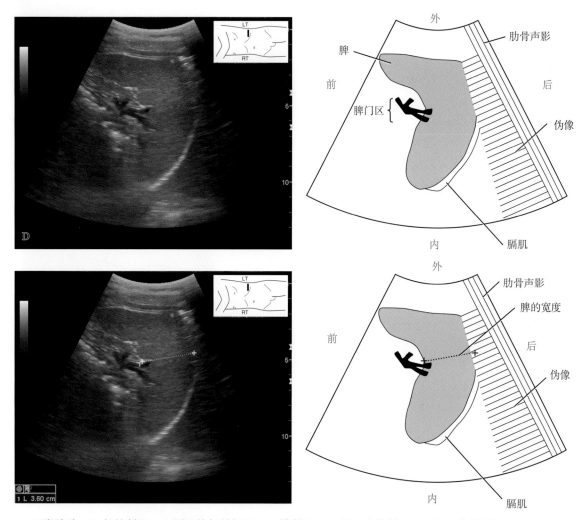

图 17.6   正常脾脏。A.长轴断面。B.测量的长轴切面。C.横断面。D.另一个横断面。E.测量的横断面

患者病史而异。由于覆盖的肋骨或相邻肠道中的气体，该器官可能难以显示。

从外侧肋间扫查通常最容易显示脾脏。在冠状扫查平面的纵向图像中，如果肠气干扰不大，通常可以看到脾脏和左肾（图 17.7）。脾门也应显示以便于显示脾门区的脾血管（图 17.8）。患者仰卧位和右侧卧位均可看到脾脏。探头放置在左上腹肋间，沿脾长轴缓慢前后扫

查。深吸气时膈肌下移，压迫脾脏向下移动远离胸腔，减少肋骨和肠道气体产生的声影。此外，超声医师可能需要患者配合呼吸以便减少充气的肺脏的干扰充分显示脾脏。通过探头旋转90°以获得脾脏的横切图像（表17.2）。

超声应用

● 超声检查脾脏最常见的用途是探查脾脏是否肿大。数十年前，当关节臂B型超声扫查被广泛使用时，

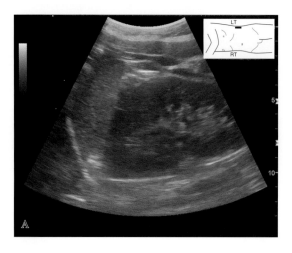

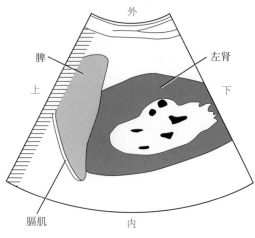

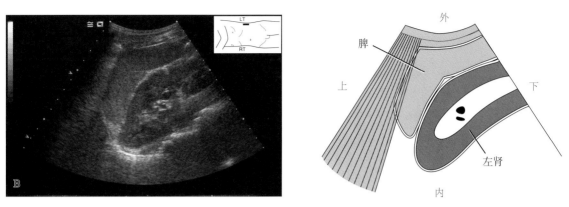

图17.7 脾肾交界。A.冠状断面扫查图像显示正常脾脏和左肾交界的长轴断面。B.另一个患者的与图A相同的视图

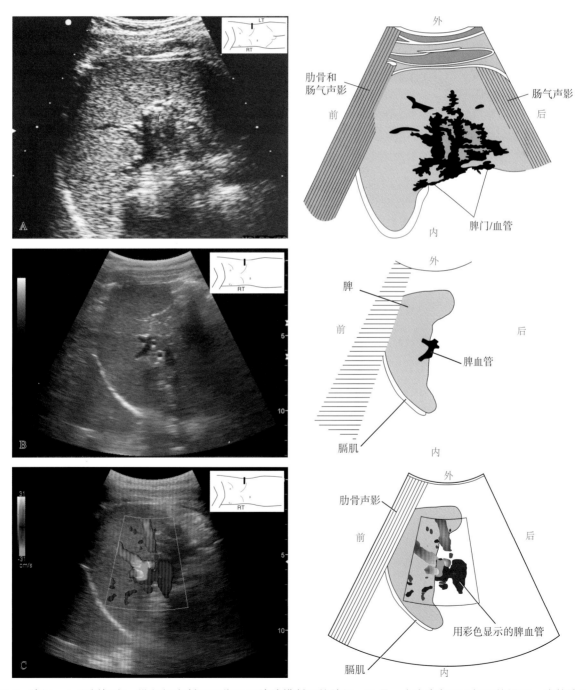

图17.8 脾门。A.左侧探查，纵向扫查断面图像显示脾脏横断面的脾门。B.另一个患者与图A相同的视图，清楚地显示了脾门。C.图B的彩色血流图像

表17.2	脾脏扫查规范	
扫查平面	途径	图像
冠状面	左侧	脾脏长轴图像
冠状面	左侧	带测量值的脾长轴图像（长径和前后径）
冠状面	左侧	包括相邻胸膜腔的脾上方长轴图像
冠状面	左侧	包括左肾在内的脾下方长轴图像用于比较实质回声
冠状面	左侧	包括脾门在内的彩色多普勒长轴图像
横切面	左侧	包括前后缘的脾短轴图像
横切面	左侧	测量脾脏宽度的短轴图像
横切面	左侧	包括前缘和脾门的彩色多普勒短轴图像
横切面	左侧	包括后缘的短轴图像

经验法则是，如果腹主动脉前探及脾脏，则为病理性增大。如今，应用实时扫描技术，脾大的评判基本上是直观判断；然而，脾长轴测量值大于13 cm表明脾大。超声医师和解读医师的经验越多，他们的判断就越准确。

● 超声有助于评估脾肿物，尽管原发性脾肿物非常罕见。

● 超声还可用于评估钝性创伤造成的脾脏损伤，例如破裂或出血。

正常变异

副脾
副脾见于超过10%的正常人群。这种组织团块直径常＜1cm。可能有1个以上的副脾，多位于脾门附近或附着在胰尾处（图17.9）。

脾缺如
这种罕见的先天性异常可能与先天性心脏缺陷有关。如果单独发生，则没有并发症。腹中线左侧的肝脏可能比平时更清晰。

脾大
病理性脾大是最常见的脾脏异常。超声测量脾长轴＞13 cm时，即可诊断脾大。最常见的原因是其他器官疾病的并发症。脾大可表现为左上腹部肿块。可能由于近期外伤、门静脉淤血、全身感染或血液疾病所致，例如贫血。一项对78例脾大患者的研究表明，仅18例患者可以通过仅凭触诊做出诊断，脾大定义为在肋缘以下0.5～2.0 cm触及脾脏。在这项研究中，24例患者仅通过超声长径诊断为脾大。该测量已被证明与三维CT研究具有很好的相关性。研究内的另外38例患者通过超声体积测量得到诊断。广泛的评估技术强调了评估脾大时必须注意的事项。

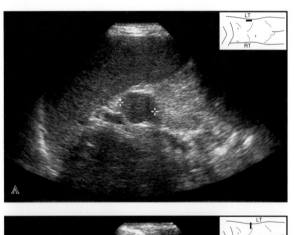

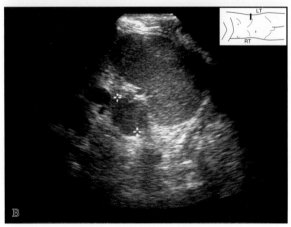

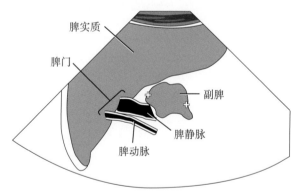

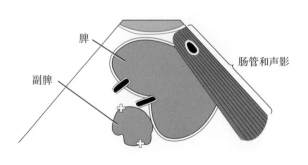

图17.9   A.冠状断面扫描图像显示脾大的长轴断面的脾和副脾的断面（测量点之间）。B.来自同一患者从左侧横断面扫查图像，显示增大的脾脏横断面和副脾的断面（测量点之间）

相关图表

相关医师

- 家庭医师：经常担任转诊医师，协调患者护理。在这种情况下，医师建议在必要时转诊给专家。
- 内科医师：专门从事内科疾病的诊断和治疗。
- 外科医师：专门从事外科手术。
- 放射科医师：擅长判读诊断图像。
- 血液学家：专门治疗血液疾病。

常用诊断性检查

- X线：这个检查为电离电磁波产生图像，然后阅读和判读这些图像。由放射技师操作并由放射科医师解释结果。
- 超声波：这个检查为非电离声波生成诊断图像。声波不能穿透骨骼或空气。该测试由超声医师操作并由放射科医师解释结果。
- 核医学：该检查涉及放射性核素的静脉注射以生成诊断图像。放射性核素"标记"特定细胞，因此生成的图像特定于感兴趣的区域。该检查由核医学技术人员操作并由放射科医师解释结果。
- 计算机断层扫描（CT）：电离波生成人体的横断面X线图像。该检查由获得"CT"或"CAT扫描"认证的放射技师操作，放射科医师解释结果。
- 磁共振成像（MRI）：该检查使用磁共振来生成图像。该检查由获得"MRI"认证的放射技师操作，放射科医师解释结果。

影响的化学物质

- 抗凝剂：这些药物可使血液容易异常凝结或有血栓高危风险患者的血液变稀释。接受此类治疗的患者更有可能出现内出血或由于无法正常凝血的小切口出血。应监测患者的血细胞比容。

实验室检查值

- 血细胞比容：血细胞比容读数表示每体积血液中红细胞的百分比。男性正常值为40%～54%；女性为37%～47%。异常降低的血细胞比容表明内出血。
- 菌血症：血液系统内存在细菌，也称为败血症。症状包括寒战、发热，并可能出现脓肿。
- 白细胞增多：循环白细胞数量增加（＞$10×10^9$/L）。这表明血液感染。可能发生在出血、手术后、恶性肿瘤、妊娠期间和毒血症中。也可能是白血病引起的。
- 白细胞减少症：血液中的白细胞数量异常低（＜$0.5×10^9$/L）。这可能是某些药物的原因，也可能是骨髓疾病造成的。
- 血小板减少症：循环血小板数量异常减少。正常范围为（150～350）×10^9/L。减少可能是由于内出血。

血管系统

- 图17.10；图17.1和图17.2A。

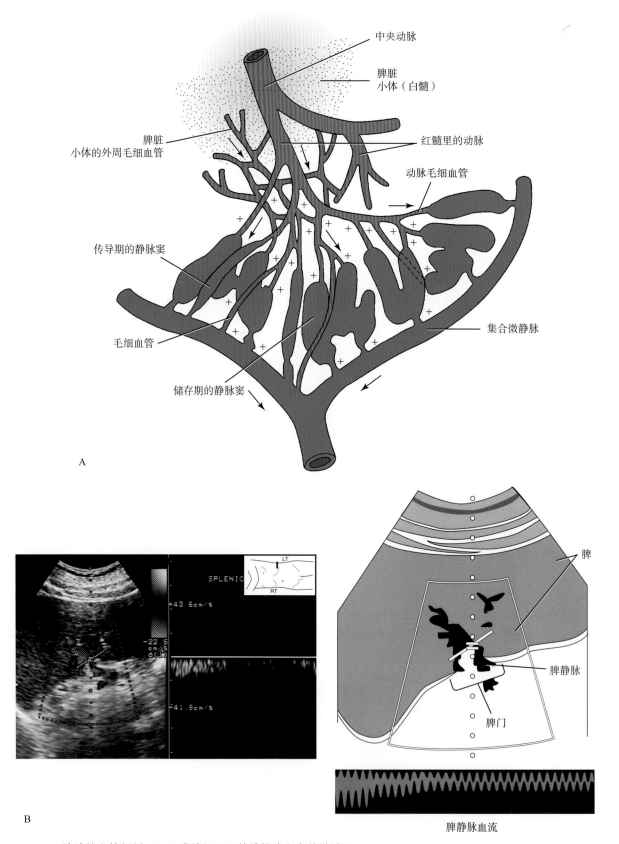

图 17.10   A.脾脏的血管解剖。B.正常脾门显示的脾静脉和多普勒波形

第18章

胃肠道系统

MARILYN PRINCE

目标

- 区分胃肠道的结构。
- 描述胃肠道组成部分的功能。
- 定位肠道节段和腹部器官之间的解剖关系。
- 识别肠管的5层结构，也就是肠道特征。
- 掌握胃肠道的血管系统。

- 描述胃肠道结构的大小。
- 描述胃肠道组成部分的位置。
- 认识胃肠道的超声表现。
- 列出提示阑尾炎的超声表现。
- 描述与胃肠道相关的医师、诊断检查、实验室结果。

关键词

消化道——胃肠道的别称。

十二指肠腺（Brunner腺）——产生碱性物质以帮助中和胃的酸性内容物。与胃的幽门腺作用相同。

贲门（食管）——标志着胃的大弯和小弯与食管进入胃的入口的连接处。

胆囊收缩素——在肠道中由于脂肪的刺激释放的激素；作用为收缩胆囊，帮助胃的排空。

十二指肠球部——十二指肠的第一部分或上段。

胃泌素——胃释放的激素，刺激胃酸分泌。

胃结肠韧带——附着在横结肠，即大网膜的围裙状部分。

胃膈韧带——附着在膈肌、胃底后段和食管上，标志着大网膜的上段。

胃脾韧带——连接胃大弯和胃底与脾门，标志着大网膜的左侧部分。

大网膜——连接胃大弯与结肠并覆盖在胃和肠道前方的双层腹膜。

肠道特征——肠道的超声特征性表现，可以看到5层肠壁。

结肠袋——分布于结肠的小囊或陷凹，是结肠带形成的囊状结构，结肠带是走行于结肠长轴中央的平滑肌纤维带。

肝（右侧结肠）曲——升结肠在肝脏右侧弯曲并延续为横结肠的位置。

小网膜——支撑胃并连接到肝脏的5个肠系膜韧带结构之一，也称为胃肝韧带。

Meckel憩室——2%～3%人群中的正常变异，产前卵黄带的残留物从回肠一侧突出。

纵隔——胸腔的正中部分。

肠系膜——将肠段连接到腹膜后壁或其他肠段的双层腹膜。

间皮——覆盖肠壁的单细胞层组织。可称为浆膜层，但实际上位于浆膜层的外围。

黏膜——肠道的最内层；与腔内容物直接接触。

固有肌层——肠道的第4层；包含圆形和纵向纤维带。

壁腹膜——覆盖腹膜腔或盆腹腔的前、后、侧壁，在男性中形成一个封闭的囊。女性输卵管一部分开口于壁腹膜。

蠕动——由肌肉收缩导致的肠内容物向前运动。

腹膜——衬在腹部和盆腔壁上并覆盖内部器官的浆膜。充当润滑剂，促进器官之间的自由运动。

直肠子宫陷凹——女性腹膜腔最深的皱襞，也称为后隐窝；是女性的直肠和子宫下段之间形成的陷凹。也称为道格拉斯陷凹。

促胰液素——从小肠释放的激素，可刺激碳酸氢盐的分泌降低肠道的酸性的物质。

浆膜——肠道的最外层；位于固有肌层的外围；是一层可能无法和间皮层分开的疏松的结缔组织。

脾（左侧结肠）曲——横结肠在脾脏处向下弯曲，下降到盆腔。

黏膜下层——黏膜和肌层之间的一层，包含血管和淋巴管道。

悬韧带（Treitz韧带）——固定十二指肠升部纤维肌性韧带。

正常测量值	
解剖	**测量值**
咽部	10 cm
食管	23 cm
胃	25～30 cm（管径10～12 cm，容量2～4L）
幽门	2～3 cm（管径4cm）
小肠（3部分）	总长6 m（管径4 cm），十二指肠25 cm空肠2.3 m回肠3.5 m
大肠	2m
十二指肠（4部分）	总长25 cm（管径4 cm），十二指肠球部或上段3～5 cm十二指肠降部10 cm十二指肠横部2.5～5 cm十二指肠升部2.5～5 cm

胃肠道包括口腔、咽部、食管、胃和小肠、大肠，也称为消化道（图18.1，表18.1）。

胃肠道是消化系统的主要部分。食物通过口腔和咀嚼被摄入。口腔的唾液腺释放酶将食物颗粒分解为小的可消化的分子。然后食物颗粒通过咽和食管进入胃。在胃中，食物混合在一起，发生主要的化学变化；在这里，食物转化为食糜。

大部分的消化过程发生在小肠。碳水化合物、蛋白质、脂肪、维生素和一些液体，包括水和电解质，在小肠中消化和吸收。大肠吸收了大部分剩余的液体，最后排出未消化的产物。

位置

口腔
口腔是消化道的起始，腹侧为唇，侧方为颊部，前方为硬腭和软腭，后方为舌。后下方与咽部相通。

咽部
咽部位于鼻、口腔和喉的后方。从颅骨的下表面，延伸至前方的环状软骨水平，后方延伸至第5和第6颈椎之间的椎间盘。

上方，咽部与蝶骨体和枕骨基底突相邻。下方与食管相延续。后方，咽部与颈椎和颈长肌相邻。前方与下颌、舌、舌骨、甲状腺和环状软骨附属。侧方，咽部与颈总动脉和颈内动脉及颈内静脉相邻。

Kerckring瓣（环状皱襞）——向肠腔突入的大的黏膜皱褶，当食物通过减慢时提供更大的吸收面积。

内脏腹膜——覆盖腹膜内位器官的腹膜。

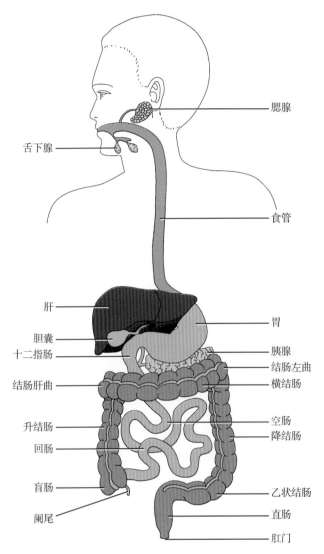

图18.1 消化道

腮腺
舌下腺
食管
肝
胆囊
十二指肠
结肠肝曲
升结肠
回肠
盲肠
阑尾
胃
胰腺
结肠左曲
横结肠
空肠
降结肠
乙状结肠
直肠
肛门

食管
食管起始于颈部环状软骨水平，即第6颈椎水平。食管延续于咽部，在穿过第10胸椎水平的左膈顶后终止于胃。在气管后方从第7颈椎走行至第4胸椎体。

食管在胸腔内走行在中纵隔的后部，并与主动脉及其分支、气管支气管树、心脏、肺和支气管间淋巴结相邻。在气管分叉下方下行，与心脏的左心房（底部）相邻。

食管位于第7颈椎至第8胸椎体的前方。向下走行到降主动脉的右侧和稍前方，在第10胸椎水平进入左侧膈顶。

食管末段位于肝左叶后部的食管压迹内，与贲门相连。贲门为食管进入胃的入口，标志着胃大弯和胃小弯的交界，位于腹主动脉的稍左前方（图18.2）。

表18.1 超声显示胃肠道系统的常见位置

	食管胃连接处	胃	十二指肠上部（第一部分）	十二指肠降部（第二部分）
位于......前方	主动脉	胰腺、脾、左肾（上极）、结肠脾曲、升横结肠系膜、主动脉、左肾上腺	GDA、胰头、CBD、CHA、门静脉	右肾、右侧输尿管
位于......后方	肝左叶	前腹壁、肝左叶	GB、肝脏	腹膜、横结肠、CBD
位于......上方	腹主动脉	胰腺		第5腰椎
位于......下方	膈肌	膈肌、肝左叶和右内叶		结肠、GB颈部
位于......内侧		左肋缘		结肠肝曲
位于......左侧	脊柱			
位于......右侧				脊柱、胰头

	十二指肠横部 第三部分	十二指肠升部 第四部分	空肠	回肠
位于......前方	IVC、主动脉	左侧腰大肌	左侧腰大肌、左肾（下极）	右侧腰大肌、右侧髂血管、右肾（下极）、右侧输尿管
位于......后方	SMV、SMA			
位于......上方				
位于......下方		第1腰椎		
位于......内侧			左侧髂骨	右侧髂骨、大肠、盲肠
位于......左侧		脊柱、主动脉		
位于......右侧	第4腰椎			

	盲肠	阑尾	升结肠	肝曲	横结肠
位于......前方	髂肌、腰大肌	右侧髂血管	右侧髂嵴、髂肌、腰方肌、右肾（下极外侧部分）	右肾（下极外侧部分）	降十二指肠、胰腺、部分空肠和回肠
位于......后方	前腹壁	盲肠（某些情况）、回肠（某些情况）、回盲部开口（附件）	腹膜	腹膜	腹膜
位于......上方		盲肠（某些情况）	盲肠	升结肠	升结肠、降结肠、小肠
位于......下方	升结肠	盲肠（某些情况）、回盲部开口（附件）	肝右叶（肝曲）		肝脏
位于......内侧					
位于......左侧					肝曲
位于......右侧	回肠		GB	横结肠	脾曲

	脾曲	降结肠	髂结肠	乙状结肠	直肠
位于前方	左肾（下极外侧部）、脾脏（下极部）	左髂嵴、髂肌、腰方肌	髂肌、腰大肌	骶骨、髂外血管	骶骨、尾椎
位于后方	腹膜	腹膜、部分小肠	腹膜	腹膜、一些小肠、膀胱（男性）、子宫（女性）	腹膜、前列腺（男性）、阴道（女性）、梨状肌
位于上方	降结肠	髂结肠、乙状结肠	乙状结肠	直肠	肛门
位于下方	脾脏（脾曲）	脾脏	左髂嵴、降结肠	髂结肠	乙状结肠
位于内侧		腰方肌		右侧腹壁	乙状结肠
位于左侧	横结肠	腰大肌、左肾			
位于右侧					

注：CBD.胆总管；CHA.肝总动脉；GB.胆囊；GDA.胃十二指肠动脉；IVC.下腔静脉；SMA.肠系膜上动脉；SMV.肠系膜上静脉

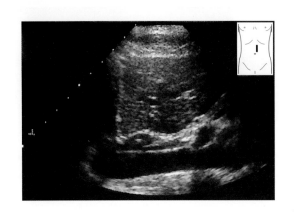 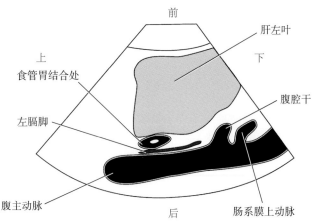

图18.2   食管胃结合处。正中线偏左腹腔矢状扫查平面图像，显示食管胃结合处位于肝左叶的后方

在贲门口的左上方，胃底朝着膈肌的左下表面向上弯曲。胃位于左上腹部的季肋部。胃的下部位于幽门平面，穿过腹中线移行为十二指肠。左侧膈肌分隔胃与左肺胸膜和心尖部。胃的前表面与膈肌、由第7、8、9肋形成的左侧胸壁、肝左叶与前腹壁相邻。

腹膜

腹膜是覆盖在腹腔和盆腔脏器或内部器官的浆膜，并内衬于腹壁和盆腔壁。由两层构成：壁腹膜和脏腹膜。壁腹膜内衬于腹壁和盆腔，脏腹膜覆盖在器官上。两层腹膜之间为腹膜腔。男性的腹膜腔是闭合的，女性的腹膜腔通过子宫、输卵管和阴道与外界相通。腹膜腔分为大网膜囊和小网膜囊两部分。大网膜囊从膈肌延伸至盆腔，小网膜囊位于胃的后方，通过卵圆形的网膜孔（Winslow孔）与大网膜囊相通。

根据与腹膜的关系，腹部结构和器官分为两种：腹膜内和腹膜后。腹膜内位器官和结构被覆盖脏腹膜，将它们与周围的腹膜腔分开。腹膜后位结构位于腹膜后方，部分被覆盖脏腹膜。腹膜内位结构通常可移动，而腹膜后位结构位置相对固定。

腹膜内位器官包括：

- 胃。
- 十二指肠第一部分。
- 空肠。
- 回肠。
- 盲肠。
- 阑尾。
- 横结肠。
- 乙状结肠。
- 直肠上1/3。
- 肝。
- 脾。
- 输卵管。

- 卵巢。

腹膜后位器官包括：

- 十二指肠第二、三部分。
- 升结肠。
- 胰腺。
- 肾脏。
- 降结肠。
- 直肠中1/3。
- 肾上腺。
- 输尿管近段。
- 性腺血管。
- 肾血管。
- 下腔静脉。
- 主动脉。
- 子宫颈。
- 前列腺。
- 膀胱。

腹膜韧带为双层腹膜皱襞，将内脏器官连接在其他器官或腹壁上。

网膜是连接胃和其他脏器的两层腹膜皱襞。大网膜形如围裙，从胃大弯向下悬挂在小肠上，然后反折附着在横结肠上，因此，覆盖在横结肠和小肠上。网膜易于移动，富含脂肪并为肠道保温，容易伸展到创伤区域，常包裹疝气和可能导致腹膜炎的感染性疾病，如阑尾炎。

小网膜从静脉韧带裂悬挂在胃小弯处，静脉韧带裂是胎儿循环的静脉导管的纤维遗迹，并将胃小弯与十二指肠的第一部分连接到肝门。小网膜从肝裂延伸到膈肌，两层包绕食管末端。它也形成两个韧带，一个为肝胃韧带，与肝相连；另一个为肝十二指肠韧带，与十二指肠相连。

肠系膜是两层折叠的腹膜，将部分肠道连接到后腹壁。腹膜皱襞也形成膈下间隙和结肠旁沟。腹膜在腹膜内脏中具有许多重要的功能。腹膜分泌到腹膜腔的腹膜液确保了内脏间易于相互滑动。

　　腹膜被覆在肠道上易于使感染灶局限化。可移动的大网膜可以覆盖在其他感染灶周围的腹膜表面，因此，许多腹膜内的感染被包裹并局限在一个位置。

　　腹膜皱襞在腹腔内悬吊各种器官方面起着重要作用。它们还具有对脏器输送血管、淋巴管和神经等功能。

　　腹膜韧带和肠系膜中储存有大量脂肪。

胃

　　胃悬挂在腹腔中，其后表面与膈肌、脾的胃面、左侧肾上腺、左肾上极、胰腺前表面、结肠脾曲、横结肠系膜的前层相邻。这些结构形成胃所在的浅床。靠近贲门的一小部分胃与膈肌和左侧肾上腺相邻，没有被腹膜覆盖。

　　胃的后下方是小网膜、胰腺、左侧肾上腺、横结肠和脾。

　　胃小弯是胃右界的标志，从贲门延伸至幽门。

　　胃大弯是胃左界的标志，沿着第11胸椎和第12胸椎，在左膈脚的前方向下走行。胃大弯向右走行跨过第1腰椎，并向上延续为幽门。

　　胃体在左侧与左侧肋缘相邻，前方为腹壁。向下下降至中段腰椎水平。

　　胃窦部位于近正中线并在胃小弯角切迹处轻度扩张。胃窦上行并汇合入位于第1腰椎和第2腰椎之间的经幽门平面的幽门管。

　　幽门口与十二指肠相通。随着胃的排空，幽门在第1腰椎水平的稍右侧（图18.3）。完全扩张的胃可能导致幽门位于中线右侧的5～8cm处（图18.4）。

小肠

　　小肠描述性地分为三部分：十二指肠（或上部）、空肠和回肠。前面与大网膜和腹壁相邻并通过肠系膜（腹膜皱襞）连接到脊柱上。小肠位于腹腔的中下部，

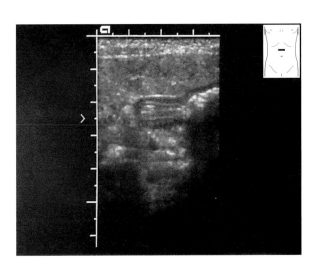
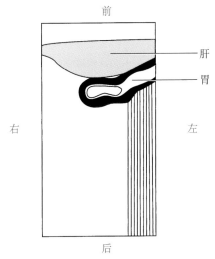

图18.3　胃。食管的横断面扫查图像显示出了幽门的长轴

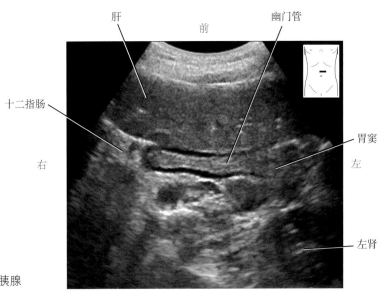

图18.4　胃。上腹中部横断面扫查图像显示了胰腺前方和肝脏后方的胃壁。此为经幽门平面的位置

前方和侧方被大肠围绕，部分小肠延伸直肠前方的盆腔边缘。部分延伸到直肠前面的骨盆边缘以下。

十二指肠

十二指肠或小肠上段是小肠最短的一部分，约25cm，从胃延伸到空肠。呈C形的管状结构，分为十二指肠球部、降部、水平部、升部四部分。

十二指肠的第一部分为十二指肠球部，起始于幽门，止于胆囊颈部内侧、肝左叶后方。它是腹膜内位器官并由肝十二指肠韧带支撑。十二指肠第一部分在胆总管、胃十二指肠动脉、肝总动脉、门静脉、下腔静脉和胰头的前方经过（图18.5）。

十二指肠的第二部分为十二指肠降部，为腹膜后位器官，向后走行，在脊柱右侧并与脊柱平行。从第1腰椎的胆囊颈部延伸到第4腰椎椎体。横结肠走行于十二指肠降部的中1/3前方，并由一小部分结缔组织连接。十二指肠降部内侧为胰头，外侧为结肠肝曲。在该节段约中段的内侧缘，十二指肠降部通过Vater壶腹接收胆总管和主胰管。副胰管，即Santorini导管（如果存在），也在该处汇合。

胆囊底部、肝右叶、小肠祥和横结肠位于十二指肠降部的前方。右肾门和右输尿管位于其后方。十二指肠降部的外侧为升结肠、结肠肝曲和肝右叶。内侧为胰头。

十二指肠水平部是十二指肠的第三部分。长度相近，起始于第4腰椎右侧，在肋下平面从右向左走行，位于胰头下方，大血管、右侧腰大肌、右侧输尿管、膈脚的前方，止于主动脉左侧的十二指肠的第四部分。

胆囊、肝右叶和肝左内叶位于C形的十二指肠前方。

十二指肠的第四部分是十二指肠升部。在脊柱和主动脉的左侧向上走行到第2腰椎上缘水平。在十二指肠空肠曲处向腹侧弯曲并向下与空肠近端汇合。升部位于

主动脉左缘前方、左侧腰大肌的内侧缘。十二指肠的第四部分被悬韧带（Treitz韧带）固定，这个韧带是一个纤维肌肉条索，自右侧膈脚向左走行。这个位置是上、下消化道分界的解剖标志。在悬韧带处小肠由腹膜后位转变为腹膜内位。

空肠和回肠

在十二指肠空肠曲，空肠被腹膜包围。空肠占据脐部和左髂部。回肠占据脐部、下腹、右髂区和骨盆区域并终止于右髂窝，回肠开口于大肠起始处的内侧，也就是盲肠。

大肠

大肠起始于右腹股沟区，从回肠末端延伸到肛门。大肠被描述性地分为6个部分：盲肠、升结肠、横结肠、降结肠、直肠和肛门。两个弯曲即肝曲（结肠右曲）和脾曲（结肠左曲）与结肠相关。

盲肠

盲肠位于回盲部开口下方，是一个盲端。蠕虫状的阑尾在开口下方2～3cm处通向盲肠（图18.6）。

升结肠

升结肠从右髂窝向上走行，经过髂嵴，到达肝右叶的脏面。在肝曲（结肠右曲）处弯曲并延续为横结肠。

横结肠

横结肠在十二指肠前方和经幽门平面正下方穿过腹部。胰腺位于横结肠的后上方。在脾脏正下方，结肠在脾曲向下弯曲成为降结肠。

降结肠

从脾曲，结肠在腹部左侧下降到左髂窝并止于骨盆上口，在此成为乙状结肠。

乙状结肠、直肠和肛门

盆腔乙状结肠到达骶骨前中线成为直肠，然后下降进入盆腔到达盆底水平（图18.7）。直肠穿过提肛肌成

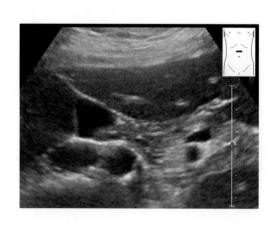

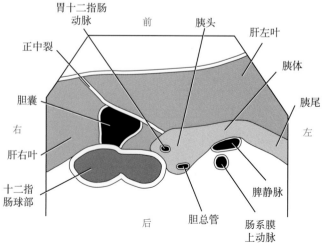

图18.5　十二指肠球部。患者处于左侧卧位，上腹正中横断面扫查显示十二指肠/十二指肠球部

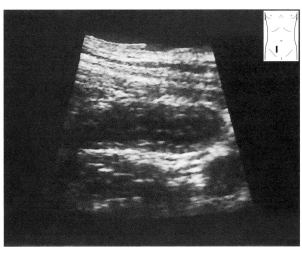 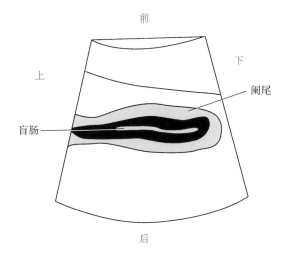

图18.6 阑尾。右下腹矢状断面扫查图像的正常阑尾的长轴断面。注意，阑尾并不能经常显示，这个是假阳性

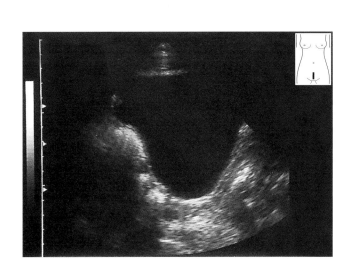 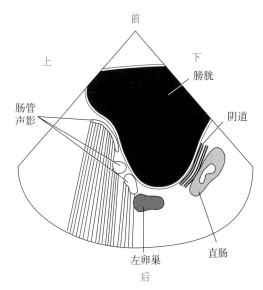

图18.7 直肠。女性骨盆正中线的矢状断面扫查图像显示直肠，位于阴道的后方

为肛管。

在此处，肛管穿过盆底，胃肠道终止于肛门口。

大小

咽部

咽部长度＜10 cm，左右径宽于前后径。最宽的部分在舌骨角对面，最窄的部分在食管末端。

食管

食管是长约23 cm的肌性管道。是消化道最窄的部分，在起始处和穿过膈肌处的收缩性最大。

胃

胃的大小相对各异。成年男性的胃容量为2～4 L。从胃底的顶部到胃大弯的底部，胃的最长径为25～30 cm，最宽径为10～12 cm。两个开口之间的距离为7～15 cm。

幽门管

幽门管长2～3 cm。

小肠

小肠长约6 m，管径约4 cm。从起始处到末端，管径逐渐变细。

十二指肠

十二指肠是小肠最小、最宽、最固定的部分，长约25 cm。分为4个部分：十二指肠上部（十二指肠球部）长3～5 cm，十二指肠降部长10 cm，水平部和升部各长2.5～5 cm。

空肠

空肠构成小肠的上2/5，长约2.3 m，宽约4 cm。

回肠

回肠为小肠的下3/5，长约3.5m，管径约3 cm。

大肠

大肠长约2 m，盲肠最宽，逐渐缩窄到直肠。

大体解剖

肠道是长的、中空的由多层组成的管道，位于盆腹腔内，肠系膜附着其上。

食管

食管是胃肠道中肌肉最发达的结构。外肌层由纵向纤维组成；内肌层为环形。

供应食管的动脉有来自锁骨下动脉的甲状腺下动脉、胸降主动脉、腹腔干的胃支和腹主动脉发出的左膈下动脉。

胃

胃分为3个部分：胃底（上部）、胃体和幽门，胃体是胃的主要部分。幽门分为3个部分：胃窦、幽门管和幽门括约肌。

支撑胃的肠系膜韧带结构包括以下大网膜的3个部分：胃膈韧带、胃结肠韧带和胃脾韧带。这些结构帮助支撑胃大弯侧。大网膜充满脂肪，呈双层结构，从胃大弯处垂下，与脾、横结肠和膈肌相连。向下到达盆腔并折返，在附着到横结肠之前形成4层腹膜。

肝胃韧带是小网膜的一部分（表18.2），支撑胃小弯。小网膜是将胃小弯和十二指肠近段通过肝十二指肠韧带连接到肝脏的网膜皱襞。小网膜位于肝左叶的后方，连接到静脉韧带裂和肝门。

供应胃的动脉有肝固有动脉的胃支、肝动脉的幽门支和胃网膜右支、胃网膜左支、来自脾动脉的胃短血管和腹腔干发出的胃左动脉。

胃静脉通常与动脉血管平行并流入门静脉系统。

小肠

小肠与食管、胃和大肠一样有双层肌肉结构，即固有肌层，外层细胞纵向排列，内层细胞呈环形排列。十二指肠、空肠和回肠构成小肠。

十二指肠

C形十二指肠是小肠的最近端部分，分为4个部分：

表18.2	消化道的腹膜韧带和网膜	
	位置	功能
胃脾韧带	从胃大弯延伸并连接到脾门的腹膜皱襞	包含胃短血管和胃网膜左血管
胃结肠韧带	从胃大弯延伸到横结肠	形成小网膜囊前壁的一部分
脾结肠韧带	通过脾被膜和横结肠连接脾和结肠	由脏腹膜构成，是大网膜的组成部分
大网膜	腹膜双层皱襞将胃大弯和十二指肠第一部分连接到横结肠	像围裙一样挂在肠管前面，含有脂肪；容易延伸以包裹创伤区域
小网膜	把胃小弯挂在静脉韧带裂上	将胃小弯和十二指肠第一部分连接到肝门

十二指肠球部（或上部）和降部、水平部和升部。

十二指肠的第一部分不是固定的，而小肠的其余部分通过宽阔的腹膜皱襞（肠系膜）与相邻的内脏和后腹壁相连，允许自由运动。两层扇形的肠系膜之间包含有血管、神经、淋巴腺和脂肪。

空肠和回肠

空肠与回肠的区别在于空肠有更大的血管、Brunner（十二指肠）腺（类似于胃的幽门腺）、大而厚实的环状皱襞和更大的绒毛。十二指肠腺和幽门腺会产生碱性物质，以减少胃消化产生的酸性物质。环状皱襞是黏膜形成的大的皱襞，伸入肠腔，用于阻止食物通过并提供更大的吸收面积（图18.8）。这些褶皱在幽门以远3～5 cm处开始出现，并在回肠下部几乎完全消失，这有助于回肠向盲肠走行时变窄。回肠在回盲部与大肠相连。

大肠

大肠比小肠更短更宽，如前所述，大肠包括蠕虫状的阑尾、盲肠、升结肠、横结肠、降结肠和乙状结肠；

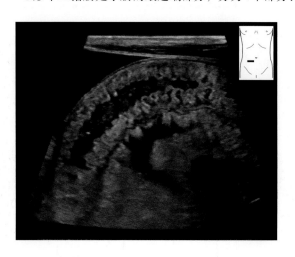

图18.8　环状皱襞

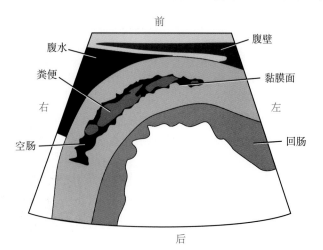

结肠右曲和左曲；直肠和肛门。结肠由于结肠袋呈节段样，结肠袋为成囊作用形成的小的囊状突起（图18.9）。结肠袋的作用是使肠内容物通过结肠。结肠袋在填充时扩张，这导致肌肉收缩并推动肠内容物进入相邻的结肠袋。

胃肠道血管

腹腔干、肠系膜上下动脉为大肠和小肠供血。腹腔干从腹主动脉前壁发出，通过其胃支、胃十二指肠支和胰十二指肠上支为十二指肠供血（图18.10）。

肠系膜上动脉（SMA）从腹主动脉前壁发出，在胰头和胰颈之间走行，其分支为小肠供血。SMA的小肠分支包括胰十二指肠下动脉、空肠动脉和回肠动脉（图18.11）。

供给大肠的SMA分支包括回结肠动脉、右结肠动脉和中结肠动脉。

肠系膜下动脉（IMA）为从横结肠的左缘到直肠这

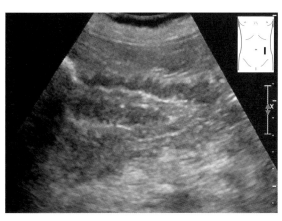
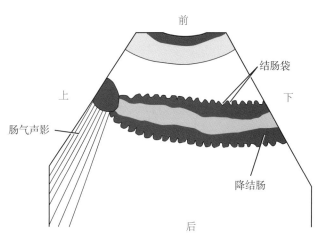

图18.9 结肠袋。降结肠节段显示结肠袋

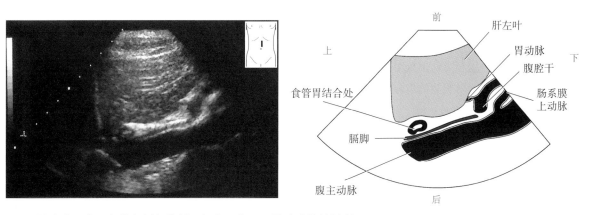

图18.10 胃动脉。腹正中稍左侧矢状断面扫查图像显示胃动脉的长轴断面

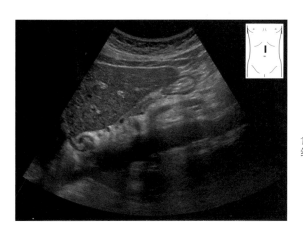
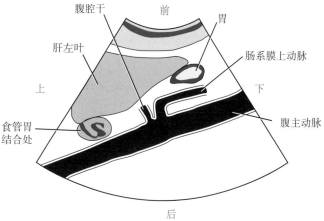

图18.11 肠系膜上动脉。腹正中稍左侧的矢状断面扫查图像显示肠系膜上动脉的长轴断面

一段大肠供血，从腹主动脉第3腰椎水平的前壁发出，向下走行于腹膜后。IMA的分支包括左结肠动脉、乙状结肠动脉和直肠上动脉。

小肠和大肠的静脉回流通过与SMA分支平行的血管排入门静脉系统。这些血管可直接流入门静脉、脾静脉和肠系膜下静脉或肠系膜上静脉。肠系膜上静脉走行于SMA右侧并与脾静脉汇合形成门静脉，门静脉进入肝脏作为其主要血供来源。该交汇处称为门静脉汇合处（图18.12）。

生理学

胃肠道的主要功能是消化和吸收营养物质。胃肠道是人体最大的内分泌器官。进食时，胃肠道的神经活动、扩张和化学刺激导致激素从分布在胃到结肠的黏膜中的内分泌细胞中释放出来。这些激素影响肠道吸收，并影响酶、水和电解质的分泌。水、电解质和营养物质的吸收会影响胃肠道的运动和生长。

众所周知有以下几种胃肠激素：胃泌素是一种从胃中释放出来的内分泌激素，可以刺激胃酸的分泌。胆囊收缩素由存在于肠道中的脂肪释放出来，用于调节胆囊收缩和胃排空。促胰液素从小肠中释放，作为"天然抗酸剂"，可刺激碳酸氢盐的分泌，从而降低肠道的含酸量。

消化系统将食物中的碳水化合物、脂肪和蛋白质分解成可吸收的营养素。胃肠道在消化中起主要作用。食物通过化学作用被分解为可吸收的小分子。这些作用是由存在于肠液中的酶引发的。

食物的运输和消化开始于口腔。口腔、咽部和食管相互协调，准备将食物运送到胃中。食管有两个主要功能：

①将食物从口腔运送到胃；②防止胃肠道内容物反流。

食管通过肌肉收缩将吞咽的食物从咽部运送到胃。食管下部充当括约肌，控制食物进入胃部。在吞咽之间通过关闭上食管括约肌和下食管括约肌来防止反流。

胃具有与食物储存和消化有关的重要功能。它容纳摄入的大量食物，从而提供储存功能。消化过程包括将营养物质分解或水解成更小的分子，以便于小分子被吸收或穿过肠道细胞。这个过程使胃成为消化的主要器官。胃通过肌肉收缩并将摄入的物质与胃液混合，从而促进胃的消化功能。然后胃内容物被推入十二指肠。

所有主要食物的吸收都发生在小肠。当食物与消化分泌物和酶混合后，碳水化合物被还原为单糖和双糖，蛋白质被还原为肽和氨基酸，脂肪被还原为甘油单酯和脂肪酸，然后这些营养物质通过肠黏膜吸收到血液中。它们通过毛细血管进入门静脉系统或通过乳糜管进入肠道淋巴管从而进入全身循环。剩余的内容物被运至大肠排出。

在大肠中，随着水和电解质被吸收，肠道物质在到达降结肠和乙状结肠时由液体转变为半固体状态。大部分吸收过程发生在盲肠。在乙状结肠和直肠中，这些物质被储存起来，然后被消除。

超声表现

肠腔内的气体反射声波，阻止声束的传播，从而阻碍肠道的显示（图18.13）。然而，由于肠道的病理过程往往会取代空气和粪便，因此病变肠段往往会比正常肠段明显。此外，超声成像技术的进步提高了使用经腹检查肠壁的能力。肠道的超声表现因肠内容物和可压缩性

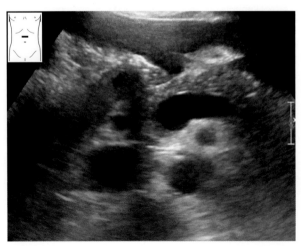

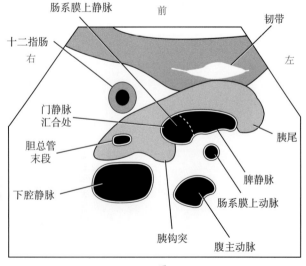

图18.12   门–脾静脉汇合处。上腹正中的横断面扫查图像显示门静脉汇合处

而异。肠腔内可能含有或不含气体、粪便或液体。禁食长达6小时往往会降低肠道蠕动。喝两杯水通常有助于显示胃壁的层次并改善十二指肠的可视性。

根据肠袢的位置及其与腹壁、内脏和腹膜的关系可以推断局部肠段。在感染过程中，覆盖的腹膜和肠道皱襞会粘在一起，从而包裹腹膜内感染。这增加了超声定位的可能性。

肠壁的层次在超声检查中形成了一种称为肠道特征的特征性表现，其中通常可以看到多达5层的结构（图18.14）。第1、3、5层为高回声，第2、4层为相对低回声。

研究人员通常描述经腹和内镜超声成像中可见的5个主要层面（表18.3）。最里面的浅表黏膜层反射性强，直接接触腔内容物，内衬有许多褶皱的上皮，增加了吸收面积，使黏膜层呈高回声。下一层为深黏膜层、黏膜肌层，相对于黏膜层呈低回声。与深黏膜层相比，其下

方的黏膜下层表现为高回声，并且在结缔组织中包含血管和淋巴管道。第4层为固有肌层，相对于黏膜下层呈低回声，包含环状和纵向纤维肌带，有助于向前移动肠内容物（蠕动）。浆膜是一层薄而疏松的结缔组织，被最外层的单层间皮细胞或覆盖腹膜内肠袢的浆膜脂肪包围，因此与相邻结构相比呈高回声。

在肠道扩张时，肠壁的平均总厚度为3 mm，如果未扩张，则平均总厚度为5 mm。壁厚达7 mm通常被视为正常上限。

小肠可能出现塌陷或含有液体、黏液、气体或其他可见的内容物。由于其环状皱襞，空肠全长表现为阶梯样。回肠在向盲肠走行的过程中表现为管腔更窄、肠壁更光滑。

大肠具有相似的表现，区别在于其主要固定在腹膜后间隙结肠旁沟内并可见结肠袋。

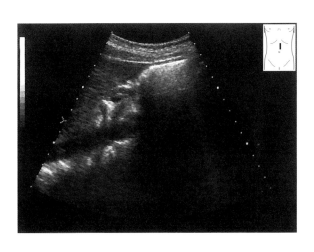

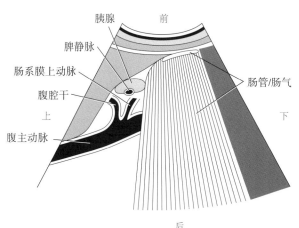

图18.13　肠道。腹正中稍左侧的矢状断面扫查图像显示被充气的肠道覆盖的显示不清的腹主动脉长轴断面

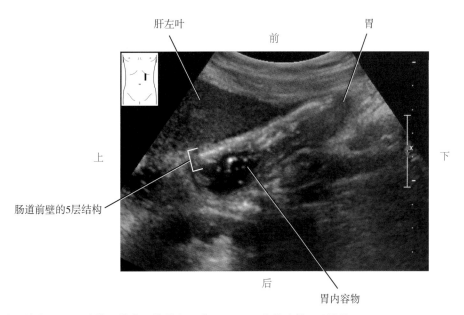

图18.14　肠道特征性表现。肠道特征性表现的纵向图像显示了肠道前壁的5层结构

表18.3	肠道特征性表现	
层次	名称	回声
最内层	黏膜层	高回声
第2层内层	深黏膜层（黏膜肌层）	低回声（与黏膜层、黏膜下层和浆膜层比）
第3层中间层	黏膜下层	高回声（与深黏膜层和固有肌层比）
第4层外层	固有肌层（环肌层和纵肌层）	低回声（与黏膜下层和浆膜层比）
第5层最外层	浆膜层	高回声（与相邻的结构比）

食管

通常在正中线左侧的矢状扫查平面图像的食管胃（EG）结合处可见食管，其中包括腹主动脉的纵断面（图18.15）。食管表现为靶环样，被膈脚围绕；位于主动脉前方；沿着肝左叶的后面走行。正常食管壁厚约5 mm。在颈部，可以在甲状腺左叶的后方看到食管，通常通过其靶环样的表现来识别（图18.16）。排空的肠袢也是靶环样的表现：中心呈大小不同的高回声，周围为薄的低回声。

胃

胃通常可以通过其位于肝左叶游离缘和脾前方之间的特征位置来识别。胃壁正常厚3～5 mm（±1 mm）。塌陷的胃窦位于胰腺前方（图18.17），平均约13.8 mm。

胃底和左侧膈肌之间分离提示膈下间隙存在病变，如脓肿。胰腺大的占位会使胃向前或向上移位。胃后移很可能是由肝左叶增大引起的，因为该叶是胃前方唯一的结构。脾大往往使胃向内侧移位。

充满液体的胃表现为伴有明亮壁的无回声，因此可能与左上腹假性囊肿等囊性肿块相似（图18.18）。超声显示蠕动性有助于识别肠道，从而将其与囊性肿块区分开来。

小肠

十二指肠球部与胆囊和近结肠肝曲的横结肠毗邻。位于胰头的前外侧。十二指肠、胆囊和门静脉汇合处形成一个三联体有助于定位胰头。然而，十二指肠中的气体可能与胰腺的占位性病变或假性肿瘤或充满结石的胆囊相似（图18.19）。

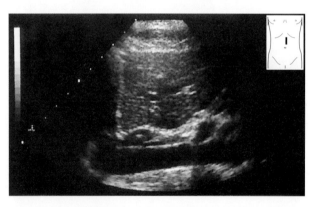

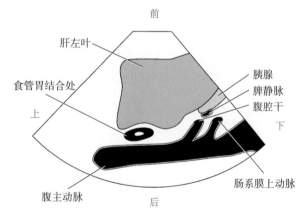

图18.15 食管胃结合处。腹正中左侧的矢状断面扫查图像，显示腹主动脉前方的食管胃结合处

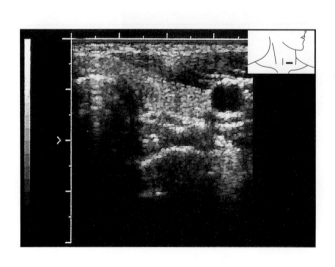

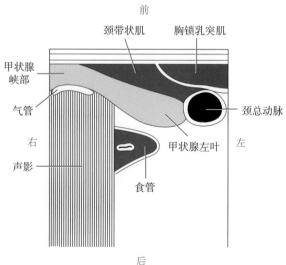

图18.16 食管。颈正中稍左侧横断面扫查图像显示位于甲状腺左叶后方的食管横断面

扩张的胆囊可使外上方的十二指肠球部和十二指肠降部凹陷。十二指肠水平部是唯一一段延伸到SMA和SMV后方的肠管。空肠的近端位于胰体和胰尾的下方，左肾的前方（图18.20）。

大肠

腹部纵切面上可以显示塌陷的横结肠，位于胰腺和胃的下方（图18.21）。在整个走行区均位于前腹壁下方，经过左肾前方向下弯曲走行形成结肠脾曲（图18.22）。

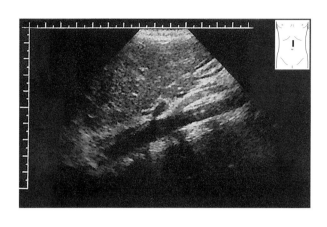

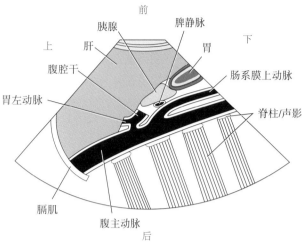

图18.17 胃。腹正中偏左侧腹部矢状断面扫查图像显示位于胰腺前下方塌陷的胃窦

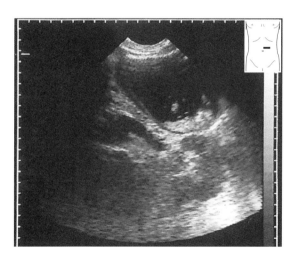

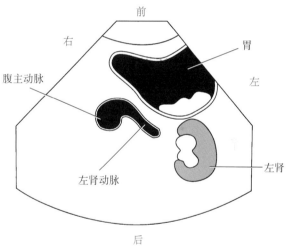

图18.18 胃。腹正中偏左侧食管横断面扫查图像显示位于左肾前方充满液体的胃

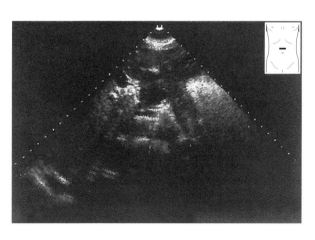

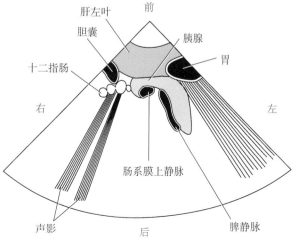

图18.19 十二指肠。上腹正中横断面扫查图像显示位于十二指肠内的气体与胆囊内的结石或胰头的肿物表现相似

结肠右曲在肝右叶的下方且低于脾下方的结肠左曲。如果结肠右曲（肝曲）充满气体，可能会产生类似胆囊疾病的伪影，而结肠左曲（脾曲）可能类似左肾。

乙状结肠位于髂外血管和骶骨的前方。在女性，乙状结肠位于子宫中部和基部以及阴道上部的后方（图18.23）。在男性，乙状结肠位于膀胱后方（图18.24）。无论哪种性别，都能在膀胱上方看到乙状结肠。

直肠位于女性子宫下段和阴道的后面，覆盖其前方的腹膜延伸至子宫表面，形成了直肠子宫陷凹，也称为道格拉斯腔。直肠位于男性的前列腺、精囊腺和膀胱的后方；男性和女性骨盆的提肛肌的前方（图18.25）。

超声表现

超声有助于通过显示肠壁及其层次来缩小肠道疾病的鉴别诊断范围。

- **肠壁增厚：**最常见的肠道疾病特点为弥漫性、环形或节段性。浸润、炎症、水肿或肿瘤生长均可有肠壁增厚，从而使超声识别到病变过程。肠壁增厚的原因包括幽门狭窄、血肿、肠套叠、肿瘤、阑尾炎和水肿。黏膜下水肿伴增厚表现为肠壁回声减弱。

- **肿瘤：**可能表现为低到中等回声。胃病变的鉴别诊断可能包括胃腺癌、淋巴瘤、白血病、克罗恩病、肠套叠和转移。最常见的结肠癌是原发性腺癌，尽管平滑肌肉瘤、转移瘤和淋巴瘤也有报道。恶性病变常与成人肠套叠病例有关，其75%以上位于小肠。

- **肠溃疡：**由炎症引起。水肿主要积聚在疏松结缔组织中，可能是肠壁炎症的第一个征象（图18.26）。深层或黏膜下炎症，例如克罗恩病，会导致肠壁增厚。据

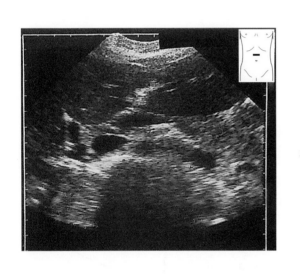

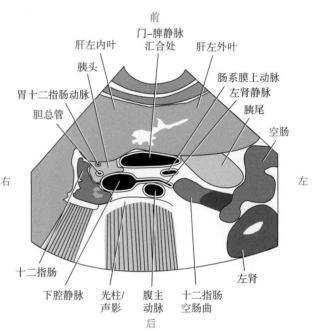

图18.20 十二指肠空肠曲。上腹正中横断面扫查图像显示位于胰体和胰尾后方的十二指肠空肠曲。空肠位于左肾前方

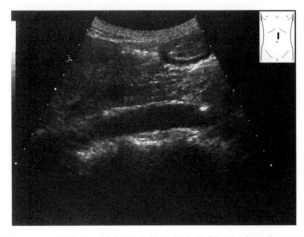

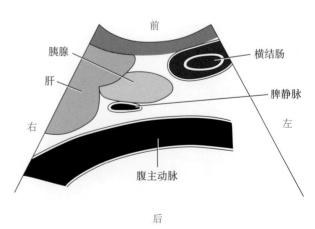

图18.21 横结肠。腹部正中偏左侧矢状断面扫查图像显示压缩的横结肠部分。横结肠的横断面位于主动脉纵断面的前方和胰腺横断面的下方

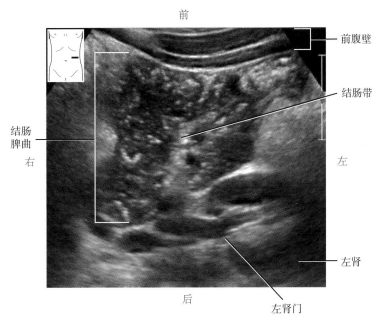

图18.22　结肠脾曲。横结肠走行于前腹壁后方和左肾前方，然后向下弯曲形成脾曲

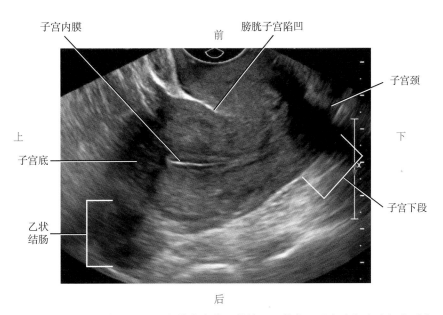

图18.23　乙状结肠。如这张经阴道超声图所示，女性患者的乙状结肠可能位于子宫底部和中部的后方

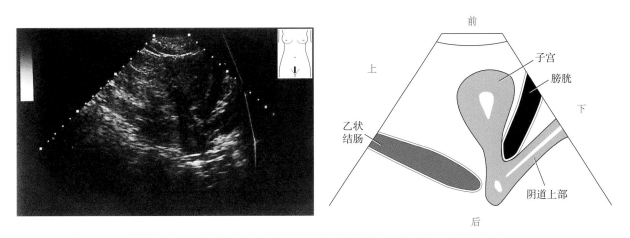

图18.24　乙状结肠。女性骨盆正中矢状断面扫查图像显示乙状结肠纵断面，位于子宫和阴道上方

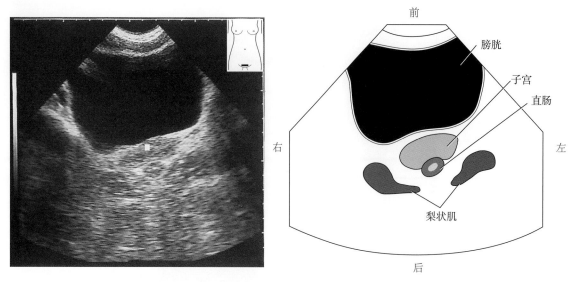

图 18.25　直肠。女性骨盆正中横断面扫查图像显示位于子宫后方、梨状肌前方的直肠横断面

报道，口服造影剂检查来定位和显示克罗恩病患者的肠壁内和肠壁外病变效果良好。在炎症、淋巴瘤、水肿、肿瘤和肠套叠的超声图像上可观察到肠壁呈同心样局灶性增厚，表现为周边回声低、厚度均匀，中心回声高，纵切呈管状（假肾征），横切呈圆环状（炸面圈征）。

　●　肠套叠：当近端肠段（称为套入部）内陷到远端肠段（称为鞘部）腔内时发生的肠道异常。发生肠套叠时，套进内部的肠系膜血管受压和成角会导致绞窄性肠梗阻。尽管肠套叠更常发生于儿童，在 5～9 岁儿童中发病率最高，但在儿童或成人中也可能存在潜在的异常。在年龄较大的儿童中，梅克尔憩室、重复畸形囊肿、肠息肉和淋巴瘤及囊性纤维化与肠套叠有关。在成人中，肠套叠更常见于恶性病变。良性结肠肿瘤如脂肪瘤或息肉以及结肠或阑尾的炎症性疾病也可能导致肠套

叠。在所有病变中，认为是蠕动推动着腔内肿块向前并拖拽附着的肠壁部分。

　●　浆膜炎：可能会使肠道凹陷或移位。阑尾炎可对盲肠产生这种影响。正常肠袢有蠕动性和可压缩性；发炎的阑尾不会出现蠕动，也不能被压缩。正常的阑尾很少能看到，偶尔在瘦弱患者中或周围是腹水时。阑尾粪石和阑尾周围脓肿也可以被探及。

　　肠道的大多数疾病在发展过程中都会导致病变肠段僵硬，可压缩性差，蠕动减弱。逐级加压技术由 Puylaert 首次提出，用于评估不可压缩的肠道，包括使用线阵高频探头，适当加压赶走肠道内的气体。超声通常用作急诊评估右下腹疼痛的初步检查以排除急性阑尾炎。不可压缩的盲端管状结构的外壁到外壁直径 > 6 mm，长轴无蠕动，横断面显示靶状表现提示阑尾炎，

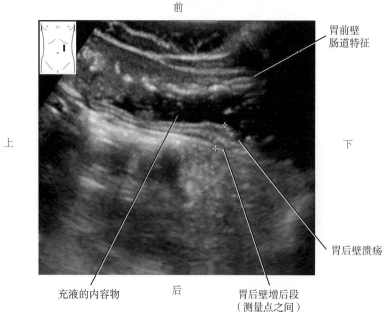

图 18.26　溃疡。胃后壁溃疡的经腹超声图像。溃疡位于下方

特别是血流多普勒显示壁上血流信号增加时，通常称为火环征。

- 可以使用凸阵探头探查成人阑尾（图18.27）；然而，更常推荐的是使用线阵5～7 MHz频率的探头进行腹部扫查。先在右下腹纵切扫查，找到高回声的右侧髂前棘，其内侧是右侧髂总动静脉。此时在该处逆时针转动探头可帮助显示末端回肠，可能表现为第一个从内到外的肠袢。在这个水平上，用逐级加压技术缓慢地向上和向下扫查有助于识别阑尾。阑尾的底部可见于盲肠的深缘，盲肠是位于回肠末端侧面的近段大肠。

- **肠扩张**：发生在肠梗阻时。肠梗阻导致肠袢麻痹。受累的肠段蠕动减弱，使气体积聚在麻痹的肠袢中。局限性肠梗阻通常发生在炎症附近。

- **肠梗阻**：阻止气体通过胃肠道并在梗阻肠段的近端积聚。梗阻远端的肠道张力低。

- **狭窄**：在某些情况下，口服造影剂可能有助于显示空肠和回肠狭窄。研究人员发现，250～800 ml聚乙二醇溶液在约30分钟后到达回肠末端，一旦造影剂流入盲肠，就可以尝试对小肠进行逆行检查。

- **肠道旋转不良**：可以通过多普勒成像进行评估。肠旋转不良常与肠系膜上动静脉的位置不良、静脉曲张及血流方向有关。胃左静脉或冠状静脉是最常见的门体侧支循环。胃左静脉的正常血流方向是流向脾静脉和门静脉汇合处，但在大多数伴有食管静脉曲张的门静脉高压病例中，血流反向并朝向头侧。多普勒血流检查也可用于评估流向肠壁的血流以评估缺血，从而排除坏死。

- **食管和胃部病变**：用超声内镜评估；包括静脉曲张，通常位于食管胃交界处、壁内肿瘤和消化性溃疡，通常表现出肠壁全层增厚。内镜检查也可用于食管、胃和直肠的一般评估。食管壁的正常厚度约为3 mm，可显示5层（图18.28，图18.29）。

- 内镜超声引导作为血管疗法治疗胃肠道出血的辅助干预措施正在研究中。内镜超声检查还可以显示胃肠道恶性肿瘤直接浸润到相邻软组织和内脏周围腺病。经

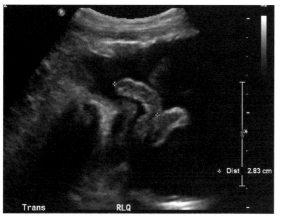
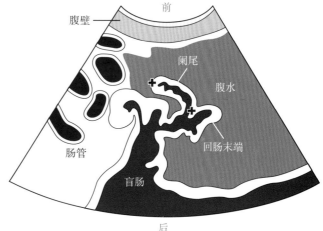

图18.27 阑尾。有腹水的患者中清晰可见阑尾在盲肠深缘和回肠末端外侧

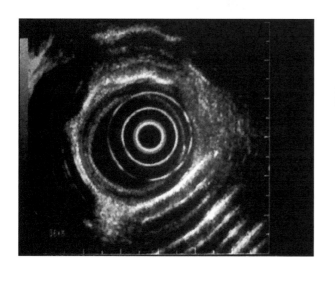
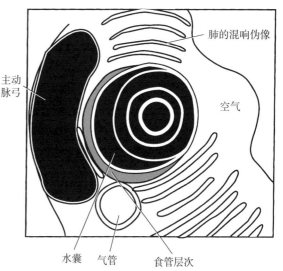

图18.28 食管。食管上段的内窥镜切面，显示管壁层次。资料来源：由Vanderbilt医疗中心，Wui Chong MD提供

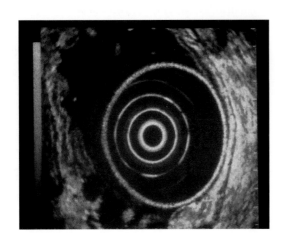
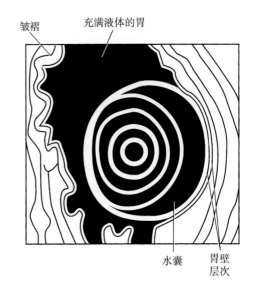

图18.29　**胃壁的层次。**胃的内镜切面，显示5层可识别的壁层次。资料来源：由Vanderbilt医疗中心，Wui Chong MD提供

直肠超声内镜检查通常用于对先前检测到的癌症识别和分期。对于直肠癌的术前分期，直肠内超声被认为至少与CT一样准确。在比较CT与直肠内超声检查的研究中，超声在评估浸润深度和淋巴结受累方面比CT和直肠内超声更具优势。在女性中，经阴道超声被认为是直肠内超声检查的重要辅助手段，可用于直肠癌分期和直肠狭窄或高位或低位肿瘤的定位。

正常变异

● **梅克尔憩室：**产前卵黄柄（卵黄管）的残留从回肠一侧突出。憩室长5～25cm，由腹膜皱襞连接。2%～3%的人有梅克尔憩室。

参考图表

相关医师
● **胃肠病学家：**专门治疗胃肠道疾病，包括胃、小肠和大肠、胆囊和胆管。
● **内科医师：**专门研究内脏器官的生理和病理，诊断和治疗这些器官的疾病。
● **肿瘤学家：**专门研究和治疗肿瘤和恶性肿瘤。
● **儿科医师：**专门指导儿童的发育；关注儿童疾病的预防和治疗。
● **外科医师：**利用手术方式来治疗疾病、创伤和器官畸形。
● **直肠科医师：**治疗结肠、直肠和肛门疾病。
● **耳鼻喉科医师：**专门从事耳、鼻、喉疾病和损伤的诊断和治疗。
● **放射科医师：**专门从事和解释胃肠道的放射学诊断检查。

常用诊断检查
● **计算机断层扫描（CT）**
腹部：使用口服和静脉造影剂的计算机轴向断层扫描显示小肠和大肠的优越的可视化。
胸腔：胸部CT平扫或增强扫描对于确定颈部癌症是否已转移到肺部很有用。多层螺旋CT系统提高了显示肺部小结节的灵敏度。
颈部：颈部CT平扫或增强扫描对吞咽困难或疑似口咽肿瘤患者的影像学检查很有用。在某些情况下，水溶性造影剂优于硫酸钡造影剂。
肠造影：多排CT（MDCT）扫描用于显示小肠黏膜。患者在成像前必须饮用大量（1350 ml）0.1%硫酸钡。如果怀疑胃肠道出血、小肠肿瘤或慢性缺血，患者可行双相对比增强多排CT（MDCT）检查。
结肠造影（虚拟结肠镜检查）：结肠的2D和3D图像是使用MDCT以及口服造影剂和大肠气体膨胀的结合生成的。高分辨率三维图像模拟光学内镜的表现。这项技术需要仔细清理大肠并扩张结肠。残留的粪便可能会导致类似于钡灌肠的问题，因为它们可能类似息肉或肿块。三维腔内图像用于确认肿块的存在并增加诊断信心。
SPECT和PET CT：SPECT指单光子发射计算机断层扫描，PET指正电子发射断层扫描。这是一种核成像技术，它将CT扫描仪和伽马照相机结合起来，使用少量注入体内的放射性核素。这些物质通过识别核图像中的代谢活动区域，充当疾病的生物标记或解剖标志。与CT和MRI不同，这些图像提供了详细的代谢和功能信息。这些扫描产生三维图像，通常用于评估头颈部癌症。检查由核医学医师执行，并由放射医师解读。

　　腹部X线片：该片用于评估腹腔内容物的骨骼和软组织密度。充满液体的肠袢可被视为管状密度。评估肠道气体模式并与正常气体模式进行比较。可以识别充满空气的胃、部分小肠和部分结肠。检查由放射技师进行并由放射科医师解释。

　　上消化道检查（吞钡）：上消化道检查是一组用于评估从食管到小肠的胃肠道的透视和放射检查。透视可观察管道的实时运动。造影剂用于增加胃肠道的密度，从而使解剖结构和黏膜细节可视化。硫酸钡最常用于这些检查。碘化造影剂是另一种用于使管道混浊以获得最佳可视化的制剂。按压和触诊是放射科医师使用的技术，他们进行和解读透视检查。放射技师通过调整设备控制、供应足够的胶片、准备介质及提供患者护理和定位来协助医师。这些检查包括以下内容：钡餐和小肠钡剂。

　　改良吞钡法：使用硫酸钡作为摄入的化合物检查口腔后部、喉咙、食管和胃的X线片。该程序通常用作吞咽困难患者的初始成像，以识别影响吞咽的疾病，观察食管静脉曲张、食管裂孔疝、胃食管反流病（GERD）、食管异常狭窄、食管或咽部痉挛，并评估放射治疗的效果。

　　双相/单相食管造影：食管造影检查是专门针对食管的透视检查。与其他上消化道系列检查一样，它使用透视、钡剂和X线。它也称为吞钡X线检查。

　　上消化道内镜检查（EGD）：上消化道内镜检查用于诊断和治疗适应证。患者经过适当准备后，内镜被放置在镇静后的患者喉中并吞下。内镜通过食管进入胃和十二指肠，并直观看到消化道。摄影、细胞学和活检取样补充了该检查，该检查通常由胃肠病学家进行和解读。

　　钡剂灌肠：类似于上消化道摄影，只是检查的是结肠。透视过程中使用单个或双个造影剂。将硫酸钡注入清洁的直肠并进行X线检查。该检查也用于治疗非绞窄性肠套叠的儿童。放射科医师进行并解释检查。放射技师协助医师。

　　结肠镜检查、乙状结肠镜检查、肛门镜检查：进行这些检查是为了进一步评估先前通过钡剂灌肠确定的异常。结肠镜检查，对镇静患者进行直肠检查，然后插入结肠镜。注入空气门，器械通过结肠移动到盲肠和回肠末端。诊断评估包括显示结构、摄影和活检或切除病灶。乙状结肠镜检查与肛门镜检查（使用较小的探头检查肛周区域和直肠远端）相似。这些检查由胃肠病学家进行和解读。

　　锝-99m闪烁显像：锝-99m是一种放射性核医学药物核素，用作示踪物，发射的伽马辐射被捕获以生成二维图像。发射出的伽马射线的光子能量为140 keV，生物半衰期为1天，因此在保持低辐射暴露的同时，它对成像程序很有用。闪烁显像使用这些放射性药物，并通过称为伽马照相机的探测器捕获发射的伽马辐射。这种检查在评估胃肠动力和食管反流方面很有用。

实验室检查

检查	正常值	升高	下降
肝功能检查			
CO₂	A：19～24 mmol/L V：22～26 mmol/L		严重腹泻
癌胚抗原（CEA）（P）	0～6.25 mmol/L	炎性肠道疾病	
胆固醇（S） 总胆固醇 高密度脂蛋白胆固醇（P） 低密度脂蛋白胆固醇（P） 极低密度脂蛋白胆固醇（P）	37.5～62.5 mmol/L 7.25～19.25 mmol/L 15.5～46.25 mmol/L 0～10 mmol/L		癌症、脂肪吸收不良
脂质（S） 总脂质 胆固醇 甘油三酯 磷脂 脂肪酸	100～200 mmol/L 37.5～62.5 mmol/L 2.5～47.5 mmol/L 37.5～95 mmol/L 2.25～3.75 mmol/L		脂肪吸收不良
氯化物（Cl⁻）（U） 钾（K⁺）（U） 钠（Na⁺）（U） 粪便 脂肪 氮 尿胆素原 重量	110～254 mmol/24 h 25～100 mmol/L 75～200 mg/24 h ＜5 g/d 100g脂餐的患者 ＜2 g/d 40～280 mg/24 h ＜200g/d		幽门梗阻、腹泻 腹泻、吸收不良 腹泻

注：A.动脉；P.血浆；S.血清；U.尿液；V.静脉

血管

血管	......的分支	供应
动脉系统		
食管动脉	降胸主动脉	食管
甲状腺下食管支	锁骨下动脉	食管
左膈下食管支	腹主动脉	食管
胃左动脉	腹腔干	胃
胃右动脉	肝动脉	胃、十二指肠
胃短动脉（短血管）	脾动脉	胃
胃十二指肠动脉	肝动脉	胃、十二指肠
十二指肠上动脉	胃十二指肠动脉	十二指肠
右胃网膜动脉	胃十二指肠动脉	胃、大网膜
左胃网膜动脉	脾动脉	胃、大网膜
胰十二指肠上动脉	胃十二指肠动脉	胰腺、十二指肠
胰十二指肠下动脉	肠系膜上动脉	胰腺、十二指肠
肠系膜上动脉	腹主动脉	肠道中段
肠系膜下动脉	腹主动脉	肠道下段
右结肠动脉	肠系膜上动脉	大肠
结肠中动脉	肠系膜上动脉	横结肠
回结肠动脉	肠系膜上动脉	盲肠、升结肠、回肠、阑尾
左结肠动脉	肠系膜下动脉	降结肠
乙状动脉	肠系膜下动脉	乙状结肠

血管	......的分支	供应
静脉系统		
痔动脉	肠系膜下动脉	直肠、肛管、肛门
直肠上动脉	肠系膜下动脉	直肠
食管静脉	奇静脉	食管
胃左静脉	脾静脉	胃、食管
胃右静脉	门静脉	胃
肠系膜上静脉	门静脉	肠道中段
肠系膜下静脉	脾静脉	肠道下段
门静脉	肝	胃肠道
左胃网膜静脉	脾静脉	胃、大网膜
右胃网膜静脉	肠系膜上静脉	胃、胰腺
胰十二指肠静脉	脾静脉	胰腺、十二指肠
回结肠静脉	肠系膜上静脉	肠道
右结肠静脉	肠系膜上静脉	结肠
中结肠静脉	肠系膜上静脉	结肠
左结肠静脉	肠系膜下静脉	乙状结肠
痔上静脉	肠系膜下静脉	直肠、肛管、肛门
直肠上静脉	肠系膜下静脉	直肠

影响的化学物质
无。

第19章

男性盆腔：前列腺和精囊超声

CHERYL B.GRANT

目标

- 描述前列腺和精囊的位置。
- 描述前列腺和精囊的大小。
- 掌握前列腺和精囊的大体解剖。

- 描述前列腺和精囊的超声表现。
- 确认相关医师、诊断检查和实验室值。

关键词

中央区——前列腺四区之一；约占20%腺体，位于膀胱和精囊腺上缘，射精管穿过此区。

直肠膀胱膈（Denonvilliers筋膜）——两层筋膜将前列腺与直肠分开。

输精管——两个肌性管道之一，每一个与对应的精囊结合形成射精管。

射精管——穿过前列腺的两个管道，流入前列腺尿道。

纤维肌肉基质区——前列腺的前部和最小部分；位于前列腺部尿道前方。

腺体区——前列腺后部和最大的部分。包括4个区：外周区、中央区、移行区和尿道周围组织。

肛提肌——支持前列腺侧面的肌肉。

闭孔内肌——支持前列腺侧面的肌肉。

外周区——四区中最大的（70%）一个，或构成前列腺后腺部分；占据前列腺部远端尿道的外侧和后方区域。

尿道周围腺区——前列腺腺体部分四区之一；组成的组织衬于前列腺部近段尿道。

前列腺——围绕膀胱颈部和男性尿道的腺体。为精液提供分泌物。

前列腺部尿道——被前列腺包围的男性尿道部分。与膀胱相邻。

精液——含有精子和与男性泌尿生殖道相关的腺体分泌物的液体。

精囊——位于膀胱底部的成对腺体，与前列腺相连。它们排入输精管（输精管）的远端以形成射精管。它们是复杂的袋状结构，可分泌富含果糖的碱性黏稠液体，有助于精子活力。

移行区——前列腺四区之一；仅占前列腺腺体5%左右。有两个叶，位于前列腺部近段尿道的侧面，精阜的上方。该区域与后侧方的中央区相邻，在前方与纤维肌肉基质区相邻。

精阜——靠近前列腺中心的区域；靠近射精管连接前列腺部尿道的区域。

正常测量值

解剖	测量值
精囊	长约5 cm，宽<1 cm
前列腺	长约3.8 cm，前后径3 cm，宽约4 cm

本章涵盖了前列腺和精囊腺，位于男性骨盆以构成男性泌尿生殖系统（表19.1）。其他泌尿生殖结构，如阴茎和阴囊，将在第28章讨论。输尿管、膀胱和相关肌肉和血管在第15章讨论。图19.1显示男性骨盆的横断面。

位置

前列腺

前列腺位于膀胱下方，周围为近段尿道。前列腺位于耻骨联合后面，并通过两层称为直肠膀胱膈（Denonvilliers筋膜）的组织与直肠分开。前列腺侧面由闭孔内肌和肛提肌支撑。

精囊

精囊位于膀胱后方，前列腺稍上方。每一个精囊稍向内指向膀胱尖部，输尿管的内侧。

大小

前列腺

前列腺重约20 g。正常测量值宽约4 cm，前后径约3 cm，长约3.8 cm。与大多数其他器官不同，前列腺不随年龄增长而萎缩，前列腺有时会因为良性改变、感染、恶性肿瘤或其他原因而增大。

精囊

每侧精囊的测量值长约5 cm，宽<1 cm。

大体解剖

前列腺

前列腺是一个圆锥形线体，有中心结构和前列腺部尿道。圆锥形的尖部（或顶部）为前列腺的下缘，为尿道提供出口。前列腺的底部是上表面，与膀胱相邻。两个射精管穿过前列腺，射精管在前列腺的后缘进入前列腺，斜向前行，汇合在靠近精阜的前列腺尿道部，这个区域靠近前列腺的中央部分。

前列腺由前方小的纤维肌肉区（基质区）和后方大的腺体区组成。前方的基质区位于前列腺尿道部的前方，一般缺少临床意义，因为大多数病理状态发生在腺体区。前列腺的后腺部分被描述性分为组成的区域，将腺体前列腺划分为区可能是最有用的成像方式。腺体前列腺内有4个区域：外周区、中央区、移行区和尿道周围腺区。外周区（P区）和移行区（T区）是前列腺最易辨别的区域。

表19.1　男性骨盆结构的超声位置

	前列腺	精囊	睾丸	附睾
位于前方	直肠			
位于后方	腹膜、耻骨联合	膀胱		白膜、鞘膜、睾丸、阴囊、皮肤
位于上方		前列腺		睾丸
位于下方	膀胱（近端尿道）、射精管、精囊			
位于内侧	闭孔内肌、肛提肌	右侧和左侧输尿管		
位于左侧				
位于后侧				

	尿道海绵体	阴茎海绵体	阴茎海绵体动脉
位于前方		阴茎海绵体动脉	
位于后方	皮肤	尿道海绵体、阴茎海绵体动脉、皮肤	
位于上方			
位于下方			
位于内侧	阴茎海绵体		阴茎海绵体
位于左侧		阴茎海绵体动脉	
位于后侧		阴茎海绵体动脉	

外周区最大，约占腺体前列腺的70%。该区域占据了前列腺部远段尿道的外侧和后方区域。中央区形成腺体前列腺的20%，位于与膀胱和精囊的上缘。射精管穿过这个区域。移行区仅占腺体前列腺的5%，并且有两个叶，位于前列腺部近段尿道的侧面，精阜的上方。移行区在后面和侧面与中央区相邻，前方与基质区相邻。排列在前列腺部近段尿道上的组织形成了尿道周围腺区。图19.2A显示了冠状断面中的前列腺区域解剖结构；图19.2B显示了矢状断面中的前列腺解剖结构。前列腺被一个由致密纤维组织和平滑肌组成的薄囊包围。该囊与前列腺部尿道的肌肉层相连。前列腺尿道被精阜（靠近前列腺中心的区域）分为近段和远段部分。这些近段和远段在精阜处形成约35°。

精囊

精囊是成对的腺体，每个腺体都被结缔组织包裹。在结缔组织下面是一层薄的平滑肌，围绕着黏膜下层和黏膜。精囊是回旋的袋状结构，注入输精管的远端以形成射精管。

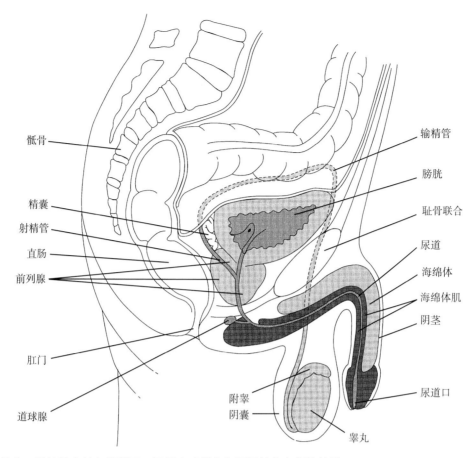

图19.1　男性骨盆。男性骨盆的矢状断面，显示生殖器官与周围结构之间的关系

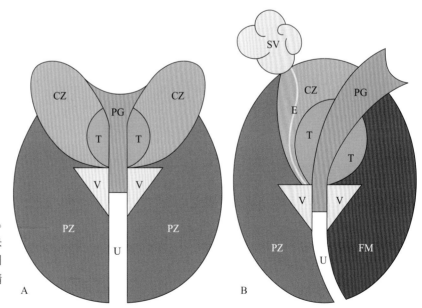

图19.2　A.前列腺区域解剖冠状断面。B.前列腺区域解剖矢状断面。CZ.中央区；E.射精管；FM.基质区；PG.尿道周围腺体组织（或区）；PZ.外周区；SV.精囊；U.前列腺部尿道；V.精阜；T.移行区

生理学

男性生殖系统最重要的功能是产生精子或男性生殖细胞，但是没有附属器官的分泌物，精子就无法存活并完成生殖过程。前列腺和精囊分泌有助于精子活力的碱性液体。前列腺产生和分泌的液体可以中和阴道、子宫和输卵管的酸性环境，在此发生卵子受精，占精液体积的13%～33%，由精子、前列腺和精囊的分泌物及与男性泌尿生殖道相关的其他腺体组成的液体。精囊分泌富含果糖的黏性液体，约占精液体积的60%。前列腺和精液分泌物通过许多导管输送到前列腺部尿道。液体通过远段尿道经阴茎排出体外，最后通过外尿道口排出。

超声表现

前列腺和精囊

精囊和前列腺的超声可以通过充盈膀胱经腹探查（图19.3A、B）或经直肠（图19.4）探查。

适合扫查精囊和前列腺，因为探头与感兴趣区非常经腹探查的方法只用来估计腺体大小（图19.3C），因为大多数病理表现都不能很好地显示。经直肠方法更接近。

经直肠超声中，精囊显示为低回声结构。横断面扫查图像显示的是长轴（图19.5）断面。正常精囊应当表现为大小和形态对称、均质的回声。

在矢状断面扫查中，精囊的横断面显示为低回声、卵圆形结构，位于前列腺的上方（图19.6）。

在横断面扫查图像中，正常的前列腺在近基底部

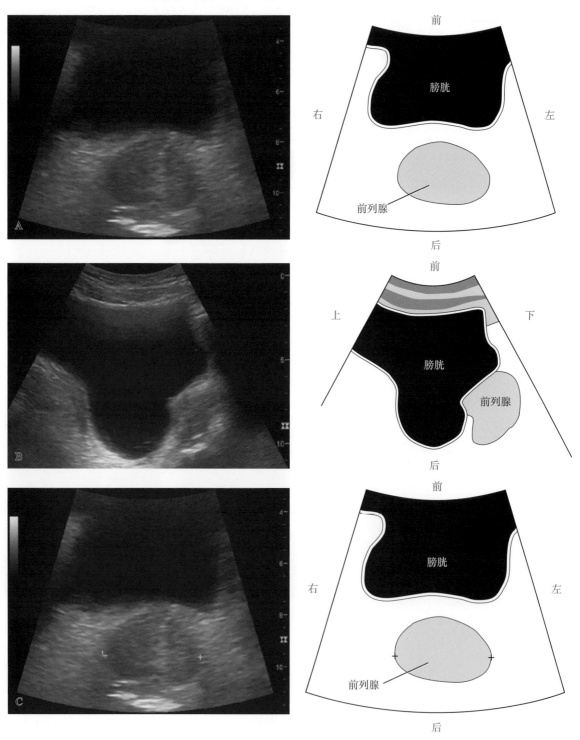

图19.3　A.横向断面扫查图像，前列腺经腹图像。B.矢状断面扫查图像，前列腺经腹部正中线图像。C.横断面扫查图像的宽度测量；前列腺经腹图像

（上方）表现为半月形，越靠近尖端（下方）越呈圆形。相对于正常精囊呈高回声。位于前列腺前部和中线的低回声区域代表尿道周围组织和基质区。在正常前列腺中，不能单独区分中央区和移行区，相比之下，外周区可能表现为高回声和均质性。外周区占据腺体的后部和侧部（图19.7）。

尿道周围组织相对于尿道周围结构表现为低回声，可能与纤维肌性基质难以区分。纤维肌性基质位于前部，与周围结构相比也表现为低回声。正常情况下外周区应表现为均质的稍高回声。

前列腺在超声上表现为不均质的中等回声（图19.8）。正常的前列腺应表现为形态和大小对称。

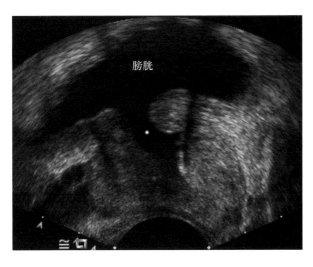

图19.4 矢状断面扫查图像；前列腺经腹部正中线图像

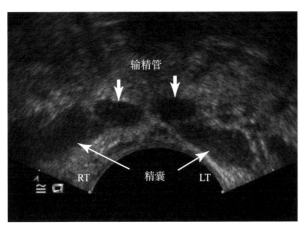

图19.5 横断面扫查图像；经直肠图像显示精囊的长轴断面

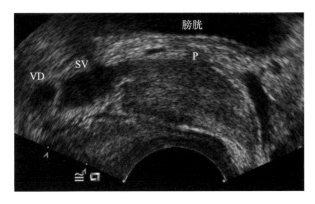
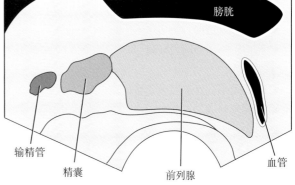

图19.6 矢状扫查断面；经直肠图像显示前列腺和精囊的关系

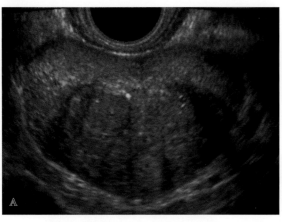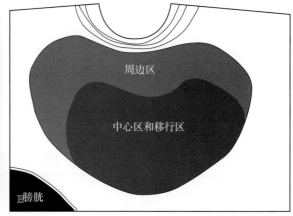

图19.7   A.横断面扫查图像；前列腺的经直肠图像显示分区解剖。B.另一个横向扫查断面；前列腺的经直肠图像显示分区解剖

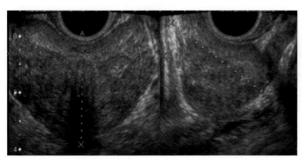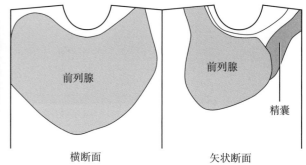

图19.8   横断面和矢状断面扫查图像；经直肠图像的不均质、中等回声的前列腺。资料来源：由Ultrasoundpaedia.com提供

超声应用

前列腺

- 大小和实质回声。
- 前列腺炎（感染性）。
- 肿物。
- 良性前列腺增生（BPH）的评估。
- 直肠指检结果的相关超声表现。
- 超声相关的血清前列腺特异性抗原（PSA）评估。
- 评估前列腺癌的包膜外扩散。
- 术后经尿道前列腺切除术（TURP）的评估。
- 超声引导活检前列腺病变。

精囊

- 评估大小、对称性和实质回声。
- 排除囊肿或结石的存在。
- 炎症过程。
- 先天性异常。

相关图表

相关医师
● **泌尿科医师**：专门从事男性泌尿生殖道和女性泌尿系统的外科疾病。

常见的诊断检查
● **磁共振成像（MRI）**：一种非侵入性成像方式，在识别软组织结构方面非常有用。由放射技师进行并由放射科医师解释结果。 ● **超声检查**：作为评估男性泌尿生殖系统结构的一种方法，超声检查仅次于泌尿科医师对前列腺的直接触诊。

实验室检查
● 血清前列腺特异性抗原（PSA）：用于评估前列腺的功能。正常血清PSA＜4.0。血清PSA升高可能表明存在疾病，但对癌症没有特异性。

血管
无。

影响的化学物质
无。

第20章

女性盆腔

MARILYN PRINCE

目标

- 描述女性骨盆的解剖和超声表现。
- 描述女性骨盆解剖结构与相邻结构的关系。
- 描述骨盆肌肉和它们的超声表现。
- 描述女性生殖器官的生理。
- 描述子宫多变的位置及超声表现。
- 描述女性骨盆内的肠道位置。

关键词

附件——位于阔韧带后方的真性骨盆的区域。

子宫前屈——当膀胱排空，子宫颈和阴道成90°，子宫体和子宫底向前弯曲成一个大的角度，直到子宫底指向下方靠在子宫颈上。

膀胱子宫陷凹（anterior cul-de-sac）——子宫与耻骨之间的区域。

子宫前倾——当膀胱排空，子宫颈部和阴道成90°，子宫体和子宫底向前倾。

双角子宫——最常见的女性生殖道先天性畸形。超声表现为存在两个子宫内膜腔，在子宫颈水平相通。

子宫阔韧带——双层腹膜从子宫角延伸到骨盆侧面。它们并不是真正的韧带，只为子宫提供最小的支撑。

子宫颈——子宫低位的圆柱形部分，连接到阴道。

子宫体——子宫体部及子宫最大的部分，位于子宫底和颈部之间。

子宫颈内管——子宫颈管从子宫内膜腔内口延伸2～4cm到外口，与阴道穹窿相连。

子宫内膜腔——产道的近段部分，由子宫内膜形成。与子宫颈内管连续。

子宫内膜线——子宫内膜相对应的内膜面形成了子宫内膜腔，中心断面呈线性；超声成像呈薄的、高回声表现。

子宫内膜——子宫壁的最内层的黏膜层，与下方的阴道上皮和上外侧的输卵管黏膜连续。

雌激素——由卵巢产生的激素，可促进子宫内膜增殖或为可能的受精卵植入做子宫内膜准备。

子宫颈外口——伸入阴道穹窿的子宫颈管的一部分。

假骨盆（大骨盆）——描述骨盆入口（终线）上方和髂嵴下方的区域。

卵泡——包含未成熟卵子的卵巢包膜。卵子成熟的部位。

子宫底——位于子宫角水平的输卵管附着处之间的子宫最宽和最上段部分；与子宫体相连。

分级加压——缓慢而持续地为前腹壁及后腹壁之间的肠道加压。

髂嵴——髂骨的一部分，定义了盆腔的上界和侧界，是可触及的外部标志，有助于评估骨盆。

子宫颈内口——子宫颈管的一部分，连接或开口于子宫内膜腔。

峡部（子宫）——子宫缩窄的部分，该处子宫体与子宫颈相交或延续。

髂耻线——从耻骨联合到骶骨岬的假想线，是真骨盆和假骨盆的分界线。该平面的周长称为骨盆入口。

月经初潮——月经的开始。

月经——未妊娠子宫的子宫内膜每月脱落一次。

肠系膜——双层脏腹膜环绕肠管，并将肠管附着在后腹壁。

多产的——多胞胎。

子宫肌层——形成子宫主体的肌肉层。由不同的三层肌性纤维组成：外层纵向纤维，中层螺旋带，内层环形和纵向纤维；妊娠期间使子宫增大，分娩时肌肉辐射状收缩使胎儿娩出。

未产的——没有生育的。

排卵——卵泡破裂并释放成熟的卵子。卵泡形成后约第14天。

子宫旁组织——脂肪和细胞结缔组织围绕双层阔韧带及其包含的结构（输卵管、圆韧带、卵巢韧带以及子宫和卵巢的血管结构，位于每条阔韧带的两层之间）。

胎次——可存活胎儿的数量。

分娩——分娩的行为。

骨盆——轴向骨骼的一部分，通过腰骶椎将下肢与身体其他部分连接起来。

直肠子宫陷凹或道格拉斯隐窝（posterior cul-de-sac）——直肠和子宫之间的区域。

腰大肌——略呈三角形，位于人体垂直位。突起的成对肌肉起源于下胸椎的侧面，在下降到髂嵴时向前外侧走行。

耻骨联合——前方融合的髋骨（骶骨和尾骨是后路融合）。可触及的外部标志，有助于评估骨盆。

子宫后屈——当膀胱排空且子宫颈和阴道呈线性方向时，子宫体和子宫底弯曲成一个很大的后角，直到子宫底指向下方，与子宫颈相邻。

子宫后倾——当膀胱排空且子宫体和子宫底向后倾斜时，子宫颈和阴道的角度增加，使它们更加呈线性。

浆膜——覆盖子宫肌层并形成子宫外层的薄膜。

膀胱前间隙——将膀胱前壁与耻骨联合分开的间隙，通常充满额外的腹膜脂肪。

真骨盆（小骨盆）——骨盆入口（髂耻线）深处区域的描述性术语。

对大多数病例，超声成像是评估女性骨盆的优选影像学方法。通常超声检查时需要了解女性骨盆的正常解剖学知识和超声断层解剖。

女性骨盆内包含的器官有生殖道（子宫、阴道、输卵管）、卵巢、膀胱和盆腔结肠。盆骨形成了骨盆的外界，深部的骨骼肌形成其内界。

位置

包括真骨盆、假骨盆、盆骨、骨盆肌、骨盆韧带、骨盆间隙、生殖道（子宫、阴道、输卵管）、卵巢、膀胱、盆腔结肠。

盆腔是腹膜腔的一部分，自髂前上棘延伸到盆膈。围绕骨盆的区域描述为区和间隙。

（见第1章，图1.3）。骨盆的类环状结构围绕并保护肠道下部分、生殖器官、膀胱以及神经和循环系统的重要部分。

骨盆也可以用术语描述组成盆腔的、性连续的两个腔室：真骨盆和假骨盆。骶骨岬和髂耻线的任意分界标注为真骨盆和假骨盆。髂耻线是沿着骨盆内表面绘制的一条假想的弓形线——从前方的耻骨或耻骨联合到后方的骶骨岬——标注的平面将骨盆分为假骨盆与真骨盆（图20.1）。

● **真骨盆位置**　真骨盆（小骨盆）从髂耻线延伸到下方的盆膈。为碗状形态的腔，在骨骼框架内、向后和向下排列（图20.2）。膀胱、各种小肠袢、生殖道和卵巢都位于真骨盆内。

● **假骨盆位置**　假骨盆（大骨盆）是更上方的盆腔，从髂前上棘延伸到髂耻线。

● **骨盆骨骼位置**　骶骨、尾骨、髋骨（髂骨、坐

正常测量值			
解剖	长度/cm	宽度/cm	厚度/cm
阴道腔	9		
子宫颈管	2～4		
月经初潮前子宫	2.5	2	1
未经产子宫	7	4	3
多产子宫	8.5	5.5	4.5
输卵管	7～12		
成年卵巢	2.5～5.0	1.0～3.0	0.6～2.2
卵巢体积*		平均值/ml	
月经初潮前（3～15岁）		3.0（±2.3）	
月经期		9.8（±5.8）	
绝经期前		6.8	
绝经期后（1～5年后）		6.2（±2.7）	-4.0（±1.8）
绝经期后（10～15年后）		2.8（±2.1）	-2.2（±1.4）
注：*长度×宽度×厚度（高度）×0.523			

骨盆有3个描述性区域：右髂区、下腹部、左髂区

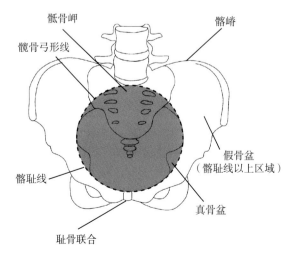

图20.1　真骨盆和假骨盆。髂耻线从骶骨岬沿髋骨的弓状线延伸至耻骨联合。真骨盆是髂耻线深处的区域。假骨盆是腹盆腔内高于髂耻线、低于髂嵴的区域

骨、耻骨）。

□ **骶骨和尾骨**　骶骨和尾骨构成脊柱的远端节段，形成盆腔的后界（图20.3）。

□ **髋骨**　髋骨围绕大部分盆腔，形成盆腔的侧缘和前缘。每个髋骨由髂骨、坐骨和耻骨之间的3个骨化中心融合而成。髋骨在后面与骶骨和尾骨连接，在前方的耻骨或耻骨联合处融合。髋骨的髂嵴定义了盆腔的最上缘。两个髂嵴和耻骨联合是可触及的外部标志，以评估骨盆（图20.3）。

● **骨盆肌肉位置**　腰大肌、假骨盆（髂腰肌、腹直肌、腹横肌）、真骨盆［闭孔内肌、梨状肌、骨盆膈肌（耻骨尾骨肌、髂尾肌、尾骨肌）］。

□ **腰大肌**　腰大肌是突出的成对肌肉，延伸并贯穿腹盆腔后壁，起源于下胸椎的外侧，在向着髂嵴下行时，向前外侧走行。

□ **假骨盆肌肉**　髂腰肌、腹直肌、腹横肌。

i. **髂腰肌**　腰大肌在髂嵴水平与髂肌汇合形成假骨盆的髂腰肌束。每侧髂腰肌沿髂耻线前方走行，跨过骨盆边缘附着在股骨小转子（图20.4）。

ii. **腹直肌**　大部分腹盆腔的前壁由腹直肌构成，腹直肌从第6肋和剑突向下延伸到耻骨联合（图20.5A）。成对的腹直肌由横向的腱划交织在一起，并包裹在腹直肌鞘中。腹直肌鞘与腹横肌在人体中线融合形成白线。

iii. **腹横肌**　腹横肌形成腹盆腔的前外侧边界。该肌肉群位于腹内斜肌和腹外斜肌的深处（图20.5B）。

□ **真骨盆肌肉**　闭孔内肌、梨状肌、盆腔膈［耻骨尾骨肌、髂尾骨肌（肛提肌）、尾骨肌］。

i. **闭孔内肌**　闭孔内肌起自髋骨的弓状线，平行于真骨盆的侧壁。这个三角形肌肉向下变窄以穿过坐骨小切迹。闭孔内肌附着在大转子的内侧。该肌的内表面被称为闭孔筋膜的坚韧膜层覆盖（图20.6）。

ii. **梨状肌**　梨状肌起自于真骨盆的最后面，沿着骶骨下部、子宫后方向前外侧走行，逐渐变窄以穿过坐骨大切迹。梨状肌附着在大转子的上面（图20.6）。

iii. **盆膈肌**　盆膈肌是一组位于真骨盆底部的骨骼肌并支撑盆腔器官（图20.7）。这些肌层由3对肌肉组成：耻尾肌、髂尾肌和尾骨肌。

□ **耻尾肌**：是盆膈肌最内侧前方的一对肌肉。这些肌肉从耻骨延伸至尾骨，围绕尿道、阴道和直肠。

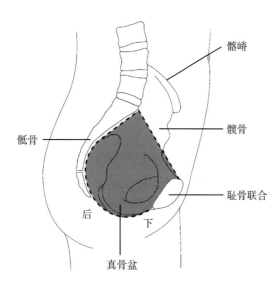

图20.2　真骨盆。真骨盆是一个碗状的腔，向后下倾斜

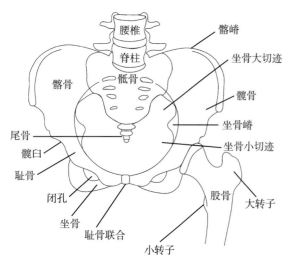

图20.3　骨盆骨骼

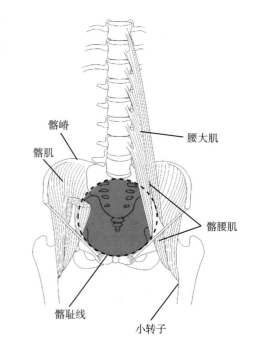

图20.4　假骨盆肌肉。腰大肌和髂肌在髂嵴水平处汇合，形成假骨盆的髂腰肌。髂腰肌越过骨盆边缘，离开假骨盆附着在股骨小转子

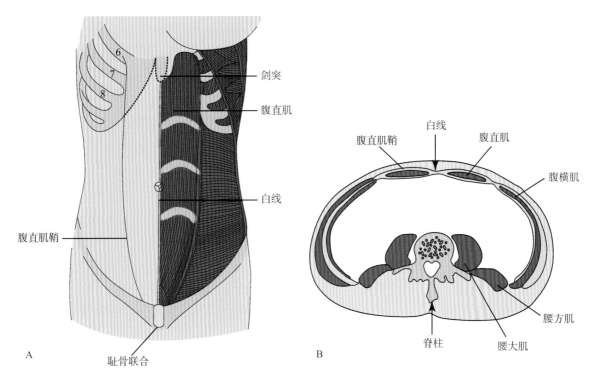

图20.5 腹盆肌。A.腹直肌沿着前腹壁从剑突延伸至耻骨联合。腹直肌周围的腹直肌鞘在白线处融合成中线。B.中腹横断面。腹盆腔内的骨骼肌包括前方的腹直肌、侧面的腹横肌、后方的腰大肌和腰方肌

　　□ **髂尾肌**：位于耻尾肌外侧，这对肌肉从前方的闭孔筋膜和坐骨棘延伸至后方的尾骨。耻尾肌和髂尾肌形成吊床样结构跨过真骨盆底，称为肛提肌。这些肌肉对骨盆内脏提供了主要支撑，并帮助收缩阴道和直肠。

　　□ 尾骨肌是盆膈最后方的一对肌肉。从坐骨棘延伸至骶骨和尾骨。

　　● **骨盆韧带位置** 子宫阔韧带、圆韧带、主韧带、子宫骶骨韧带、骨盆漏斗韧带、卵巢悬韧带、耻骨膀胱韧带、侧韧带。

　　□ **子宫阔韧带** 覆盖子宫的前后腹膜反折，向前外侧延伸至真骨盆壁（图20.8，图20.9）。这些双层腹膜皱襞从子宫角延伸到骨盆侧壁，形成子宫阔韧带。子宫阔韧带不是真正的韧带，它们为子宫提供的支撑很小。输

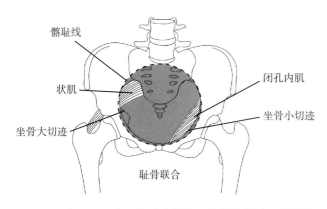

图20.6 真骨盆肌肉。闭孔内肌位于真骨盆侧壁。梨状肌位于真骨盆的后部，斜行走向闭孔内肌

卵管、子宫圆韧带、卵巢悬韧带以及子宫和卵巢的血管结构位于每侧两层阔韧带之间。这些结构被脂肪和细胞结缔组织包围，称为子宫旁组织。腹腔内、位于子宫阔韧带后方的间隙称为附件（图20.8）。

　　□ **子宫圆韧带** 结构性支撑子宫的3对韧带：子宫圆韧带、子宫主韧带和骶子宫韧带。每侧子宫圆韧带起自于子宫角，在子宫阔韧带内走行至前外侧骨盆壁（图20.9）。子宫圆韧带通过骨盆上口，经过腹股沟管并固定在大阴唇。子宫圆韧带保持子宫底的前屈。

　　□ **子宫主韧带和骶子宫韧带** 子宫主韧带和骶子宫韧带为子宫颈提供更加坚固的支撑。这些韧带使子宫颈维持正常横向位，大致垂直于阴道管。子宫主韧带从子宫颈上部和峡部延伸到骨盆侧壁的闭孔筋膜（图20.9）。骶子宫韧带从子宫颈后部围绕直肠侧壁延伸至骶骨（图20.9）。

　　□ **骨盆漏斗韧带和卵巢韧带** 有两条成对的韧带支撑卵巢并维持它们在附件区域的相对位置。骨盆漏斗韧带从漏斗部和卵巢的侧面延伸到骨盆侧壁。卵巢韧带支撑着卵巢的内侧到子宫角。该韧带位于子宫阔韧带的腹膜皱襞内。中胚层是腹膜的短的双层褶皱，从子宫阔韧带的后面延伸到卵巢门部（图20.10）。

　　□ **耻骨膀胱韧带和侧韧带** 耻骨膀胱韧带从膀胱颈向前延伸并附着在耻骨上。侧韧带延伸与闭孔内肌腱弓融合。

　　● **骨盆间隙位置** 膀胱子宫陷凹、直肠子宫陷凹、

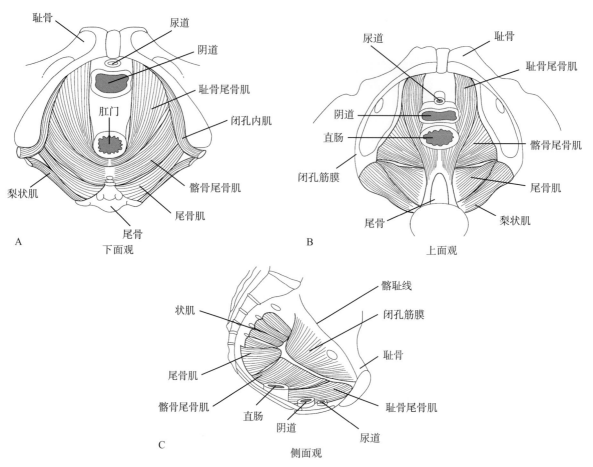

图20.7   盆膈。三对肌肉：耻尾肌、髂尾肌、尾骨肌，形成真骨盆底并为骨盆器官提供支持

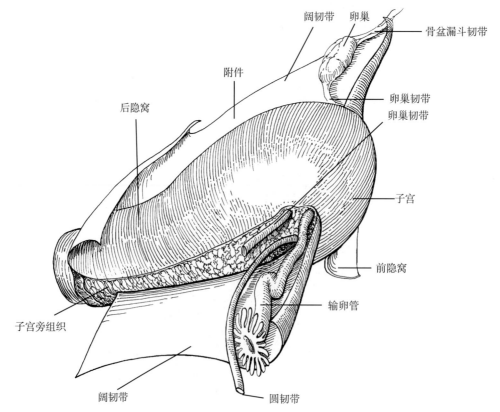

图20.8   子宫阔韧带、卵巢和输卵管的位置。卵巢位于附件内，子宫阔韧带后方的真骨盆的区域。子宫阔韧带是双层腹膜皱襞，从子宫外侧延伸到骨盆壁。输卵管、圆韧带、卵巢韧带都位于子宫阔韧带的双层反折内

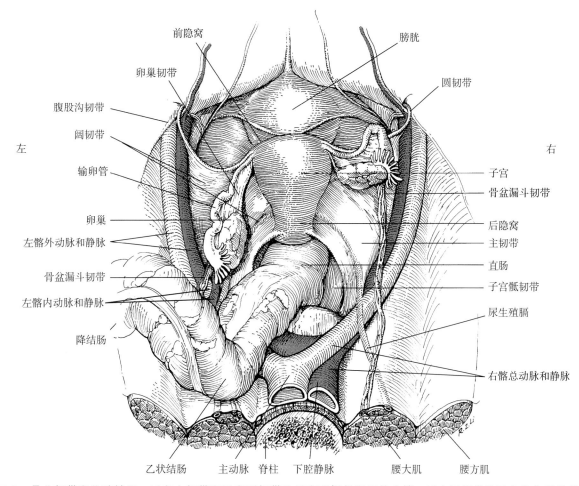

图20.9 骨盆韧带和盆腔结肠。子宫主韧带和子宫骶韧带为子宫颈提供坚固的支撑。子宫圆韧带从子宫角向骨盆前壁延伸。这些韧带经过腹股沟管并固定在外生殖器。子宫圆韧带维持子宫前倾的正常前屈形态。直肠乙状结肠位于真骨盆内并与左下腹盆腔内的降结肠相延续

Retzius间隙。

□ **膀胱子宫陷凹** 由腹膜形成的位于子宫和耻骨之间的区域，在膀胱上方扩张并覆盖子宫前壁。这种腹膜反折在腹腔内形成一个浅层间隙，称为膀胱子宫陷凹（图20.11）。这个间隙通常是空的，但可能含有小肠袢。

□ **直肠子宫陷凹** 腹膜的直肠子宫反折在子宫后壁和直肠前壁之间产生了一个较大的潜在间隙。这个间隙被称为直肠子宫陷凹或道格拉斯隐窝。直肠子宫陷凹是腹盆腔中最相关的空间。腹腔内聚集的任何液体通常都会进入该空间（图20.11）。

□ **Retzius间隙** Retzius间隙将耻骨联合和膀胱前壁分开，填充了腹膜外脂肪（图20.11）。

● **生殖道位置** 阴道、子宫、输卵管。

□ **阴道位置** 阴道位于腹腔下部（或真骨盆的中部），膀胱和尿道（前部）和直肠（后部）之间（图

20.11，表20.1）。它从子宫颈的外口延伸到外生殖器。阴道外口位于小阴唇之间的尿道口后方。

□ **子宫位置** 未妊娠的子宫也位于腹腔下部，在膀胱（前部）和直肠（后部）之间（图20.11）。子宫的子宫颈部分进入阴道并与其成直角。

先天性子宫畸形导致子宫、子宫颈和阴道的解剖变异，这是由于苗勒管不完全融合或发育不全（图20.12）。双角子宫是最常见的女性生殖道先天畸形，超声检查发现在子宫颈水平、两个子宫膜腔通常相通。双角子宫最好在横向断面或短轴断面中观察，如图20.13所示。注意子宫右角的妊娠囊和分隔两个子宫内膜腔的子宫肌层组织。

□ **输卵管位置** 输卵管从子宫侧壁延伸到卵巢，位于真骨盆内。输卵管走行在子宫阔韧带的双层腹膜皱襞内。它们在子宫外侧、卵巢前内侧和膀胱后方（图20.8，图20.9）。

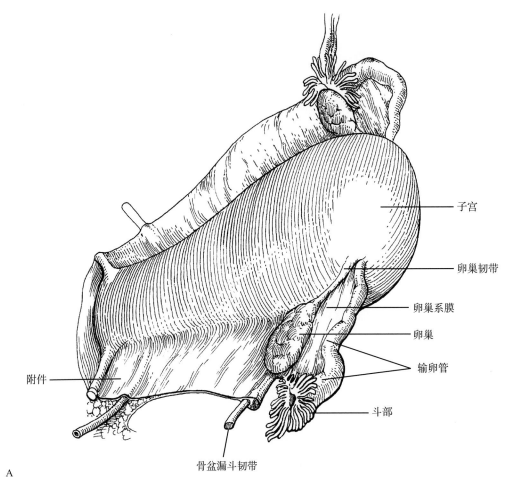

子宫

卵巢韧带

卵巢系膜

卵巢

输卵管

斗部

附件

骨盆漏斗韧带

A

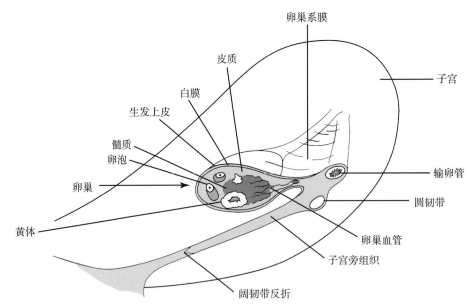

卵巢系膜

皮质

白膜

生发上皮

髓质

卵泡

卵巢

黄体

子宫

输卵管

圆韧带

卵巢血管

子宫旁组织

阔韧带反折

B

图20.10　卵巢和相关的韧带。A.每侧卵巢都位于每侧阔韧带的后表面，并由卵巢和骨盆漏斗韧带及系膜固定在这个位置。卵巢是腹腔内唯一未被腹膜覆盖的器官。B.最里面的卵巢组织是髓质，由卵巢血管、神经和结缔组织组成。卵泡发育发生在围绕髓质的卵巢皮质中。皮层被称为白膜的纤维囊包绕。生发上皮是最外层的细胞层

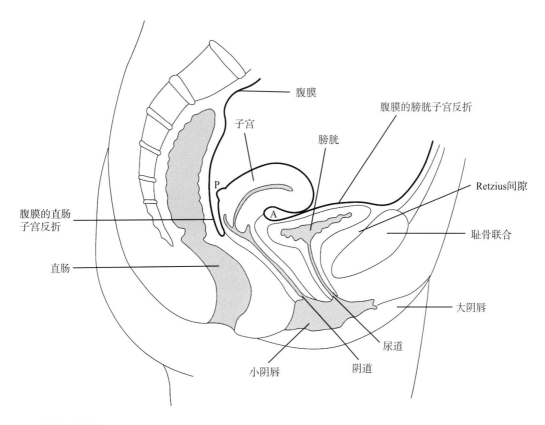

P.直肠子宫陷凹

A.膀胱子宫陷凹

图20.11　女性骨盆、矢状断面。腹盆腔的腹膜覆盖膀胱的上部、子宫和直肠的前部区域。膀胱子宫陷凹和直肠子宫陷凹是由腹膜反折形成的潜在腹膜间隙

表20.1	女性骨盆结构常见的超声位置			
	阴道	子宫	右侧和左侧输卵管	右侧和左侧卵巢
位于前方	直肠	直肠子宫陷凹（主要是颈部）、直肠、乙状结肠、梨状肌	右侧和左侧卵巢	右侧和左侧卵巢窝、右侧和左侧子宫、右侧和左侧髂内血管
位于后方	膀胱、子宫、子宫旁、腹膜、末端部分、左右输尿管	膀胱子宫陷凹、腹直肌、耻骨联合、Retzius间隙、膀胱、腹膜、部分小肠（子宫底）	膀胱	右侧和左侧输卵管、右侧和左侧髂外血管、右侧和左侧子宫阔韧带
位于上方		阴道		
位于下方	子宫颈			
位于内侧	右侧和左侧肛提肌	输卵管、右侧和左侧卵巢、右侧和左侧子宫阔韧带、右侧和左侧闭孔内肌、右侧和左侧髂腰肌、髂外血管	右侧和左侧卵巢、右侧和左侧髂腰肌	
位于左侧			子宫底（左侧卵巢）	
位于右侧			子宫底（右侧卵巢）	

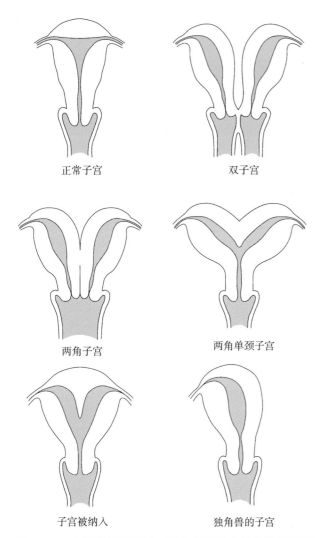

正常子宫　　　　　　双子宫

两角子宫　　　　　两角单颈子宫

子宫被纳入　　　　独角兽的子宫

图20.12　先天性子宫畸形。该图说明了由于苗勒管不完全融合或发育不全导致的子宫、子宫颈和阴道解剖变异的不同类型的先天性子宫畸形。在双子宫中可以看到阴道、子宫颈和子宫角的完全重复。双角子宫有2个子宫角与1个子宫颈（双角子宫单颈）或2个子宫颈（双角子宫双颈）融合。子宫后隔是一种较轻微的异常，以子宫内膜腔内的中线子宫肌间隔为标志。在某些情况下，只有1个苗勒管发育，形成一个单独的子宫角和一个与单个子宫颈和阴道（独角子宫）相连的输卵管

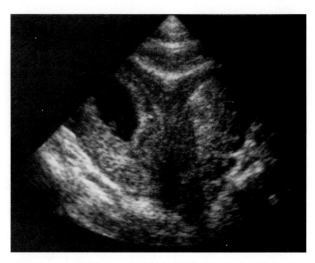

图20.13　双角子宫。盆腔的经腹横断面扫查图像显示了一个双角子宫，在右侧子宫内膜腔内有一个妊娠囊。妊娠囊呈无回声、周边围绕的子宫内膜呈蜕膜反应层、回声明亮。注意均匀的、中等回声的子宫肌层组织左、右子宫角的子宫内膜腔分开

膀胱上部位置依膀胱中的尿量而变化。当膀胱充盈尿液时，顶部可以延伸到假骨盆中，使可移动的盆腔器官和小肠袢移位。只有顶部被覆腹膜（图20.9）。

● **盆腔结肠位置**　乙状结肠、直肠。

□ **乙状结肠**　乙状结肠位于真骨盆内，长度和位置略有不同。左下腹部，乙状结肠与降结肠相延续，肠系膜将其松散地固定在骨盆后壁（图20.9）。乙状结肠在第3骶椎水平的骨盆后下方下降移行为直肠。

□ **直肠**　直肠位于阴道后方（图20.11）。它位置固定，并且大部分位于腹膜后。

大小

相关女性骨盆结构的大小包含在女性骨盆结构的大体解剖中，也可以在本章前面显示的正常测量值中查阅。

大体解剖

盆腔器官

● **盆腔器官解剖**　生殖道（阴道、子宫、输卵管）、卵巢、膀胱。

□ **生殖道解剖**　阴道、子宫、输卵管。

生殖道（阴道、子宫、输卵管）和卵巢构成女性主要的生殖器官。阴道、子宫、输卵管都有大致相同的结构：由内层的黏膜、平滑肌壁和外层的结缔组织围成的腔或管。这些相通的腔一起被称为生殖道。生殖道的黏膜和肌壁的变化取决于每个节段的位置和功能。

i.**阴道解剖**　阴道从外生殖器延伸到子宫颈。阴道

● **卵巢位置**　卵巢通常位于子宫后外侧的附件内（图20.8）。卵巢位置可变，受周围结构的影响。即使它们的位置是可变的，卵巢也不会移动到子宫或子宫阔韧带的前方（见骨盆韧带解剖）。

在首次妊娠后，卵巢通常会移位并不会再回到原来的位置。在未生育过的女性，卵巢位于骨盆壁髂腰肌的头尾长轴方向，前面是髂外血管，后面是髂内血管和输尿管。

● **膀胱位置**　膀胱下方固定在真骨盆底部、耻骨联合后方、子宫和阴道前方。通过耻骨膀胱韧带和侧韧带固定在骨盆上。

管长约9 cm，在性交时容纳阴茎。阴道管也形成产道的远端部分。子宫颈通过阴道前壁突出到阴道管的上部。阴道内环绕子宫颈的间隙形成了阴道的前、后和侧穹窿（图20.14，图20.15）。阴道壁符合生殖道的生殖结构；阴道由上皮细胞的黏膜层、薄的平滑肌壁和外膜组成。阴道有很强的弹性，可以在分娩时明显扩张。在松弛状态下，阴道壁塌陷在一起，上皮层折叠成横脊或皱褶（图20.15）。

ii.子宫解剖 如前所述，子宫位于膀胱和直肠之间的真骨盆中。子宫壁由3层组织组成：子宫内膜、子宫肌层和浆膜（图20.15）。子宫壁的最内层，即子宫内膜，与下方的阴道上皮细胞和上外侧的子宫管黏膜相延续，形成子宫内膜腔的壁，即产道的近端部分。子宫内膜由两层组成：浅层（功能性）和深层（基底层）。浅层指功能层或功能区，因为它在月经周期中会增厚，并在月经时部分脱落。子宫内膜的深层或基底层由致密的细胞间质和黏膜腺体组成；不受月经周期的显著影响。

子宫肌层或肌肉层构成了子宫的主体。它由3层不同的肌肉纤维组成：外部纵行纤维、中间螺旋带、内部环形和纵行纤维。这种纤维组合使子宫肌层在妊娠期间显著扩张，并产生在分娩时排出胎儿（分娩行为）所必需的径向肌肉收缩。

浆膜是覆盖子宫肌层、形成子宫外膜的薄膜。子宫按描述分为4个部分：子宫底、子宫体、峡部和子宫颈

（图20.14，图20.15）：子宫底是子宫最宽的上端部分，位于子宫角输卵管移行部之间。子宫底和子宫体相移行，也是子宫最大的部分，称为子宫体。子宫体与子宫颈相延续，其明显的标志部位是子宫缩窄处，称为子宫峡部。在妊娠晚期，峡部被融入子宫体形成子宫下段。子宫颈是子宫下部的圆柱形管道，凸入阴道。子宫颈管大约在峡部水平的子宫颈内口延伸2～4 cm至子宫颈外口，子宫颈管为子宫内膜腔的组成部分。子宫内膜腔、子宫颈管和阴道形成了一个连续的管道，这是胎儿出生时的通道。尽管子宫颈是子宫的一部分，但与子宫的其他部分比较子宫颈壁有其独特的结构。平滑肌纤维与胶原纤维交织，形成更坚固的框架。此外，注意子宫颈内口处子宫内膜和子宫颈内膜之间的组织学差异。宫颈黏膜层与阴道上皮组织相同。

女性儿童的子宫长约2.5 cm、宽约2 cm、厚约1 cm。成人未产（未生育）子宫的平均长约7 cm，宽约4 cm。多产（多胎）子宫平均长约8.5 cm和宽约5.5 cm。绝经后，子宫显著缩小，类似青春期前形状。子宫的超声测量如图20.16所示。年龄和胎次（可存活后代的数量）显然是影响子宫大小和形状的两个重要因素。与坚韧的子宫颈相比，子宫体和子宫底的大小更易变化。在青春期之前，子宫颈占器官的比例明显高于成年期。在青春期，子宫的大小和子宫内膜的厚度显著增加；子宫体部和子宫底增大，使子宫从管状变为梨形。月经初潮（月经功能）后，子宫会继续生长数年。子宫大小与初潮后

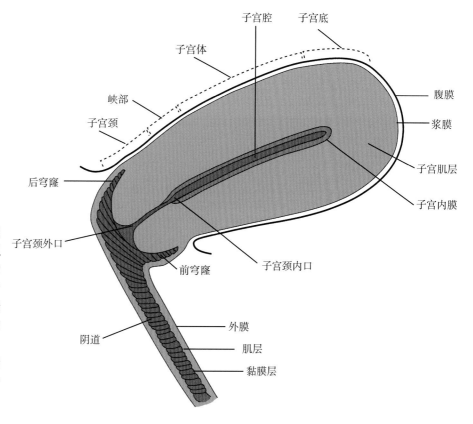

图20.14 阴道和子宫解剖。阴道壁包括内层黏膜、中间平滑肌层和外膜。阴道的前穹窿和后穹窿是阴道壁与伸入阴道管的子宫颈部分之间的间隙。子宫壁包括内层黏膜，称为子宫内膜；厚而平滑的肌肉壁，称为子宫肌层；以及外层浆膜。子宫的区域包括子宫颈、峡部、子宫体和子宫底。注意子宫腔狭窄的前后径

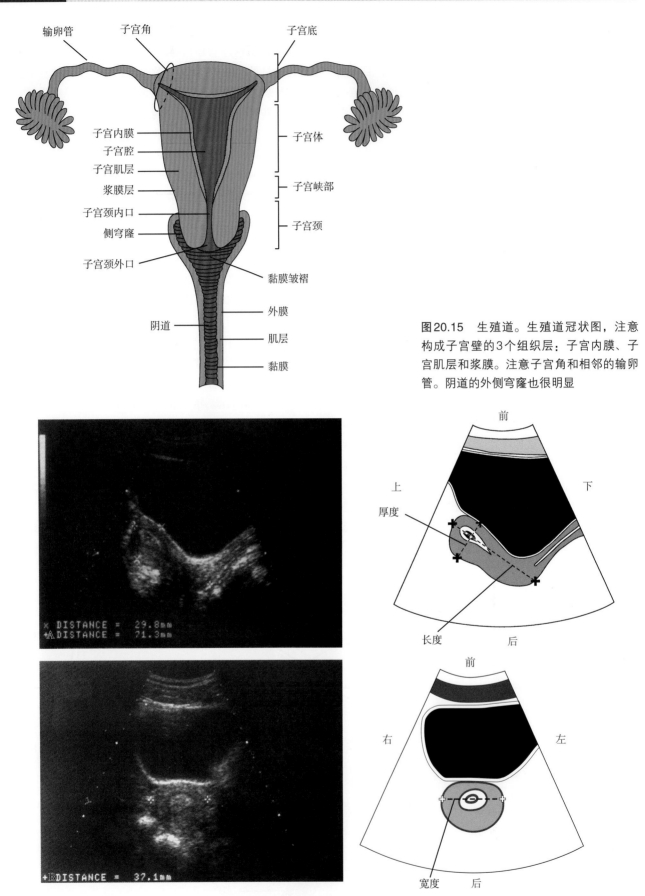

图 20.15 生殖道。生殖道冠状图，注意构成子宫壁的 3 个组织层：子宫内膜、子宫肌层和浆膜。注意子宫角和相邻的输卵管。阴道的外侧穹窿也很明显

图 20.16 子宫的测量。A.经腹矢状断面扫查图像显示了正确的测量点位置，用于测量子宫的长轴和最大前后径。子宫的长度是测量从子宫底到子宫颈下缘。前后经厚度是测量垂直于子宫体最宽点的长度。B.经腹横断面扫查图像显示了测量子宫宽度的正确测量点位置，这是在短轴断面中子宫体的最宽处测量

的年数直接相关。如前所述，正常的子宫前倾位，倚靠在膀胱的顶上。子宫的韧带和腹膜连接使其在真骨盆内有相当大的活动性。这种活动性使子宫随着膀胱或直肠的充盈而发生轻微移位，在妊娠期间子宫显著移位。子宫的支撑结构使其有相当大的灵活性。这种灵活性提供了正常子宫位置的变化（前倾、前屈、后倾、后屈）（图20.17）。当膀胱排空时，子宫处于前倾位，子宫颈与阴道成90°，子宫体和子宫底向前倾斜。如果子宫体和子宫底向前弯曲更大角度，直到子宫底指向下方并靠在子宫颈上，则子宫位置描述为前屈。相反，子宫也可以后倾和后屈。在后倾位，子宫体和子宫底向后倾斜，增加子宫颈和阴道的角度，使它们更加呈线性。如果子宫体和子宫底以更大的角度向后弯曲，直到子宫底向下指向子宫颈附近，则子宫位置被描述为后屈。

iii.输卵管解剖 输卵管是双侧、蜷曲、肌性的管道，起自于锥形的子宫角，位于子宫上缘和侧缘的交界处。输卵管的长度从7 cm到12 cm不等，因为它们在腹膜内沿着子宫阔韧带的上游离缘走行直达卵巢。输卵管通过平滑肌壁的平缓蠕动将成熟的卵子（卵细胞）从卵巢输送到子宫（图20.18B）。输卵管的黏膜层由纤毛上皮

细胞和分泌细胞组成。纤毛推动分泌液的缓慢流动，有助于卵子的运输。输卵管描述性分为4部分：间质部或壁内段、峡部、壶腹部和漏斗部（图20.18A）。输卵管的间质部或壁内段是最窄的部分，并包裹在子宫壁的肌肉内。峡部紧邻子宫壁，与间质段相连，是输卵管短、直、狭窄的部分。输卵管横向增宽，形成壶腹部和漏斗部。输卵管最长和最卷曲的部分是壶腹部。受精最常发生在壶腹部。壶腹部的黏膜层折叠成复杂的基质，填充大部分管腔。漏斗部是输卵管的漏斗状末端。输卵管终止于漏斗部的伞状末端并开口于邻近卵巢的腹膜腔。输卵管的腹膜开口直径约为3 mm。具体来说，漏斗部穿过子宫阔韧带的后部到达卵巢。输卵管和卵巢没有密切的连接；因此，生殖道在外部和腹膜腔之间形成了一个通道。输卵管的伞毛是漏斗部的边缘状延伸，覆盖在卵巢上并引导释放的卵子进入到输卵管中。

□ **卵巢解剖** 卵巢是成对的杏仁状器官，位于子宫阔韧带的后表面。它们是腹盆腔内唯一没有被覆脏腹膜的器官。生发上皮是位于卵巢外表面的单层上皮细胞（这个名字源于错误地认为生殖细胞起源于这个组织层）。白膜是位于上皮层下方的纤维结缔组织包膜。

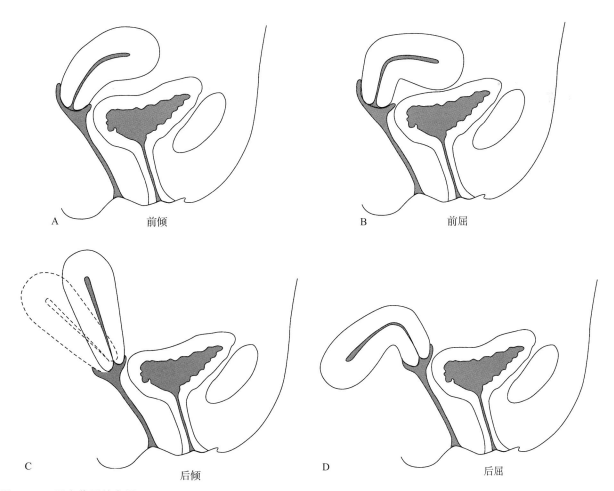

图20.17 子宫位置的变异

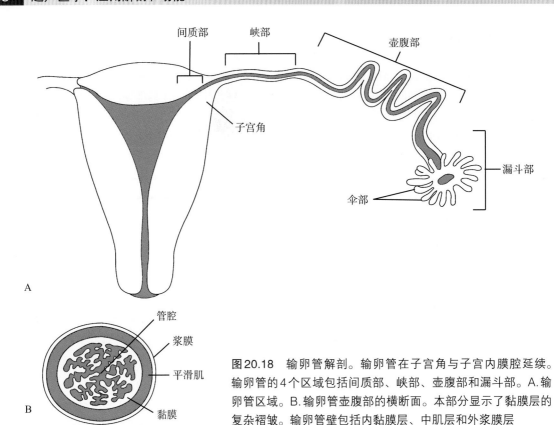

图20.18　输卵管解剖。输卵管在子宫角与子宫内膜腔延续。输卵管的4个区域包括间质部、峡部、壶腹部和漏斗部。A.输卵管区域。B.输卵管壶腹部的横断面。本部分显示了黏膜层的复杂褶皱。输卵管壁包括内黏膜层、中肌层和外浆膜层

卵巢基质或卵巢体由外层皮质和中央髓质组成。皮质构成卵巢组织的主体，是卵子发生的部位，产生雌性配子（卵细胞）。髓质包含由纤维结缔组织支持的卵巢脉管系统、淋巴管和神经。这个富血管的核心与卵巢门部的子宫阔韧带的子宫旁组织相通。门部位于卵巢的前上面。如前所述，输卵管漏斗部和卵巢韧带支撑并维持了卵巢在附件处的相对位置。在大多数情况下，卵巢位于子宫阔韧带的后外侧；然而，位置多变，可以位于附件内的任何位置，除了子宫或子宫阔韧带的前方（图20.8，图20.9）。卵巢的大小在一生中会因年龄、月经状况、妊娠状况、体型和月经周期阶段而异。出生时，由于母体激素的刺激，卵巢相对较大。卵巢大小在5岁或6岁之前几乎没有变化，之后会有与年龄相关的生长，这与卵泡功能变化的增加有关。生育期的卵巢正常测量范围为长度2.5～5 cm，前后径（AP）厚度（或高度）为0.6～2.2 cm，宽度为1.5～3 cm。卵巢体积也可用作衡量正常大小的标准，计算方法如下：

体积=长度×高度（AP厚度）×宽度×0.523

在15～55岁女性中，正常的卵巢体积为6.8 ml。卵巢体积参数会受到大卵泡或病理的影响。卵巢体积仅受周期性变化的轻微影响。在黄体期可以观察到最小体积，在排卵前期可以观察到最大体积。

□ **膀胱解剖**　膀胱是一个肌肉囊，可以接收和储存肾脏产生的尿液。由4层组织组成：内黏膜层、黏膜下层、肌层和外浆膜层。膀胱排空时黏膜折叠，膀胱充盈时黏膜扩张变光滑。肌层由3层平滑肌组成，称为逼尿肌。最外层浆膜位于膀胱的上部，是盆腔腹膜的延伸（图20.19）。膀胱的下部由后底部（或三角区）和颈部组成，与输尿管和尿道相通。尿道外口位于外生殖器小阴唇之间。膀胱的外下方与盆底肌肉相邻。膀胱的上壁和后壁被脏腹膜覆盖，与腹盆腔间隙的腹膜相延续。如前所述，覆盖膀胱壁并延伸到子宫底的腹膜在膀胱和子宫之间形成了一个潜在间隙，称为子宫膀胱陷凹。前面也讨论过的Retzius间隙将膀胱前壁与耻骨联合分开，

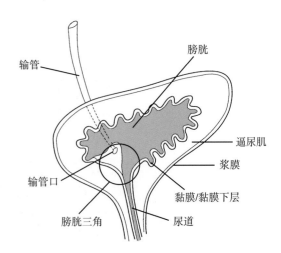

图20.19　膀胱。膀胱壁由最内黏膜层、黏膜下层、厚的中层肌层和外浆膜层组成。膀胱三角区位于输尿管入口和尿道出口处

常充满腹膜外脂肪（图20.11）。膀胱是一个中空的对称器官，其大小取决于所含尿液的量。充盈的膀胱壁厚3～6mm，具体取决于膀胱充盈程度。当膀胱排空时，小肠袢位于腹盆腔的前部区域。充盈的膀胱将小肠推向真骨盆上方。

血液供应

包括髂内动脉、子宫动脉、弓状动脉、放射状动脉、直小动脉、螺旋动脉、卵巢动脉、臀动脉、阴道动脉、奇动脉、血管弓、淋巴结。

● **子宫的血液供应** 髂内动脉、子宫动脉、弓状动脉、放射状动脉、直小动脉、螺旋动脉。

□ **髂内动脉** 与髂总动脉相延续，有多条分支，包括子宫动脉。

□ **子宫动脉** 髂内动脉的分支，为盆腔的生殖器官供应血液。在子宫颈水平，子宫动脉发出阴道动脉，向下走行（图20.20A）。

□ **弓状动脉** 子宫小动脉分支形成弓状动脉。这些动脉环绕子宫周围，并分支成放射动脉（图20.20B）。

□ **放射状动脉** 放射动脉穿过子宫肌层，形成直小动脉（图20.20B）。

□ **直小动脉** 直小动脉为子宫内膜供血，但第一层组织由直小动脉的小分支（称为螺旋动脉）供血（图20.20B）。

□ **螺旋动脉** 螺旋动脉灌注增生的子宫内膜（图20.20B）。月经周期的激素变化影响螺旋动脉中的血流。

● **阴道的血液供应** 髂内动脉、子宫动脉、阴道动脉、奇动脉。

□ **髂内动脉** 髂总动脉的延续。包括子宫动脉的多个分支。

□ **子宫动脉** 髂内动脉分支，为骨盆的生殖器官提供血液。在子宫颈水平处，子宫动脉发出阴道动脉，阴道动脉向下走行（图20.20A）。

□ **阴道动脉** 阴道动脉从子宫动脉向下分支，为阴道和膀胱底供血。为向子宫颈供血的子宫动脉的分支与阴道动脉的分支吻合（连接）形成阴道的前后奇动脉。

□ **奇动脉** 有子宫和阴道动脉吻合而成，为子宫前部及后部供血。

● **输卵管的血液供应** 血管弓。

□ **血管弓** 由子宫和卵巢动脉吻合而成，通过子宫阔韧带的系膜到达输卵管。

● **卵巢血液供应** 子宫动脉、卵巢动脉。

□ **子宫动脉** 髂内动脉的分支，为盆腔生殖器官供血。子宫动脉是两条单独的血管通路之一，维持每侧卵巢的血液供应。在子宫角水平，子宫动脉的卵巢分支在子宫阔韧带内向外侧走行到达卵巢门（图20.20A）。

□ **卵巢动脉** 低于肾动脉分支的水平处，从腹主动脉发出右侧和左侧卵巢动脉。每条卵巢动脉在腹膜后的腰肌和髂腰肌前方走行。它们沿着骨盆漏斗韧带内侧走行，到达卵巢门部（图20.20A）。

● **膀胱的血液供应** 膀胱动脉、阴道动脉。

□ **膀胱动脉** 由膀胱上动脉和下动脉（髂内动脉的分支）为膀胱供血。

□ **阴道动脉** 阴道动脉是子宫动脉向下的分支，为阴道和膀胱底部供血。

● **盆腔淋巴结的血液供应** 髂外动脉、髂内动脉、髂总动脉。

□ **髂外动脉** 为髂外淋巴结群供血。

□ **髂内动脉** 为髂内淋巴结群供血。

□ **髂总动脉** 为髂总淋巴结群供血。

生理学

在青春期和更年期之间，女性生殖系统通常会经历每月的周期性变化，称为月经周期。月经周期通常遵循28天的周期，在此期间单个卵子（卵细胞）成熟并释放到生殖道中。垂体前叶和卵巢分泌的激素控制着整个周期中卵巢和子宫内膜的变化。

卵巢周期

在月经初潮时，卵巢包含数千个原始卵泡，每个原始卵泡由单个初级卵母细胞（未成熟的卵细胞或卵子）和周围的滤泡细胞组成，形成一个包裹的卵泡。在卵巢周期的卵泡期（月经周期的第1～14天），10～20个原始卵泡开始成熟。促卵泡激素（FSH）是由垂体前叶产生的促性腺激素，可启动卵泡发育。这个最初的成熟过程使几个初级卵泡发育。

初级卵泡包含一个初级卵母细胞，周围有一层膜状蛋白层，称为透明带。环绕着这一层的增殖的滤泡细胞，统称为颗粒带。初级卵泡的外层结缔组织层包括内膜和外膜（图20.21）。

随着初级卵泡的生长，卵母细胞达到成熟的大小。滤泡窦是一个充满液体的腔，在颗粒带的细胞层之间形成。发育中的卵母细胞位于卵泡窦壁，周围环绕着卵丘，卵丘是一层与颗粒带相连的卵泡细胞。在这个发育阶段，卵母细胞及其周围的结构被称为次级卵泡。随着多个次级卵泡的内膜细胞分化为雌激素分泌细胞，内膜细胞履行内分泌功能。雌激素促进子宫内膜的增殖或为受精卵可能的着床做准备。

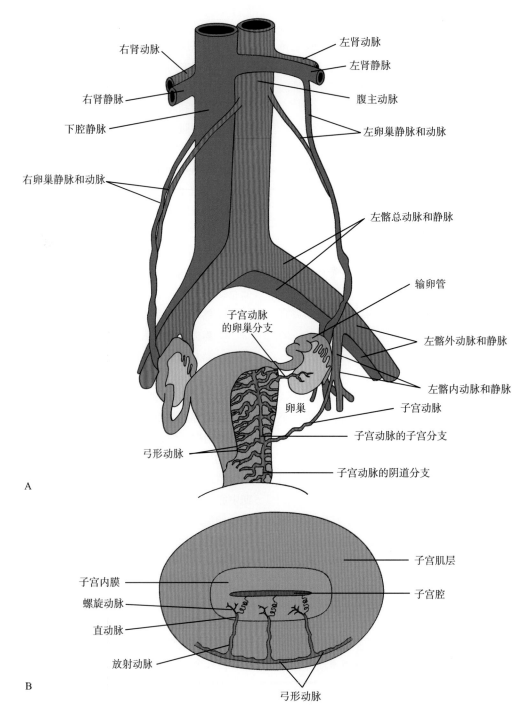

图 20.20　生殖道和卵巢血管。A.子宫动脉是髂内动脉的分支。子宫、阴道和卵巢接受来自该动脉分支的血液，如阴道动脉分支，该动脉供应阴道和膀胱底。卵巢还接受来自腹主动脉的卵巢动脉的血液。B.弓形动脉环绕子宫的外部组织。肌层被放射状动脉穿透。子宫内膜接受来自直小动脉和螺旋动脉的血液。在月经周期的分泌期，螺旋动脉变得更加扩张。月经期间，螺旋动脉和大部分子宫内膜一起脱落

　　尽管卵巢中许多卵泡在FSH作用下发育，但是只有一个卵泡完全成熟并在排卵时破裂释放一个卵子（卵细胞）（图20.21）。大多数卵泡在次级卵泡阶段之后萎缩。一个次级卵泡在排卵前继续成熟为Graafian卵泡（囊状卵泡）或优势卵泡（图20.21）。卵子通过减数分裂继续成熟，形成次级卵母细胞。此时卵母细胞在优势卵泡扩大

的卵泡窦内自由漂浮。卵丘的卵泡细胞此时完全围绕在透明带和次级卵母细胞，称为放射冠。

　　Graafian卵泡（囊状卵泡）的内膜细胞继续分泌雌激素。Graafian卵泡迁移到卵巢表面，而其余的次级卵泡则萎缩。约在卵巢周期的第14天，排卵发生、成熟的卵子排入生殖道。输卵管的伞毛将释放的卵子拖入输卵

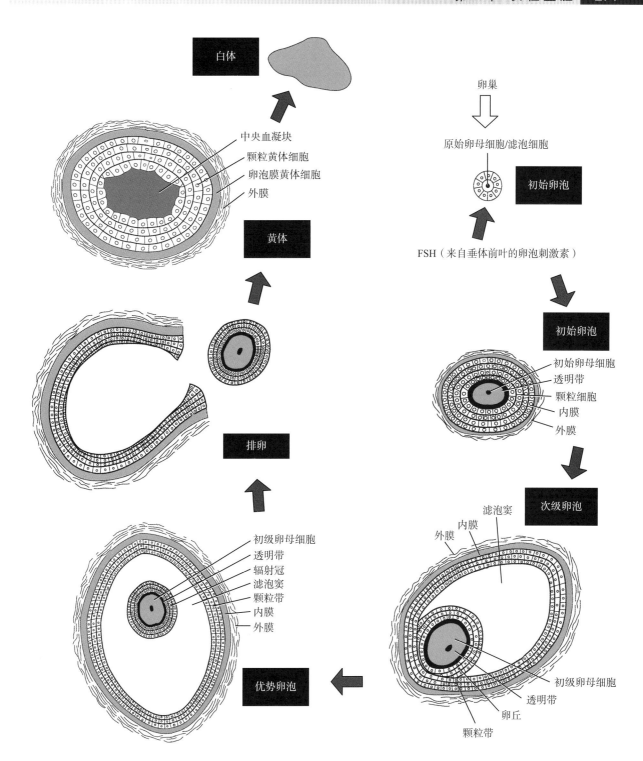

图20.21 卵泡的生长和发育。在正常月经周期中卵泡的成熟

管漏斗部。

排卵时，5～10 ml的卵泡液释放到腹腔中，集聚在直肠子宫陷凹，即子宫和直肠之间的间隙。破裂的卵泡塌陷，充满血液，并转变为临时的内分泌腺；开始了卵巢周期的黄体期（第15～28天）。此时剩余的滤泡结构称为黄体，包含一个中央血凝块，周围有黄体颗粒细胞、卵泡膜黄体膜细胞和外膜。

黄体颗粒细胞增大并分泌黄体酮，促进子宫内膜的

腺体分泌。黄体细胞继续分泌其前的（内膜）雌激素，维持子宫内膜的增殖期。外层的外膜细胞支持内分泌腺的丰富的血管网状特征。

在整个卵巢周期中，垂体前叶分泌促黄体生成素（LH）。LH促进卵巢分泌雌激素和孕激素。雌激素和LH在排卵前即刻达到峰值。尽管黄体依赖于LH，但黄体酮会负向抑制LH的分泌。因此，黄体最终会因LH刺激而退化，卵巢中仅残存一种纤维组织块，称为白体（图

20.21）。当雌激素和孕激素水平下降时，子宫增厚的子宫内膜会随着月经脱落（图20.22）。

妊娠会中断正常的月经周期。受精卵着床后，发育的胎盘会分泌人绒毛膜促性腺激素（hCG）。这种激素具有与LH类似的功能，维持黄体功能。因此，在妊娠期间，黄体在整个妊娠早期继续分泌雌激素和孕激素。胎盘最终接替了这种内分泌功能，黄体退化，形成白体。

子宫内膜周期

子宫内膜或月经周期的天数根据子宫内膜的变化进行计数。第1～5天是月经期，此时增厚的子宫内膜浅层脱落，以血液的形式通过阴道流出（图20.22）。

增殖期是子宫内膜周期的下一个阶段，发生在月经和排卵之间（图20.22）。子宫内膜在雌激素的作用下变厚，为子宫腔接受受精卵做准备。

排卵通常发生在月经周期的第14天左右，标志着分泌期的开始（图20.22）。黄体继续产生雌激素和孕激素，促进子宫内膜的持续增厚和肿胀。子宫内膜的外分泌腺分泌富含糖原的黏液，为着床准备适宜的环境。

在没有受精的情况下，LH、雌激素和黄体酮的产生减少，新的周期从月经的第1天开始。子宫内膜周期

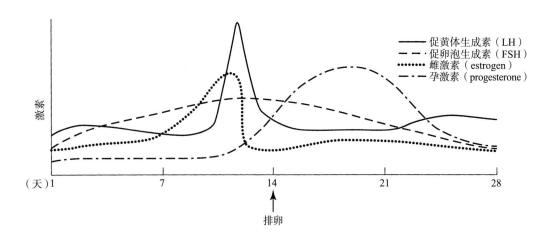

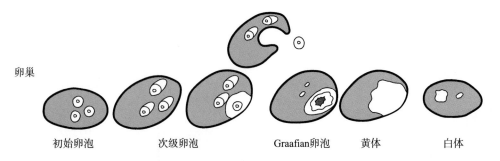

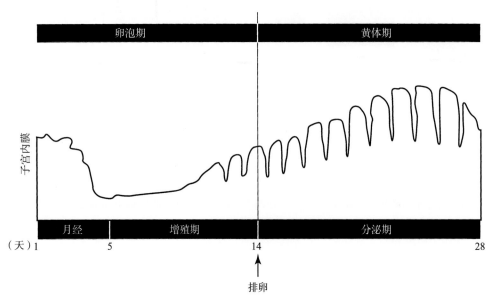

图20.22　月经周期　出血的第1天是女性月经周期的第1天。子宫增厚的子宫内膜在月经期脱落。此时，促卵泡激素（FSH）的产生促进了卵巢周期的卵泡期。卵巢内发育的卵泡开始产生雌激素，进而促进子宫内膜增生。约在月经周期的第14天，黄体生成素（LH）达到峰值；此时，发生排卵并且囊状卵泡释放成熟的卵子。月经周期的后半部分对应于卵巢的黄体期，在此期间黄体产生雌激素和孕激素。这些激素促进子宫内膜周期的分泌阶段，在此期间子宫内膜继续增厚。在月经周期结束时，抑制产生LH会导致黄体分解和子宫内膜随着月经的开始脱落

的月经期和增殖期时间与卵巢周期的卵泡期（第1～14天）相对应。子宫内膜周期的分泌期对应卵巢周期的黄体期（第15～28天）。

超声表现

盆腔：包括骨骼、肌肉、韧带、间隙、器官、结肠、血管系统。

标准的女性盆腔超声检查包括经腹（TA）超声检查和经阴道（TV）超声检查两部分（图20.23～图

20.27）。在某些情况下，标准的TA和TV检查可能会辅以TA或TV彩色血流多普勒。

TA超声检查是从腹盆腔的前面皮肤开始检查。在女性盆腔成像时，充满尿液的膀胱作为"透声窗"，因为尿液不会阻碍声波的穿透。尤其与TV成像相比时，TA提供了大的视野。TV超声提供比TA成像更好的解剖细节，因为高频探头放置在阴道内，更接近盆腔解剖结构。理想情况下，TA超声可以比TV超声更好地显示肿块的大小和位置。

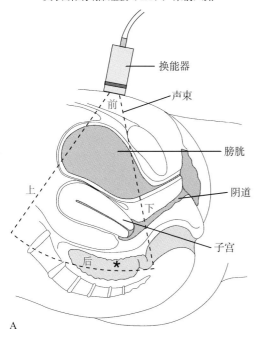

矢状断面扫描/经腹（TA）声束前入路

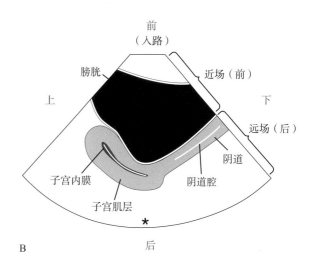

显示器上的图像显示经腹（TA）矢状扫描断面图像的方向

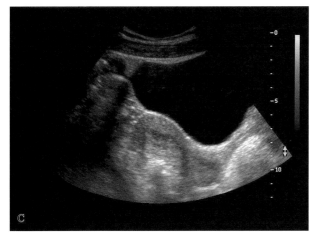

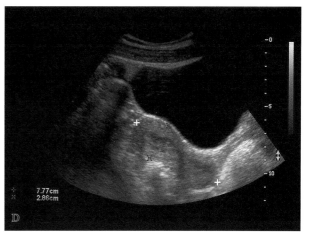

图20.23 经腹（TA）、盆腔矢状断面扫描图像。A.说明如何使用完全充盈的膀胱作为透声窗从前入路进行TA盆腔超声检查。B.图像显示监视器上矢状断面扫描图像的方向。盆腔的前部显示在图像的近场，盆腔的后部显示在图像的远场。在TA矢状断面扫描图像中，图像的左侧和右侧分别对应于盆腔的上部和下部区域。C.正中矢状断面扫描TA声像图。在图像的近场，子宫前方完全充盈的膀胱呈大的无回声结构伴有明亮的壁。注意子宫肌层和阴道壁的光滑轮廓和中等回声。注意子宫是如何被充盈的膀胱向后推的，以及大致垂直于超声声束。D.表示测量子宫长轴断面的测量点位置。+表示对应位置。
资料来源：C和D图片由the University of Virginia Health System，Department of Radiology，Division of Ultrasound，Charlottesville，Virginia提供

横断面扫描图像/经腹（TA）声束前入路

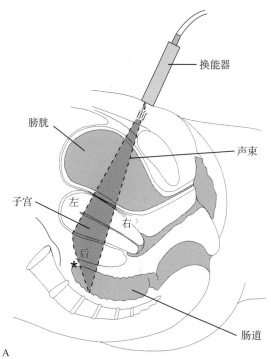

显示器上的图像显示经腹（TA）横断面扫描图像的方向

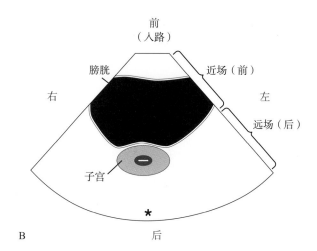

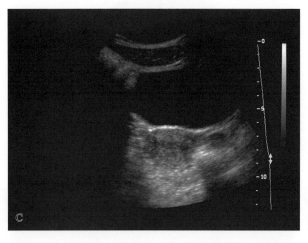

图20.24　经腹（TA），盆腔横断面扫描图像。A.表明横断面扫描中盆腔TA成像前方探头的位置。B.显示监视器上横断面扫描图像的方向。图像的近场和远场分别对应盆腔的前部和后部区域。图像的左侧和右侧分别对应盆腔的右侧和左侧。C.TA横断面扫描超声图显示子宫短轴断面。注意图像近场中的无回声膀胱，位于中等灰度的子宫之前。*表示对应位置

矢状断面扫描图像/经阴道（TV）声束下入路

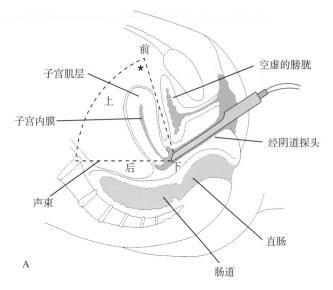

经阴道（TV）矢状断面扫描图像的方向

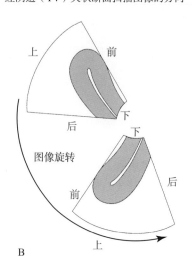

监视器显示经阴道（TV）矢状断面扫描图像的方向

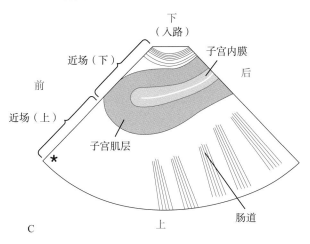

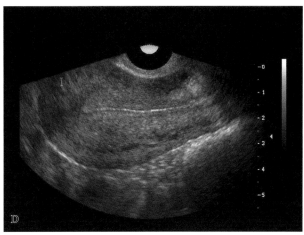

图20.25 经阴道（TV）、盆腔矢状断面扫描图像。A.盆腔TV超声成像阴道探头的位置。B、C.监视器上显示TV矢状断面扫描图像方位和图像的旋转。TV图像的顶点对应最靠近探头表面的解剖结构。在矢状断面扫查中，TV图像的近场一般对应真骨盆的下方区域。TV图像的远场通常对应真骨盆的上部区域。监视器的左侧和右侧分别对应骨盆的前部和后部区域。D.TV盆腔成像中正中矢状断面扫查面的子宫纵断面。注意有限的视野（与经腹成像相比）显示了更多的解剖细节。*表示对应位置

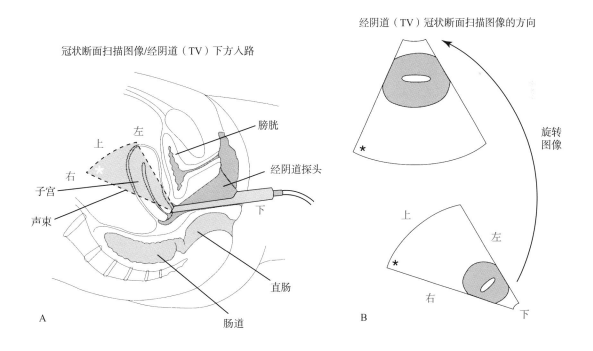

经阴道（TV）冠状断面扫描图像的方向

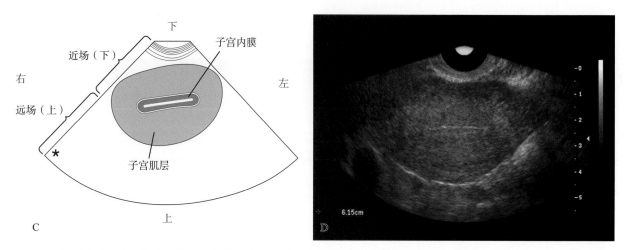

图20.26　经阴道（TV）、盆腔冠状断面扫描图像。A.表明盆腔TV超声成像阴道内探头位置。膀胱排空时，前倾子宫的底部向前倾斜，朝向前腹壁。因此，TV冠状断面图像显示了前倾或前屈子宫的短轴断面。B、C.表示TV冠状扫描图像方向和监视器上显示的图像旋转。TV冠状断面扫描图像的近场和远场分别对应盆腔的下部和上部区域。显示监视器的左侧和右侧分别对应盆腔的右侧和左侧。D.TV冠状断面扫描图像显示子宫短轴断面。如前所述，注意与经腹部超声成像相比视野有限，但是哪个显示更多解剖细节。*表示对应位置。资料来源：D图片由the University of Virginia Health System，Department of Radiology，Division of Ultrasound，Charlottesville，Virginia 提供

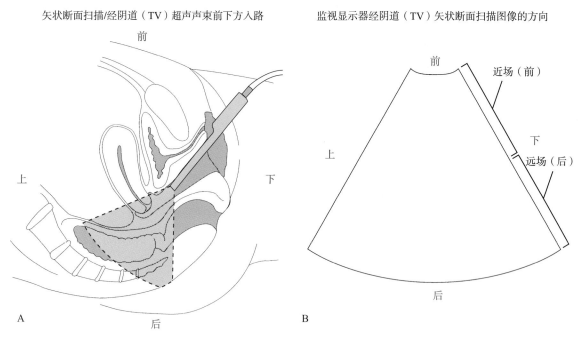

图20.27　经阴道（TV）超声成像：前下方入路。如图20.25和图20.26所示，大多数TV图像是通过标准的下方入路进行的。然而，TV探头的操作会导致与之前描述的标准TV图像方向发生变化。例如，当向前（朝向耻骨联合）提起探头手柄时，声束指向更靠后的方向。在这种情况下，矢状断面图像的近场和远场分别对应盆腔的前区和后区，图像显示监视器的左侧和右侧更加对应盆腔的上区和下区。后下TV入路也会导致图像方向的显著变化。因此，TV超声检查的图像方向可能因作者和超声文献而异

经腹或经阴道彩色多普勒血流成像通常用作补充检查，以更好地区分盆腔中的血管结构或辨别肿块的血液供应。在某些情况下，宫腔超声成像（HS）是必要的。这涉及将无菌盐水溶液缓慢注入子宫以显示子宫腔的形状、形状和子宫内壁。

● **骨盆骨骼超声表现** 包括骶骨、尾骨、髋骨（髂骨、坐骨、耻骨）。

超声检查不是评估骨性结构的首选方式，因为声波无法穿透它们的密度，因此骨骼有声影。另一方面，骨盆骨骼特征性的超声表现是有用的标志。脊柱下部椎骨的高回声形成真骨盆的后边界（图20.28）。髋骨的髂嵴呈高回声线性结构伴后方声影。当超声入路沿着骨盆的外上侧探查时，经腹超声图像可显示髂嵴从近场延伸到远场（图20.29）。

● **骨盆肌肉超声表现** 包括髂腰肌、闭孔内肌、盆膈、（耻骨尾骨、髂尾骨、尾骨）、梨状肌、腹直肌。

经腹超声成像可以显示骨盆大多数肌肉，包括髂腰肌、闭孔内肌、盆膈、梨状肌和腹直肌。骨盆的骨骼肌表现为与全身其他肌肉相同的特征，呈低灰度的肌肉超声结构。相对于骨盆器官，骨盆肌肉呈低回声。纵断面图像显示肌肉纤维呈线性条纹。骨骼肌界定了腹盆腔的外边界。

□ **髂腰肌** 腰大肌和髂肌形成的髂腰肌肌束呈低灰度回声，伴清晰的、居中的、明亮的点状回声；这些点状回声是髂腰肌筋膜形成的，位于腰大肌和髂肌之间。成对的髂腰肌显示在盆腔前方膀胱壁的外侧。髂外血管呈无回声，腹直肌呈均匀低回声，位于髂腰肌前方。

髂腰肌短轴断面显示在膀胱的两侧，呈圆形低回声围绕位于中心的股神经鞘（图20.30）。纵断面超声图像显示髂腰肌束呈卵圆形低回声结构，被股神经将其分开，相对于肌肉表现，股神经鞘显示较厚、水平位的高回声结构（图20.31）。

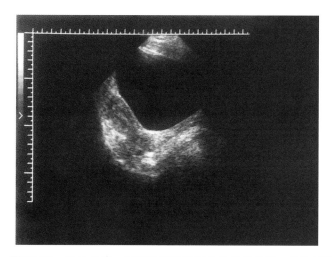
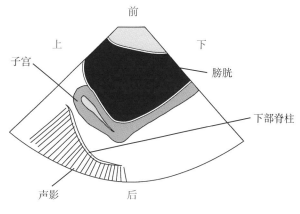

图20.28　骨盆骨骼。下部脊椎形成真骨盆的后边界。椎体呈高回声伴后方阴影

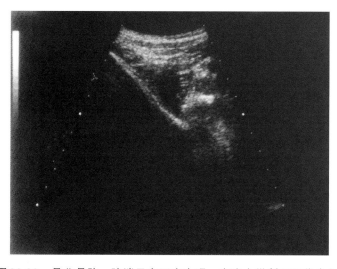
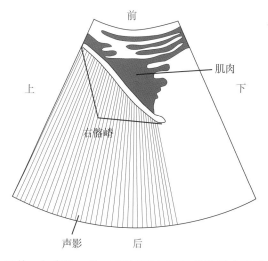

图20.29　骨盆骨骼。髂嵴呈高回声表现，在这个纵断面图像中向上延伸。与脊柱一样，髂嵴呈高回声结构伴后方声影，因此，这幅图像无法显示髂嵴后方的结构

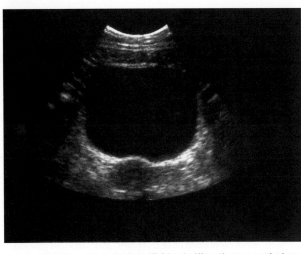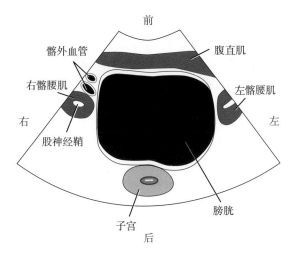

图20.30 髂腰肌。骨盆经腹部横断面扫描图像显示了膀胱两侧髂腰肌的短轴断面。髂腰肌呈低回声，并且相对于位于中央的股神经鞘的回声显得低回声

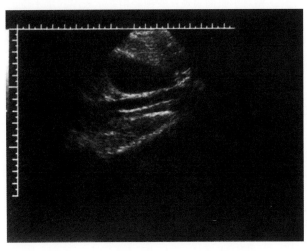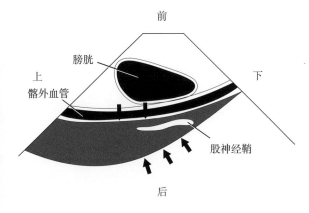

图20.31 髂腰肌。盆腔经腹部正中旁矢状断面图像，右侧卵巢外侧。这个图像显示髂腰肌纵断面（箭头）、股神经鞘和髂外血管

　　□ **闭孔内肌** 闭孔内肌在髂腰肌的后内侧。超声成像显示闭孔内肌为薄的、双侧、线性的低回声结构，紧邻膀胱侧壁（图20.32）。真骨盆经腹横断面图像可以最佳显示闭孔内肌。

　　□ **盆膈肌** 盆膈肌［耻尾肌、髂尾肌（肛提肌）、尾骨肌］最容易在经腹的长轴断面、真骨盆最下部的横断面图像中显示（图20.33，图20.32）。盆膈位于阴道和子宫颈后方的双侧对称的低回声结构。

　　□ **梨状肌** 双侧梨状肌位于子宫后方和骶骨前方，呈低回声（图20.34）。

　　□ **腹直肌** 盆腔横断面图像最容易显示腹直肌。腹直肌位于腹盆腔壁的最前部正中旁，是成对的低回声结构。薄而明亮的线代表腹直肌鞘的前后界线（图20.32）。

　　● **骨盆韧带的超声表现** 女性盆腔如果没有游离液体，超声成像不能常规显示骨盆韧带，子宫阔韧带除外（图20.35）。

　　● **盆腔间隙超声表现** 子宫直肠陷凹、子宫膀胱陷凹、Retzius间隙。

　　□ **直肠子宫陷凹** 子宫颈和直肠之间（后间隙）存在少量液体不是不常见，尤其是在排卵后。子宫直肠陷凹大量积液表明存在异常。

　　□ **膀胱子宫陷凹** 正常情况下，这个间隙是空虚的，但小肠袢可以在子宫和耻骨之间较浅的腹腔区域显示。

　　□ **Retzius间隙** 除非膀胱向后移位，否则，超声成像不能显示Retzius间隙。这是Retzius间隙中发生单个或多个肿块的特征，肿物将前面的膀胱与耻骨联合分开。

　　● **盆腔器官的超声表现** 包括生殖道（阴道、子宫、输卵管）、卵巢、膀胱。

　　□ **生殖道** 阴道、子宫、输卵管。

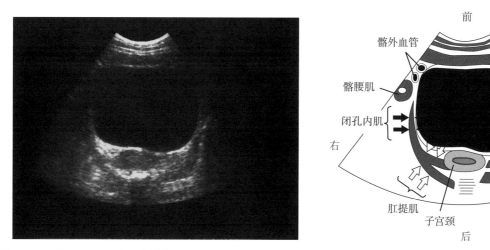

图20.32 骨盆肌。盆腔经腹横断面扫描图像显示膀胱两侧闭孔内肌的纵断面（黑色箭头）。可以看到盆膈的双侧肛提肌长段呈吊床样横跨盆底与子宫颈后方相连（白色箭头）。右侧髂腰肌、右侧髂外动脉和静脉的横断面显示位于右侧闭孔内肌的前方。腹直肌位于前腹壁、膀胱前方

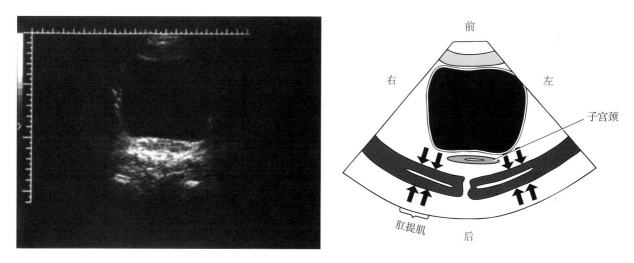

图20.33 肛提肌。真骨盆的下部经腹横断面扫描图像显示盆膈的双侧肛提肌的纵断面部分，位于子宫颈横断面的正后方

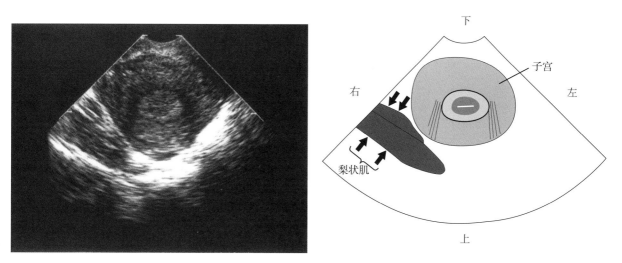

图20.34 梨状肌。经直肠冠状断面扫描图像显示位于子宫后外侧的右侧梨状肌纵断面（箭头）。由于肠气覆盖，对应的左侧梨状肌显示不清

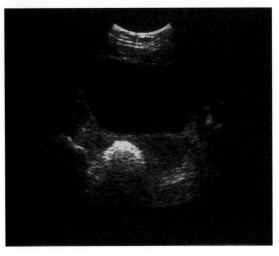

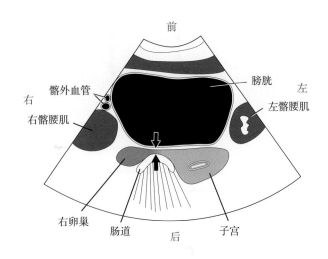

图 20.35　子宫阔韧带。经腹横断面扫描图像显示右阔韧带的纵断面（箭头之间），表现为在子宫角和右卵巢之间延伸的中低回声区域

　　阴道、子宫和输卵管的超声表现非常相似，因为它们具有相同的基本结构：由内黏膜层、平滑肌壁和外结缔组织层包围的腔。生殖道黏膜和肌肉壁的超声表现的变化取决于每个节段的大小、位置和功能。

　　i. 阴道的超声表现　阴道在盆腔下部的膀胱（前方）和直肠（后方）之间。经腹的矢状断面扫描图像显示阴道的长轴断面为管状、子宫的向下方延续（位于膀胱后方、直肠前方）。在经腹横断面扫描图像显示阴道的横断面为扁平、卵圆形。

　　肌性的阴道壁呈低灰度且均质，轮廓光滑。正常塌陷的阴道管壁的中央黏膜层呈薄的、明显的线性（图20.36，图20.37）。盆膈的肌肉可以在阴道后部看到。

　　ii. 子宫的超声表现　无论是经腹超声还是经阴道超声，都能很好地显示子宫。子宫的大小和超声表现因月经周期的变化而不同。如前所示，子宫内膜层有深部基底层和浅层的功能层组成。超声成像显示基底层为高回

声，是因为组成该层的黏膜腺的反射。相对于明亮的基底层而言，浅层通常呈低回声。形成子宫内膜腔的中央相对应的子宫内膜面，超声成像呈线性的、明亮的中间反射线，称为子宫内膜线。

　　子宫内膜的宽度在子宫底附近最宽，向子宫颈处逐渐变窄（图20.38）。子宫内膜厚度的测量在子宫纵断面最准确，应包括明亮子宫内膜腔的前、后子宫内膜层（图20.39）。有些人将此称为"双层"厚度。内层肌肉较暗的晕不应作为测量的一部分。

　　由于子宫内膜的厚度随着月经周期而变化，其超声表现也是如此。

　　□ 在月经期，子宫内膜由于浅层脱落而显得薄而明亮。

　　□ 在增殖期早期（第5～9天），子宫内膜厚4～8 mm，相对于周围结构表现为高回声。

　　□ 在增殖期后期（第10～14天），子宫内膜的功

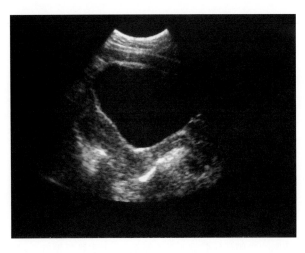

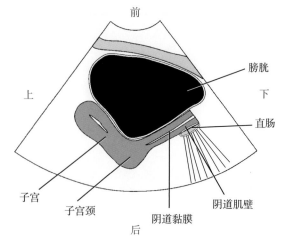

图 20.36　阴道。经腹矢状断面扫描图像显示阴道的纵断面，位于充盈的、无回声的膀胱后下方和直肠前方。注意阴道的肌性壁呈低-中等回声，相对于阴道管中央明亮的黏膜层表现为低回声

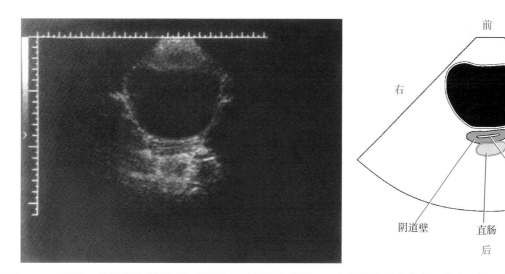

图20.37 阴道。盆腔经腹横断面扫描图像显示阴道的横断面，位于膀胱后方和直肠前方。位于中央的阴道管相对于阴道壁呈薄的高回声

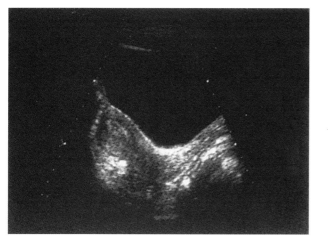

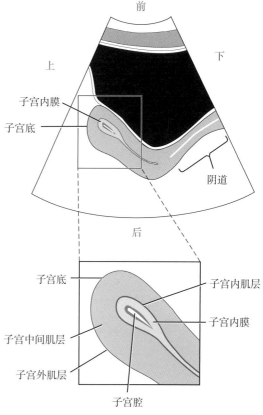

图20.38 子宫。盆腔经腹正中矢状断面扫描图像显示膀胱正后方的子宫和阴道的长轴断面。注意子宫内膜的宽度在子宫底部最宽，向子宫颈部逐渐变窄。记住子宫内膜的厚度随月经周期的变化而变化，超声表现也是如此。注意子宫的厚壁正常情况下压缩在一起，塌陷在子宫腔的中央（子宫内膜腔），呈明亮的单线状回声

能层在雌激素的影响下变厚，相对于回声明亮的基底层显得回声低。

　　□ 在排卵前，接近月经周期的第14天，子宫内膜厚为6～10 mm，呈现多层表现（图20.40）。明亮的子宫内膜线被增厚的、较暗的功能层包围。功能层和子宫肌层的内层中间是相当薄的基底层，相比之下，基底层显得回声高。

　　□ 分泌期早期子宫内膜多层表现持续存在，这时子宫内膜回声最高、厚度7～14 mm（图20.41）。在分泌期（第15～28天），由于黄体酮的影响，功能层一直较厚、松散，与基底层回声相等（图20.41）。

　　□ 绝经后妇女的子宫内膜通常小于8 mm。

　　子宫肌层与阴道肌壁相延续、呈等回声。如前所述，子宫肌层占子宫组织的大部分，由三层超声可分辨

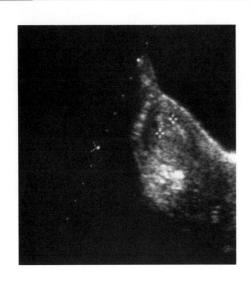
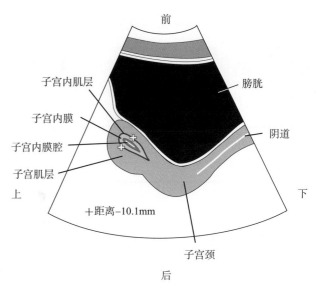

图20.39　子宫。在子宫长轴断面测量子宫内膜的厚度，即测量最大径线

的肌纤维层组成。外层纵向纤维层相对于中间层呈低回声，无回声的弓形血管将外层与中间层隔开。中间层的螺旋纤维带最厚、回声最密集，呈均匀的、中等至低回声实质。内层环形纤维和纵向纤维的回声明显低于中间层，在子宫内膜周围形成薄的低回声晕（图20.42）。在排卵期和月经期，超声成像可显示子宫肌层收缩，呈波纹状、沿着子宫内膜分布，从子宫颈延伸到子宫底。这些肌肉收缩在精子运输中起作用。子宫外浆膜层唯一的显著超声特征是其光滑的轮廓，否则无法区分。子宫颈的超声图像与子宫其余部分相似（图20.43）。肌壁是均匀的、中等到低回声，子宫颈腔或子宫颈管黏膜层呈薄而明亮的回声（图20.44）。子宫颈管是子宫内膜腔的延续，呈相当细的、明亮的条纹状回声。偶尔在子宫颈管内看到无回声液体是正常的，尤其是在排卵前期。在某些情况下，子宫颈外口周围的阴道穹窿中可见气体产生的声影（图20.45，图20.44B）。子宫颈内口显示困难，只有在妊娠期间可以显示，这时，羊膜覆盖在宫颈管内口。子宫颈外口是子宫颈前唇和后唇的交汇点。在大多数情况下，TV超声检查可以清晰显示子宫颈的结构。在TV超声检查禁忌且TA超声检查不能提供足够详细的子宫颈信息的情况下，经阴唇（经会阴）超声检查是另一种扫查选择。在经阴唇超声成像中，子宫颈管通常与远端阴道成直角。在TA超声中，当膀胱充盈时，子宫看起来"伸直"而不是前屈。如果子宫后倾，且子宫底朝后，由于子宫前部的声衰减，TA超声成像可能难以显示子宫底部。这种回声减低的表现称为"回声失落"现象。通常，后倾子宫的子宫底回声失落不影响TV超声检查。

iii.输卵管表现

除非在盆腔外侧隐窝存在游离液体或者存在卵巢疾病，否则超声检查不能显示漏斗部、壶腹部和峡部。然而，TV超声成像可以显示输卵管间质部，呈一条1 cm的细长的高回声线，起自子宫内膜腔并延伸穿过子宫壁。

□ **卵巢表现**　双侧杏仁状卵巢最常见于子宫底外侧，通常长轴呈垂直位（图20.46）。正常的卵巢回声均匀，除非存在无回声的卵巢卵泡，这是生育年龄的常见表现。通常，超声成像显示卵巢外周被膜呈高回声，而卵巢中心基质呈低回声。卵巢通常相对于子宫肌层呈现为低回声。有助于定位卵巢的超声标志包括呈低回声的双侧髂腰肌，位于卵巢后外侧；无回声的髂外血管，位于卵巢前外侧；无回声的髂内血管，位于卵巢后方。经腹超声检查，特别是经阴道超声检查能够清晰显示卵巢和卵泡的结构。如前所述，卵巢体积受月经周期变化的影响很小。黄体期体积最小，排卵前期体积最大。卵巢内发育的卵泡大小和数量上各不相同。卵泡呈无回声伴后方回声增强，是因卵泡窦内充满液体（图20.47）。超声成像不能显示发育卵泡的卵母细胞和细胞层。然而，在排卵前，颗粒层与膜层分离，形成低回声环。此时，次级卵泡的卵丘偶尔显示为薄而明亮的新月形结构，沿着无回声的卵泡窦壁分布（图20.48）。成熟的Graafian卵泡或优势卵泡呈无回声、壁光滑明亮，大小约20 mm（在16～28 mm的范围内）（图20.49）。如前所述，排卵后破裂的Graafian卵泡将无回声液体排入子宫直肠陷凹中，形状适应周围的结构（图20.50）。同样在排卵后，由于出血和血凝块，黄体呈不规则形状、内部可见回声（internal echoes）。内部回声表现可变，从多个、纤细的、明亮的分隔到弥漫的低回声表现（图20.51）。随着时间的推移，这种血凝块可能会变得完全无回声，此时黄体类似于成熟卵泡的超声表现。最终黄体退化，在卵巢中留下少量瘢痕组织，称为白体，在卵巢间质内表现为明亮的回声（图20.52）。

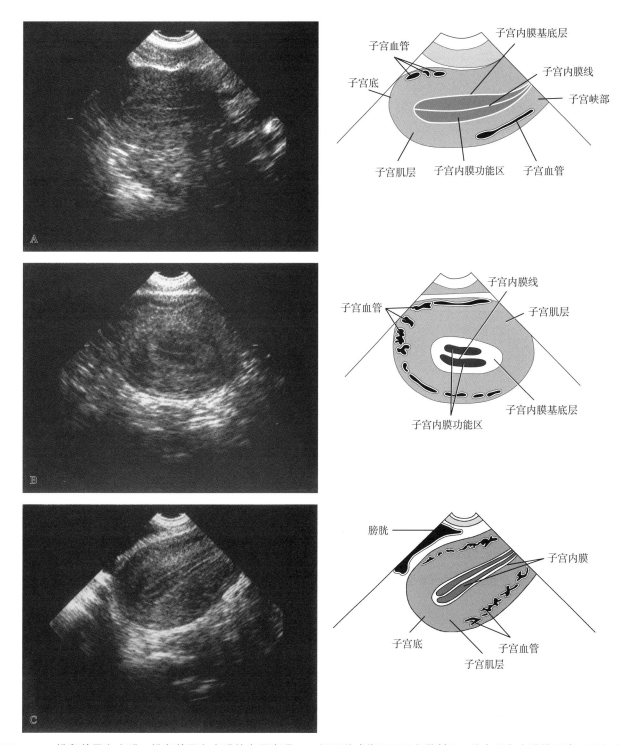

图20.40 排卵前子宫内膜：排卵前子宫内膜的多层表现。A.经阴道成像显示子宫纵断面。注意子宫内膜的厚度。子宫内膜腔呈明亮的、单线的高回声表现，而周围的功能层呈低回声，是子宫内膜最厚的部分。薄而明亮的子宫内膜基底层将功能层和灰暗的内层的子宫肌层隔开。B.经阴道冠状断面扫描图像显示子宫短轴断面。子宫肌层呈低回声至中等回声；子宫内膜呈现排卵前的多层表现。C.另一个排卵前子宫的纵断面。子宫内膜的多层表现位于中央、呈明亮的带状回声，周围是较厚、低回声层，周围有薄而明亮的边界

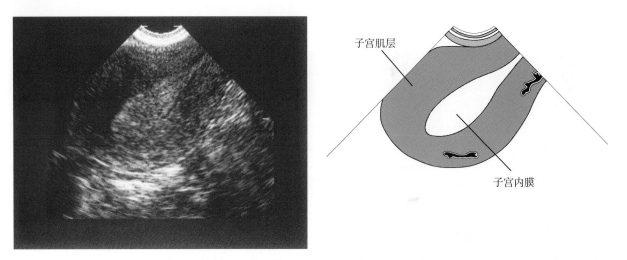

图20.41 子宫内膜分泌期。经阴道矢状断面扫描图像显示子宫的纵断面和分泌期子宫内膜的表现。除了整体厚度增加外，子宫内膜基底层、功能层和子宫腔呈等回声

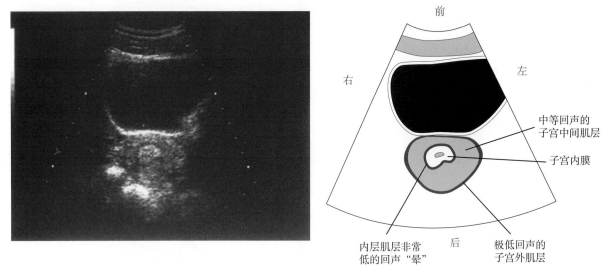

图20.42 子宫肌层。子宫肌层的肌纤维层在子宫的横断面很明显。与肌层中间层的中等回声相比，内层和外层为低回声

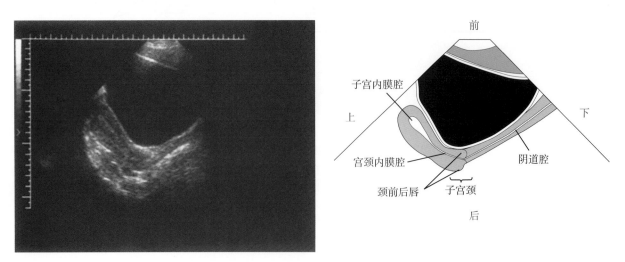

图20.43 子宫颈。盆腔经腹矢状断面扫描图像显示子宫最下方、最靠近阴道的子宫颈纵断面。注意如何区分子宫颈凸入阴道时子宫颈的前唇和后唇

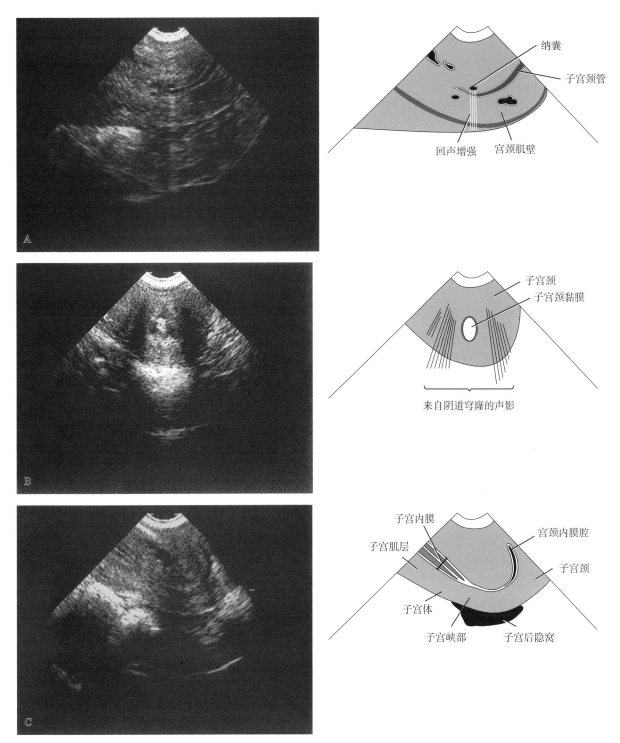

图20.44 子宫颈。A.经阴道矢状断面扫描图像显示子宫颈的纵断面。子宫颈管内可见少量无回声液体。在子宫颈壁内看到一个小的宫颈囊肿（又称纳囊），后方回声增强。B.经阴道冠状断面扫描图像显示了子宫颈横断面图像。注意阴道穹窿的声影。C.经阴道矢状断面扫描图像显示了前屈子宫的长轴断面。子宫颈管和直肠子宫陷凹中可见少量无回声液体

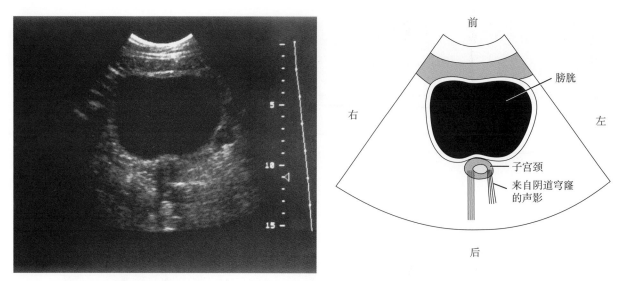

图20.45   子宫颈。经腹部横动脉扫描图像显示了阴道穹窿的声影，证实膀胱后方的横断面图像是子宫颈

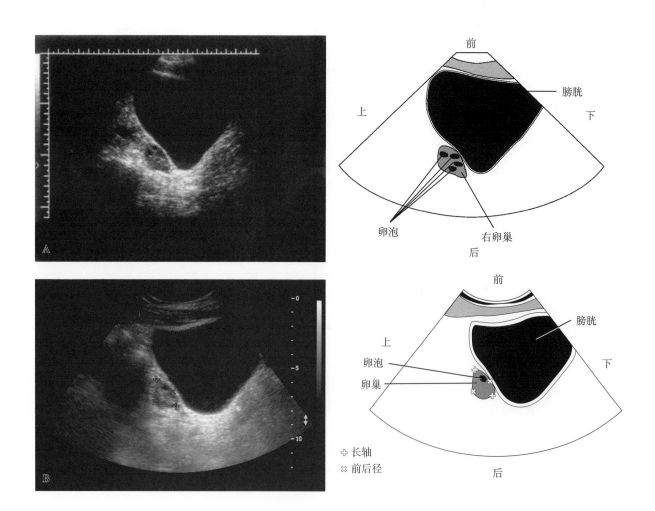

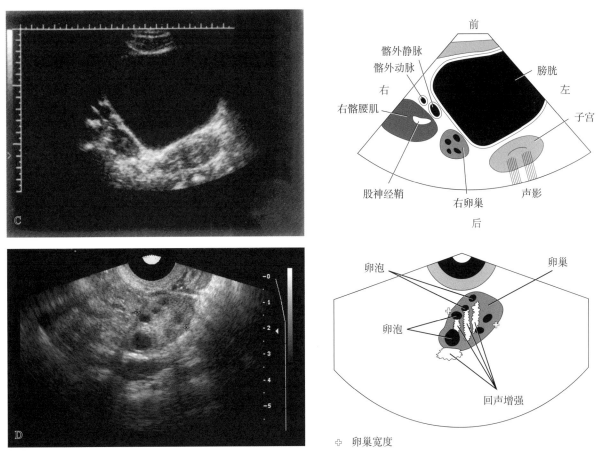

图20.46 卵巢。A.右侧盆腔经腹矢状断面扫描图像。注意卵巢的典型杏仁形状。如图所示，卵巢表现为均质的中等至低回声，除非存在充满液体的无回声卵泡。B.在长轴断面测量卵巢的长度和厚度。因为卵巢的位置不固定，长轴断面可以在经腹矢状断面或横断面显示。在卵巢的最长纵断面测量长度。前后径的厚度垂直于长度测量，宽度在最大横断面上测量。C.经腹横断面扫描图像显示卵巢相对于周围结构的解剖位置。髂腰肌和髂外血管位于右侧卵巢前方。如图所示，子宫通常位于卵巢的内侧。D.图中经阴道图像提供了更多的卵巢解剖细节。资料来源：B和D图片由the University of Virginia Health System，Department of Radiology，Division of Ultrasound，Charlottesville，Virginia提供

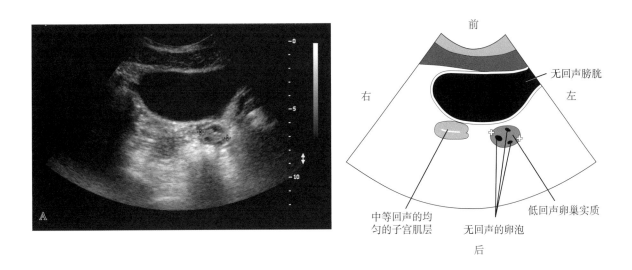

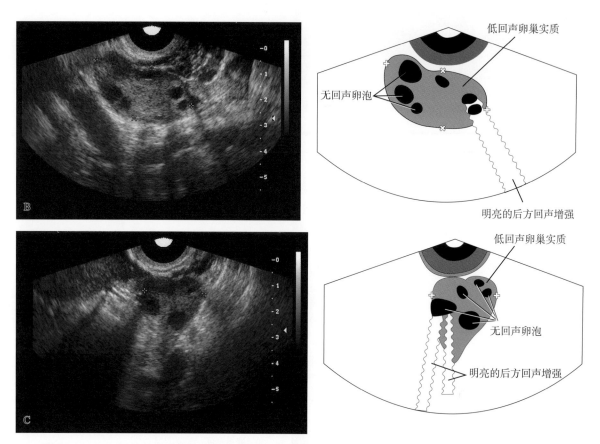

图20.47　卵泡。A～C.显示正常卵巢实质和发育中卵泡的超声表现。注意B和C经阴道图像提供的更多细节。C.正常卵巢是指和发育中卵泡的超声表现。资料来源：由the University of Virginia Health System，Department of Radiology，Division of Ultrasound，Charlottesville，Virginia提供

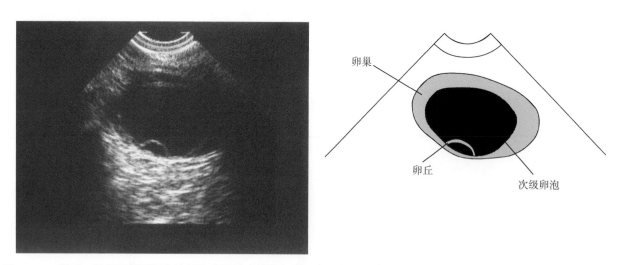

图20.48　卵丘。卵丘呈薄而明亮的新月形沿着成熟卵泡壁。次级卵母细胞在卵丘内

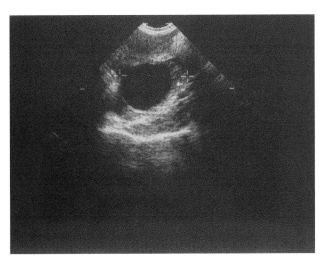
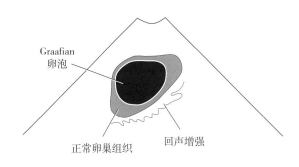

图20.49 Graafian卵泡。优势卵泡表现为无回声，壁光滑、薄而明亮，呈圆形或椭圆形。成熟的卵泡大小通常为18～22 mm，伴后方回声增强

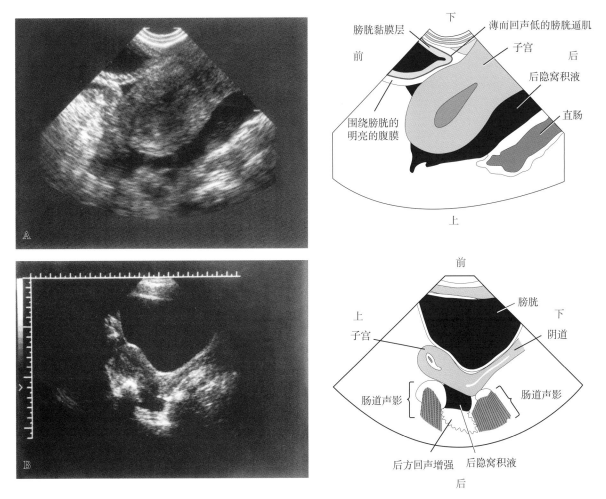

图20.50 排卵后。排卵后破裂的Graafian卵泡的无回声液体可以在直肠子宫陷凹中识别，轮廓如周围结构形状。A.当充满液体时，直肠子宫陷凹能够很好地显示。注意左上角部分充满的膀胱，与经阴道矢状扫查平面图像中的前下方相关。注意膀胱壁的黏膜内层不太明显，并且可以清楚地看到松弛的逼尿肌和膀胱周围的腹膜。B.位于子宫后部的直肠子宫陷凹可见明显的无回声积液

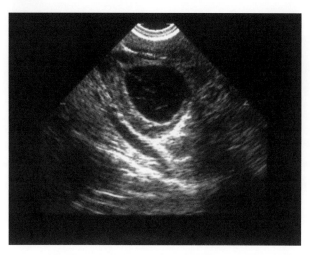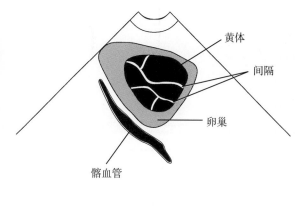

图20.51　黄体。黄体的内部回声表现为多个、纤细、明亮的分隔到弥散低回声不等。该黄体可见多个纤细分隔

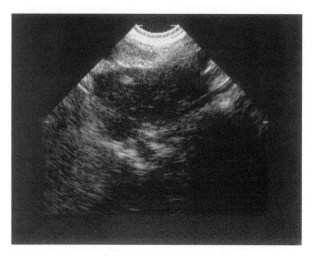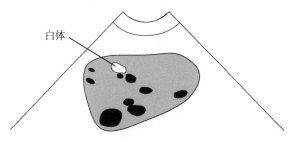

图20.52　白体。白体是黄体退行后卵巢中残留的瘢痕组织。经阴道图像显示了白体，表现为卵巢内的高回声区

□ **膀胱表现**　最重要的是在任何时候膀胱的大小和形态可随充盈的尿量而改变。然而，充盈的膀胱在超声上应表现为对称的。完全充盈的膀胱表现为在真骨盆中央区的大的、前位的、无回声的结构，周围被光滑的、明亮的、均一的厚壁包绕。充盈膀胱的上半部分短轴断面表现为圆形。由于骨盆肌肉组织和骨骼，下半部分的膀胱短轴断面呈方形。膀胱后表面的纵断面轮廓通常会因子宫前倾而显得有压迹。如前所述，膀胱由4层组成：黏膜内层、黏膜下层、肌层和浆膜外层。薄的黏膜内层表现为沿着膀胱周围的窄的亮线（图20.53）。中间的肌层在膀胱充盈时延伸变薄，在超声上不能很好地显示。当膀胱充盈欠佳时，松弛的逼尿肌可以表现为围绕黏膜的低回声层（图20.54，参见图20.50A，注意如何使用经阴道超声更好地显示逼尿肌）。薄的膀胱浆膜层在超声上显示不清。正常情况下，输尿管进入膀胱处在超声上显示不清。但是在实时超声检查时，通常可以显示输尿管向膀胱中射入尿液。正如在第15章中讨论的，在膀胱三角区显示的明亮的输尿管喷射征。

□ **盆腔结肠表现**　近年来，对盆腔结肠的经腹和经阴道超声检查的理解在对出现盆腔疼痛的绝经前妇女进行完整的盆腔评估时变得必不可少。在盆腔内，结肠是胃肠道最常见的部分，通过分层的肠管节段的定位可能非常容易识别。盆腔内的肠袢可能表现为不均质的、均质的或充满液体。由于肠内容物可能会或可能不会被显示。肠道可以表现为明亮且反射的、无回声或两者混合的。升结肠和降结肠以及乙状结肠、盲肠、阑尾和直肠可以通过肠段在盆腔内的位置来识别，也可以通过使用经腹或经阴道区分内部成分来识别。在经腹超声检查，充盈的膀胱可以将小肠向上移位。在经阴道超声检查时，可以观察到围绕子宫和卵巢的小肠袢的蠕动。缺少蠕动在超声上暗示影响结肠疾病。在一些病例中，肠道内的气体使卵巢和附件显示不清。然而，患病肠道节段常缺少气体。分级加压和移动患者体位可以移开视野内的气体。分级加压也可以用于改善肠段的显示并最小化压痛和不适。分级加压是指缓慢而稳定地按压前后腹壁

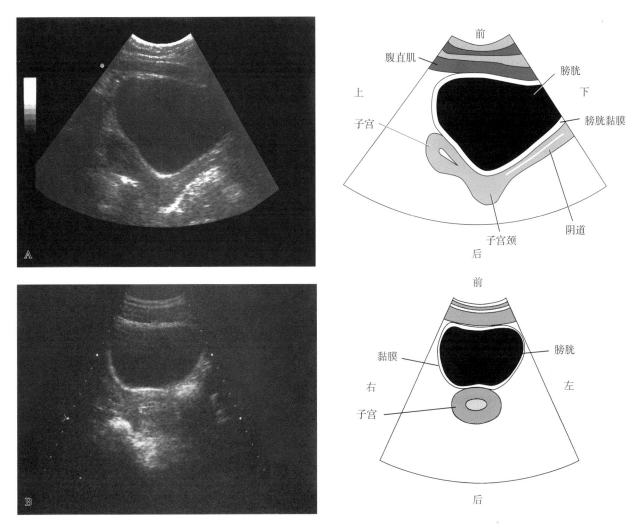

图20.53 膀胱。A.纵向断面。B.轴向断面。沿其边缘可见充盈的无回声膀胱的明亮黏膜层。膀胱的肌壁因充盈而变薄；因此逼尿肌是无法显示的。注意膀胱在短轴断面中是呈现方形的。子宫可以在两个图像中显示，位于膀胱后部

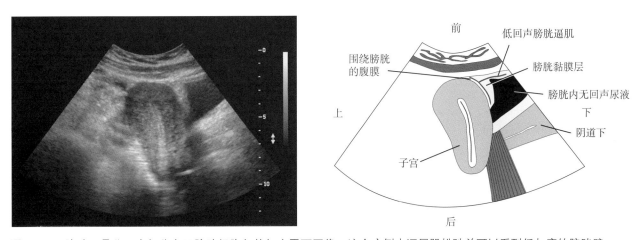

图20.54 膀胱。骨盆正中部分充盈膀胱经腹矢状扫查平面图像。这个病例中逼尿肌松弛并可以看到低灰度的膀胱壁

之间的肠道。了解哪些肠段是固定的、哪些是可移动的有助于定位感兴趣的节段。小肠系膜的游离缘基本上是小肠的整个长度，使小肠具有可移动性。因此很难准确定位沿小肠的位置。肠系膜是双层脏腹膜，包裹肠段并将其连接到后腹壁。阑尾炎是美国最常见的急诊手术的

疾病。对月经初潮前的女性和儿童，超声是最安全，通常是用于右下腹（RLQ）疼痛原因的初筛成像方式。当尝试定位末端回肠、盲肠和阑尾时，连接小肠的回肠和大肠的盲肠的回盲瓣是超声图像上的一个标志。盲肠没有肠系膜，因此与后腹壁有不同的附着位置。阑尾位

于盲肠下方约2.5 cm处、回盲瓣后内侧。尽管阑尾长度各异（通常＜5 cm）且具有尖端，但这种关系是固定的。一旦确定回盲瓣和回肠末端，就可以看到阑尾起源于没有瓣膜的盲肠。阑尾系膜附着在小肠系膜的边缘。右侧结肠位置固定且位于腹膜后。乙状结肠是一条悬垂的肠段，沿左侧髂血管的内侧与降结肠相连。下部深入到第3骶椎，使乙状结肠系膜以倒V形附着在骨盆侧壁上，并具有活动性，从而使乙状结肠可以延伸到右下腹部并引起该区域疼痛。与小肠一样，直肠乙状结肠超声表现多变，主要取决于肠内容。通常，乙状结肠和直肠含有气体和粪便物质，使它们具有高回声和后方声影（图20.55）。

□ **盆腔血管表现**　包括子宫、卵巢。

□ **子宫血管表现**　经阴道超声的高分辨率能够显示大部分子宫血管系统。在外肌层内走行的血管表现为无回声结构（图20.40）。通常，子宫动脉和静脉可以通过子宫颈外侧和子宫阔韧带的子宫外侧向上至输卵管和子宫的交界处的彩色血流多普勒（经腹超声或经阴道超声）识别。在排卵期，螺旋动脉可以通过经阴道彩色多普勒在子宫内膜的功能区识别。在不孕症的情况下，螺旋动脉无法显示。

□ **卵巢血管表现**　彩色血流多普勒和频谱多普勒是评估卵巢和卵巢肿块血流的有用工具。在正常的排卵周期，功能性的卵巢在月经周期第9～28天能得到大量血管供血。卵巢产生的优势卵泡表现为低阻的多普勒血流波形。低阻的波形为大量舒张期血流。黄体期是观察卵巢内血流的最佳时期，可以使用能量多普勒和经阴道的彩色血流多普勒。在绝经期的女性，无法探及卵巢血流。

□ **骨盆淋巴结表现**　正常的骨盆淋巴结不能在超声上显示。异常大的淋巴结可以表现为相对于周围结构的低回声或具有明亮壁的无回声。通常，它们表现为多个，并且成组状。骨盆中病理性增大的淋巴结常出现在髂总动脉、髂外动脉和静脉、骨盆侧壁和假骨盆区域周围区域。

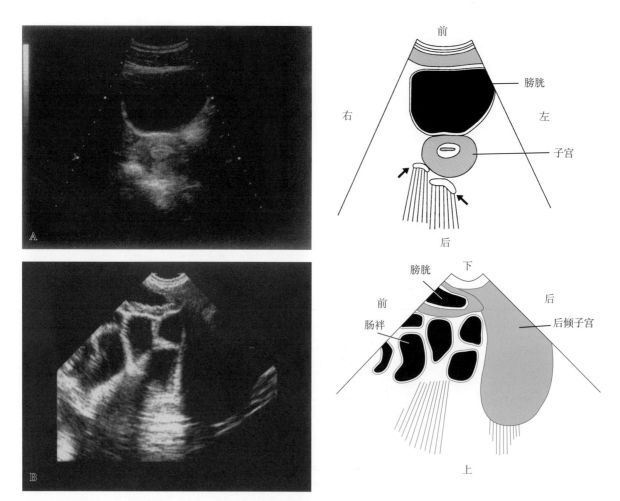

图20.55　盆腔结肠。A.经腹横向扫查平面图像显示了子宫后的乙状结肠的反射部分（箭头）。B.在经阴道检查时通常可以看到小肠袢的蠕动。矢状扫查平面图像中可以看到充满液体的肠袢位于膀胱子宫陷凹。资料来源：图片由the University of Virginia Health System，Department of Radiology，Division of Ultrasound，Charlottesville，Virginia提供

超声应用

● 排除肿块：如果发现肿块，超声可以提供肿块的位置、大小的信息。然而，超声无法提供肿块良性和恶性的明确诊断。临床研究表明，未来利用经阴道彩色血流多普勒和频谱多普勒区分良恶性肿瘤的潜力很大。

● 诊断先天性子宫畸形。

● 评估盆腔炎性疾病。

● 排除异位妊娠。

● 诊断和管理不孕症：包括超声评估导致不孕症的原因，例如：

□ 子宫内膜异位症。

□ 先天性异常。

□ 肌瘤。

□ 盆腔炎性疾病。

● 卵泡监测：适用于不孕症，尤其是接受激素治疗的患者。

● 超声引导取卵：用于体外受精。

● 检测宫内节育器（IUDs、IUCDs）：图20.56显示了两种常见的IUDs。这些类型是激素型或非激素型。左炔诺孕酮是一种通过合成黄体酮，这是一种天然存在的子宫激素。IUD中孕激素的作用是使子宫颈黏液变厚，使其不适合精子。它也会刺激受精卵，使着床困难。IUD是非常有效的节育方式，失败率约为1%。

每一个激素型IUD（Mirena、Skyla、Lilette和Kyleena）都含有不同量的左炔诺孕酮，可能在随后的3～5年有效。非激素型IUD（Pargard）含有铜，它会损害精子的运动能力。可能会持续有效10年。因为它们都由一个T形塑料体连接在一根绳子上，所以这些IUDs在超声上都有相似表现。通常在超声图像上表现为高反射，伴有不同程度的后方声影。图20.57A和图20.57B显示了T形IUDs的典型超声模式，见表20.2。

● Nexplanoni是一种植入上臂皮肤下的激素避孕器，可有效3年。含有雌二醇，一种孕激素或合成黄体酮，通过抑制促黄体生成素的释放来抑制生育，促黄体生成素是排卵中重要的激素之一。在超声上，Nexplanon呈线性结构，两端有反射回声（图20.58）。

● 评估子宫切除术后患者的卵巢：在没有子宫的情况下，卵巢通常位于子宫直肠陷凹内。图20.59显示了子宫切除术后的经腹正中矢状扫查平面图像。

● 子宫超声造影（HS）：开发该技术是为了更好地评估子宫内膜。HS可以更准确地区分子宫内膜的异常，例如增生、息肉、肌瘤或癌症。

表20.2　常见避孕器的超声表现

名称	类型	成分	年数	表现
Mirena	激素型	塑料、线	5	T形；子宫内
Liletta	激素型	塑料、线	5	T形；子宫内
Kyleena	激素型	塑料、线	5	T形；子宫内
Skyla	激素型	塑料、线	3	T形；子宫内
Paragrad	非激素型	塑料、线和铜	10	T形；子宫内
Nexplanon	激素型	塑料	3	线形，上臂

正常变异

● 子宫正常变异：由超声可识别的特殊子宫位置组成，包括子宫向右或向左倾斜、子宫底和子宫体向后倾（图20.60）以及子宫底和子宫体后屈。应该注意的是，这些子宫位置的变异，除非是被病理移位，否则都被认为是正常变异。

● 卵巢正常变异：先天性卵巢变异在超声上有特征性的卵巢形态，常呈特征性的L形。卵巢在其他方面都正常。

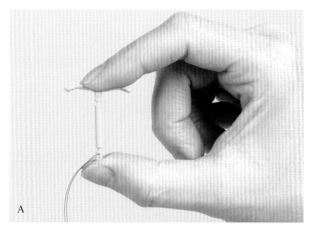
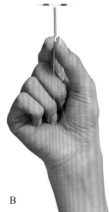

图20.56　提供避孕的宫内节育器（IUD）图20.56提供避孕的宫内节育器（IUDs）。A.Mirena IUD。B.Paragard IUD。资料来源：图A由Bayer US，Whippany，New Jersey.提供；图B由Cooper Surgical，Trumbull，Connecticut.提供

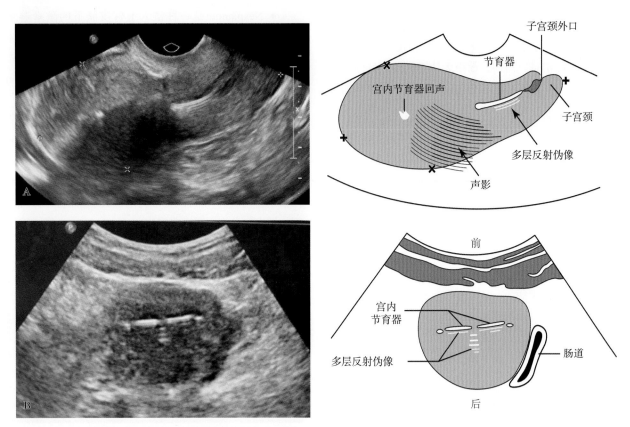

图20.57 宫内节育器（IUD）。A.子宫阴道纵断面的T形IUD显示出高反射声影。这种避孕器是高度回声的，位于子宫内膜腔内。B.经腹横向扫查的骨盆平面图像显示，在子宫轴向断面的子宫内膜管内显示了T形IUD

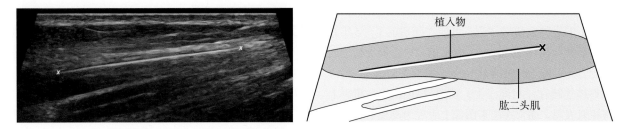

图20.58 Nexplanon避孕器：显示Nexplanon避孕器在上臂内的典型超声表现。反射边缘声影经常与这些装备相关联

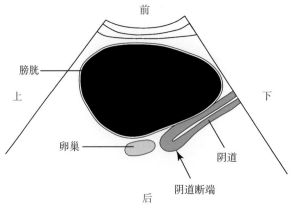

图20.59 绝经后盆腔：显示绝经后盆腔的特征性表现。可以显示阴道断端，在没有子宫的情况下，卵巢移位到直肠子宫陷凹

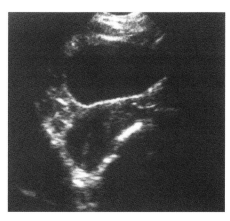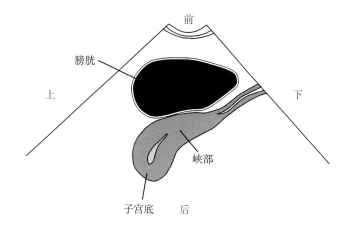

图20.60 子宫后倾：经腹矢状位扫查平面图像显示了子宫后倾纵断面的常见表现。注意子宫底是如何向后倾斜的。子宫后倾被认为是子宫位置的正常变化

相关图表

相关医师

- **妇科医师**：专门研究女性生殖的医师，包括生理学、内分泌学和生殖道疾病。
- **产科医师**：专门从事孕妇医疗保健的医师。
- **放射科医师**：专门从事诊断医学影像的执行和解释的医师。
- **内分泌医师**：专门研究与人体激素分泌相关的生理和病理医师。

相关诊断检查

- **计算机断层扫描和磁共振成像**：计算机断层扫描（CT）和磁共振成像（MRI）都是评估女性骨盆的极其重要的诊断工具。造影剂的改进不断增强这些检查的优秀的组织特征。这些检查由训练有素的技术人员进行，并由放射科医师进行解释。
- **腹腔镜检查**：一种在局部或全身麻醉下进行的内镜手术，其中将伸缩器械从脐处插入腹腔。操作腹腔镜可以观察腹部或盆腔器官。该检查由妇科医师操作和解释。
- **宫腔镜/输卵管镜检查**：一种内镜手术，其中将伸缩器械通过阴道插入子宫。该检查可以显示内部的子宫壁。这种技术也可用于显示输卵管。这些检查由妇科医师或受过类似训练的医师操作和解释。
- **子宫输卵管造影**：给予造影剂后子宫和输卵管的放射学检查。可以诊断输卵管阻塞和子宫结构异常。该检查由放射科医师操作和解释。

- **子宫超声检查**：一种用于检查子宫内膜和子宫腔的超声检查。该检查提供了大量的细节来鉴别子宫内膜病变，而标准TA或TV超声无法区分。放射科医师进行这项检查并解释结果。

实验室检查

- **雌激素/孕激素**：在正常月经周期中这些激素由卵巢产生。这些激素的血清浓度可用于评估排卵功能。
- **人绒毛膜促性腺激素（hCG）**：一种高度准确的血液妊娠试验。这种激素由胎盘滋养层细胞产生，在妊娠的前3个月发挥重要作用。
- **白细胞增多**：异常高的血清白细胞计数（>10×10^9/L）。表明感染（例如盆腔炎）。

血管

子宫血管

主动脉→髂总动脉→子宫→髂内动脉→子宫动脉→弓状动脉→放射状动脉→直小动脉→螺旋动脉→螺旋静脉→直小静脉→放射状静脉→弓状静脉→子宫静脉→髂内静脉→髂总静脉→下腔静脉

卵巢血管

路径1

主动脉→髂总动脉→髂内动脉→子宫动脉→子宫动脉卵巢支→子宫静脉卵巢支→子宫静脉→髂内静脉→髂总静脉→下腔静脉

路径2

主动脉→右卵巢动脉→右卵巢静脉→下腔静脉或主动脉→左卵巢动脉→左卵巢静脉→左肾静脉→下腔静脉

影响的化学物质

- **避孕药**：雌激素和孕激素是一种非常有效的避孕方式。这些药物模仿妊娠的激素状况，导致排卵状态。

- **己烯雌酚（DES）**：一种合成雌激素，通常用于20世纪40年代末至70年代初的孕妇。这种药物被认为可以降低自然流产的风险。DES被发现会导致多个问题，包括暴露于该药物的后代的生殖器官，之后被撤下市场。一个小的、不规则的、T形子宫是与DES相关的常见畸形。

- **促性腺激素（Pergonal）、促卵泡激素（Metrodin）、氯米芬（Clomid）**：通常用于治疗不孕症的药物，以刺激卵泡成熟并诱导排卵。

第 5 部分
产科超声及新生儿超声

第 21 章
妊娠早期（0 ～ 12周）

YVONNE Z. DILLON

目标

- 描述女性生殖系统在胚胎形成和胚胎发育过程中的作用。
- 描述妊娠囊和早期胚胎的超声表现。
- 描述胚胎发育的超声表现。

- 描述妊娠早期胎盘的超声表现。
- 描述如何在妊娠早期通过超声确定孕龄。
- 识别妊娠早期相关的检验。

关键词

羊膜——发育的胚胎的最内层膜；最终与绒毛膜融合。

羊膜腔/囊——包含发育的胚胎和胎儿囊状结构；充满羊水以缓冲和保护胚胎/胎儿。

羊水——羊膜腔内的液体，有助于维持胚胎发育适宜的温度；使呼吸系统、消化系统和肌肉骨骼系统正常的发育；有助于预防感染；可能是发育胚胎的营养来源。

羊水量（AFV）——羊膜腔中的羊水量。反映妊娠的健康状况。很多畸形与羊水过多或过少相关。羊水量可通过多种方法描述/测量。

异倍体性——染色体数目异常。

绒毛膜——发育的胚胎的最外层组织。最终与羊膜融合。

绒毛膜腔——胚胎早期发育的一个部分，位于羊膜腔周围，包含卵黄囊。羊膜腔为适应发育的胚胎逐渐增大，最终绒毛膜腔融合于羊膜腔。

绒膜绒毛——胎盘的胎儿部分，是滋养层（胚泡的外细胞层）的指状突起，延伸到子宫蜕膜，位于腔隙、母体血池中。胚胎循环系统的绒毛与母体腔隙邻接，易于氧气和代谢物的交换及排出二氧化碳和废物。

黄体/黄体囊肿——成熟卵泡排卵后剩余的部分。产生黄体酮和少量雌激素，为妊娠做好准备。在妊娠期间可能会变大并充满液体，而后逐渐减少不伴有并发症。

头臀长度（CRL）——在妊娠早期，胚胎/胎儿从头顶（冠）到臀部中部（臀部）的长度，是胎龄测量相关的测量指标。是对孕龄（GA）最准确的评估参数。

蜕膜——针对妊娠子宫内膜的术语。是子宫内膜对妊娠的功能性反应。由于妊娠后内膜血管和结构变化，子宫内膜水肿变厚，以适应胚胎植入和发育。

底蜕膜——胚泡植入的子宫蜕膜部分。

包蜕膜——覆盖朝在妊娠囊上的子宫内膜部分朝向子宫膜。

壁蜕膜——除底蜕膜和包蜕膜以外的子宫内膜或外周部分，未被植入的卵子占据。

双泡征——描述 4～5 周孕龄，位于绒毛膜腔内的新发育的羊膜腔和次级卵黄囊之间的胚盘的特征性超声表现。

双囊征——超声识别包蜕膜、壁蜕膜和底蜕膜，以区分与异位妊娠相关的"假囊"和妊娠囊。

雌激素——由卵巢黄体产生的激素，可帮助子宫为妊娠做准备。是卵巢规律性分泌的"女性化"激素。

胎儿皮脂——胎儿皮肤及薄层油脂，在羊水中超声可辨别。

促卵泡激素（FSH）——由大脑垂体前叶分泌的激素，可刺激卵巢卵泡发育。

孕龄（GA）——与月经孕龄是同义语；用于计算胎龄。

妊娠囊——超声科医师用来描述妊娠早期宫内妊娠子宫内充满液体腔，是描述性术语。妊娠早期的第一个基本超声发现。

妊娠——怀孕。

人绒毛膜促性腺激素（hCG）——由发育中的胎盘分泌的激素，与身体其他部位交流信息，说明宫内妊娠。

蜕膜内征——描述非常早期宫内妊娠的正常位置的超声表现，在子宫底或子宫体水平，妊娠囊紧邻子宫内膜腔中心位置。

绒毛间隙——指母体胎盘小血池，绒毛膜绒毛浸于其中。

黄体生成素（LH）——增加时引起排卵的激素。

妊娠囊平均直径（MSD）——在早期妊娠，妊娠囊平均直径是确定孕龄的测量指标。

颈项透明层厚度（NT）测量——妊娠 11～13^{+6} 周，测量胎儿颈后部正常聚集的液体，以确定胎儿异倍体畸形风险的评估（染色体数目异常；例如唐氏综合征）。颈项透明层增厚是可能存在畸形的征象。

排卵——卵子（卵细胞）从成熟的卵泡释放到生殖道。

胎盘——临时母胎器官，为发育的胚胎/胎儿提供营养、清除废物、气体交换以及免疫和内分泌支持。胎儿出生时随胎儿一起排出。

黄体酮——黄体产生的激素，帮助子宫为妊娠做准备。

假孕囊——与子宫外妊娠相关（异位妊娠）。

后脑——正常的囊性后脑，超声可在妊娠第 8 周的发育胚胎中辨别。

脐带——胚胎/胎儿与胎盘之间的连接。由两条动脉和一条静脉组成，胚胎/胎儿血液通过脐带进出胎盘。

卵黄（脐肠系膜）管——连接卵黄囊和早期发育胚胎的原始肠道的管道，最终成为脐带的一部分，也称为"卵黄蒂"。

卵黄囊——由早期发育胚胎的外层形成相邻接，并形成充满营养的囊。

受精卵——卵子和精子融合受精的产物。

正常测量值	
妊娠囊平均内径（MSD）	（长度＋深度＋宽度）÷3
妊娠囊	经阴道超声显示 MSD 为 2～3mm 时，对应的孕龄（GA）为 4 周 经阴道超声显示 MSD 为 5mm 时，对应的孕龄（GA）为 5 周 妊娠前 8 周内测量通常认为是准确的
孕龄（GA）（天）	MSD（mm）＋30＝GA（天） MSD：6mm 对应孕龄 36 天
头臀长度（CRL）	胚胎长轴测量 CRL 每天约增加 1mm
卵黄囊	最大直径 5～6mm 对应 CRL30～45mm
颈项透明层厚度（NT）	妊娠早期，胎儿颈后积聚液体前后径测量正常测量值＜3.0mm

本章和第 22 章描述了胚胎/胎儿及其支持性结构在不同妊娠阶段的解剖学、生理学、胚胎学和超声成像表现。第 23 章讨论了高危妊娠及其相关的超声检查及相关的超声引导操作。

基于 28 天的月经周期，妊娠早期被定义为末次月经的第 1 天后的 12 周。通常孕龄（GA）与月经孕龄是同义语，用来计算胎龄。

妊娠早期是一系列显著的过程，包括卵巢、胚胎和胎儿发育阶段。理解早期妊娠的正常发育和快速变化，对于获得准确的、有说服力的超声图像是非常重要的。

母体生理和胚胎发育

1～5 周：卵巢期

女性生殖器官在受孕前 14 天开始为支持怀孕做准备。妊娠早期的 1～2 周是月经周期的 1～14 天。在正常月经周期的前两周，卵巢卵泡成熟。在月经周期的第 14 天，卵泡破裂排卵，即卵子（卵细胞）排入到生殖道内（图 21-1）。这种卵巢阶段或卵巢周期取决于卵泡刺激素（FSH）以促进卵泡成熟和促进黄体生成素（LH）升高以促进排卵。在排卵以后，卵泡转变为黄体。黄体分泌黄体酮和少量雌激素，使子宫为妊娠做准备。在妊娠期间，黄体可能会变大并充满液体（图21.2）。到7周时，其直径可达到6cm以上；此后，逐渐减少不伴有并发症。

受精通常在排卵后的1天内完成，即月经周期的第15天，在输卵管的壶腹部，卵子和精子结合形成受精卵。受精卵重复分裂并最终形成16个或更多个细胞的细胞簇，也就是桑葚胚。桑葚胚在第18天或第19天离开输卵管，进入子宫腔。子宫内膜液穿透桑葚胚形成胚泡。胚泡由内层细胞团（或成胚细胞）和细胞外壁或

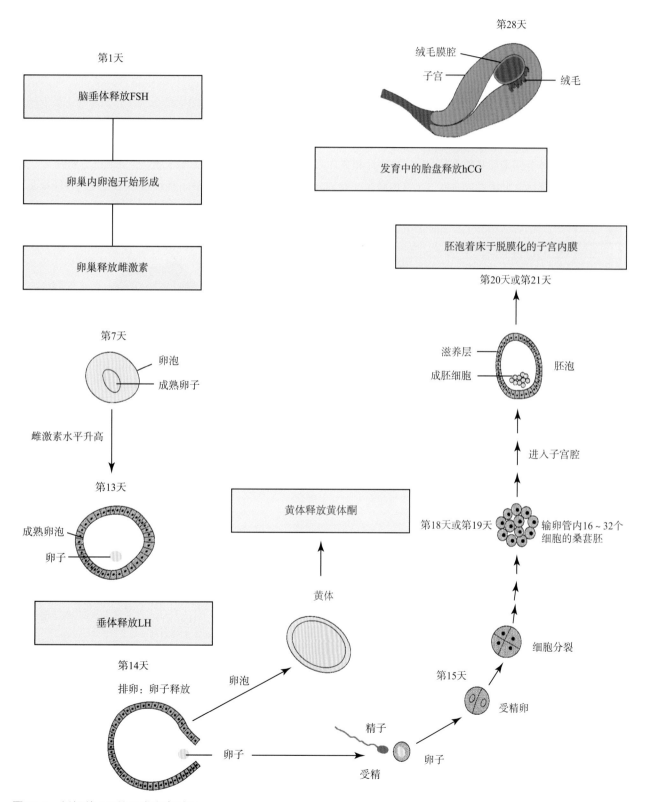

图21.1 妊娠前4周的正常发育过程

滋养层组成，内层细胞团发育成胚胎，滋养层发育成胎盘的一部分。胎盘是临时母胎器官，为发育的胚胎/胎儿提供营养、排泄废物、气体交换和免疫及内分泌的支持；在胎儿分娩时，随胎儿一起排出。

胚泡内层的成胚细胞层也将发育为次级卵黄囊、羊膜和脐带。外层滋养层最终发育成胎盘胎儿部分的绒毛膜。胚泡腔将内层细胞团转化为胚盘，配盘是内层细胞团，自此胚胎开始分化。充满了营养物质的初次卵黄囊形成胚盘的前部。为早期胚胎提供营养，是内循环前发育中的循环系统。

在第20天或第21天，胚泡开始着床在蜕膜化的子宫内膜。蜕膜是描述妊娠子宫内膜的术语。这是子宫内膜在妊娠的功能性反应。子宫内膜进一步增厚，血液供应更加丰富、腺体分泌增加基质水肿，以适应胚胎植入（图21.3）。至第28天，胚泡已完全嵌入子宫内膜层，着床完成。

第4～5周

在第4周，胎盘开始发育，形成原始的子宫胎盘循环。初级卵黄囊退化，次级卵黄囊在羊膜（胚胎的最内层膜）和绒毛膜（胚胎的最外层组织）之间形成。双层胚盘将其与成胚细胞层区分开，位于次级卵黄囊和发育的羊膜腔之间。超声医师将这种解剖关系称为双泡征（图21.4）。

同样在第4周发育过程中，随着胚胎的生长，在胚胎的前表面形成了一个长的中空管，该管发育为消化道。该中空管是基本的胃肠系统，分为前肠（最上端）、中肠和后肠（最下端）。前肠最终发育成咽、食管、胃和近端十二指肠、肝、胰。中肠生成小肠和一部分结肠。后肠最终发育为远端结肠、直肠和部分膀胱。

在第4～5周以后，神经板开始发育，神经板是神

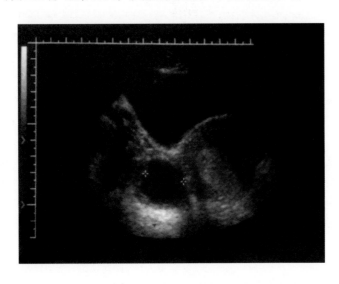

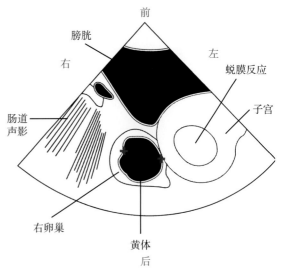

图21.2 黄体。如图所示，在妊娠期间，黄体可能会变大并呈囊状

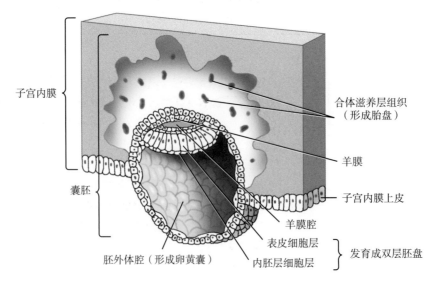

图21.3 着床。囊胚着床入蜕膜子宫内膜

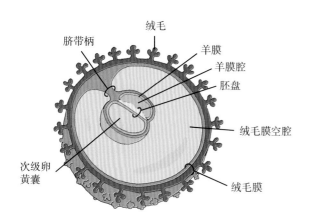

图21.4　孕囊第4～5周。绒毛膜腔（妊娠囊）内径约5mm可在超声图像上显示。双层胚盘位于新形成的羊膜腔和次级卵黄囊之间。这种解剖关系在超声上被称为双泡征

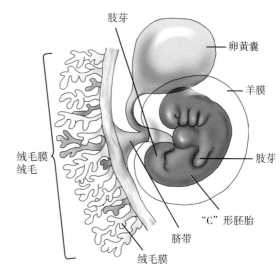

图21.5　妊娠第7～8周出现脐带，胚胎从扁平变为C形

经轴最初级部分。神经板形成神经管，最终形成大脑和脊髓。

胎儿肺脏以成对的芽状结构开始发育，起自形成消化道中空管最上部的前面。胎肺芽约在妊娠5周时出现，并形成许多分枝芽，直至妊娠第17周，枝芽逐渐生长、数量逐渐增多。

在第5孕周末，双层胚盘变为3层结构（内胚层、中胚层、外胚层）。

第6～10周：胚胎期

第6～10周为胚胎期，是人类发育的关键时期。主要结构开始形成，尽管器官功能很弱，但是，原始心脏在第6周开始搏动。在妊娠5～7周（胚盘长度2～10mm）之间，超声成像可显示胎心搏动。胚胎心脏开始为两个管道，最终沿其中线融合，形成非常原始的管状心脏。在早期妊娠的后一阶段，四腔心形成，是管状泵中组织一系列的融合和折叠形成了四腔心。最初，心脏只是推动卵黄囊循环系统的血液流动。在四腔心形成以后，开始了体内循环，心脏将血液泵到胎儿全身和胎盘。

第6周

第6周神经管发育为原始胚胎大脑，由3部分组成：前脑、中脑和后脑。前脑发育为大脑、侧脑室和丘脑。中脑发育为中脑并形成中脑导水管。后脑成为成人的脑桥、延髓和小脑并形成第四脑室。

第7～8周

在生长过程中，胚胎沿着其不同的表面自行折叠、以分化为不同的解剖结构。两个侧褶皱形成前腹壁和侧腹壁。同时，中肠从卵黄囊顶部形成，从而减少了它们和细的卵黄囊柄之间的连接。大约在第7周或第8周，卵黄囊柄与脐肠系膜管（卵黄管）融合形成脐带。脐带是胚胎/胎儿和胎盘之间的连接。由两条动脉和一条静脉组成，胚胎/胎儿血液通过它们进出胎盘。随着胚

胎的发育，羊膜扩张形成脐带和胚胎的外部覆盖物。至此，胚胎的表现从扁平的三层结构变为带有肢芽的C形胚胎结构（图21.5）。心脏位于腹侧，大脑位于头侧。

第8周

胎儿骨骼的骨化从第8周开始。在妊娠第8～11周过程中，通常小肠从脐带底部疝胚胎疝出，这属于正常现象，在第12周时肠道会回到胚胎中。

10周

约第10周时，胎儿功能性胎肾组织出现。直到妊娠中期，胎儿肾脏才会分泌尿液（第22章讨论了胎儿的肾脏和膀胱）。第10周末，主要器官系统已经建立，胚胎表现出人类特征。

第11～12周：胎儿期

第11周和第12周，妊娠早期的最后2周，开始进入胎儿期。从此期开始，胎儿生长迅速，器官继续发育。胎儿肠道活动开始于第11周；胎儿吞咽常开始于第12周。颅骨和股骨在第11.5～12周充分骨化。胎头与身体不成比例增大，占身体长度的一半。随着胎儿继续发育，头部和身体会成比例生长。

胎盘的发育

如上文所讨论的，妊娠囊周围蜕膜化的子宫内膜因血供和结构变化而增厚水肿，以适应胚胎着床发育。在这些变化中，蜕膜化的子宫内膜分为3个不同区域：底蜕膜、包蜕膜和壁蜕膜，除了最深的区域外，所有这些区域都在分娩（出生）时脱落（图21.6）。

● 底蜕膜是孕囊着床部位最厚的蜕膜部分，是母体部分和胎盘的最深层。

● 包蜕膜是覆盖孕囊上的蜕膜，是最薄的子宫内膜部分，朝向子宫腔。

● 壁蜕膜是除孕囊附着部位以外的覆盖子宫腔蜕膜。

胎盘的胎儿部分是绒毛膜绒毛，或滋养层（胚泡的外细胞层）的手指状突起，延伸到蜕膜化的子宫内膜（图21.7）。一些绒毛退化形成膜状结构，即光滑绒毛膜（平滑绒毛膜）。其余的绒毛组成了叶状绒毛膜，即着床部位的绒毛膜部分，主动植入底蜕膜（DB）为胚胎建立营养。叶状绒毛膜绒毛被母体组织包围称为腔隙网。腔隙网是一种富含小血管的组织，与绒毛接触后，该组织会分解、形成母体小血池或腔隙。正是胚胎循环系统的绒毛与母体腔隙的接触促进了氧气和代谢物的供应以

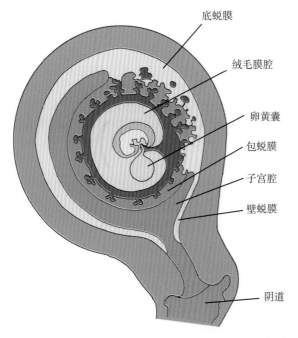

图21.6　蜕膜化子宫内膜。妊娠子宫内膜分化为底蜕膜（着床部位）、包蜕膜（覆盖在孕囊子宫腔面）和壁蜕膜（子宫内膜的其他部分）

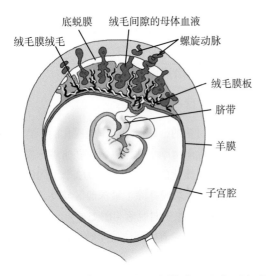

图21.7　胎盘的发育。绒毛侵入底蜕膜，形成胚胎-母体循环。绒毛间隙接受螺旋动脉的血液，螺旋动脉环绕并灌注绒毛，绒毛含有胎儿血液

及二氧化碳和废物的排除。

每个绒毛膜绒毛分支形成一簇绒毛。大的绒毛簇称为绒毛叶，1～5个绒毛叶形成了胎盘小叶。随着胚胎的生长，其对营养和排出废物的需求也增加。胎盘的大小也会增加以适应不断增加的需求。在妊娠第12周时，胎盘的厚度为1～2cm，到妊娠第40周时，胎盘的厚度可能为2.5～4cm，足月胎盘的直径可达20cm。

胎盘分为3个基本区域：绒毛膜板、基板和胎盘实质。

1.绒毛膜板是与羊膜接触的孕囊内侧部分。

2.基板或基层是外侧接触子宫的部分。

3.胎盘实质是位于基板和绒毛膜板之间的胎盘部分。

功能性循环群将胎盘小叶分开。小静脉穿过胎盘实质，随着它们汇合而逐渐变大，最终形成单独的脐静脉。相反，提供氧气和营养并排出废物和二氧化碳的母体血液通过两条脐动脉到达胎盘，这两条脐动脉进入胎盘实质并逐渐伴随绒毛逐渐分支形成小螺旋动脉，从子宫内膜层到胎盘底部盘旋上行。如前所述，一条脐静脉和两条脐动脉形成连接胎儿和胎盘的脐带。

胎盘也有内分泌腺的作用，分泌人绒毛膜促性腺激素（hCG），作用于身体其他部位，显示子宫内存在妊娠。在整个妊娠期间，分泌雌激素和黄体酮。

胎膜的发育

前文讨论了围绕胚胎的两个胎膜，即羊膜和绒毛膜。羊膜从胚泡内层发育、扩大并包绕羊膜腔/囊，羊膜腔/囊通过小的双层胚盘与次级卵黄囊分开（图21.4）。图21.8解释了羊膜和羊膜腔是如何增大以适应发育的胚胎。羊膜在脐带附着部位仍然附着在胚胎上，并包绕脐带。在皱缩的绒毛膜腔内，卵黄囊远离胚胎。羊膜及羊膜腔迅速生长，其内包含发育的胚胎和羊水，羊水在整个发育过程中"沐浴"胚胎/胎儿并保护其免受伤害。羊膜由四层结缔组织和一层上皮层组成，它不是血管膜。

如前所述，绒毛膜（光滑绒毛膜或平滑绒毛膜）从胚泡外层发育而来。这种血管结构围绕绒毛膜腔，绒毛膜腔围绕着羊膜、卵黄囊和胚胎。图21.9显示随着胚胎发育的继续，绒毛膜和腔收缩，羊膜和羊膜腔扩大，最终，通常在16周后融合。随着绒毛膜腔的消失，羊膜和绒毛膜完全融合。

羊水的发育

羊水是包绕在羊膜腔内的液体。羊膜腔内的羊水可以清洁胚胎/胎儿，羊水有以下几个重要功能。

● 使胚胎/胎儿匀称生长。

● 避免胎膜粘连形成。

● 作为减震器缓冲胚胎/胎儿的作用。

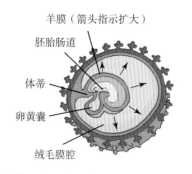

图21.8　羊膜和羊膜腔。羊膜增大以包围羊膜腔

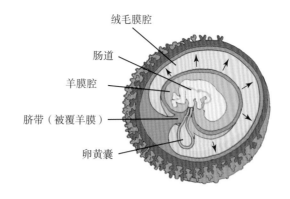

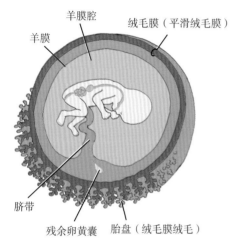

图21.9　绒毛及绒毛膜腔。在发育过程中，绒毛膜和绒毛膜腔收缩，而羊膜和羊膜腔增大以适应发育的胚胎

- 有助于保持胚胎处于适当温度。
- 使呼吸系统、胃肠道和肌肉骨骼系统正常发育。
- 有助于预防感染。
- 可能作为发育胚胎的营养来源。

羊膜腔中的液体量被计算为羊水量（AFV），取决于羊水产生与排出或吸收之间的平衡。AFV反映了妊娠期的胎儿健康状况。事实上，许多异常与AFV的显著增加（羊水过多）或减少（羊水过少）有关。（计算AFV的各种方法在第22章中讨论）

在妊娠期间，负责产生和使液体进入羊膜腔的结构是叶状绒毛膜、绒毛膜和羊膜、皮肤，以及呼吸道和泌尿道。参与减少羊水量的结构是胃肠系统和羊膜-绒毛膜界面。膜内和跨膜途径还包括羊水和胎儿血液（膜内）以及羊水和母体血液（跨膜）的交换、跨膜。

妊娠早期产生的羊水非常少，电解质、水、尿素和肌酐自由地通过膜进入腔。之后，羊水主要由肺和肾产生，胎肺液在呼吸时离开气管，成为羊水的一部分，确切的量未知，产生的尿液也成为羊水的一部分。估计每天的尿液约占胎儿体重的30%。

羊水量增加到约妊娠30周，之后，羊水的量开始显著减少，直到分娩。羊水减少主要是由于胃肠活动（吞咽羊水）和羊水吸收到灌注胎盘表面的胎儿血液中。

胎儿吞咽约每天产生尿液的一半。足月时，胎儿可能会吞下大于50%的羊水量。应该注意的是，曾一度认为呼吸系统是羊水量减少的器官，然而，目前的理论是肺部并不是正常胎儿吸收羊水的途径。

妊娠早期的超声表现

经阴道超声使早期胚胎/胎儿的常规超声成像成为可能。超声医师应当熟悉胚胎学机器超声成像表现，区别胎儿正常发育和异常发育。早期确定胎儿畸形通常会影响终止妊娠或治疗胎儿的决策。

孕囊是超声医师用来描述早期妊娠宫内孕充满液体的腔的术语。

孕囊的超声表现

孕囊是妊娠早期的第一个基本超声发现。经阴道探头可以早在3～5周显示孕囊。正常情况下，孕囊位于子宫底或子宫体内，呈非常小的圆形或椭圆形、无回声、充满液体囊状结构，壁呈高回声（明亮的绒毛膜蜕膜反应），紧邻位于中央的明亮线性回声的子宫内膜腔。在这个早期阶段，应该没有子宫内膜腔的位移或大小变化。有学者称这种超声检查结果为蜕膜内征。

双囊征

随着正常孕囊的增大，超声成像同时显示液体充盈的妊娠囊和子宫腔，这种特征性超声表现称为双囊征。这个征象能够鉴别假孕囊和妊娠囊，假孕囊与宫外妊娠（异位妊娠）相关。图21.10显示双囊征。孕囊的周围可以显示两条明量的同心线。靠近孕囊的线是包蜕膜（DC）—平滑绒毛膜，外围的线是壁蜕膜（DP）。子宫腔是位于这两条线之间的液体充盈的无回声间隙。子宫腔始终是一个潜在的无回声间隙，在包蜕膜和壁蜕膜之间有少量液体充盈。底蜕膜（DB）在妊娠囊-子宫内膜界面与叶状绒毛膜合并；由于胎盘组织的发育，它相对于相邻结构呈厚的高回声。

卵黄囊超声表现

次级卵黄囊是孕囊中第一个确认结构。如图21.11

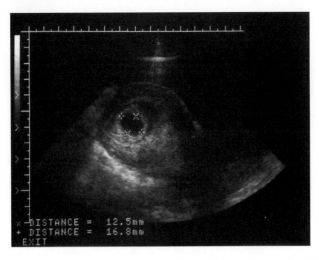

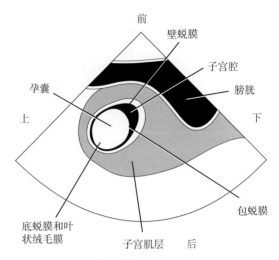

图21.10　双囊征。当液体充盈的孕囊和子宫腔一起显示时，称为双囊征；这是区分假孕囊和孕囊的征象

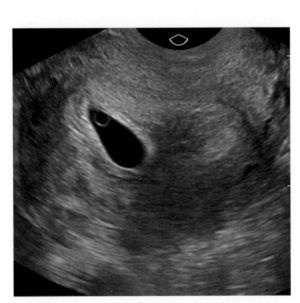

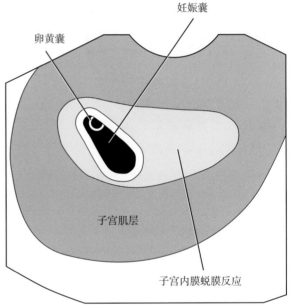

图21.11　卵黄囊。次级卵黄囊是孕囊中第一个确认结构。超声图像显示卵黄囊即可确定怀孕

所示，卵黄囊呈为小的、圆的结构，有明亮的边界清晰的壁，液体充盈的中心呈无回声。正常情况下，卵黄囊小于6mm。早在第5周，经阴道超声可确认卵黄囊。经腹超声检查至第7周是才可显示卵黄囊。

超声显示卵黄囊即可确认妊娠，和双囊征一样，可排除假妊孕囊。卵黄囊也作为定位胚盘和心脏活动的标志。卵黄囊旁微弱的、闪烁的运动代表搏动的心脏组织。在胚胎形成之前，即可见到心脏搏动、并且超声成像可以识别。

如前所述，随着羊膜及羊膜腔扩大以及绒毛膜腔的消失，卵黄囊和初级胚胎彼此退却。当在卵黄囊的外周看到一个可识别的区域时，胚盘即可与成胚细胞层区分。偶尔，在第5周后期，胚盘位于卵黄囊和生长的羊膜之间。当这些结构同时出现时，则描述为双泡征。随着发育的变化，双泡征在第7周以后消失。当卵黄囊位于羊膜腔的外面时，卵黄囊依然通过卵黄管（脐肠韧带）与胚胎相连，尽管卵黄管很细，但是超声成像依然显示为明亮的线性结构，连接与胚胎和卵黄囊之间，其周围是无回声的羊水。

胚胎的超声表现

在第5～6孕周时，经阴道扫查能够清晰显示早期发育的胚胎。此时，胚胎长1～2mm、呈卵形或无形，紧贴孕囊壁。

如图21.12所示，胚胎呈现一个小的、高回声、局限性增厚的结构，紧贴卵黄囊外缘，周围是无回声的绒毛膜液。

第6孕周，无法区分胚胎冠（头端/头顶）和臀部（尾端/尾极），但到第7孕周，如图21.13所示，胚胎开始成形，一端是头部，另一端是臀部。

随着胚胎发育成"C"字形结构，接近第8孕周时，

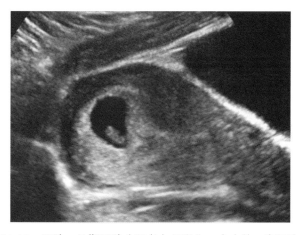
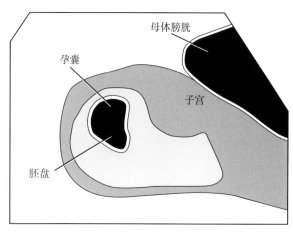

图21.12　胚胎。早期胚胎（胚盘）呈现为一个小的、高回声、局限性增厚的结构，紧贴高回声的卵黄囊外缘

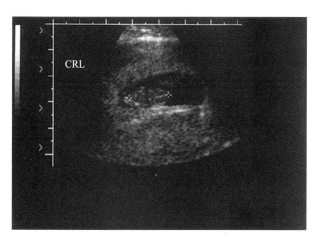
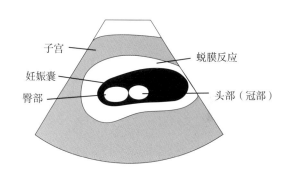

图21.13　7周的胚胎。早在第7周，胚胎开始成形，一端是头部，另一端是臀部

胎儿肢芽开始出现（图21.15）。如图21.14所示，胎冠变得更明显，包含无回声的发育的后脑（囊性后脑）。在某些情况下，臀部可见一个正常的尾状附属物，这个附属物最后退化。

图21.15显示了一个9.5周的胚胎。可见4个发育的肢体，和前面提到的内容一样，正常的、突出的尾部称为胚胎尾，随着进一步发育而消退。

图21.16显示了一个10.6周的妊娠伴随正常的肠道

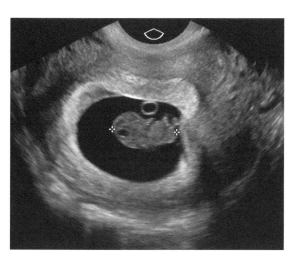
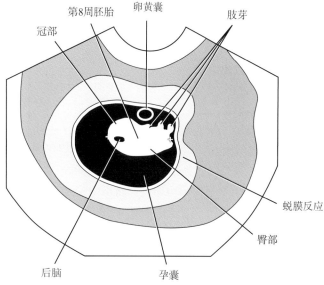

图21.14　后脑。接近第8孕周时，胎冠变得更明显，包含无回声的发育的后脑

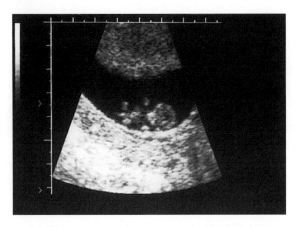
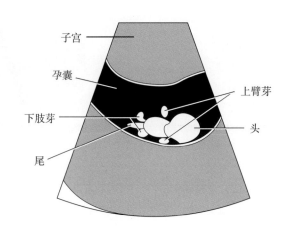

图21.15　妊娠9.5周。注意在这个发育阶段，可见4个发育的肢体和正常的、突出的尾

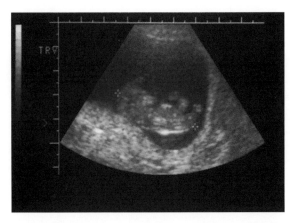
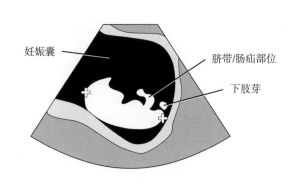

图21.16　妊娠10.6周正常的肠道疝。注意在这个发育阶段，头部相对身体是不成比例的生长

疝入脐带的底部。此外，在这个发育阶段，头部相对身体不成比例地变大，是身体长度的一半。随着胎儿继续生长，头部和身体随后会成比例地生长。

在第10孕周，液体充盈的胃呈无回声，胎儿肝脏回声均匀，胎儿大脑呈无回声。近第12孕周时，胎儿颅骨内大脑结构回声清晰。近第11孕周时，超声可显示单个手指和足趾，尿液充盈的膀胱呈无回声，而第13周显示得更加清晰。

脐带的超声表现

脐带在第8周时显示清晰。图21.17说明了脐带粗、其长度约与胚胎相近。脐带的生长速度与胚胎相似。随着脐带长度的增加，脐带会形成多个螺旋状结构，是为螺旋动脉肌肉层所致。

如前所述，脐带由两条脐动脉和一条脐静脉组成，管腔内呈无回声、壁厚而回声明亮。脐带的正常直径＜2cm。图21.18中的两个图像是脐带的短轴断面图像。脐带的静脉壁厚、高回声、呈环状；脐带的两条动脉伴随静脉两侧，壁厚且回声高，呈环状无回声结构。

脐带血管在脐部进入胚胎/胎儿，并立即在此分支。脐静脉向上走行汇入胚胎/胎儿门静脉循环。脐动脉沿

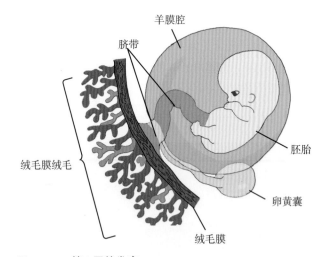

图21.17　第8周的发育

膀胱两侧向下走行，彩色多普勒可以鉴别扩张的输尿管和脐动脉。

胎盘的超声表现

胎盘的发育始于最初围绕早期孕囊的弥漫性增厚的高回声环，然后转变为明亮的局灶性增厚的区域，即叶状绒毛膜，最终形成胎盘。图21.19清楚地显示了不同的蜕膜，包括底蜕膜，与叶状绒毛膜结合成为胎盘。

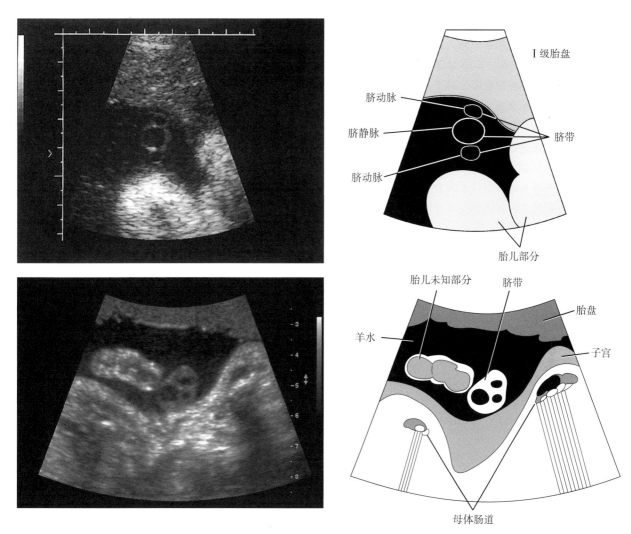

图21.18　脐带：脐带短轴断面。资料来源：由the University of Virginia Health System，Department of Radiology，Division of Ultrasound，Charlottesville，Virginia提供

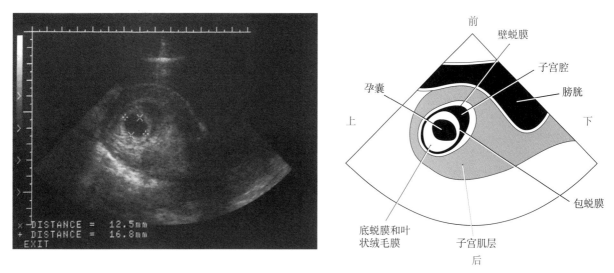

图21.19　早期胎盘发育。清楚地区分蜕膜，包括底蜕膜，它与叶状绒毛膜一起形成胎盘

胎盘回声呈现从均匀到不均匀的表现。胎盘主要呈中等的均匀回声，早在妊娠中期被胎盘后复合体遮盖，随后被胎盘后和胎盘内动脉中断。胎盘的均质部分进一步被"插入"的脐带中断，如图21.20中的彩色血流图所示。超声确认脐带附着胎盘部位对于某些侵入性产科操作很重要，例如胎儿血液采样。这个区域是最佳优选区域，因为脐带在这个位置比较固定，使进针更加准确。

羊膜的超声表现

超声显示了羊膜及羊膜腔就能够确认宫内妊娠囊。孕囊的大小及表现确定早期妊娠发育是否正常。羊膜非常薄，通常在妊娠7周前超声不能显示。然而，如前所述，在第5周后期羊膜能够显示、呈小的、圆的回声环；与胎盘相延续，但是位于卵黄囊的对侧（图21.4）。卵黄囊很容易与羊膜相区分，因为卵黄囊壁更厚、回声更强。如前所述，双泡征是用来描述这种早期解剖学系的超声表现的术语。

至第7周，羊膜发育已经超过了双泡征阶段。羊膜经阴道探头及高增益设置条件下的超声扫描可以最佳显示羊膜（图21.21），液体充盈的羊膜腔的轮廓呈薄而亮的回声带，内呈无回声。在羊膜和绒毛膜融合之前，只有当羊膜显示时，超声才能显示绒毛膜腔。绒毛膜腔的另一个超声图像标志是其独特的绒毛膜液，绒毛膜液较羊水回声略高。图21.21显示低回声的绒毛膜液，可能与绒毛膜腔内的蛋白和白蛋白浓度增加有关。当羊膜腔不能显示时，并不代表异常。在第1～16周，当羊膜腔与绒毛膜腔完全融合，羊膜不再显示。

羊水的超声表现

羊水呈无回声，但是，羊水中常可显示漂浮的颗粒。在大多数情况下，这种现象发生在妊娠中期。这些颗粒被认为是胎儿皮脂（皮肤薄片），没有病理意义。

如前所述，羊水量是胎儿健康的超声标志之一。过去，羊水量的超声评估是主观的。羊水量过少或羊水过

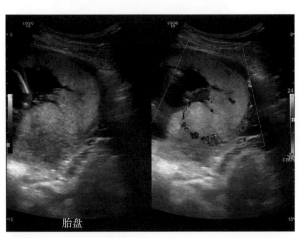
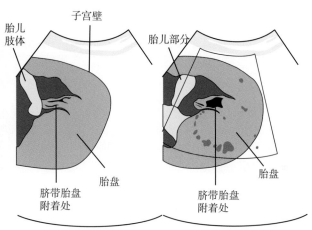

图21.20　彩色血流成像显示了妊娠中期胎盘脐带附着位置。资料来源：由St.Joseph's Candler Hospital，Ultrasound Department，Savannah，Georgia提供

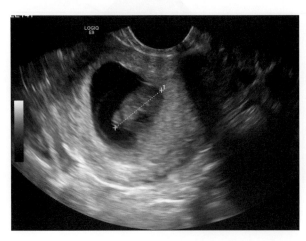
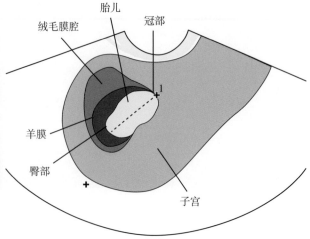

图21.21　羊膜及羊膜腔的超声显示确定了宫内妊娠囊。资料来源：由St.Joseph's Candler Hospital，Ultrasound Department，Savannah，Georgia.提供

多对富有经验的超声医师是很容易识别的，但是对于经验少的超声医师评估羊水量还可应用的标准。羊水在胎儿发育中的重要性促使了准确评估整个妊娠期羊水量的方法的研发（因为羊水评估在妊娠中期和晚期使用更多，因此，将在第22章讨论）。

超声确定孕龄

每个妊娠都开始于一个单独的细胞，但是生长速率的个体差异最终会引起一定范围的大小和生物学变异，所有这些在一直的胎龄中都是正常的。这些妊娠早期的个体差异远没有妊娠晚期的个体差异显著。因此，最准确的确定孕龄的时间是在妊娠早期，此时变化相对比较小。

妊娠早期孕龄测量指南为：

● 妊娠囊（无卵黄囊、胚胎或心脏搏动）为5周。

● 妊娠囊伴有卵黄囊（无胚胎、无心脏搏动）为6周。

● 妊娠囊伴有卵黄囊（活的胚胎太小无法测量）为6周。

● 胚胎的头臀长度（CRL）测量从6周＋天数到12周开始。

已经开发的几种方法能够确定孕囊的大小以计算孕龄，如孕囊体积和平均直径：

● 孕囊平均直径（MSD）：很多机构使用孕囊平均直径的方法（图21.22）。首先测量孕囊的3个径线（长度、深度和宽度），然后相加、再除以3得到孕囊平均直径。长度和深度在孕囊长轴断面测量。孕龄（GA）（天）等于30加孕囊平均直径（MSD）（mm）：

MSD＋30＝GA（天）

● 孕囊平均内径：为了准确得到孕囊的平均内径，测量游标放置在液体-组织界面；壁（明亮的绒毛膜蜕膜反应）不包含在测量之内。

● 头臀长度（CRL）：是公认最准确估算孕龄的方法。随着妊娠早期胚胎的发育，头臀长度和羊膜囊直径每天增加1mm；有趣的是这些测量值在整个妊娠早期是相同的。头臀长度测量指南如下：

□ 胚盘长度：（无法区分头部和臀部）妊娠6⁺周不

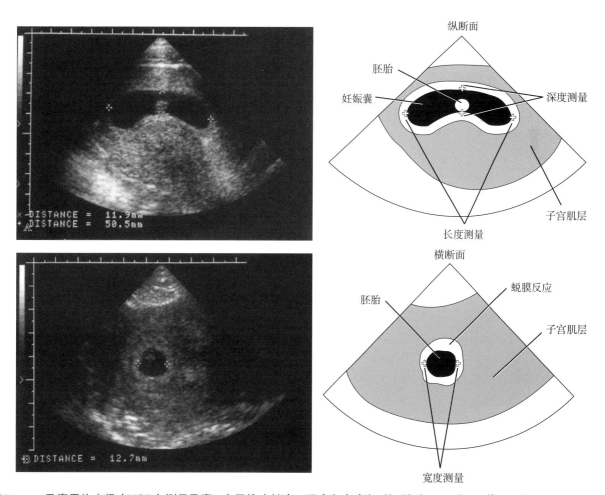

图21.22　孕囊平均直径（MSD）测量孕囊3个径线（长度、深度和宽度）、然后相加，再除以3等于孕囊平均直径。GA.胎龄（天），MSD.孕囊平均直径（mm）；MSD（mm）＋30＝GA（天）。A.在长轴断面正确测量妊娠囊的长度和深度。B.在横断面正确测量孕囊的宽度

超过妊娠8周。

　　□ 颈臀测量：（头部明显屈曲使胚胎成C形，使从颈部到臀部为长轴）妊娠6⁺～8周。

　　□ 头臀长度（CRL）（头部伸展，得到真正的头臀长度）：妊娠8⁺～12周。

有报道称，头臀长度测量准确估算孕龄准确率±4.7天。胚胎/胎儿的头臀长度测量是从头顶部（冠）到臀部中点（臀部）的距离。图21.23显示了测量头臀长度时游标正确的放置部位。头臀长度测量值为58.3mm，相当于妊娠12周2天。有几种可以将头臀长度测量（mm）转换为孕龄的方法列表。

随着胎儿继续发育到妊娠中期，估算孕龄则通过测量胎儿头部的双顶径、股骨长和腹围，而不再使用头臀长度的测量。

超声应用

在妊娠早期，超声可以用来确认或排除各种况。妊娠早期超声检查最常见的适应证是：

● **孕龄（GA）估算扫描**：以确定孕龄。不能确定末次月经周期的孕妇，或者需要做侵入性检查的孕妇，例如，绒毛膜绒毛取样、选择性重复剖宫产或选择性终止妊娠。

● **阴道少量出血或出血**：排除异位妊娠、先兆流产、正在进行的流产或不完全流产或完全流产。

● **胎儿大于估算孕龄**：排除肿块，多胎妊娠，胎儿畸形或月经史不准确。

● **胎儿小于估算孕龄**：排除胚胎/胎儿死亡、囊样妊娠、异位妊娠、胎儿畸形或月经史不准确。

● **盆腔疼痛**：排除肿块、胎盘早剥或异位妊娠。

● **胎儿生长受限**：应确定是否存在这些病例，严重

的先兆子痫、糖尿病、肾脏疾病、慢性高血压或胎儿营养不良。

● **药物滥用或妊娠早期使用处方药**：排除胚胎/胎儿畸形，确定胎儿生长速率。

● **胎先露**：确定在分娩时临床不能确定的先露部分。

● **创伤**：确定胚胎/胎儿的健康。

● **流产史**：确定早期妊娠的状态及胚胎/胎儿的健康情况。

● **多胎妊娠史或药物治疗助孕史**：确定胚胎的数目。

● **胎儿异倍体的风险**：颈项透明层（NT）测量与母体血清筛查、孕妇年龄结合综合评估胎儿异倍体的风险，即染色体数目异常。颈项透明层测量是在妊娠早期11.3～11.6周测量正常积聚在胎儿项背部的液体。在胎儿头部、颈部和上胸部放大的正中矢状图像上测量项透明层。头部不能过度弯曲或伸展，脊柱应当面向屏幕底部。测量游标必须放置在颈项透明层最宽部分的内缘。图21.24显示颈项透明层测量时测量游标正确的放置位置。

正常变异

● **子宫粘连（羊膜片）**：粘连是由于手术或感染继发的瘢痕或粘连形成的膜。粘连从子宫开始延伸，羊膜和绒毛膜围绕它们生长。羊膜片有4层厚（2层羊膜、2层绒毛膜），并且呈高回声。粘连并不附着在胚胎/胎儿上，并且与妊娠异常无关。不应与羊膜带混淆。图21.25显示了粘连带为明亮的膜状表现。

● **子宫肌层收缩**：超声检查过程中常可见子宫肌层收缩，不应当与子宫肌瘤相混淆。子宫肌层收缩的特征为暂时性向内的隆起而不影响子宫轮廓。

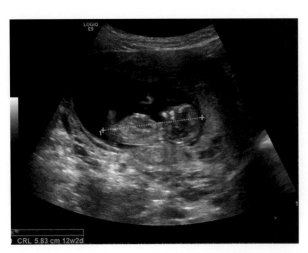

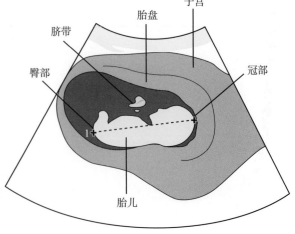

图21.23　头臀长度（CRL）。头臀长度测量是最准确的估算孕龄的方法。注意将游标放置在头顶或冠至臀中部、测量两点之间的距离。资料来源：由St.Joseph's Candler Hospital，Ultrasound Department，Savannah，Georgia.提供

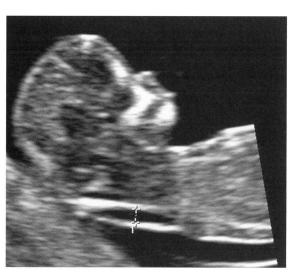
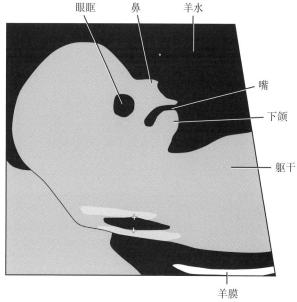

眼眶　鼻　羊水

嘴

下颌

躯干

羊膜

图21.24　颈项透明层（NT）。测量颈项透明层时，游标放置的正确位置

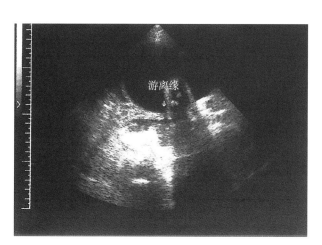
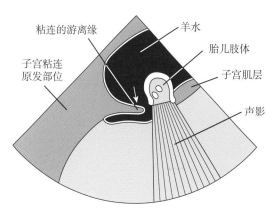

游离缘

粘连的游离缘　羊水

子宫粘连原发部位

胎儿肢体

子宫肌层

声影

图21.25　子宫粘连。妊娠早期的正常变异。粘连是由手术或感染继发的瘢痕或粘连形成的膜。不附着在胚胎/胎儿上，并且与妊娠异常无关

相关图表

相关医师

- **产科医师/妇科医师**：管理早产产科护理并分娩胎儿。该医师还负责在分娩后随即护理婴儿。
- **高危产科医师/母婴医学**：专门从事因各种医疗状况而有妊娠风险的女性的早产管理。该医师分娩胎儿，并负责在分娩后随即护理婴儿。
- **生育专家**：通常，该医师是产科医师/妇科医师，专门治疗与生育和妊娠相关的女性生殖系统疾病。
- **放射科医师/超声科医师**：擅长超声和其他成像方式的管理和诊断解释。

常用诊断检查

- **妊娠检测**：检测妊娠时尿液或血液中的人绒毛膜促性腺激素（hCG）水平。实验室技术人员通常会进行检测，由病理学家或妇产科医师解释结果。
- **β-hCG检测**：血液检测以定量血清hCG水平以估计孕龄。实验室技术人员通常会进行检测，由病理学家或妇产科医师解释结果。
- **母系/父系血型**：确定血型及Rh因子是阳性还是阴性。Rh因子是一组与人自身免疫球蛋白反应的自身抗体。
- **绒毛膜绒毛取样（CVS）**：经腹或经子宫颈穿透子宫和羊膜囊，采集被绒毛覆盖的绒毛膜标本，用于获取有关胚胎/胎儿的相关遗传信息。

- **计算机断层扫描（CT）**：用于当超声评估不能确定胎儿和母体的解剖结构时。由于暴露在辐射下，CT通常被用作"最后手段"，并且在大多数情况下仅限于评估产妇急腹症。
- **磁共振成像（MRI）**：传统上用于评估妊娠期间的母体解剖结构和附件肿块等异常情况，需要超声检查结果之外更多的表征。通常，胎儿的MRI评估会受到胎儿运动的影响。

实验室检查

- **hCG**：hCG2000是大多数正常妊娠早期可以看到妊娠囊的水平。
- **α-甲胎蛋白（AFP）**：存在于母体血液和羊水中。水平升高表明胎儿畸形或缺陷。
- **三重标志物筛查（AFP、uE3、hCG）**：α-甲胎蛋白（AFP）、未结合雌三醇（uE3）和人绒毛膜促性腺激素（hCG）水平异常是某些胚胎/胎儿畸形、可能的多胎妊娠的指标。结合产妇年龄，筛查唐氏综合征（新生儿畸形和智力低下的最常见原因）的标志物。

血管

髂内动脉——成对的子宫动脉——多条弓形动脉——弓形分支进入子宫内膜——位于底蜕膜内的螺旋动脉侵入滋养层绒毛——滋养层绒毛堵塞螺旋动脉，侵蚀蜕膜的小的部分，扩大形成绒毛间间隙——绒毛间间隙接受来自螺旋动脉的母体血液。

影响的化学物质

促性腺激素（Pergonal）、尿促卵泡素（Metrodin）、克罗米酚柠檬酸盐（Clomid）：用于不孕症，可刺激卵泡成熟并诱导排卵。在某些情况下，这些药物与多胎妊娠有关。

第22章

妊娠中期和晚期（13 ～ 42周）

YVONNE Z. DILLON

目标

- 描述胎盘的超声表现及其在妊娠中的作用。
- 描述胎盘位置及其与子宫颈内口关系的重要性。
- 描述胎儿对羊水量（AFV）的作用。
- 描述从妊娠中期到晚期胎儿发育的超声表现。
- 描述胎盘作为胎儿呼吸器官的功能。
- 描述测量双顶径（BPD）、头围（HC）和腹围（AC）时，正确确定探头平面的超声标志。
- 熟悉妊娠中期和晚期的相关检查。

关键词

羊膜穿刺术——经皮子宫和羊膜囊穿刺到吸羊水样本。

羊水指数（AFI）——在妊娠子宫4个象限，测量每个象限内无脐带和四肢的羊水最深暗区的前后径。将这4个测量值相加在一起等于羊水指数。总和8cm视为正常。

羊水量（AFV）——在羊膜腔内的羊水量。多种方法可以测量。

脑脊液（CSF）——包绕大脑和脊髓的液体，具有保护缓冲的作用，并调节这些间隙的压力。

动脉导管——连接肺动脉和主动脉的管道。在出生时（或出生后短暂存在）闭锁。

卵圆孔——胎儿心房之间的开口，使血液从右心房流向左心房。在出生后短时间内可能保持通畅，但是左心房和右心房的压力梯度使其闭合。

绒毛膜间隙——母体血液的小池，围绕在胎盘绒毛膜绒毛周围。

卵磷脂与鞘磷脂的比率（L-S比率）——羊水中化学物质卵磷脂和鞘磷脂的比率，用于测量胎儿肺的发育程度。

低置胎盘——也称为"潜在胎盘"，胎盘下缘距离子宫颈内口0.5 ～ 5cm的范围内。

边缘性前置胎盘——胎盘延伸至子宫颈内口，但不覆盖子宫颈内口。

胎便——妊娠中期至晚期，在肠道中积聚的胎儿废物。由吞咽的羊水、腺体分泌物、胎脂和胆汁组成。

颈后皮肤褶皱——在妊娠14 ～ 20周测量胎儿颈后部的皮肤厚度，以评估胎儿异倍体风险（染色体数目异常；例如唐氏综合征）。颈后皮肤褶皱厚度增厚＞6mm，则胎儿畸形风险增加的征象。

部分（不完全型）前置胎盘——胎盘覆盖部分子宫颈内口，使其阻塞。

胎盘——暂时的母胎器官，为胚胎/胎儿发育生长提供营养、排泄废物、气体交换、免疫和内分泌支持。在出生时，随胎儿一同分娩出。

前置胎盘——胎盘覆盖子宫颈内口使其阻塞的状况。前置胎盘常需要剖宫产。

胎盘分级——超声医师根据超声表现对胎盘成熟度分级的方法。

胎盘体积——妊娠中期对异常胎儿结局的预测指标。胎盘的厚度（mm）约等于孕周＋10mm。

完全型前置胎盘——胎盘完全覆盖了子宫颈内口，产道完全阻塞。

胎儿皮脂——羊水中可见的自由漂浮颗粒，被认为是皮肤和毛发碎片，无病理意义。

妊娠中期和妊娠晚期是胎儿不断发育的时期，在妊娠早期，胎儿形成的器官和器官系统发育完全。至妊娠12周，妊娠早期形成的大部分器官都位于其最终解剖位置。因此，妊娠早期是指"分化和发育的3个月"，妊娠中期和妊娠晚期共同称为"生长和成熟时期"。

本章重点叙述妊娠中期和妊娠晚期胎儿的器官、器官系统和相关结构，这些是超声成像可以检查的内容，这个时期的超声测量值可以估算孕龄（GA）。

胎盘

胎儿在妊娠中期和妊娠晚期的快速生长发育很大程度上依赖其获取营养和氧气的能力，也同时依赖排出代谢废物的能力。完成这些任务的器官是胎盘。

胎儿和母体的血管提供了巨大的循环面，使得营养和代谢废物在胎盘交换。二氧化碳在胎儿血液中浓度很高，因此易于进入母体血液。氧气在母体血液中浓度很高，因此易于进入胎儿血液。这样的气体交换使得胎盘具有胎儿呼吸器官的功能。

在第10孕周时，超声能够清晰地显示胎盘。如同第21章所述，胎盘表现为围绕孕囊的厚的、回声稍高的组织。在第12～13孕周，早期胎盘相对相邻结构呈均匀的高回声。彩色多普勒和能量多普勒血流成像能够显示绒毛间的血流。在妊娠中期和妊娠晚期，胎盘变为稍

低回声。在某些情况下，小的无回声区域所代表的母体静脉池，即绒毛间隙，可能使胎盘表现为不均匀。在这些静脉血池内可能见到旋涡样流动。这可能代表了非常低速的母体血流。图22.1显示了非常明显的静脉池。胎盘子宫面无回声管状结构表示母体边缘静脉（图22.2）。

在第14孕周和第15孕周之间，胎盘形成完好，胎盘后复合体可以显示。这个低回声、混合回声区域是由子宫蜕膜（妊娠子宫蜕膜）、子宫肌层和子宫血管构成。在妊娠16～18孕周，彩色能量多普勒血流成像可能显示小的胎盘内动脉。至妊娠晚期，成熟胎盘变得富血管化。胎盘后动脉和胎盘内动脉都很容易显示，呈无回声结构伴明亮的薄壁。

有些专家认为在妊娠中期，胎盘体积能够准确预测异常胎儿的转归。在大多数正常情况下，胎盘厚度（mm）约等于孕龄（周）＋10mm。尽管测量胎盘不是标准做法，但是许多专家认为胎盘厚度不应大于4cm。有经验的超声医师很有可能根据胎盘过厚或过薄而诊断原发病。

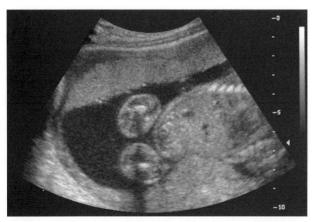

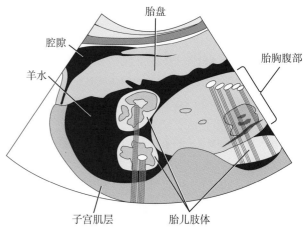

图22.1 腔隙。腔隙是在妊娠中期和晚期，整个胎盘的正常的、小的、无回声的母体静脉血液池。资料来源：由the University of Virginia Health System，Department of Radiology，Division of Ultrasound，Charlottesville，Virginia 提供

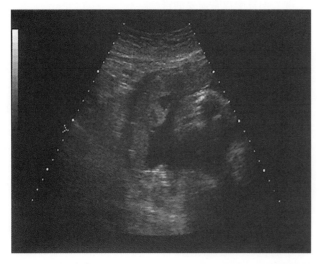

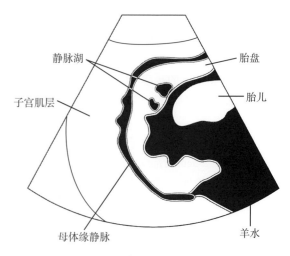

图22.2 母体缘静脉。沿着胎盘子宫面的无回声区域表示母体缘静脉

在整个妊娠期，胎盘成熟和钙化（超声上的"成熟度"征象）。20世纪70年代，Grnnum及其同事开发了胎盘分级，根据超声表现对胎盘成熟度分级的方法（图22.3）。胎盘分为0级、Ⅰ级、Ⅱ级和Ⅲ级：

● 0级：正常胎盘。绒毛膜板（孕囊边界）光滑，没有局灶性高回声实质，也没有基底层的高回声反射（子宫侧）。胎盘实质（边界之间）回声均匀、呈中等-低回声；可能会被无回声的间隙中断。

● Ⅰ级：绒毛膜板显示一些微小的压迹。均匀的胎盘实质内可见一些散在的、点状回声，相对于胎盘实质呈高回声斑点（钙化）。Ⅰ级胎盘的基底层相对于胎盘实质呈低回声至无回声。这些胎盘的征象是34孕周以后的正常改变。

● Ⅱ级：胎盘的绒毛膜板出现轻至中等大小的压迹。均匀的胎盘实质包含散在的、逗号样回声，相对胎盘实质呈高回声斑点（钙化）。Ⅱ级胎盘的基板包含少许小的、线状高回声。Ⅱ级胎盘的征象是36孕周以后的正常改变。

● Ⅲ级：胎盘包绒毛膜板有明显切迹，延伸到基底层，将胎盘分为节段。胎盘实质可能包含高回声区域和无回声区域。散在的钙化明显增大伴有声影。Ⅲ级胎盘的基底层有非常长的线性高回声带，在晚期表现为实线。Ⅲ级胎盘的征象是38孕周以后的正常改变。

最初，人们认为胎盘分级系统（主要测量成熟胎盘内的钙化量）是用于确定孕龄的方法。专家试图将胎盘成熟度与胎肺成熟度相关联。现在已知通过胎盘分级

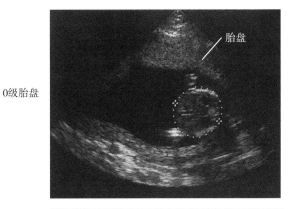

0级胎盘

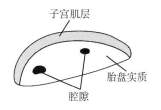

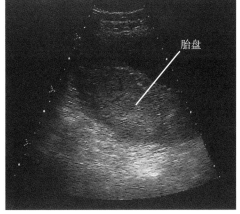

Ⅰ级胎盘

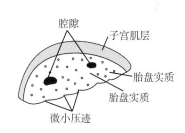

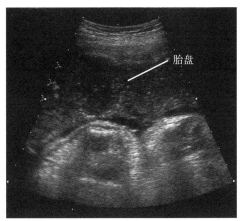

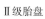

Ⅱ级胎盘

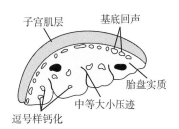

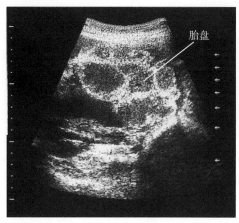

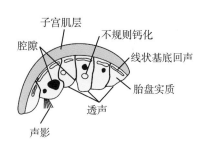

图22.3　胎盘分级：胎盘"成熟度"分级。注意从0级到Ⅲ级钙化（密度）的增加及轮廓的变化。0级：表示正常胎盘。胎盘实质（边界之间）呈均质的中‐低回声；它可能会被无回声的腔隙中断。实质密度无明显改变且轮廓光滑。Ⅰ级：绒毛膜板开始出现一些轻微压迹征象，出现一些散在的高回声，基底板呈无回声。Ⅱ级：绒毛膜板中等大小的压迹，胎盘实质内显示弥漫的"逗号样"强回声，基底板可见一些小线状强回声。Ⅲ级：绒毛膜板的压迹延伸到基底层，将胎盘分为节段。胎盘实质表现复杂，伴有无回声区和代表大的钙化的明亮局灶区域伴有声影。基底板有长的、线状强回声。晚期，可能表现为实线样强回声

技术确定孕龄是非常不准确的。然而，孕龄与胎盘分级之间仍存在明显的相关性。通常情况下，Ⅰ级胎盘不应该在34周之前出现，Ⅱ级胎盘不应该在36周之前出现，Ⅲ级胎盘不应该在38周之前出现。在这些时间之前出现这些等级可能表示异常。当胎盘出现过早成熟或加速钙化，通常是由于母亲吸烟或血栓性疾病及用于治疗这些疾病的药物所致。

　　超声评估胎盘也包括胎盘在子宫内相对于子宫颈内口的位置，以除外前置胎盘。当子宫颈内口的任何部分被胎盘部分覆盖时，发生前置胎盘。前置胎盘有4种类型：完全型前置胎盘、部分性前置胎盘、边缘性前置胎盘和低置胎盘。

　　1.完全型前置胎盘　整个子宫颈内口被胎盘覆盖而阻塞（图22.4）。通常出现在妊娠中、晚期，表现为阴道出血。患者通常需要剖宫产，因为经阴道分娩可能会危及胎儿和母亲生命。

　　2.部分性前置胎盘　部分子宫颈内口被胎盘覆盖而阻塞。这种情况与阴道出血有关，需要剖宫产。

　　3.边缘性前置胎盘　胎盘延伸但不超过子宫颈内口。这些患者在整个孕周需要随访检查，以观察为适应胎儿生长而发生的胎盘位置的变化。

　　4.低位胎盘　胎盘下缘距离子宫颈内口0.5～5cm。偶尔，术语"潜在性胎盘"也用于描述胎盘停止在距子宫颈内口几厘米范围内的情况。随后的超声检查，胎盘

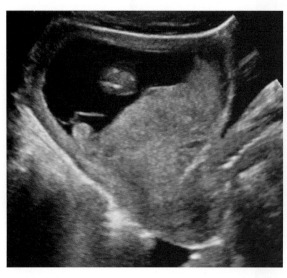
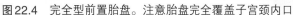

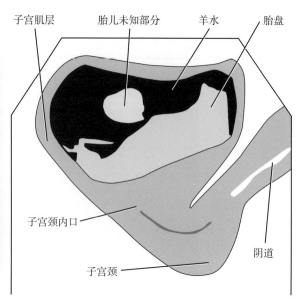

图22.4　完全型前置胎盘。注意胎盘完全覆盖子宫颈内口

经常出现向上移动并远离子宫颈内口，事实上，拉伸子宫下段是由于胎儿的生长推动了子宫向上移动。

前置胎盘有很多危险因素，包括前置胎盘病史、剖宫产手术史、高龄产妇、多产、胎盘增大、母亲吸烟史。前置胎盘3种原因：①正常子宫内的低置胎盘；②良性纤维瘤导致的低置胎盘；③血管畸形，引起胎盘仅在子宫下部形成。

羊水

在妊娠期，胎儿对羊水量（AFV）的影响增加。在妊娠晚期，胎儿肾脏每天产生600～800 ml尿液。临近分娩时，胎儿每天吞咽高达450ml的液体。如第21章所述，羊水量反映了胎儿的健康状况。为此，研发了各种计算羊水量的方法。

通过最大垂直羊水深度（MVP）测量方法用于评估确定羊水过少（缺少羊水）。测量部位是在没有脐带和肢体区域测量羊水暗区的最大垂直距离。大多数机构使用2cm作为最小正常值，低于2cm通常认为羊水过少。

另一种方法是4个象限分析法，即羊水指数（AFI），评估羊水量。图22.5显示以脐部和腹中线为标志将妊娠子宫分成4个相等象限分别测量获得羊水指数。

测量每个象限内没有脐带和四肢的羊水暗区的最深

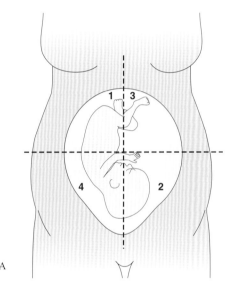

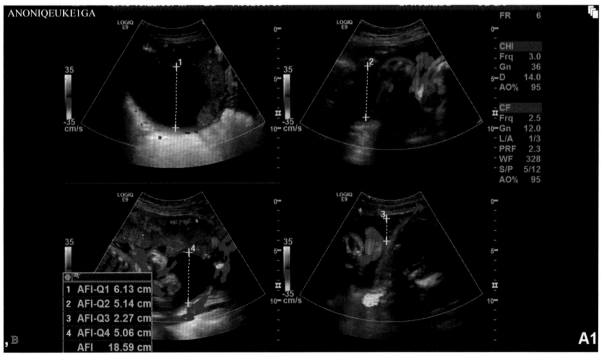

图22.5　羊水指数（AFI）。A.示意图展示了母体腹部以脐部和腹中线为标志分为4个象限。B.四象限AFI测量。资料来源：由St.Joseph/Candler Hospital，Ultrasound Department，Savannah，Georgia提供

前后径。将这4个测量值相加之和即为羊水指数。正常值为8～25cm。

在妊娠中期的早到中阶段，在原本无回声的羊水中常可观察到自由漂浮的明亮颗粒。在第21章提到的颗粒被认为是胎儿皮脂（皮脂和头发的碎片），没有病理意义。

胎儿器官系统

肌肉骨骼系统

相比其他器官系统，胎儿骨骼显示更早并持续可见。中轴骨在第6～8月经孕周之间开始形成，从脊柱和肋骨开始，然后是颅骨和胸骨。附肢骨骼也在第6月经孕周开始形成，此时上肢和下肢骨首先以小芽的形式出现在体侧壁。随后形成肩胛带和骨盆带。骨骼的软组织按与骨骼结构相似的顺序发育。在妊娠中期和晚期，骨骼继续生长并积累矿物质（骨化）。

在妊娠早期的后半阶段，超声能够显示胎儿骨骼的骨化或骨骼部分，表现为高回声或相对周围低灰度表现的软组织或低密度结构的高回声。

胎儿骨骼明亮的反射程度表示发育的骨骼中出现矿化的程度。骨骼密度使声波衰减，阻止其传播。声波从骨骼表面反射，呈现高回声伴有后方声影。在前面章节中讨论的，回声的程度基于骨骼的密度、与声束的距离及声束到达骨骼的角度，最亮的反射发生在垂直入射处。

中轴骨

脊柱

妊娠中期和晚期的大多数骨骼或中轴骨的骨骼成分常可显示。这包括胎儿脊柱，即使在不同程度和水平上的成熟，椎骨为高反射易于识别。每个椎骨的3个主要的骨化中心在超声上很容易辨别（图22.6），即椎体前骨化中心，椎弓后两侧的骨化中心。随着椎体的骨化，椎体横突、椎弓根和椎板易于区分。

椎体前骨化中心距两侧的椎弓后骨化中心的距离相等。在短轴断面，这些明亮的回声结构呈平行状态，实际上彼此汇聚（图22.7）。正常的椎板向内倾斜，与脊柱裂（一种骨性畸形）椎板向外反展相反。

矢状面同时显示的椎骨在脊髓两侧呈平行的回声结构，而脊髓相对回声较低。这两排椎体基本呈平行状态，但在颈部和腰部区域间距较宽，在骶部区域间距较窄（图22.8）。

胸腔

在胸部区域，胎儿肋骨胸腔呈明亮的高回声表现，是很好的解剖学标志。在中-低回声的肺和心肌的背景下，脊柱和胸骨之间的高回声肋骨更为明显。

颅骨

在颅骨区域，可以识别许多清晰的高回声骨骼。颅盖骨由额骨、颞骨、顶骨和枕骨组成，很容易区分。同样，这些骨骼的软骨部分，即颅缝也易于显示（图22.9），同样易于显示胎儿大脑的囟门或"无骨窗"。颞骨嵴和蝶骨翼很容易显示，它们显示出无回声的颅前窝、颅中窝和颅后窝的结构形状。

在几乎所有正常情况下，下颌骨、鼻骨和眼眶骨均可以显示。通常，在较大的胎儿中，可以评估眼眶内容物。玻璃体和晶状体相对于相邻结构呈极低回声和低回声。球后脂肪和骨质眶壁相对于中等回声的眼直肌、视神经和眼睑呈明亮的高回声表现。

附肢骨骼

四肢骨

在妊娠中期的早和中阶段，附肢骨骼的大多数骨骼都能够显示。绝大多数胎儿的上肢指骨、掌骨、桡骨、尺骨、肱骨、锁骨和肩胛骨均可显示。因为掌骨和跖骨在16周时骨化，所以比腕骨和跗骨（除了距骨和跟骨）更容易区分，腕骨和跗骨在整个妊娠期一直维持软骨状态。图22.10A显示了33周胎儿手部的所有5个手指。在妊娠中期的前半段，下肢的趾骨、跖骨、胫骨、腓骨和

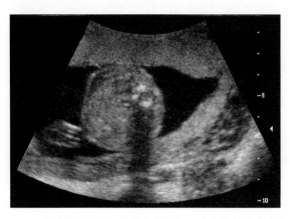

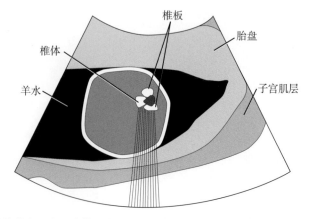

图22.6　中轴骨：胎儿腰椎的短轴断面。注意椎前骨化中心（椎体）距离两个椎后骨化中心（椎板的）距离相等。资料来源：由University of Virginia Health System，Department of Radiology，Division of Ultrasound，Charlottesville，Virginia提供

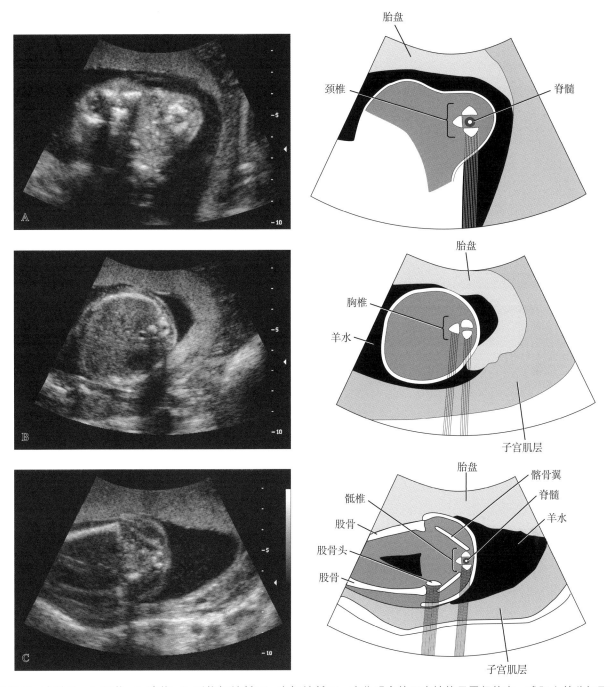

图22.7 中轴骨。A.颈椎；B.胸椎；C.骶椎短轴断面。在短轴断面，这些明亮的回声结构呈平行状态，或际上彼此汇聚。正常的椎板向内倾斜，与脊柱裂（一种骨性畸形）椎板向外反展相反。C.骨盆髂骨的特征性表现是确定胎儿脊柱下部的明显标志。资料来源：由the University of Virginia Health System, Department of Radiology,Division of Ultrasound, Charlottesville,Virginia.

股骨以及髋关节和膝关节均可显示。图22.10B显示了22周胎儿足部的5个跖骨和趾骨。

前臂和小腿的长骨横断面图像呈两个明亮的回声灶周围围绕软组织，这些软组织相对回声较低。正常情况下，这些骨骼末端在远端的同一水平。近端尺骨长于桡骨。小腿的胫骨位于内侧；腓骨位于外侧。长骨的长轴断面呈长形、高回声结构伴有后方声影（图22.11）。

肌肉

超声成像显示正常的胎儿肌肉呈极低回声表现。事实上，一些肌肉可能呈无回声，特别是腹壁肌肉，它们与腹水（腹腔异常液体）的表现相似。高分辨率超声设备可以区分腹横肌、腹内斜肌和外斜肌的各个层面。这些肌肉能呈无回声区域，位于明亮的皮下脂肪和腹膜脂肪之间（图22.12）。

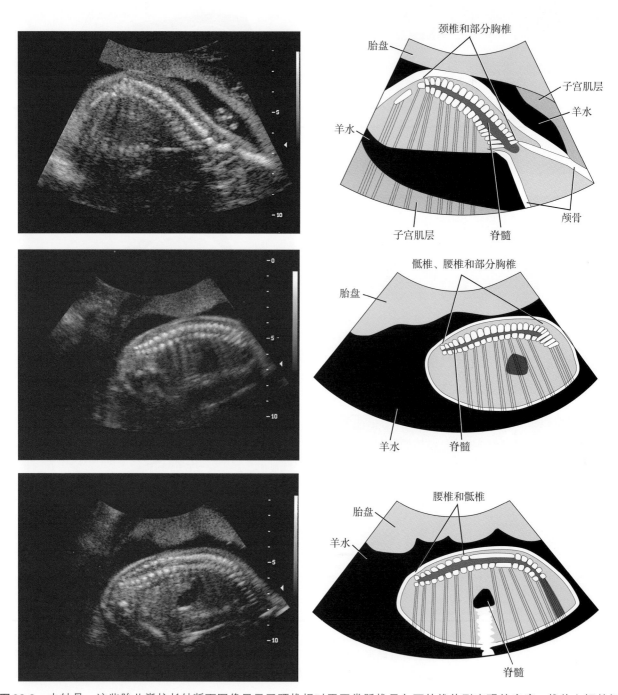

图22.8 中轴骨。这些胎儿脊柱长轴断面图像显示了颈椎相对于正常骶椎呈向下的锥体形表现的宽度。椎体之间的间隙由相邻椎体的非骨化边缘和椎间盘组成。相比高回声的脑脊膜和椎体，脊髓神经组织呈低回声。资料来源：由the University of Virginia Health System，Department of Radiology，Division of Ultrasound，Charlottesville，Virginia 提供

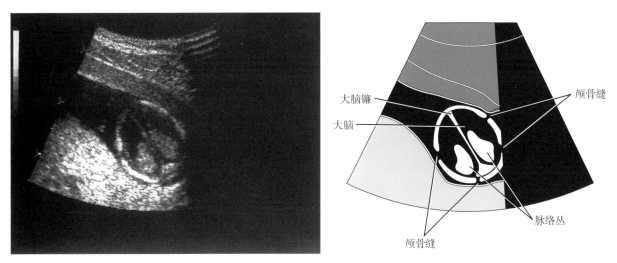

图22.9　中轴骨：胎儿软骨性颅骨缝呈低回声，而颅骨的骨骼呈高回声。颅骨囟门是颅脑超声成像的声窗。超声波穿过这些颅骨之间未骨化的间隙使颅脑成像

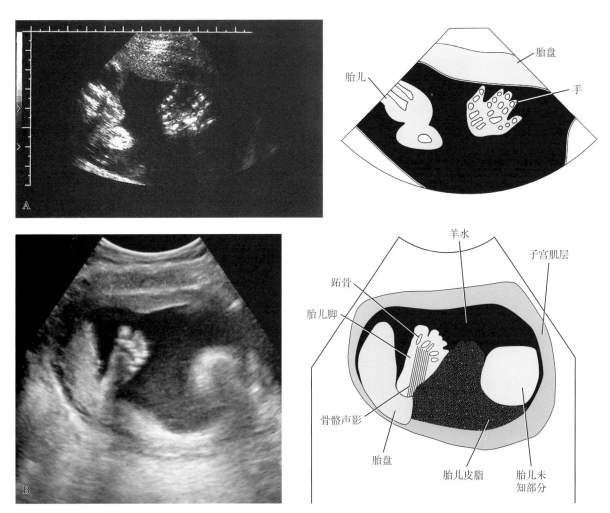

图22.10　附肢骨骼。A.显示了33周的胎儿手部的5个高回声指骨。骨骼之间的区域是软骨，有助于手部运动。注意相对于骨骼的明亮回声，软骨呈回声低。B.显示了22周胎儿足部的所有5个跖骨和趾骨

心血管系统

本章将重点阐述子宫和胎儿血管、胎儿心脏的超声表现。心脏和大血管的解剖将在第24、29和30章重点讲解，本章将重点阐述胎儿心脏的独有特征及其超声表现。

胎儿血管系统具有一些独有特征，而出生以后不复存在。正如第21章所述，脐带包含一条静脉和两条动脉。

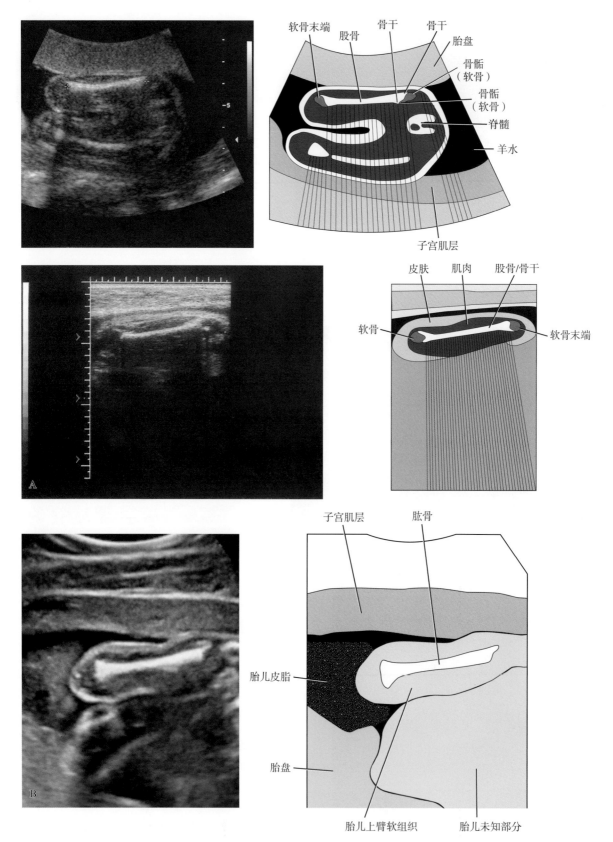

图22.11　附肢骨骼。A.股骨的长轴断面。注意骨骼呈明亮的高回声。紧邻股骨骨性末端的低回声区域是骨的软骨端。声影使长骨骨化的骨干无法显示整个厚度。因此，软骨的骨骺宽度宽于骨干。当超声图像同时显示两个股骨时，声影还可以使图像远场中的股骨呈弯曲状。随着胎龄的增加，骨化也增加，股骨后方的声影变得更加明显。B.肱骨的长轴断面。注意：与相邻结构相比呈高回声表现。观察后方的声影。资料来源：图像A由the University of Virginia Health System, Department of Radiology, Division of Ultrasound, Charlottesville, Virginia 提供

脐静脉携带富氧血液从胎盘运送到胎儿，脐静脉与肝脏的门静脉左支相连接。出生后，脐静脉闭锁，最终成为圆韧带。特别是脐静脉从胎儿腹壁中线沿着镰状韧带的游离缘向后并稍向头侧走行进入肝脏，汇入门静脉左支的脐带段，继续向上、向右走行，形成门静脉左支的横部，在此与门静脉右支汇合（图22.13）。

静脉导管起自门静脉横部、某些情况下更向右倾，分流富氧血液至下腔静脉。在走行区无分支，汇入肝左静脉、肝中静脉，最终汇入下腔静脉（图22.14）。在出生前不久，静脉导管闭锁成为纤维化的静脉韧带，是肝尾状叶左侧的前外侧标志。

图22.15显示脐静脉进入胎盘和胎儿的附着部位。如第21章所述，超声确定脐带胎盘附着处对侵入性产科操作很重要，如胎儿血液取样。这个区域是最佳穿刺部位，因为脐带在这个部位比较固定，使穿刺更加准确。在脐带胎儿附着处，脐静脉向上走行，并向右进入肝脏，成为门静脉循环的部分；脐动脉向下沿着膀胱两侧边缘走

行，输送胎儿的血液最终回到胎盘。然而，部分血液在髂内动脉处绕过脐动脉为胎儿下肢提供氧气和营养。

在出生之前，胎儿心脏和大血管的解剖与小儿和成人心脏相同，有两点除外。基本解剖包括两个心房和两个心室、房室连接（瓣膜）和流入道、流出道（大血管）。胎儿心脏两个独有的特征是卵圆孔和动脉导管。如图22.16所示，胎儿心脏通过卵圆孔使血液从右心房流入到左心房。卵圆孔在出生后可能保持开放，当左、右心房之间的压力梯度正常时，卵圆孔闭合。肺动脉和主动脉由动脉导管连通，动脉导管使血液从肺动脉流入主动脉，因为胎儿肺脏没有呼吸功能，所以不需要大量的血液。动脉导管在出生时（或出生后短时间内）闭合。

心腔和心脏间隔

早在妊娠15周（当然也可以至20孕周），超声显示胎儿心脏为四腔心结构（图22.17）。相对于无回声的心腔内血液，心腔壁呈高回声。心腔应当对称、房室间隔将其分开、呈高回声，只有卵圆孔处有"缺口"。正常情况下，心脏应当在胸腔左侧显示。心轴与胎儿胸腔前后轴约成45°并指向左侧（图22.18）。有时，由于胎儿的位置，需要分别对心室和心房进行成像（图22.19）。

腔静脉、主动脉和肺动脉

图22.20显示超声能够显示大血管的位置和大小。胎儿血管表现与出生后相同：明亮的壁伴有充满血液的无回声管腔。在常规位置显示大血管和流出道就能够确认房室连接正常。注意左心房紧邻脊柱，右心室紧邻前胸壁，两个心房和两个心室大小相似。

在妊娠中期，上腔静脉、胸主动脉和肺动脉位于上纵隔、恰好在心脏上方。在大龄胎儿中，超声通常可以显示主动脉弓的分支（头臂干、左颈总动脉、左

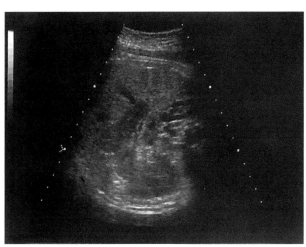

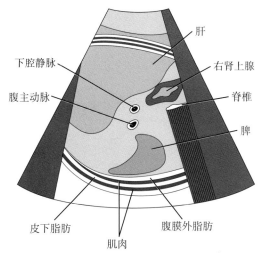

图22.12　肌肉。高分辨率超声设备可以区分腹横肌、腹内斜肌和腹外斜肌的每一层。这些肌肉在皮下脂肪和腹膜外脂肪之间呈明亮的无回声区域

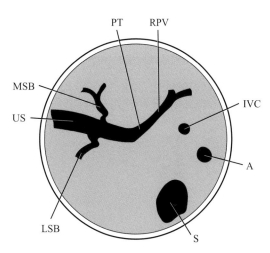

图22.13　脐静脉/门静脉左支循环。A.主动脉；IVC.下腔静脉；LSB.外段侧支；MSB.内侧支；PT.门静脉左支横部；RPV.门静脉右支；S.胃

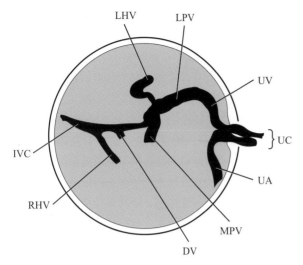

图 22.14　脐循环。DV.静脉导管；IVC.下腔静脉；LPV.门静脉左支脐部；LHV.肝左静脉；RHV.肝右静脉；UA.脐动脉；UC.脐带；UV.脐静脉

锁骨下动脉）、右颈总动脉和颈内静脉；腹主动脉和下腔静脉后方结构使之显示更加清晰；亦可显示髂动脉和髂静脉。彩色多普勒超声成像对于确定腹主动脉的小分支，具有重要作用，如腹腔干、肠系膜上动脉和肾动脉。

呼吸系统

在第5月经孕周，肺的发育起始于原始消化管发出的成对的小芽。这些小芽增大并且形成多个支囊（外凸）形成，直至第17孕周。在此期间，肺泡气体交换界面尚未发育，尚无呼吸功能，如果这时胎儿出生将无法存活。在第25孕周以后，原始肺成熟并具有呼吸功能。

如果这个时期胎儿出生、并给予重症监护就能够存活。妊娠最后几周是肺开始成熟的最后阶段。肺生长发育几乎充满整个胸腔。肺继续生长至儿童早期。通过监测羊水卵磷脂与鞘磷脂的比率（LS比率）即可以测量肺功能。在第16孕周，羊水中即可检测到卵磷脂和鞘磷脂。根据卵磷脂量与鞘磷脂量之比（LS比率）即评估胎儿肺发育的成熟度。根据卵磷脂与鞘磷脂的比率，可以选择性分娩，延期分娩可以留出肺发育的时间；在不可避免的早期分娩中，产前给予药物治疗可以预防或减轻呼吸窘迫综合征的严重程度。

上呼吸道

超声可以显示胎儿上呼吸道的部分，包括鼻、鼻腔及鼻中隔和上腭（图22.21）。上呼吸道中存在无回声的羊水使之易于显示，包括咽部、下咽部、梨状窦和会厌（在大龄胎儿中）。当咽喉充盈液体时，通常可以显示

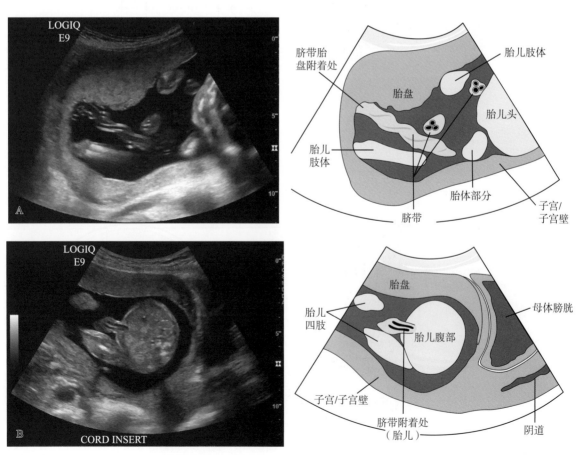

图 22.15　脐带附着处。A.胎盘脐带附着处。B.胎儿脐带附着处。资料来源：由St. Joseph/Candler Hospital, Ultrasound Department, Savannah, Georgia提供

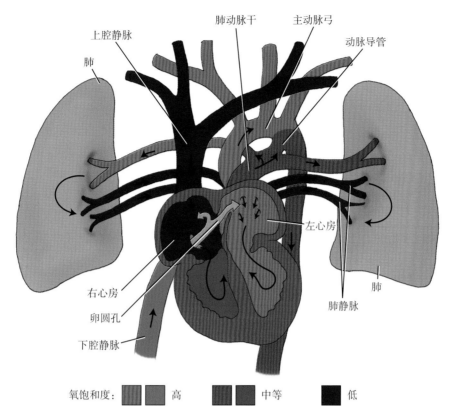

图22.16 胎儿心脏。胎儿心脏的两个独有的特点是卵圆孔和动脉导管。卵圆孔是心房间的开口，使血液从右心房流入左心房。卵圆孔在出生后可能依然保持通畅，在左、右心房间的压力梯度正常后闭合。动脉导管是肺动脉和主动脉之间的连接。这个导管使血液从肺动脉流入主动脉。因为胎儿肺没有呼吸作用，所以不需要大量的血液。动脉导管在出生时（出生后不久）闭合

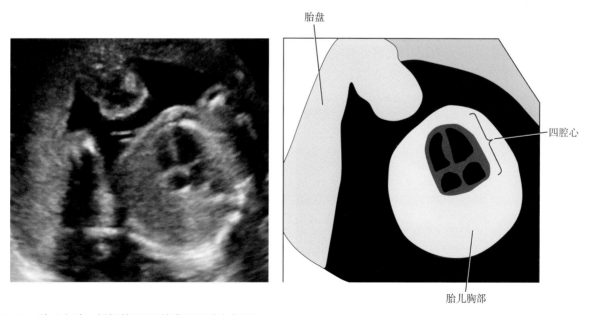

图22.17 胎儿心脏。妊娠第26周的典型四腔心切面

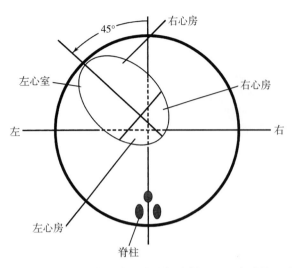

图 22.18 胎儿心脏。胎儿胸腔短轴断面显示心脏的正常位置

喉。一般来说，追踪探查充盈液体的气管可以从其远端开始，经过主动脉弓后方。

肺脏、肋骨和膈肌

妊娠早期，确定肺更多根据与之相邻的结构，例如心脏（内侧）、肋骨（上外侧）、膈肌（下方）和肝（下方）。均匀的肺回声和心腔内无回声的血液形成了对比。强回声肋骨易于识别。图 22.22 显示了胎儿膈肌的超声表现。与成年人膈肌明亮的回声不同，胎儿膈肌相对于相邻结构呈典型的低回声。此外，朝向腹部杯状部分和指向胸部的拱形部分，膈肌应该略呈凹陷。超声现象易于显示妊娠后期随胎儿呼吸的膈肌运动，特别是在妊娠晚期的后一阶段。在妊娠中期的大多数时候，肝和肺呈均匀的中等回声和等回声。肺随着妊娠的进展回声增强。

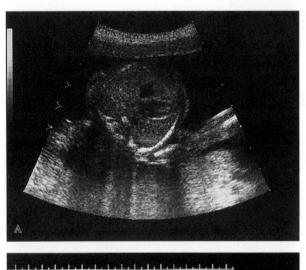

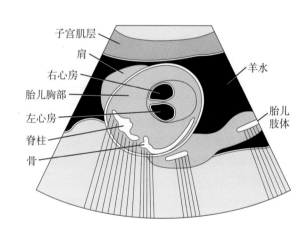

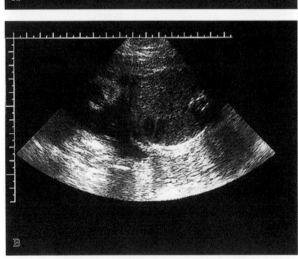

图 22.19 胎儿心脏。妊娠第 27 周。A. 心房；B. 心室

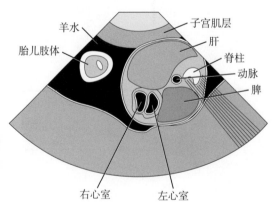

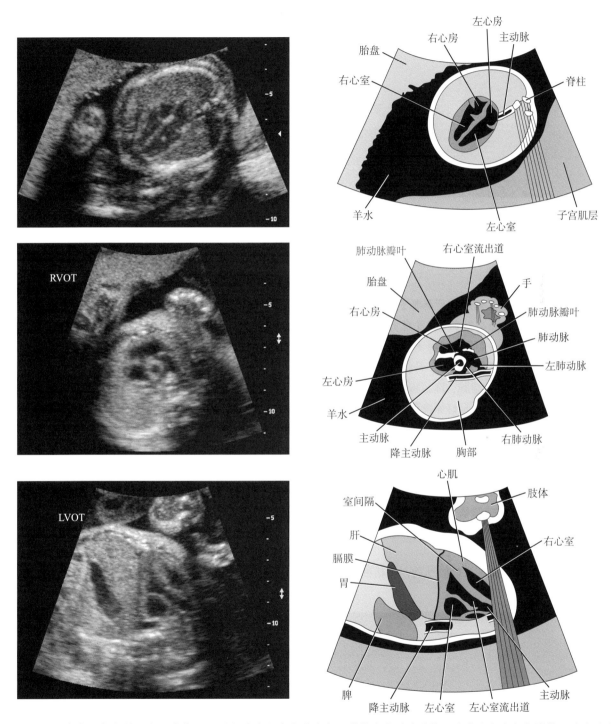

图22.20 大动脉和流出道。在正常位置识别大动脉和流出道确定正常的心室动脉连接。注意左心房紧邻脊柱，右心室紧邻前胸壁。两个心房和两个心室大小大致相等。资料来源：由the University of Virginia Health System，Department of Radiology，Division of Ultrasound，Charlottesville提供

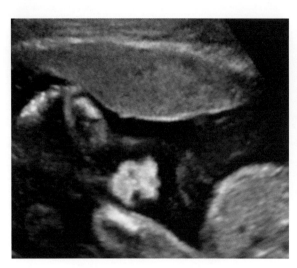

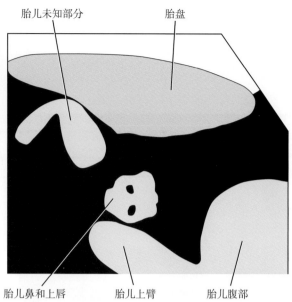

胎儿未知部分　　　胎盘

胎儿鼻和上唇　　　胎儿上臂　　　胎儿腹部

图22.21　　上呼吸道。显示胎儿鼻、鼻腔及鼻中隔和上腭。这个图像显示一个正常胎儿上腭，在鼻和上唇间不存在腭裂

胃肠道系统

在妊娠4周过程中，前肠和后肠源于胚胎褶皱。中肠与卵黄囊连接。前肠在妊娠5周发育为食管、胃和十二指肠。肝、胆囊、胰腺和脾源于原始消化管的支囊。中肠分裂成小肠的剩余部分、升结肠和部分横结肠。后肠分化成剩余的横结肠、降结肠和直肠。在妊娠中期，肠道发生双向蠕动。至妊娠晚期，肠道发生从食管至直肠的单向蠕动。

在妊娠晚期的中-晚阶段，胎粪积聚在肠道，包含吞咽的羊水、腺体分泌物、胎脂和胆汁。盲肠是胎粪积聚部位。

早在妊娠早期的终末阶段，超声成像能够显示胃肠道的几个部分，例如舌、胃、肝、胆囊和肠道。

口腔和食管

超声显像能够准确显示口腔结构，包括硬腭、软腭和舌。另一方面，超声几乎无法显示食管的近端；然而，食管中部和远端部分偶尔能够显示位于胸降主动脉前方的部分，呈5条平行线样回声，是因低回声肌肉壁、高回声的浆膜和管腔之间的对比所致。

胃和胆囊

胃和胆囊是唯一液体充盈的胎儿膈下胃肠系统的结构，超声易于显示。液体充盈的胃呈无回声结构，位于胎儿左侧腹部（图22.23）。胃的大小取决于胎儿咽下羊水的量。胆汁充盈的胆囊呈无回声结构，位于胎儿腹腔的右侧（图22.24）。胆囊在妊娠第32周之后难以显示，是由于胆囊收缩功能形成、释放胆汁、胆囊收缩所致。

肝

在妊娠中期，超声能够常规显示肝结构，呈均匀的中等回声，占据胎儿腹部右侧大部分（图22.24）。胎儿肝是胃肠系统和腹部最大的实质器官，是产生红细胞的

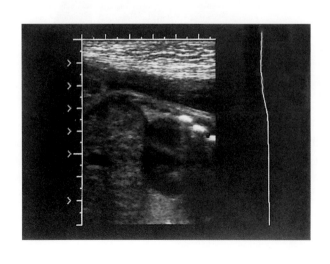

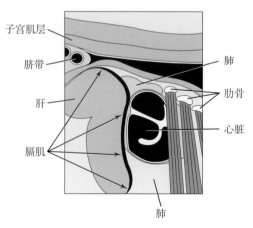

子宫肌层

脐带

肝

膈肌

肺

肋骨

心脏

肺

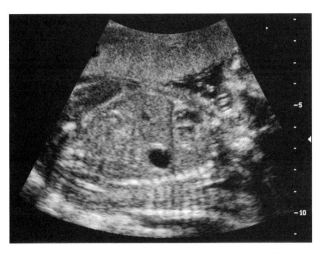
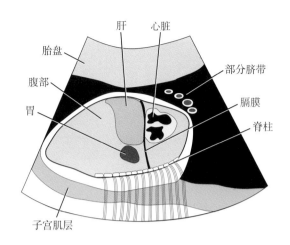

图22.22 胎儿膈肌。胎儿膈肌表现为光滑的低回声，位于胸腔和腹腔之间的肌肉间隔。资料来源：下部的超声图像由the University of Virginia Health System，Department of Radiology，Division of Ultrasound，Charlottesville，Virginia 提供

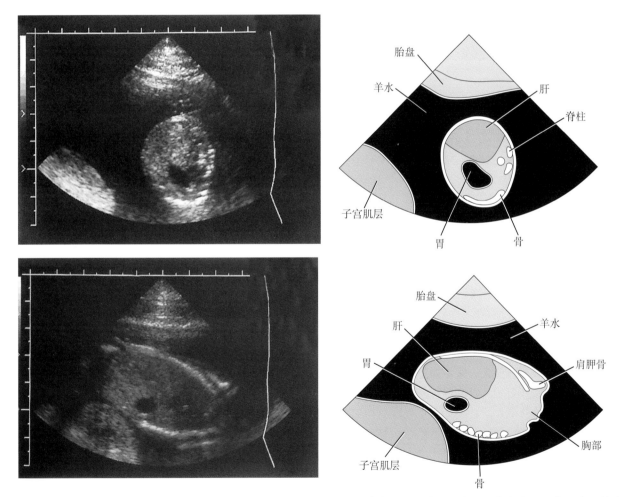

图22.23 胎儿胃。液体充盈的胎儿胃通常在腹腔的左侧显示，表现为伴有光滑壁的无回声。胃的大小和形态取决于其内的液体量

部位。按比例，胎儿肝远大于成人肝，肝左叶延伸至左侧腹壁。正是胎儿的大肝使膈肌上移至胸腔，胎儿心脏近乎水平位。

无回声的脐静脉经过肝走行，扰乱了肝均匀的回声结构。脐静脉接近肝内分叉点时的走行近乎垂直于胎儿

的轴线。正因如此，胎儿腹部轴向断面的胃水平图像能够显示相当长的一段脐静脉（图22.25）。同样在这个水平，脐静脉、胃、脊柱和肝是测量胎儿腹部直径或腹围的重要标志（本章稍后将详细阐述）。图22.26显示了脐带进入胎儿腹部的部位。

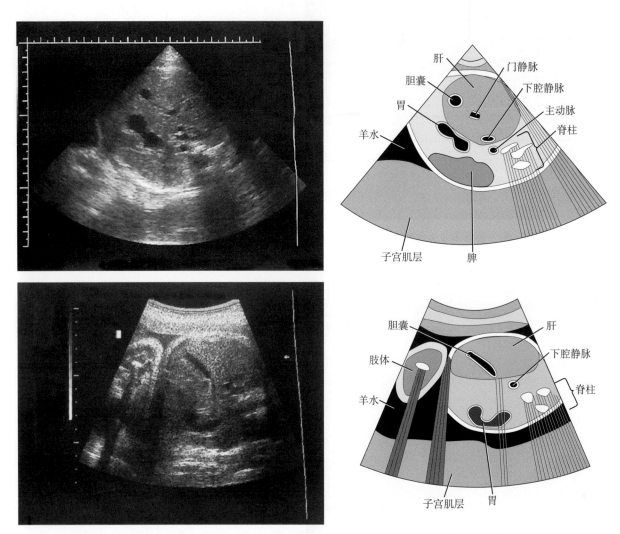

图22.24　胎儿胆囊。胎儿腹腔的横断面显示充满胆汁的胆囊，呈无回声、壁光滑。胆囊位置多变，因此可以在任何扫查断面显示胆囊长轴断面。胆囊的大小和形态取决于液体量（在胆囊产生前）或其内含有的胆汁。注意肝占据了大部分腹腔。在妊娠早期肝边界不清晰。同时，胎儿脾与胎儿肝回声相等（在发育早期边界也不清晰）

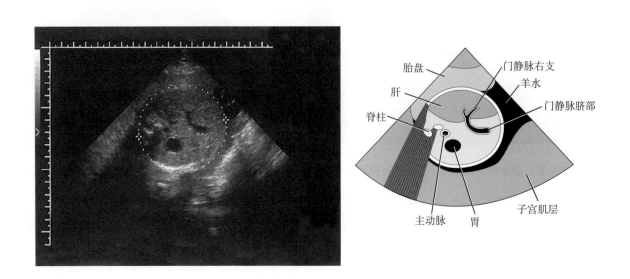

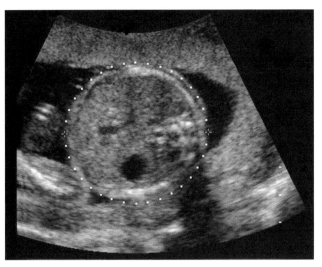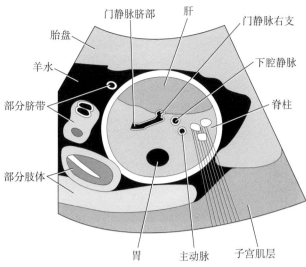

图22.25 门静脉脐部。胎儿腹部的横断面。注意门静脉脐部起自于腹中线，然后向肝弯曲、继而门静脉右支变得可见。资料来源：下方的超声图像由the University of Virginia Health System，Department of Radiology，Division of Ultrasound，Charlottesville，Virginia.提供

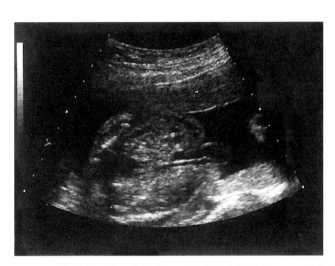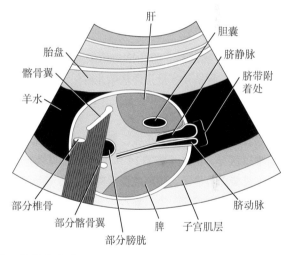

图22.26 脐带附着处。脐静脉和一条脐动脉长轴断面显示它们进入胎儿盆腹腔

胰腺

胰腺是胃肠道系统的另一个主要实质器官，很难显示。在某些情况下，胰腺与相邻结构比呈高回声，位于液体充盈的无回声的胃（后壁）和无回声脾静脉之间。

脾

尽管脾不是胃肠道器官，但是脾参与门脾循环而与肝相关（见第17和第18章）。在第12～24孕周，脾为造血器官；在整个成年时期持续产生淋巴细胞和单核细胞。如胎儿肝一样，胎儿脾从妊娠中期开始能够常规显示。脾占据胎儿左上腹部；外侧为肋骨、后内侧邻脊柱、前内侧邻胃、后侧邻肾脏，上方为膈肌；脾脏下缘位置多变。如图22.24，胎儿脾超声表现构与胎儿肝表现相似，在早期发育阶段呈均匀的中等回声、边界不清晰。比较而言，成年人脾回声略低于肝回声。

小肠和大肠

整个妊娠中期和晚期，小肠逐渐可见。大多数超声设备能够分辨小肠襻和肠壁。肠壁的肌肉层呈低回声，而浆膜层和浆膜下层明显回声增高。

当妊娠接近分娩时，所有胎儿的小肠均可成像。这是因为肠系膜脂肪勾画出了个体肠襻的轮廓，使其易于识别。在妊娠晚期，正常情况下可以显示小肠内少量的无回声液体和明亮的胎粪回声。

胎儿结肠的解剖位置与成人相同。结肠从右侧腹部上行至肝脏，在此弯曲（肝曲）向左横向走行于胃和脾脏的下方至脾，并弯曲（脾曲）向下走行在左侧腹部，移行胃乙状结肠和直肠。如图22.27显示了液体充盈的升结肠和横结肠部分。胎儿塌陷的结肠相对于相邻结呈低回声。

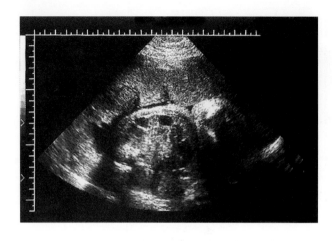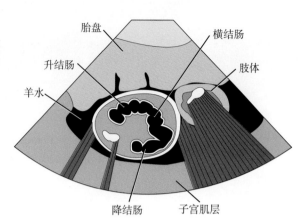

图22.27　胎儿结肠。液体充盈的结肠管腔呈无回声，并清楚显示出升结肠、横结肠和降结肠的轮廓

泌尿生殖系统

胎儿泌尿生殖系统由肾脏、输尿管、膀胱、尿道和生殖器组成。肾脏在妊娠7～9周发育，发生于尿道芽，约在妊娠10周时开始泌尿功能。膀胱和输尿管约在妊娠6周时发育形成。

在第16孕周以后，胎儿排出的尿液是羊水的主要来源。因此，评估羊水量是评估胎儿泌尿生殖系统的第一步。正常羊水量表明至少存在一个功能正常的肾脏。

肾脏

尽管胎儿肾脏的位置多变，肾脏的超声表现与相邻结构难以区分，但是早在第15～16孕周的某些胎儿肾脏超声成像即可显示。超声成像明确显示典型的胎儿肾脏通常始于第20孕周。在妊娠晚期，明亮的、高回声的腹膜后脂肪围绕在肾脏周围，使肾脏易于显示。

胎儿肾脏生长速度与胎儿其他结构生长速度成比例。一般来说，胎儿肾脏的长度可以等同于胎儿第4～5椎体的长度。在整个妊娠期间，肾脏与胎儿腹部的直径比值应保持在0.27～0.23。

皮质、髓质和肾窦

正常胎儿肾皮质呈均匀的中等回声至低回声。与成人肾脏一样，肾柱（皮质的延伸）使髓质椎体彼此分开。肾锥体只有在尿液充盈时才能在超声上显示，由于尿液充盈的肾锥体和肾皮质的鲜明对比而更易于显示其无回声结构。不同于成人肾脏，胎儿肾窦含有极少量的脂肪，使其与肾皮质难以区分或比肾皮质回声稍高。由于这个原因，只有液体充盈的肾内集合系统超声常易显示，否则超声显像不能显示这些结构。肾脏漏斗部和肾盂呈无回声。

正常胎儿肾脏位于脊柱旁两侧部位，超声纵断面图像呈卵圆形，横断面图像呈圆形（图22.28）。

输尿管

一般来说，正常胎儿输尿管在超声上无法显示。在大多数情况下，显示胎儿输尿管表示异常扩张。

膀胱

在第15月经孕周，超声能够显示90%以上的胎儿膀胱。图22.29显示了尿液充盈的胎儿膀胱的超声表现。注意胎儿膀胱位于胎儿盆腔的中线，膀胱壁薄、呈高回声，膀胱内因尿液充盈而呈无回声。如果胎儿肾脏功能正常，胎儿膀胱的大小在超声检查过程中可显示随时变大或变小。确认尿液充盈的胎儿膀胱对于评估肾功能是必要的。如果未能显示膀胱，可以间隔30～45分钟重新检查胎儿，在此期间，正常的胎儿膀胱应当完成充盈和排空。如果仍未显示膀胱，必须进行随访检查。在之后的妊娠过程中，胎儿膀胱与胎儿的其余部分同比例地生长，膀胱充盈程度决定了膀胱的大小。

尿道

偶尔，超声可以显示男性胎儿的尿道。如果阴茎勃起，尿道显示为沿着阴茎长径的一条明亮的反射线，否则无法确认。

生殖器

在妊娠中期的早期阶段，超声成像能够显示胎儿性别。胎儿性别的确定依靠男性阴囊和女性阴唇的显示，不应只根据胎儿是否显示阴茎来确认性别。不能因为阴茎非常小而不能显示就提示胎儿为女性胎儿，或者因为显示女性阴蒂而提示男性胎儿。因此，如果要确定胎儿性别，则必须区别阴唇和阴囊。图22.30展示了宫内胎儿男性和女性外生殖器的超声表现。

男性胎儿生殖器比女性胎儿生殖器易于辨认。均匀的中等回声至低回声的阴茎和阴囊最明显。在某些情况下，睾丸早在妊娠晚期即可在阴囊内辨别。超声常可显示双侧睾丸鞘膜少量积液，呈无回声。阴茎的详细结

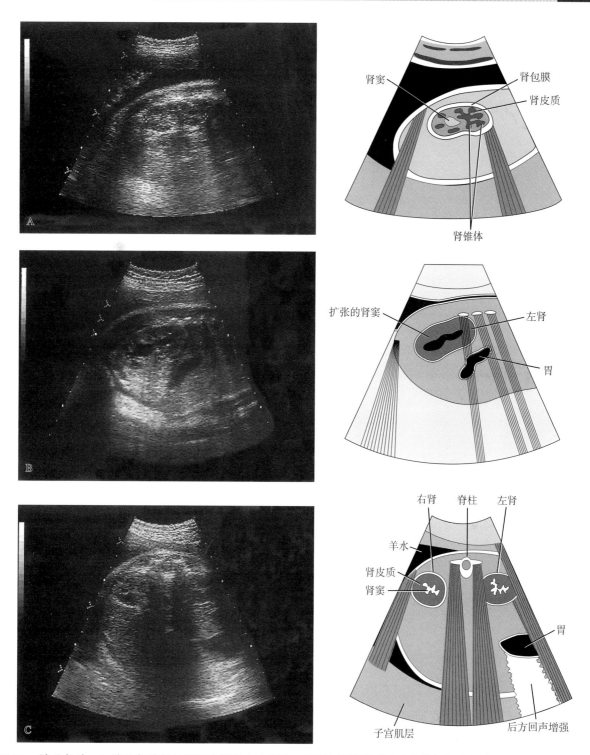

图22.28 胎儿肾脏。A.胎儿肾脏长轴断面（测量点之间）。特征性的椭圆形及明亮的肾包膜有助于在超声上识别肾脏。在妊娠晚期，肾脏周围的腹膜后脂肪呈高回声、使肾脏更易显示。B.胎儿肾脏的纵断面，肾窦的中心区域出现无回声，是因为集合系统充盈尿液/液体略微扩张。C.胎儿肾脏的横断面呈圆形。注意它们是如何紧邻双侧腰椎骨化中心的

构也可显示，包括阴茎头、尿道和海绵体；在某些情况下，甚至可以显示包皮。前列腺无法区分。

女性胎儿的双侧大小阴唇早在第17～18月经孕周即可显示。大阴唇位于小阴唇的两侧，回声高于低回声的小阴唇。明亮的线性阴道裂隙位于两个小阴唇之间。

通常，典型的胎儿子宫和卵巢无法显示。

肾上腺

尽管胎儿肾上腺不是泌尿生殖系统的一部分，但是肾上腺紧邻肾脏的上极且有相当明显的超声表现，使其成为重要的超声检查标志。三角形的肾上腺像肾上极的

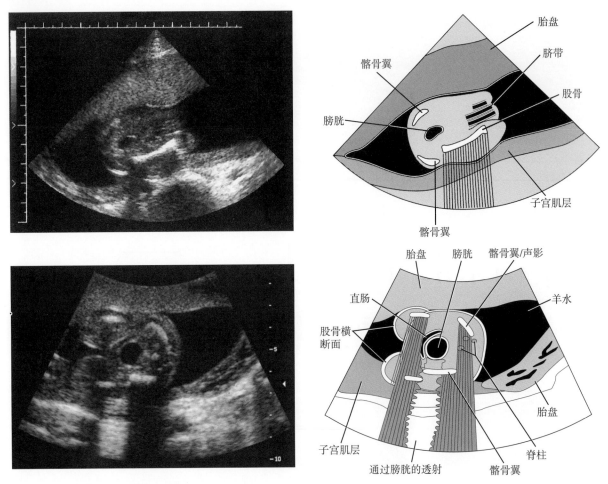

图 22.29 胎儿膀胱。胎儿盆腔内尿液充盈的膀胱很容易显示，呈特征性的无回声表现、位于中线位置。另一个区别是薄而明亮的膀胱壁，当膀胱完全充盈时，膀胱壁几乎消失。注意这些膀胱的大小差异。膀胱体积的变化不仅可以确定胎儿产生尿液，而且随着时间的推移，可以将膀胱与具有相似超声表现的盆腔病理结构（例如囊肿）区分开来。资料来源：由the University of Virginia Health System，Department of Radiology，Division of Ultrasound，Charlottesville，Virginia提供

"帽子"，高分辨率超声扫描显示为低回声的器官。肾上腺相对于肝脏、脾脏和肾皮质以低回声占主导（图22.31）。

中枢神经系统

中枢神经系统由大脑和脊髓组成，发生于从胚胎的后表面（外胚层）。沿着早期胚胎中线形成线样凹陷。这个凹陷边界向上折叠形成神经管，继而发育成大脑和脊髓。这个神经管的闭合起始于胚胎中期，并在头侧和尾侧方向继续生长，头侧端首先完成。大脑由三部分组成：脑干、大脑和小脑。脑膜又称为脑脊膜围绕着脊髓和这些结构。大脑和脊髓间有一个由脑室、脑池和窦组成的精密的循环系统。

脑

脑干

脑干由延髓、脑桥、中脑、丘脑和下丘脑组成。它是脊髓的延续和大脑的底部。延髓最靠近脊髓、负责控制呼吸、心率、血压和某些非自主反射（打喷嚏、咳嗽

等）。脑桥位于延髓和小脑之间，有助于调节呼吸。脑桥还将信号从脊髓传输到小脑和大脑。中脑位于脑桥和丘脑之间，将信号从大脑的一个部位传递到另一个部位，并控制头部和眼睛的运动。丘脑和下丘脑位于中脑上方，丘脑是大脑冲动的中继系统。下丘脑是神经系统和内分泌系统之间的信号中继站。

大脑

大脑是高级智力中心，它的功能是处理神经冲动和控制随意肌活动，是大脑最大的组成部分，由5个叶组成：顶叶、颞叶、枕叶、额叶和岛叶。大脑（或胼胝体）正中裂从前向后延伸、几乎将大脑完全分为两个半球；胼胝体使它们保持连接。大脑正中裂中的硬脑膜反折，称为大脑镰，是一个重要的超声标志，因其呈非常明亮的回声反射。在大脑横断面，大脑镰与声束成直角、呈一条明亮的线样回声；大脑镰将大脑分成左右相等的两部分，大脑实质回声均匀，呈中等回声至低回声。

小脑

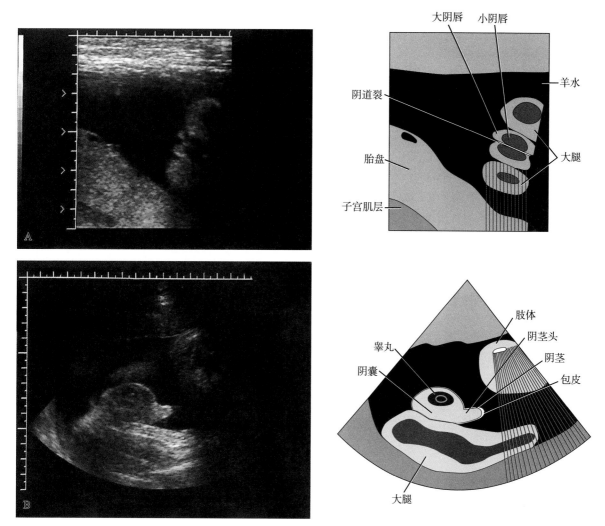

图22.30　胎儿生殖器。A.妊娠32周的女性生殖器。女性性别只有在显示大小阴唇时才能确定。B.妊娠30周的男性生殖器。男性性别只有显示阴囊时才能确定

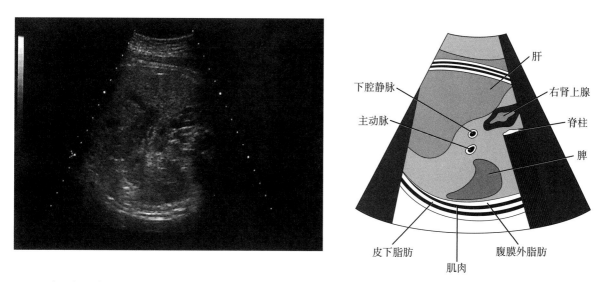

图22.31　胎儿肾上腺。胎儿肾上腺显著的形状和低回声表现有别于周围结构

小脑有助于协调运动、平衡和姿势，位于大脑正下方和大部分脑干的后上方。小脑由两个侧半球组成（图22.32）。小脑蚓部是一个小的中央叶，位于两个小脑半球之间，并传递信息。超声成像显示小脑蚓部非常清晰，是因其覆盖的脑膜相互缠绕所致，小脑蚓部呈明显的线样高回声、是小脑两个侧半球的分界线；小脑实质回声均匀，呈低回声。

脑脊膜

脑脊膜由3层结构组成：硬脑膜、蛛网膜和软脑膜。硬脑膜位于最外层，是大脑和脊髓的坚韧保护层。蛛网膜层是一层蜘蛛网状的纤维结构，是较薄的中间层。软脑膜是一个精细的、高度血管化的内层，紧贴大脑和脊髓的外面。与相邻结构相比，超声显示这些脑膜分层清晰，回声非常明亮的高回声表现。

脑脊膜不仅保护中枢神经系统，而且还促进脑脊液从蛛网膜下腔至硬脑膜窦的流动。硬脑膜实际上是两层结构。较厚的外层牢固地黏附在颅骨。薄的内层沿着大脑基本曲度分布；硬脑膜、蛛网膜和软脑膜是大脑的分界结构。硬脑膜外层和内层之间是分离的，有小的腔隙，统称为硬脑膜窦。

脑脊液（CSF）与血浆的化学成分相似，脑脊液中钠离子浓度非常高。超声显示脑脊液呈无回声，充填在脊髓中央管、脑室（图22.32）和蛛网膜下腔，也存在于大脑的脑池中（本章稍后论述）。脑脊液的作用是包绕大脑和脊髓的保护垫，调节蛛网膜下腔的压力。脑脊液也可能具有代谢作用，但尚不明确。

脑室

脑室是中枢神经系统的一部分，有助于分泌脑脊液及脑脊液的分布。4个脑室组成这个系统：两个侧脑室第三脑室和第四脑室。

侧脑室被认为是第一脑室和第二脑室。包括5个区域：①前角（最前方）；②体部（最上方）；③枕角（最后方）；④颞角（最外侧）；⑤三角部（颞角枕角结合部与侧脑室体部的交界处）。枕角和颞角是最后完全发育的部位。它们可以在妊娠18周或妊娠20周可以确认。在这个阶段，侧脑室的所有部分都已经发育。然而，形

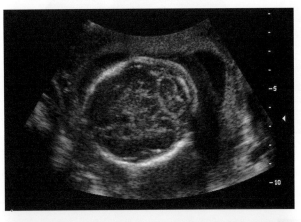

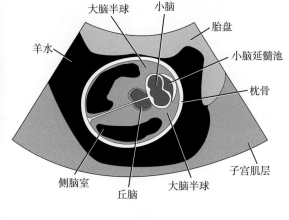

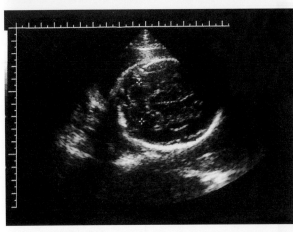

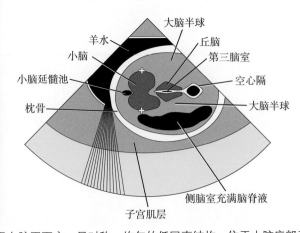

图22.32 颅内解剖。小脑有助于协调运动、平衡和姿势；位于大脑正下方，呈对称、均匀的低回声结构。位于小脑底部无回声的小脑延髓池是大脑中最大的充盈脑脊液（CSF）的脑池。大脑是高级智力中心，占据脑的最大部分；大脑半球在超声上呈中-低回声。大脑边缘的外周是蛛网膜下腔，表现为从无回声到不同程度的回声。有些是无回声的脑脊液，有些是高回声脑膜，有些为两者均有。脑室呈无回声，因为其内充满了脑脊液；脑室壁呈亮的高回声。资料来源：由the University of Virginia Health System，Department of Radiology，Division of Ultrasound，Charlottesville，Virginia 提供

状和比例会随着它们及其相邻神经组织的继续生长而改变。在妊娠24周和足月之间，大脑体积的增加使生长缓慢的侧脑室逐渐变得不那么明显。

侧脑室位于两侧大脑半球内（图22.32）。两侧的侧脑室通过室间孔与第三脑室相连，从前角和侧脑室体部结合处至第三脑室顶部。

第三脑室位于大脑中线，两侧丘脑之间（图22.32），第四脑室在大脑中线上更靠后的位置。第三脑室和第四脑室通过一条长的管状结构相连接，称为中脑导水管。第四脑室通过两个侧孔、即外侧孔（Luschka孔）和一个单独孔、即正中孔（Magendie孔）与脊髓中央管相连。

在第11孕周，超声成像显示侧脑室内的脉络丛呈明显的高回声表现（前角和枕角除外）（图22.33）。脉络丛是多血管组织，由软脑膜发育而来，分泌脑脊液。超声显示除脉络丛区域以外的侧脑室呈无回声表现，因脑脊液而轮廓清晰。脑室壁显示清晰、相对于脑脊液和相邻脑组织呈高回声。如前所述，在第24孕周至足月之间，大脑容量增加使生长缓慢的侧脑室和脉络膜逐渐变得不明显。

脑脊液从侧脑室流入第三脑室和第四脑室、蛛网膜下腔和硬脑膜窦，在硬脑膜窦处被吸收入静脉血。

蛛网膜下腔（软脑膜和蛛网膜层之间的间隙）在大多数区域都非常小，但是在特定区域增大，脑脊液在此积聚为池，称为脑池。腰大池在这些腔隙中最大的，位于脊柱的末端。其他这样的脑池位于大脑内的各个部位。这些脑池中最大的是小脑延髓池，位于颅腔内后方的小脑底部（图22.32）。

血管

两条颈内动脉和两条椎动脉供应大脑的循环系统。椎动脉在大脑的下部和后部汇合形成基底动脉，进入大脑动脉环（Willis环）。颈内动脉向外下方进入大脑动脉环。大脑中动脉起自大脑动脉环的外侧，向内侧走行至大脑外侧裂。成对的大脑前动脉和大脑后动脉也起自大脑动脉环。大脑的静脉血经过硬脑膜窦的所有分支，最后汇入颈内静脉。

脊髓

脊髓是脑干的延续，包括漂浮在脑脊液中的、被覆脑脊膜的神经束。脊髓中的脑脊液与颅脑中的脑脊液自由连通。脊髓在第15孕周或第16孕周时清晰可见。长轴断面显示最佳，呈极低回声、位于高回声的椎骨之间。

超声表现

颅内解剖至第11孕周，脑脊液充盈的侧脑室呈卵圆形无回声表现，而脉络丛呈高回声表现，超声易于辨认。脉络丛是这个时期最明显的颅内结构，是大脑后部

大脑镰两侧的明亮的鼓槌样结构。大脑镰是大脑裂隙中硬脑膜的反折，呈明亮的高回声，将大脑分为两个半球。无回声的前角没有脉络膜，也易于显示，因为有脑脊液充盈。侧脑室除了包含脉络丛的区域，因脑脊液充盈而清晰地显示其轮廓。脑室壁相对于脑脊液和中等至低回声的大脑实质呈明显的高回声且结构清晰。在这个发育点，仅存在枕角和颞角的雏形。也正是在这个时期，均匀的、中等至低回声的大脑、小脑、脑干和高回声的第三脑室已经形成，并且在整个妊娠期间始终按比率发育，而不是发育性扩大。脑内膜（硬脑膜、蛛网膜和软脑膜）也已形成，与相邻结构相比，呈非常明亮的高回声特征、界线清晰。大脑镰是一个重要的超声标志，因为它是一个非常明亮的回声线。在横断面图像中，大脑镰与声束成直角成像，呈一条明亮的反射线，将均匀的、中等至低回声的大脑分为相等的左右两个半球。小脑蚓部因其相互缠绕的脑脊膜覆盖而呈明显的回声特征，它是均匀的、低回声的小脑的分界线。

大脑边缘的周围是蛛网膜下腔，其表现是从无回声到不同程度的回声之间变化；有的是充满无回声的脑脊液，有的是充盈有回声的物质，有的是两者都有。

随着发育的继续，超声成像逐渐能够显示大脑实质的特定部位。神经核比其周围结构呈均匀的低回声表现，如尾状核和豆状核，但是脑脊液区域除外。与脑桥腹侧区域相对应，脑桥背侧部也呈低回声，脑桥腹侧区域呈中等回声区域，比神经核和脑桥背侧部回声略高。

在第20孕周前，可以确认高回声脑裂。两个较小且不太重要的顶枕裂和较大的侧裂较常见，通常被误认为是侧脑室的侧壁，这种错误表现类似脑积水（侧脑室过度扩大）。至第38～42孕周（足月），侧裂随着顶叶和颞叶的逐渐生长而闭合，最终形成大脑外侧窝池。

丘脑是一个菱形区域；大脑颞叶横断面显示丘脑位于大脑颞叶的中心，呈均匀的中等回声至低回声，被第三脑室分成两个相等的部分；第三脑室呈一条明亮的线样回声、向上延伸到两个大脑半球之间的间隙（图22.32），第三脑室内时常见到非常少量的液体，呈无回声，使第三脑室呈缝隙样表现。

透明隔腔是另一个无回声、液体充盈的结构，见于大脑中线（图22.33）。透明隔腔呈两条细小且明亮的线、中间是无回声的脑脊液，平行于大脑镰。透明隔腔比第三脑室含有更多的液体，位于丘脑和第三脑室的前上部、两个侧脑室的前角和体部之间。

恰在丘脑水平上方的大脑横断面显示三条明亮的回声线，与头部长轴评选。三条线的中间那条是大脑镰，等分大脑为左、右半球。大脑镰外侧有两条明亮的回声线，代表侧脑室的外侧边界。从大脑镰到任何一侧线的

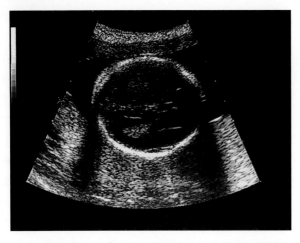

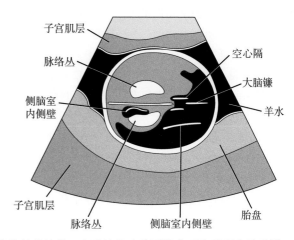

子宫肌层
脉络丛
侧脑室内侧壁
子宫肌层
脉络丛
空心隔
大脑镰
羊水
侧脑室内侧壁
胎盘

图22.33 颅内解剖。脉络丛是侧脑室内、大脑镰两侧的明亮的鼓槌状结构。大脑镰是大脑裂隙中硬脑膜明亮的反折，将大脑分为左右两半球。除了包含脉络丛的区域外，侧脑室的其余部分由无回声的脑脊液（CSF）清楚地描绘出来。相对于脑脊液和大脑实质，脑室壁呈高回声

距离大约应该是从大脑镰到一侧颅骨（头骨）距离的1/3或更小。在第18孕周之前，脑室充填了大部分颅腔，在第18孕周之后，胎儿颅脑不再按这个比率发育，但是脑室大小应该保持不变。

熟练掌握胎儿颅内解剖结构及其超声表现有助于超声医师识别不同生长阶段的正常和异常解剖结构。例如，在第13孕周之前，显示脉络丛充填在侧脑室内是正常的。在第13～15孕周期间，脉络丛在侧脑室的位置更靠后，侧脑室的前角更加明显。在某些情况下，突出的前角往往误认为是异常增大的脑室（脑室扩张）。同样，胼胝体的发育到第18孕周或第20孕周才完成。在某些情况下，在这个节点之前进行的扫描往往错误地提示胼胝体发育不全。同理，在第18～20孕周之前，未发育的小脑蚓部留下了第四脑室的下部，这个部位仅仅有脑室顶覆盖，展现出了第四脑室和小脑延池之间异常交通的表现。在妊娠后期，这一表现提示存在大脑畸形。

在妊娠中期和晚期胎龄的确定

妊娠早期和中期（12～13周）之间的交汇点是公认的测量胎儿各个参数的时间点，从头臀长度（CRL）的测量过渡到了双顶径（BPD）、头围（HC）、腹围（AC）以及股骨长度（FL）的测量，以预测胎龄。

双顶径（BPD）

在第三脑室和丘脑横断面的任意断面测量双顶径都是合适的。探头声束必须垂直于颅骨，做第三脑室和丘脑的横断面扫描（图22.34）（请参阅中枢神经系统部分，复习这些大脑结构的超声表现）。

为了准确测量双顶径，颅骨显示必须对称且轮廓光滑，测量游标有两种放置方法：①颅骨壁的外侧缘到颅骨壁的内侧缘；②颅骨壁近侧缘的中点到颅骨壁远侧缘的中点。大多数机构使用第一种测量方法（图22.35A）。

确认颅脑和丘脑（位于第三脑室两侧）的对称性使准确一致的测量双顶径的正确平面易于显示。双顶径测量值与胎龄的相关图表可供参考。大多数现代超声设备可以在测量结束的同时即可计算胎龄。

头颅指数

许多情况下，胎头的形状时常改变，如多胎妊娠和臀位等；在这些情况下，头颅指数（CI）应当是评估胎头形状的指标。双顶径（BPD）与枕额径（FOD）用于计算头颅指数（CI）。

$$BPD \div FOD \times 100 = CI$$

枕额径测量是将游标放置在近侧颅骨外缘到远侧颅骨外缘（图22.35B）。如今，大多数超声机器应用头围测量的长轴和短轴来计算头颅指数。头颅指数正常值应在0.72～0.86。如果CI＞0.86，则头部宽于平均水平，或扁头综合征。如果CI＜0.72，则头部窄于平均水平，

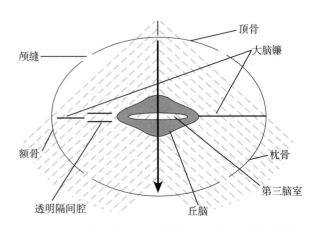

顶骨
大脑镰
颅缝
额骨
枕骨
第三脑室
透明隔间腔
丘脑

图22.34 双顶径示意图显示声束必须垂直于顶骨且与第三脑室和丘脑相交叉以获得测量双顶径（BPD）的准确断面

为长颅形。当头颅指数异常时，头围则用于确定孕龄。

头围（HC）

与双顶径测量不同，头围测量断面是垂直于丘脑、第三脑室、透明隔腔和小脑幕的扫描断面。

为准确测量头围，颅骨环应显示对称且轮廓平滑。在颅骨光环没有完全显示的情况下，大多数机器上的椭圆测量游标足够评估未成像的部分。游标应放置近侧颅骨壁的外缘到远侧颅骨壁的外缘（图22.35C）。应注意不要将椭圆调整到周围的皮肤边缘。头围测量值与胎龄的相关图表供参考，大多数现代超声设备可以在测量结束的同时即可计算胎龄。

如前所述，双顶径可以在多个超声断面测量；头围只能在单个超声断面测量，因此，头围成像断面可以用

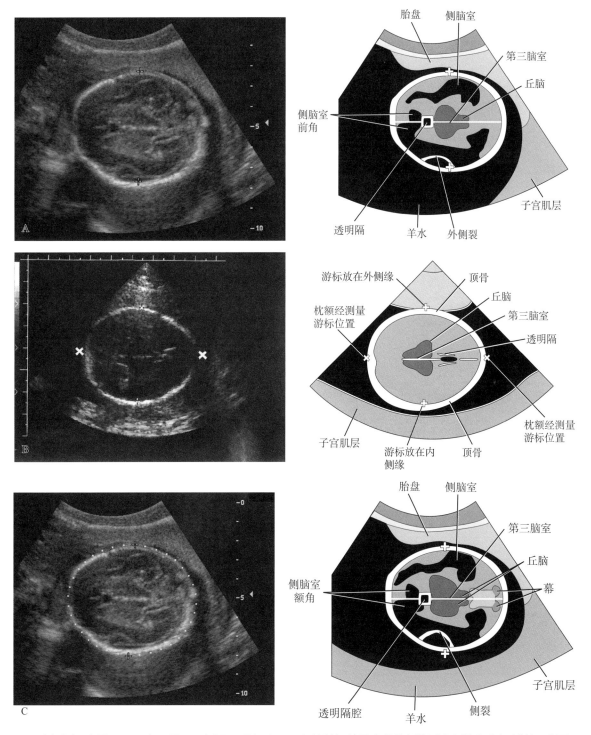

图22.35　头部测量水平。A.示意图展示了测量双顶径（BPD）的游标放置（从外侧缘到内侧缘）和解剖断面水平。B.测量双顶径（BPD）和枕额径（FOD）的游标位置（外侧缘到内侧缘和外侧缘到外侧缘/水平断面）。C.测量头围（HC）时游标放置位置（从外侧缘到外侧缘/垂直断面）和解剖断面水平。资料来源：由the University of Virginia Health System，Department of Radiology，Division of Ultrasound，Charlottesville，Virginia 提供

双顶径测量。另一方面，双顶径超声断面非必要不能用于双顶径测量，除非这个单一水平的断面包括了透明隔腔、小脑幕、丘脑和第三脑室。

腹围

如图22.36所示，腹围（AC）测量断面是胎儿腹部横断面的单个平面，该平面包含脐静脉分支，门静脉左、右支且相互连续。在这个水平面上，可以显示脐静脉的最短长度。正确测量腹围断面的其他超声标志包括胎儿脊柱的横断面，表现为三个明亮的回声反射，并且胎儿左侧可以显示液体充盈的无回声的胃。

胎儿腹部的轴向断面应当表现为圆形或近圆形以便准确测量AC。椭圆测量光标调整到皮肤边缘（图

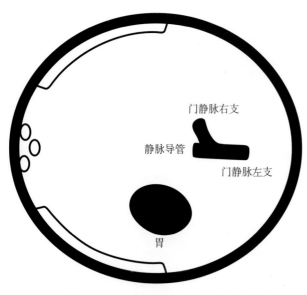

图22.36　腹围（AC）测量平面示意图显示胎儿腹部的横断面水平，用于准确测量腹围

22.37）。使用AC测量值与GA相关图表，并且如前所述，大多数现代超声设备在获得测量值时计算胎龄。

AC被认为是最难获得一致的测量值，因为有时AC的边界可能不是最佳图像。在这些情况下，使用腹部的"最圆"的表现。在这个水平上，腹部的前后径和横径应该相等或几乎相等。因为并非所有的超声仪器都能够描绘或绘制椭圆，所以AC可以通过将腹部的前后径和横径（从皮肤边缘测量到皮肤边缘）相加并将总和乘以1.57来确定：

标准参考表用于将AC与预测胎龄相关联。其他图表使用AC和HC来估计胎儿体重。

股骨长度

在发育的第12周可以测量胎儿股骨以预测胎龄。适合的平面是骨骼的长轴。这可以通过在同一平面上显示高反射的股骨头和股骨髁来确定。测量光标放置在骨-软骨界面处，这是干骺端和骨干的骨化部分。股骨末端的低灰度软骨不包括在测量中。

图22.38A显示胎儿股骨测量。两个股骨都应当测量。如果股骨长度与胎龄头或腹部测量不一致，则还应测量肱骨（图22.38B）。可以使用图表（通常是所提到的超声机软件的一部分）将估算的胎龄与股骨和肱骨长度相关联。

在相对罕见的情况下，无法获得BPD、HC或FL时，可以使用其他测量参数（和相关图表）来估计胎龄。包括胎儿胫骨、腓骨、桡骨、尺骨、锁骨或足部的长轴测量。此外，一些专家倾向使用眶间、眶内径和小脑横径作为估计胎龄的补充方法。

妊娠早期之后，评估胎龄应依据本章讨论的多个测

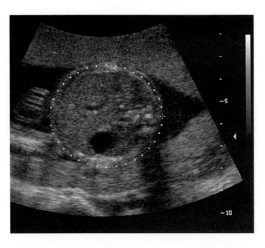

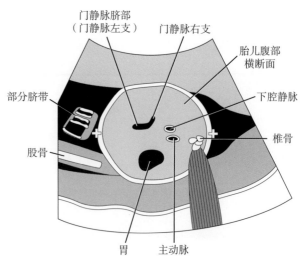

图22.37　腹围（AC）测量断面。显示测量游标放置的位置（皮肤外缘到皮肤外缘），在这个测量断面可以准确测量胎儿腹围，并且肝脏的短径最大。超声显示这个断面是胎儿腹部的横断面，在这里无回声的左右门静脉相互连续。有学者称之为"曲棍球棒"。注意这也是门静脉左支脐部长度最短的地方。资料来源：由the University of Virginia Health System，Department of Radiology，Division of Ultrasound，Charlottesville，Virginia 提供

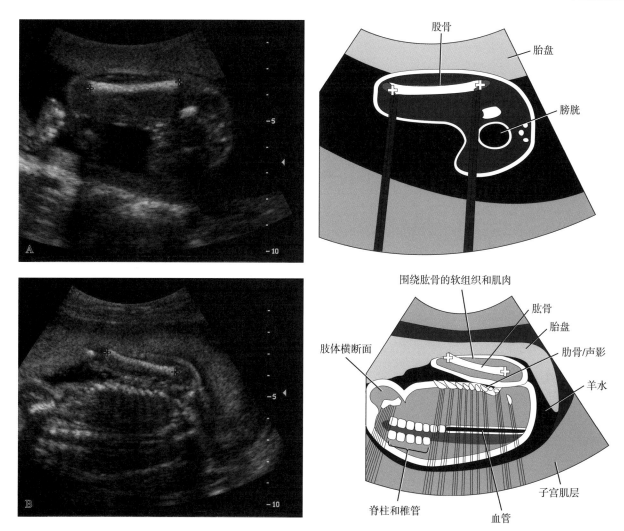

图22.38　长骨测量。测量股骨和肱骨的长径用于确定胎龄。如果长骨的两个软骨末端都被显示，这就保证了断面是长轴断面。长骨测量只测量骨化部分。A.股骨测量。B.肱骨测量。资料来源：由the University of Virginia Health System，Department of Radiology，Division of Ultrasound，Charlottesville，Virginia.提供

量参数，最佳估算胎龄时间是20孕周之前。大多数专家认为，测量参数的最佳组合是头围和股骨长。

　　不准确的测量可能会导致临床上孕妇管理中发生误诊和发生严重的潜在错误。学习胎儿测量指南，准确应用指南，准确测量这些生物参数，有助于正确解读。

　　超声应用

　　在妊娠中期和妊娠晚期，超声成像可以确定和除外各种情况。妊娠中期和晚期超声检查最常见的指征有以下几个。

　　● 胎龄（GA）：不做羊膜穿刺术（经皮穿刺子宫和羊膜囊以抽取羊水样本）而确定胎龄，择期重复剖宫产、胎儿大小和孕龄不符或评估胎儿生长。

　　● 胎儿生长：评估胎儿体重。

　　● 胎先露。

　　● 胎儿大小和妊娠期不一致：

　　○ 小于妊娠期：排除胎儿死亡、胎儿畸形或不准确

的月经史。

　　○ 大于妊娠期：排除肿块、多胎妊娠或胎儿畸形。

　　● 多胎妊娠史或疑似多胎妊娠：确定妊娠个数。

　　● 阴道少量出血：排除前置胎盘或胎盘早剥（胎盘与子宫部分或完全分离）。

　　● 子宫颈功能不全：排除子宫颈缩短。

　　● 腹部/盆腔疼痛：排除肿块、异位妊娠、前置胎盘或胎盘早剥。

　　● 妊娠早期药物滥用或处方药滥用：排除胎儿异常并确定胎儿生长速度。

　　● 早产和（或）胎膜破裂。

　　● 创伤：确定胎儿的健康状况。

　　● 既往先天性畸形病史。

　　● 异常生化标志物。

　　● 羊水评估。

　　● 疑似胎儿死亡。

- 异倍体胎儿风险：在妊娠中期进行颈后皮肤褶皱（NF）测量，不应与在妊娠早期测量的颈项后透明层相混淆。颈后皮肤褶皱测量用于确定染色体数目异常（异倍性）的胎儿风险。许多人认为在妊娠中期发现的厚的颈后皮肤褶皱（6mm或更厚）是唐氏综合征的可靠指标。在妊娠第16～22周测量胎儿颈后部的皮肤厚度。小脑半球和透明隔腔水平的胎儿头部横断面是测量断面。测量游标放置在枕骨外表面和皮肤外表面。
- 胎盘位置或胎儿异常的随访检查。

正常变异
- 柠檬征：颅骨双侧的前额呈扇形凹陷，无任何其他指标和异常。
- 小脑延髓池增大：在没有其他畸形的情况下，这是正常表现。
- 脉络丛囊肿：在没有其他畸形的情况下，这是正常发现，通常在妊娠第24～26周消退。
- 第六脑室：透明隔腔明显的向后正常延续，类似扩张的第三脑室或蛛网膜囊肿相似。
- 胎儿头发：常见于妊娠晚期，不应误认为颅骨肿块或头皮水肿。
- 明显的心脏节制索：正常增大或明显的节制索类似心室血栓或新生物。
- 心内回声点（EIF）：心脏四腔心切面显示心脏中一个小而明亮的回声点。如果在正常妊娠中看到孤立的心内回声点，则认为是正常的良性变异。4%～5%的正常胎儿可见心内回声点。图22.20显示了左心室的心内回声点。心内回声点通常在妊娠晚期消失。

相关图表

相关医师

- 产科医师/妇科医师：管理早产的产科护理及分娩。该医师还负责在分娩后随即护理婴儿。
- 高危产科医师：专门从事因各种医疗状况而面临妊娠风险的妇女的早产管理。该医师还负责分娩胎儿，并负责在分娩后随即护理婴儿。
- 生育专家：通常，该医师是产科医师/妇科医师，专门治疗与生育和妊娠相关的女性生殖系统疾病。
- 放射科医师/超声科医师：专门从事超声和其他成像方式的管理和诊断。

常用诊断检查

- 妊娠试验：检测妊娠时尿液或血液中的人绒毛膜促性腺激素（hCG）水平。实验室技术人员通常会进行检测，由病理学家或妇产科医师解释结果。
- β-hCG测试：检测血液以定量血清hCG水平以估计胎龄。实验室技术人员通常会进行检测，由病理学家或妇产科医师解释结果。
- 母系/父系血型：确定血型及Rh因子是阳性还是阴性。
- 抗体筛查：Rh因子的血液检测，这是一组与人自身免疫球蛋白反应的自身抗体。
- 血糖筛查：妊娠第24～28周期间的糖尿病血液检查。
- 多普勒超声：各种多普勒超声应用可用于评估母体和胎儿的血流，包括胎盘血管。
- 羊膜穿刺术：经腹或经子宫颈穿刺子宫和羊膜囊，用于抽吸羊水样本，用于获取有关胎儿的相关遗传信息。
- 计算机断层扫描（CT）：用于当超声不能明确评估胎儿和母体的解剖结构时。由于辐射暴露，CT通常被用作"最后手段"；在大多数情况下，其用途仅限于评估产妇急腹症。
- 磁共振成像（MRI）：传统上用于评估妊娠期间母体解剖结构和异常情况，例如附件肿块，这需要在超声检查结果之外进行进一步的描述。通常，胎儿的MRI评估会受到胎儿运动的影响。

实验室检查

- 甲胎蛋白（AFP）：存在于母体血液和羊水中。升高的水平表明胎儿异常或缺陷。
- 卵磷脂与鞘磷脂的比率（LS比率）：存在于羊水中。测量胎儿肺发育程度。
- 三重标志物筛查［AFP、未结合雌三醇（uE₃）、人绒毛膜促性腺激素（hCG）］：甲胎AFP、uE₃和hCG水平异常是某些胚胎/胎儿异常、可能的多胎妊娠并且结合产妇年龄，筛查唐氏综合征的标志物。

常规测量

- 双顶径（BPD）：可重复的胎头测量值，用于估算胎龄。准确测量双顶径的断面是通过丘脑和第三脑室的任何平面。通常，测量光标放置在从近侧颅骨壁的外缘到远侧颅骨壁的内缘。专家认为双顶径在第20月经周之前双顶径预测胎龄最准确。参考双顶径和胎龄预测的相关性标准参表。

- 头围（HC）：沿颅骨边缘的椭圆测量值，用于估算胎龄。头围最好通过单一平面，必须垂直于丘脑、第三脑室、透明隔腔和小脑幕获得。测量光标应放置在近侧颅骨壁的外缘到远侧颅骨壁的外缘。标准参考表用于联系头围与预测胎龄。

- 腹围（AC）：沿腹部皮肤边缘的椭圆测量值，用于估算胎龄。AC最好在腹部短轴水平获得，其中左、右门静脉相互连续。椭圆测量光标应放置在皮肤边缘。标准参考表用于联系AC与预测胎龄。附加图表使用腹围和头围来估计胎儿体重。

- 股骨长度（FL）：用于估算胎龄的胎儿股骨骨化部分的长轴测量值。当软骨股骨髁和股骨头同时显示时，可以获得准确的股骨长度，但是不能包括在股骨测量中；光标放置于干骺端和骨干的骨化端。标准参考表用于联系股骨长度与预测胎龄。

- 头颅指数（CI）：用于评估胎儿头部形状的计算测量值。双顶径和额枕径（额枕径测量从颅骨外缘到外缘）用于计算CI，如下所示：

  正常CI为0.72～0.86。

- 颈褶（NF）测量：测量胎儿颈部后部皮肤的厚度，以评估胎儿异倍体的风险。一个测量点放置在枕骨的外表面上，另一个放置在包括透明隔腔的经小脑的皮肤外表面上。

- 羊水指数（AFI）：确定羊水量（AFV）的计算测量值。将来自4个相等的妊娠子宫象限的前后径液体测量值加在一起以得出羊水指数的总和。羊水指数8m为正常。

影响的化学物质

- 促性腺激素（Pergonal）、尿促卵泡素（Metrodin）、氯米芬柠檬酸盐（Clomid）：用于不孕症的药物可刺激卵泡成熟并诱导排卵。在某些情况下，这些药物与多胎妊娠有关。

血管（图22.39）

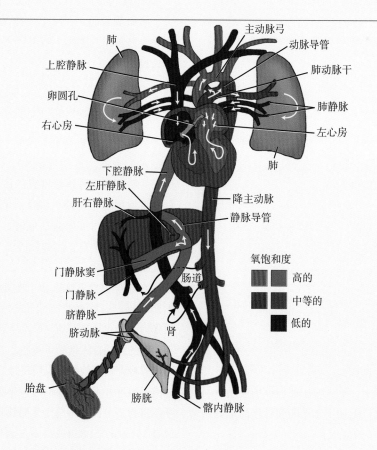

图22.39　胎儿循环

第23章

高危妊娠超声

KIMBERLY WILLIAMS，MARILYN PRINCE

目标

- 描述胎儿生理评估的适应证。
- 描述胎儿生物物理评分标准。
- 描述羊膜穿刺术及其目的。

- 描述绒毛膜绒毛取样（CVS）的方法及其目的。
- 描述胎儿血液取样的适应证。
- 描述单卵双胎和双卵双胎妊娠之间的区别。

关键词

甲胎蛋白（AFP）——存在于母体血液和羊水中。水平升高表明胎儿畸形或缺陷。

羊膜穿刺术——经腹或经子宫颈穿刺子宫和羊膜囊，抽吸羊水样本，用于获取有关胎儿的相关遗传信息。

胎儿生物物理评分——是胎儿健康状况的测试。观察几个胎儿生理变量来预测围生期预后。

绒毛膜绒毛取样（CVS）——经腹或经子宫颈穿刺子宫和羊膜囊，采集绒毛膜的样本，用于获取胚胎/胎儿的相关基因信息。

双卵双胞胎——两个独立的卵子发育成的两个胚胎的双胞胎，类似于单胎妊娠。通常称为异卵双胞胎。

高危妊娠——任何可能引起母亲或胎儿生命危险的情况。

卵磷脂与鞘磷脂比率（LS 比率）——用于衡量胎儿肺发育的程度。

单卵双胞胎——从单个卵子发育成胚胎的双胞胎。通常称为同卵双胞胎。绒毛膜（胎盘）和羊膜的数量是可变的。

高危妊娠

任何威胁母体和（或）胎儿生命的情况都被视为高危妊娠。这些条件包括但不限于：

- 有神经管缺陷既往史。
- 产妇糖尿病。
- 产妇高血压。
- 生化筛查结果异常。
- 超声检查学异常。
- 多胎妊娠。
- 既往早产史。
- 既往胎儿死亡。
- 高龄产妇。
- 宫内生长迟缓（IUGR）。

在大多数高危妊娠中，首先应用超声评估或超声引导下介入方法。本章重点阐述用于诊断和管理高危妊娠的超声检查方法。

胎儿生物物理超声评分

胎儿生物物理评分（BPP）是应用超声对胎儿进行的一系列观察。这些观察用于确定胎儿是否处于窘迫状态。胎儿宫内窘迫最常见的原因是胎儿缺氧。胎儿缺氧通常发生在胎儿停止接收到足够氧气时。氧气供应的减少可能是由母亲疾病造成的，例如发绀性心脏病；子宫-胎盘循环受损，例如先兆子痫；胎位改变、胎盘畸形或脐带并发症。

在超声引导下观察多个胎儿生理物理指标，预测围生期结果。这些参数有胎儿心率、胎儿身体运动、胎儿肌张力、胎儿呼吸运动、羊水量和胎盘分级。胎儿生物物理参数的评估首先做无负荷胎儿心率检测，然后应用实时超声成像评估其他指标。当每个生物物理指标均符合正常标准或经过30分钟的实时超声检查后结束检查。应用评分系统进行评分，其中每个生物物理活动或指标0分为异常或者2分为正常；8分或大于8分围生期预后良好；小于8分需要随访并加做其他检查或引产（表23.1）。

表23.1	胎儿生物物理评分	
标准	评分（PTS）	
第一部分：无负荷试验	30分钟试验中有每分钟15次的心动加速2次	2
第二部分：超声检查胎动	在30分钟检查中有3次不连续的胎动	2
肌张力	在30分钟检查中出现1次胎儿握拳或足的张合或躯干弯曲和伸展	2
呼吸	在30分钟检查中胎儿呼吸至少30秒	2
羊水量	至少一个羊水暗区中两个径线之和最少为1cm	2
	合格	≥8
	满分	10

数据来自Manning，E.A.，Platt，L.D.，& Sipos，L.（1980）. An-tenatal fetal evaluation: development of a fetal biophysical pro-file.American Journal of Obstetrics and Gynecology，136，787-795；Creasy，R.K.，Resnik，R.，& Iams，J.D.（Eds.）（2004）.Maternal-fetal medicine: principles and practice（5th ed.）.Philadelphia: Saunders.

胎儿生物物理评分的评分标准可能因机构而异，但是正常胎儿生物物理评分通常根据30分钟以内检查所观察的指标计分，内容如下：①存在两次或更多次胎心率加速，至少15分钟和20分钟检查过程中胎动至少持续15秒。②胎儿身体运动由3个或更多个离散的胎动组成的，可能包括背部或颈部拱起或躯干扭转。肢体和躯干的同时获得计为一次胎动。③胎儿肌张力包括至少一次随机的肢体活动，从屈曲位到伸展位并快速恢复屈曲位。④在30分钟的观察期间，至少出现一次持续30秒的胎儿呼吸。⑤羊水量，在测的一个液性暗区内的垂

直直径至少为2cm或更大、宽度为1cm，这个测量区域内无胎儿成分或脐带，在四个象限内羊水联合测量，羊水量为5cm，这个数值称为羊水指数（AFI）。

四象限分析法是将妊娠的子宫分为四个相等的象限，经脐部画一水平线、腹部黑纹画一垂线。测量每个象限中最深的羊水暗区的前后径，这个区域内无胎儿成分或脐带。这四个象限内羊水厚度的测量值相加即为羊水指数（AFI）。在第20～35孕周，羊水指数5～8cm为正常。当羊水指数测量值<5cm时，提示羊水过少。当羊水指数测量值>20cm时，提示羊水过多。

胎儿生物物理评分是评估胎儿健康状况以预测高危妊娠围生期预后的可靠方法。

多普勒超声评估

胎盘和胎儿循环的多普勒超声检查可以提供胎儿健康状况的重要数据，从而使高危妊娠孕妇围生期预后不理想的病例中，改善胎儿预后，这些高危风险包括先兆子痫、胎儿贫血和胎儿宫内发育迟缓。

脐带多普勒
脐带多普勒是测量胎盘内血流阻力的检查技术。应用连续波多普勒测量两条脐动脉血流阻力，某些情况下也使用脉冲多普勒测量（图23.1）。解读多普勒频谱确认舒张期血流频谱。舒张期血流频谱类型与胎盘的血流阻力直接相关。在某些情况下，例如妊娠高血压或先兆子痫，胎盘可能出现异常血管。这些异常血管妨碍向胎儿持续供血。血流阻力越大，则胎盘将血液输送到胎儿就越困难。当脐带血流频谱在舒张末期开始向基线下降时，脐带的血流波形即可出现这种改变。舒张末期频谱缺失表示在心动周期的这个阶段没有向胎儿供氧。这种波形是胎儿预后不良的指标。如果不进行医学干预，这种情况继续发展即可出现舒张末反向血流，这表明动脉血流远离胎儿。

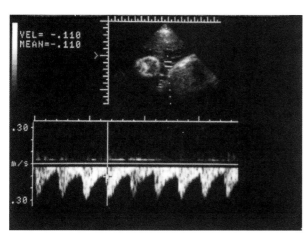
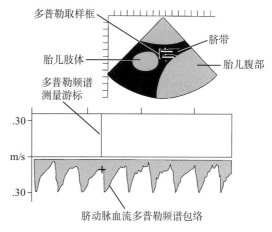

图23.1 脐动脉多普勒波形：脐动脉的超声脉冲多普勒检查。这是一个正常低阻波形

脐带反向血流非常重要，因为当血液和氧气不能持续供应胎儿时，血液开始从非关键区域分流，例如四肢和腹部，然后，胎儿将大部分血液运送到大脑。这将导致胎儿大脑中动脉（MCA）的波形发生改变。在一些机构中，缺乏高阻力血流模式和胎儿生物物理评分降低将增加引产的可能性，随后不良预后风险增加。脐动脉（UA）多普勒测量应始终在脐带附着处进行，以增加可重复性。如果要获取理想的脐动脉波形，应选择脐带的垂直部位。取样容积应置于血管的中心部位，使脐带其他部位不再产生伪像而干扰取样。此外，如果取样容积的放置靠近血管壁，由于血管壁和血流的摩擦使血流流速减慢，舒张期呈低速血流和搏动指数降低。另一种做法是在胎儿不呼吸的情况下进行脐带取样，使波形显示一致。

如果脐动脉多普勒波形出现异常，取样容积应放在以下三个部位取样：胎儿脐带附着处、脐带中间和脐带胎盘附着处。靠近胎盘取样的波形是阻力初始区域的离心血流，呈舒张末期频谱较高的波形。

大脑中动脉多普勒频谱

当胎儿缺氧时，胎儿开始将血液从身体重新分配到更重要的器官，如大脑、心脏和肾上腺。这个过程称为"脑保护"或"脑保护效应"。这种循环改变也会引起了大脑中动脉波形的变化，是胎儿窘迫的另一个附加指标。大脑中动脉是颈内动脉（ICA）的末端分支，位于大脑动脉环中央附近（图23.2）。

为了显示大脑中动脉图像，应做经丘脑和透明隔腔水平胎儿大脑横断面放大图像扫描，然后应用能量多普勒或低强度彩色多普勒定位大脑动脉环。这个环好似

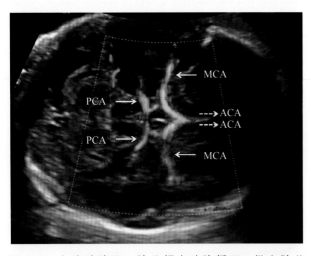

图23.2 大脑动脉环，胎儿颅内动脉循环。供应胎儿大脑血液的血管是一个环形结构，直接供应大脑前、中、后段。资料来源：Norton, M.E.［2017］. Callen's ultrasonography in obstetrics and gynecology［6th ed.］.Philadelphia：Elsevier.

五边形，成对的动脉向胎儿头部的前部、侧面和后部走行。近大脑动脉环中部的血管是大脑中动脉。当在这条动脉中取样时，取样容积应放置在动脉起始处或附近，尽可能地使入射角接近0°。这一点很重要，因为收缩期峰值流速（PSV）随着血液向远处流动而降低，至少应取3个样。正常大脑中动脉波形是高阻力的，持续的前向血流。测量游标应置于频谱波峰值的最高点，该点代表收缩期峰值流速。

大脑中动脉测量也用评估胎儿贫血或胎儿窘迫、胎儿宫内发育迟缓和双胎输血综合征。

脐静脉

胎儿脐静脉多普勒检查是另一种衡量胎儿健康状况的标准。腹外脐静脉血流至15孕周表现为规律性的搏动，而后，静脉搏动逐渐消失。妊娠晚期出现静脉搏动是危及胎儿的心脏疾病不好的征象。

静脉导管

静脉导管的多普勒速度测量在产前胎儿心脏评估中发挥着重要作用。静脉导管连接下腔静脉和脐静脉，并使含氧血绕过肝脏直接流入心脏。静脉导管在胎儿仰卧位时的正中矢状断面最容易显示。探头应当垂直于静脉、尽可能将入射角接近0°。取样门应放置在近端或静脉导管与脐静脉汇合处。静脉导管的波形代表了右心室的功能。正常的静脉导管波形呈三相前向波形，速度在55～90cm/s，其变化取决于孕龄。第一个最大的峰代表心室收缩，称为S波。右心室这时收缩并将血液泵到肺脏和全身。继而S峰向下斜降称为心室凹（V）。第二个波峰为D波，代表舒张早期，这是心室的静息状态。A峰表示前向血流的低点，代表心房收缩（图23.3）。

在受累胎儿中，静脉导管的频谱波形出现缺失、减低或反向流动，这是由于舒张末期压力增高所致，表明右心室即将超负荷。

在高危妊娠中，早期确认脐静脉血流状态有助于改善受累胎儿的结局。多普勒流速测量的研究可以为胎儿畸形的探查和治疗早期提供数据。

妊娠早期和妊娠中期筛查

妊娠早期筛查主要通过母体血液的生化分析进行。母体血清分析检验是检查β-hCG和妊娠相关血浆蛋白A（PAPP-A）的异常水平。早期筛查的第二部分是在胎儿第11～13周进行，包括生物化学筛查和超声检查相结合，以评估胎儿颈后透明层。这个颈褶是颈背部皮肤的厚度（图21.24）。在进行颈褶测量之前，胎儿的头臀长度应在45～84mm。面部的正中矢状断面图像应放大，删除胎儿腹部。胎儿颈部应处于中立位（不过度伸展），鼻尖和上颌骨必须在一个平面。降低增益，使边界变得清晰。测量游标应放置在内侧和外侧边界上，这

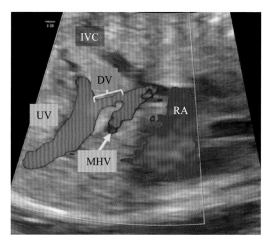
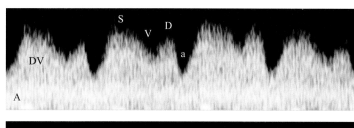
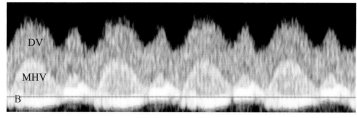

图23.3 静脉导管多普勒频谱：静脉导管频谱评估胎儿心脏功能。资料来源：选自Copel, J.A., D'Alton, M.E., et al. [2018] .Obstetric imaging：fetal diagnosis and care [2nd ed.] .Philadelphia：Elsevier.

样游标检查点才能位于颈项膜和皮肤内。妊娠早期筛查可以检测出90%的唐氏综合征和其他主要胎儿非整倍体疾病。

子宫颈评估

在妊娠期间，子宫颈可能会提早变薄和扩张。如果在妊娠第24周前发生这种情况，且没有出血、宫缩或羊膜水破裂，则应评估子宫颈功能不全。使用超声测量子宫颈，该测量用于预测高危妊娠或有早产风险的妊娠，也用于确定真性分娩和假性分娩。在进行子宫颈测量时，母亲应该排空膀胱，对子宫颈施加最小压力或不施加压力，因为这可能会使子宫颈看显示比实际长。放大图像，将测量游标放置在子宫颈内口和外口测量子宫颈长度。应在3分钟内进行3次不同的测量。超声医师可以记录子宫颈的任何动态变化。动态变化定义是子宫颈的漏斗形状的出现和消失。子宫漏斗形状的发生有4个阶段（图23.4）。正常子宫颈呈T形；当漏斗形子宫颈开始形成时，子宫颈开始向下呈Y形隆起；如果漏斗形改变继续，Y形加深为V形。最后一个阶段是子宫颈变圆呈U形；当子宫颈呈U形时，则为子宫颈功能不全。当确诊子宫颈功能不全时，应用环扎术缝合子宫颈，防止子宫颈过早张开。当患者进行了子宫颈环扎术以后，要进行影像学随访，以确认环扎是否有变化。

羊水评估

羊水是母体产生的液体用于保护胎儿，帮助母婴之间的营养和水分交换。超声是帮助医师监测妊娠囊中羊水的关键方法。羊水评估已在本章前面进行了论述。彩色多普勒可以用来证明羊水区域内是否有脐带。正常平均测量值5～25cm，或单个羊水液性暗区测量值8cm。

羊水过多

羊水测量值大于或等于20cm则诊断羊水过多。羊水增多的原因可能是胃肠道和泌尿道梗阻、多胎妊娠和

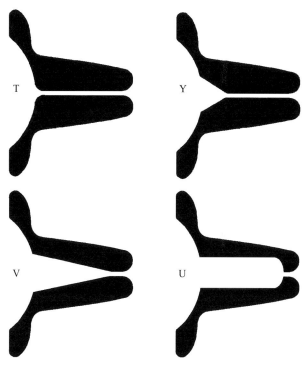

图23.4 宫颈漏斗形的程度：用字母形状描述。T形最轻微，其次是Y形、V形，最严重的是U形。资料来源：选自Norton, M.E. [2017] .Callen's ultrasonography in obstetrics and gynecology [6th ed.] .Philadelphia：Elsevier.

母亲糖尿病。羊水过多可能导致早产或脐带脱垂。羊水越多，并发症好像就越严重。羊水过多有两种治疗方法，第一种方法是进行羊水减量术，人工移除羊水；第二种方法是引产。

羊水过少

羊水指数（AFI）测量值＜5cm则诊断羊水过少。引起羊水过少的原因是胎盘功能不全，而使胎盘功能不全的疾病有先兆子痫、胎盘剥离，或胎儿宫内发育迟

缓、非整倍体畸形或胎膜早破。羊水过少可能导致肺发育不全和胎儿生长迟缓。当诊断羊水不足时，应进行一系列无应力性试验，并每周进行BPP检查，直到妊娠第37周。此时，可根据患者情况和胎儿状况决定分娩胎儿。

胎儿宫内发育迟缓

当胎儿体重低于胎龄的10%时，则诊断为胎儿宫内发育迟缓。胎儿宫内发育迟缓通常有两种类型：不匀称型发育迟缓和匀称型发育迟缓。不匀称型发育迟缓指的是有母体或子宫胎盘问题且营养不良的胎儿。当使用超声进行生长检查时，不匀称型发育迟缓表现为腹围小，头围（由于脑保护效应）和股骨测量正常。这些发现通常在妊娠后期发现，占胎儿宫内发育迟缓病例的70%～80%。匀称型发育迟缓更常见于遗传性疾病或感染性疾病的胎儿，在这些情况下，所有胎儿测量值都将按比例减小。这类胎儿宫内发育迟缓仅占胎儿宫内发育迟缓病例的10%～20%，但结局最差。

胎儿宫内发育迟缓的4个因素：母体、胎儿、胎盘和遗传。胎儿宫内发育迟缓的母体因素包括妊娠糖尿病、药物滥用、营养不良和高龄产妇。胎盘因素包括胎盘剥离、多次妊娠和胎盘血管瘤。胎儿因素包括先天性畸形和疾病。遗传因素是由胎盘、母亲或胎儿中基因的过度表达或表达不足引起的。

超声在胎儿生长迟缓的诊断和治疗中发挥着重要作用。当胎儿生物测量值<10%时，即可诊断胎儿发育不良。生长迟缓通过一系列胎儿生物物理检查、脐带多普勒和大脑中动脉多普勒评估来管理。如果没有出现其他情况，这些一系列检查每2周进行1次，直到37周。如果胎儿表现出生物物理评分下降或其他证据表明病情更严重，可以每周或每天进行超声检查。

超声引导操作

羊膜穿刺术

某些侵入性产科操作为了更安全、更准确常规由超声辅助完成。其中之一是经腹羊膜穿刺术，即经皮穿刺子宫和羊膜囊以抽取羊水样本。该液体含有脱落胎儿细胞，可以在组织培养基中生长并用于各种代谢测定或提取DNA。理想的羊膜穿刺术应在第16孕周进行，早于这个时期进行羊膜穿刺术会增加并发症发生的风险。

通常，超声引导下羊膜穿刺是安全的操作，但它也潜在发生严重并发症的风险，如胎膜早破、早产和胎盘早剥。其他并发症可能包括穿刺针对胎儿的伤害、胎儿或母体出血、胎盘血肿（如果经过胎盘入路），甚至胎儿死亡。考虑到可能的并发症，对每个病例进行单独评估，权衡羊膜穿刺术提供信息的益处与风险。

当分析羊水以确定其生化成分时，在胎儿存在某些缺陷时，α-甲胎蛋白（AFP）的浓度会升高超出正常范围。特别关注的是用于检测唐氏综合征的染色体核型（染色体图谱）。这个操作可以检测许多其他遗传异常，并且随着研究的继续，这个列表正在增加。此外，通过对分子生物学的研究，分子探针已经问世，它能够检测大量遗传性疾病，并且可以比其他常规细胞培养和染色体显带技术更快地提供检测结果。

超声在羊膜穿刺术操作过程中起着多种作用。首先，超声用于评估胎龄、生存能力、解剖、妊娠数目和胎盘位置。其次，确定理想的羊水穿刺的液性位置。医师首先用消毒液消毒腹部，然后麻醉皮肤和皮下组织；将探头套上无菌套，无菌凝胶用作扫描耦合剂。再次确认羊水穿刺的位置。在一些医疗机构中，应用穿刺引导器将无穿刺菌针固定在超声探头上。在另一些机构中，探头定位羊膜穿刺的部位，徒手将穿刺针置入进羊膜囊。在操作过程中，超声可以确认胎儿不在穿刺针的路径中，并且穿刺针位于抽吸液体的最佳位置。操作结束后，超声评估胎儿的存活能力。

如第22章所述，胎儿肺成熟度的羊水标志物通常影响围生期管理。羊水化验是检测两种化学物质：卵磷脂和鞘磷脂。卵磷脂与鞘磷脂的比率（LS比率）评估胎儿肺发育的成熟度。根据卵磷脂与鞘磷脂的比率，择期推迟分娩可以留出时间让胎肺发育，并且，人工提前分娩，产前药物治疗可以预防或减轻呼吸窘迫的严重程度。

绒毛膜绒毛取样

绒毛膜绒毛取样（CVS）是妊娠早期初始阶段采集组织进行基因分析的方法，一般是采集胎盘组织芽或绒毛膜绒毛。因为这项检查是在第10～20孕周进行，所以对于有生育异常婴儿的高危孕妇有更大的益处。如果诊断出了受影响的胎儿并决定终止妊娠，妊娠早期终止妊娠的医疗风险和心理风险比妊娠中期小得多。

如羊膜穿刺术一样，超声在操作前可以确定胎儿生存能力、妊娠数目、滋养层位置和取样路径。绒毛膜绒毛取样通常有两种方：经子宫颈穿刺入路的和经腹穿刺入路。胎盘植入部位和子宫位置决定了穿刺方法的选择。无论腹部或子宫颈都准备好无菌消毒液，医师麻醉该部位。探头套上无菌套，无菌凝胶用作扫描耦合剂。在这两种情况下，超声引导会提示临床医师富含绒毛膜绒毛的区域，并且采样装置可以取样。

绒毛膜绒毛取样确实存在一定风险，操作后，可能会发生自发性出血甚至自发性流产。通常情况下，绒毛膜绒毛取样引起的胎儿死亡率极低，然而，据估计约有1%的病例会发生自然流产。

胎儿血液取样和胎儿血管内输血

超声引导穿刺针安全可靠地进入胎儿循环至关重要。胎儿血液取样最常见的适应证是确认羊膜穿刺术或绒毛绒毛取样发现的异常以及需要进行快速染色体诊断。胎儿血液分析需要48～72小时，而羊膜穿刺术需要2～3周。需要进行胎儿血液取样的其他适应证包括超声诊断结构异常的病例、胎儿贫血的评估、血友病和其他凝血障碍，以及免疫缺陷和其他白细胞疾病。

对于严重水肿和贫血的胎儿，建议将红细胞输入子宫内脐静脉内进行治疗。红细胞或血小板是以进行胎儿同种免疫儿输入的成分。患有严重血小板减少症的胎儿可以考虑输入血小板。

胎儿血液取样和胎儿血管内输血的选择方法如下：在进行操作之前，用超声确定脐带插入胎盘的区域；这个区域是最佳穿刺部位，因为脐带在这个位置是固定的。在某些情况下，可以使用非固定的脐带袢，但是，由于脐带漂动，这种方法操作更加困难。母体使用镇静药是为了使她舒适、减少胎儿运动。腹部使用消毒剂消毒，探头套上无菌套，无菌凝胶用作扫描耦合剂。当操作医师麻醉皮肤和皮下组织以后，应用超声确定穿刺针进入的角度。下一步，在超声引导下，将腰穿针或输血针穿刺进入到脐血管。胎儿血液取样和胎儿血管内输血操作后并发症的发生率取决于操作的适应证。宫内发育迟缓和（或）结构异常的胎儿发生胎儿窘迫的风险最高。

显然，超声对于侵入性产科操作的准确性是最基本的方法，是产前诊断和治疗的重要方式。

多胎妊娠

在过去的40年里，多胎生产的增加归因于不孕症治疗和高龄孕产妇的增加。多胎妊娠被认为是高危妊娠，无论是对于胎儿或母亲都是如此。多胎妊娠的并发症的发生率高于单胎妊娠，包括早产、宫内发育迟缓及胎儿畸形。多胎妊娠特有的并发症包括连体双胎、无心脏双胎、双胎栓塞导致双胎死亡和双胎输血综合征（TTTS）。与多胎妊娠相关的产妇并发症与单胎妊娠相比发生率更高，包括先兆子痫、高血压、胎盘剥离、前置胎盘及产前和产后出血。双胎所出现的并发症和异常一般情况下适用于每个额外妊娠，但是通常会注重其风险及其严重性。

超声检查在确定双胎妊娠的类型和准确诊断多胎妊娠相关的胎儿并发症和畸形方面具有重要价值，因此有助于围生期管理。

多胎妊娠胚胎学

双胎妊娠是由两个单独的卵子或一个卵子受精形成的：

- 两个独立的卵子＝"异卵双生"或异卵双胞胎。每个双卵双胎的胚胎发育类似于单胎妊娠。所有异卵双胎都会形成自己的囊胚，从而形成单独的羊膜（双羊膜）和单独的胎盘（双绒毛膜）。

- 单卵＝"同卵双生"或单卵双胞胎。单卵双胎发生于单个卵子受精以后。绒毛膜（胎盘）和羊膜的数量可变，取决于合子（受精卵）分裂的时间，这是相对于绒毛膜和羊膜分开的时间。单卵双胎有三种类型：双绒毛膜双羊膜、单绒毛膜双羊膜和单绒毛膜单羊膜（图23.5）。

- 双绒毛膜-双羊膜：受精卵在受精后第4天前（囊胚形成前）分裂形成双绒毛膜-双羊膜妊娠。每一个胚胎都会有一个单独的胎盘和羊膜囊。

- 单绒毛膜-双羊膜：受精卵在受精后第4天和第8天（囊胚形成后、羊膜分化前）之间分裂形成单绒毛膜-双羊膜妊娠。这是最常见的单卵双胎妊娠类型，胚胎将共享一个胎盘，但有自己的羊膜囊。

- 单绒毛膜-单羊膜：受精卵在受精后第8天（羊膜形成后）分裂形成单绒毛膜-单羊膜妊娠。胚胎将共享一个胎盘和共享一个羊膜囊。在极少数情况下，受精后13天以上才成像胚盘，从而产生连体或"连体"双胞胎。

受精卵分裂越晚，共享器官的数量就越多。所有连体双胞胎都是单卵双胞胎，单绒毛膜-单羊膜妊娠。

理解绒毛膜和羊膜形成的胚胎学顺序对于多胎妊娠的超声评估至关重要。双胎妊娠：

- 所有双绒毛膜双胎都是双羊膜。

- 所有单羊膜双胎都是单绒毛膜。单绒毛膜妊娠（羊膜形成晚于绒毛膜形成）可以是双羊膜也可以是单羊膜。

超声评估多胎妊娠

超声成像检查多胎妊娠有诸多特殊注意事项。所超声扫查双胎妊娠时都应该仔细认真，以明确绒毛膜和羊膜的数量。应确定：①位于单个羊膜囊中的发育胚胎（或胎儿）是否被膜隔开，或位于多个羊膜囊中；②绒毛膜/胎盘是否是单一的或共享的，或单独的和多个的。这些工作具有挑战性，特别是在妊娠早期之后。事实上这是不可能的。例如，单卵双绒毛膜-双羊膜妊娠与双卵妊娠表现相同。两者都包括两个完整的胚胎、两个完整的孕囊和两个独立的胎盘。很多时候，在妊娠后期，胎盘的边界会相互靠近并最终融合，此时即使可能，也很难区分是单绒毛膜妊娠还是双绒毛膜妊娠。

从怀孕到妊娠10周，超声确认妊娠囊的数量是预测多胞胎的绒毛膜数的准确方法。早期妊娠囊呈2～5mm的圆形、充盈液体的结构，周围环绕着高回声

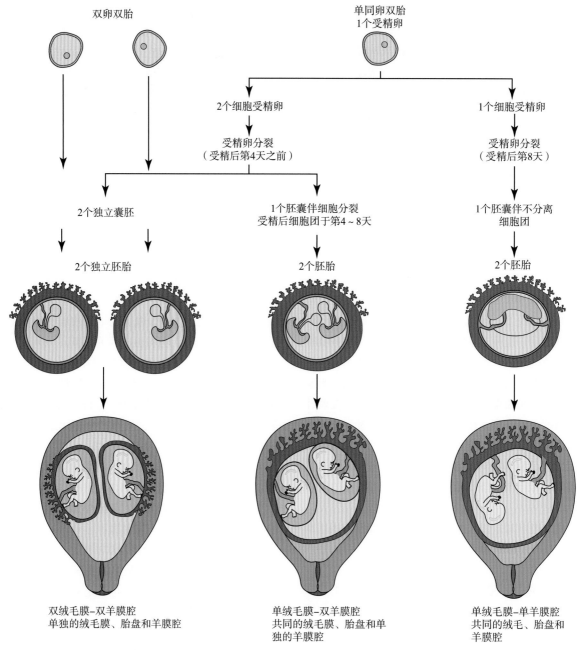

图23.5　单卵和双卵双胞胎的发育，包括胎盘形成

晕，对应于绒毛膜。早在发育期，羊膜紧贴于形成的胚胎上，如超声所示，绒毛膜液占主导，代表绒毛膜腔。因此，准确诊断孕囊（绒毛膜腔）的数量可以预测多胎的绒毛膜数（胎盘的数量）。两个囊表示双绒毛膜腔，三个孕囊表示三个绒毛膜腔，依此类推。约在妊娠第10周，羊膜腔扩大，直至将绒毛膜腔完全覆盖；而在双胎妊娠中，羊膜变独立形成双胎之间的膜。

在妊娠中期和晚期，确定多胞胎的绒毛膜数的超声检查标准从确定孕囊转变为确定胎儿性别、胎膜表现和胎盘数量。如果双胞胎胎儿性别不同（双卵双胎），他们则是双绒毛膜和双羊膜。然而，如果双胞胎的性别相

同（同卵双胎）或性别不能确定，则无法确定多胞胎的绒毛膜数，在出生前只有通过基因分析才能确定。

在双羊膜双胎妊娠中，无论胎盘是否共享，超声检查都应看到将胎儿分开的膜。胎儿之间膜的厚度可以预测多胞胎的绒毛膜数，无论是单绒毛膜妊娠还是双绒毛膜妊娠。双羊膜-单绒毛膜双胎妊娠中的膜有两层厚，仅由两个羊膜组成，每个胎儿一个。双羊膜-双绒毛膜双胎妊娠中的膜最厚：有4层厚，两个羊膜加两个绒毛膜。

多胎妊娠中单个胎盘的超声确认取决于胚泡植入的距离。植入距离越远，胎盘沿其边界融合的可能性就越

小，从而更容易区分并且计数准确。超声确认了单个胎盘并不能区分单绒毛膜妊娠和两个连续融合胎盘的双绒毛膜妊娠。然而，超声确定了双胎妊娠中的两个单独的胎盘就可以确定双绒毛膜妊娠。

应用经阴道超声检查，羊膜囊在第7孕周或第8孕周时即可显示，此时胚胎头臀长度为8～12cm。双羊膜囊可识别为两个独立的孕囊。当确定了含有两个胚胎的羊膜囊时即可诊断单羊膜囊双胎妊娠。

羊膜囊也可以通过卵黄囊的数量来确定。超声显示卵黄囊显示羊膜囊早约2周。因此，确定两个卵黄囊对于妊娠早期羊膜显示之前诊断双绒毛膜双胎妊娠非常准确。单绒毛膜-单羊膜双胎妊娠与单个卵黄囊相关，或者在极少数情况下，与部分分裂的卵黄囊相关，这取决于受精卵何时分裂。

在高危产科中超声的其他作用

本章介绍了超声在高危妊娠中的作用。在大多数情况下，此处讨论高危妊娠使用超声检查和超声引导操作。一个新的对高危妊娠临床管理的新方法逐步形成，超声将在胎儿产前诊断和治疗中继续发挥关键作用。

近来，胎儿外科手术取得了很大的成功。这些手术需要使用超声，首先发现异常，其次定位子宫内的切口点以取出胎儿进行手术。术后还需要对手术部位进行超声检查。

使用超声管理高危妊娠的优势在于它是一种安全的操作，并可提供大量信息，这些直接影响母体和胎儿的管理，最终减少围生期的不良预后。

相关图表

相关医师

- 围生期医师：专门从事因各种原因而有妊娠风险妇女的早产管理的产科医师，还负责分娩胎儿，并负责在分娩后随即护理婴儿。
- 产科医师/妇科医师：管理早产产科护理并分娩。该医师还负责在分娩后随即护理婴儿。
- 生育专家：通常，该医师是产科医师/妇科医师，专门从事治疗与生育和妊娠相关的女性生殖系统疾病。
- 放射科医师/超声科医师：专门从事超声和其他成像方式的管理和诊断解释。

常用诊断检查

- 胎儿生物物理评分：通过评估多种胎儿生物物理活动来评估胎儿健康状况的超声评估。
- 多普勒超声：各种多普勒超声应用于评估母体和胎儿的血流，包括胎盘血管。
- 羊膜穿刺术：经腹或经子宫颈穿刺子宫和羊膜囊，用于抽吸羊水样本，获取有关胎儿的相关遗传信息。
- 绒毛膜绒毛取样（CVS）：经腹或经子宫颈穿刺子宫和羊膜囊，得到被绒毛覆盖的绒毛膜样本。用于获取有关胚胎/胎儿的相关遗传信息。
- 胎儿血液取样：通常在羊膜穿刺术或CVS发现异常或需要快速染色体诊断后确认。分析仅需48～72小时，比羊膜穿刺术或CVS所需的时间短得多。

- 胎儿输血：涉及胎儿血管内输注红细胞或血小板以进行同种免疫的胎儿治疗。
- 计算机断层扫描（CT）：用于当超声不能明确评估胎儿和母体的解剖结构时。由于辐射暴露，CT通常被用作"最后手段"；在大多数情况下，其用途仅限于评估产妇急腹症。
- 磁共振成像（MRI）：传统上用于评估妊娠期间的母体解剖结构和异常情况，例如附件肿块，这需要在超声检查结果以外进行进一步的描述。通常，胎儿的MRI评估会受到胎儿运动的影响。

实验室检查

- α-甲胎蛋白（AFP）：存在于母体血液和羊水中。升高的水平表明胎儿异常或缺陷。

妊娠相关血浆蛋白（PAPP）：用作Down综合征的筛查试验。

- 三重标志物筛查［AFP、未结合雌三醇（uE3）、人绒毛膜促性腺激素（hCG）］：AFP、uE3和hCG水平异常是某些胚胎/胎儿异常、可能的多胎妊娠并且结合产妇年龄，筛查唐氏综合征的标志物。

- L-S比率：检测羊水以评估卵磷脂与鞘磷脂的比例，衡量胎肺发育的程度。

常规测量
● 见第22章。

血管
● 见第22章。

影响化学物质
● 促性腺激素（Pergonal）、尿促卵泡素（Metrodin）、氯米芬柠檬酸盐（Clomid）：用于不孕症的药物可刺激卵泡成熟并诱导排卵。在某些情况下，这些药物与多胎妊娠有关。

第 24 章

胎儿超声心动图

MITZI ROBERTS

目标

- 描述胎儿心脏的位置和大小。
- 认识正常的胎儿心脏解剖。
- 区分 3 个胎儿血管分流。
- 讨论胎儿心脏成像的时机和目的。

- 阐述在胎儿心脏筛查期间心脏成像必需的 5 个断面。
- 区分四腔心断面。
- 分析用于胎儿心脏成像的技术性设置。
- 识别医疗保健团队的成员。

关键词

房室间隔缺损（AVSD）——指一系列心脏间隔缺损，包括室间隔、房间隔及房室瓣的异常。

房室瓣（AV）——每侧心脏在心房和心室之间控制血流的心脏瓣膜。三尖瓣位于右侧。二尖瓣位于左侧。

心脏交叉点（crux）——房间隔下部与室间隔上部的汇合点，也是房室瓣瓣膜附着点。

完全型大动脉转位（TGA）——一种涉及心脏大动脉的出生缺陷，为心脏发育时动脉干不能分开至正常位置。正常主动脉应起源于左心室，然而这种情况是主动脉从右心室发出。正常肺动脉应起源于右心室，这种情况是从左心室发出。完全型大动脉转位也称为右旋大动脉转位（d-大动脉转位）。

先天性心脏病（CHD）——出生时存在的心脏结构异常，先天性心脏缺陷是最常见的出生缺陷。

冠状动脉——从主动脉根部发出的动脉，灌注心肌。

动脉导管——胎儿循环中连接主肺动脉与近端降主动脉之间的分流管道。这个分流通道使低氧的血流从右心室流到降主动脉。胎儿循环三个分流管道中的第 3 个。

静脉导管——胎儿循环的分流管道，将富氧血液从母体绕过肝脏几乎直接输送到胎心。出生后静脉导管纤维化形成静脉韧带。胎儿循环三个分流管道中的第 1 个。

欧式瓣（EV）——位于下腔静脉与右心房交界处。胎儿期，欧式瓣有助于含氧血液通过右心房流入左心房并流出右心室。血液通过卵圆孔流过房间隔，增加左心房血液的氧含量。这又反过来增加了左心室、主动脉、

冠状动脉循环和发育的脑循环的血液氧浓度。欧式瓣也称为下腔静脉瓣。

卵圆孔——位于左、右心房间的胎儿循环的分流通道，这是胎儿循环分流通道中的第 2 个。

下腔静脉（IVC）——两个大静脉中的一个，正常情况下连接到右心房。下腔静脉引流人体下部的静脉回流到右心房。

房间隔（IAS）——将心脏上部的左心房和右心房分开的壁。

室间隔（IVS）——将心脏下部的左心室和右心室分开的壁。

节制索——也被称为隔缘肉柱，这是位于右心室内的心脏组织的肌肉条索。靠近心尖部，从室间隔延伸至前乳头肌的基底部。

前列腺素 E——维持新生儿动脉导管通畅的药物。主要用于动脉导管未成熟性闭合风险的患儿，患儿有导管依赖性先天性心脏病，如发绀型心脏病（例如肺动脉闭锁/狭窄、三尖瓣闭锁/狭窄、大动脉转位）和非发绀型心脏病（例如主动脉缩窄、左心发育不全综合征、严重主动脉瓣狭窄、主动脉弓离断）。

肺动脉（主、右、左）——主肺动脉接收来自右心室的血液，主肺动脉的右支为右肺供血，左动脉为左肺供血。

内脏正位——腹部和胸部器官正常排列。

上腔静脉（SVC）——两个大静脉中的一个，正常情况下连接到右心房。上腔静脉引流头部和上肢的血液流入右房。

完全型肺静脉异位引流（TAPVR）——是一种罕见的先天性心脏缺陷，4条肺静脉将血液从肺部引流到体静脉循环，而不是左心房。这种情况在对卵圆孔和动脉导管闭合的新生儿是致命的。

本章将讨论胎儿心脏的解剖和生理，以及超声成像检查必须的注意事项。先天性心脏病（CHD）是出生时心脏结构的异常，是最常见的出生缺陷类型。胎儿超声心动图是妊娠中期胎儿解剖学检查的一个重要部分。先天性心脏病的产前诊断能够明显减少新生儿发病率和死亡率。特别是胎儿心脏中的两个分流通道相关的畸形，这两个通道出生后保持短暂开放。这个畸形之一是完全型大动脉转位，即出生后缺陷性疾病，正常主动脉起源于左心室，而这种畸形中主动脉起源于右心室；正常肺动脉起源于右心室，而这种畸形中肺动脉起源于左心室。

出生前发育

第29章小儿超声心动图深入阐述了心脏产前发育的知识和示意图。胎儿心脏的分隔约在妊娠8周时完成发育，在第12孕周时动脉瓣和房室瓣膜（AVs）发育完成。出生前和出生后的胎儿心脏解剖结构是相似的，除外两个特有的分流通道：卵圆孔和动脉导管。这些独有的特征是胎儿心脏筛查的内容。卵圆孔是房间隔上的开口，使进入右心房的部分血液绕过肺直接流入左心。这

脐动脉——通常在脐带内可以看到两条脐动脉，将胎儿的乏氧血液运送到胎盘。

脐静脉——通常在脐带内可以看到一条脐静脉，将含氧血液从胎盘输送给胎儿。

是胎儿循环三个分流通道的第2个。动脉导管是主肺动脉和降主动脉之间的分流，使大部分来自肺动脉的血液绕过肺脏（图24.1）。这是胎儿循环三个分流通道的第3个。胎儿循环三个分流通道的第1个是静脉导管，将在本章胎儿心血管循环部分讨论。

在限制血液流入或流出左心室的畸形中，血流方向可以从左心房通过卵圆孔反流回右心房。这些反流的血液可以继续流经心脏。在这些畸形中，血液也可以从动脉导管回流入主动脉弓、主动脉弓分支和冠状动脉，冠状动脉是从主动脉根部发出的血管供应心肌血液。即使在存在严重的限制血流的畸形的情况下，这可以使大脑和心肌得到所需的血液（图24.2）。当存在右心梗阻时，动脉导管也可以使血流反向流动，使血液回流入肺动脉分支，为胎儿肺脏发育提供必要的血液（图24.3）。

在出生后，动脉导管和卵圆孔关闭，不再使血流在左、右循环间自由流动。如果在产前发现血流限制性畸形，应采取措施以确保这两个分流持续开放直到实施手术干预。前列腺素E类药物可以给新生儿服用使动脉导管保持通畅。

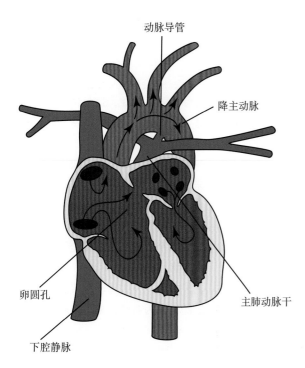

图24.1　心房之间的开口是卵圆孔，使血液从右心房流入左心房。动脉导管是肺动脉和降主动脉间的分流，使血液绕过肺脏

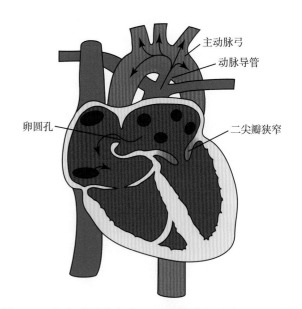

图24.2　左心畸形的血流、二尖瓣狭窄导致左心发育不全综合征。流入左、右心房的血液通过卵圆孔回流，导致卵圆窝瓣摆动入右心房。来自动脉导管的血液流入主动脉弓，供应主动脉弓的分支血管和冠状动脉血液，使血液能够到达大脑和心肌

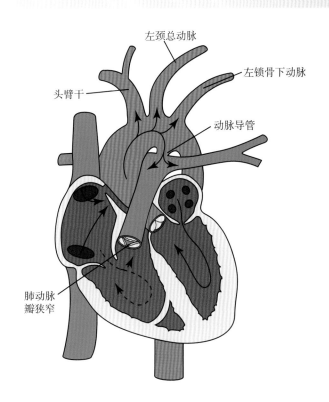

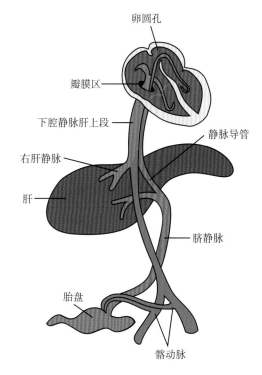

图24.3 右侧心脏畸形的血流，肺动脉狭窄，引起右心发育不全综合征。进入右心房的血液通过卵圆孔流入左心房和左心室。来自主动脉弓的血液回流入动脉导管，进入肺动脉分支，为胎儿肺的发育供应所需的血液

■ 高氧合血液

■ 中氧合血液

■ 低氧合血液

图24.4 胎儿循环的三个分流通道允许大部分血液绕过肝脏和肺脏：静脉导管、卵圆孔和动脉导管

胎儿心血管循环

母体的胎盘作为氧气、二氧化碳和营养物质的交换站，通过脐带往返于胎儿。脐动脉将乏氧血液从胎儿运送到胎盘。含氧气和营养物质的血液通过脐静脉运送到胎儿。在肝脏入口处，脐静脉分支为静脉导管，这是胎儿循环的第1个分流血管（图24.4）。这个血管绕过肝，在进入下腔静脉（IVC）前，与来自肝的肝静脉血流汇合。在这个位置，静脉导管的血液流动快于下腔静脉中的其他血流，在进入右心房时，倾向于沿着下腔静脉的一侧壁流动。乏氧的血液也经过上腔静脉（SVC）进入右心房。血液跨过三尖瓣、通过欧式瓣和右心室流入左心房。

欧式瓣用于引导静脉导管的血液通过卵圆孔（胎儿循环中的第2个分流通道）流入左心房。剩余的大部分血液流经三尖瓣进入右心室。这种机制使含氧量最高的血液通过静脉导管绕过肝脏进入左心室且不消耗氧含量（图24.4）。

流入右心室的血液通过肺动脉瓣射入主肺动脉或肺动脉干。血液通过动脉导管（胎儿循环的第3个分流通道）离开主肺动脉进入右肺动脉和左肺动脉。大部分来自主肺动脉的血液通过动脉导管分流进入降主动脉的近端。由于高的肺动脉压力，右肺动脉和左肺动脉仅携带

少量血液进入肺脏。

血液经过卵圆孔和肺静脉进入左心房。然后，血液经过二尖瓣流入左心室，通过主动脉瓣离开左心室进入升主动脉。左心室发出升主动脉并输送富氧血液经冠状动脉至心肌，经主动脉发出的颈动脉至达大脑。动脉导管的血液与来自主动脉的血液在降主动脉近端混合。血液继续沿着降主动脉下行，通过髂动脉灌注下肢，部分血液通过脐动脉反流回胎盘再次氧合。图24.5显示了胎儿血氧水平浓度通过发育完全的胎儿心脏。

位置

约在12孕周，胎儿心脏位于胸腔。胎儿心脏在胸腔内的位置是由心轴（心尖在胸腔内的方向）决定。胎儿心脏的正常位置是心底、心房位于胸腔的前半部分；在胸腔的中部，心尖部、心室尖部位于正中线的左侧。室间隔（IVS）和房间隔（IAS）将心脏分为右心和左心，沿着室间隔的线与正中矢状面成45°角（图24.6）。胎儿心脏在胸腔内呈横向位置，肺脏占据胸腔的后部。在横断面，胎儿心脏约占据胸腔的1/3。当胎儿心脏超声成像时，显示双重对称的肋骨非常重要，以确保扫描断面是真正的横断面。出生后肺脏膨胀，推动心尖下

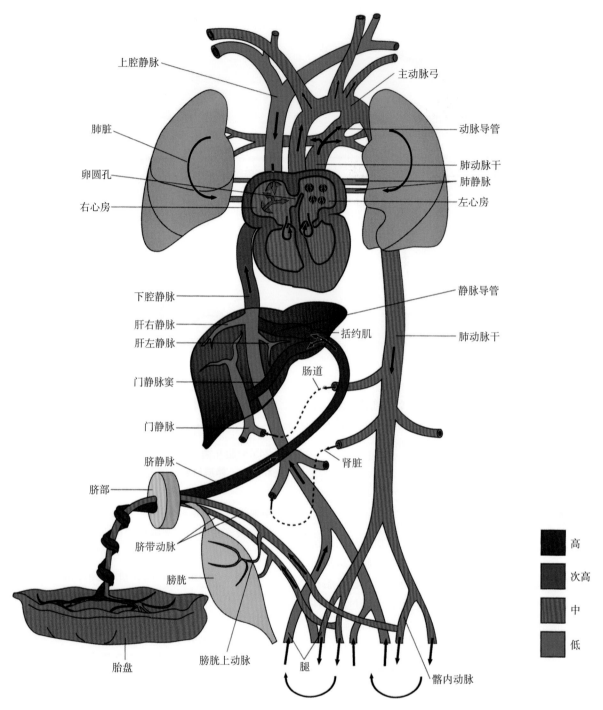

上腔静脉

主动脉弓

肺脏

动脉导管

卵圆孔

肺动脉干

右心房

肺静脉

左心房

下腔静脉

静脉导管

肝右静脉

肝左静脉

括约肌

肺动脉干

门静脉窦

肠道

门静脉

脐静脉

肾脏

脐部

脐带动脉

膀胱

胎盘

膀胱上动脉

腿

髂内动脉

高

次高

中

低

图24.5　来自静脉导管的血液优先沿着下腔静脉肝上段的一边缘分流，使其流入右心房、在欧式瓣的方向直接跨过卵圆孔分流。这就使含氧量最高的血液通过冠状动脉到达心肌、通过颈动脉到达大脑

移，这样心脏在胸腔呈倾斜的角度。异常的心轴和位置与高死亡率相关。异常的心轴和位置包括中心位、右位心和心脏右移。

大小

胎儿心脏经历了一个快速发育阶段，从第12孕周开始至第21孕周生长迅速。胎儿心脏从第12孕到第20孕周的24mm呈3倍生长。新生儿心脏的大小随年龄和体重而变化。在整个妊娠期，心脏约占据胸腔的1/3。

超声显示左右心房大小应当相等（图24.7）。随着孕龄的增加，右心室可能比左心室大20%。测量心室的大小应在心室舒张末期、房室瓣刚刚关闭时测量心室腔的宽度，内缘至内缘的径线，恰在房室瓣的前面（图24.8）。主肺动脉在分支之前，其内径应等于或略大于降主动脉内径。

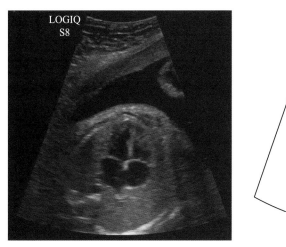
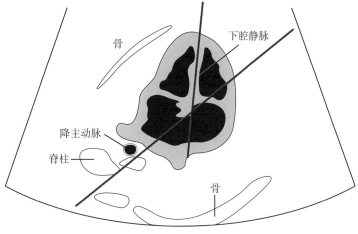

图24.6 胎儿胸腔内心脏的位置。胎儿心脏为真正横位。室间隔与正中矢状面成45°角

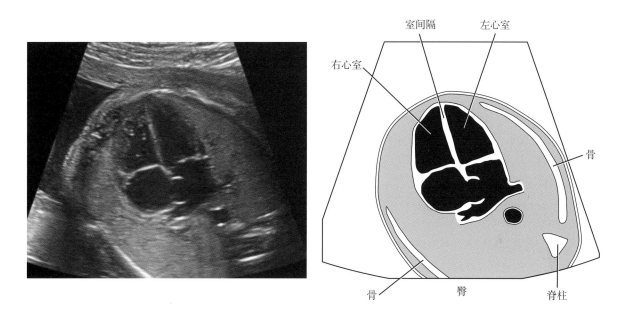

图24.7 技术上正确的四腔心切面应具有以下特征：胎儿脊柱、室间隔和心室，与心房相比，心室显得拉长

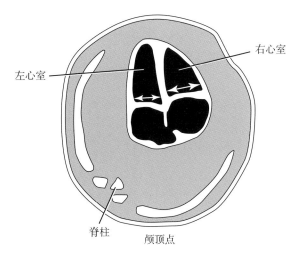

图24.8 心室大小可以测量心室腔的宽度（内膜–内膜的径线，箭头），这个测量平面是房室瓣（AVs）水平，位于舒张末期房室瓣（AVs）的稍前方；在房室瓣刚刚关闭时测量

大体解剖

第29章将论述心脏解剖详细的内容和图表。心房、房室瓣、心室、房室动脉和大血管是评估胎儿心脏的基本内容。房间隔、房室间隔和室间隔将心脏分为左心和右心。

* 房间隔（IAS）是一个复合结构。原发性房间隔是房间隔下部与室间隔上部的汇合点，房室间隔在此附着的点称为心脏"十字交叉"。在这个位置的心房组织下缘称为原发隔（第一房间隔）。房间隔的开口称为卵圆孔，允许血液从右心房流向左心房。

* 室间隔（IVS）由肌部和膜部组成。肌性室间隔有3个亚区域：流入道、流出道和小梁区域（图24.9）。

* 左、右各两条肺静脉与左心房连接。

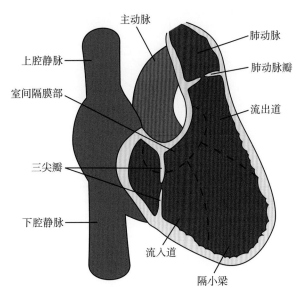

图24.9 从心脏右心室面观察室间隔的区域

- 位于左心房和左心室之间的房室瓣，含有两个瓣叶的称为二尖瓣。
- 左心室通过主动脉瓣与升主动脉连接。升主动脉向上延续形成主动脉弓，向下成为降主动脉。主动脉弓有3个分支（右头臂干、左颈总动脉和锁骨下动脉）。
- 上腔静脉（SVC）和下腔静脉进入右心房。欧式瓣位于右心房的下部。
- 位于右心房和右心室之间的房室瓣，包含3个瓣叶，称为三尖瓣。
- 右心室通过肺动脉瓣与主肺动脉连接。主肺动脉发出动脉导管、右肺动脉和左肺动脉。肺动脉为肺脏提供血液供应。动脉导管在左锁骨下动脉远端与降主动脉连接。
- 节制索是右心室内心脏组织的肌性条带。节制索非常重要，因为它将心脏传导系统的房室束的右束支传送至前乳头肌。

生理学

心脏是循环系统的主要器官，将含氧的血液泵入到体循环中。在胎儿，胎盘具有氧合血红蛋白的作用而不是肺脏。本章前文所述并在图24.4中所示的胎儿循环中的3个分流通道，解释了将氧合血液输送到全身的机制。

超声表现

通常在妊娠第18周后检查胎儿解剖结构，胎儿心脏的超声检查常在第18～22孕周进行。筛查检查包括确定正常的解剖学关系，而完整的胎儿超声心动图检查包括使用彩色多普勒和脉冲波多普勒对胎儿心脏所有结构的详细评估。本章将复习胎儿心脏筛查的内容。

在得到超声图像之前，应了解胎儿位置与母体长轴之间的关系。在确定胎儿位置后，需要辨认胎儿左侧和右侧以确定内脏位置。中立位是胎儿腹部和胸腔器官的正常排列位置（图24.10）。例如，肝脏、胆囊、下腔静脉、右心房和3个叶的右肺位于人体的右侧，而脾、胃、左心房、主动脉和两个叶的左肺位于右侧。内脏正位约有1%的概率出现先天性心脏缺陷。所有器官的完全反转称为内脏转位，仅稍增加先天性心脏病的风险，因为所有器官的关系都保持正确状态。仅某些器官的转位，称为内脏不定位或内脏异位，提高了先天性心脏病的患病风险。

胎儿心脏的节段性评估基础是胎儿心脏解剖结构。在进行标准切面检查前，超声医师必须检查胎儿心脏以确定解剖结构。旋转和倾斜探头以获取理想的断面。从胎儿胃水平到主动脉和主动脉弓横断面扫描可以快速分析胎儿心脏解剖。超声扫描胎儿心脏解剖学的标准断面需要使用多个平面扫查并记录，以进行评估。推荐的灰阶超声标准断面包括：

四腔心切面

四腔心切面包括对几个心脏结构和胎儿心脏位置的详细评估（图24.7）。四腔心切面有3个视窗，包括

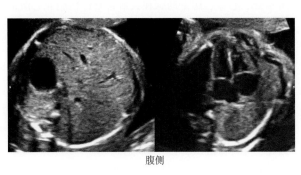

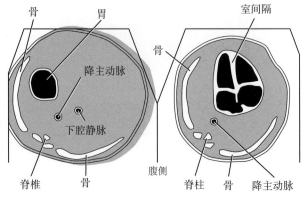

图24.10 胸腹部横断面图像显示胃和心尖左侧位图像

心尖部、心底部和肋弓下或长轴切面观。必须使用不同的入射角度来显示评估四腔心切面所需的所有内容。在心尖四腔心切面（图24.11），声束首先从心尖入射。声束与房室瓣垂直，可以获得轴向分辨力，房室瓣的正常启闭。在心底四腔心切面，声束首先从心底（心房）入射（图24.12）。原发隔通常易于显示。在这个切面容易显示肺静脉进入左心房。在肋弓下四腔心或四腔心长轴切面，声束垂直与室间隔，从而展示极好的轴向分辨力（图24.13）。

在四腔心切面上应评估下列结构。

● 心轴：正常心轴在中线左侧45°，心尖指向胎儿左侧（图24.6）。

● 心脏位置：心脏应位于胸腔前部，占据胸腔的1/3（图24.6）。

● 四腔心：应当显示4个被高回声线分隔的无回声腔室（图24.7）。左心房位于降主动脉和脊柱的附近。无回声的肺静脉进入左心房。建议至少显示两个肺静脉（图24.6）。左心室内壁回声平滑。右心室贴近前胸壁，内壁有节制索或隔缘肉柱。节制索回声比近心尖部的室壁高，从室间隔延伸到前乳头肌底部（图24.11）。节制索常用于识别右心室的形态。

● 房间隔：房间隔表现为线样回声，位于房室瓣上方心底部的回声区域。房间隔的卵圆孔呈无回声。卵圆孔瓣显示为左心房内薄的回声线（图24.14）。实时超声扫描最容易显示卵圆孔瓣。

● 室间隔：室间隔的流入道、流出道和小梁区域呈一条回声线将左心室和右心室分开。室间隔从心尖部延伸到房室瓣（图24.7，图24.13）。室间隔是曲线状结构，因此需要从几个不同的角度和断面来显示评估真个室间隔。使用彩色多普勒有利于显示室间隔缺损。

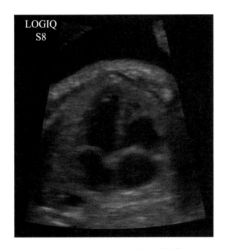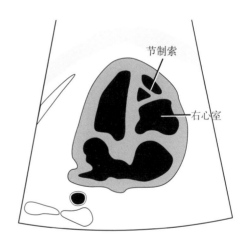

图24.11　隔缘肉柱或节制索是右心室内的肌性带。靠近心尖部，从室间隔延伸到心室侧壁的前乳头肌基底部

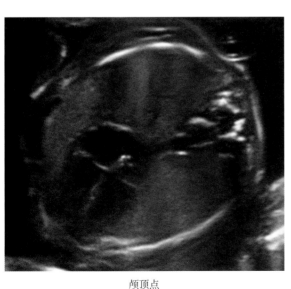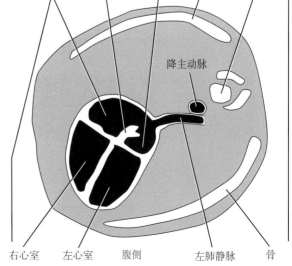

颅顶点

图24.12　心底四腔心切面

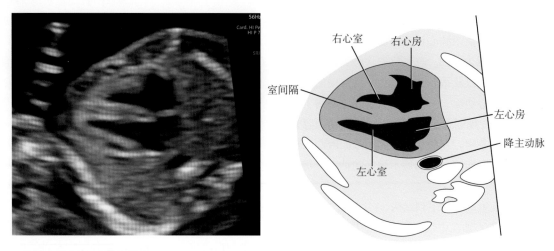

图24.13 肋弓下或长轴四腔心断面

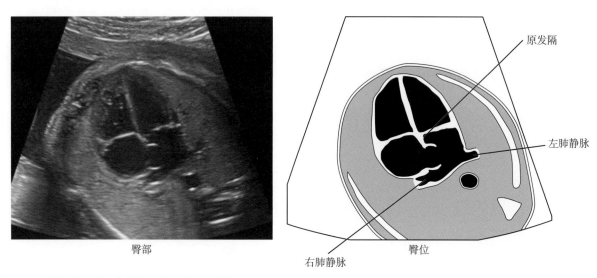

图24.14 原发隔（第一房间隔）和两条肺动脉

● 房室瓣：右侧的三尖瓣和左侧的二尖瓣为高回声的房室瓣（AVs）应当单独开放。瓣叶薄且自由活动。三尖瓣隔侧瓣附着在室间隔的部位正常时较二尖瓣靠近心尖部（图24.15）。

● 正常的心率和心律：在妊娠中期至妊娠晚期，使用M型和多普勒评估正常的心率和心律。在扫查期间，评估胎儿心率很重要。在肋弓下切面将M型取样线放置在心房和心室游离壁，即可获得心率及比较心室率和心

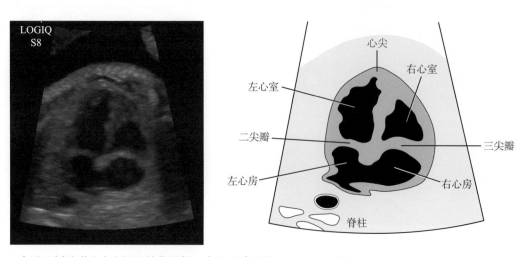

图24.15 三尖瓣隔侧瓣附着在室间隔的位置较二尖瓣瓣叶的附着更靠近心尖部

房率。将多普勒取样线放在心尖或心底切面的房室瓣水平的心室内，流入道双向脉冲多普勒频谱呈双向，并可测量胎儿心率。在妊娠中期，正常心率范围120～160次/分。

左心室流出道切面

左心室流出道（LVOT）切面起始于左心室的一条大血管，即主动脉。正常情况下，主动脉起始于左心室。主动脉瓣薄、中等回声，位于无回声的左心室和无回声的主动脉之间（图24.16）。这个断面不能显示左心房。在这个切面中必须评估以下两个结构：

- 室间隔与主动脉前壁的连续性。
- 二尖瓣前叶与主动脉后壁的连续性。

升主动脉前壁与室间隔的方向形成一个大角度（图24.16）。大血管畸形时，通常这个角度缺失。主动脉瓣应自由启闭，升主动脉的内径应与肺主动脉的内径相同或略小。多种技巧用于显示左心室流出道，包括在四腔

心切面上旋转探头20°～30°或向胎儿头部倾斜探头。

主动脉弓切面

主动脉弓切面代表左心室流出道的延续。这个结构包括无回声的升主动脉、主动脉弓的三个分支血管、主动脉弓和降主动脉。在左心室流出道切面上方，升主动脉向着胎儿的右肩走行，然后在后方形成一个拱形，向左侧延伸（图24.17）。无回声的主动脉弓类似"拐杖糖"样表现。超声成像可清楚显示起自主动脉弓的三个无回声的分支血管（图24.18）。头臂干是主动脉弓的第一个分支血管，而后是左颈总动脉和左锁骨下动脉。多种技巧用于显示主动脉弓，包括从主动脉弓追踪探查主动脉，随着主动脉的走行变化调整探头，三血管切面旋探头90°，或从脊柱矢状断面向左移动探头。

右心室流出道和肺动脉分叉切面

右心室流出道（RVOT）断面确定起自于右心室的一条大血管，即肺主动脉。右心室流出道可以在短轴断面和长轴断面显示。在右心室流出道短轴切面，可以显示主肺动脉发出的无回声的右肺动脉和左肺动脉。超声显示升主动脉和右肺动脉呈圆形或卵圆形、紧邻主动脉（图24.19）。这个切面确定了主肺动脉起自右心室。正常情况下，主肺动脉的内径在分叉前应等于升主动脉的内径或稍宽。

在右心室流出道长轴断面，主肺动脉显示清晰，在发出主肺动脉分叉之前直径不变（图24.20）。向后走行一小段距离之后变窄，动脉导管将其连接与主动脉弓。

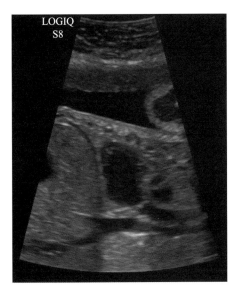
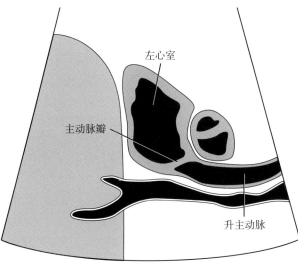

图24.16 主动脉前壁和室间隔的延续，主动脉后壁和二尖瓣前叶的延续，是左心室流出道显示的必要条件

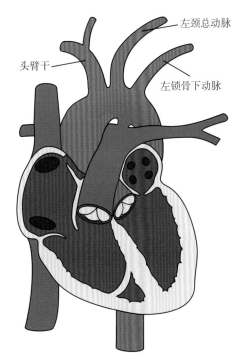

图24.17 从左心室流出道断面观向上倾斜可显示主动脉弓。升主动脉向胎儿右肩走行，然后开始向后和返回向左形成一个弓形

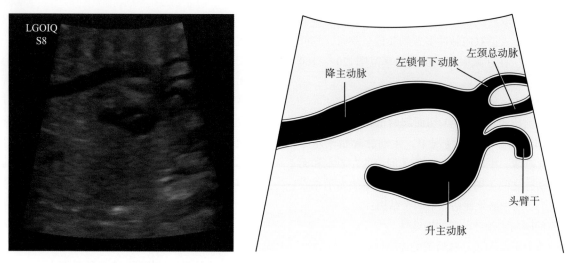

图24.18　主动脉弓的分支包括头臂干、左颈总动脉和左锁骨下动脉

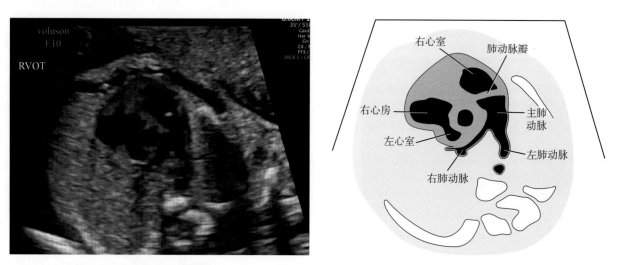

图24.19　右心室流出道的心底短轴断面显示右心室、主肺动脉、肺动脉瓣、右肺动脉、左肺动脉和主动脉横断面

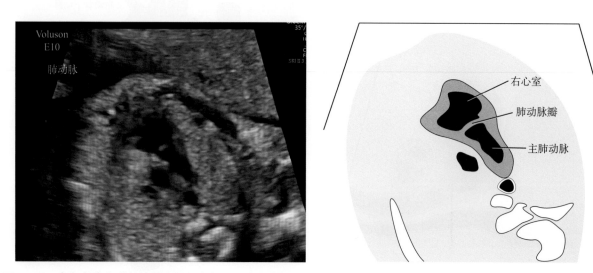

图24.20　右心室流出道长轴断面显示右心室、肺动脉瓣和主肺动脉

在这个断面可能显示也可能不显示左、右肺动脉,这取决于探头轻微移动或胎儿运动。

应正确认识主肺动脉的两个分支和动脉导管的变异,以免检查者混淆。理想情况下,应首先识别右肺动脉,它从主肺动脉分出后在主动脉和上腔静脉的后方横向走行至右肺(图24.21)。继而,左肺动脉从主肺动脉分出并走向左肺。多种技巧用于显示右心室流出道的长轴断面和短轴断面。为了获得右心室流出道长轴断面图像,从左心室流出道所显示的断面将探头向胎儿头部移动,或从四腔心切面向胎儿右肩旋转探头。右心室流出道短轴心底断面是一个斜断面图像,可继续从右心室流出道长轴断面旋转探头,或者将探头稍微向胎儿左侧倾斜,以显示主肺动脉分叉和主动脉。

导管弓切面

导管弓切面代表右心室流出道的延续。这个结构包括无回声的右心室、动脉导管和降主动脉。动脉导管常认为具有"曲棍球棒"形状(图24.22)。有时很难确定动脉导管是从主动脉或左肺动脉发出的,因为这个位置常有变异。通过继续旋转RVOT,将探头从三血管切面继续旋转90°,或将探头从主动脉弓向左移动,即可显示动脉导管。

三血管切面(3VV)和三血管气管(3VT)切面

三血管代表胎儿心脏最头侧的切面。此切面用于评估无回声的大动脉和上腔静脉的大小以及胎儿胸内血管

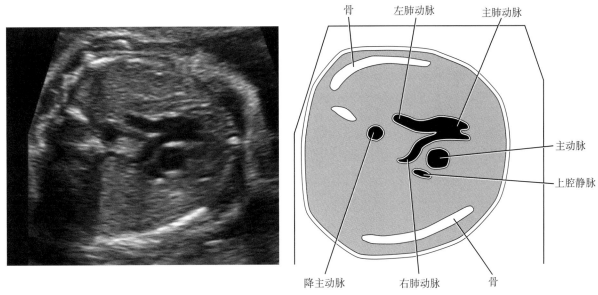

图24.21 右肺动脉起自于主肺动脉,走行于主动脉和上腔静脉的后方。这个分支类型确定了起自右心室流出道的血管是肺动脉

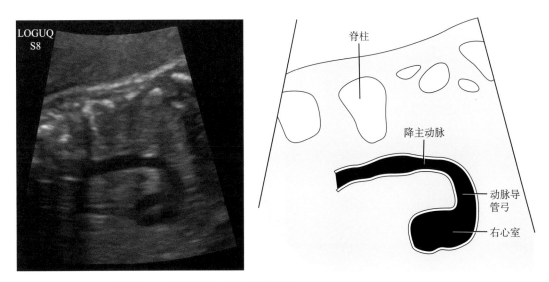

图24.22 导管弓显示动脉导管起自于肺动脉并与降主动脉相连

之间的关系。三血管位于三血管气管的稍尾侧。

这两个切面，三根血管从左向右依次为主肺动脉、主动脉和上腔静脉（图24.23）。高频超声成像可以显示位于大血管和上腔静脉前方的胸腺。胸腺回声相对肺脏组织稍低、呈圆形包块（图24.24）。

在最头侧位置，气管是一个重要的恒定结构，是定位大动脉弓的参考结构（图24.25）。在横斜断面，三血管气管显示导管和主动脉弓。肺动脉位于在左侧，动脉导管汇入主动脉弓。主动脉弓向后走行并以"V"形结构与动脉导管相连接。气管呈低回声间隙，周围包绕环形高回声晕（图24.26）。气管位于主动脉后方，主动脉弓在气管的左侧与动脉导管相连。

三血管气管断面需要评估的内容如下。

● 血管直径：主肺动脉的直径应与主动脉直径相似或最多大于主动脉直径20%。

● 血管位置：动脉导管和主动脉在气管左侧以"V"形汇合。

● 血管排列：三个血管应与主肺动脉形成一条斜线，主肺动脉更靠前，主动脉弓在中间，上腔静脉更靠右下。

沿着胎体长轴向上移动探头显示四腔心断面，从而获得三血管切面。四腔心切面变为"五腔心切面"，主动脉瓣起自四腔心断面中心的左心室流出道（LVOT）的壁。继续向上移动探头得到三血管断面，其中可以看到主肺动脉的斜断面、降主动脉和上腔静脉的横断面。三血管在纵隔内从左前向右后呈直线排列，内径依次递减。

上腔静脉和下腔静脉切面

双腔心切面可以显示无回声的下腔静脉、右心房和上腔静脉。下腔静脉和上腔静脉内径相似（图24.27）。下腔静脉的肝静脉属支常在这个切面的肝脏内显示。双

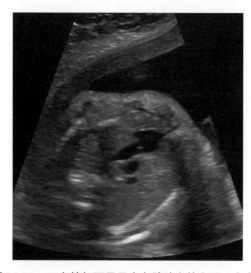
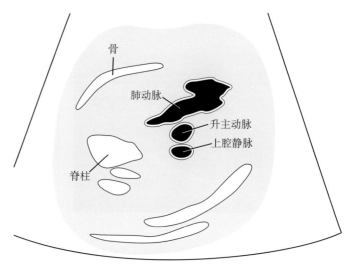

图24.23　三血管切面显示在心脏腔室的上面。大血管和上腔静脉从左向右排列，分别为主肺动脉、升主动脉和上腔静脉

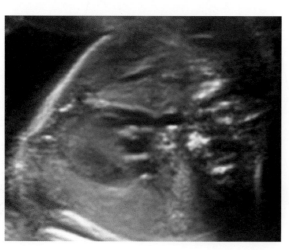
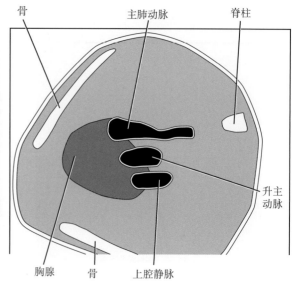

图24.24　胸腺位于大血管和上腔静脉的前方，三血管切面显示为一个稍低回声的圆形包块

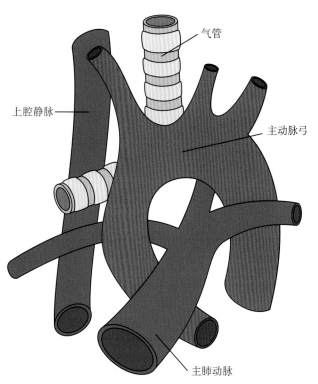

图24.25　气管在分叉前位于主动脉弓的后方、稍靠右侧

腔心切面的获取是在四腔心切面的右心房水平旋转探头直到显示两根血管，或在脊柱矢状断面从右向左移动探头即可获得双腔心切面。

总结

先天性心脏病是最常见的出生缺陷，每年约有40 000例。缺陷可以从轻微到严重，每4个缺陷中就有1个是严重的。大多数先天性心脏病胎儿没有已知的风险因素，但是常与其他非心脏畸形和染色体异常有关。胎儿心脏超声通常在妊娠第18～22周进行。一个完整的胎儿超声心动图检查包括确定正常的解剖关系、详细评估胎儿心脏的所有结构以及使用彩色多普勒、脉冲波多普勒等评估血流状态。

胎儿心脏筛查检查应与胎儿解剖位置确定同时进行。仔细注意胎儿心脏筛查的解剖标志和超声表现至关重要。每个切面都有识别位置的特征解剖标识，以确定切面是"正常的"。如果一个切面显示不佳，应重新评估。一些心脏异常在发育中是逐渐显现出来的，可能无法一次发现。如果母体和胎儿具有患先天性心脏病的高风险因素，则通常需要进行完整的多次胎儿超声心动图检查。

超声的应用

在妊娠中期应用超声筛查胎儿心脏解剖评估心脏解剖结构，以确定下面结构的正常表现。

● 确定内脏正位：异常的心轴应高度怀疑流出道异常。

● 胸腔中胎儿心脏的大小、位置和方位：外在因素如肺部占位性病变或胎儿肺发育不全等可能使心脏偏离正常位置。

● 心率和心律：一过性心动过缓通常发生在妊娠中期。低于110次/分的持续性心动过缓应进一步评估心脏传导阻滞的可能。持续性心动过速大于180次/分需要进一步检查。

● 四腔心切面未见缺陷：一些畸形在四腔心切面可能表现正常，但是右心室流出道会出现异常，例如大动脉完全转位、法洛四联症、合并室间隔缺损的肺动脉闭锁。

● 房室瓣排成一列：房室瓣的正常偏移。房室间隔

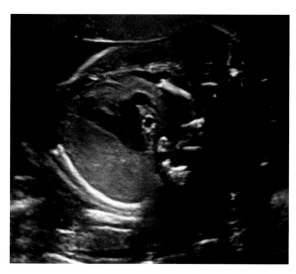

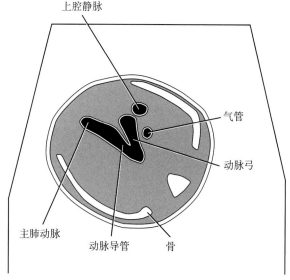

图24.26　三血管气管切面观：肺动脉、动脉导管、主动脉弓、气管和上腔静脉的正常关系

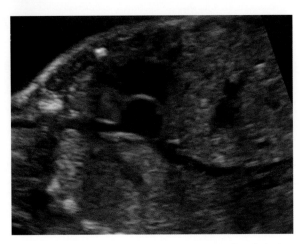

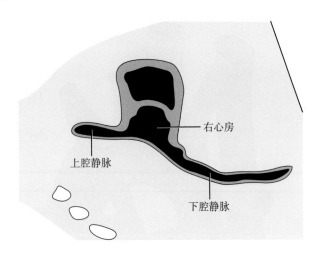

右心房

上腔静脉

下腔静脉

图24.27　两腔切面显示上腔静脉和下腔静脉进入右心室

缺损（AVSD）的一个重要的超声特征是缺少这种正常偏移。

● 确定心室：节制索位于右心室。在称为矫正型大血管转位的情况下，形态学右心室可能位于心脏的左侧。认真检查以确保在胎儿右侧心室内有一个节制索，这是形态学右心室。

● 心室大小的比较：如果右心室不成比例地大于左心室，应仔细评估左心梗阻性病变。这种差异的原因可能包括左心发育不全综合征或主动脉缩窄。如果左心室不成比例地大于右心室，则应仔细评估阻碍血液流向右心的病变是否发展为右心发育不全综合征。

● 识别肺静脉：没有看到肺静脉流入左心房可能与完全型肺静脉异位引流（TAPVR）相关。完全型肺静脉异位引流的卵圆孔和动脉导管关闭后对新生儿是致命的。

● 完整的室间隔：应评估室间隔是否有任何明显的室间隔缺损（VSD）。室间隔缺损是儿童中最常见的先天性心脏缺陷，其发病率是常见先天性心脏缺陷的20倍。室间隔缺损根据其位置分为两个类型，即肌性间隔缺失和膜部室间隔缺损。

● 室间隔膜部是主动脉瓣正下方的区域：由于许多膜部室间隔缺损也累及肌性室间隔区域，因此通常被称为膜周室间隔缺损。膜周室间隔缺损最常见，通常与流出道和大血管异常有关。膜部室间隔缺损最容易在左心室流出道切面看到，在室间隔和升主动脉之间发现连续性中断。

● 肌部室间隔缺损通常不易探查，除非缺损区域大于2～3mm。当声束垂直于室间隔时，最容易显示肌部室间隔缺损。彩色多普勒增加了室间隔缺损的检出率。由于机器的横向分辨力、侧向分辨力、空间分辨力的局限性，以及胎儿运动和体位变化，使诊断非常困难。然

而，在许多病例中，小的肌性缺损没有太大的临床意义，许多病例在妊娠期或出生后自行闭合。

● 左心室流出道断面显示膜部室间隔与主动脉前壁的连续性和二尖瓣前叶与主动脉后壁的连续性很重要，有助于识别室间隔缺损和圆锥动脉干畸形。

● 完整的房间隔：原发性房间隔缺损常单独发生，但是通常是复杂先天性心脏病的一部分，称为房室间隔缺损（AVSD）。这非常重要，因为房室间隔缺损常与唐氏综合征相关，是最常见的染色体异常。

● 卵圆孔未闭：左心房内的卵圆孔瓣随右向左流经卵圆孔的血液漂浮。

● 大血管的内径：限制血液流入或流出的各个心室的畸形会改变进入大血管的血流量，从而改变大血管的粗细。肺动脉的大小应与主动脉相似或比主动脉宽20%。如果不存在这种关系，提示血流限制性畸形。

● 大血管的数目和位置：三血管切面中仅显示两支血管可提示大动脉完全转位、大动脉闭锁或永存动脉干。在这个水平出现四支血管可能与永存左上腔静脉有关。在某些异常部位下，主动脉直接后行于气管的右侧。肺动脉可能依然在气管的左侧，并通过动脉导管与气管后方的主动脉相连。这称为"血管环"。肺动脉和主动脉也可能同时位于气管的右侧。任何一种这样的情况都是异常的，需要进一步评估是否存在共存畸形。

正常变体

胎心轴可能位于正中矢状面左侧约45°处。这个角度正常有约20°的变化。

在胎儿心脏筛查时，右心室的大小应与左心室相似。然而，随着妊娠期的进展，右心室内径比左心室内径宽20%也是正常的。

相关图表

相关医师

- **母胎医学医师/高危产科医师**：专门负责因各种医疗条件而面临妊娠风险女性的产前管理。
- **产科医师**：专门从事妊娠、分娩和康复期间女性的护理医学分支。
- **小儿心脏病专家**：在诊断和治疗儿童心脏问题方面接受过强化培训的儿科医师。评估和治疗可能从胎儿开始，因为现在可以在出生前使用超声检查心脏问题。
- **超声医师/放射科医师**：专门从事检查和（或）解释超声检查结果（超声检查）。

常用诊断检查

- **多普勒超声**：包括彩色多普勒、脉冲波多普勒和连续波多普勒在内的各种多普勒超声技术，用于评估胎儿血流。
- **磁共振成像（MRI）**：MRI可用于评估胎儿心脏。

实验室检查

无。

血管

- **静脉**——脐静脉、静脉导管、下腔静脉、上腔静脉、肺静脉。
- **动脉**——主肺动脉、肺动脉左支和右支、动脉导管、主动脉、冠状动脉。

有影响的化学物质

- **前列腺素E**：一种用于维持新生儿动脉导管通畅的药物。主要用于有动脉导管过早闭合危险的患有动脉导管依赖性先天性心脏病的婴儿，包括发绀性疾病（例如，肺动脉闭锁/狭窄、三尖瓣闭锁/狭窄、大动脉转位）和无发绀性疾病（例如，主动脉缩窄、左心发育不良综合征、严重主动脉瓣狭窄、主动脉弓离断）。

第 25 章

新生儿颅脑

LILY ANN OBERHELMAN，REVA ARNEZ CURRY

目标

- 识别新生儿颅脑的主要结构。
- 描述颅脑的基本功能及相关的位置。
- 描述新生儿颅脑的冠状断面和矢状断面的超声表现。
- 描述颅脑结构正常变异的超声表现。
- 描述颅脑的供血动脉和引流静脉。
- 描述相关的医师、诊断检查、实验室检查和正常测量值。

关键词

前囟门——头顶颅骨缝线之间的未骨化部分、柔软、有膜覆盖的间隙。

中脑导水管——第三和第四脑室之间脑脊液的通道。

蛛网膜——脑膜的三层结构中的中间层围绕大脑和脊髓起保护和支持作用。

基底核——协调运动的神经结构集合区；位于端脑（"前脑"）。

脑干——由中脑、脑桥和延髓组成，为上行和下行神经纤维束的通路。参与人体重要的功能，如呼吸和心率。

尾状核——形成侧脑室前角的下外侧缘。基底核灰质的上部，一组协调运动的结构；位于端脑（"前脑"）。

透明隔腔——充满脑脊液的小腔隙，脑脊液从脑室通过隔膜滤过。与脑室系统没有连接和交通，但与韦氏腔相通。位于侧脑室的额角之间。多在出生前闭合。

韦氏腔——充满脑脊液的小腔。与脑室系统没有交通。但与透明隔腔相通。位于侧脑室体之间。在第6个孕月开始时闭合。

中央沟——分隔大脑的额叶和顶叶。

小脑——大脑的第二大部分。占据颅后窝的大部分。位于小脑幕的下方、脑桥和延髓的后方。由对称的双侧半球组成，由蚓部（其内侧部分）连接。负责运动协调和保持姿势和平衡。

大脑皮质——约2mm厚、覆盖每侧大脑半球的灰质。负责平衡不同来源的信息以维持认知功能。

大脑半球——大脑的两个相同、对称的左右"半球"，充满上颅窝。它们一起构成大脑，是大脑中最大的部分。

脑脊液（CSF）——脉络丛（位于脑室中的特殊血管）每天分泌的透明液体，在脑室和蛛网膜下腔中不断循环以分配营养，并作为减震器防止大脑和脊髓受伤。

大脑——大脑中最大部分。分为两个左、右相同的半球，通过"神经桥"胼胝体进行交流。控制认知和运动功能。

脉络丛——侧脑室内产生脑脊液的特殊血管。

大脑动脉环（Willis环）——位于大脑底部附近的颅内动脉吻合或交通侧支血管形成的环状结构。

小脑延髓池——大脑中最大的扩张的蛛网膜下腔，充满脑脊液，位于大脑后部的小脑底部。

胼胝体——大脑半球间进行交流的"神经桥"或神经纤维网。

颅骨——保护性的颅骨穹顶；由8块骨头组成：1块额骨，1块枕骨，1块筛骨，1块蝶骨，2块颞骨，2块顶骨。

间脑——中脑的一部分；位于胼胝体下方。包括第三脑室，丘脑、下丘脑和上丘脑。

硬脑膜——围绕大脑和脊髓的三层脑膜的外层保护和支持大脑的组织。

上丘脑——位于间脑的前上部分，包含松果体。

大脑镰——位于大脑半球纵裂中的硬脑膜双层反折。

第四脑室正中孔——第四脑室底部三个孔的中间孔，为脑脊液直接进入蛛网膜下腔的通道。

室间孔——位于侧脑室体的下内侧的双侧孔，标志着侧脑室和第三脑室之间的交通。

第四脑室外侧孔——第四脑室底部三个孔中的两个孔，是脑脊液直接进入蛛网膜下腔的通道。

第四脑室——含有脑脊液的4个脑腔之一。位于第三脑室下方并通过中脑导水管与第三脑室连通，脑脊液通过中脑导水管流入第四脑室并经第四脑室正中孔和第四脑室外侧孔（第四脑室底部的三个小孔）流入蛛网膜下腔。

额叶——大脑皮质的大部分前叶。包含与语言、运动、情绪和解决问题有关的感觉感受体。

生发基质——由血管和神经组织组成的精密网络。早产儿极易出血。

脑回——大脑半球表面的凹凸反折，被大脑沟或大脑裂隔开。

下丘脑——位于大脑底部的丘脑下方的间脑结构。尽管只有豌豆大小，但是由几个不同的区域组成。直接与脑垂体相连。

半球间裂——分隔左、右大脑半球的深沟或凹陷。包含大脑镰。

侧脑室——每个大脑半球内充满脑脊液的腔。位于胼胝体的正下方，由透明隔（一个薄的隔板）分开。每个侧脑室分为额角、体部、枕角和颞角。

延髓——从脑桥向下延伸，形成脑干的下部，通过枕骨大孔（颅骨枕骨后部的一个大开口）离开颅骨，并延续为脊髓。

中脑——位于小脑和脑桥结合处的脑干上部。

枕叶——位于大脑后方的大脑脑叶；与视觉有关。

顶叶——位于额叶皮质后方的大脑脑叶。包含人体

的感觉感受体，使人能够识别疼痛、寒冷或轻触等感觉的冲动。

软脑膜——围绕大脑和脊髓的三层脑膜的最内层，保护和支持大脑组织。毗邻大脑和脊髓表面。

脑桥——位于中线、双侧小脑半球之前和之间的脑干中部。位于中脑下部，与它直接相连的延髓的上部。

蛛网膜下腔——蛛网膜与软脑膜之间的间隙，含有从第四脑室流入的脑脊液。

脑沟——分隔大脑脑回的沟。

大脑侧裂——分隔额叶和颞叶的凹陷。

颞叶——位于额叶和顶叶下方的大脑脑叶；参与识别和感觉。

小脑幕——硬脑膜的片状物，将大脑半球上部结构分开。

丘脑——一对大的、对称的卵圆形器官，位于第三脑室两侧的每一侧（丘脑），形成其大部分侧壁。一起构成了间脑的最大部分。

第三脑室——含有脑脊液的 4 个脑室腔之一。室间孔位于每个侧脑室下方与侧脑室相连，室间孔是脑脊液通过的狭窄开口。

三角区——侧脑室体部、枕角和颞角交汇处的侧脑室区域。

小脑蚓部——小脑的内侧部分；连接小脑半球。

在过去的 10 年间，超声成像已经成为评估新生儿颅脑的主要方法，特别是对于脑室大小和颅内出血的评估。近来推出的超声成像，包括三维（3D）颅脑成像，以其体积小、高分辨力、实时扫描探头更具特色。超声仪器便携、低价、相对非侵入性和易于操作的特点，更体现了他的优势，特别是对于不稳定性早产儿的评估具有很大的价值。

新生儿颅脑的超声横断面解剖最好用一系列改良的冠状面和矢状面来显示。过去也使用横断面扫描，尤其是为了准确评估脑室大小的时候。但是现在主要应用多普勒成像检查大脑动脉环。

前囟门，通常指"软区"，是颅脑顶部中线的膜性间隙，是颅骨颅脑发育时的缝隙。他是颅骨间未骨化的软骨区域。该区域通常在足月婴儿 9～18 个月时闭合，它是扫查新生儿颅脑的主要声窗或入路（图 25.1，图 25.2）。通过这个入路，超声扫描断面不同于计算机断层扫描（CT）或磁共振成像（MRI）的标准横断面。

后囟门，和前囟一样，也有"软区"，但是它位于颅骨的后部（图 25.3，图 25.4）。正常新生儿，该区域比前囟门骨化得更快，发生在足月婴儿 8 周左右。当前囟门入路不能很好地显示颅后窝时，后囟有助于确定颅后

窝附近的病变。前囟门和后囟门的过早闭合可能是疾病的征象。

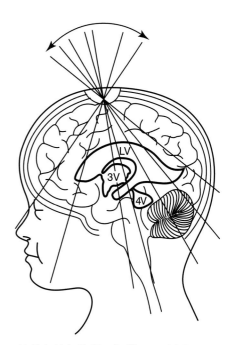

图 25.1 从前囟的矢状断面扫描。LV. 侧脑室；3V. 第三脑室；4V. 第四脑室

位置

应用超声成像常规显示新生儿颅脑结构的位置（表25.1）。

大小

侧脑室体部测量可以是从壁到壁（图25.2B）。这个测量是垂直于侧脑室最长轴的最宽线，测量值应为4mm或更小。另一种测量是从中线到侧脑室最外侧的水平距离（图25.2B），测量值应为12mm或更小。

对于早产儿脑室大小正常的胎儿超声成像研究建立

了一个参考值范围显示在下面的表格中。

正常测量值	
结构	测量值（mm）
侧脑室：前角宽度	0～2.9
侧脑室：丘脑-枕叶宽度	8.7～24.7
第三脑室：宽度	0～2.6
第四脑室：宽度	3.3～7.4
第四脑室：长度	2.6～6.9

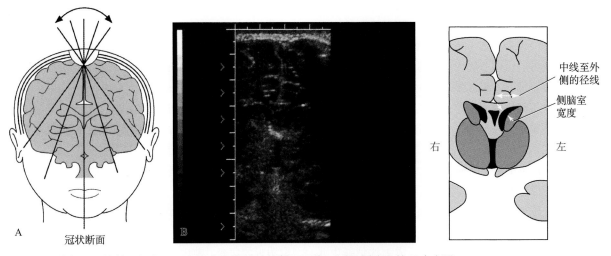

图25.2　A.前囟门冠状断面扫查。B.室间孔水平的冠状断面图像。测量侧脑室的正确水平

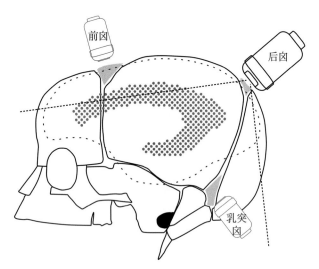

图25.3　后囟门（PF）入路的示意图。注意前囟门和乳突的位置（AF，MF）。资料来源：Correa, F., Enríquez, G., Rosselló, J., Lucaya, J., Piqueras, J., Aso, C., et al.（2004）.Posterior fontanelle sonography：An acoustic window into the neonatal brain.American Journal of Neuroradiology, 25, 1274-1282.

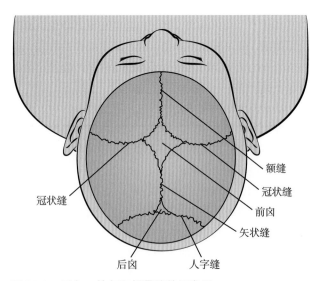

图25.4　后囟、前囟和颅骨缝的示意图

表25.1 常规超声成像所显示的新生儿颅脑结构的位置

	第三脑室	丘脑	第四脑室	小脑蚓部	中脑水管	透明隔腔
位于前方	枕叶、第四脑室、小脑蚓部、丘脑间粘合、中脑到水管、胼胝体、Vergae腔（第六脑室）	三角区、枕叶、脉络丛、侧脑室体、侧脑室枕角	小脑蚓部	枕叶	小脑蚓部、枕叶	枕叶、胼胝体
位于后方	额叶、胼胝体、丘脑间粘合		延髓	第四脑室、中脑导水管、延髓、第三脑室	延髓	胼胝体、额叶
位于上方	第四脑室、小脑蚓部、丘脑间粘合、中脑水管、延髓	小脑、脉络丛、侧脑室颞角、枕角	小脑延髓池，小脑		第四脑室	第三脑室、丘脑间粘合、中脑导水管、丘脑、基底核
位于下方	透明隔膜、胼胝体、尾状核、室间孔、Vengae腔、丘脑	尾状核、尾侧丘脑沟，生发基质、侧脑室体、侧脑室前角	中脑水管、第三脑室、小脑幕、四叠体	第三脑室、胼胝体、透明隔	第三脑室、丘脑间粘合、透明隔腔、胼胝体	胼胝体、大脑纵裂
位于内侧	丘脑、尾状核	小脑幕	小脑幕、侧脑室颞角			侧脑室额角、尾状核、生发基质、丘脑、基底核
位于左侧		第三脑室				
位于右侧		第三脑室				

	胼胝体	中间体	尾状核	脉络丛	三角区	生发基质
位于前方	枕叶	透明隔腔、胼胝体、第三脑室	生发基质、侧脑室体部、脉络丛	侧脑室枕叶、枕叶、三角区	枕叶	脉络丛、侧脑室体部
位于后方	透明隔腔、额叶	第三脑室、额叶		生发基质、尾状核、丘脑、侧脑室前角	脉络丛、丘脑	尾状核
位于上方	透明隔腔、第三脑室、中间体、中脑导水管	中脑水管、小脑蚓部、第三脑室	丘脑、脉络丛、侧脑室颞角、小脑、三角区	侧脑室颞角、侧脑室枕角、小脑	侧脑室枕角	丘脑、脉络丛
位于下方	大脑纵裂	透明隔腔、胼胝体、第三脑室	侧脑室前角、	侧脑室体部、尾状核	侧脑室体部	侧脑室前角、尾状核
位于内侧	尾状核、丘脑、侧脑室额角		丘脑			丘脑、尾状核
位于左侧			透明隔腔、生发基质、侧脑室额角			
位于右侧			透明隔腔、生发基质、侧脑室额角			

	延髓	Vergae腔	四叠体	基底核	小脑
位于前方	第四脑室、中脑导水管、小脑蚓部、枕叶				脑桥、延髓、颞叶
位于后方					
位于上方		第三脑室、丘脑、大脑脚	小脑幕、第四脑室、延髓池、小脑	颞叶	
位于下方	第三脑室、中间体、脑桥	大脑纵裂	丘脑、Vergae腔、侧脑室体部	尾状核、透明隔腔、侧脑室额角	第四脑室、小脑幕、四叠体、枕叶、侧脑室枕角、侧脑室颞角
位于内侧		尾状核体侧脑室体部	脉络膜裂、侧脑室颞角		
位于左侧				尾状核、侧脑室额角	侧脑室颞角
位于右侧				尾状核、侧脑室额角 尾状核、侧脑室额角	

	脑桥	侧脑室前角	侧脑室体部	侧脑室颞角	
位于前方	小脑	脉络丛、侧脑室体部	枕叶	侧脑室枕角	
位于后方			尾状核、生发基质		
位于上方	延髓	丘脑、尾状核、生发基质	三角区、脉络丛、丘脑、小脑、脑桥、侧脑室枕角	小脑、小脑幕	尾状核、生发基质、颞叶
位于下方	丘脑、颞叶、第三脑室、大脑角			脉络膜裂、脉络丛、丘脑	
位于内侧	大脑半球				
位于左侧			Vergae腔	大脑角、第四脑室、小脑幕、四叠体	透明隔腔
位于右侧			Vergae腔	大脑角、第四脑室、小脑幕、四叠体	透明隔腔

　　然而，另一个超声成像和MRI测量脑室大小的对比研究发现两种检查对脑室测量值有"小但重要"的差异。

　　超声医师应当仔细测量脑室大小及相关解剖，并在可能的情况下参考患者使用其他设备的颅骨测量。

大体解剖

　　神经元是产生大脑活动的细胞。它们形成密集而庞大的网络。运动神经元将信息传递给腺体和肌肉。感觉神经元将信息从感受器官传递给中枢神经系统。连接体或中间神经元是运动神经元和感觉神经元之间的连接。肉眼见神经元表现为"灰质"。

大脑

　　大脑位于颅腔内。包含神经和支持组织的海绵状物质共重约3磅。颅脑包括大脑、小脑和脑干。大脑有4个脑室：侧脑室（2个）、第三脑室和第四脑室。颅底通过脑干与脊髓相连。

　　大脑被颅骨覆盖，颅骨为一种保护性的骨性圆顶；颅骨包括8块骨骼：

- 1块额骨：形成眉骨嵴，前额的一部分和鼻腔的一部分。
- 1块枕骨：形成颅腔的后下部分。
- 1块筛骨：形成眼眶内侧壁，鼻腔上部和鼻中隔。
- 1块蝶骨：形成眼眶和颅底的一部分，形状像蝴蝶的翅膀。
- 2块颞骨（左和右）：形成颅骨的外下侧部分和容纳耳的结构。
- 2块顶骨（左和右）：形成颅骨外上侧的大部分。

　　颅脑被脑脊膜覆盖（是包绕脑和脊髓的三层膜），具有支持和保护大脑的作用。脑脊膜由软脑膜、蛛网膜和硬脑膜组成：

- 软脑膜：最内层；毗邻脑和脊髓表面。
- 蛛网膜：中间层；充盈脑脊液的蛛网膜下间隙，

位于软脑膜和蛛网膜之间。

● 硬脑膜：最外层；潜在的硬膜下间隙位于硬脑膜和蛛网膜之间，异常情况下可能会有积液或积血（硬膜下血肿）。小脑幕是硬脑膜的帐篷状折叠，将大脑半球与其他重要结构分。大脑镰是半球间裂（大脑裂）内的硬脑膜的双层折叠结构，位于脑中线大脑半球之间（表25.2）。

表25.2 主要脑裂		
脑裂	其他名称	分离
大脑纵裂	内侧纵裂，纵裂大脑	左侧和右侧大脑半球
大脑侧裂	侧裂，外侧裂	前叶和颞叶
中央沟	Rolando沟	额叶和枕叶
顶枕裂	无	顶叶和枕叶
横裂	无	大脑和小脑

脑室

脑室为脑脊液聚集的区域。脑脊液（CSF）循环在大脑和脊髓周围，是防止损伤的减震器和营养物质的分配器。脑脊液是清凉的液体，每天有脉络丛（源于软脑膜的特殊血管网、位于脑室内）分泌，在脑室和蛛网膜下腔内不断循环。蛛网膜下腔（软脑膜和蛛网膜之间的间隙）在大部分区域非常小，但是在某些区域增大形成脑脊液池。这些脑脊液聚集的区域称为池。腰大池是这些间隙中最大的部位，位于脊髓的远端。这些池中最大的是小脑延髓池，位于大脑后部的小脑底部。腰大池位于脊髓远端，是脑脊液积聚部位、也是腰椎穿刺术的部位。在大脑的不同位置也有这样的脑池。如前所述，大脑内有4个脑室：侧脑室（2个）、第三脑室和第四脑室。

● 侧脑室：每个大脑半球内有一个侧脑室，位于胼胝体的正下方。两个侧脑室通过透明隔腔彼此分开。透明隔腔是位于中线部位的充盈脑脊液的小腔隙。脑脊液与脑室系统没有直接交流，是从脑室隔板过滤而来。每个侧脑室有4个部分组成：额角、体部、枕角和颞角。

● 第三脑室：位于侧脑室下方，通过室间孔和每侧侧脑室交通，室间孔是脑脊液通过的狭窄开口。

● 第四脑室：位于第三脑室下方，通过中脑导水管与第三脑室交通，中脑导水管是脑脊液通过的狭小管道。第四脑室正中孔和第四脑室外侧孔是脑室底部的3个孔，开口于蛛网膜下腔，是脑脊液的通道。

大脑

人体中枢神经系统的最大组成部分是大脑，是颅脑的主要部分。分为两个对称的左、右大脑半球，由胼胝

体（"神经桥"或神经纤维网）相交通，位于脑的中线区。每侧大脑半球在功能上和形态上分为4个叶，以覆盖的颅骨命名：

● 额叶——认知控制中心，负责解决问题、决策、判断、情感表达等能力。

● 顶叶——感觉处理中心。

● 颞叶——听觉处理中心，负责记忆和情绪。

● 枕叶——视觉处理中心。

大脑的两个半球（左半球和右半球）充填了颅腔上部。大脑半球的最外层为大脑皮质或"灰质"，是脑回的隆起部分组成，脑回通过脑沟（皮质中的凹槽或凹痕）彼此分开。除了前面提到的胼胝体，大脑半球在中线区域被大脑纵裂分开（表25.2）。

大脑灰质由密集的神经元组成，没有髓鞘覆盖（与下面讨论的脑白质相反），控制大脑活动。灰质结构包括：

● 大脑皮质：大脑的高度复杂的外表面。

● 基底核：高度特异性的细胞簇集合，位于丘脑上方。负责运动功能，包括尾状核、苍白球、黑质壳。

大脑白质由髓鞘神经细胞轴突或脂肪包绕的神经细胞轴突组成。在大脑和脊髓的神经元之间传递信息。大脑白质位于大脑皮质下的小脑和脑干之间；由大脑中央的结构组成，例如：

● 胼胝体：是扁平的宽神经纤维，位于左右大脑半球之间，形成了侧脑室的顶部。

● 间脑：位于胼胝体的正下方，延伸至大脑底部。围成了第三脑室，包括：

□ 丘脑：一对大的、对称的卵圆形器官，位于每侧第三脑室的边缘，形成了大部分第三脑室的侧壁。丘脑是间脑的最大部分结构。

□ 下丘脑：位于大脑底部丘脑的正下方。尽管只有豌豆大小，但是由几个不同区域组成。直接与垂体交通。

□ 上丘脑：位于间脑的前上部。包含松果体。

小脑

小脑是颅脑的第二大组成部分。占据大部分颅后窝，小脑位于小脑幕下方、脑桥和延髓后方。小脑由两侧对称的小脑半球组成，由蚓部在中线区域连通。

小脑脚是3对神经束，连接小脑和大脑其余部分。小脑下脚与髓质连接，小脑中脚与脑桥连接，小脑上脚与中脑连接。

脑干（"后脑"）

脑干将脑半球连接于脊髓。脑干由中脑、脑桥和延髓组成。

● 中脑：位于小脑和脑桥结合处的脑干上部。它的

前面为大脑脚。后部包括中脑顶盖；中脑顶盖由上丘和下丘组成，构成视觉系统和听觉系统的一部分。

● 脑桥：是脑干的中央部分，位于小脑的中线前方和双侧小脑半球之间、于中脑下方、延髓上方。脑桥、中脑和延髓直接相连。脑桥的后表面形成第四脑室的底部。前表面包含了双侧大脑脚。脑桥由多条通过脑干的长神经束组成。

● 延髓：从脑桥向下延伸形成的脑干下部，通过枕骨大孔（颅骨枕骨后部的一个大开口）延续为脊髓。延髓的前表面包括两个突出的纵向神经束，称为锥体。

生理学

人类大脑是人体最大最复杂的神经组织，具有非常重要的功能。

大脑

大脑皮质负责语言、记忆、自主运动、逻辑推理和情绪反应等功能。如前所述，每个大脑半球在功能和生理上分为4个叶：额叶、顶叶、颞叶和枕叶。

大脑的顶叶包含人体感觉感受器，使人能够识别疼痛、寒冷或轻触等感觉的冲动（图25.5）。因为感觉通路是交叉通路，来自身体右侧的冲动被左半球的感觉皮质接收。该躯体感觉区位于中央裂的后方。

其他皮质区域负责解释来自特定感觉器官的冲动。

例如，听觉区与颞叶的大脑外侧裂相邻，嗅区在同一个叶的更深处。枕叶的后部解释视觉冲动（图25.5）。

主要运动区位于额叶中央沟的前方（图25.5）。该区域控制随意的骨骼肌运动，例如面部、口和手部的肌肉。运动通路是交叉通路，在躯体感觉皮质中。额叶的前部被认为具有较高的认知推理功能。复杂记忆可能存储在颞叶和额叶中。语言功能位于颞角、顶角和枕角的交界处（图25.5）。

间脑

间脑位于脑干上方，被大脑半球包围。如前所述，间脑由3个结构组成：丘脑、下丘脑和上丘脑。

丘脑是上行感觉冲动的中继站。所以，我们可以粗略地识别愉快和不愉快的感觉。位于丘脑下方的下丘脑在调节体温、体液平衡和新陈代谢方面发挥作用；此外，还是驱动口渴、食欲和性等的中心。上丘脑位于中线，在第三脑室后面，包含松果体，松果体合成与日光敏感性和昼夜节律相关的酶。

脑干

脑干的结构——中脑、脑桥和延髓，是上行和下行纤维束的通路。此外，这些结构的小区域（即核）与吞咽和血压等重要活动有关。例如，脑桥包含参与控制呼吸的核，延髓有助于控制心率、呼吸和呕吐等功能。

小脑

小脑的功能是调整骨骼肌活动的一致性，使身体活

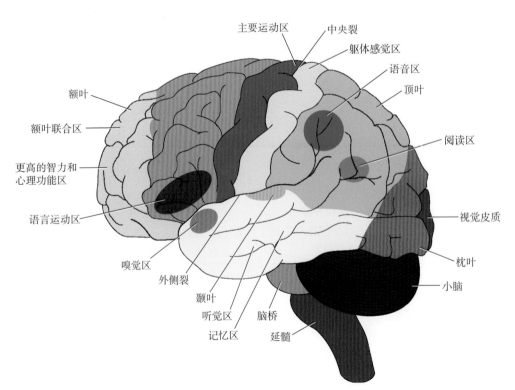

图25.5　大脑功能：大脑半球的不同功能区。大脑侧面观

动平衡协调。

超声表现

当进行新生儿颅脑超声检查时，应当描述颅内各个结构的相对回声及其位置。在诊断和除外颅内病变时，颅脑解剖结构的超声表现至关重要。

构成颅腔的骨骼呈高回声，而大脑半球的实质回声相对较低，且回声均匀。散布在整个大脑皮质的细而亮的线性代表了各种脑沟和（或）脑裂。

改良的冠状断面的横断面

当在改良的冠状断面的横断面观察新生儿大脑时，正常侧脑室的额角和侧脑室体部呈双侧、薄的、新月状充盈脑脊液的无回声间隙。胼胝体形成了侧脑室的上界，位于大脑中线区域，呈低回声。在这个水平，在大脑纵裂内，明亮的大脑镰纵断面沿大脑中线的上缘延伸（图25.6）。

在大脑皮质的额叶内，额角的前面可以显示一个明亮的对称区域，称为正常脑室周围"晕"，该区域对应额叶脑室周围白质区域。明亮的眼眶脊和非常低回声的

眼眶（眼部区域）显示在下方（图25.7）。

侧脑室额角被中等回声的透明隔腔分开，在大脑中线区形成了侧脑室额角的内侧缘。透明隔腔可以在正常胎儿中看到，但在出生后的几个月内融合。有些时候，透明隔腔持续存在于新生儿，是一种正常变异。在透明隔两个小叶（隔板）之间有一个间隙，由于脑脊液充盈而呈无回声，脑脊液通过隔板从侧脑室滤出（图25.8）。

尾状核的头部为中等回声，形成侧脑室前角的外下侧缘（图25.9）。它代表了基底核灰质的上面部分，是一组协调运动的结构。尾状核位于端脑（前脑）。紧靠尾状核的外侧和下方，基底核的壳和苍白球表现为相对于周围实质回声增强的区域（图25.8）。

胼胝体的前面形成额角的上缘（图25.10），胼胝体上缘的标志是高回声胼胝体沟。位于这个之上的是低灰度的扣带回，然后是明亮的扣带沟（图25.6）。

每个侧脑室额角水平的后方为室间孔区域。双侧室间孔位于侧脑室体的下内侧，是侧脑室和第三脑室交通的标志。充盈脑脊液的第三脑室位于中线的室间孔下方（图25.11）。正常情况下，很难在横断面显示；然而，

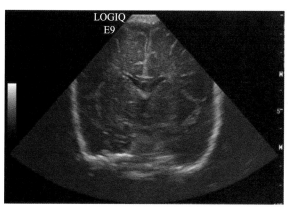
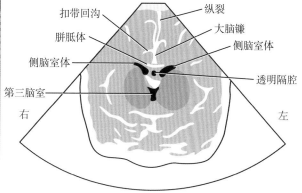

图25.6　侧脑室体部水平的大脑冠状断面图像

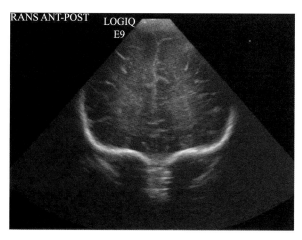
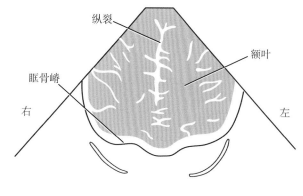

图25.7　通过额叶的大脑冠状图像。眶骨形成了该图像的下界

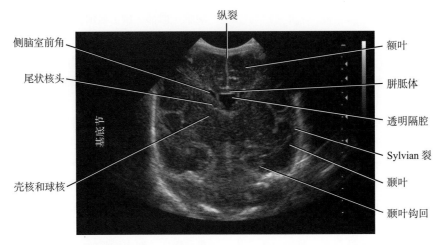

图25.8 侧脑室前角水平的大脑冠状断面图像。在侧脑室前角CSF内的脑脊液呈无回声。透明隔腔位于两个侧脑室之间，早产儿常扩大。胼胝体位于透明隔腔的上方

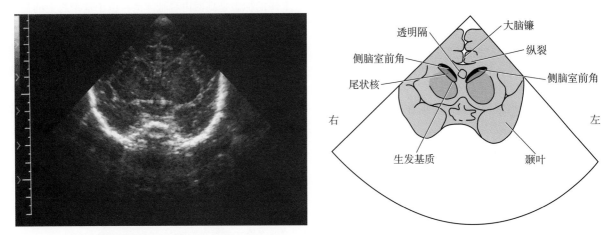

图25.9 在透明隔和侧脑室额角水平的大脑冠状断面图像，显示尾状核头部

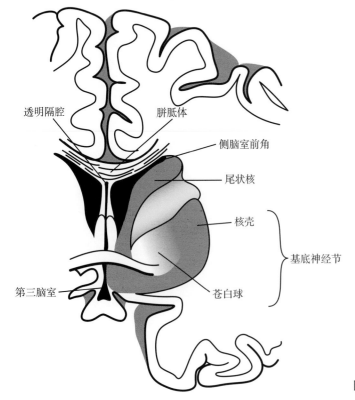

图25.10 位于基底核和胼胝体水平的大脑冠状断面

在扩张时清楚地显示为无回声结构。中等回声的尾状核是侧脑室体的下外侧缘的标志。在这个层面还应注意高回声的大脑外侧裂，大脑皮质的额叶和颞叶被大脑外侧裂分开（图25.11）。大脑中动脉位于此处，彩色多普勒可以清晰显示。

在室间孔的正下方水平，脚间池很容易被辨认，表现为高回声。应用实时超声扫描，可以显示脚间池附近的基底动脉搏动。

图25.12解释了大脑的冠状断面，双侧丘脑回声均匀、位于侧脑室体的下方。裂缝状第三脑室的后部位于丘脑之间。脉络丛的前部呈高回声，位于侧脑室和丘脑之间的沟中。脉络丛也位于第三脑室和第四脑室的顶部。丘脑下方可以显示一对低回声的结构，是为大脑脚。这个图像也显示了中等回声的脑桥和延髓。

四叠体池冠状面可显示强回声的帐篷状小脑幕，将小脑与大脑上部的其他结构分开（图25.13）。在这个水平，有时可明显地显示第四脑室，是中线区域内长方形的无回声间隙。位于颅后窝内小脑蚓部的正前方（图25.13）。超声显示小脑中部的蚓部呈高回声，相比之下小脑外侧半球则回声明显减低。小脑蚓部下部和枕骨之间的间隙是无回声的小脑延髓池。

在更靠后的水平上可以显示侧脑室的三角区（侧脑室体部、枕角和颞角的汇合处）。最明显的是三角区内脉络丛的高回声脉络球（图25.14）。

在三角区后方、头侧的水平，显示了侧脑室后部周围的白质（即半卵圆中心），呈对称的、高回声"鬼影"。这个区域在高回声的大脑间裂内的任一侧均可显示（图25.15）。

改良矢状断面

新生儿大脑前囟门十字交叉点的矢状断面显示了几个重要的解剖标志。图25.16和图25.17所显示的标志包括经典的新月形胼胝体，位于中线区域、透明隔的上方。在实时扫描过程中，胼胝体前方常显示大脑前动脉的搏动。第三脑室位于透明隔腔和韦氏（Vergae）腔（当存在时）的下方，是另一个重要标志。中间体是位于第三脑室中间的小灰质团，功能未知。并不是所有的人都有中间体；中间体存在时，表现为均匀的中等回声。四叠体池位于第三脑室的后方。四叠体池的下端以高回声的小脑蚓部为标志。凹陷的小脑蚓部前是无回声的第四脑室，呈三角形。中等回声的脑干的脑桥和延髓

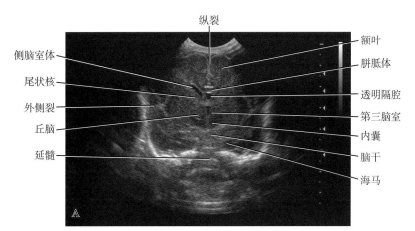
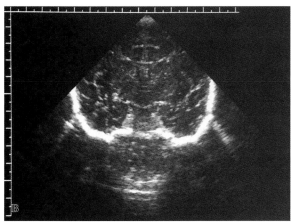
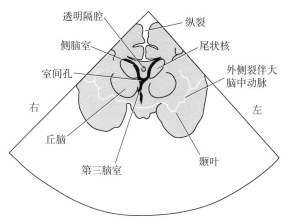

图25.11 A.第三脑室位于双侧侧脑室和透明隔下方。通常很小、难以辨认，但大小的差异很大，脑干呈树状。B.可以清楚地看到室间孔。双侧室间孔位于侧脑室体的下内侧，标志着侧脑室和第三脑室之间的交通

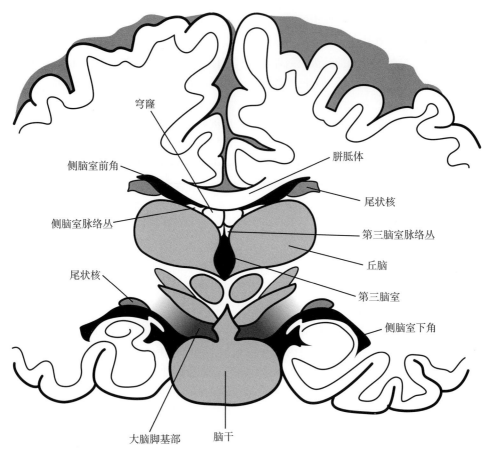

穹窿

侧脑室前角

侧脑室脉络丛

尾状核

胼胝体

尾状核

第三脑室脉络丛

丘脑

第三脑室

侧脑室下角

大脑脚基部 脑干

图25.12 丘脑水平的大脑冠状断面

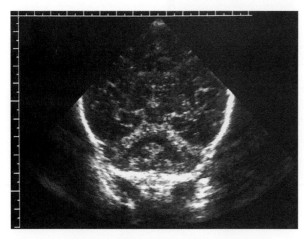

图25.13 小脑幕和第四脑室水平的大脑冠状断面图像

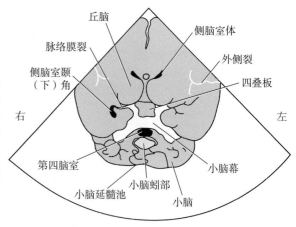

丘脑

脉络膜裂

侧脑室颞（下）角

第四脑室

小脑延髓池 小脑蚓部 小脑

侧脑室体

外侧裂

四叠板

小脑幕

右 左

占据第四脑室前方的区域。

另一个重要的解剖标志——尾侧丘脑沟，超声矢面可以清楚地显示。该沟呈细而明亮的弧线，位于尾状核头部和丘脑之间（图25.18），是生发基质区的标志，位置更靠前上方。

它是血管和神经组织构成的细网状结构，在早产儿中，生发基质极易发生出血，压力和代谢变化可导致这些小血管破裂。虽然在胎儿早期，生发基质位于脑室系

统的室管膜下层，但在妊娠6个月时退化至尾状核头部上方的区域；足月时，超声不能清晰显示这个结构。尾状核位于更靠前的部位，通常比丘脑的回声略高（图25.18）。

在尾状核头部水平矢状断面扫图像可同时显示侧脑室所有的角，如图25.19所示。超声成像显示充盈脑脊液的脑室呈现无回声伴有明亮的回声壁。脑室的大小取决于脑脊液的量。大脑这个水平的特征是能够显示侧脑

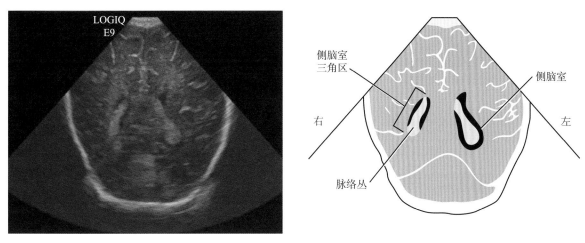

图25.14 侧脑室三角区水平的冠状图像。脉络丛在早产儿中非常明显；在这个图像上脉络丛填充了侧脑室

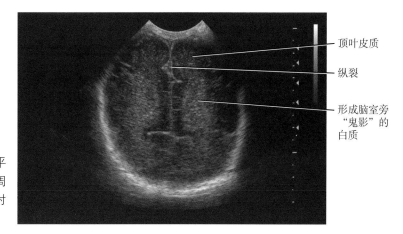

图25.15 在侧脑室三角区的后方和头侧水平的大脑冠状断面图像。这个平面上，侧脑室周围白质可能显得回声非常密集（明亮），有时被称为"鬼影"

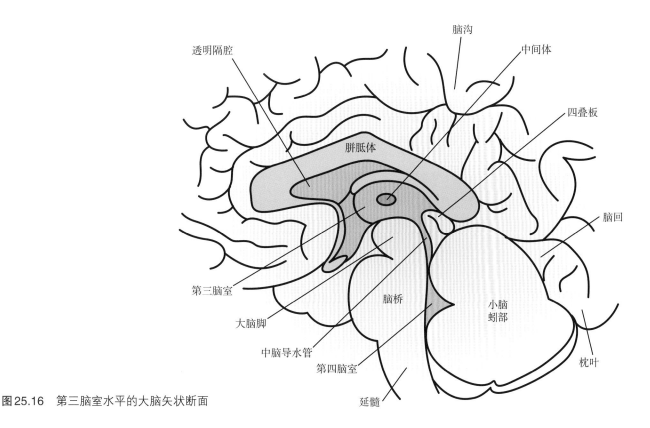

图25.16 第三脑室水平的大脑矢状断面

室三角区内脉络丛的高回声脉络球。正常脉络膜向前朝向室间孔走行时逐渐变细，并显示出了平滑的轮廓。围绕侧脑室的是大脑的额叶、顶叶、颞叶和枕叶。应再次注意枕角后方高回声的脑室周围"鬼影"，对应后方的脑室周围白质的区域。

图25.20是脑中线右侧或左侧更靠外的矢状断面图像。它显示高回声的大脑外侧裂和低至中回声的大脑皮质的颞叶。同样，通常可以在脑外侧裂中看到大脑中动脉搏动。在足月新生儿颅脑的这个水平，可以显示许多高回声的线性和曲线性脑沟。注意来自侧脑室周围区域的高回声"鬼影"（白质区）。表25.3中总结了一些大脑的主要结构及其超声表现。

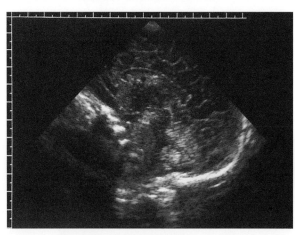 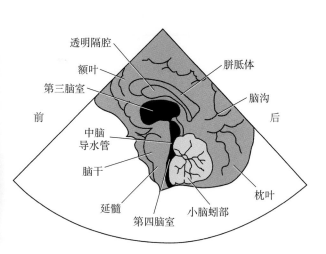

图25.17　大脑正中线的矢状断面图像

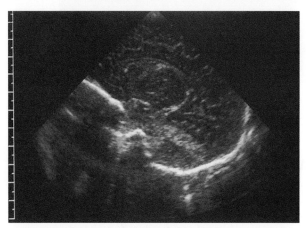 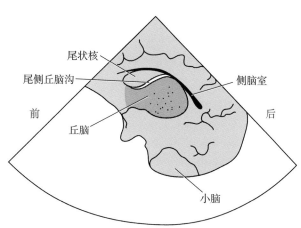

图25.18　尾侧丘脑沟水平的大脑矢状断面图像

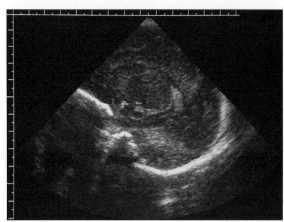 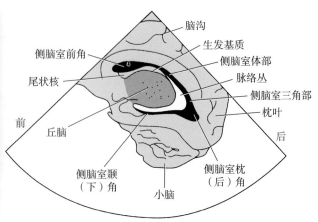

图25.19　大脑矢状动脉图像显示侧脑室所有的角

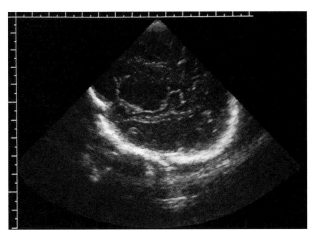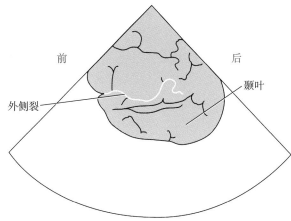

图25.20 正中线右侧或左侧更靠外面的大脑矢状断面图像显示颞叶和大脑外侧裂

表25.3	新生儿主要大脑结构超声表现	
结构	回声	位置
胼胝体	相对邻近结构为低回声	联接大脑半球；在中线处形成侧脑室上缘
大脑镰	亮的，高回声	在大脑纵裂内
脑室周围白质区	亮的，高回声	位于侧脑室额叶的前方
尾状核	相对邻近结构为中-高回声	形成侧脑室前角的外下侧缘
胼胝体沟	亮的，高回声	形成胼胝体的上缘
大脑脚	相对邻近结构为低回声	位于丘脑的下方
侧脑室	亮的，围绕无回声腔的高回声壁	分泌脑脊液，通过室间孔与第三脑室相通
颅顶	亮的，高回声	围绕并保护大脑
大脑实质	低回声	形成大脑并分为几个叶
脑沟和脑裂	亮的，高回声	分开大脑的反褶
脑桥和延髓	中等回声	位于第四脑室前方，形成脑干部分
尾侧丘脑沟	亮的，高回声	位于尾状核和丘脑之间；为生发基质的标志，在早产儿这个血管网非常易出血
透明隔腔	无回声	透明隔的正常变异，将侧脑室的额角分开

超声应用

对新生儿大脑进行超声检查时，常需考虑的因素，包括：

- 大脑血流异常的多普勒评估

对下列结构的探查：

- 脑室大小。
- 脑积水（脑室扩张）。
- 先天性畸形。
- 颅内出血。
- 脑室间出血。
- 颅内肿块。
- 静脉畸形。
- 颅内感染。
- 脑梗死和（或）脑水肿。

正常变异

新生儿的正常变异常与妊娠期发育不成熟有关。

- 侧脑室

常见的正常变异为侧脑室大小不对称。约40%早产儿及不到20%的足月新生儿表现为不对称。左侧脑室常大于右侧脑室。枕角特别容易受到影响（图25.21）。侧脑室大小随新生儿的年龄而变化。随着新生儿的成熟，侧脑室缩小以适应大脑皮质的大小。

- 透明隔腔和韦氏（Vergae）腔

透明隔腔表现为侧脑室前角之间的一个无回声、充盈液体的间隙，而Vergae腔位于侧脑室体之间的更靠后的位置（图25.22）。尽管这些结构相互交通，但它们并不与脑室系统相连。从妊娠第6个月开始，Vergae腔从后向前闭合。虽然这种结构可以在早产儿身上看到，但在足月新生儿却很少见到。另一方面，透明隔腔在邻近足月至产后2个月间闭合。在没有其他脑部异常时，透明隔腔和Vergae腔持续存在则认为是正常变异。

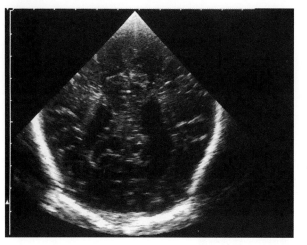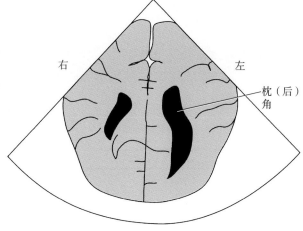

图25.21　冠状断面图像显示侧脑室枕（后）角的大小不对称。随时间矫正，考虑为正常变异

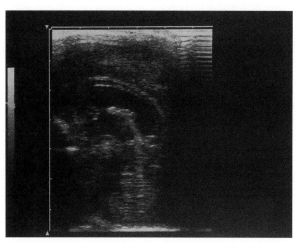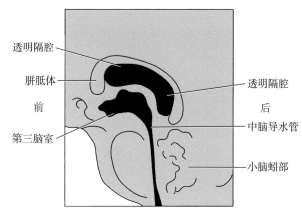

图25.22　大脑矢状断面图像显示暂时的正常变异，透明隔腔和Vergae腔在出生前闭合

相关图表

相关医师

- **放射科医师**：专门从事评估中枢神经系统病理的成像方式的诊断。

- **神经科医师**：专门从事神经系统疾病的诊断和治疗。

- **新生儿科医师**：专门从事新生儿疾病的诊断和治疗。

常用诊断检查

- **计算机断层扫描（CT）**：提供大脑的横断面（即轴向）X线图像以评估解剖结构。通常使用造影剂来区分病理和正常解剖结构。该检查由放射技师或放射科医师进行。由放射科医师对结果进行解释。

- **磁共振成像（MRI）**：当患者处于磁场中时，可提供有关人体生化的有用信息。直接提供大脑的轴向、矢状和冠状图像。这种诊断成像技术不需要暴露于电离辐射。有时活动时不能检查。该检查由放射技师或放射科医师进行，并由放射科医师解释结果。

- **脑电图（EEG）**：通过放置在头皮上的电极记录大脑不同位置的电势变化（即活动）。该检查由技术专家进行并由神经学家解释结果。

实验室检查

- **血细胞比容**：该实验室检查测量红细胞的血液百分比，以体积百分比表示。血细胞比容下降可能是颅内出血的征兆。

脑室大小

● **脑室深度**：在室间孔水平的冠状面上，从壁到壁测量侧脑室体（图25.2）。该测量值是垂直于脑室最长轴的最宽线。正常测量值：4mm或更小。

● **中线到侧脑室的距离**：在同一冠状平面中，该测量值是从中线（即大脑镰）到侧脑室最外侧的水平距离。正常测量值：12mm或更小。

血管

颈内动脉和椎动脉为大脑供血（图25.23）。

● 主动脉——头臂干（右侧）——颈总动脉——颈内动脉——大脑前动脉——前交通动脉——大脑中动脉——后交通动脉

● 主动脉——头臂干（右侧）——右侧锁骨下动脉——椎动脉——脊髓前动脉——基底动脉——小脑后下动脉——小脑前下动脉——小脑上动脉——大脑后动脉

● 大静脉，称为静脉窦，位于大脑坚硬覆盖物（即硬脑膜）中，引流大脑静脉（图25.24）。

● 上矢状窦——下矢状窦——大脑大静脉——直窦——枕窦——横窦——乙状窦——眼上静脉——海绵窦——岩上窦——岩下窦——颈内静脉

影响化学物质

无。

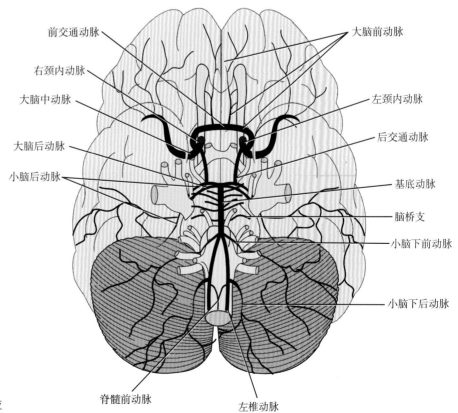

图25.23 大脑下面观的血液供应

左侧标注（从上到下）：
前交通动脉
右颈内动脉
大脑中动脉
大脑后动脉
小脑后动脉
脊髓前动脉

右侧标注（从上到下）：
大脑前动脉
左颈内动脉
后交通动脉
基底动脉
脑桥支
小脑下前动脉
小脑下后动脉
左椎动脉

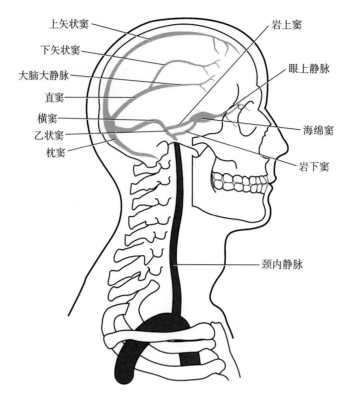

图25.24   脑部侧面观显示大脑的主要静脉引流

第6部分

小器官超声

第26章

甲状腺和甲状旁腺

WAYNE CHARLES LEONHARDT, AARON MATTHEW CHANDLER

目标

- 描述甲状腺、甲状旁腺（位置）和颈部邻近解剖结构的正常结构和超声表现。
- 描述扫查异常颈部结节的区域（解剖标志）。
- 描述甲状腺和甲状旁腺的生理。
- 描述甲状腺和甲状旁腺的血管供应。

- 描述正常甲状旁腺的各种形状。
- 描述扫查甲状腺和甲状旁腺时的解剖缺陷。
- 描述临床实验室检查、相关诊断检查、正常实验室值以及甲状腺和甲状旁腺检查的相关医师。
- 描述甲状腺和甲状旁腺检查的超声适应证。

关键词

前斜角肌（ASM）——侧颈部成对的肌肉，走行于胸锁乳突肌的深方。

降钙素——由甲状腺分泌的激素。主要功能是降低血钙的水平，抑制高钙血症。

异位甲状旁腺——异常位置的甲状旁腺，如胸腺、颈动脉球部、食管后、甲状腺内和颈动脉鞘。

甲状腺外静脉和动脉——位于甲状腺上极和下极的血管。

高钙血症——血钙升高＞10.5 mg/dl。

低钙血症——血钙水平降低。

甲状腺下动脉——从锁骨下动脉分出甲状颈干的最大分支。成对的动脉供应甲状腺下半部的血液。在甲状腺的基部分成两支动脉供应甲状腺的后部和下部。

甲状腺下静脉——起自于甲状腺静脉丛，与甲状腺上、中静脉相通，汇入左、右头臂静脉。

舌骨下肌——位于颈部前方及喉部、气管和甲状腺

表面的双层肌肉平面，也称为"带状肌肉"；包括胸骨舌骨（SH）、胸骨甲状腺（ST）和舌骨（OH）。

峡部——在第二、三、四气管环水平，甲状腺左右叶的下1/3处的连接部。

颈长肌（LCM）——甲状腺叶后方的楔形肌肉。

主神经血管束（MAJNB）——甲状腺后外侧。由颈总动脉、颈内静脉和迷走神经组成。被颈动脉鞘包裹，颈动脉鞘由结缔组织组成。

小神经血管束（MINB）——甲状腺后部。由甲状腺下动脉和喉返神经组成。

肩胛舌骨肌（OH）——舌骨下（或带状）肌之一。

甲状旁腺激素（PTH）——也称为甲状旁腺素。由甲状旁腺分泌以维持血清钙和磷水平的平衡。

原发性甲状旁腺功能亢进症——一种常见的内分泌疾病（在美国每1000人中有1～2人），其特征是1个或多个甲状旁腺分泌过多的PTH。

385

锥状叶——甲状腺叶的附件。

喉返神经——小神经血管束（MINB）的一部分，甲状腺后界的标志。

继发性甲状旁腺功能亢进症——一种内分泌疾病，其特征是所有甲状旁腺都分泌过多的甲状旁腺激素（PTH），以应对低钙血症和相关的腺体过度增大。这种疾病尤其见于慢性肾衰竭患者。

胸锁乳突肌——位于甲状腺前外侧的颈部大肌肉。

胸骨舌骨肌（SH）——舌骨下（或带状）肌肉之一。

胸骨甲状肌（ST）——舌骨下（或带状）肌肉之一。

带状肌肉——舌骨下肌。

甲状腺上动脉——颈外动脉的第一个分支。供应甲状腺上极和喉部的成对动脉。

甲状腺上静脉——位于甲状腺前外侧面上方，穿过颈总动脉（CCA），然后流入甲状软骨上方的颈内静脉（IJV）。

促甲状腺激素（TSH）——由垂体前叶的促甲状腺细胞分泌，控制甲状腺激素的分泌，也称为促甲状腺素。

四碘甲状腺原氨酸（T_4）——甲状腺产生和分泌的激素，用于调节新陈代谢。

三碘甲状腺原氨酸（T_3）——甲状腺产生和分泌的激素，用于调节新陈代谢。

迷走神经——主神经血管束（MAJNB）的一部分。位于颈内静脉与颈总动脉之间形成的后角。

正常测量值	
解剖	测量值
成人甲状腺	长 4～6 cm，前后径 1.3～1.8 cm
峡部（成人）	前后径＜5 mm
新生儿和儿童甲状腺	长 2～3 cm，前后径 1.2～1.5 cm，横径 1.0～1.5 cm

甲状腺

甲状腺为内分泌器官（无导管器官，直接将分泌物释放入血），由2个侧叶和相连接的峡部组成（图26.1）。甲状腺分泌3种重要的激素——四碘甲状腺原氨酸（T_4）、三碘甲状腺原氨酸（T_3）和降钙素——影响身体代谢、生长和发育。

位置

甲状腺由通过峡部跨中线连接的左、右叶组成。位于颈部的前下方，低于喉部，气管前方。峡部在第二、第三和第四气管环的水平上连接下 1/3 的甲状腺叶（图26.1）。甲状腺的形状常成 U 形或矮 H 形（图26.2）。在后者中，横形代表峡部，而竖形代表两个圆锥形的侧叶（左右），下面是圆形的，上面是锥形的。

甲状腺短轴表现为马鞍形，两个叶位于气管两侧，峡部跨过正中线（图26.3）。在纵切面中，甲状腺叶夹在前后肌肉组织或前部肌肉和后部气管之间（图26.4）。

甲状腺后外侧为颈总动脉（CCA）、颈内静脉（IJV）、迷走神经（VN）和颈前肌（ASM）；内侧为气管；前外侧为舌骨下肌或带状肌和胸锁乳突肌。舌骨下肌是位于颈部前方和喉部、气管和甲状腺表面的双层肌肉平面。包括胸骨舌骨肌（SH）、舌骨甲状肌（ST）和肩胛舌骨肌（OH）。颈长肌（LCM）、食管（E）和小神经血管束（MINB，由甲状腺下动脉和喉返神经组成）为甲状腺后界的标志。主神经血管束（MAJNB）位于甲状腺后外侧，有颈总动脉（CCS）、颈内静脉（IJV）和迷走神经。包裹在结缔组织组成的颈动脉鞘中。迷走

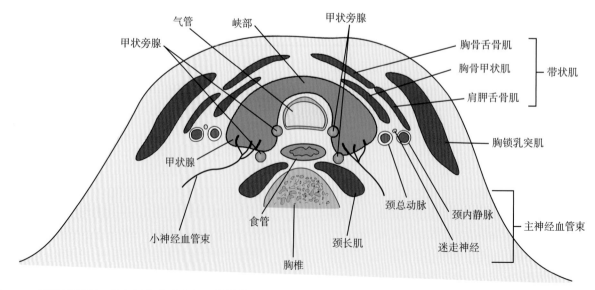

图26.1　甲状腺解剖。注意甲状旁腺和邻近的结构

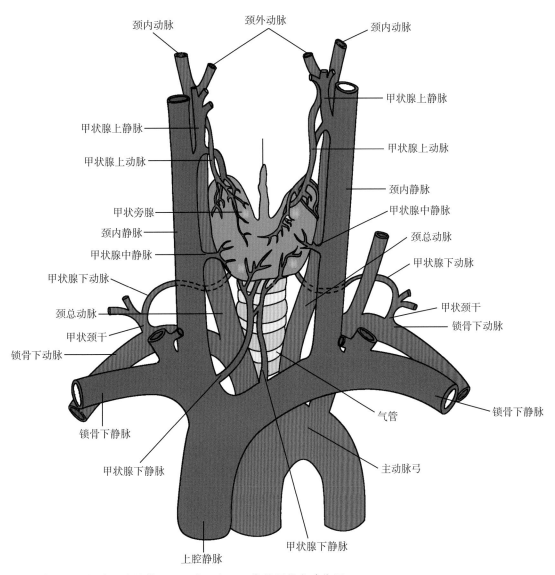

颈内动脉　颈外动脉　颈内动脉

甲状腺上静脉

甲状腺上动脉

甲状腺上静脉

甲状腺上动脉

颈内静脉

甲状旁腺

甲状腺中静脉

颈内静脉

甲状腺中静脉

颈总动脉

甲状腺下动脉

甲状腺下动脉

颈总动脉

甲状颈干

甲状颈干

锁骨下动脉

锁骨下动脉

锁骨下静脉

锁骨下静脉

甲状腺下静脉

气管

主动脉弓

上腔静脉

甲状腺下静脉

图26.2　甲状腺及甲状旁腺区域的前面观。暗环表示正常的甲状旁腺位置

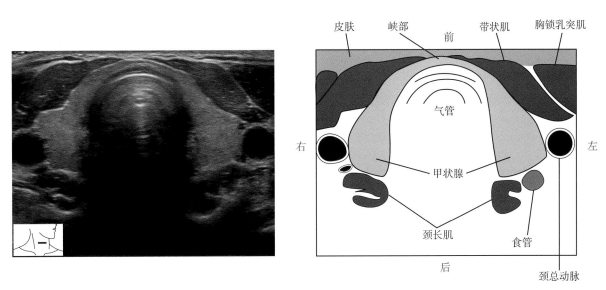

皮肤　峡部　前　带状肌　胸锁乳突肌

气管

右　甲状腺　左

颈长肌　食管

后　颈总动脉

图26.3　正常甲状腺叶解剖的横断面。注意甲状腺叶中间的峡部连接左叶和右叶

神经位于甲状腺叶的后外侧，颈总动脉（CCA）和颈内静脉（IJV）之间（图26.5，图26.1）。

大小

正常人的甲状腺大小和形态多变。瘦高个体的通常具有细长的侧叶，在纵向平面上可长达7~8 cm。矮胖个体常有卵圆形的侧叶<5 cm。因此，正常的甲状腺测量值差异很大。成人甲状腺的长度为4~6 cm（图26.6），前后（AP）径和横径为1.3~1.8 cm（图26.5）。峡部AP径约为5 mm（图26.7）。在新生儿和儿童中，腺体长2~3 cm，AP径为1.2~1.5 cm，宽1~1.5 cm。右叶通常比左叶稍大。甲状腺的平均重量约为25 g。当横径或AP径超过2 cm或当实质延伸到颈动脉前方时为甲状腺增大。

甲状腺体积

正常甲状腺的均值为18.6 ml±4.5 ml（±SD），重约为18.6 g。甲状腺的体积随年龄和体重增加，生活在缺碘地区的患者和急性肝炎或慢性肾衰竭患者，甲状腺的体积也增加。慢性肝炎或使用甲状腺素或放射碘治疗的患者，甲状腺体积下降。

甲状腺体积使用线性参数或更准确的数学公式计算。在线性参数中，前后径是最准确的，因为它相对独立于不对称的两个叶。当前后径超过2 cm时，甲状腺被

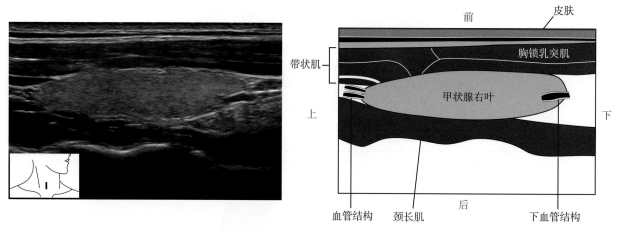

图26.4　矢状断面扫描图像，显示正常甲状腺叶解剖和相邻结构的纵断面

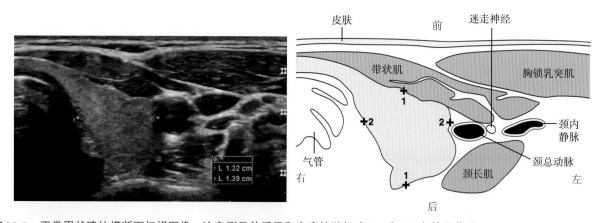

图26.5　正常甲状腺的横断面扫描图像。注意测量前后径和宽度的游标（＋1和＋2）放置位置

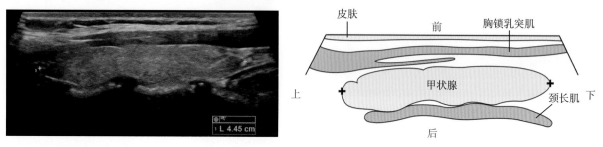

图26.6　矢状断面扫描图像显示正常甲状腺的纵断面。注意测量长度的游标放置位置

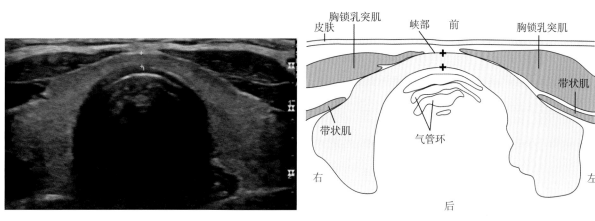

图26.7　横断面扫描图像显示峡部的前后径测量。注意测量长度的游标放置位置

认为是增大。

计算甲状腺体积的数学方法是基于椭球公式加上修正系数（长×宽×厚×每叶0.529）。甲状腺每侧叶的平均体积约为8.91 ml（1.33～21.96 ml；SD：5.1 ml）。

大体解剖

如前所述，甲状腺由峡部连接的左、右叶组成，被两薄层结缔组织覆盖。第一层是气管前筋膜或假甲状腺包膜，包绕着腺体。第二层是真甲状腺包膜，附着在腺体表面。甲状腺实质由滤泡（腺上皮细胞和胶体）、结缔组织、基质、血管、神经和淋巴管组成。

生理学

甲状腺在生长发育中起着重要作用。它调节基础代谢并控制各种机体功能，包括记忆、体重下降或上升、心率、胆固醇水平、皮肤状态和甲状腺激素合成、储存和分泌的能级。它产生和分泌3种激素：三碘甲状腺原氨酸（T_3）、四碘甲状腺素原氨酸（T_4）和降钙素。这些激素的分泌受下丘脑和垂体调节。甲状腺的分泌主要由垂体前叶分泌的促甲状腺激素（TSH）控制。T_4是甲状腺分泌的主要激素（90%）。T_3代表一小部分（约10%）。

降钙素由正常甲状腺的滤泡旁细胞（C细胞）分泌。它的主要功能是降低血钙水平，防止高钙血症。这个激素与甲状旁腺素有相反的作用，将会在本章后文讨论。血浆降钙素浓度水平在很多情况下升高，例如，它在大多数甲状腺髓样癌患者中升高。甲状腺由充满胶体的滤泡组成，胶体由排列在滤泡外围的立方上皮样细胞分泌。胶体主要由糖蛋白甲状腺球蛋白组成，其分子内含有甲状腺激素。当需要甲状腺激素时，垂体前叶分泌的（TSH）或促甲状腺激素会触发激素释放到血液中。TSH的分泌受下丘脑产生的促甲状腺激素释放因子的调节。促甲状腺激素释放因子的水平由基础代谢率（BMR）控制。由于甲状腺激素浓度低导致的BMR降低会使促甲状腺激素释放因子增加。这会导致TSH分泌增加和这些激素的释放增加。一旦血液中的激素水平恢复

正常，BMR就会稳定下来，TSH的分泌就会停止。

血液供应

甲状腺是富血管器官。血供由成对的甲状腺上静脉、甲状腺下动静脉及甲状腺中静脉组成。甲状腺血管在腺体上极和下极最容易看到。甲状腺上动脉是颈外动脉的第一个分支。走行在上极的前缘表面，发出的分支深入到甲状腺内。它分出前支弯曲地走向峡部，与对侧动脉形成吻合；后支走行在甲状腺叶的背侧，与甲状腺下动脉的升支形成吻合。甲状腺下动脉为甲状腺下半部分供血，是从锁骨下动脉分出的甲状颈干的最大分支。它上升到甲状腺下极并分出几个分支，为甲状腺下部供血，在后方与甲状腺上动脉吻合。甲状腺上静脉与甲状腺上动脉伴行（图26.2）。甲状腺主动脉的内径均值为1～2 mm。正常收缩期峰值流速为20～40 cm/s。甲状腺实质内动脉的收缩期峰值流速为15～30 cm/s（图26.8 A～C）。甲状腺上静脉走行在甲状腺前外侧表面，跨过颈总动脉（CCA），在甲状软骨上方汇入颈内静脉（IJV）。甲状腺下动脉起自甲状腺静脉丛，与甲状腺上、中静脉相通，汇入左、右头臂静脉。甲状腺中静脉起自于腺体侧面的静脉丛，汇入颈静脉的下端。与甲状腺动脉类似，甲状腺静脉的直径为1～2 mm。下静脉的直径可达7～8 mm（图26.8D）。目前的高灵敏度彩色多普勒成像可显示甲状腺内丰富的血管（图26.8E）。

超声表现

正常甲状腺是均匀的中-高回声，与肝脏和睾丸的回声相似。甲状腺叶和峡部边界的细的亮线（特殊的反射）是甲状腺被膜。正常甲状腺实质回声较周围相邻肌肉血管回声高（图26.9）。甲状腺上、下动脉和静脉的分支表现为伴有亮的薄壁的无回声结构（图26.10）。彩色和能量多普勒超声有助于识别甲状腺内和甲状腺外的动脉和静脉（图26.8A～C）。

在横向扫查平面图像上，CCA和IJV的轴向断面可

以看到有亮壁的圆形无回声区域，邻近甲状腺外侧缘。颈部肌肉（舌下肌、胸锁乳突肌和颈长肌）相对于甲状腺呈低回声。颈长肌（LCM）表现为三角形。主要的中线结构食管，通常显示在中线左侧。在横断面能够清晰地显示消化道特征性表现，当患者吞咽时显示蠕动。迷走神经位于颈内静脉和颈总动脉之间的后角中。在横向图像显示为一个 2 ～ 3 mm 的低回声圆形结构。喉返神经为圆形低回声结构伴有回声晕，位于食管、气管和甲状腺后叶之间（图26.11）。

舌下肌（带状肌）和胸锁乳突肌位于甲状腺前方和LCM的后外侧。

超声应用指征

● 术前评估甲状腺的可疑结节（图26.12）。

● 确定颈部肿块的性质（起源、数量、成分和大小）。

● 确定新生儿甲状腺发育不全或发育不良。

● 在确诊或疑似甲状腺癌患者甲状腺切除术后发现肿瘤复发或区域淋巴结转移。

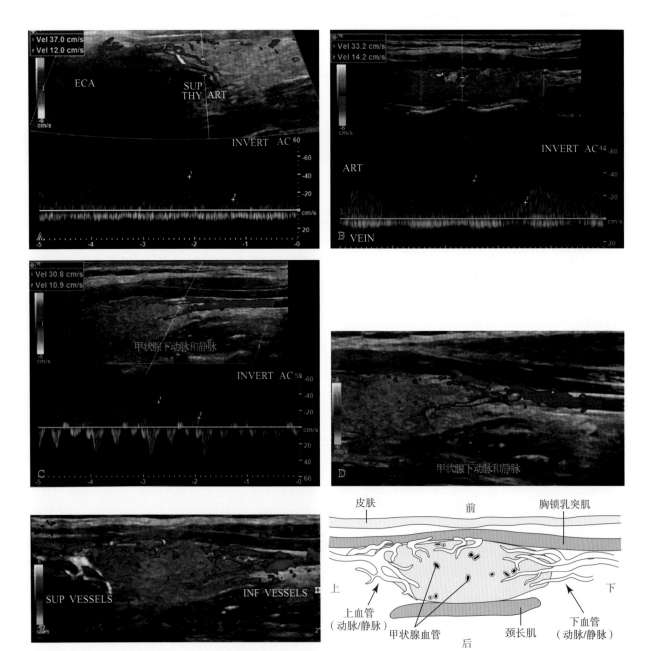

图26.8　A.甲状腺和甲状腺上动脉的纵断面彩色多普勒血流成像显示动脉收缩期峰值流速为37.0 cm/s。注意甲状腺上静脉血流位于基线以下。B.甲状腺内动脉和静脉纵断面图像上的彩色血流，甲状腺内动脉收缩期峰值流速为33.0 cm/s。C.甲状腺内动脉纵断面上的彩色血流显示动脉血流，收缩期峰值流速为30.8 cm/s。注意甲状腺下静脉血流位于基线以下。D.甲状腺下动脉和静脉的彩色多普勒血流图像。E.甲状腺纵断面彩色多普勒显示正常甲状腺上、下动脉和静脉。注意正常甲状腺内的血流。INF.下；SUP.上

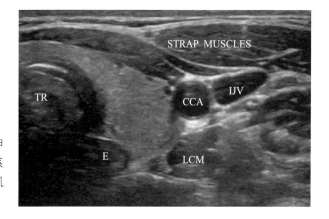

图26.9 横断面扫描图像显示甲状腺左叶的横断面观察甲状腺实质表现：相对于周围结构呈高回声。注意解剖关系和甲状腺的形状，带状肌、气管（TR）、食管（E）、颈长肌（LCM）、颈总动脉（CCA）和颈内静脉（IJV）

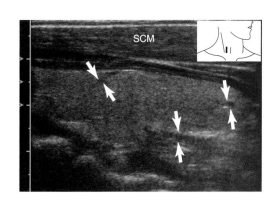

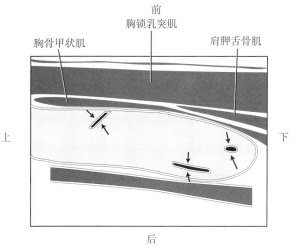

图26.10 甲状腺右叶的纵断面；1～2mm的管状结构（箭头）表示甲状腺内血管。SCM.胸锁乳突肌

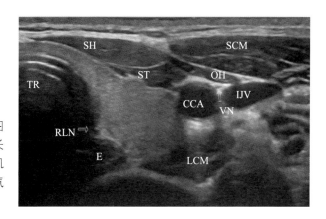

图26.11 甲状腺左叶及相邻解剖结构的横断面扫描图像：颈总动脉（CCA）、食管（E）、颈内静脉（IJV）、颈长肌（LCM）、舌骨肌（OH）、喉返神经（RLN）、胸锁乳突肌（SCM）、胸骨舌骨肌（SH）、胸骨甲状肌（ST）、甲状腺、气管（TR）和迷走神经（VN）

- 评估其他成像方式或实验室检查发现的异常［例如，在计算机断层扫描、正电子发射断层扫描、核闪烁扫描、磁共振成像或在其他颈部超声检查（例如，颈动脉超声）中发现的甲状腺结节］。
- 隐匿性甲状腺恶性肿瘤高危患者的评估。
- 监测治疗中的结节大小（甲状腺抑制治疗）。
- 甲状腺切除术前，评估确诊或疑似甲状腺癌患者的区域淋巴结转移。
- 评估可触及颈部肿块的位置和特征，包括甲状腺肿大。
- 超声引导下的甲状腺囊肿抽吸、细针抽吸/活检（FNAB）、芯针活检，以及引导经皮治疗（乙醇注射）（PEI）无功能和功能亢进的良性甲状腺结节和乳头状癌的淋巴结转移。
- 有指征时对之前检查的甲状腺结节进行随访。

TECHNIQUE: Standard longitudinal and transverse 2D grayscale and color duplex images were obtained of the neck with compartment mapping, as defined below.

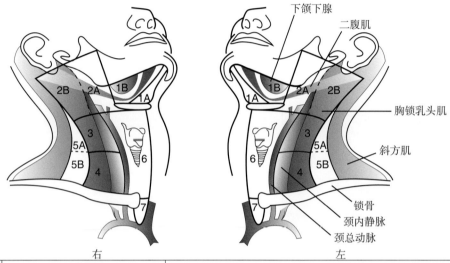

	结节区域	标志
1A	颏下	正中线、二腹肌的前方，舌骨上方
1B	下颌下的	1A区外侧，下颌下腺的内侧或前方
2A	IJV 链上部	IJV 的前方或内侧，下颌下腺的外侧或后方；舌骨的上方
2B	IJV 链上部	IJV 和 SCM 的后方，颈动脉分叉处的上方
3	IJV 链中部	从颈动脉分叉到环状软骨弓的下方；CCA 的外侧
4	IJV 链下部	从颈环状软骨弓的下方到锁骨；CCA 的外侧
5A	锁骨上窝/后三角	SCM 的后方，从颅底到环状软骨弓
5B	锁骨上窝/后三角	SCM 的后方，从环状软骨弓到锁骨
6	颈气管旁方	从舌骨水平到胸骨柄的CCA前内侧
7	颈气管旁方	CCA 前内侧；胸骨深方
	锁骨上区	CCA 的外侧；锁骨上方

Schematic drawing of zone anatomic landmarks adapted from Bieker, T. (2010). Scanning the post-thyroidectomy neck: appearance and technique. Journal of Diagnostic Medical Sonography, 26 (5): 215-223.

图 26.12   Alta Bates Summit 医疗中心用于记录结节位置的工作表。资料来源：经许可转载，由加利福尼亚州伯克利的 Alta Bates Summit 医疗中心提供

正常变异

正常解剖变异可能与甲状腺内部或外部的病理相似。

● 甲状腺上动脉和下动脉的小分支可能表现为低灰度并且可能会误认为是小结节。使用彩色多普勒确认血流有利于鉴别。大的甲状旁腺腺瘤可能会误认为是甲状腺结节；病史和（或）滋养动脉可以帮助辨别两者（图

26.13）。

● 颈段食管正常位于甲状腺左叶右缘的后方，在横向扫查平面上，可能与甲状腺结节相似（图 26.14）；在轴向断面和纵向断面上观察蠕动能够分区食管和真正的结节。

● 食管憩室：罕见，与甲状腺肿物相似。食管憩室是食管壁的薄弱部分，向外突出的囊袋状。食管憩室根

据其在食管内的位置进行分类。两种特定类型是Killian-Jamieson和Zenker憩室。

● **Killian-Jamieson憩室**是一种罕见的食管憩室，突出于环咽肌下方、食管纵行腱外侧的颈段食管前侧壁。

● **Zenker憩室**位于后方、正中线、在食管正上方的喉咙后部。症状包括发音困难（吞咽困难，特征是食物卡在喉咙里的感觉）。

如同甲状腺结节，食管憩室为圆形-椭圆形。食物残渣、碎片和空气显示的回声与乳头状癌微钙化的回声病灶相似（图26.14A）。为避免这种陷阱，甲状腺外面位置的憩室应通过显示其与食管连接来确认（图26.14B）。实时图像将显示患者吞咽的蠕动或空气和碎屑的运动。为了增强食管和憩室之间的蠕动，可让患者在嘴里含少量水然后吞咽，动态图像捕捉蠕动。

● 甲状腺叶的附件称为锥状叶，存在于10%～40%的人群中。从峡部向头侧延伸，并上升到舌骨处。锥体叶可从峡部的右侧或左侧延伸；但是左侧更常见（图26.15，图26.2）。

● 其他正常变异包括：

○ 峡部缺如。

○ 甲状腺叶不对称（右叶可能是左叶的2倍）。

○ 侧叶缺如。

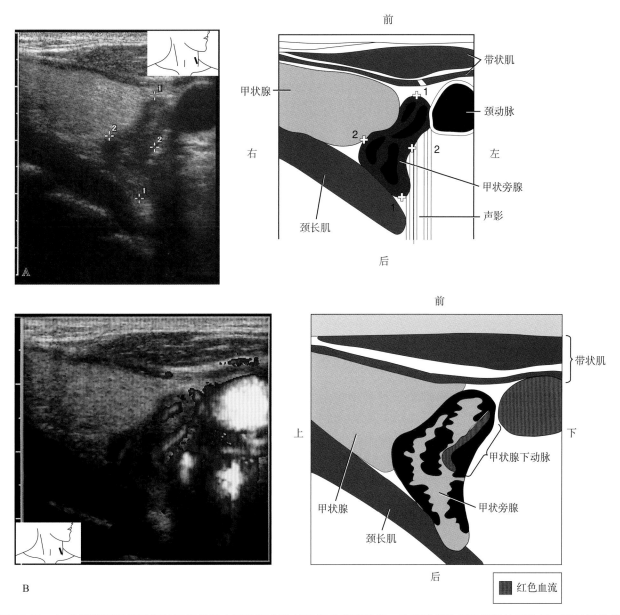

图26.13 A.斜纵断面扫描图像显示甲状腺左下叶和分叶状的甲状旁腺腺瘤。注意腺瘤位于甲状腺的后外侧，颈长肌的前方。注意游标（距离1和距离2）放置位置。注意腺瘤的最长轴在前后方向上。B.甲状旁腺腺瘤的能量多普勒血流图像。注意供应腺瘤的甲状腺下动脉

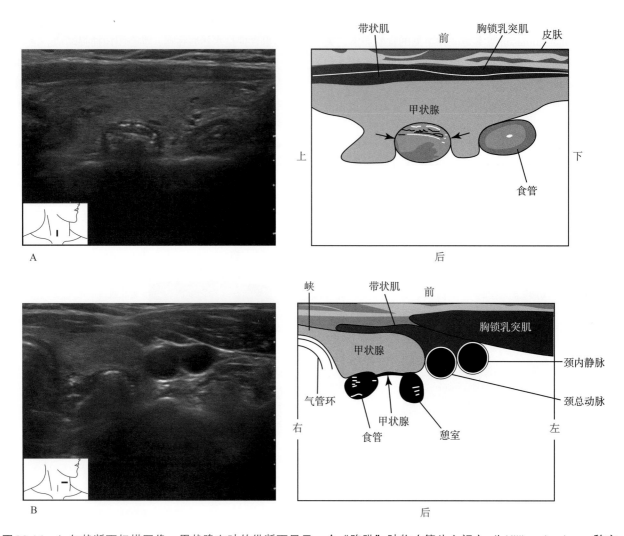

图26.14　A.矢状断面扫描图像，甲状腺左叶的纵断面显示一个"陷阱"肿物（箭头之间），为Killian-Jamieson憩室；B.横向扫查平面，在患者吞咽水时，甲状腺左叶的轴向图像显示食管的Killian-Jamieson憩室之间的连接

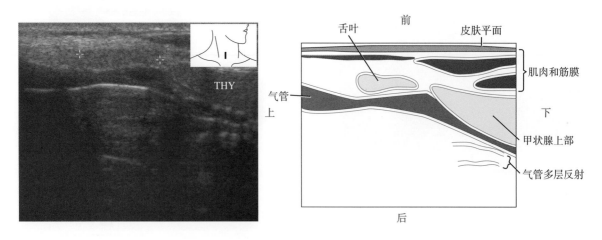

图26.15　甲状腺上部和锥状叶的纵断面（测量点之间）

甲状旁腺

甲状旁腺是小的、有包膜的卵圆形结构，附着在甲状腺侧叶的后表面的上下极区域。大多数人有4个对称的甲状旁腺（图26.1，图26.2），甲状旁腺分泌甲状旁腺激素（PTH）以维持血钙和血磷的平衡。

位置

甲状旁腺通常位于甲状腺的后方、颈长肌（LCM）的前方。上部甲状旁腺从第四鳃囊发育，可以位于环甲交界处的甲状腺后方（77%）或甲状腺上极后方（22%）。下部甲状旁腺起源于第三鳃囊，在发育过程中随着原始甲状腺进一步下降。由于它们向尾部移动更大，下部甲状旁腺的位置变化更大。大多数下部甲状旁腺（>60%）位于甲状腺下极后方或仅在其下方。下部甲状旁腺也可能镶嵌在甲状腺组织内。

增大的甲状旁腺（腺瘤）通常出现在甲状腺、LCM、CCA和IJV组成的解剖"三角区"内（图26.1，图26.9）。

大小

正常甲状旁腺长5～7 mm，宽3～4 mm，厚1～2 mm（5 mm×3 mm×1 mm）。重量10～78 mg，均值35～40 mg。

大体解剖

甲状旁腺由大量的主细胞组成，伴有一些水样透明细胞和嗜酸性粒细胞，成簇状排列。甲状旁腺的颜色从老年患者的淡黄色到年轻患者的淡红色或浅棕色不等，这取决于甲状旁腺内的脂肪量。

甲状旁腺的形态各异，大多呈卵圆形、豆形或球形（83%）；也可呈细长形（11%）、双叶形（5%）或多叶形（1%）（图26.16）。

甲状旁腺有丰富的神经，起自于颈交感神经节的甲状腺分支。

生理学

甲状旁腺分泌甲状旁腺激素（PTH），也称为甲状旁腺素。如前所述，它的主要功能是通过促进钙吸收入血、阻止低血钙以帮助维持血钙浓度平衡。当低血钙时，甲状旁腺激素通过从骨骼中释放钙来升高血钙，增加肠道内钙的吸收、降低肾对磷的排泄以降低肾对钙的排泄。

血液供应

上组和下组甲状旁腺由独立的甲状腺上动脉和下动脉的小分支供血和这些血管之间纵向吻合的分支供血（图26.2）。甲状腺下动脉主要为上组和下组甲状旁腺供血。然而，上组甲状旁腺可能被甲状腺上动脉单独供血。80%的上组甲状旁腺接受主要的甲状腺下动脉供血，15%的上组甲状旁腺接受甲状腺上动脉供血。90%的下组甲状旁腺接受主要的甲状腺下动脉供血，只有10%的下组甲状旁腺接受甲状腺上动脉供血。静脉引流入甲状腺静脉丛。淋巴管引流入这些甲状腺的淋巴管。

超声表现

正常甲状旁腺因小且与甲状腺和周围组织的回声相似，而难以辨别。除非存在异常病理。甲状旁腺腺瘤为相对于正常甲状腺超声表现为均质的低回声。特征性低回声表现是由于腺体均一的细胞增多，脂肪含量减少引起的。罕见的功能性甲状旁腺脂肪腺瘤由于脂肪含量高，比邻近的甲状腺回声高。甲状旁腺腺瘤是椭圆形或豆形的均质结构，长0.8～1.5 cm，重500～1000 mg（图26.17）。巨大腺瘤的长度可超过5 cm，重量可超过10 g。随着甲状旁腺肿大，超声改变包括分叶、回声不匀（回声结构不均匀）、囊性变和偶尔的钙化（图26.18）。

甲状旁腺腺瘤是富血管病变，由来自甲状腺上、下动脉分支供血（图26.19）。增大的甲状旁腺显示实质内血管丰富，伴有明显的舒张血流（图26.20）。

据报道，彩色和能量多普勒定位甲状旁腺腺瘤的灵敏度为88%。异常扩张的甲状腺外供血动脉（常为甲状腺下动脉的分支），有助于发现原本不显眼的甲状旁腺腺瘤（图26.21A、B）。

在对甲状旁腺成像时，最重要的是完全理解颈部相关邻近解剖结构的正常超声表现。位于后方上下极区的甲状腺结节与甲状旁腺腺瘤相似，易混淆出现假阳性。

在矢状图像平面，LCM走行于甲状腺的全长，相对于正常甲状腺表现为低回声（图26.4）。在横向图像平面，LCM表现为三角形，可能会误以为是甲状旁腺腺瘤，特别是腺体被拉长时。位于塌陷的颈静脉内侧无回声的甲状旁腺腺瘤，可能会误认为是正常的颈内静脉。食管也可能会被误以为是增大的甲状旁腺腺瘤（图26.9）。

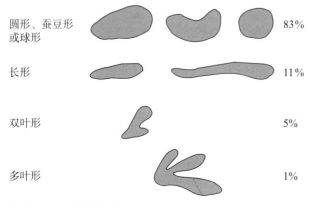

圆形、蚕豆形或球形	83%
长形	11%
双叶形	5%
多叶形	1%

图26.16　甲状旁腺变异

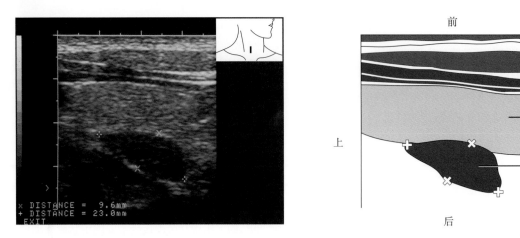

图 26.17　甲状腺右叶的纵断面图像显示卵圆形甲状旁腺腺瘤。注意腺瘤相对于甲状腺呈低回声、卵圆形，位于甲状腺的后方。测量点是测量腺瘤的长度和前后径。注意游标放置的位置（＋，⊗）

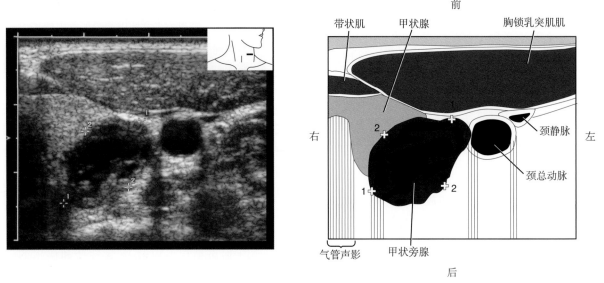

图 26.18　甲状腺左叶正中横断面扫描图像显示不均质的甲状旁腺腺瘤。测量点测量的腺瘤的宽度和前后径。注意游标放置的位置（距离 1 和距离 2）

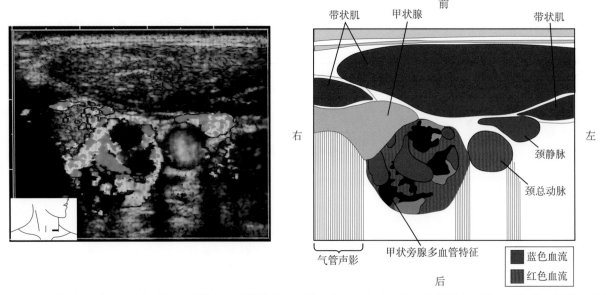

图 26.19　甲状旁腺腺瘤左中部彩色多普勒血流成像横断面扫描图像。注意腺瘤的多血管特征。缺乏彩色的区域代表囊性区域。注意腺瘤与甲状腺、颈总动脉和颈静脉的关系

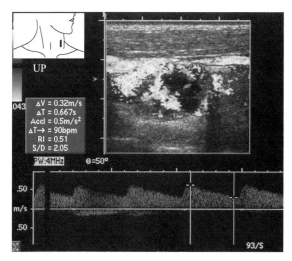

图26.20　彩色多普勒的灰色图像。左侧甲状旁腺腺瘤的纵断面表现血管增多的动脉血流

其他与甲状旁腺腺瘤相似的颈部结构有小的甲状腺外静脉和动脉（邻近甲状腺的后外侧面），增大的颈部淋巴结和任何共存的甲状腺结节。彩色多普勒成像有助于区分颈部血管和非血管结构（图26.22 A、B）。增大的颈部淋巴结表现为卵圆形低回声。通常有一条高回声的带或由脂肪、血管和纤维组织组成的淋巴结门。这些结节通常位于颈部邻近颈静脉的外侧，远离甲状腺（图26.23，图26.24）。偶尔，甲状旁腺腺瘤叶可以在外侧的颈动脉鞘内发现，经皮穿刺活检对区分甲状旁腺腺瘤和

异常淋巴结很有必要。

当甲状腺结节从甲状腺后表面突出时，会与甲状旁腺腺瘤相似。鉴别要点：①一个图像征象。甲状旁腺腺瘤和甲状腺本身间有细线分隔。来源于甲状腺内的甲状腺结节不能与组织平面分开。②甲状旁腺腺瘤室均质、比甲状腺回声低。许多甲状腺结节超声表现为不均质或混合回声的。

超声应用

● 疑似原发性或继发性甲状旁腺功能亢进症患者的甲状旁腺腺瘤的定位（由于血液中钙水平升高引起的异常）。

● 自体甲状旁腺植入物的定位。

● 评估既往接受过甲状旁腺手术或消融治疗且甲状旁腺功能亢进症状复发的患者肿大甲状旁腺的数量和大小。

● 定位甲状腺/甲状旁腺的疾病或邻近颈部淋巴结以进行（FNA）活检和消融。

正常变异

● 大多数人（约80%）有4个甲状旁腺，位于邻近甲状腺的对称位置（图26.1，图26.2）。

● 多达13%～15%的个体有多于5个甲状旁腺，5%的个体只有3个腺体。

● 异位甲状旁腺常见于胸腺或胸腺周围组织（10%）。其他异常位置包括甲状腺内（1%）、颈动脉分叉和鞘（1%）及食管后间隙（1%～3%）（图26.25）。

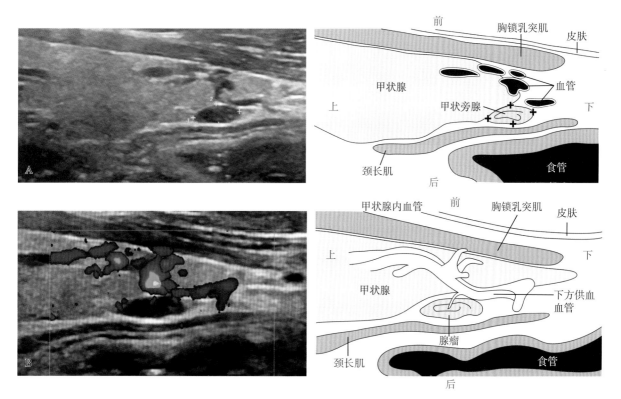

图26.21　A.左下甲状旁腺腺瘤的灰阶图像。B.左下甲状旁腺腺瘤的彩色多普勒血流图像。注意供应腺瘤的甲状腺下动脉

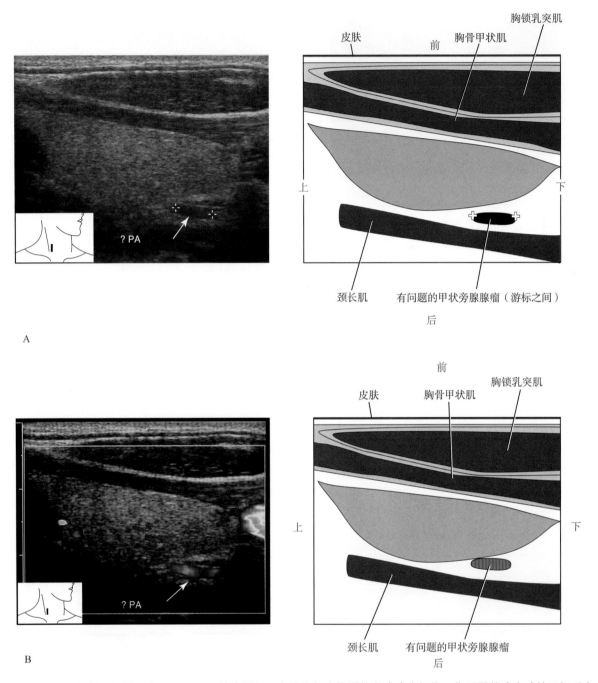

图26.22 A.矢状断面扫描图像显示0.6 cm的扁平低回声结构与小的甲状旁腺腺瘤相似，位于甲状腺右叶的下极后方。注意测量点的位置。B.同一结构的彩色多普勒血流图像，填充了彩色，说明这是血管结构，不是甲状旁腺腺瘤。PA.甲状旁腺腺瘤

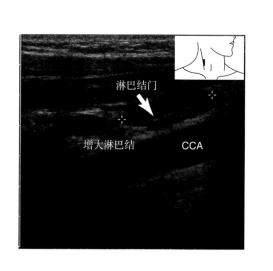
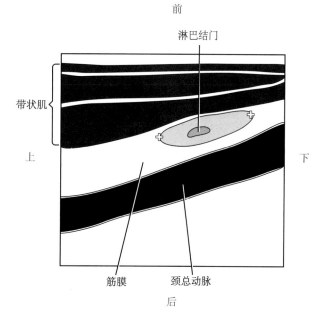

图26.23 颈总动脉相邻的增大颈部淋巴结纵断面图像。注意淋巴结呈极低回声伴有回声的淋巴结门（箭头）。注意游标的放置。CCA.颈总动脉

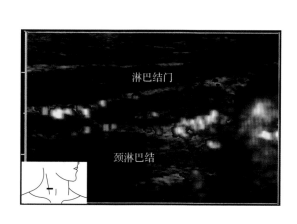
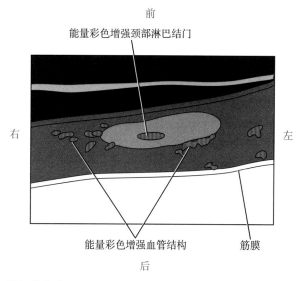

图26.24 增大的颈部淋巴结能量多普勒血流图像。注意淋巴结门的血流

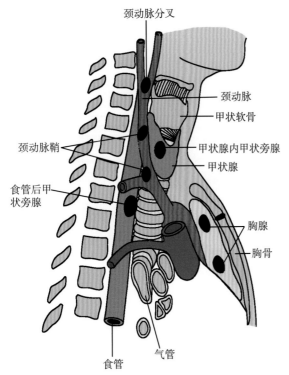

图26.25   纵隔和颈部的侧面观，显示甲状旁腺的异常位置。黑色圆圈表示异常位置：胸腺、颈动脉分叉、食管后甲状旁腺、甲状腺内甲状旁腺、颈动脉鞘

图中标注：颈动脉分叉、颈动脉、甲状软骨、甲状腺内甲状旁腺、甲状腺、颈动脉鞘、食管后甲状旁腺、胸腺、胸骨、食管、气管

相关图表

相关医师

- 外科医师：专门从事外科，通过手术方法治疗疾病、畸形和损伤的医学分支。
- 内分泌学家：专门从事内分泌系统的医学疾病。主要的内分泌腺包括甲状腺、甲状旁腺、肾上腺、垂体、睾丸和卵巢。
- 放射科医师：专门从事评估甲状腺和甲状旁腺异常的影像方式的诊断解释。
- 介入放射科医师：专门从事用于诊断和治疗的侵入性放射影像和超声检查检查。
- 病理学家：专门从事组织活检和血液检查的解释。

常用的诊断检查和操作

甲状腺和甲状旁腺的评估需要生理学和形态学信息来诊断甲状腺和甲状旁腺的疾病。各种诊断检查能够达到诊断效能，包括闪烁扫描（放射性核素扫描）、单光子发射计算机断层扫描（SPECT）、正电子发射断层扫描（PET）、高分辨率超声、计算机断层扫描（CT）、磁共振成像（MRI）和细针穿刺活检（FNAB）。用于评估甲状腺的两项较新的成像技术是超声造影和弹性成像。

- 闪烁扫描：闪烁扫描是可触及甲状腺肿块患者的首选诊断方式，是最常见的筛查技术，与超声结合用于评估甲状腺功能和形态。给予靶向甲状腺的放射性示踪剂或试剂（^{123}I、^{131}I或^{99m}Tc高锝酸盐）。对其进行监测和拍摄以评估甲状腺功能并区分正常和异常甲状腺组织。该检查由核医学技术人员进行。由放射科医师对结果进行解释。这种技术的空间分辨率使其难以发现和描述小结节。当闪烁扫描显示单个孤立性结节时，腺体内可能存在多个结节。闪烁扫描的主要作用是确定病变是"热"（功能亢进或比正常甲状腺摄取更多示踪剂）还是"冷"（无功能或比正常甲状腺摄取少的示踪剂）。在^{123}I闪烁扫描中，热结节有1%～4%的恶性肿瘤风险，而冷结节有10%～25%的恶性肿瘤风险。在^{99m}Tc闪烁扫描中，29%的热结节具有恶性肿瘤风险。^{131}I闪烁扫描常用于检测甲状腺癌患者的转移。

- 单光子发射计算机断层扫描（SPECT）：单光子发射计算机断层扫描是一种使用伽马射线的核医学断层扫描成像技术。它类似于使用伽马相机的常规核医学平面成像。但是它能够提供真正的三维（3D）信息。该信息通常显示为患者的横向断层，但可以根据需要重建。由于SPECT与平面伽马成像非常相似，因此可以使用相同的放射性药物。为了获取SPECT图像，伽马相机围绕患者旋转。在旋转期间，通常每3°～6°获取图像。旋转完整的360°用于获得最佳重建。获得每个图像所用的时间也是可变的；通常是15～20秒。这给出了15～20分钟的总扫描时间。使用^{99m}Tc司他比锝（MIBI SPECT）进行的SPECT成像在评估甲状旁腺时的敏感度为95%，特异度为100%，并在5例伴有多结节性甲状腺肿患者中正确识别了4例恶性甲状腺结节。该检查由核医学技术人员进行。由放射科医师对结果进行解释。

- 正电子发射断层扫描（PET）：PET是一种核医学功能成像技术，可生成3D图像或体内功能过程图。该系统由正电子发射放射性核素（示踪剂）间接发射的成对伽马射线，该放射性核素通过代谢活性分子进入体内。然后通过计算机分析重建体内示踪剂浓度的3D图像。在现代PET-CT扫描仪中，3D成像通常是在同一台机器上同一期间对患者进行的CT X线扫描完成的。为了进行扫描，将短寿命放射性示踪同位素注入患者体内，该同位素通过发射正电子衰变，该正电子也已通过化学方式结合到代谢活性分子中。当代谢活性分子集中在感兴趣的组织中时，需要等待一段时间；然后将患者置于成像扫描中。最常用于此目的的分子是氟脱氧葡萄糖（FDG），是一种糖，其等待时间通常为1小时。通过葡萄糖摄取功效，成像的示踪剂浓度来指示组织代谢活动。PET成像产生的图像详细描述了身体的生化改变，因此可用于甲状腺癌的诊断和分期。该检查由核医学技术人员进行。放射科医师对结果进行解释。

- **超声检查**：超声检查使用高频（8 ～ 16 MHz）声波对甲状腺实质、异常甲状旁腺和相邻解剖结构进行成像和现实。分辨率介于 0.7 ～ 1.0 mm。具有矩形或梯形扫描格式的线性探头比扇形探头更适合，因为它具有更宽的视野以及结合高频灰度和彩色、能量多普勒图像的能力。对于大的颈部和（或）甲状腺肿大的患者，5 ～ 8 MHz 的凸面探头可以快速准确地评估甲状腺的大小和体积。评估甲状腺叶部、峡部和相邻肌肉与脉管系统的正常、异常回声和结构。检查包括从下颌骨下缘到胸骨切迹的颈部中央和双侧颈淋巴结链，包括 I ～ VII 区淋巴结水平，以检查淋巴结肿大、肿瘤侵犯和血栓形成（参见淋巴结分区工作表，图 26.12）。超声是用于确定病变是囊性还是实性，以及是甲状腺内的还是甲状腺外的最确定的成像技术。它非常适合定位甲状腺结节和甲状旁腺腺瘤以进行抽吸、乙醇消融和（或）经皮活检。超声检查甲状旁腺疾病的准确率为 74% ～ 94%。在评估气管和胸骨下声波无法穿透区域时，结合使用闪烁扫描、MRI 和 CT 可提高诊断效率。该检查由超声医师进行。

- **计算机轴向断层扫描（CT）**：CT 成像由整个甲状腺和相邻解剖结构的连续 2 ～ 3 mm 轴向断层组成。从舌骨到隆突获取图像。通常使用造影剂来区分病理和正常解剖结构。CT 在确定结节的囊性方面特异性不如超声检查。然而，它克服了声波穿透限制并能提供胸骨下区和气管后区域的解剖。CT 与磁共振成像（MRI）一样，可用于评估肿块的整体范围。不理想的 CT 成像特征包括肩胛带的条纹伪影、使用静脉注射碘造影剂及暴露于电离辐射。该检查由 CT 技术人员进行。结果由放射科医师解释。

- **磁共振成像**：MRI 涉及磁学、无线电波和计算机来生成人体结构的图像。表面线圈以甲状腺为中心，提供 3 mm 厚的高质量图像。获得从舌骨到肺尖轴向和矢状视图。MRI 提供多平面成像以及正常和病理甲状腺解剖结构和相邻解剖结构的对比量表。对于某些手术，使用造影剂（例如钆）来提高图像的准确性。这种技术可以很好地显示颈部和胸部的解剖结构。例如，血管很容易与相邻的淋巴结相辨别。MRI 是一种很好的成像方式，用于监测治疗前和治疗后的疾病过程。该检查由 MRI 技术人员进行。由放射科医师对结果进行解释。CT 和 MRI 尤其适用于当甲状腺组织延伸到纵隔和颈部区域时。

- **细针抽吸/活检（FNAB）**：顾名思义，活检技术使用抽吸术从甲状腺肿块中获取细胞或液体。细针抽吸活检可明确诊断甲状腺结节、颈部淋巴结和甲状旁腺腺瘤。在超声引导下，可以对几毫米大小的病变进行活检。对于 FNAB，大多数医师使用 25 G 穿刺针、0.5 in（2.54 cm）长、一次性 10 ml 塑料注射器和手枪式注射器支架。当针头在结节内来回移动时轻轻抽吸。这种操作可以取出细胞物质并轻松吸入穿刺针。顾名思义，活检技术使用抽吸术从甲状腺肿块中获取细胞或液体。这种活组织检查易于执行并且患者耐受性良好。诊断灵敏度可达 99%。并发症最常见的是小血肿。

- **超声引导下经皮乙醇注射**：经皮乙醇注射（PEI）是一种非手术操作，包括将无水乙醇注射到甲状腺囊肿、良性甲状腺和自主功能结节、化学消融增大的甲状旁腺以及转移的颈部淋巴结。PEI 的结局包括细胞脱水和蛋白质变性，然后是凝固性坏死、反应性纤维化、血管血栓形成和出血性梗死。对于甲状腺结节和囊肿的治疗，通过 21G 或 22G 穿刺针注射乙醇，该穿刺针具有封闭的锥形尖端和三个末端侧孔，可多点注入乙醇，从而减少总注射次数。通常每隔 2 天到 2 周进行一次，共 4 ～ 8 次。注射的乙醇总量通常是结节体积的 1.5 倍。通常 PEI 耐受性良好。一个常见的副作用是注射部位短时间内有烧灼感，会放射到下颌或耳后区。疗效与甲状腺体积成反比——结节越小，疗效越好。据报道，68% ～ 100% 的毒性前结节和 50% ～ 89% 的毒性结节可完全治愈。也可通过 25G 穿刺针和注射器将乙醇注射到颈部转移淋巴结，其中含有高达 1 ml 的 95% 乙醇。彩色多普勒对于评估乙醇注射后血流减少或消失至关重要。对于甲状旁腺腺瘤消融，乙醇注射到肿块的多个部位，体积约为肿块的一半，通常为 0.1 ～ 1.0 ml。注射时组织变得回声增高；高回声在 1 分钟内慢慢消失。甲状旁腺腺瘤的血管也明显减少，继发于甲状旁腺血管的血栓形成和闭塞。每天或每隔一天重复注射，直到血清钙达到正常范围。乙醇消融最常用于术后复发或持续性甲状旁腺功能亢进的患者，这些患者的超声检查阳性，活检证实甲状旁腺功能亢进并且不适合手术。乙醇消融已被证明对之前接受过甲状旁腺次全切除术且颈部残余腺体复发的 MEN I 患者非常适用。

- **超声造影**：超声造影（CEUS）是超声领域的重大突破。通过使用微泡造影剂和造影剂特异性成像软件，能够显示目标器官的微循环和大循环。超声造影剂是充满气体的微泡液体，通过静脉注射进入体循环。微泡中的气体与身体周围软组织之间的回声差异巨大。

使用微泡造影剂的超声成像增强了超声反向散射或超声波的反射，由于很大的回声差异而具有更高的对比度。有研究表明，CEUS是一种对原发性甲状旁腺功能亢进症患者进行病理性甲状旁腺定位的高度敏感且具有良好效益的方法。也有研究提到CEUS有助于检测恶性甲状腺结节。

- **超声实时弹性成像**：超声弹性成像是一种动态技术用来估计和现实组织硬度测量，通过超声探头施加外力以测量组织形变程度来实现。甲状腺弹性成像被用来研究甲状腺结节的硬度和弹性值以区别良恶性。良性结节软且易于形变，而恶性结节是硬的且超声施加压力时不易形变。弹性成像技术通过评估压缩前后组织反射的超声信号，来确定不同深度的组织位移量。专门的软件提供了准确测量组织形变，并显示为弹性图像。

- 在B型超声上显示的弹性图像是彩色编码的。硬的组织用蓝色标记，软的组织用红色标记，平均硬度的组织用绿色标记。实时剪切弹性成像技术是一种比传统弹性成像技术更好地表征和量化组织硬度的最新技术。囊性病变和钙化结节不用超声弹性成像评估。超声弹性成像有助于描述细胞学上不确定结节的恶性或良性，其准确性几乎与FNAB相似。超声弹性成像的主要局限性是它不能评估未被足够正常组织包围的病变。该检查由超声医师进行。检查结果由放射科医师解释。

实验室检查

甲状腺

甲状腺激素的产生受通过下丘脑和垂体影响的反馈控制机制调节。垂体前叶分泌的促甲状腺激素（TSH）控制甲状腺激素的产生。一些实验室检查可以评估甲状腺功能。没有一种临床检查可以单独用于诊断甲状腺功能减退症或甲状腺功能亢进症。常见的检查包括T_4、T_3、TSH、T_3树脂摄取和RAI（放射性碘摄取）。以下实验室检查由获得许可的实验室技术人员进行。结果由病理学家解释。

- **甲状腺素**：T_4有4个碘原子，是产生的最丰富的甲状腺激素。T_4通常用于筛查和随访被诊断为甲状腺功能减退或甲状腺功能亢进的患者。该检查测量游离甲状腺素和甲状腺结合血浆蛋白携带的部分。T_3（三碘甲状腺原氨酸）含有3个碘原子，代表甲状腺激素的一小部分，但比T_4更有效。T_3和T_4也可以通过放射免疫测定法间接测量。这是确定血浆中激素浓度的一种非常灵敏的方法。抽取静脉血样本并用与T_3或T_4特异性结合的特定放射性物质"标记"。间接测量的放射性量间接表明甲状腺激素的浓度。T_3和T_4水平升高与甲状腺功能亢进有关，而水平降低则表明甲状腺功能减退。

- **T_3树脂摄取**：通过测量可附着在结合甲状腺激素的蛋白质上的T_3的量来间接测量T_4的量。树脂摄取实验测量剩余的T_3量并自由结合到血样中的树脂。测量放射性标记T_3和添加到患者的血液样本的树脂的量。将树脂置于试管中以吸收血样中任何不能被甲状腺结合球蛋白吸收的放射性标记T_3。进入树脂的T_3增加表明甲状腺功能亢进；进入树脂的T_3降低表明甲状腺功能减退。

- **促甲状腺激素**：垂体产生的TSH或促甲状腺激素控制甲状腺激素的血清水平。TSH的测量有助于确定甲状腺功能减退是由于原发性甲状腺功能减退（甲状腺疾病）还是由垂体刺激不足引起的继发性垂体前叶功能减退。TSH还测量患者对甲状腺药物的反应，特别是患有原发性甲状腺功能减退症或垂体甲状腺功能减退症的患者。

- **放射性碘实验**：RAI摄取试验通过测量口服摄入的^{123}I或^{131}I的量来评估甲状腺功能，这些^{123}I或^{131}I在6小时和24小时后积聚在甲状腺中。碘的最大部分通过循环系统输送到甲状腺。外部计数探针（伽马探测器）测量甲状腺中的放射性，以原始剂量的百分比表示，表明腺体捕获和保留碘的能力。正常范围是6小时10%～15%，24小时15%～30%。该检查由核医学技术人员进行。结果由放射科医师解释。

甲状旁腺

- 甲状旁腺成像最常见的临床适应证是高钙血症（血清钙水平＞10.5 mg/dl）。

- 原发性甲状旁腺功能亢进症80%～90%的病例是由孤立性甲状旁腺腺瘤引起的，10%～20%是由多个腺体引起的，不到1%是由甲状旁腺癌引起。继发性甲状旁腺功能亢进是指甲状旁腺分泌过多甲状旁腺激素（PTH）以应对低钙血症（低血钙水平）并伴有甲状旁腺肥大。这种疾病尤其见于慢性肾衰竭患者。继发性甲状旁腺功能亢进也可由吸收不良（慢性胰腺炎、小肠病、吸收不良依赖的减肥手术）引起，因为脂溶性维生素D不能被重新吸收。这会导致低钙血症和随后的PTH增加，以试图增加血清钙水平。在继发性甲状旁腺功能亢进症中，通常4个腺体都异常。

实验室检查值

- T_3 树脂摄取（RT_3U）（样本S）：25% ～ 35%。
- TSH（标本S）：5 ～ 10 U/ml。
- 甲状腺素（T_4）（样本S）：4.5 ～ 13 μg/dl。
- 三碘甲状腺原氨酸：75 ～ 195 μg/dl（妊娠和口服避孕药会升高）。
- 钙：8.5 ～ 10.5 mg/dl，不同实验室之间的正常范围可能略有不同。
- 甲状旁腺激素（PTH）：10 ～ 55 pg/ml，不同实验室之间的正常范围可能略有不同。

血管

- **甲状腺上部的血供**：颈外动脉→甲状腺上动脉→甲状腺上静脉→颈内静脉。
- **甲状腺下部的血供**：甲状颈干→甲状腺下动脉→甲状腺下静脉→甲状腺中静脉→左右头臂静脉。

影响的化学物质

- **促甲状腺激素（TSH）**：刺激甲状腺产生和释放甲状腺激素。
- **血清甲状旁腺激素（PTH）**：维持血清钙和磷水平的稳态代谢功能，包括激活影响骨骼对钙释放的破骨细胞，增加肠道对钙的吸收，增加肾小管对钙的重吸收，从而保留游离钙。增加肾脏中维生素D转化为活性二羟基形式，并增加尿磷酸盐排泄，从而降低血清磷酸盐水平。

第27章

乳腺超声

LISA STROHL

目标

- 描述乳腺的功能。
- 定义与乳腺相关的解剖位置。
- 描述正常乳腺解剖的大小关系。

- 描述正常乳腺解剖的超声表现。
- 讨论先进的乳腺成像技术。
- 描述与乳腺超声相关的医师、诊断检查和实验室值。

关键词

3D/4D——提供多个平面影像的超声。

腺泡——小的、葡萄状的腺体（单一的腺泡）分泌部分。

滤泡——乳腺小叶内的腺体组织成分。

垂体前叶——位于大脑，受下丘脑影响。分泌催乳素，刺激分娩后乳房分泌系统的发育，为哺乳做准备。

乳房——妊娠后分泌乳汁供哺乳的乳腺。

乳房实质——包含腺体组织和导管的乳腺层。

结缔组织——位于乳腺层的支撑结构。

Cooper韧带——每2个小叶之间，从深层肌肉筋膜走行到皮肤表面的悬韧带。

弹性成像——也称为应变力成像，弹性成像有助于确定肿块相对于其周围组织的硬度。另一种称为剪切波弹性成像的技术使用聚焦超声波束来产生声辐射力脉冲。这种类型的弹性成像可对组织硬度进行定量测定。

雌激素——在青春期、育龄期和妊娠期间刺激乳房组织发育的激素。

外分泌——带有导管的腺体；在妊娠后乳腺通过输乳管分泌乳汁。

脂肪乳房——正常变异，其特征是整个乳房的脂肪成分增加。随着年龄和胎次的增加，脂肪增加。

纤维囊性乳房——育龄妇女常见的正常变异。

下丘脑——大脑中控制激素和垂体前叶的区域。下丘脑产生催乳素抑制因子，阻止催乳素的释放，直到分

娩后需要产奶为止。

哺乳期——乳腺（乳房）分泌乳汁。

输乳管——乳房实质中的导管，在怀孕后用于输送乳汁。

乳腺层——乳房三层结构中的第二层；包含腺体组织、导管和结缔组织。

钼靶X线检查——乳房的X线检查。

乳晕腺（Montgomery腺）——乳头附近每个输乳管的壶腹或扩张区域，可以储存乳汁，直到被吸吮释放。

催产素——垂体后叶产生的激素，可刺激输乳管收缩以分泌乳汁。母乳喂养期间，婴儿吸吮会刺激分泌。

实质成分——乳房的成分：叶、小叶、导管和腺泡。

胸大肌——位于乳房后层的大的胸肌。

黄体酮——妊娠期间这种激素水平升高会刺激乳房小叶和滤泡的发育，为哺乳做准备。

催乳素——垂体前叶释放的激素，可刺激分娩后乳房分泌系统的发育，为哺乳做准备。

催乳素抑制因子——下丘脑释放的一种激素可阻止催乳素的释放，直到分娩后需要产生乳汁为止。

乳腺后层——三层乳房中最靠后的层；含有乳房后脂肪、肌肉和深层结缔组织。

基质成分——乳房的结缔组织和脂肪成分。

皮下层——三层乳房中的最前层；为皮下脂肪。

正常测量值	
结构	测量值
输乳管	非妊娠女性：2 mm
	哺乳女性：8 mm

乳腺是改良的汗腺。它们是外分泌器官，其主要功能是在分娩后通过输乳管分泌乳汁。这个功能称为泌乳（图27.1）。

位置

乳房位于胸大肌、前锯肌、腹外斜肌和第6肋（图27.2，表27.1）。内界为胸骨，外界为腋窝缘，上界由第2肋和第3肋组成，下界为第7肋软骨。乳房的侧面是腋窝。乳房的作用是为哺乳期的婴儿提供营养。

大小

正常乳腺大小各异，取决于年龄、功能状态、个体的基质和实质成分的量和排列。

由于青春期及随后的育龄期和妊娠期雌激素的刺激，乳腺组织会发育增加。随着更年期后激素刺激的减少，正常乳腺会不同程度萎缩。

大体解剖

解剖上，乳腺由实质和基质成分组成。实质成分包括叶、小叶、导管和成小的葡萄状的腺泡。正常乳腺由15～20个被脂肪组织分开的乳腺叶组成。每个叶都有一条通往乳头的外部引流通道。叶进一步分为小叶，每个小叶包含腺体组织成分（滤泡）。每个小叶由多达100个腺泡成簇地围绕在集合管。许多小叶组成一个乳腺叶，次级小管从中形成乳腺导管，导管通向出口位于乳头的输乳管（图27.3）。

基质成分包括脂肪和所有的结缔组织，结缔组织帮助提供支撑和结构。乳腺组织的支撑由Cooper悬韧带（Cooper韧带）提供，Copper韧带在两个小叶间从深肌肉筋膜走行到皮肤表面的结缔组织（图27.3）。

乳房有三层结构。皮下层包括皮肤和所有的皮下脂肪；乳腺层包括腺体组织、导管和结缔组织；乳腺后层包括乳腺后脂肪、肌肉和深层结缔组织。

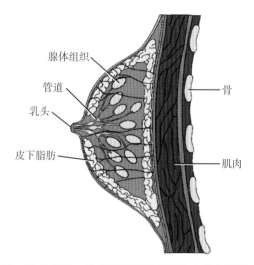

图27.1　乳房解剖。乳房断面解剖显示基本解剖结构

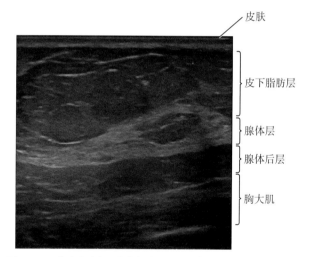

图27.2　乳房解剖。乳房解剖显示了胸肌

表27.1	超声常规显示的乳腺结构的位置				
	乳房	皮下层	乳腺层	乳腺后层	胸大肌
位于前方	胸大肌、前锯肌、腹外斜肌、第6肋	乳腺层、乳腺后层、胸大肌	乳腺后层、胸大肌	胸大肌	
位于后方	皮肤	皮肤	皮下层、皮肤	乳腺层、皮下层、皮肤	乳腺后层、乳腺层、皮下层、皮肤
位于上方	第7肋				
位于下方	第1肋和第2肋				
位于内侧	腋窝				
位于左侧	胸骨				胸骨
位于右侧	胸骨				胸骨

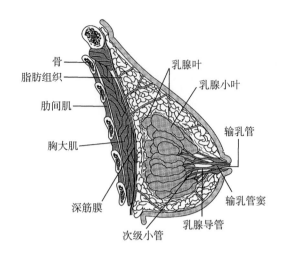

骨
脂肪组织
肋间肌
胸大肌
深筋膜
次级小管
乳腺导管
输乳管窦
输乳管
乳腺小叶
乳腺叶

乳晕腺
皮下脂肪
Cooper韧带
乳房后层
胸大肌
输乳管

图27.3　正常乳腺解剖

生理学

雌激素刺激乳房发育。这种刺激使整个乳房的基质和实质成分发育。在妊娠期，乳腺的腺体组织由于激素刺激变得活跃。黄体酮的水平增加刺激乳腺小叶和腺泡发育。

乳汁的产生和结束都由位于大脑深处的下丘脑和垂体前叶内产生的激素控制。下丘脑产生多种激素并影响垂体前叶。下丘脑产生催乳素抑制因子，能够抑制催乳素的释放直到产后需要产生乳汁。

生产后，雌激素水平下降，催乳素水平开始增加使乳汁产生。婴儿的吸吮刺激催产素从垂体后叶分泌。这使输乳管收缩，开始哺乳。

腺泡的功能是分泌乳汁到次级小管。所有的次级小管从每个小叶汇集形成输乳管。每个输乳管在乳头附近都有一个壶腹或扩大的区域，称为乳晕腺，乳汁可以储存在此，直到哺乳期释放。来自乳晕腺的分泌物使乳头区域保持柔软。

超声表现

乳腺的超声表现取决于几个因素，主要是女性的年龄和乳腺的功能状态。

三层乳腺层界线清晰，很容易区分。最前层为皮下层，包括皮肤、最前层的结缔组织成分和脂肪小叶。线样的皮肤和结缔组织表现为亮的高回声；脂肪小叶表现为相对皮肤和结缔组织成分的低回声。中层为乳腺层，包含腺体组织或乳腺实质。脂肪位于实质成分间，取决于女性的年龄和乳腺功能，表现各异。最后层是乳腺后层，大小和表现与皮下层相似。包括脂肪小叶和深层结缔组织。乳房后层的后缘是胸大肌，与相邻结构相比，胸大肌明显低回声（图27.4）。

尽管三层乳腺组织都受自然生理过程的影响，但

腺体层的超声表现变化最大。与乳房脂肪相比，年轻的乳房实质占百分比更多。这个较高的百分比导致年轻的乳房更致密。致密的薄壁组织很难通过乳房X线照相术（一种乳房的放射学检查）观察到；因此，出现可能肿块的年轻患者通常首选超声检查进行评估。虽然乳腺组织的三层结构都受到自然过程的影响，但是腺体层在超声上变化最大。与乳腺内脂肪相比，年轻乳房具有更高的实质百分比。这个较高的百分比使年轻乳房更致密。钼靶X线检查（一种乳房的放射学检查）很难通过致密的乳腺实质观察；因此，通常首先通过超声检查对可能出现肿块的年轻患者进行评估。

随着年龄的增长，乳腺实质被脂肪组织所替代。这使得位于前方的皮下层变得更显著，腺体层萎缩变薄。

相对周围实质乳腺组织，脂肪组织表现为低回声（图27.5A）。乳腺导管和小导管表现为无回声的管状结构（图27.5B）。纤维成分如Cooper韧带，表现为回声

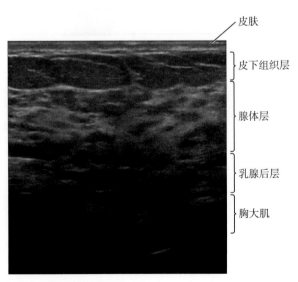

皮肤
皮下组织层
腺体层
乳腺后层
胸大肌

图27.4　乳腺解剖层次

增加，看起来为明显的线状回声（图27.5C）。腺体或实质组织常表现为均匀质地的高回声伴中 - 低回声（图27.5D）。当直接扫查乳头前方时，可以看到后方声影（图27.5E）。

两个乳房之间的整体超声表现应该是一致的。当整个乳房的超声表现不均匀时有助于区分病变。

超声应用

确定乳腺肿块的成分（图27.6A ～ F）：可以通过超声检查发现乳房中大的钙化簇的存在。但是，每个簇或单个钙化的直径必须至少为几毫米。强调指出，超声无法发现非常小的（约1mm）微钙化，这些钙化在乳房钼靶X线检查中可见，通常代表乳腺癌的最初征象。

- 排除常伴随乳腺癌的淋巴结肿块的存在。
- 排除可触及的肿块。
- 排除囊肿。
- 乳腺钼靶X线检查结果相互补充。

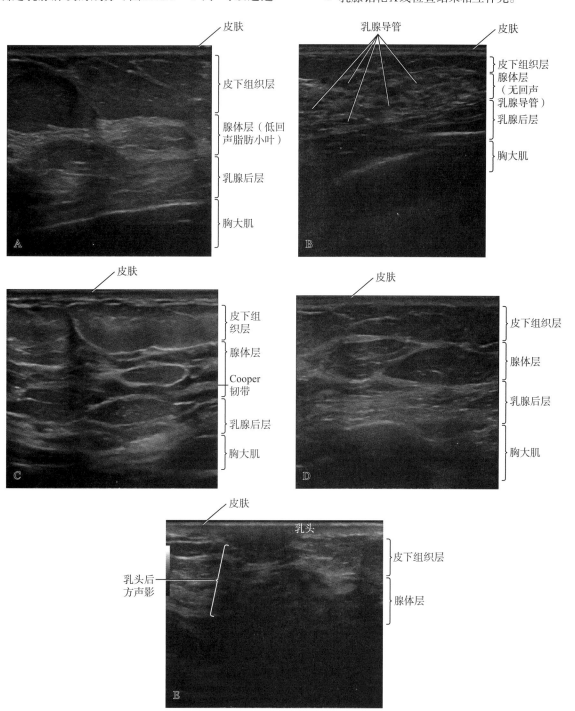

图27.5 乳腺的超声表现。A.乳腺的脂肪成分。B.乳腺导管。C.乳腺的纤维成分（Cooper韧带）。D.乳腺的小导管成分。E.乳头后方正常的声影

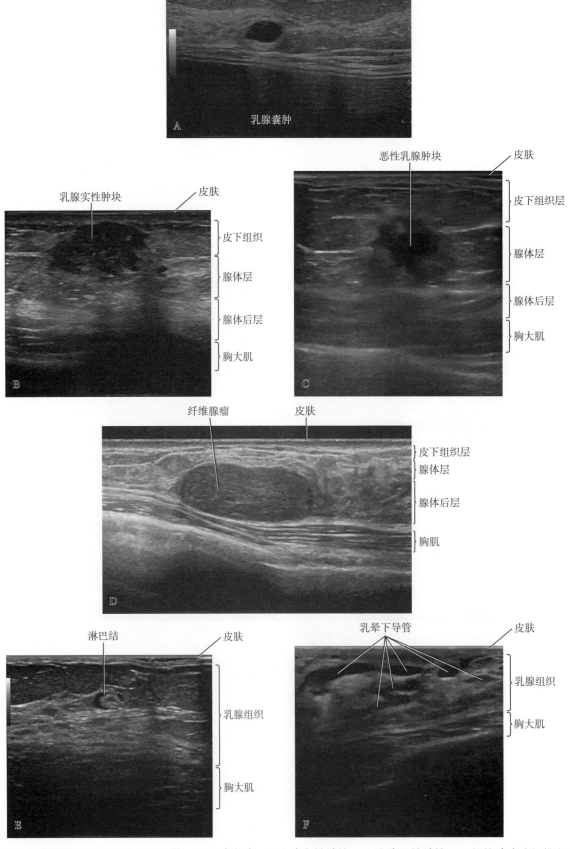

图27.6 乳腺肿块和扩张的乳晕下导管。A.乳腺囊肿。B.乳腺实性肿块。C.乳腺恶性肿块。D.纤维腺瘤（纤维和腺体的良性肿块）。E.淋巴结。F.扩张的乳晕下导管。资料来源：图片 A 和 D 由 GE imaging，Waukesha，Wisconsin 提供

- 评估乳腺植入物（图27.7）。
- 超声引导下超声介入操作，如乳腺囊肿抽吸术和乳腺活检，为手术替代方案（图27.8）。

正常变异

- 纤维囊性乳房：育龄期女性常见的一种变异。各种纤维成分和囊性区域可能分布在整个乳房中。
- 脂肪乳房：特点是整个乳房的脂肪成分增加，回声减低。脂肪沉积随着年龄和胎次的增加而增加。更年期后乳房通常看起来脂肪增多，因为随着乳腺导管开始萎缩，脂肪成分变得更加明显。由于乳腺导管周围的结缔组织，脂肪乳房可能表现出明亮的回声区域。

乳腺成像新技术

- 弹性成像：纤维状乳腺的结缔组织增多，因此弹性增加。压缩超声成像在评估纤维状乳腺时可以消除由于增多的致密结缔组织引起的后方声影。这个技术进一步发展为弹性成像，帮助确定相对于周围组织的肿物的硬度。弹性成像的另一个类型为剪切波弹性成像，用聚焦超声束产生声辐射力脉冲力推动组织产生变形，产生横向传播的剪切波。

- 3D/4D：超声提供多个平面的乳腺。3D提供三个平面的图像，第三个平面为C平面（冠状面），4D提供实时3D图像。C平面能够提供传统2D图像不能提供的额外的诊断信息（图27.9）。

自动全乳腺超声：最新的技术自动全乳超声正与乳房X线照相术结合使用，尤其是在乳房致密的女性中。这项技术可以获得整个乳房的容积数据，使放射科医师在多平面视图中查看数百个乳腺组织断面。使用特定的高频自动探头扫查整个乳房，并提供多平面视图（图27.10）。

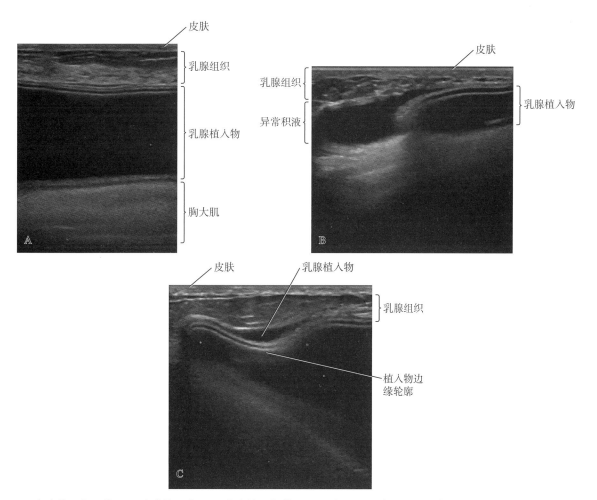

图27.7 乳腺植入物图像。A.乳腺植入物。B.乳腺植入物伴周围积液。C.乳腺植入物边缘轮廓

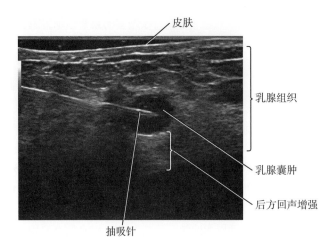

图27.8   超声引导下细针囊肿抽吸引术

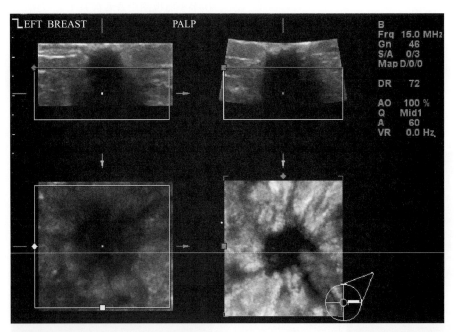

图27.9   3D/4D乳腺病变

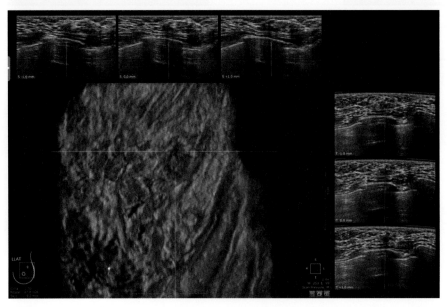

图27.10   自动全乳腺超声

相关图表

相关医师

- **妇科医师/产科医师/乳腺外科医师**：专门从事妇女的检查和治疗，包括妊娠期。通常医师每年进行一次乳房检查，作为体检的一部分。如果需要随访，通常会转诊外科医师。
- **内科医师**：专门从事一般医疗保健。医师可能会参与诊断检查或转诊以进行进一步随访。如有必要，医师可能会参与手术随访。
- **外科医师**：专门从事外科手术，以及根据病理结果进行必要的随访。该医师通常负责执行外科手术，例如活检、乳房切除术和乳腺肿瘤切除术。
- **放射科医师**：专门从事对乳腺图像的诊断。如果在乳腺X线检查中发现有问题的区域，放射科医师可能会进行诸如细针活组织检查之类的操作。
- **病理医师**：对活检或其他外科手术中获得的组织，利用显微镜细胞分析，来确定存在病理。

常用的诊断检查

- **自我检查**：在30岁之后的所有女性及家庭医生确定有乳腺癌风险的女性应当定期自我检查。任何种类的变化都应尽快向医师报告和评估（图27.10）。
- **钼靶X线**：用于显示乳腺组织的压缩X线检查。能够很容易显示早期乳腺癌的小簇微钙化。建议在35～40岁女性接受健康体检，然后根据医师的指导进行随访。该检查由放射技师进行并由放射科医师解释结果。
- **超声检查**：一种使用声波获取诊断信息的非电离成像方式；通常与乳腺X线检查结合使用。由超声医师进行并解释结果。
- **热成像**：通过指示皮肤温度来评估乳腺组织；在美国很少使用。基于癌症肿瘤的存在会导致覆盖皮肤的温度与正常区域不同的理论。该检查由技术人员进行并由医师（很可能是放射科医师）解释结果。

实验室检查

- **癌胚抗原（CEA）**：在诊断乳腺癌后测定CEA水平。CEA由肝脏分泌，其水平的降低代表肿瘤去除。然后监测CEA水平，基线水平的升高表明肿瘤复发。
- **碱性磷酸酶**：这种酶有助于排除乳腺癌患者是否有肿瘤转移。它由肝脏分泌，在肝病及骨癌、肺癌和胰腺癌中可能升高。碱性磷酸酶通常在妊娠期间和出生后第一年升高。

血管

- **动脉供血**：通过胸廓内动脉（或内乳动脉）供血。内乳动脉起源于锁骨下动脉，通过第2、第3和第4肋间隙内侧并通过胸外侧动脉进入乳房。该动脉成为浅表乳腺动脉并供应更浅表的乳房结构。
- **静脉引流**：通过浅静脉和深静脉系统的交通实现。静脉与动脉平行。
- **淋巴引流**：乳房的淋巴系统起源于乳房结缔组织内的毛细淋巴管。来自乳房的淋巴引流起源于乳房的结缔组织，并遵循3个主要途径：75%的淋巴引流通过腋窝淋巴结，腋窝淋巴结靠近乳房的腋尾，从上外侧延伸到与腋窝交界处。20%的淋巴引流通过内侧的胸淋巴结；5%通过皮下的肋间淋巴结。

影响的化学物质

- **催乳素**：垂体前叶分泌的一种激素，可刺激乳房分泌系统的发育。催乳素的分泌由下丘脑产生的催乳素抑制激素控制。分娩后雌激素减少，催乳素水平升高，开始泌乳。
- **雌激素**：卵巢中产生的一种激素，可在青春期刺激乳房组织和导管系统的发育。
- **催产素**：一种在下丘脑产生并储存在垂体后叶的激素，使导管收缩，并在哺乳期间使母乳流动。
- **黄体酮**：胎盘产生的一种激素，可在妊娠期间刺激乳腺小叶和滤泡腺泡的发育。
- **胰岛素**：由胰腺产生的一种激素，是妊娠期间乳房发育所必需的。
- **皮质醇**：由肾上腺皮质产生的一种激素，是妊娠期间乳房发育所必需的。
- **甲状腺素**：由甲状腺产生的一种激素，是妊娠期间乳房发育所必需的。
- **咖啡因**：减少咖啡因的摄入量可能会减轻乳腺肿块、肿胀和酸痛，特别是对于有乳腺纤维囊性改变的女性。这种减少不会影响乳腺癌的危险因素。
- **维生素E**：影响血液中脂肪和激素的水平，可能有助于缓解乳腺组织的疼痛和肿胀。
- **达那唑**：一种雄性激素，可能有助于减轻乳房疼痛和肿胀。它抑制垂体前叶的活动，用于治疗子宫内膜异位症。

第28章

阴囊和阴茎超声

AARON MATTHEW CHANDLER，WAYNE CHARLES LEONHARDT

目标

- 阐明阴囊、睾丸、睾丸附件、附睾、输精管、精索和阴茎的正常大体、断面和血管解剖。
- 描述阴囊、睾丸、睾丸附件、附睾、精索、输精管（输精管）和阴茎的正常解剖。

- 描述阴囊、睾丸、睾丸附件、附睾、阴囊韧带、精索、输精管（输精管）和阴茎的正常超声表现。
- 确定相关的医师、相关诊断检查和实验室检查。

关键词

附睾附件——Wolffian管（中肾管）的胚胎残余。

睾丸附件——副中肾管（Mullerian管）的胚胎残余。

阴茎深筋膜（Buck筋膜）——包裹两个阴茎海绵体和尿道海绵体的厚筋膜层。

阴囊动脉——睾丸动脉的一个分支，沿着睾丸外围的一层称为血管膜。

向心动脉——阴囊动脉的一个分支，走行在间隔之间，为睾丸实质供血。

精曲小管——位于睾丸内的小管，产生和运输精子。

阴茎海绵体——两个圆柱形海绵状的勃起组织，在勃起时容纳阴茎的大部分血液。

尿道海绵体——一个圆柱形海绵体组织，包绕男性尿道和两个阴茎海绵体的腹侧。

提睾肌——包绕每个睾丸并延伸到精索上方的腹部。提睾肌的收缩和舒张有调节睾丸温度的重要功能。

提睾动脉——为睾丸周围组织供血。

输精管动脉——为附睾和输精管供血。

输精管——成对的厚壁细窄的肌性管道，从附睾走行到膀胱后的骨盆。输精管通过蠕动将精子从每侧附睾运到射精管。

附睾管——见附睾。

射精管——成对的管道，每侧射精管由输精管和精囊管结合而成。穿过前列腺，在精阜处进入尿道。

附睾——附睾是一种细长的结构，位于睾丸的后外侧，解剖学上分为头、体和尾，主要功能是通过附睾导

管收集、成熟和运输精子。

睾丸引带——睾丸引带是在睾丸下降过程中将胎儿睾丸固定在阴囊壁上的纤维结缔组织带。在成人中，引带萎缩，残余物被称为阴囊韧带。

正中缝——一种皮下纤维组织，从外部将阴囊分成两个隔室。纤维组织板从阴茎系带沿阴茎轴和阴囊，向下延伸至肛门。

睾丸纵隔——与白膜相连的纤维结缔组织网，内折在睾丸的后面，包围着睾丸网。睾丸纵隔是动脉、静脉、淋巴管和输精小管的支撑系统。

精索静脉丛——由约10支静脉组成的静脉网，引流睾丸和附睾血液。精索内静脉网包绕睾丸动脉，位于输精管的前方。每个静脉网相互结合形成睾丸（精索内）静脉。精索静脉丛通过作为一个热交换机制来帮助调节睾丸的温度，从而降低血液的温度。

阴茎——男性性器官，在青春期达到完全发育大小。除了性功能之外，阴茎还是尿液排出体外的管道。

支返动脉——向心动脉的分支，向阴囊表面延伸。

睾丸网——嵌在睾丸纵隔纤维间质内的上皮细胞层管道网。通过10～15个输出小管引流至附睾。

阴囊壁——阴囊壁是围绕阴囊的薄层皮肤，内衬平滑肌组织（筋膜）。

阴囊——悬挂的双腔肌性袋，被肉膜隔开。每个腔室有一个睾丸中。阴囊悬挂在男性骨盆底部，在会阴和阴茎之间。阴囊内容物包括睾丸、外阴囊、输精管（输精管）的近端部分和精索。

精液——男性生殖器官分泌的黏性白色分泌物，含

有前列腺液和精囊分泌的精子。

精索——男性生殖系统的成对管状结构，在阴囊内支撑睾丸。每条精索包裹在结缔组织中，并包含动脉、精索静脉丛、淋巴、自主神经和提睾肌。

精子形成——生殖细胞增殖和分化的复杂过程，从睾丸产生和释放精子。

附睾上动脉——附睾的主要供血动脉。

睾丸——成对的生殖器官（雄性性腺），产生睾酮和精子的内分泌和外分泌腺。

睾丸动脉——睾丸的主要供血动脉。

睾酮——青春期开始时睾丸产生的激素；导致男性性器官的生长和男性第二性征的发育，如体毛和声音低沉（内分泌功能）。

纵隔动脉——睾丸动脉的分支，发源于睾丸纵隔。穿过睾丸实质，与向心动脉走行相反，汇入阴囊动脉。

纵隔静脉——与纵隔动脉伴行，为睾丸引流静脉。

白膜——致密的白色纤维组织，覆盖每个睾丸并形成睾丸纵隔和叶间隔。

肉膜——平滑肌的内部隔膜，将阴囊分成两半。配合提睾肌调节体温。

睾丸鞘膜——腹膜囊包含3层，覆盖并包围睾丸和附睾，小片后部区域除外。脏层（内层）是产生分泌物的浆液膜。鞘膜腔是脏层和壁层之间的潜在空间，包含几毫米的液体。壁层（外层）是阴囊壁的内层，其内有淋巴用来吸收液体。

正常测量值	
结构	**测量值**
成人睾丸	长 3～5 cm；宽 2～3 cm；前后径 2～3 cm
附睾	头部长 5～12 mm；前后径 10～12 mm
	体部前后径 2～4 mm
	尾部前后径 2～5 mm
输精管	前后径 1.5～2.7 mm
	横径＜0.5 mm
睾丸附件	睾丸附件长 1～7 mm
	附睾附件长 3～8 mm
阴囊壁	前后径 2～8 mm
精索	线性结构测量前后径 2 mm

本章包括阴囊、睾丸、附睾、输精管、阴茎（图28-1）。男性盆腔其他结构前列腺和精囊在第19章描述。输尿管、膀胱和相关肌肉及血管在第15章描述。

位置

阴囊悬吊在男性盆腔底部的会阴和阴茎之间。阴囊包括睾丸、睾丸附件、附睾和输精管近端和精索（图28.2）。睾丸引带为在睾丸下降时将胎儿睾丸固定在阴囊壁上的纤维结缔组织带。在成人中，引带萎缩，残余物被称为阴囊韧带。阴囊韧带从睾丸尾端延伸到阴囊壁。当阴囊积水时，很容易显示睾丸附件和附睾附件。睾丸附件位于睾丸的上极，是Mullerian管的胚胎残余。附睾附件是附睾头向外的突出，是Wolffian管的胚胎残余。

附睾是一个细长的结构，位于睾丸的后外侧，解剖上分为头部、体部和尾部。引流到位于睾丸底部的输精管。输精管向上走行，通过腹股沟管离开阴囊。一旦进入腹腔，每侧输精管沿着膀胱外侧面走行，并向内后方

走行与精囊连接。

精索由筋膜包围的成对管状结构组成，包含动脉、精索静脉丛、输精管、淋巴管和神经。它从腹部的腹股沟深环延伸到睾丸，垂直向下进入阴囊。

大小

睾丸

正常成人睾丸的长 3～5 cm，前后径 2～3 cm，宽 2～3 cm。每侧睾丸重量为 12.5～19.0 g。随着年龄的增长，睾丸逐渐变小，重量下降。

阴囊壁

阴囊壁是一层薄的皮肤，内衬平滑肌组织（肉膜筋膜），包绕阴囊。正常阴囊壁的前后径 2～8 mm。

睾丸附件

正常睾丸附件的长度 1～7 mm。正常的附睾附件长 3～8 mm。

附睾

附睾在解剖上分为头部、体部和尾部。附睾头部或称为附睾头，位于睾丸前外侧，长 5～12 mm，前后径 10～12 mm。附睾体部，位于睾丸的后外侧缘附近，前后径 2～4 mm。附睾尾部或称为附睾尾，位于睾丸的外下侧，前后径 2～5 mm。

输精管

输精管分为4个部分：①阴囊段；②阴囊上段；③耻骨前段；④盆腔段。正常的盆腔外段输精管横径＜0.5 mm，前后径 1.5～2.7 mm。

大体解剖

阴囊

阴囊是支持睾丸和邻近结构的皮肤囊袋。阴囊的皮肤和浅筋膜是腹部的延续（图28.2）。外部，阴囊被正

中缝的内侧脊分为两个腔。内部，阴囊被肉膜隔分为囊袋。肉膜包含浅筋膜和可收缩的组织，延续自腹壁的皮下组织，并由丰富的小血管供血。肉膜的正后方是精索外筋膜，延续自腹壁外斜筋膜。提睾肌围绕睾丸并延伸到精索上方的腹部。被提睾肌筋膜覆盖提睾肌，延续自腹内斜肌筋膜。提睾肌收缩的重要功能是调节睾丸的温度。提睾肌的深处是阴囊的最内层筋膜、精索筋膜或漏斗状筋膜。内筋膜包绕覆盖睾丸的睾丸鞘膜。睾丸鞘膜是腹膜囊包含三层，覆盖并包绕除小片后部区域的大部分睾丸和附睾。脏层（内层）是产生分泌物的浆液膜。鞘膜腔是脏层和壁层之间的潜在空间，内含几毫米厚的液体。壁层（外层）是阴囊壁的内层，其内有淋巴组织

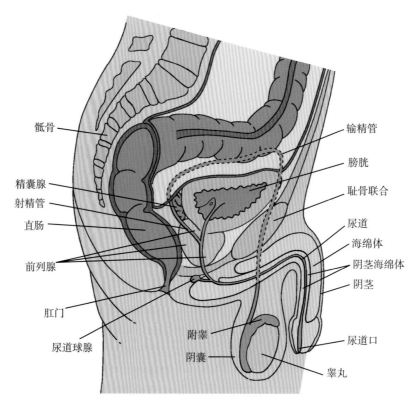

图28.1　男性盆腔。男性盆腔矢状面显示生殖器官与周围结构的关系

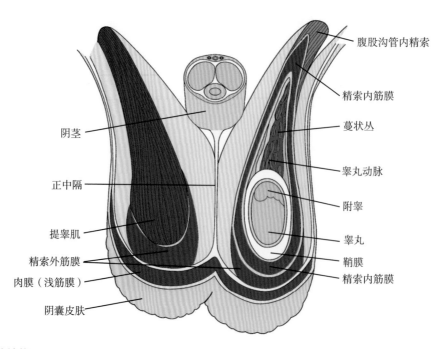

图28.2　阴囊内的结构

用来吸收液体。

睾丸引带是在睾丸下降过程中将胎儿睾丸固定在阴囊壁上的间充质带。在成人中，引带萎缩，残余物被称为阴囊韧带。

睾丸

图28.3显示正常阴囊的解剖。每侧睾丸被称为白膜的致密白色纤维组织覆盖。白膜延伸到睾丸的后壁并形成睾丸纵隔和叶间分隔。睾丸纵隔呈辐射状分布于睾丸，并分为200～300个小叶。每个小叶包含1～3个精曲小管。生精小管与精直小管相连，形成的管道网称为睾丸网。睾丸网位于睾丸纵隔中并成为网状输出管离开纵隔。

阴囊内的动脉和静脉

睾丸动脉是睾丸主要的供血动脉。起自肾动脉稍下方的腹主动脉前壁。精索内的睾丸动脉伴随输精管动脉（膀胱动脉的分支）和提睾动脉（腹壁动脉的分支）。输精管动脉为附睾和输精管供血。附睾的主要供血动脉是附睾上动脉（睾丸动脉的分支）。提睾动脉为睾丸旁组织供血。阴囊内的静脉引流是通过精索静脉丛。静脉丛起自阴囊，由纵隔睾丸形成的网状静脉构成。精索静脉丛沿腹股沟管上升时，成为单一静脉（睾丸静脉）。右侧睾丸静脉流入进肾静脉水平的下腔静脉。左侧睾丸静脉流入左侧肾静脉。

睾丸内动脉解剖

供应阴囊的动脉显示在图28.4中。在睾丸的上面，睾丸动脉穿过白膜形成阴囊动脉，沿着睾丸的外围形成一层称为血管膜的动脉。阴囊动脉形成向心动脉。这些睾丸内分支供应睾丸实质，并向睾丸纵隔延伸。在睾丸纵隔，向心动脉分支成支返动脉，从纵隔睾丸向外延伸。在约50%的正常睾丸中，睾丸动脉的纵隔动脉分支进入纵隔，并沿向心动脉相反的方向穿过睾丸实质，为阴囊动脉供血。纵隔静脉与动脉伴行，为睾丸提供静脉引流（图28.5）。

睾丸的附件

4个睾丸的附件：睾丸附件（Morgagni包块）、附睾附件、迷管（Haller）和旁睾（Giraldes器官）。

附睾

附睾主要是由单个的精曲小管、附睾管组成，包裹在浆膜层内。附睾管内衬假复层柱状上皮，其壁内含有一薄层平滑肌。附睾管分为头部（附睾头）、体部和尾部（附睾尾）。附睾的头部是最大的，为上面部分，主要由输出小管组成，汇入附睾管。体部走行于睾丸的后方，包含附睾管。尾部是最小的，为下面部分，该处的附睾管汇入输精管。

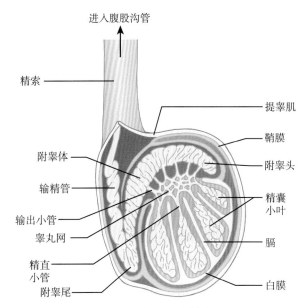

图28.3　正常阴囊的矢状断面。资料来源：Walls, R.M., Hockberger, R.S., & Gasuche-Hill, M.［2018］. Rosen's emergency medicine：concepts and clinical practice［9th ed.］.St.Louis：Elsevier.

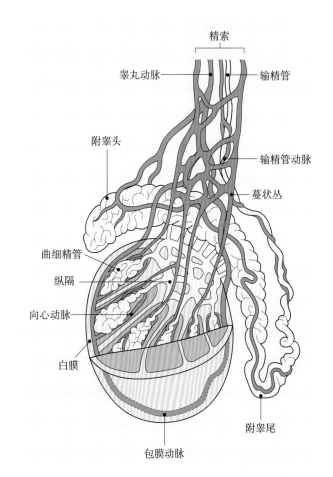

图28.4　矢状断面示意图显示阴囊内动脉解剖。资料来源：Pozniak, M.A., & Allen, P.L.［2014］.Clinical Doppler ultrasound［3rd ed.］.Edinburgh：Churchill Livingstone Elsevier.

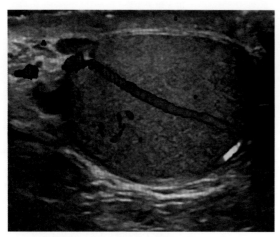

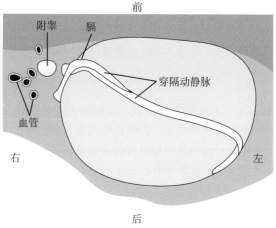

图28.5　睾丸的横断面显示穿隔动脉和静脉

输精管

输精管为成对的厚壁细窄的肌性管道，长约45 cm，是附睾尾部的延续。走行在精索中，通过阴囊和腹股沟管，然后进入腹部，与膀胱后面的精囊结合形成射精管。它分为4个部分：①阴囊段，下段；②阴囊上段，精索；③耻骨前段，腹股沟区；④盆腔段，膀胱后方。

精索

两侧精索从腹股沟管和内环延伸到盆腔。每侧精索包含输精管、阴囊动脉（睾丸、提睾肌、射精管）、精索静脉丛（引流睾丸的静脉网）、淋巴、自主神经和提睾肌纤维。

阴茎

阴茎由三层圆柱状组织组成。2个阴茎海绵体位于背外侧，1个尿道海绵体位于正中部，包含海绵状的尿道（图28.6）。这三个海绵体被称为白膜的纤维组织结合和分离。白膜的表层是阴茎深筋膜，这是一层厚的、纤维状的、松散的皮肤，包裹着阴茎。这三个海绵体由包绕血管腔的平滑肌和勃起组织组成。当静脉充血时，阴茎会增大并勃起。

供应阴茎和尿道血液的是成对的阴部内动脉，为髂内动脉的分支。这些动脉分为阴茎深动脉和尿道球动脉。阴茎深动脉供应阴茎海绵体的血液。背动脉和尿道球动脉的分支供应海绵体、阴茎头和尿道。

阴茎的主要静脉是背浅静脉和背深静脉。背浅静脉位于阴茎深筋膜外侧，背深静脉位于阴茎深筋膜下方。背浅静脉和深背静脉与阴部静脉丛相连，后者通过阴部内静脉引流阴茎。

生理学

睾丸是男性性腺并分为内分泌腺和外分泌腺。在青春期开始时，睾丸会产生睾酮，使男性性器官生长和男性第二性征发育，例如体毛和声音低沉（内分泌功

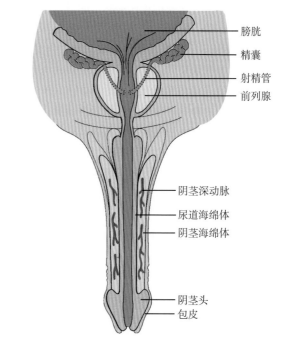

图28.6　阴茎的解剖

能）。睾丸还能产生精子，精子通过储存和运输精子的管道网络（外分泌功能）运输。遗传信息从物种的一代传给下一代的过程称为繁殖。在人类繁殖中，23条染色体从雄配子或精子细胞传递给雌配子或卵子，后者也包含23条染色体。通过这些配子的结合，形成了一个合子，共有46条染色体。受精卵的多次分裂发育成一个新的有机体。雄性配子或精子是通过减数分裂过程在睾丸中产生的。睾丸内的生精小管内覆精原细胞。这些精原细胞通过精子发生过程发育成成熟的精子。整个过程需要2～3周。每天约有3亿个精子成熟。精子通过输出小管从睾丸输送到附睾管，在那里发生精子的最终成熟。精子可以在储存中保持活力长达4周，之后它们会被重新吸收。导管系统的功能是在射精过程中储存和帮

助推动精子。

精子的产生可能被认为是男性生殖系统最重要的功能，但没有附属器官的分泌物，精子就无法存活以完成生殖过程。精囊分泌富含果糖的碱性黏性液体，有助于精子活力。这种液体约占精液体积的60%。

前列腺（见第20章）也会产生和分泌碱性液体。其分泌物占精液的13% ～ 33%。这种碱性液体被认为可以中和阴道、子宫和输卵管的酸性环境，在那里发生卵子受精。

阴茎的生殖功能是将精液射入阴道。性刺激会增加阴茎的血液供应。随着阴茎充血，阴茎动脉扩张。海绵体内这些动脉和血窦的扩张会导致阴茎引流静脉受压；因此大部分血液被潴留，导致勃起。在射精期间，尿道内的压力增加导致膀胱括约肌关闭。这种机制可防止在射精过程中排出尿液和精液进入膀胱。当阴茎的肌肉收缩时，勃起就会逆转，血液停止流入，开放静脉流出通道。

超声表现

阴囊内容物

在超声上，正常的睾丸实质是均质的，与甲状腺这类腺体相似的中等回声（图28.7A、B，图28.8）。

正常睾丸内动脉表现为与肾动脉和颈内动脉相似的低阻血流（图28.9）。彩色多普勒至关重要，用来排除睾丸扭转和发现炎症区域。图28.10显示正常的睾丸内动脉血流。

纵隔睾丸在纵断面上显示为睾丸内从头向尾的高回声带。在横断面上，在3点或9点位置显示为卵圆形的高回声结构（图28.11，图28.12）。睾丸网表现为低回声，并在睾丸纵隔附近伴有条带（图28.13）。

通常在两层睾丸鞘膜之间也可以看到几毫米的无回声液体。过多的积液可能表明病理状态（鞘膜积液）。阴囊壁在超声上表现为均质的、相对于睾丸的高回声。

超声显示睾丸引带或睾丸韧带为带状回声结构，自睾丸尾部延伸至阴囊壁，见鞘膜积液的表现（图28.14）。

睾丸和附睾附件在超声上表现为位于睾丸和附睾上方的高回声突出物。形状从卵圆形到杆状不等，有时形成囊肿（图28.15，图28.16）。当为杆状时，附件有扭转的危险。彩色多普勒偶尔可以检测到睾丸附件内的血流。

附睾头可以在睾丸的上方和后方显示，附睾体部走行于睾丸后方，附睾尾部位于睾丸下方。附睾头回声与睾丸相似或稍低。附睾体部和尾部的回声与头部相似或稍低。附睾的质地常表现为粗糙（图28.17 ～图28.19）。附睾内的彩色血流显示为点状动脉血流（图28.20）。

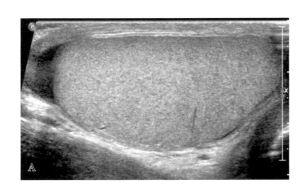
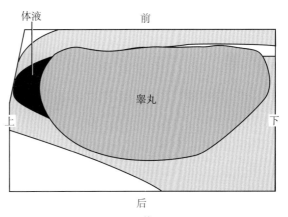
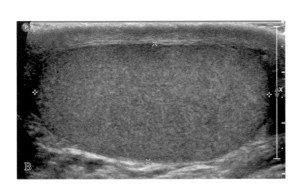
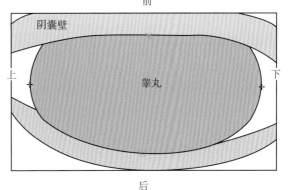

图28.7　A.睾丸纵断面图像。B.睾丸纵断面测量前后径和上下径（长度）

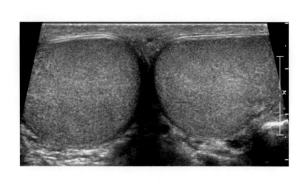

图 28.8　在横断面显示两个并排的睾丸

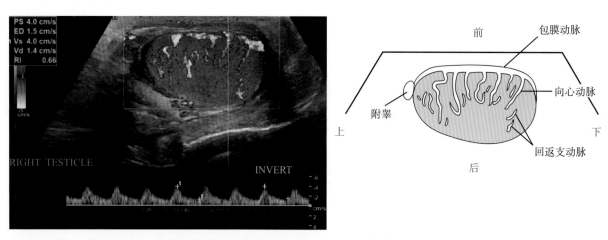

图 28.9　睾丸内动脉血流的彩色和频谱多普勒超声纵断面图像显示为低阻频谱

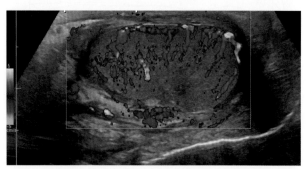

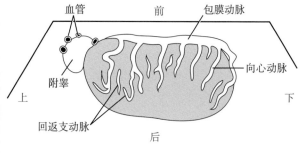

图 28.10　睾丸内动脉的彩色多普勒血流成像纵断面图像

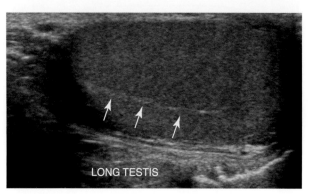

图 28.11　睾丸纵断面显示睾丸纵隔（箭头）

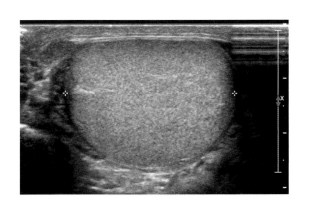
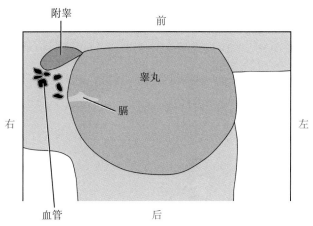

图28.12 睾丸横断面显示睾丸纵隔位于9点位置

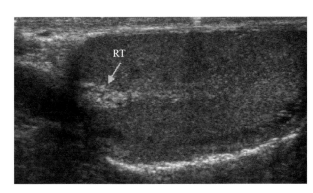
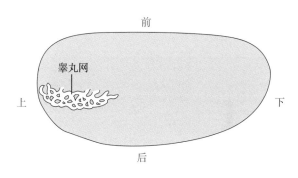

图28.13 睾丸矢状面显示睾丸后上面的睾丸网

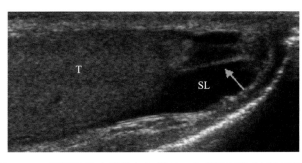
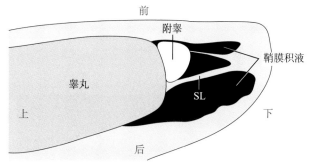

图28.14 阴囊韧带（箭头）矢状面，在鞘膜积液中可以看到从睾丸的尾部端延伸到阴囊壁

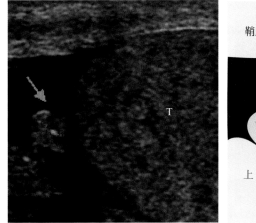
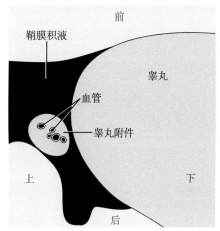

图28.15 睾丸附件（箭头）彩色多普勒矢状面，位于睾丸上方的卵圆形回声突起

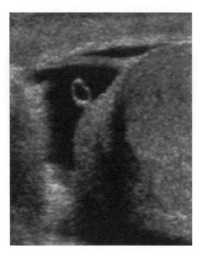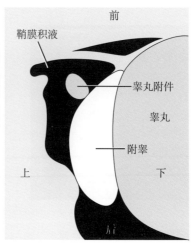

图 28.16 附睾附件的矢状断面，是附睾头上部突出的囊性结构

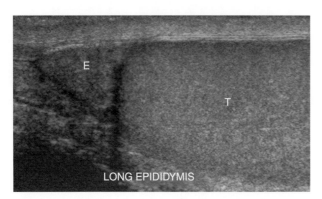

图 28.17 在睾丸（T）上部的纵断面图像显示附睾头，表示为 E

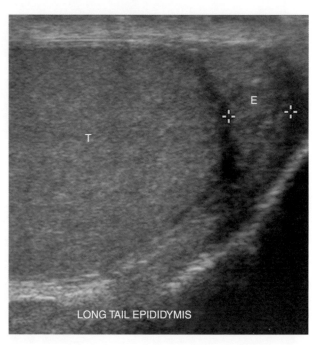

图 28.19 在睾丸（T）下部的纵断断面显示附睾尾，表示为 E

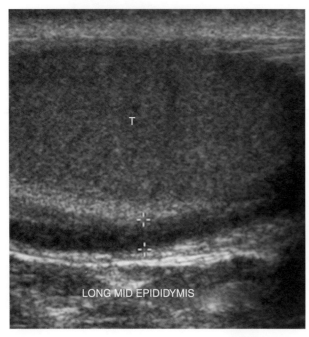

图 28.18 睾丸中部的纵断断面显示附睾体部，测量点为附睾的壁

阴囊各层在超声波下通常无法区分。通常阴囊壁各层一起表现为单一的高回声条纹。白膜表现为围绕睾丸的高回声纤维鞘。正常精索在纵断面上表现为伴有高回声边界的大量无回声的轻微迂曲的线性结构，代表血流结构和结缔组织（图 28.21）。在横断面，大量无回声卵圆形结构伴有高回声边界，代表血管结构、神经、淋巴和结缔组织（图 28.22）。彩色和彩色频谱多普勒显示动脉和静脉结构（图 28.23）。

正常输精管的回声是线性或卵圆形无回声至低回声的不可压缩的无血管结构。阴囊内节段在与附睾尾的连接处为弯曲形（图 28.24，图 28.25）。

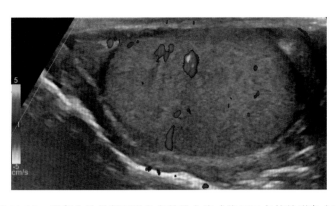
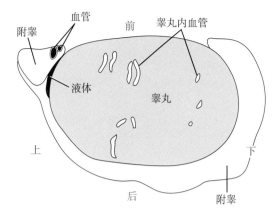

图 28.20　附睾头的纵断面彩色多普勒血流成像显示点状的附睾内动脉血流

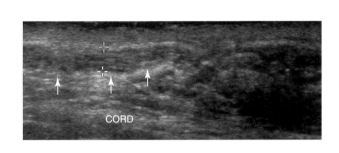
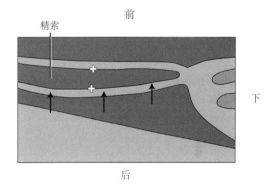

图 28.21　精索的纵断面

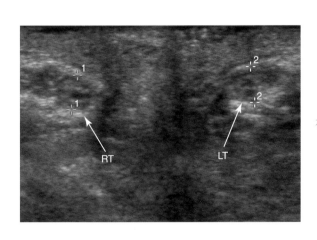
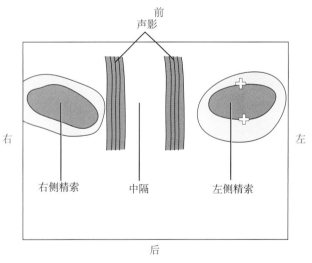

图 28.22　精索的横断面

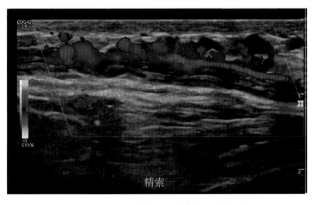
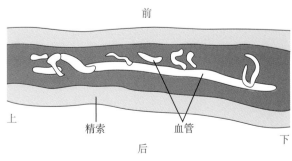

图 28.23　彩色多普勒血流成像显示精索内的血流

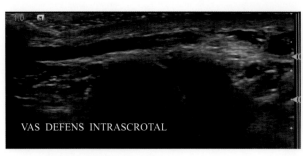 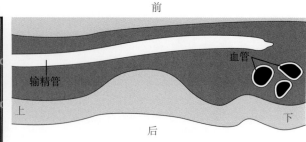

图28.24　输精管阴囊段的纵断面

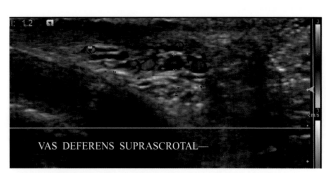 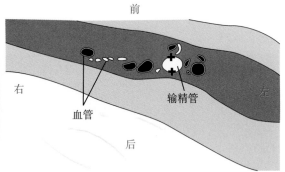

图28.25　输精管阴囊上段的横断面彩色多普勒血流成像

阴茎

阴茎超声是一种极好的成像方式，用于评估许多阴茎疾病。阴茎外伤、阴茎异常勃起、阴茎纤维性海绵体炎和勃起功能障碍是阴茎超声的重要适应证。目前，线性高频探头可以提供详细的阴茎超声解剖。

尿道海绵体的横断面位于中线，探头加压表现为椭圆形（图28.26）。

超声上，正常的尿道海绵体表现为均质的中等回声。成对的阴茎海绵体位于尿道海绵体的后方，并表现为对称的圆形或椭圆形，也表现为均质的中等回声。阴茎海绵体被高回声的白膜覆盖。白膜的延伸将两个海绵体的回声平面分开，称为阴茎隔膜（图28.27）。

海绵体动脉位于海绵体中央，可通过其高回声壁和实时的搏动进行识别（图28.28）。

在矢状面，每个海绵体表现为均质的，前方和后方可见高回声的白膜。

在矢状面，海绵体动脉显示在其长轴上，并表现为平行的高回声线的动脉壁，穿过海绵体中部。图28.29显示了阴茎和海绵体动脉的纵断面。图28.30和图28.31分别用彩色多普勒和能量多普勒显示海绵体动脉。

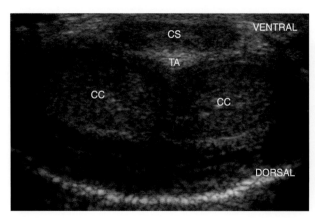 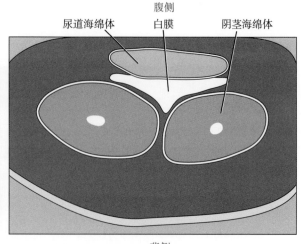

图28.26　阴茎的横断面显示被探头压缩的尿道海绵体和位于尿道海绵体后方的阴茎海绵体

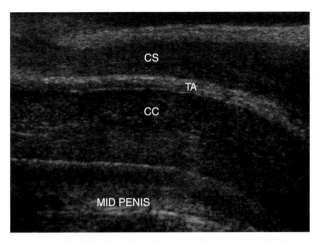

图28.27　阴茎纵断面显示被高回声的白膜（TA）分开的尿道海绵体（CS）和阴茎海绵体（CC）

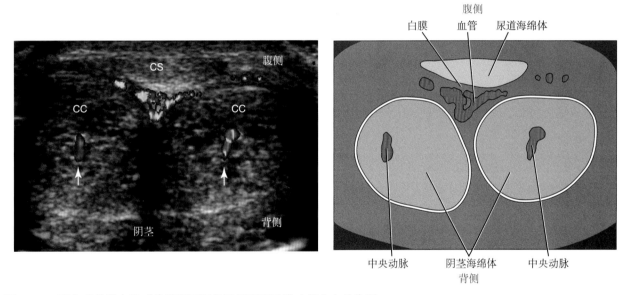

图28.28　彩色多普勒血流成像横断面图像显示阴茎动脉（箭头）的位置

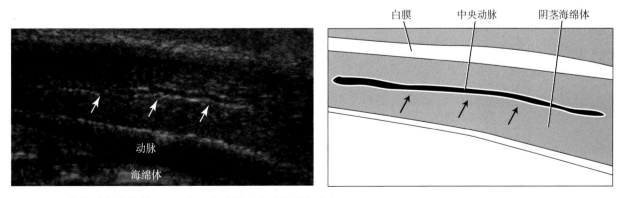

图28.29　阴茎海绵体的纵断面显示位于中央的阴茎动脉（箭头）

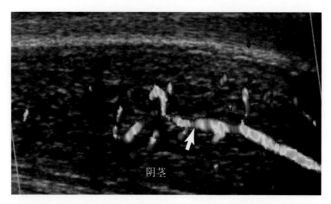

图28.30　阴茎动脉的纵断面彩色多普勒血流成像

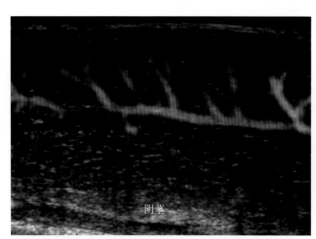

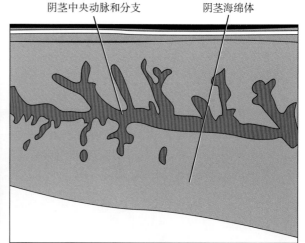

阴茎中央动脉和分支　　　阴茎海绵体

图28.31　阴茎动脉的纵断面彩色多普勒血流成像图像

超声指征

阴囊

● 既往阴囊超声检查不明确结果的随访。

● 术后随访（输精管切除术，精索切除术，鞘膜积液切除术，脓肿引流）。

● 评估阴囊急性疼痛，包括睾丸扭转、创伤、感染性或炎性阴囊疾病。

● 阴囊增大，肿胀，不对称。

● 睾丸周围积液（鞘膜积液、积血）。

● 随访既往患有原发性睾丸肿瘤、白血病或淋巴瘤的患者。

● 评估可触及的腹股沟、阴囊内或睾丸肿块。

● 评估精索静脉曲张。

● 评估阴囊内疝。

● 评估其他影像学检查（MRI、计算CT和PET）中发现的异常。

● 未触及的睾丸定位。

阴茎

● 阴茎纤维性海绵体炎。

● 阴茎创伤（阴茎断裂，血肿）。

● 高流量和缺血性阴茎勃起。

● 阴茎癌。

● 阴茎尿道狭窄、结石、肿块。

● 血管源性阳痿的多普勒评估。

正常变异

● 隐睾症：睾丸无法下降到阴囊中。未下降睾丸的常见位置包括腹部、腹股沟管和腹股沟管外环。

相关图表

相关医师
● **泌尿医师**：专门从事男性泌尿生殖道和女性泌尿系统的外科疾病。
● **放射科医师**：专门从事评估阴囊和阴茎的影像学诊断。
● **介入放射科医师**：专门从事进行微创影像学引导的疾病诊断和治疗操作。
● **初级保健医师**：专门从事一般保健工作。医师参与诊断检查，并与不同的专家协调医疗。

常用诊断检查

- **MRI**：一种非侵入性成像方式，在识别软组织结构方面非常有帮助。由放射技师进行并由放射科医师解释结果。

  MRI包括磁性、无线电波和计算机来产生身体结构的图像。获得阴囊和阴茎的轴位和矢状位图像。MRI提供了正常和病理阴囊和阴茎解剖和邻近解剖结构之间的多平面成像和对比度标度。在某些操作中，使用造影剂如钆来提高图像的准确性。MRI可以鉴别超声检查所见的良恶性病变。MRI还有助于确定炎症过程或创伤损伤的程度，并在肿瘤局部分期中发挥重要作用。该检查由磁共振技术人员进行。检查结果由放射科医师解释。

- **超声检查**：超声是诊断睾丸、阴囊和阴茎病理的主要成像方式。超声识别睾丸内和睾丸外肿块的准确性接近100%。彩色和频谱多普勒高频探头（12～18 MHz）可以诊断睾丸扭转和炎症过程，如睾丸炎和附睾炎，准确率接近100%。当检测到大面积感染、积液和肿块时，大视野（FOV）探头非常有用。此外，当怀疑睾丸扭转时，双幅显像在评估睾丸实质和睾丸彩色血流灌注方面是至关重要的。超声是评价阴茎创伤、肿块、阴茎勃起、阴茎纤维性海绵体炎和勃起功能障碍的一种极好的方法。超声由超声技师操作，并由放射科医师解释结果。

- **CT**：很少对阴囊进行计算机断层扫描：例如，涉及输尿管或膀胱部分的阴囊疝，以及骨盆底和阴囊的创伤后改变，特别是当US或MRI无法进行时。CT与PET/CT一起在创伤评估和癌症分期中发挥作用。CT是Fournier坏疽患者的首选方式，因为它可以描述感染源及其传播途径。检查由CT技术人员完成，并由放射科医师解释结果。

- **核医学**：这些技术只在单一的情况下使用，例如，在腹膜透析，检测腹膜和阴囊之间病理分流的存在。核医学检查也被用于评估急性阴囊和睾丸肿瘤。阴囊闪烁显像在评估急性阴囊方面已被多普勒超声所取代。该检查由核医学技术专家操作，并由放射科医师解释结果。

实验室检查

- 不适用。
- 脉管系统。
- 阴囊供血动脉：睾丸-阴囊向心动脉反支-输精管-睾提肌动脉。
- 阴茎供血动脉：阴部动脉-阴茎海绵体动脉。

影响的化学物质

无。

第 29 章

小儿超声心动图

VIVIE MILLER, JOY GUTHRIE, VIVIAN G.DICKS

目标

- 描述心脏功能。
- 描述正常儿童的心脏大小和位置。
- 命名心腔、大静脉和大动脉。
- 描述通过胎儿发育完全的心脏的血流，包括胎儿的分流及其目的。

- 描述胎儿分流闭合后的流经正常新生儿心脏的血流。
- 描述小儿超声心动图切面。
- 描述进行小儿超声心动图的仪器。
- 描述相关医师。
- 描述相关的诊断检查。

关键词

主动脉——源自左心室的大动脉。被描述性分为升（近端）主动脉、横（弓）主动脉和降（胸和腹）主动脉。

主动脉瓣——有 3 个小叶或瓣尖的半月瓣；因尖端呈半月形或新月形而得名。

心尖——指向左前方的心脏下端或尾端钝的尖部，被左肺部分遮挡。

升主动脉——主动脉的近端部分，起自于左心室。分支包括右冠状动脉和左冠状动脉。延续为横（弓状）主动脉。

心房——两个上部充盈的心腔，被房间隔隔开。

房室（AV）结——心脏传导系统的一部分。当 AV节触发时，它会沿着 His 束发送电脉冲。然后脉冲通过浦肯野纤维进入心肌。心室随即从上向下收缩。

房室（AV）瓣——控制心脏两侧心房和心室连通的开口的瓣膜（右侧的三尖瓣；左侧的二尖瓣）。

心底——心脏宽大的底部，指向右后上方。

希氏束（His 束）——心脏传导系统的一部分。连接心房和心室的心肌纤维带，用于在心脏中快速传导冲动以协助心脏收缩。

心脏传导系统——使心脏有效地将血液泵入血管的机制。心脏的肌肉纤维具有在没有神经刺激情况下收缩的固有能力。

心脏静脉——引流心脏的静脉。大部分流入冠状窦，冠状窦是充当蓄水池的大静脉。

冠状动脉——灌注心肌和内部结构的动脉。这样命名是因为它们环绕心脏形成了一个冠状形状。两条主要的冠状动脉：从右侧主动脉窦（Valsalva 窦）发出的右冠状动脉和从左侧主动脉窦发出的左冠状动脉。

冠状窦——引流心肌血液的大的心脏静脉。

降（胸和腹）主动脉——多个分支的主动脉。胸主动脉是降主动脉的近端部分，从横向的主动脉弓延续到膈肌的主动脉裂孔。腹主动脉是降主动脉的下部，从膈肌的主动脉裂孔到分叉为左、右髂总动脉。整个胸部和腹部有多个分支。

动脉导管——背主动脉和左肺动脉之间的连接。

静脉导管——胎儿时期的3个分流之一；使来自母亲的含氧血液绕过肝脏直接进入胎儿心脏。出生后它会纤维化并成为静脉韧带。

卵圆孔——胎儿心房之间的开口。

下腔静脉（IVC）——正常连接到右心房的两条大静脉之一。另一个是上腔静脉。

无名动脉——也称为头臂干；横向主动脉弓的一个分支。它的分支包括右颈总动脉和右锁骨下动脉。

房间隔——分开左心房和右心房的间隔。

室间隔——分开右心室和左心室的间隔。

二尖瓣——左侧房室（AV）瓣，有两个扇形或三角形的瓣叶，更靠上插入隔膜，朝向心脏底部。通常有两组腱索，依次连接到两个乳头肌。

肺动脉（主、右、左）——主肺动脉从右心室接受血液，然后分支成至右肺的右肺动脉和至左肺的左肺动脉。

肺动脉瓣——具有3个瓣叶的半月瓣；因瓣尖呈半月形或新月形而得名。

肺静脉——将含氧血液从肺部运回左心房的4根静脉。

浦肯野纤维——心脏传导系统的一部分。在心脏中快速传导脉冲以协调心脏收缩的心肌纤维

半月瓣——主动脉瓣和肺动脉瓣；因其3个瓣尖呈半月形或新月形而得名。

窦房（SA）结——启动心脏起搏，因此被称为传导系统的起搏器。当SA结放电时，电脉冲通过节间束传导到两个心房。

Valsalva窦——容纳冠状动脉开口的主动脉的凹陷袋或外突。有3个窦，每一个都与主动脉瓣的一个瓣尖相关。Valsalva窦保护冠状动脉开口免受通过主动脉瓣的血液的冲击，并防止瓣叶堵塞开口。

上腔静脉（SVC）——正常与右心房相连的两条大静脉之一。另一个是下腔静脉。

横（弓形）主动脉——升（近端）主动脉的延续。其分支包括无名动脉（或头臂干）、左锁骨下动脉和左颈总动脉。继续延续为降主动脉（胸主动脉和腹主动脉）。

三尖瓣——右房室（AV）瓣，有3个扇形瓣叶与3组腱索相连，而腱索又依次与3个乳头肌相连。

心室——心脏中两个位置较低的泵血腔。右心室和左心室被室间隔分开。

按体重范围的儿童正常值

体重/lb	平均/cm	范围/cm	观察例数	体重/lb	平均/cm	范围/cm	观察例数
RVD				**LA径**			
0～25	0.9	0.3～1.5	26	0～25	1.7	0.7～2.3	26
26～50	1.0	0.4～1.5	26	26～50	2.2	1.7～2.7	26
51～75	1.1	0.7～1.8	20	51～75	2.3	1.9～2.8	20
76～100	1.2	0.7～1.6	15	76～100	2.4	2.0～3.0	15
101～125	1.3	0.8～1.7	11	101～125	2.7	2.1～3.0	11
126～200	1.3	1.2～1.7		126～200	2.8	2.1～3.7	5
5LVID				**主动脉根部**			
0～25	2.4	1.3～3.2	26	0～25	1.3	0.7～1.7	26
26～50	3.4	2.4～3.8	26	26～50	1.7	1.3～2.2	26
51～75	3.8	3.3～4.5	20	51～75	2.0	1.7～2.3	20
76～100	4.1	3.5～4.7	15	76～100	2.2	1.9～2.7	15
101～125	4.3	3.7～4.9	11	101～125	2.3	1.7～2.7	11
126～200	4.9	4.4～5.2	5	126～200	2.4	2.2～2.8	5
LV 和 IV 间隔壁厚度				**主动脉瓣开放**			
0～25	0.5	0.4～0.6	26	0～25	0.9	0.5～1.2	26
26～50	0.6	0.5～0.7	26	26～50	1.2	0.9～1.6	26
51～75	0.7	0.6～0.7	20	51～75	1.4	1.2～1.7	20
76～100	0.7	0.7～0.8	15	76～100	1.6	1.3～1.9	15
101～125	0.7	0.7～0.8	11	101～125	1.7	1.4～2.0	11
126～200	0.8	0.7～0.8	5	126～200	1.8	1.6～2.0	5

小儿心脏

心脏的结构包括4个腔室、4个主要的瓣膜、2个大静脉、4个小静脉、2个大动脉、间隔和肌肉。

心脏是人体心血管系统的肌性泵血器官，为血液流经全身血管提供推动力。心脏和血管是分配和收集系统，将营养物质、气体、矿物质、维生素、激素和血细胞分布到组织并收集废物以排出体内。

1. 人体组织接收氧气和营养物质。

2. 人体组织能够收集和排泄废物（如二氧化碳和其他有毒物质）。

3. 人体组织可以释放分泌物质或激素，可以迅速对远离产生部位的身体部位产生影响。

4. 注入体内的药物迅速分布到全身各个部位。

5. 人体的防御系统，包括抗体和白细胞，移动到感染和炎症区域。

产前发育

了解心脏的产前发育对于评估正常的胎儿心脏至关重要（参见第21章和第22章关于妊娠早期、中期和晚期产科）。

在胚胎发育的第3周，心脏由2个条索，即生心索开始生发。2条生心索管道化形成2个心管。2个心管逐渐相互靠近并融合形成单个心管（图29.1）。心管伸长并出现交替的扩张和收缩，表明心脏发育开始。心球和心室比其他区域生长得更快，导致心管自身弯曲并形成心球心室袢。正常形成袢的方向向右侧。导致心房和静脉窦（稍后将形成左右角）位于心球、动脉干和心室的后上方。

从胚胎发育的第4周开始到第7周结束，心脏完全分为2个心房、2个心室、2个大动脉和静脉。

房室管的分隔开始于胚胎发育的第4周（图29.2）。在房室管的背侧壁和腹侧壁上形成称为心内膜垫的突起。心内膜垫相互发育生长，在第5周融合。此时，心脏分为左、右房室管。

共同心房的分隔是通过形成2个隔膜来完成的，即原发隔和继发隔（图29.3）。原发隔是一层薄的新月形膜（第一隔膜），从原始心房的头背侧壁开始向融合的心内膜垫生长。当这个幕状隔膜向心内膜垫生长时，会形成一个大开口，称为原发孔。随着原发隔继续向心内膜垫生长并与心内膜垫融合，该开口最终闭合。然而，在原发孔闭合之前，在原发隔膜的背侧呈现穿孔或开窗样改变形成第二个开口，称为继发孔。此时，原发隔与心内膜垫的左侧汇合或融合以完全闭合原发孔。到第5周结束时，另一个新月形膜从心房的头腹侧壁长出，紧

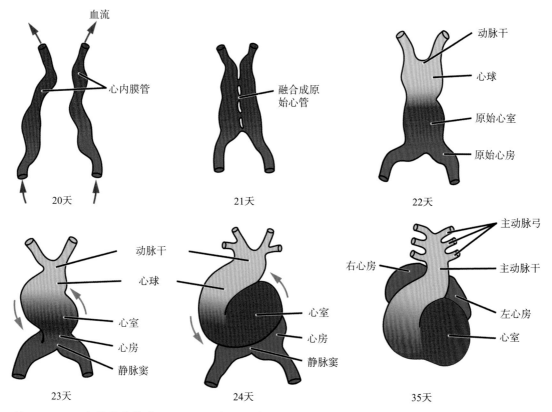

图29.1 第20～25天心脏发育的腹面图，显示心内心管融合成单管。注意弯曲以形成心球心室襻。资料来源：© By OpenStax College［CC BY 3.0（http：//creativecommons.org/licenses/by/3.0）］，via Wikimedia Commons.

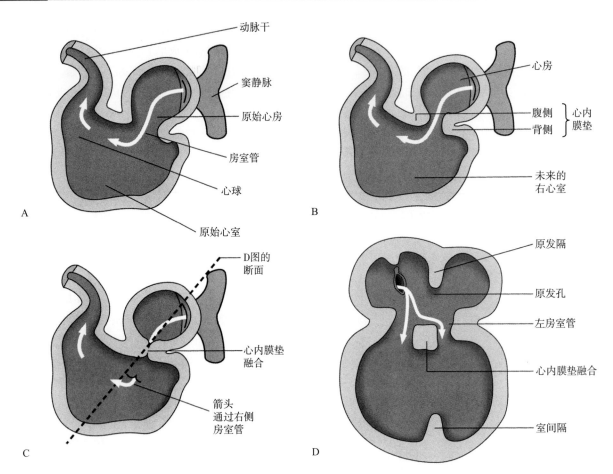

图 29.2 A～C. 第 4～5 周心脏的矢状切面，显示房室管的分离。D.C 图的冠状面，注意房间隔和室间隔开始形成

邻原发隔膜的右侧。这是继发隔或第二隔膜。随着它的生长，覆盖或重叠在原发隔形成的继发孔上，形成一个椭圆形的开口，称为卵圆孔。原发隔的头侧部分逐渐消失。隔膜的剩余部分附着在心内膜垫上以形成卵圆孔的瓣。这是三个胎儿分流之一。

原始心室的分离起始于靠近心尖的单心室底部的心肌的嵴状凸起（图 29.4）。随着心球的左侧和右侧称为球嵴的嵴状突起以及心内膜垫的逐渐延伸，这个孔闭合（图 29.5）。薄而小的膜状室间隔从融合的心内膜垫右侧的延伸组织衍生而来。这个组织与主动脉肺动脉隔（融合的球嵴）和厚的肌性室间隔融合。在室间隔闭合后，主动脉与左心室相通，肺动脉干与右心室相通，此时形成的新的左、右心室间没有直接的交通。

第 5 周，心球和动脉干开始分为主动脉和肺动脉。心球壁的细胞生长成为球嵴。动脉干嵴在动脉干中形成，并与球嵴相延续（图 29.6A～D）。这些螺旋形的嵴形成主动脉肺动脉的螺旋形间隔。图 29.6B 和 F 中，这个隔膜在水平 3 中为右/左方向。在水平 2 中为背腹或前/后方向。再次扭曲，在水平 1 中再次为右/左方向。在图 29.6E 和 H 中，隔膜将心球和动脉干分为主动脉和肺动脉干。由于螺旋形的主动脉肺动脉间隔，肺动脉干绕着主动脉扭曲。

心球被吸收到心室中（图 29.7），成为右心室的动脉圆锥或漏斗部。在左心室被称为主动脉前庭，是紧邻主动脉瓣的部分。

另一个胎儿分流是动脉导管，为主动脉背侧壁和左肺动脉之间的连接。动脉导管和左肺动脉都由左侧第 6 主动脉弓的衍生而来。

下腔静脉起始于胚胎干的原始静脉的 4 个节段，进入右心房的后下部。上腔静脉来源于胚胎的两条原始静脉：右前主静脉和右总主静脉，进入右心房的后上部。

4 个肺静脉起始于原始肺静脉及其 4 个主要分支（图 29.8）。由于原始静脉并入左心房，因此保留了 4 个主要分支，每个分支分别进入左心房。

胎儿循环

完全发育的正常胎儿心脏循环显示在图 29.9 中。从母体来的含氧血液，通过胎盘，进入脐静脉，流经静脉导管进入下腔静脉，然后注入胎儿的右心房。3 个胎儿分流之一的静脉导管，使来源于母体含氧血液绕过肝脏，几乎直接进入胎儿心脏。在出生后，静脉导管闭合形成静脉韧带。下腔静脉中大多数血液直接经过第二个分流卵圆孔进入左心房，然后进入左心室排入到主

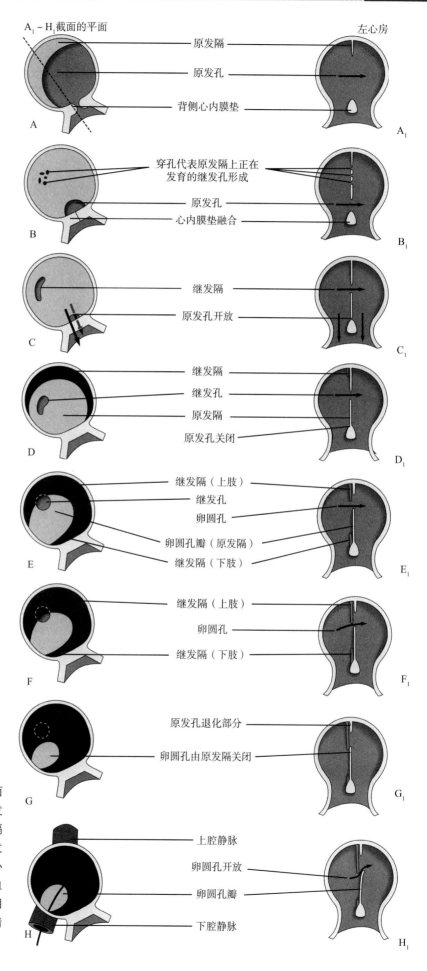

图29.3 A～H.原始心房的分隔,右面观发育的房间隔。A₁～H₁,A平面,发育的房间隔的冠状断面。注意随着继发隔的形成,它重叠在原发隔的开口(继发孔)上。G和H显示卵圆孔的瓣。当右心房压力超过左心房压力时(胎儿时),血液会从右心流到左心。当两个心房压力相同或左心房压力较高时(出生后的正常情况),卵圆孔上的原发隔关闭

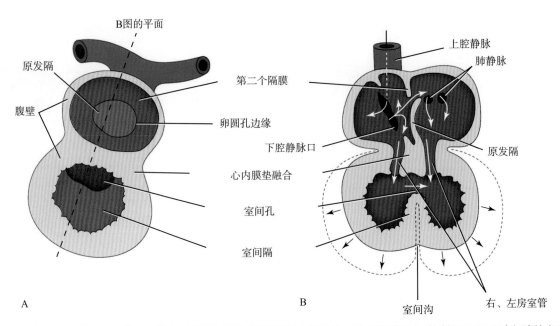

图29.4　原始心脏的分隔。A.第5周的矢状断面显示心脏间隔和心脏的孔。B.稍后期的冠状断面显示通过心脏的血流方向和心室的扩张。注意两个示意图中室间隔和室间孔的形成

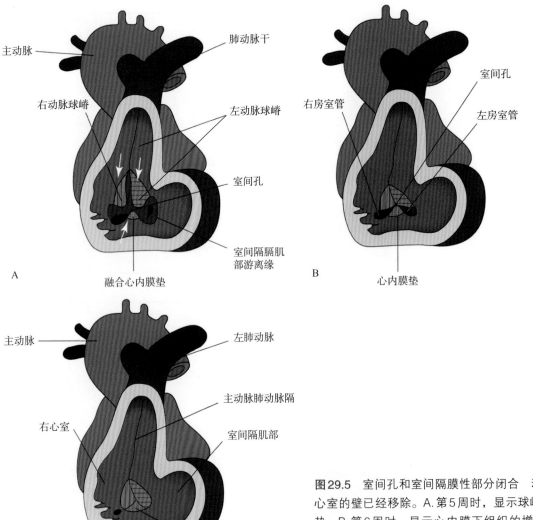

图29.5　室间孔和室间隔膜性部分闭合　动脉干、心球和右心室的壁已经移除。A.第5周时，显示球嵴和融合的心内膜垫。B.第6周时，显示心内膜下组织的增殖使室间孔缩小。C.第7周时，显示融合的球嵴和室间隔的膜性部分，室间隔的膜性部分由来自心内膜垫右侧的组织延伸而成

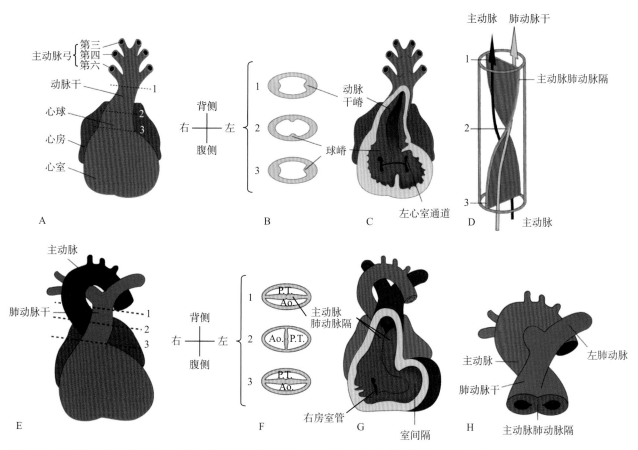

图29.6 心球和动脉干的分部。A.第5周的心脏的腹侧面。B.动脉干和心球的横断面显示球嵴和动脉干嵴。注意从上向下看动脉干的方向，记住动脉干管的背侧和腹侧，因为主动脉肺动脉隔在其中螺旋。C.心脏腹侧壁和动脉干已经被移除以显示这些嵴。D.主动脉肺动脉隔螺旋形成。E.分出动脉干部分的心脏腹侧面。F.新形成的主动脉（Ao）和肺动脉干（P.T.）的断面。G.第6周，心脏腹侧壁和肺动脉干已经被移除以显示主动脉肺动脉隔。H.正常新生儿心脏中的大动脉相互缠绕

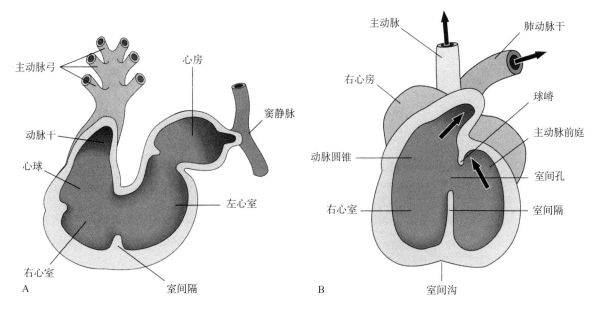

图29.7 心球并入心室，部分心球和动脉干并入主动脉和肺动脉干。A.第5周的矢状断面显示心球是心脏的5个原始腔室之一。B.第6周的冠状断面，在心球已经进入心室成为右心室的动脉圆锥（漏斗部）和左心室的主动脉前庭

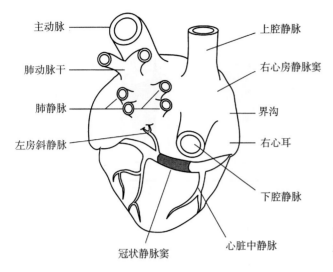

图29.8 第8周的背面观显示上、下腔静脉相对于右心房的位置。还显示了每个肺静脉都有单独的通向左心房的开口

动脉。

下腔静脉中的一些血液留在右心房与来自上腔静脉和冠状静脉窦（引流心肌的心脏大静脉）的血液混合，流入右心室。然后这些血液排入到肺动脉干，一些进入肺用以生长发育，但是大多数通过第二个分流动脉导管流入到主动脉。

胎儿到成人的循环

静脉导管、动脉导管和胎盘是3个胎儿循环和成人循环不同的解剖结构。在分娩和移除胎盘时，肺的血流量增加。一般认为由于胎盘移除和脐带冷却造成的低体温，使名为缓激肽的血管活性多肽舒张肺小动脉的血管。氧气和缓激肽联合使肺内的肺泡扩张并充满空气。

位置

如同它的名字，心脏大体呈心形。位于下前胸腔，胸骨后方，胸椎和食管前方，坐落于中纵隔的膈肌上，两侧为左、右肺。心脏的2/3位于中线左侧，1/3位于右侧。心尖是指向左前方的钝尖的下端或尾端。心脏被左肺部分遮挡，宽大的心底指向右后侧和头侧（图29.10）。

大小

心脏约是本人握紧的拳头大小。小儿内部结构的径线随年龄和体重而变化。这些结构的正常值显示在本章开头的正常测量值表格中。

大体解剖

心脏结构分为上、下心腔及左、右心腔（图29.11）。上方的两个心腔，即心房，是心脏充盈的腔室。右心房和左心房的大小大致相等，壁薄，被称为房间隔的间隔分开。出生后，这两个心腔之间通常没有直接相通。

下方的两个心腔，即心室，是心脏泵血的腔室。右心室和左心室被室间隔分开。

每侧的心房和心室是分开的；然而，它们通过由房室（AV）瓣膜控制的开口相通。反过来，心室通过半月板连接到流出道，控制从心脏排出血液。

心腔的内层称为心内膜。心肌或心脏肌肉的外层称为心外膜。它由两个衬里或膜组成。内膜，即脏层心包，附着在心肌上；外膜，即壁层心包。两层心包之间的空隙是心包腔，其中含有稀薄的水状液体使心脏在跳动时便于移动。

跳动的心脏发出特有的声音。有两种主要的心音。第一个声音S_1是由AV瓣关闭引起的；第二个声音S_2，是由半月瓣关闭引起的。第二个声音正常情况下会有分裂，第一个声音是在肺动脉瓣关闭之前的主动脉瓣关闭。

心腔的结构差异非常有助于评估小儿心脏。这些差异有助于确定位置、房室的一致性和心室动脉的一致性。右心房通常与两条大静脉相连，即上腔静脉（SVC）和下腔静脉（IVC）。左心房通常接收4个肺静脉。右心室通常与肺动脉相连，左心室与主动脉相连。

右侧AV瓣，称为三尖瓣，具有3个扇形小叶，与三组腱索相连，而腱索又与三块乳头肌相连。三尖瓣的附着点比左侧对应的瓣膜更靠下或近心尖。右心室呈三角形。它的心内膜表面有更明显的小梁，心腔的下1/3有调节束，右心室流出道有漏斗形的肌肉带或圆锥。

左侧的AV瓣，称为二尖瓣，有两个扇形或三角形的小叶，附着在更靠近心脏底部的隔膜上。通常，二尖瓣有两组腱索和两条乳头肌。左心室心肌相对比右侧的厚，因为它要承受更高的泵血压力。左心室呈椭圆形，心内膜表面光滑。所有这些特征都有助于区分右心和左心。

图中标注（图29.8）：
主动脉
肺动脉干
肺静脉
左房斜静脉
冠状静脉窦
上腔静脉
右心房静脉窦
界沟
右心耳
下腔静脉
心脏中静脉

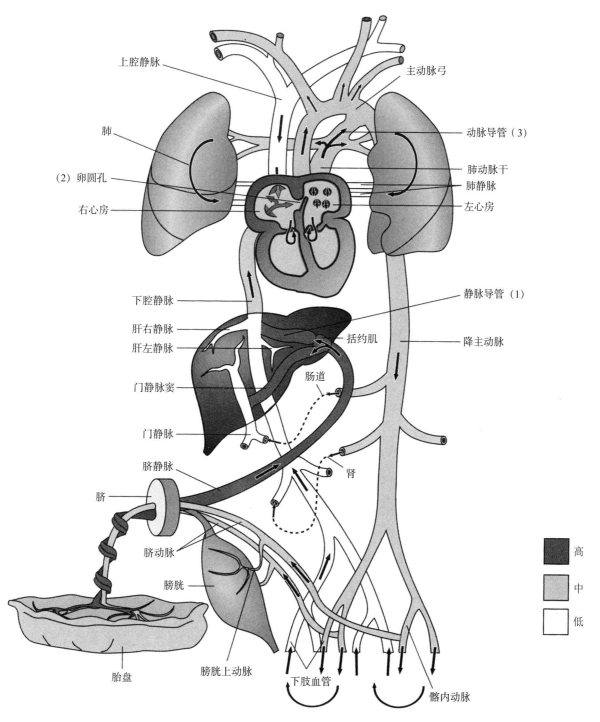

图 29.9 胎儿循环：器官没有按比例绘制。显示胎儿的三个分流允许大部分血液绕过肝和肺：静脉导管、卵圆孔和动脉导管

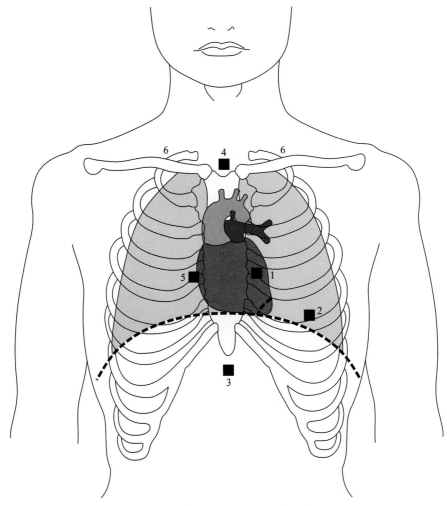

图29.10   心脏相对于胸腔内其他器官的相对位置。注意方块表示探头为显示心脏提供的声窗。1.胸骨旁长轴和胸骨旁短轴位置。2.心尖四腔、心尖五腔、心尖长轴。3.肋下或剑突下位置。4.胸骨上窝切迹位置。5.右侧胸骨旁位置。6.虽然没有用方块表示，但锁骨上窝［右侧和（或）左侧］有时也用于获取超声心动图图像

主动脉瓣和肺动脉瓣为半月瓣，有3个瓣叶或瓣尖，这样命名也是因为它们的形状如新月或半月。主动脉有右冠瓣、左冠瓣和无冠瓣。紧邻这些瓣膜的远端就是主动脉的袋状隐窝或膨出，称为Valsalva窦。这些窦容纳冠状动脉的开口，帮助保护开口免受来自主动脉瓣的血流冲击，并且阻止瓣叶堵塞开口。这3个窦，每个都与主动脉瓣的瓣叶相关，右窦与冠状瓣相关，左窦毗邻左冠瓣并且容纳左冠状动脉的开口，无冠瓣之所以这样命名是因为没有冠状动脉与这个窦相关联。

从相应的静脉回流入左心房和右心房的最大血容量，通过开放的AV瓣被动地进入心室。心室内的压力开始增加。随着压力的上升，AV瓣关闭。心房收缩，迫使AV瓣再次开放，心房内剩余的血液被排入到心室。这就是舒张期。

心室内的压力高于心房，AV瓣关闭，半月瓣开放，血液从心室射出。这就是收缩期。由于血液不断地充盈心房，心室压低于心房压。半月瓣关闭，AV瓣开放，并继续循环。

右心与肺动脉循环相关，血液流入到肺进行氧合。左心与体循环相关，将含氧血液运送到组织（图29.12）。

血液从头部和颈部通过左、右头臂静脉引流到SVC。血液从SVC、IVC（引流体部血流）和冠状窦（引流心脏血流）流入右心房。然后通过三尖瓣流入右心室，继续通过肺动脉瓣流入主肺动脉。主肺动脉分支为右肺动脉进入右肺和左肺动脉进入左肺。这是肺循环。

氧合的血液通过4个肺静脉返回左心房，经过主动脉瓣进入升主动脉。血液流入头部和颈部血管、头臂干、左颈总动脉和左锁骨下动脉，继续进入降主动脉。这是体循环。

心脏灌注和引流

冠状动脉灌注心肌和内部结构，并因为它们围绕心脏呈冠状而命名。有两支冠状动脉：右侧冠状动脉从Valsalva窦右窦发出，左侧冠状动脉从Valsalva窦左窦

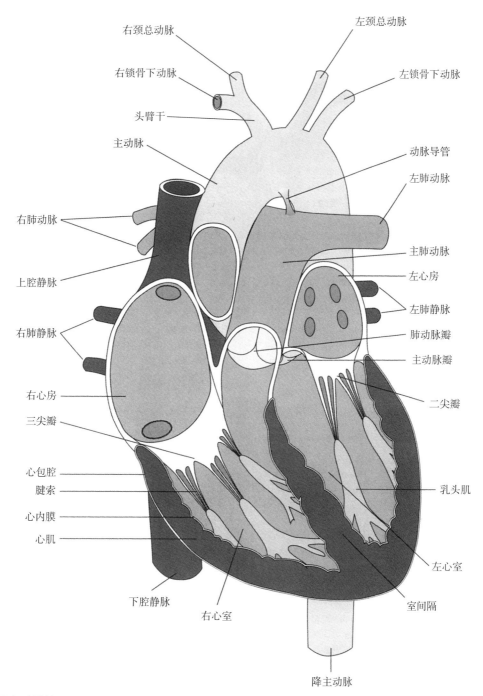

右颈总动脉

右锁骨下动脉

头臂干

主动脉

右肺动脉

上腔静脉

右肺静脉

右心房

三尖瓣

心包腔

腱索

心内膜

心肌

下腔静脉

右心室

左颈总动脉

左锁骨下动脉

动脉导管

左肺动脉

主肺动脉

左心房

左肺静脉

肺动脉瓣

主动脉瓣

二尖瓣

乳头肌

左心室

室间隔

降主动脉

图29.11 胎儿心脏结构

发出（图29.13A）。

右冠状动脉在将心房与心室分开的房室沟中走行，发出一个肌支和一个边缘支，并继续围绕心脏向后走行，直到与左侧冠状动脉回旋支吻合或连接。在这个吻合处，右冠状动脉发出一个分支，称为冠状动脉后降支，沿着后室间隔走行。

左主冠状动脉几乎立刻分为左回旋支和左前降支。左回旋支围绕心脏向后走行直到与右冠状动脉汇合，如前所述。左冠状动脉前降支沿着室间隔向前下走行，发出肌支或室间隔支，向后弯曲与冠状动脉后降支

汇合。

引流心脏的静脉尽管它们通常伴行动脉但并没有形成冠状。它们被简单地称为心脏静脉（图29.13B）。大多数静脉流入冠状静脉窦，冠状静脉窦是具有储存作用的大静脉，通过冠状瓣流入右心房。不流入窦的静脉直接流入右心房。

当出于诊断目的需要对其进行评估时，必须考虑冠状动脉解剖结构和灌注的正常变化。

心脏传导系统

心脏传导系统是使心脏有效地将血液泵入血管的机

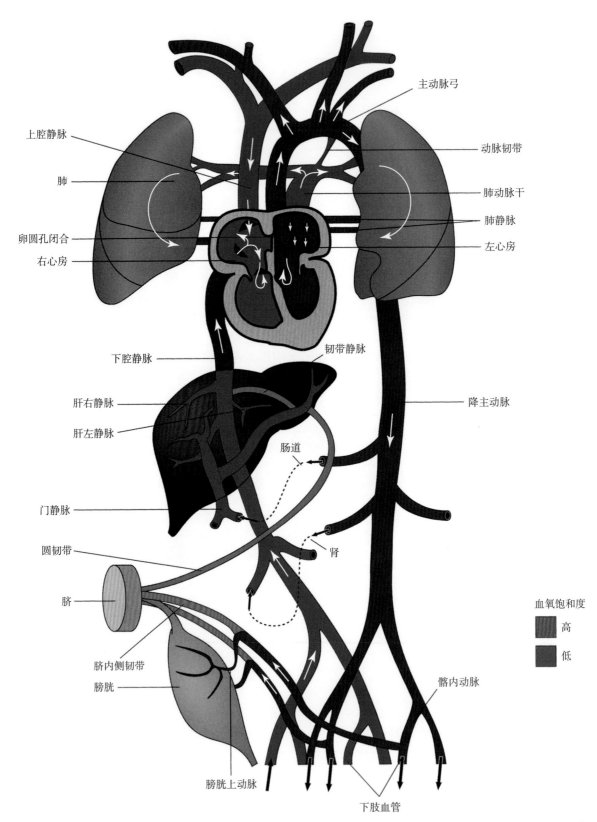

主动脉弓

上腔静脉

动脉韧带

肺

肺动脉干

肺静脉

卵圆孔闭合

左心房

右心房

下腔静脉

韧带静脉

肝右静脉

降主动脉

肝左静脉

肠道

门静脉

肾

圆韧带

脐

血氧饱和度

高

低

脐内侧韧带

膀胱

髂内动脉

膀胱上动脉

下肢血管

图29.12　新生儿循环：出生时变为无功能的胎儿血管和结构所形成的成人衍生结构也做了显示。箭头表示新生儿循环的过程。器官没有按比例绘制。出生后，在胎儿期间使血液短路的3个分流停止工作，肺循环和体循环分离

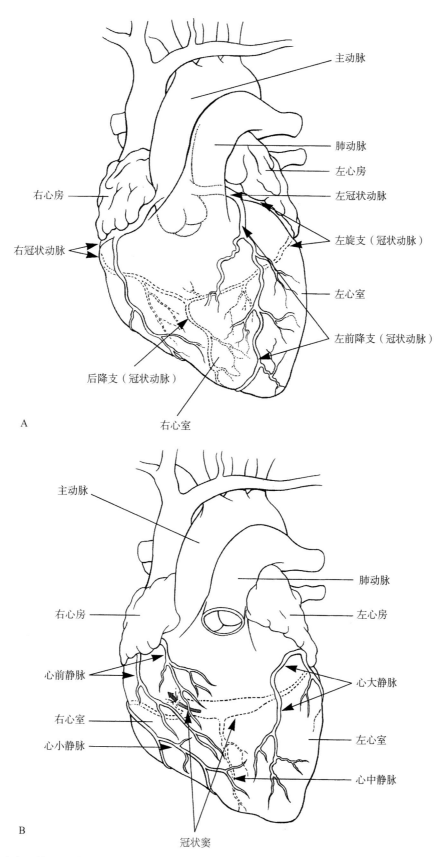

图29.13 A.冠状动脉及其在心脏的位置。B.心脏静脉,这些是前面或腹面观。虚线显示从后面或背面观的心脏表面的血管位置

制。心脏的肌纤维具有在没有神经刺激情况下收缩的固有能力。然而，如果每根纤维独立收缩，心脏将不能非常有效地将血液输送到组织。

心脏传导系统是一组特殊的心肌、结点、肌束和纤维，它们可以产生并通过心肌传导电脉冲，从而引起同步、协调的收缩或心跳（图29.14）。

窦房结或SA结确定心脏的节律。因此被称为传导系统的起搏器。心电图（ECG，也称为EKG）测量传导系统的电活动和间接地反映心肌活动。当SA结触发时，电脉冲通过结间束传播到两个心房SA1。在ECG上，表现为心房收缩即将发生的P波信号。收缩立即

发生。

与此同时，电脉冲通过心房，也传导到位于右心房内壁的房室结（AV结）。AV结的激活和传导有一个非常短暂的延迟。这在ECG上表现为P波的结束，在心电图上标记为2，在心形图上标记为AV_2。在此延迟后，激发房室结，沿位于室间隔表面的希氏束发送脉冲。脉冲从这里穿过浦肯野纤维进入心肌。心室随即从上向下收缩。ECG上的QRS偏转反映了这种传输，并在心电图中编号为3和4。心形图上的BH_3和Pf_4反映了这种电活动。

T波表明心室电荷恢复或心肌恢复到静止状态。下

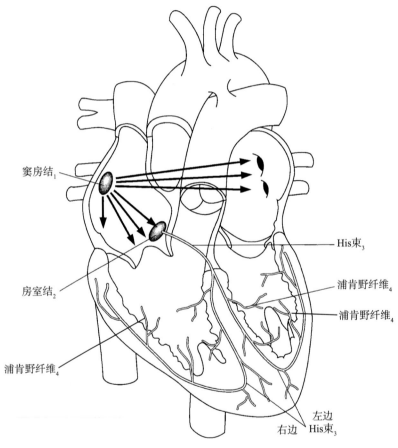

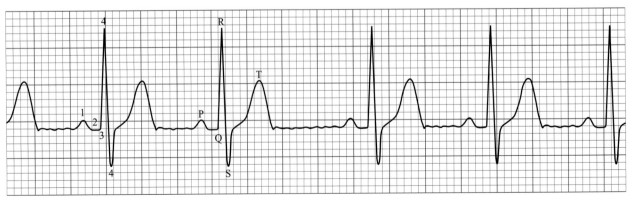

图29.14　心脏传导系统和心电图。ECG上的数字与心脏示意图上指示的数字相对应，将心脏的电活动与ECG的波形相关联

一个周期以另一个P波开始。

不同年龄段的正常起搏器（SA结）速率（搏动/分）如下：

SA结节律（次/分）	年龄
100～180	0～1个月
110～180	1岁
60～120	5岁
55～110	10岁
50～100	成人

如前所述，心肌具有在没有神经刺激情况下收缩的固有能力。然而，自主神经系统（ANS）的刺激会影响SA结的触发率及冠状动脉。

ANS的交感神经纤维导致心率增加。副交感神经系统，特别是迷走神经或第X对脑神经，会导致心率减慢。

生理

心脏是循环系统的主要器官，提供推动血液通过所有人体血管的力量。

心脏的基本功能是将含氧的血液分配到身体的各个部位，并从头部和身体接收乏氧的血液输送到肺部。

小儿超声心动图与成人超声心动图

小儿超声心动图不同于成人超声心动图，因为不能假设解剖是正常的。因此，需要进行系统的解剖评估。此外，在扫查早产儿时，还有一些特殊的注意事项。由于它们的体积小，并且缺乏温度调节能力，容易受到探头压力和扫查时间过长的影响。

仪器

需要标准的心脏超声仪器及高频探头。频率范围：新生儿的大于10 MHz，儿科的为8～5 MHz，青少年为成人探头。对于早产儿，建议使用与生命监护仪直接连接的ECG电缆，以避免在早产儿脆弱的皮肤上放置黏性电极。在开始检查前，应将婴儿的FiO_2水平（输送给患者的氧气浓度）和呼吸状态［水封瓶持续性正压呼吸器（CPAP）、插管、室内空气等］的信息记录在表格页面上。因为测量值根据体表面积计算，所有小儿超声心动图必须记录血压、身高和体重。

辅助成像工具

为了成功完成小儿超声心动图检查，能够分散注意力的物品很有帮助，包括为较大儿童提供带电影的DVD播放器，为婴儿提供带闪光灯或音乐的玩具。温暖的毯子有助于在检查过程中抚慰婴儿。带有最小粘合垫的儿科电极片有助于避免给孩子带来疼痛。

患儿的体位

仰卧位在大多数新生儿和小儿超声心动图中都是可以的。在许多新生儿重症监护病房（NICU），呼吸设备可以放置在隔离装置的左侧。因此，从床的两侧扫查有助于为婴儿提供人体工程学的通道。

解剖学

● 评估节段解剖。每个腔室都有特定的形态。腔室的超声心动图表现包括：

● 左心室：子弹状，应形成三角顶点。

● 右心室：三角形，节制索位于心室下1/3处，三尖瓣比二尖瓣更靠近心尖部插入室间隔。最靠前的心腔。

● 右心房：下腔静脉和上腔静脉分别在下部和上部进入心房。

● 左心房：最靠后的心腔，肺静脉直接进入左心房。

位置

检查时首先应评估胸腔内心脏和内脏器官的位置。3种常见的位置方位和心脏位置包括：

● 内脏正位：主动脉位于左后方，下腔静脉位于右前方。肝在右侧，胃在左侧，心尖指向左侧。

● 完全型内脏转位：内脏正位的镜像。

● 心房不定位：主动脉和下腔静脉并排（并列）。肝、胃和胆囊位于中线。这种内脏方位的先天性心脏病的发生率较高。

● 左位心：心尖指向左侧胸部。

● 右位心：心尖指向右胸。

● 中位心：心尖指向中点胸部。

房室和心室动脉连接

● 房室连接一致：左心房与左心室相连，右心房与右心室相连。

● 心室与动脉连接一致：左心室与主动脉相连，右心室与肺动脉相连。

● 房室连接不一致：左心房与右心室相连，右心房与左心室相连。

● 心室动脉连接不一致：左心室与肺动脉相连，右心室与主动脉相连。

小儿超声心动图切面

● 胸骨旁长轴。

● 右心室流入道。

● 右心室流出（导管断面）。

● 胸骨旁短轴高位显示肺动脉分支。

● 胸骨旁短轴。

● 心尖四腔心。

● 剑突下切面显示心脏位置、下腔静脉、主动脉。

- 剑突下冠状切面。
- 剑突下矢状切面。
- 胸骨上窝（主动脉弓、主动脉弓偏侧方，头臂静脉、上腔静脉、肺静脉）。

超声表现

心脏超声，我们使用2D（二维）、3D（三维）、多普勒（彩色、组织成像和造影）、脉冲波（PW）多普勒和连续波（CW）多普勒超声技术来得到最完整准确的诊断信息。

彩色血流成像的彩色取样框通常尽可能地窄或呈锥状以只显示感兴趣区。非常重要的是由于婴儿和儿童的心率快，以确保帧速率足够高，收缩期与舒张期血流不会重叠。这个可以得到更好的分辨率或细节信息。锥状区域以外的结构可能显示不清或不能完全显示，这取决于使用的设备及色标的设置。

组织多普勒成像利用与彩色多普勒相同的原理，除了显示目标是心肌而不是心脏内的血流。心脏造影使用全氟化碳基试剂使心脏中的血液浑浊，以提高心壁的分辨率。

这些技术各有其优缺点。然而，在进行超声心动图时，所有人都需要进行彻底的检查，为临床医师提供正确的诊断信息。

当实施2D超声时，重要的是将设备调节为尽可能大的灰阶。这会非常有助于识别和辨别正常和病变的组织（内部的肿块）。

在2D图像上，心肌是柔软、均质、纹理均匀的回声，中等到低灰度强度。瓣膜和腱索比心肌的回声强。瓣膜表现为薄的、柔软的线样结构，可以自由移动。心包是强回声结构，为光滑的液性线样表现。

图29.15A～E显示了在胸骨旁长轴切面中声波穿过心脏的平面。图29.16A～C分别显示了胸骨旁长轴切面中的超声心动图图像及其示意图。注意结构及其相对位置。还需注意，在此切面中未显示左心室心尖部。

基本M型（用于时间-运动模式）扫描包括在主动脉瓣水平、二尖瓣水平和左心室腱索水平（图29.17）进行测量。

图29.18A、B显示了左心室的M型标记。注意左心室后壁内表面的腱索。图29.19是二尖瓣水平的标记。在每个QRS波群后右心室看到的回声区是肺部吸入空气引起的伪影。主动脉瓣的标记如图29.20所示，取自短轴切面。

图29.21A、B显示主动脉瓣水平的胸骨旁短轴切面。图29.21C、D显示了此短轴切面中的彩色血流。右心房可见血流通过三尖瓣进入右心室流出道，然后通过肺动脉瓣进入主肺动脉。从这里开始，血流进入左、右肺动脉最终到达各自的肺。图29.21E为高位胸骨旁短轴切面，显示肺动脉的分支位于大的开放的动脉导管内侧，图29.21F是肺动脉瓣的PW多普勒频谱，流速在正常范围内。

图29.22为二尖瓣水平，左心房应当显示为同心圆，同心圆中的二尖瓣前瓣和后瓣指向心腔后方。在实时图像上，瓣叶应当同时开放并在运动中看起来不受限制。左心室流出道位于二尖瓣的前方。左心室壁应该呈向心性的且平滑的收缩和舒张。在这个切面中常可以看到右心室，应该看起来像一个半月形，靠近室间隔。节制索也可以被显示。

乳头肌水平的超声心动图像和示意图如图29.23所示。同样，左心室应显示为同心圆。前外侧乳头肌通常位于3点或4点位置。后内侧乳头肌最常位于8点位置。

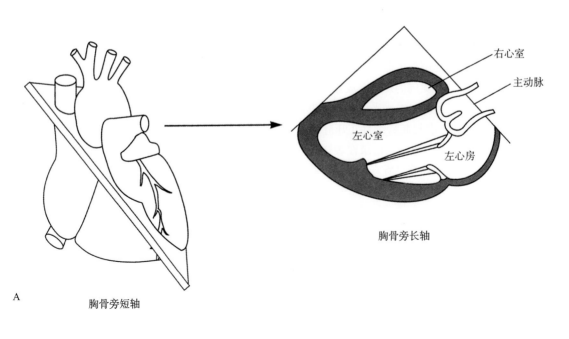

A　胸骨旁短轴

胸骨旁长轴

右心室
主动脉
左心室
左心房

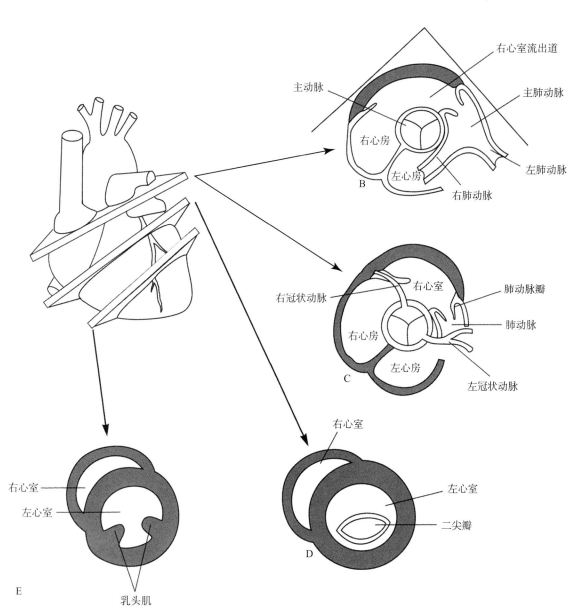

图29.15　心脏的胸骨旁长轴和短轴平面或切面。A.胸骨旁长轴切面的超声心动图。B.主动脉瓣水平的胸骨旁短轴视图。C.显示冠状动脉的短轴视图。D.二尖瓣水平的短轴视图。E.乳头肌水平的短轴视图

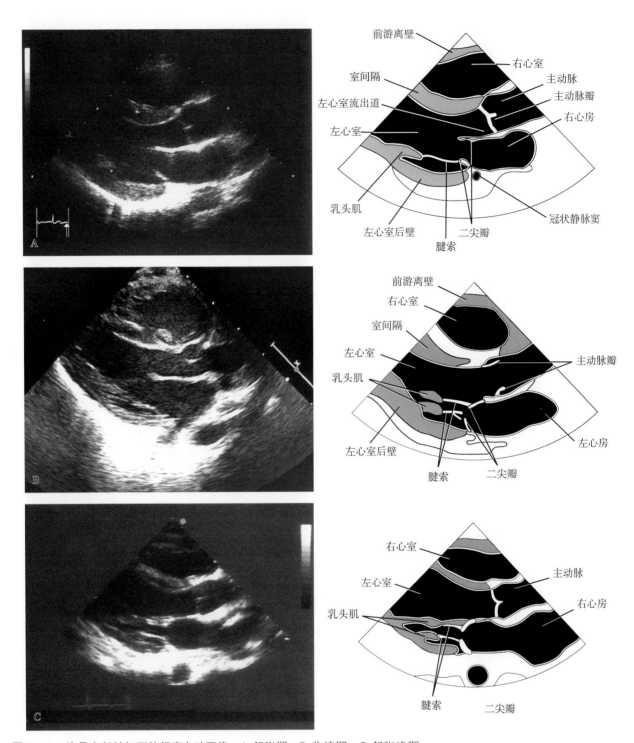

图29.16 胸骨旁长轴切面的超声心动图像。A.舒张期。B.收缩期。C.舒张晚期

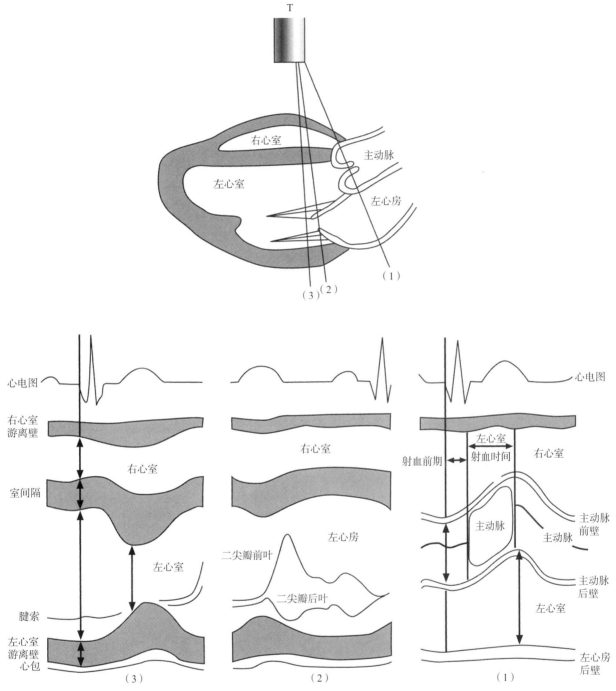

图29.17 胸骨旁长轴切面，指示将记录M型的各个水平的切面。下图是上图所示各个水平的M型示意图。目前，M型也在胸骨旁短轴切面扫查。资料来源：重绘自Park，M.K.［2008］.Pediatric cardiology for practitioners［5th ed.］.St. Louis：Mosby.

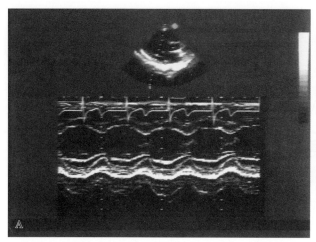

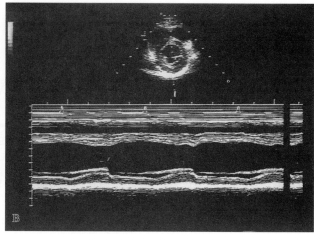

图29.18　A.胸骨旁长轴断面左心室的M型。B.胸骨旁短轴断面左心室的M型

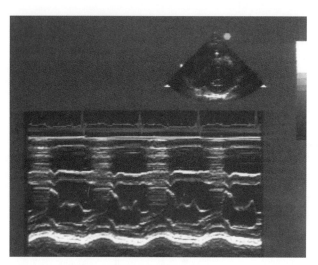

图29.19　胸骨旁长轴断面二尖瓣的M型

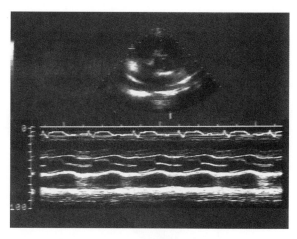

图29.20　胸骨旁长轴断面主动脉和左心房的M型

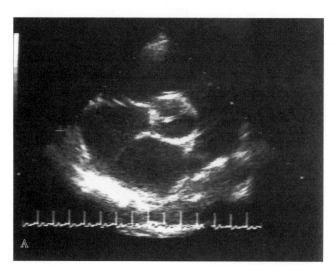

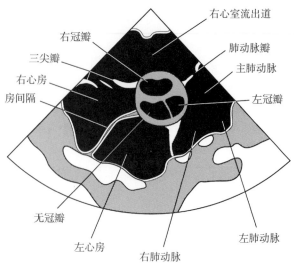

右心室流出道

右冠瓣

三尖瓣

右心房

房间隔

肺动脉瓣

主肺动脉

左冠瓣

无冠瓣

左心房

右肺动脉

左肺动脉

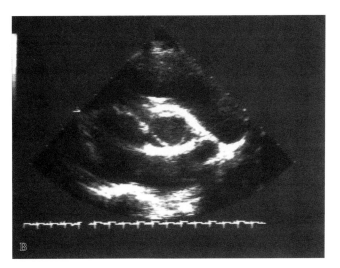
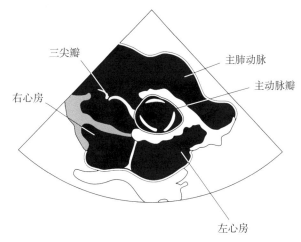

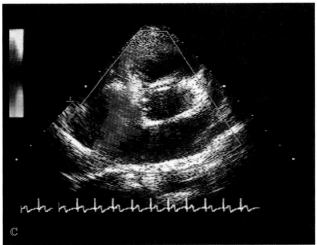
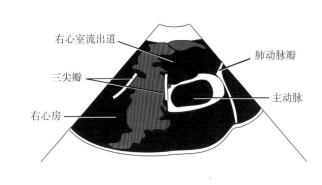

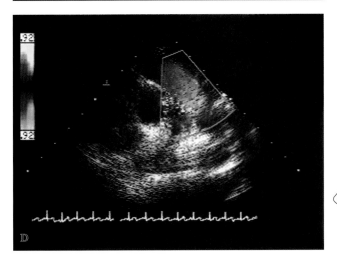
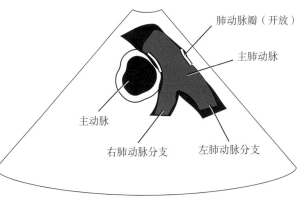

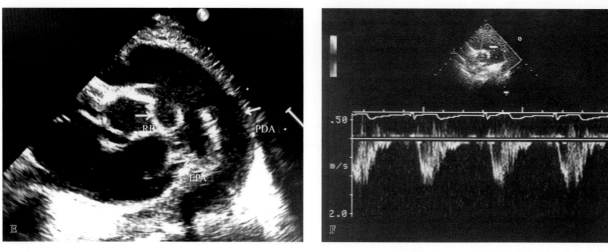

图29.21 主动脉瓣水平胸骨旁短轴切面的超声心动图像。A.瓣膜闭合时。B.瓣膜开放时。C.胸骨旁短轴切面显示通过三尖瓣的彩色血流，注意蓝色表示血流背离探头。D.随着血流从C继续流动，背离探头，通过肺动脉瓣进入左、右肺分支。E.位于肺动脉瓣的脉冲多普勒，流速正常

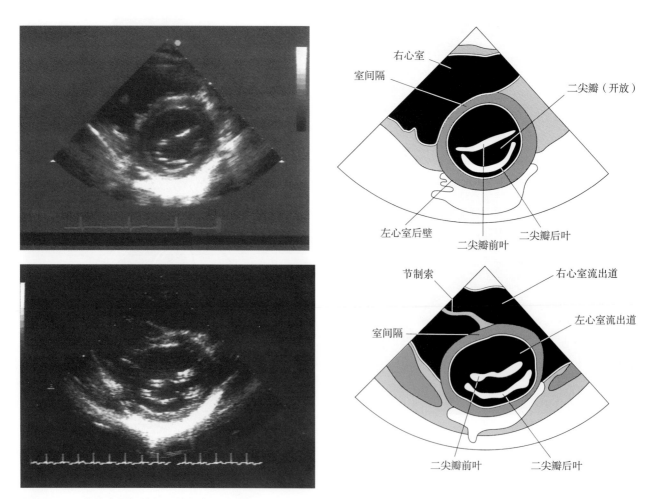

图29.22 二尖瓣水平短轴切面的超声心动图像

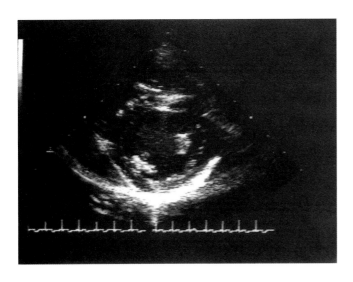

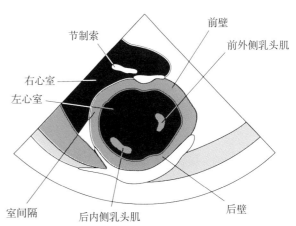

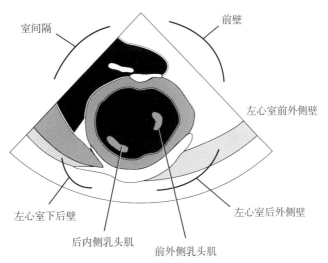

图29.23 左心室乳头肌水平的超声心动图像

注意室间隔、前壁和前侧壁、后侧壁和左心室下后壁的区域。

心尖切面包括心尖四腔和心尖长轴（图29.24A ～ C）。心尖四腔切面非常适合二尖瓣的多普勒检查。心尖长轴非常适合主动脉瓣的多普勒检查。

四腔心切面的超声心动图像如图29.25A所示。所有4个心腔及三尖瓣和二尖瓣都可显示。在房间隔的中部可能会出现回声失落的伪像。室间隔常是完整的，通常可以显示进入左心房的4个肺静脉。但是，只有通过多普勒检查才能确认。图29.25B显示彩色血流图像，血流流过了二尖瓣。图29.25C是不同患者二尖瓣的PW多普勒图。在心尖长轴切面中，注意左心房、二尖瓣、左心室、左心室流出道、主动脉瓣和升主动脉（图29.26A）。不同患者这个切面显示左心室流出道的彩色血流，通过主动脉瓣和部分升主动脉节段。探头位于心尖处，血流从该处流出（图29.26B）。

剑突下切面提供了大量信息（图29.27A ～ D）。剑突下四腔切面主要用于检查房间隔。在这个切面中，房间隔垂直于声波平面，给出了最佳的结构图像（图29.28）。在该切面中可以很好地显示整个心脏和周围区域，非常适合确定位置和检测心包积液（图29.29）。

图29.30A、B显示了胸骨上窝平面；图29.30A为主动脉的长轴切面，图29.30B显示了主动脉短轴切面和周围区域，图29.31A、B分别显示了主动脉长轴的超声心动图像和示意图。显示了升主动脉、主动脉弓和降主动脉。头臂干、左颈总动脉和左锁骨下动脉离开主动脉弓。右肺动脉在横断面上被切开，在主动脉弓的内部弯曲处显示为圆形结构。

图29.32A显示了右心室流入道长轴图像。在某些患者中，可以看到所有3个乳头肌和腱索。注意右心房中的房间隔标志着下腔静脉的入口（图29.32B）。

图29.32C显示流过三尖瓣的彩色血流图像。右心室流出道的长轴切面如图29.33A、B所示。它包括右心室流出道、肺动脉瓣、主肺动脉和左右肺动脉分支。

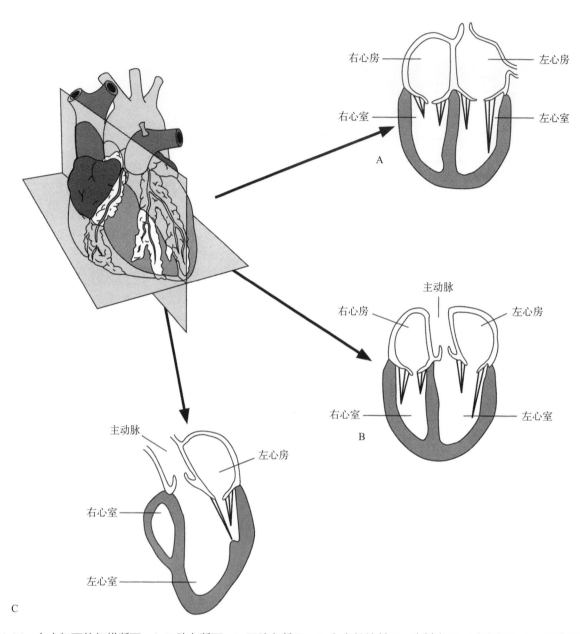

右心房　左心房

右心室　左心室

A

主动脉

右心房　左心房

右心室　左心室

B

主动脉

左心房

右心室

左心室

C

图29.24　心尖切面的扫描断面。A.四腔心断面。B.五腔心断面。C.心尖长轴断面。资料来源：重绘自Park,M.K.[2008]. Pediatric cardiology for practitioners [5th ed.] .St.Louis：Mosby

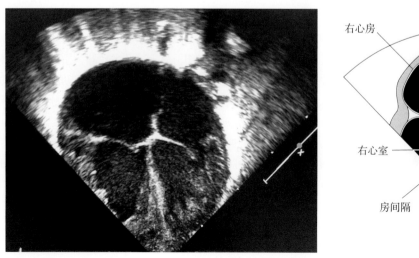

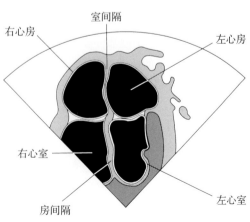

室间隔

右心房　左心房

右心室　左心室

房间隔

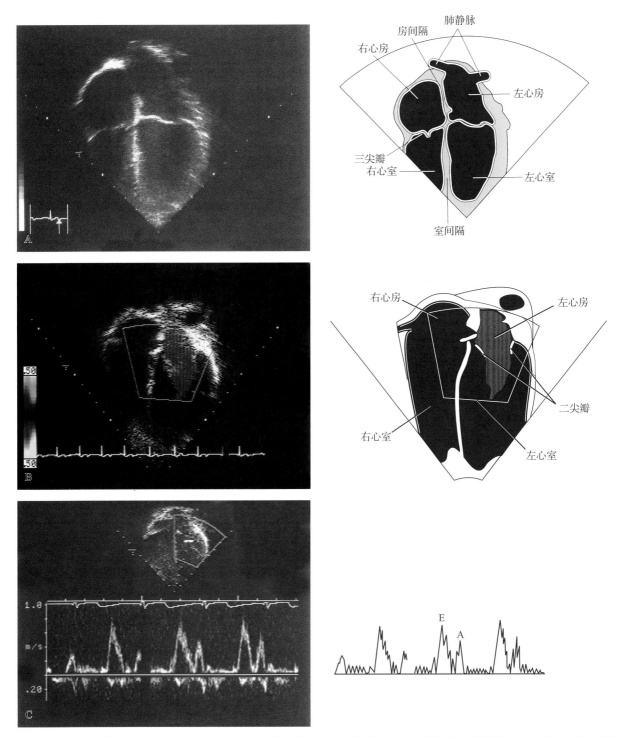

图29.25 A.心尖四腔切面的超声心动图像。B.二尖瓣的彩色血流多普勒。从左心房通过二尖瓣流入左心室的超声心动图像。血流是红色的，因为它朝着位于心尖的探头流动。注意层流（无湍流）。C.二尖瓣的脉冲多普勒。流入二尖瓣的脉冲多普勒。再次注意两个波之间无声波，表示为层流

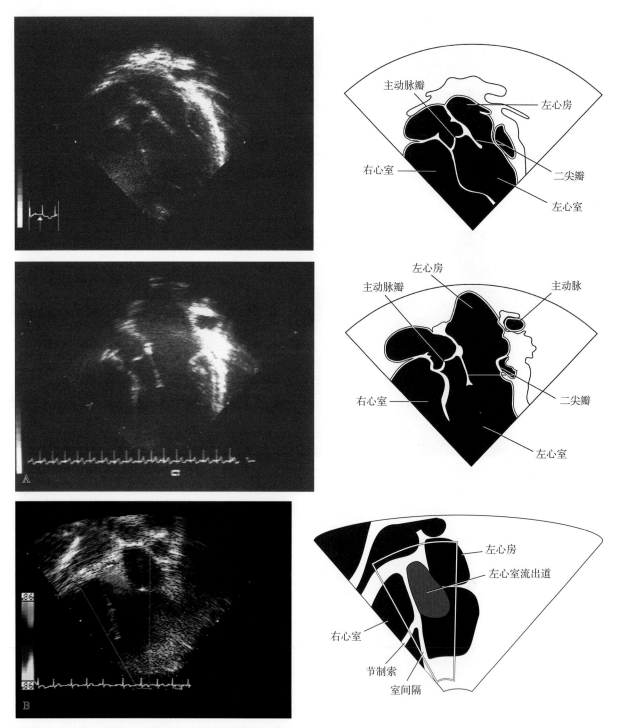

图29.26   A.两名患者心尖长轴切面的超声心动图像。两者都在正确的解剖位置。B.心尖长轴切面显示通过主动脉瓣和部分升主动脉的左心室流出道的彩色血流。探头位于心尖且血流远离探头。因此，血流显示为蓝色

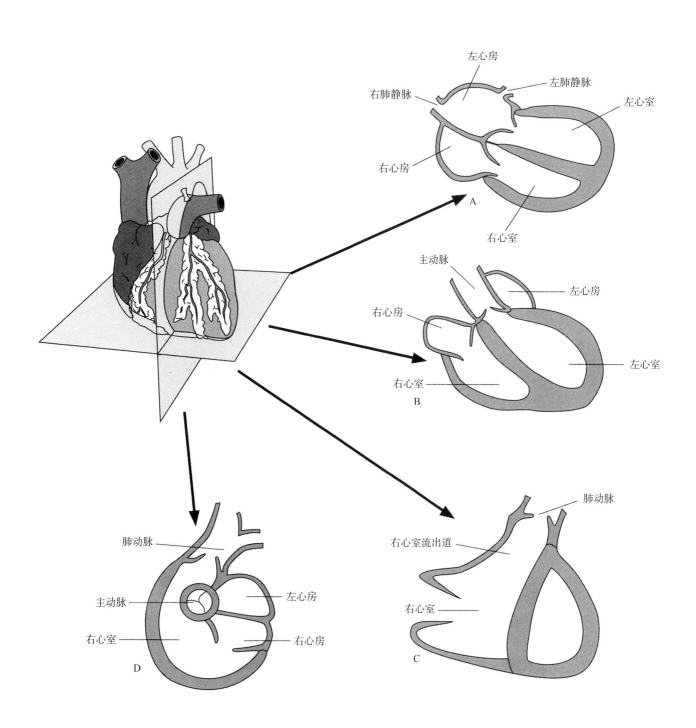

图29.27 剑突下四腔心切面。A.四腔心。B.五腔心。C.右心室流出道的长轴。D.主动脉瓣水平的短轴。资料来源：重绘自Park，M.K.［2008］.Pediatric cardiology for practitioners［5th ed.］.St.Louis：Mosby

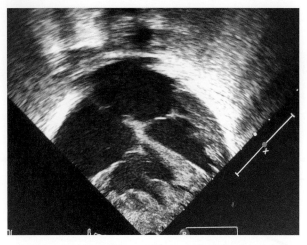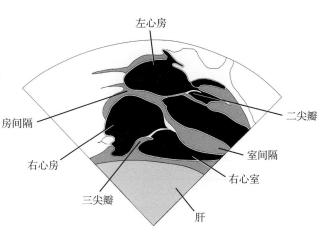

图29.28   用于检查房间隔的肋下四腔切面超声心动图像

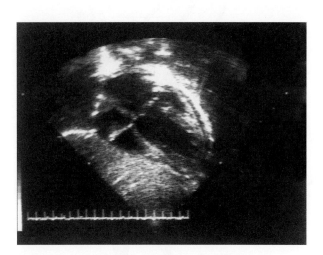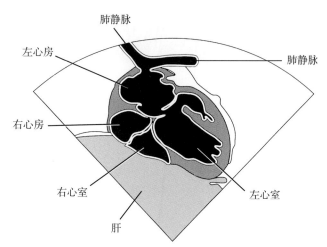

图29.29   剑突下四腔心切面显示心脏和周围区域

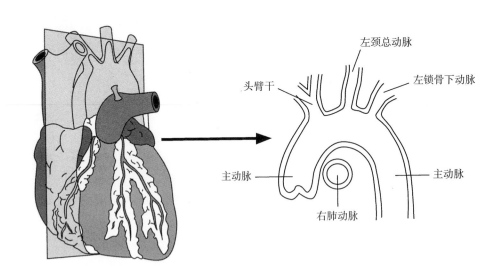

A

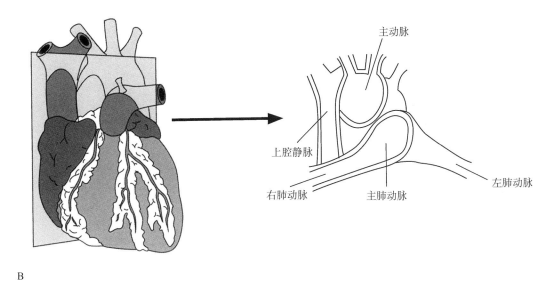

B

图29.30 胸骨上窝通过心脏的超声波平面示意图。A.长轴切面。B.短轴切面。资料来源：重绘自Park，M.K.［2008］. Pediatric cardiology for practitioners［5th ed.］.St.Louis：Mosby

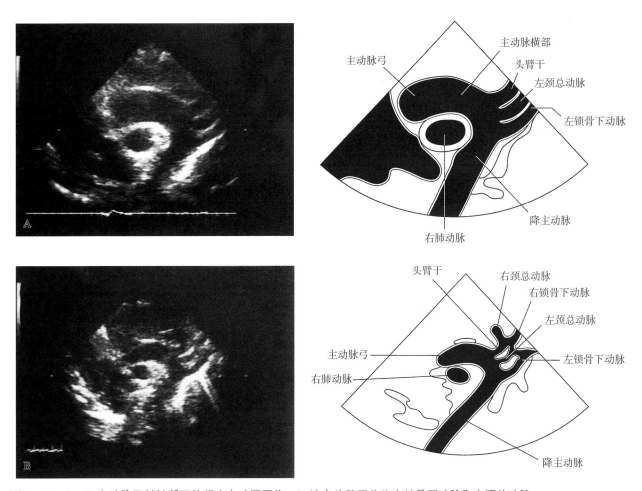

图29.31 A、B.主动脉弓长轴断面的超声心动图图像。B.注意头臂干分为右锁骨下动脉和右颈总动脉

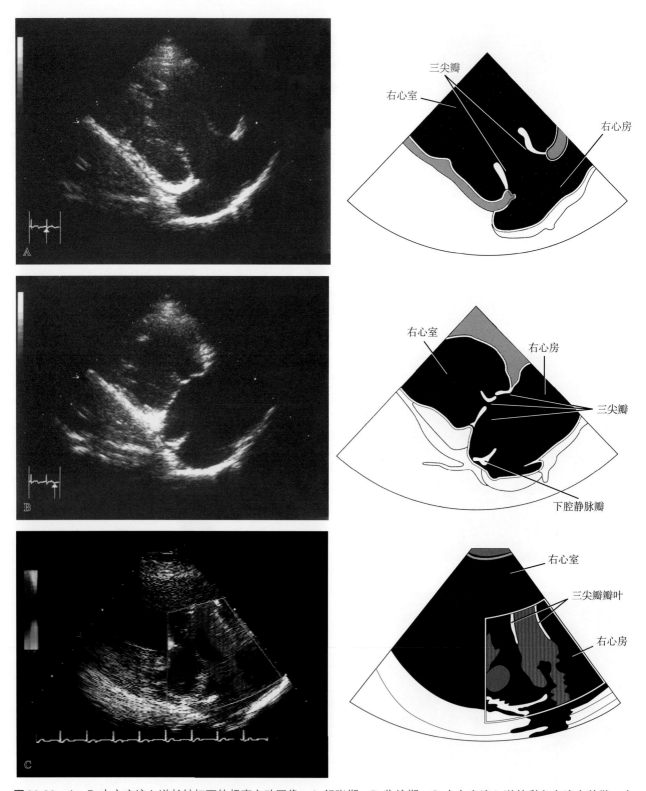

图29.32　A、B.右心室流入道长轴切面的超声心动图像。A.舒张期。B.收缩期。C.右心室流入道的彩色血流多普勒。血流从右心房流向探头，通过三尖瓣进入右心室

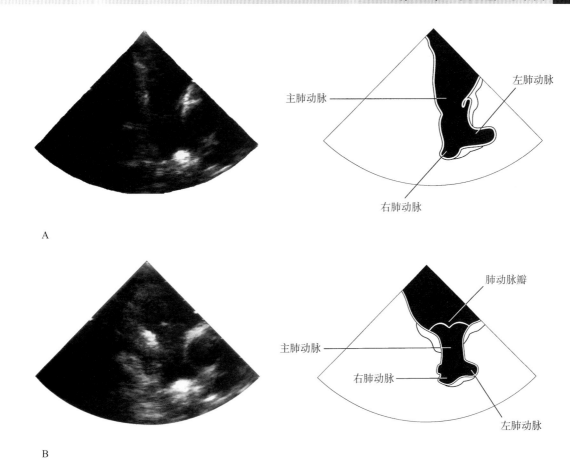

图29.33 右心室流出道胸骨旁长轴断面超声心动图像。A.肺动脉瓣打开的收缩期。B.肺动脉瓣关闭的舒张期

图29.34A～C显示了从胸骨旁、短轴切面、主动脉瓣水平看到的冠状动脉。这种角度较小的切面应该可以显示左、右冠状动脉口及其在窦中的位置。冠状窦流入右心房时的长轴见图29.35。

图29.36A～C显示了心脏的矢状切面。图29.36A位于左心室流出道、主动脉瓣和升主动脉的长轴水平。图29.36B是右心室流出道和肺动脉瓣。图29.36C是主动脉瓣水平心脏的短轴切面。进入右心房的上、下腔静脉长轴见图29.37。图29.38是所有4个肺静脉进入左心房的横向示意图（螃蟹征），应当显示在高位的右侧胸骨旁切面。

如果可能，所有首次扫查都应包括用于常用方向的剑突下切面、冠状动脉口的胸骨旁短轴的切面及胸骨上窝切面的头/颈部动脉和静脉血管连接和位置。

超声应用

超声心动图有助于诊断心脏的先天性结构和血流异常，包括：

- 房间隔缺损/卵圆孔未闭。
- 室间隔缺损。
- 动脉导管未闭。

- 主动脉缩窄。
- 法洛四联症。
- 右心室双流出道。
- 大动脉转位。
- 房室间隔缺损。
- 永存动脉干。
- 三尖瓣下移畸形。
- 左、右心发育不全综合征。
- 主动脉弓离断和其他主动脉弓畸形。

超声心动图还有助于：

- 排除心内肿块和肿瘤。
- 评估和监测可能影响心脏的持续药物治疗（例如化疗药物）的患者心脏大小和功能。
- 监测患有直接或间接影响心脏病的患者，例如镰状细胞贫血和川崎病。
- 评估心脏疾病的医学治疗和手术修复的效果。
- 可以诊断先天性瓣膜狭窄。儿科心脏的瓣膜速度范围从约0.8 m/s到不超过1.5 m/s。彩色血流成像将狭窄显示为湍流（马赛克图案）。瓣膜反流（回流）也可能发生，并且可以通过彩色血流多普勒显示。

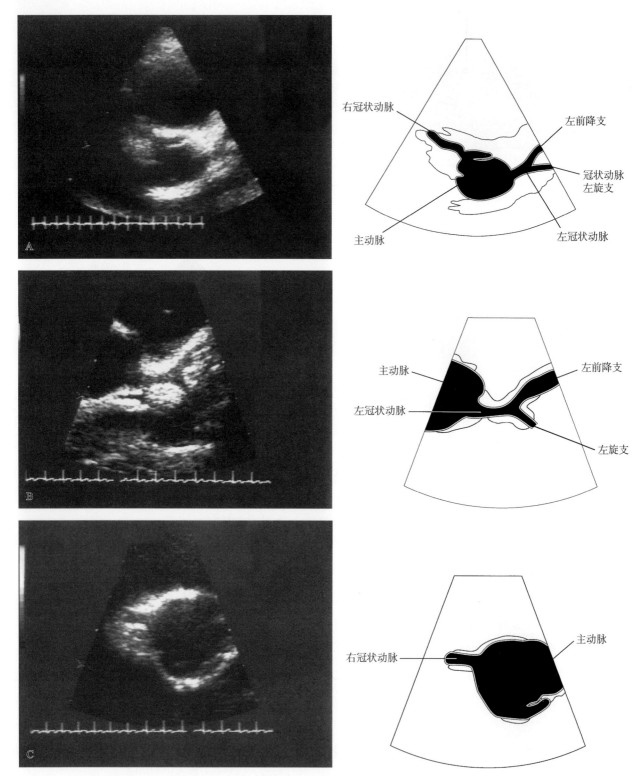

图 29.34 近端冠状动脉离开主动脉时的超声心动图像。A.右冠状动脉、左冠状动脉和分支、左冠状动脉前降支和左旋冠状动脉的视图。在主动脉内可以看到部分主动脉瓣叶。B.左冠状动脉和分支的图像。C.右冠状动脉

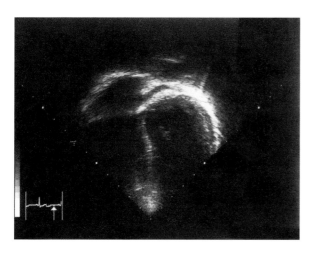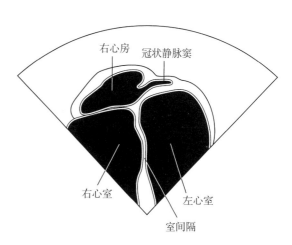

图29.35 心尖四腔心切面显示冠状窦

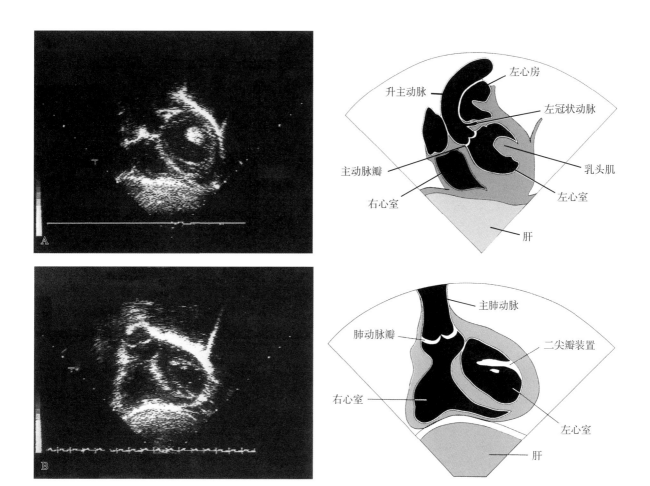

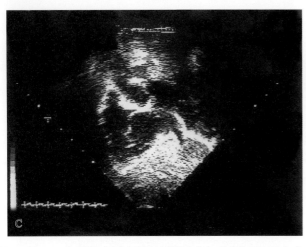
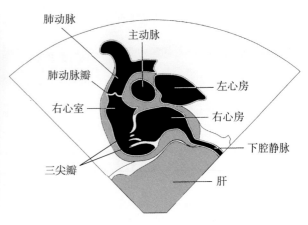

肺动脉
主动脉
肺动脉瓣
左心房
右心室
右心房
三尖瓣
下腔静脉
肝

图29.36 A.心脏的剑突下短轴断面或矢状断面显示左心室流出道、主动脉瓣和升主动脉。注意左冠状动脉主干。B.肋下或剑突下短轴切面显示右心室流出道、肺动脉瓣和主肺动脉。C.剑突下主动脉瓣水平短轴断面显示左右心房、三尖瓣、右心室流出道和主肺动脉

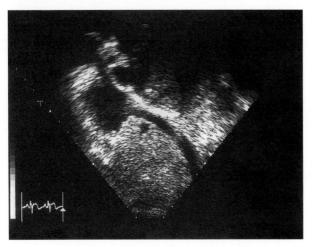
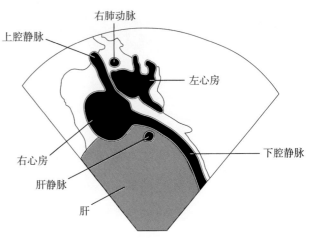

右肺动脉
上腔静脉
左心房
右心房
下腔静脉
肝静脉
肝

图29.37 进入右心房的上腔静脉和下腔静脉的剑突下切面

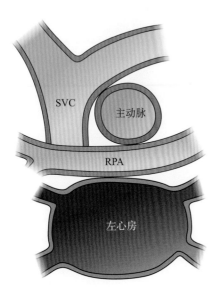

SVC
主动脉
RPA
左心房

图29.38 从高位右侧胸骨旁切面显示左心房的所有4条肺静脉的横向示意图（螃蟹征）

相关图表

相关医师

● 小儿心脏病专家：专门从事诊断和治疗先天性心脏病和心脏及相关血管疾病。

● 胸外科医师：专门从事纠正心脏结构以治疗心脏病。

● 放射科医师：专门从事诊断心脏病的成像方式的诊断解释。

常用诊断检查

● 胸部X线检查：此检查记录在摄影胶片上，提供肋骨、肺和心脏的照片。如果考虑可能为充血性心力衰竭，这项检查有助于确定心脏是否异常扩大及肺部是否有积液。该检查由放射技师进行并由放射科医师解释。

- 心电图（ECG；或EKG）：该检查监测或测量心脏的电活动，并间接监测心肌。电极放置在胸部、手腕和脚踝的不同位置。电极连接到一台机器，该机器放大心脏的电脉冲并将其记录在方格纸上。可以进行负荷心电图以测量运动期间心脏的电活动，例如在跑步机上运动。该检查通常由心电图技术人员或心脏病专家进行，并由心脏病专家解释。

- 心脏扫描：这种扫描涉及注射放射性物质，同时一个特殊的照相机跟踪它在心脏中的运动。通过识别增加的活动，"热点"成像显示由梗死引起的心肌损伤区域。铊扫描将指示心肌未接受氧气的区域。血池扫描将揭示血液在心脏中流动的效率。该检查由核医学技术人员进行，并由放射科医师或心脏病专家解释。

- 电生理研究（EPS）：通过股静脉放置一根末端带有电极的导管并引导至心脏。一个电极放置在电活动源、SA结和His束附近。另一个电极可以通过锁骨下静脉导入右心室。这项检查绘制了心脏的电活动图，用于帮助诊断各种心律失常患者。它比心电图更准确，因为电极更靠近电活动的来源。该检查由EPS技术人员和心脏病专家进行。这是一个无菌检查。

- 心脏导管术：导管术是一种无菌手术，将一根或多根导管插入静脉或动脉并引导至心脏。该导管可用于评估心内压、取回用于检查的血液样本（氧含量）以及注射造影剂以使心脏在胶片上可见。该检查用于评估腔室、瓣膜和冠状动脉。心脏导管术由心脏病专家在放射/心脏技术人员的协助下进行。检查由心脏病专家解释。

- 经食管超声心动图（TEE）：在此过程中，将一个非常小的探头（探头/内镜组合）放入口中，然后进入食管直至胃。多个平面的心脏图像取自胃和食管。从人体内的这些位置来看，心脏的视野不受骨骼、小肋骨间隙、增加的体重和肺部空气的阻碍，心脏结构可以很好地显示，尤其是经胸入路看不到的后部结构。该检查由心脏病专家在操作超声设备的超声医师帮助下进行。心脏病专家解释结果。

- 负荷超声心动图：这是一种在患者承受压力的情况下执行超声心动图的过程（通过某种方法使心率增加）。增加心率有3种基本类型或方法：跑步机、自行车和药物。做负荷超声心动图有很多迹象。一个主要的迹象是冠状动脉疾病中室壁运动异常。该检查由心脏病专家或指定人员、跑步机技术专家和超声医师进行。心脏病专家解释结果。

实验室值

心脏的实验室值如图29.39所示。注意：肺循环中的氧含量低于体循环的氧含量。右侧的正常氧含量通常在65%～80%。左侧的氧含量在95%～100%。左侧的压力通常高于右侧的压力，右侧收缩压为左侧的1/5～1/4。

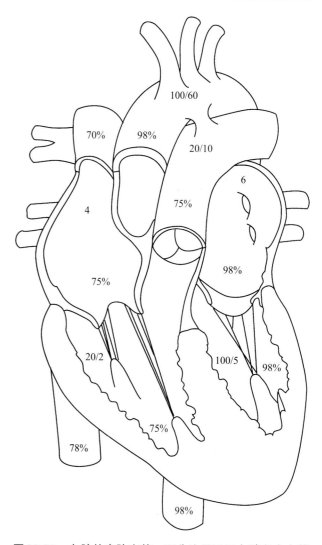

图29.39 心脏的实验室值。百分比显示了心脏各个血管和腔内血液的相对氧饱和度。它们之间带斜线的数字分别表示正常的收缩压和舒张压。心房中的压力值是舒张压，因为它们没有收缩压

第30章

成人超声心动图

TARA RENEE EDWARDS

关键词

主动脉瓣——左心室和主动脉之间的半月瓣。

心尖切面——在此切面中可以显示所有4个心室，位于胸部第5肋间隙处。

心房——心脏上面的两个腔室。

房室（AV）结——传导系统的第二部分；位于房间隔右侧下部附近。

房室瓣——位于心房和心室之间的三尖瓣和二尖瓣。这些瓣膜阻止血液流回心房。

希氏束——传导系统最后的一部分；分为右束支和左束支，沿着室间隔向下走行，帮助将电脉冲传导到心室肌纤维，从而引起机械收缩。

腱索——将房室瓣（三尖瓣和二尖瓣）瓣叶的尖端连接到位于心室的乳头肌的纤维带，防止小叶脱垂。由80%胶原蛋白和20%弹性蛋白组成。

连续波（CW）——用于提供血流动力学信息的频谱多普勒。探头发出连续的声波来记录这些信息。用来评估更高的流速，因此不受脉冲重复频率（PRF）的限制。

冠状动脉——来自主动脉的左、右静脉窦，包裹整个心脏，为心肌提供氧气。

冠状静脉窦——收集心肌乏氧的血液，并将其引流右心房。

多普勒——用来得到有关心脏血流动力学的信息。频谱多普勒分为3种：脉冲波（PW）、连续波（CW）

和组织多普勒指数（TDI）。

心内膜——衬在心脏内面的薄层内皮组织。

心外膜——光滑、薄的心脏外层。

下腔静脉瓣——残余胎儿循环部分，显示在右心房下腔静脉入口附近。

下腔静脉——引流下肢和腹盆腔的乏氧血流的大的静脉；流入右心房。

二尖瓣——左心房和左心室之间的左侧房室瓣。

M型超声心动图——用于评估肉眼在实时检查期间可能看不到的心脏目标区域的细微变化或快速运动的方法。

心肌——心内膜和心包之间厚的收缩肌。

胸骨旁切面——长轴和短轴超声心动图切面显示从心脏底部到心尖部横断的心脏。在左侧卧位的第3或第4肋间隙得到图像。

心包——包裹心脏的囊。这个囊含有少量（10～20ml）浆液，在心脏搏动时润滑心脏。

肺动脉瓣（PV）——位于右心室和肺动脉之间的右侧半月瓣。

脉冲波（PW）——频谱多普勒的一种，用于提供心脏的血流动力学信息。探头发出短且快速的脉冲声波来记录心脏内的准确位置信息。

浦肯野纤维——神经支配心室的心肌并帮助将电脉

冲传导到心室肌纤维，从而引起机械收缩的纤维。

半月瓣——主动脉和肺动脉的瓣膜（正常的三叶瓣），位于主动脉的底部和肺动脉干，阻止血液回流入心室。

窦房（SA）结——心脏系统的自然起搏器，通过结间通路从分布在两个心房的细胞集合发出电脉冲，使它们同时收缩（心房收缩）。

上腔静脉——引流上肢和头部的大的静脉血管；流入右心房。

胸骨上切迹——也称为颈静脉胸骨窝（fossa jugulars sternalis），探头位于颈部和锁骨之间的倾斜方向。

正常M型测量	
结构	测量值
主动脉根部径线	2.0～3.7 cm
主动脉瓣开放	1.5～2.6 cm
左心房径线	1.9～4.0 cm
二尖瓣（开放幅度）	1.8～2.8 cm
二尖瓣E-F斜率	70～150 mm/s
左心室舒张末期径线	3.7～5.6 cm
左心室射血分数	0.55%
左心室缩短分数	0.25%
室间隔厚度	0.6～1.1 cm
左心室后壁厚度	0.6～1.1 cm
右心室径线	1.9～2.0 cm

心脏是心血管系统的中心。为肌性器官，约与自身拳头一样大小：长约12cm，宽约8cm，厚约6cm。每天跳动超过100 000次。心脏的主要功能是将乏氧的血液泵入肺部，将含氧的血液泵入人体的血管和组织。

超声心动图是一种无创诊断检查，用于评估心脏内的结构和血流动力学关系。是评估整体心脏功能的重要工具。

产前和产后发育

见第24章和第29章。

位置

心脏位于胸腔，被骨骼和肺遮挡。在胸骨后方、左右肺之间被称为中纵隔的腔隙内（图30.1），成45°位于第3～5肋间隙。

心脏在称为心包的囊内。这个囊包含少量（10～20 ml）的浆液，用以在心脏跳动时润滑心脏。

心脏的下缘形成一个钝的由左心室尖端形成的部分称为心尖，指向中线左侧，比心脏底部更靠前下方，心

可显示升主动脉、降主动脉、主动脉弓及主动脉发出的血管。

组织多普勒——频谱多普勒形成的用来测量心肌运动。

经食管超声心动图（TEE）——将探头插入食管以得到超声心动图像。

经胸超声心动图（TTE）——超声心动图的"传统"形式，将探头放置在胸部以得到心脏图像。

三尖瓣——位于右心房和心室之间的右侧房室瓣。

心室——心脏下面的两个腔室。

底是大血管的起始处。心脏向前旋转，尖部触及胸壁；该处产生的心尖搏动常在第5肋间隙感觉到。心脏收缩伴有扭转，心尖向逆时针旋转。一个形象的类比是：想象成一个人在顺时针和逆时针地拧毛巾。

心脏的上缘由心房形成。下部几乎完全由右心室组成，只有一小部分的左心室（LV）。

心脏的前表面几乎完全由右心室组成，但可以看到一小部分的右心房和左心室。左心构成后表面。

右心房构成心脏的右界，LV与一小部分的左心房一起构成左界。

大小

心脏的大小取决于一个人的年龄、体重和性别。美国超声心动图学会（ASE）制定了测量心脏的标准。这些测量将在后面M型超声心动图和2D心腔量化部分进一步讨论。

大体解剖

心脏是位于胸腔中央的肌性四腔泵血器官。在内部，它分为2个收集腔（心房）和2个泵血腔（心室）。连接动脉和静脉的系统使心脏将血液从肺循环系统流到体循环再返回（图30.2）。

心脏的壁由3层组成：①心外膜，光滑、薄的外层；②心肌，厚层的收缩肌；③心内膜，衬在心脏内表面的薄层内皮组织。

心脏上面的2个腔分别是右心房和左心房。从每个心房上部延伸出的一个小的三角形部分，称为附属物。这些附属物是由心脏原始形成的残留物聚集而成的。欧式瓣的吸收残余物形成右心房附属物，而左心房附属物（LAA）是由原始肺静脉及其分支的吸收残余物形成的。附属物也称为心耳（因为它们类似于耳朵）。在附属物内并延伸到心房前表面的是梳状肌。心房壁的其余心内膜表面是光滑的。LAA通常具有手指状形态，但每个个

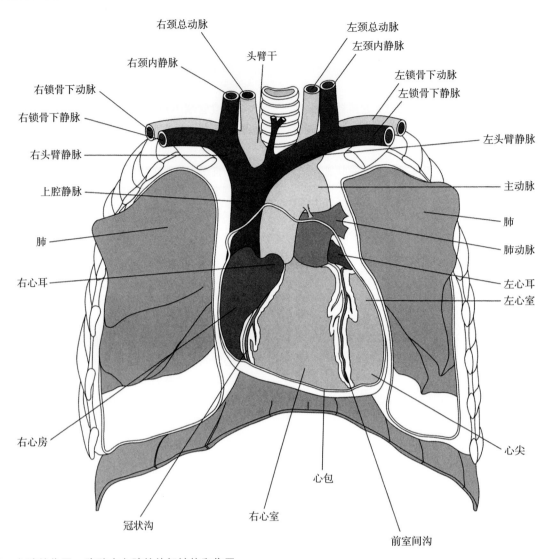

右颈总动脉　头臂干　左颈总动脉　左颈内静脉
右颈内静脉
左锁骨下动脉
右锁骨下动脉　左锁骨下静脉
右锁骨下静脉
右头臂静脉　左头臂静脉
上腔静脉　主动脉
肺　肺
肺动脉
右心耳　左心耳
左心室
右心房
心尖
冠状沟　右心室　心包
前室间沟

图30.1　心脏的位置。胸腔中心脏的外部结构和位置

体可能不同，有4种形态。"鸡翅"形最常见（48%）；
"仙人掌"（30%）、"风袋"（19%）和"菜花"（3%）形
（图30.3）[①]。心房内被房间隔分开。沿着这个间隔是一个
较薄的椭圆形区域，称为卵圆窝，对应于胎儿心脏中的
卵圆孔。右心房接收来自人体各个部位的乏氧血液，包
括心脏自身。从外周组织返回的血液通过下腔静脉和上
腔静脉进入心脏。冠状静脉窦也进入右心房，引流供应
心脏的血管。另一方面，通过4个肺静脉（LA）接受从
肺部来的4根血管的血液：右上肺静脉、左上肺静脉、
右下肺静脉、左下肺静脉。

　　两个下面的腔分别是右心室和左心室。心室的壁比
心房厚，LV几乎是右侧的3倍，因为左心的压力大于

右心的压力。右心室的小梁也比左心室多，包含4个明
显的肌肉束：①壁束；②室上嵴；③隔束；④节制索，
超声上显示在心尖处。心脏内，心室被室间隔（IVS）
隔开。

　　在心脏的外表面，心室被前、后室间沟分开。然
后心室通过冠状沟与心房分开。这些沟是包含冠状血管
的凹陷，所有这些血管都嵌在脂肪中，脂肪用于保护
血管。

　　位于心脏内的4个单向瓣膜的功能是保持血流朝向
一个方向。这些瓣膜分为两组：房室瓣（AV）和半月
瓣。房室瓣位于心房和心室之间，一端连接在纤维环
上。腱索将小叶的尖端附着在心室的乳头肌上。正常情
况下，这种结构使血液仅沿一个方向流动。

　　半月瓣位于心室与大血管交汇处。它们之所以被称
为半月形，是因为三个瓣叶中的每一个都像半月形。口
袋形状的瓣叶，以及舒张期施加的压力，使半月瓣关闭
以防止血液反流。

　　① www.sciencedirect.com JACC: Cardiovascular
Imaging Volume 7, Issue 12 December 2014, Pages 1251-
1265.The Left Atrial Appendage: Anatomy, Function, and
Noninvasive Evaluation

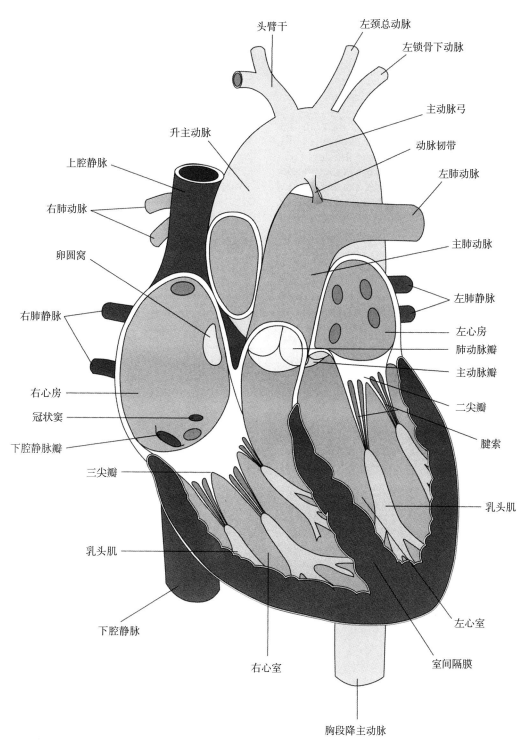

图30.2 心脏的内部结构

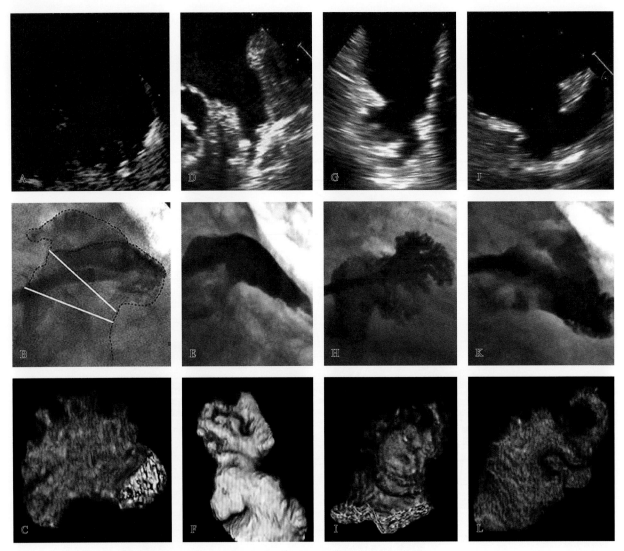

图30.3 　左心房附属物的各种形态。第一行是经食管超声心动图的图像，第二行是一段血管造影术，第三行是三维CT。A ～ C."菜花型"；D ～ F."风袋型"；G ～ I."仙人掌"；"鸡翅型"。资料来源：Kern, M., Lim, M., & Sorajja, P. [2018]. The interventional cardiac catheterization handbook（ 4th ed. ）.Philadelphia：Elsevier.

两个半月瓣分别是主动脉瓣（AV）和肺动脉瓣（PV）。AV位于左心室和主动脉的交界处。它的三个瓣叶分别是右冠瓣、左冠瓣和无冠瓣。在近端主动脉根部的主动脉瓣的远端是窦部，称为主动脉窦。

就像瓣膜有3个瓣叶一样，它也有3个窦。这是冠状动脉的起始处。右冠状动脉和左冠状动脉起源于主动脉的左、右窦。无冠状窦没有与之相关联的动脉。

肺动脉瓣位于右心室和肺动脉的交界处。它有3个瓣叶：前瓣、右瓣和左瓣。

右侧AV瓣被称为三尖瓣，因为它有3个小叶：前瓣、后瓣和隔瓣。左侧房室瓣被称为僧帽瓣（或二尖瓣），因为它的外观类似于主教的法冠。它有两个瓣叶：前瓣和后瓣。它们由3个扇贝形组成，位于前部和后部。

生理学

循环系统

当血液在全身循环时，携带着组织生存所需的营养物质和氧气。血液循环由心脏控制。

右心循环从右心房开始，收集全身乏氧的血液（图30.4）。从人体上部返回的血液通过上腔静脉进入右心房。来自人体下部的乏氧血液通过下腔静脉进入右心房。心脏还通过冠状窦引流自身的乏氧血液，也进入右心房。

一旦右心房充盈，乏氧的血液就会通过三尖瓣流入右心室。随后右心室泵血，血液经过PV进入主肺动脉。之后，主肺动脉很快分叉为左、右肺动脉，然后进入每侧肺，血液在肺循环中重新氧合。

一旦血液通过肺毛细血管并重新氧合，就需要收集并运送到心脏和人体其他部位，这是左心的功能。新鲜

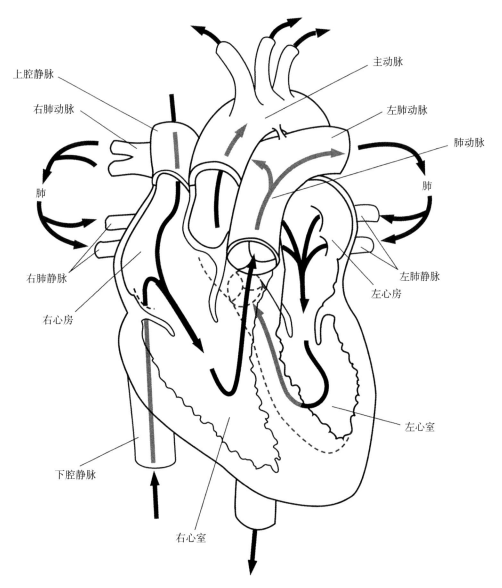

图30.4 心动周期

的含氧血液通过4个肺静脉从肺部流回到左心房，然后血液从左心房经过二尖瓣（MV）进入左心室。左心室泵血，血液经过AV进入主动脉。从这里开始，含氧血液通过动脉系统运送到心脏和人体的其他部位。这是全身循环的开始。

心肌组织需要持续供应的新鲜血液以保持活力。通过冠状动脉系统接收血液。两条主要的冠状动脉：右冠状动脉和左冠状动脉。冠状动脉起始于主动脉根部，正好位于右侧和左侧主动脉窦区的瓣膜的后方。

左冠状动脉与右冠状动脉的不同之处在于左冠状动脉主支在起始后即分叉形成左前降支（LAD），该动脉通常供应左心室前壁、心尖部和部分室间隔含氧血液（图30.5）。另一支是左回旋支（Cx），主要供应左心房和左心室侧壁和后壁。

右冠状动脉也分支为后降支，为一部分左、右心室

供应含氧血液，以及为右心房和一部分右心室供血的边缘支。

心脏还有在心脏表面走行并流入冠状窦的静脉系统。动脉和静脉的特定模式可能因人而异。

传导系统

心脏有一个由高度特化的心肌组织组成的错综复杂的电传导系统。传导系统为心脏提供持续的电刺激确保心动周期的各个部分以正常、连续的方式进行。

传导系统由4个主要部分组成：窦房（SA）结、房室（AV）结、希氏束和浦肯野纤维（图30.6）。每个部分都有一个特定的作用调节心动周期。除了其特定作用外，传导系统的每个部分都有其自身固有的放电速率，这使传导系统的不同部分在主要起搏点失效的情况下调节心动周期。心脏的主要起搏点将以最高速率放电。

通常SA结是起搏点，因此，以60～100次/分的

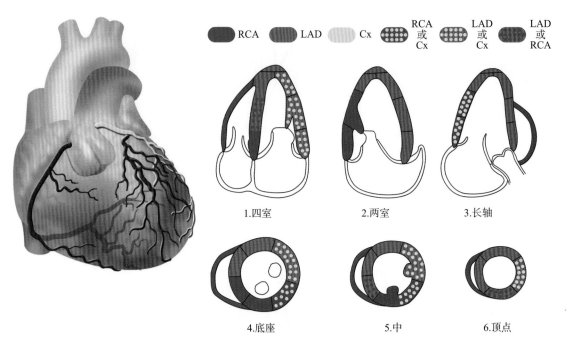

RCA LAD Cx RCA 或 Cx LAD 或 Cx LAD 或 RCA

1.四室   2.两室   3.长轴

4.底座   5.中   6.顶点

图30.5 冠脉灌注区。心脏的肌肉由右冠状动脉（RCA）、左前降支（LAD）和回旋冠状动脉（Cx）供应。具有可变灌注区由阴影区域表示。资料来源Lang，R.M.，Bierig，M.，Devereux，R.B.，Flachskampf，F.A.，Foster，E.，Pellikka，P.A.，et al.［2005］.Recommendations for chamber quantification：A report from the American Society of Echocardiography's Guidelines and Standards Committee and the Chamber Quantification Writing Group，developed in conjunction with the European Association of Echocardiography，a branch of the European Society of Cardiology.Journal of the American Society of Echocardiography，18，1440-1463.

放电速率设置心率的基本速率。SA结位于右心房上部，靠近上腔静脉入口，接收传入的交感神经和副交感神经系统。来自SA结的电脉冲通过结间通路传导到两个心房，使它们同时收缩（心房收缩）。该脉冲产生心电图的P波，进而导致AV结除极。

AV结是传导系统的第二部分。位于IAS右侧下部附近。主要作用是延迟SA结的冲动的传输的时间，以使心室有足够的时间复极化和完全充盈。AV结负责ECG的P-R间期，具有55次/分的固有放电频率。在SA结失效的情况下，AV结是心脏的备用起搏点。

然后，冲动传导到传导系统的最后一部分希氏束和浦肯野纤维。希氏束分为左支和右支，随后进入相应的IVS，浦肯野纤维支配心室肌。它们一起负责将电冲动分布到心室肌纤维，从而导致机械性收缩。这个传导产生ECG的QRS波群。希氏束和浦肯野纤维束（放电频率均为40～30次/分）在起搏点失效的情况下排在下一序列起搏，心室心肌（放电率为20次/分）在起搏点完全失效的情况下作为最后的备用起搏点。

心电图

心电图（ECG；又称EKG）由许多不同的代表心动周期电冲动的波形组成。这些冲动可以在体表被探及，当电极被放置在皮肤上可以测量电场中的变化。三个典型的波形被识别并分别标记为P、Q、R、S和T（图30.7）。

P波和P-R间期代表心动周期的末期，也就是舒张期。P波表现为小的向上的凸起。这代表了由SA结引起的心房去极化，因为电冲动穿过了心房肌组织。心房收缩，导致心房收缩期。P-R间期代表了AV结引起的传导延迟。

下一个向下的偏转代表QRS波群的开始，它继续向上并以向下运动结束。这反映了心室肌的电刺激，由通过希氏纤维束和浦肯野纤维的电脉冲引起的。QRS波群代表心动周期中开始的部分，称为收缩期。

ECG的T波代表心动周期的心室复极化期并且标志着心动周期心脏舒张的开始。S-T段是不应期，指从心室收缩末期开始到复极时间。

通过研究偏转大小和ECG时间间隔的变化，可以诊断出异常的心律和传导模式。

心动周期

心动周期被分为两个独立且不同的部分：收缩期和舒张期。这两个部分对维持心输出量有着重要意义。全面了解心动周期的收缩期和舒张期，以及与之相关的血流动力学（血液流动），可以让超声医师更好地理解和预判超声心动图检查。

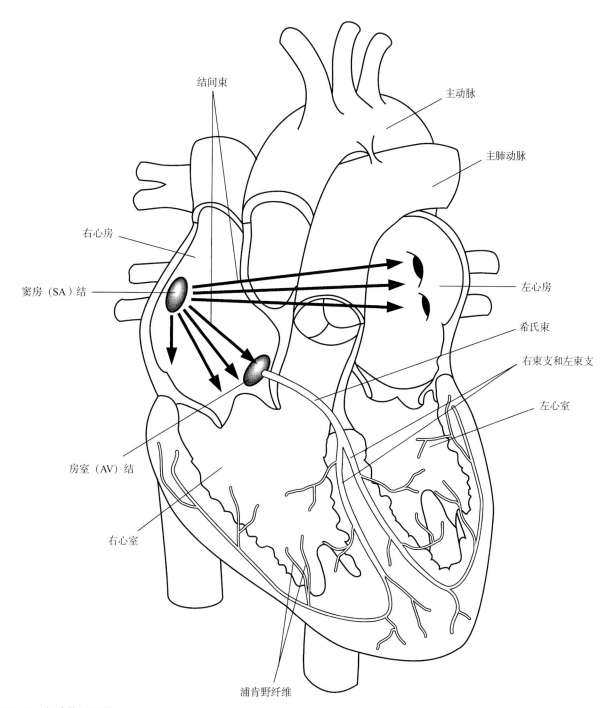

图30.6 心脏传导系统

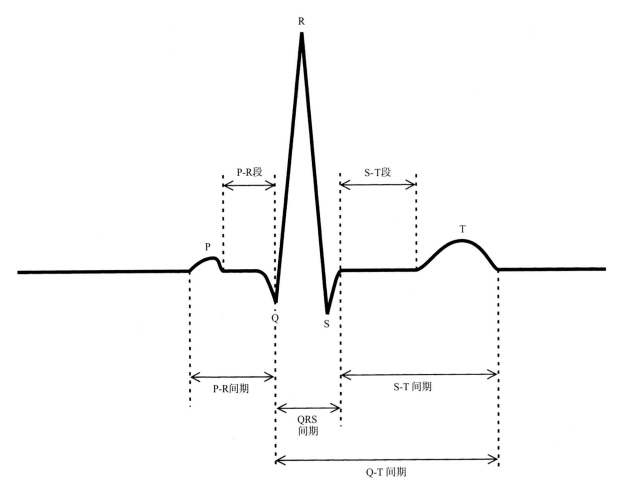

图30.7   QPS波群：正常心电图（ECG）的单次搏动显示QRS波群

舒张期是心动周期中左心室松弛及充盈期。舒张期是从T波结束到下一个QRS波群。在心动周期这个部分中，心房被血液充盈。主动脉瓣关闭，心室压为0 mmHg或接近于0 mmHg。随着心房压上升到超过心室压，主动脉瓣开放，将血液射入心室中，在心动周期中也被称为快速充盈期。这时，心室肌舒张。随着心室的压力上升并在心房内的压力下降，AV瓣开始关闭。临近心室收缩之前，心房收缩（对应ECG的P波）已将心房内剩余的血容量射入心室。这将使心室肌纤维拉长，因此增加肌肉收缩的应力。在这个时期，半月瓣关闭并且心室内的压力随着血容量上升，直到收缩前。

收缩期是心动周期中的心室射血期，发生在QRS波群开始至T波结束。心室肌肉纤维收缩。心室内增加的压力使AV瓣关闭，阻止血液反流并使半月瓣开放。血液从心室射入主动脉和肺动脉。随着血液被射出，心室内的压力开始下降，然后心房内的压力开始上升。这为下一个心动周期做好准备。

超声表现

二维超声心动图

在超声上，心包是心脏回声最强的结构，通常表现为亮的或白色。血液或任何其他液体呈无回声或黑色。心肌和乳头肌是均质的，在超声上表现为由中等灰度组成。与心肌相比，根据声束的角度，薄的、移动的瓣叶的回声较心肌略有增强。这个观点反映了ASE为2D超声心动图制定的标准。

胸骨旁长轴切面（PLAX）是从心脏底部至心尖部横断心脏（图30.8）。在最前面显示的是右心室，左、右心室被室间隔（IVS）分开。室间隔延续到主动脉根部的前面部分，这个切面上只能显示两个AV叶，右冠瓣位于前方，无冠瓣位于后方。主动脉根部后方是左心房。主动脉根部后部是二尖瓣前叶，二尖瓣后叶附着在靠近房室沟的瓣环上。在左心室后壁上可以看到附着的后内侧乳头肌。腱索从乳头肌延伸到二尖瓣叶的尖端。从二尖瓣叶尖端到主动脉瓣环的区域被认为是左心室流出道（LVOT）。

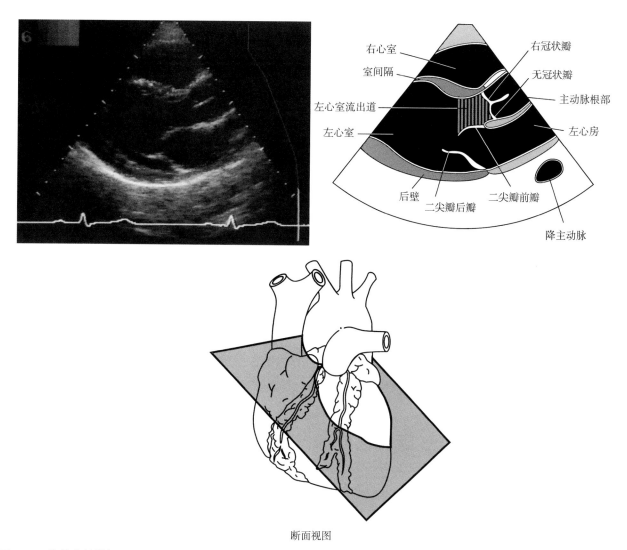

图30.8 胸骨旁长轴切面

此外，随着左心室流出道的延伸，在主动脉瓣的无冠瓣叶和左冠瓣叶与二尖瓣前叶之间有一层称为主动脉二尖瓣连接或帘状的纤维膜。该区域连接主动脉和二尖瓣叶。

主动脉沟的区域，也称为冠状窦，将心房和心室分开。可能会显示有一个小的、无回声的区域在主动脉沟的前方，这是冠状窦的横断面。冠状窦的稍后方可以看到一个无回声的区域。这是胸降主动脉的横断面。

在舒张期，二尖瓣处于开放的位置，使血液充盈LV。主动脉瓣关闭（图30.9A）。随着血液充盈心室，室间隔和后壁间的距离增加。在收缩期，左心室收缩，心室壁靠近。此时二尖瓣关闭，主动脉瓣打开，允许血液离开左心室并进入主动脉根部（图30.9B）。患者连接到ECG，与图像同时显示，有助于帮助计时心动周期。

主动脉瓣水平的胸骨旁短轴切面（PSAX）显示心脏的大动脉（图30.10）。位于这个切面中心的是主动脉瓣。当瓣叶正常收缩时，显示为圆形中间的Y形，这表示心动周期舒张期的主动脉瓣叶。在收缩期，瓣叶打开

成三角形（图30.11）。这个水平，在左、右冠状窦附近可以显示冠状动脉的起始。在主动脉后方可以显示左心房。在一些情况下，可能会看到左心耳突出到屏幕的右侧。可以在屏幕左侧显示右心房，通过房间隔与左心房隔开。稍向后倾斜可以在屏幕右侧显示冠状窦，在瓣环水平的三尖瓣后叶附着处的下方。右心房附属物也可以在屏幕左侧显示从右心房伸出。沿屏幕左侧向前移动，下一个结构是三尖瓣，它将右心房与右心室分开。右心室位于最前方，并且环绕主动脉。血液通过右心室流出道（RVOT）从右心室流出，RVOT显示在屏幕的中央上部，下方是肺动脉瓣（PV）。血流一旦通过PV，则进入肺动脉，是PV的瓣膜上，流向肺动脉分叉处。在这个切面上，右肺动脉（RPA）是更靠近主动脉的动脉分支，左肺动脉（LPA）分支是最前面的分支。

可以在胸骨旁短轴断面（PSAX）显示主动脉瓣。心脏呈圆形，中间为前瓣叶和后瓣叶（图30.12）。在心动周期，随着瓣叶的开放和关闭，它们看起来像是鱼

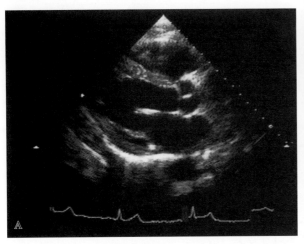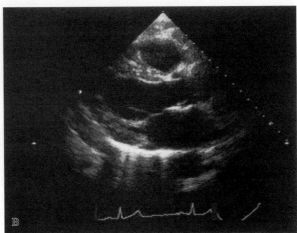

图30.9　舒张期（A）和收缩期（B）的胸骨旁长轴切面

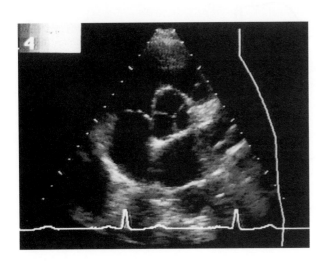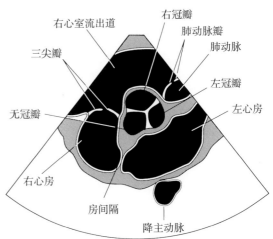

右心室流出道　右冠瓣
肺动脉瓣
三尖瓣　　　　　　肺动脉
　　　　　　左冠瓣
无冠瓣　　　　　　左心房
右心房
房间隔
　　降主动脉

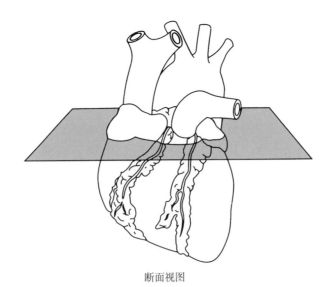

断面视图

图30.10　舒张期主动脉瓣水平的胸骨旁短轴切面

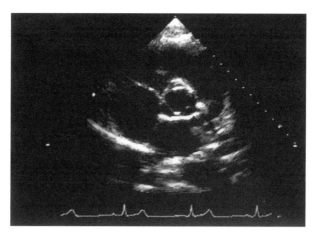

图30.11 收缩期主动脉瓣水平的胸骨旁短轴切面

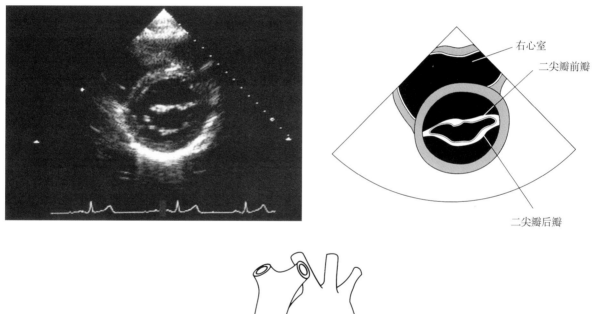

右心室

二尖瓣前瓣

二尖瓣后瓣

断面视图

图30.12 二尖瓣水平的胸骨旁短轴切面

嘴。二尖瓣每个瓣叶有3个扇贝样区域，从屏幕左侧到右侧，扇贝样区域为A3，A2，A1和P3，P2，P1。因此A1和P1总是位于外侧，接近左心耳（图30.13）。在这个切面上，右心室位于左心房前方，被室间隔分开。

乳头肌水平，左心室再次显示为圆形结构，乳头肌突出于心室壁内表面。可见两个乳头肌（图30.14）。后内乳头肌显示在屏幕左侧，前外乳头肌显示在屏幕右侧。左心房内的无回声区域表现为蘑菇形。右心室再次位于左心房之前，并被室间隔隔开。

图30.15是心尖四腔心切面，显示了心脏所有4个

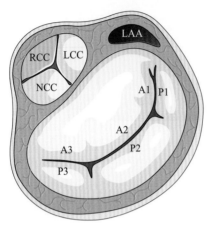
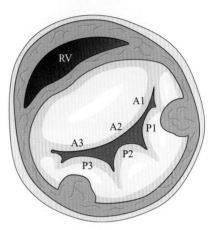

图30.13　二尖瓣分区

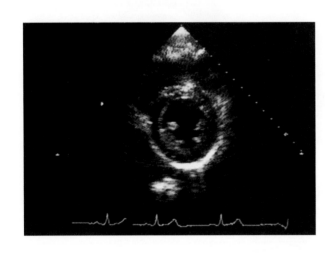
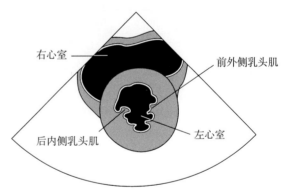

右心室

前外侧乳头肌

后内侧乳头肌

左心室

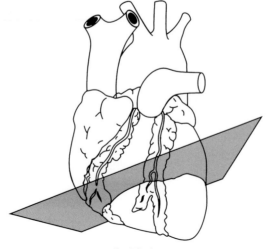

截面平面

图30.14　乳头肌水平的胸骨旁短轴切面

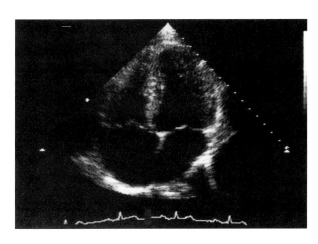 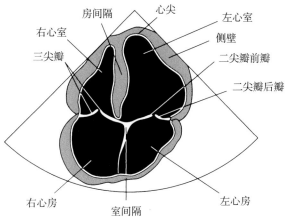

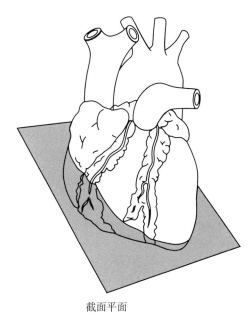

截面平面

图30.15 心尖四腔心切面

腔。心室显示在屏幕顶部，心房显示在二维扇形图像的底部。左心室和左心房显示在屏幕右侧。右心室和右心房显示在屏幕左侧。可以从心尖切面评估室壁运动，左心室可以进一步细分为基底段（近端）、中间段和心尖段（远端）（图 30.16）。心尖窗还可以在两腔心切面中看到下壁和前壁。

二尖瓣将左心室与右心室分开。在右心室深处，靠近心尖部，可以看到节制索从右心室游离壁穿过二尖瓣。房间隔将左心房与右心房分开。可以看到肺静脉进入左心房的下部。在左心可以看到二尖瓣前瓣和后瓣，而在右心只能看到两个三尖瓣瓣叶。三尖瓣的隔瓣瓣叶比二尖瓣前瓣的瓣叶更靠近心尖（通常不超过 1 cm）。

在心尖切面向前倾斜探头可以显示主动脉瓣及其他4个心腔交界处的主动脉根部。这也就是心尖五腔心切面（图 30.17）。在心尖四腔心逆时针旋转探头可以显示心尖两腔心和心尖长轴切面。如前所述，心尖两腔心切

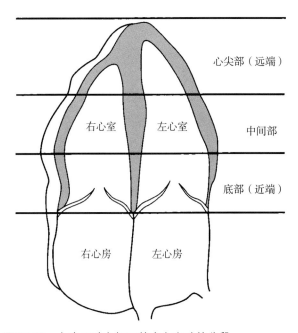

图30.16 心尖四腔心切面的右心室壁的分段

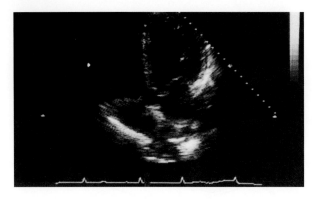
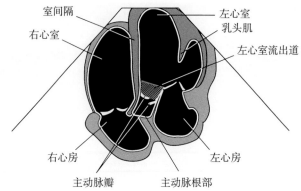

室间隔　右心室　左心室　乳头肌　左心室流出道　右心房　左心房　主动脉瓣　主动脉根部

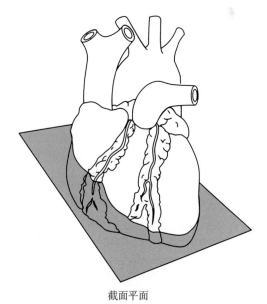

截面平面

图30.17　心尖五腔心切面

面显示下壁、前壁、左心室、左心房和二尖瓣。这也是观察屏幕右侧的左心耳理想切面。心尖长轴切面显示后外侧壁和前间隔。左心室、左心房、主动脉瓣、主动脉根部也显示在这个切面。如果可以继续旋转探头，可能能够在屏幕右侧显示部分右心。

肋下扫查可以从剑突下和肝脏区域显示右心室。这个切面有助于检查右心房和右心室厚度、心包积液、评估下腔静脉以估计右心房压力、评估肝静脉血流及三尖瓣形态并进一步评估房间隔。

升主动脉、降主动脉及主动脉弓以及它们发出的血管的图像可以在胸骨上窝显示（图30.18）。按降序排列的血管为头臂干、左颈总动脉和左锁骨下动脉。

从主动脉弓切面，稍向左后方倾斜，在降主动脉的后方可以显示左肺动脉。主动脉弓的后方，显示右肺动脉的横断面。在一些情况下，左心房可以在其后方显示。

M型超声心动图

二维成像是一种非常强大的诊断工具，已经取代了M模式在超声心动图检查中的定性作用。然而，M型超声心动图依然是心脏检查的重要补充。它提供了一个获得心脏结构测量值的定量系统。测量的心脏结构的位置和正常位置的界定是基于美国超声心动图学会（ASE学会）的建议。这使得评估M型超声心动图检查的方法保持一致。

M型超声心动图也是实时检查评估肉眼无法发现的心脏微细改变或快速运动的工具。简单地说，M型超声心动图中的M代表运动。在心脏上画一条假想的线。沿着这条线的所有都被描绘在图像上，是心脏结构的一维再现。

M型超声心动图是随时间变化的距离测量的。X轴为距离，并由一系列相距1 cm的点校准。时间显示在Y轴上，一系列相隔0.5秒的点用于校准（图30.19）。

M型超声心动图最常从条形图在纸上滚动，并显示为白色背景上的黑色轨迹。

在主动脉瓣水平看到的解剖结构包括前部的右心室、主动脉根部前壁、主动脉根部后壁和左心房。主动脉根部可见主动脉瓣。从这个切面只能看到两个瓣叶：前方的右冠瓣和后方的无冠瓣（图30.20）。当血液从左心室射出时，在收缩期可以看到这些瓣叶形成盒子形。在舒张期，关闭的瓣叶显示为一条直线。

二尖瓣是由左心室快速充盈期和心动周期后期心房

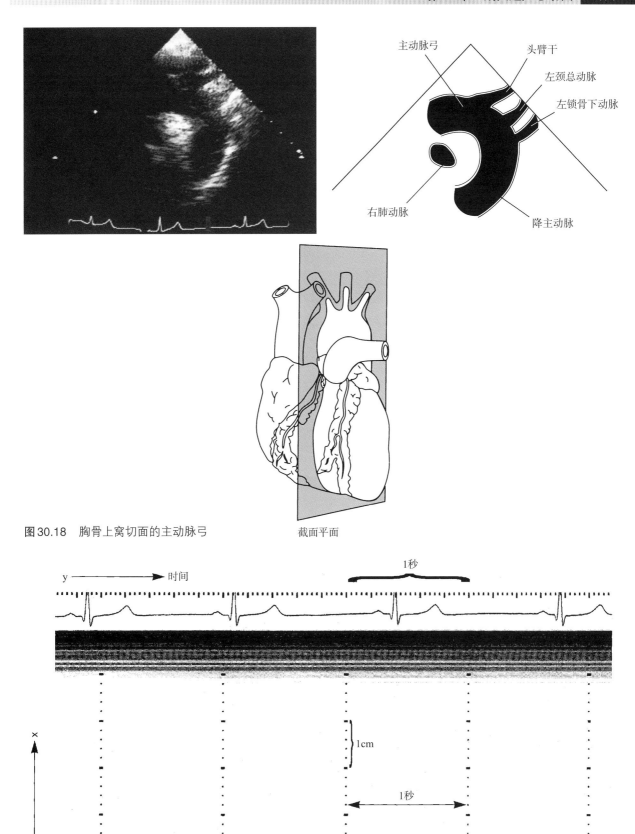

图30.18 胸骨上窝切面的主动脉弓

截面平面

图30.19 M型超声心动图的固有校准点

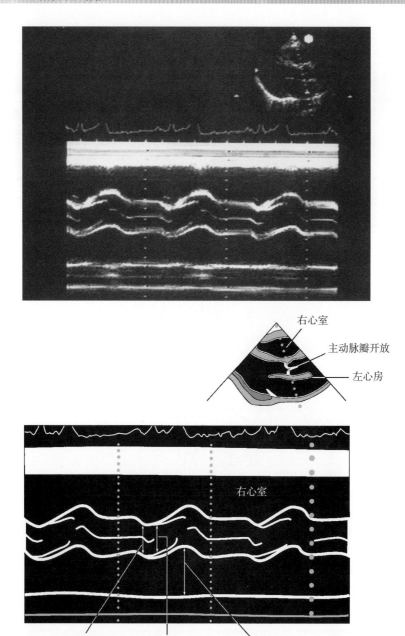

图30.20　主动脉瓣水平的M型超声心动图

"冲击（收缩）"引起的双相瓣膜（图30.21）。瓣叶在舒张期打开，在收缩期关闭。它的双相性使前叶的运动表现为M形。后叶与前叶成镜像表现为W形。

　　二尖瓣前叶按字母顺序标记以对应舒张的各个期（图30.22）。首先，D点代表舒张期瓣叶开放，E点代表瓣叶的最大偏移，这发生在被动充盈期。然后前叶开始关闭。它停止向后移动的点是F点。二尖瓣的下一个前移的顶点是A波。这对应心房收缩和心电图上的P波。C点代表瓣叶关闭。在某些情况下，如左心室的舒张功能障碍，额外隆起的可能出现在A点和C点之间。瓣叶的异常关闭产生B痕迹。

　　来自左心室的M型超声心动图见图30.23。从前方

开始，显示的解剖结构分别是右心室、室间隔、左心室和左心室后壁。

　　心脏的其他区域可以通过M型超声心动图评估。一般来说，唯一能看到的其他结构是三尖瓣和肺动脉瓣的瓣叶。正常情况下，M型超声心动图只能看到一个三尖瓣叶（图30.24）。肺动脉瓣最难显示，但它对肺动脉狭窄或高血压患者特别有帮助（图30.25）。肺动脉瓣也用字母A～F标记。

二维心腔量化

　　了解心腔量化的基础对于完成对心脏功能及其参数的充分评估至关重要。根据2015年更新的ASE制定的标准指南，是关于获取心腔测量和正常参数的指南。

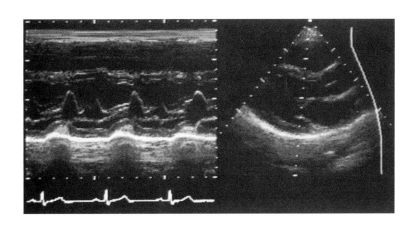

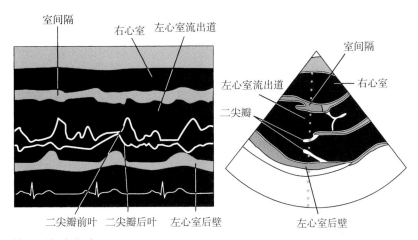

图30.21 二尖瓣水平的M型超声心动图

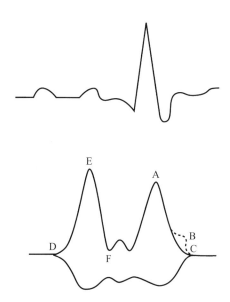

图30.22 二尖瓣的固有标记

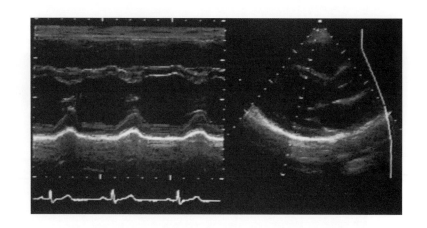

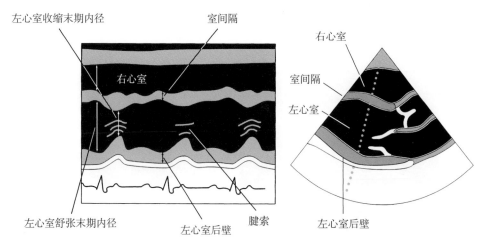

图30.23　左心室水平的M型超声心动图

左心室

两个方法用来报告左心室大小：线性内径（在舒张末期和收缩末期）和容积。为了校正不同的身体大小和形状，我们还应报告体表面积（BSA）——指数心腔测量值。左心室舒张末期容积（EDV）（ml/m²）：男性54±10，女性45±8；左心室收缩末期容积（ESV）（ml/m²）：男性21±5，女性16±4。当使用线性方法时，胸骨旁长轴断面（PLAX）是用于量化这些数值的理想图像。该径线应从IVS的心肌到MV小叶尖端正下方的后壁测量。正常左心室舒张径线（mm）如下：男性50.2±4.1，女性45±3.6。正常左心室收缩径线（mm）男性为32.4±3.7，女性为28.2±3.3。左心室容积应从心尖四腔心和两腔心切面获得。重要的是要避免左心室透视缩短，以便测量最大面积。透视缩短会导致对数值的低估。正常左心室射血分数（EF）（双平面）：男性62±5，女性64±5。

右心室

由于右心室的独特形状，评估右心室的大小和功能更加困难。尽管如此，右心室在确定患者发病率和死亡率方面仍然很重要。对右心室全面的评估通过分数面积变化（FAC）、组织多普勒成像（TDI）衍生的三尖瓣外侧环收缩速度波（S′）、三尖瓣环平面收缩偏移（TAPSE）及右心室心肌性能指数（RIMP）。本节重点介绍RV的2D评估。

评估右心室功能和大小的基本切面是心尖四腔、聚焦右心室切面，校正的心尖四腔心切面，左胸骨旁长轴和肋下切面。聚焦右心室切面可以更好地显示右心室游离壁，并更准确地描绘从游离壁到间隔的心内膜。在舒张末期评估RV线性径线，基底部（正常为25～41 mm），中部（正常为19～35 mm），以及右心室壁厚度（正常厚度为3 mm±1mm）。从左侧胸骨旁切面可以显示，从前游离壁到室间隔-主动脉交界处的线性径线（正常为20～30 mm）或胸骨旁短轴断面的主动脉瓣（正常为21～35 mm）。从SAX切面得到的远端右心室流出道（RVOT）测量值刚好靠近舒张末期的肺动脉瓣（正常为17～27 mm）。

容积对于评估EF非常重要，应包括小梁和调节束。从聚焦右心室切面，在舒张末期和收缩末期，从外侧三尖瓣环沿游离壁到心尖部再返回到内侧三尖瓣环描记心内膜边缘。正常EDA（cm²）男性：10～24；女性：8～20；正常ESA（cm²）男性：3～15；女性：3～11；FAC（%）：100×（EDA-ESA）/EDA；正常=49±7。

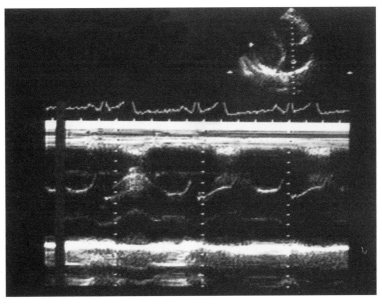

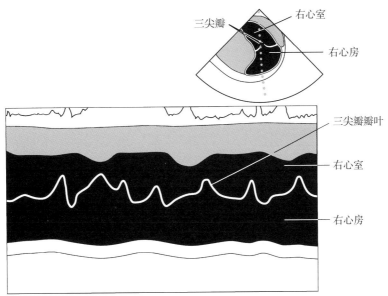

图30.24　通过三尖瓣的M型超声心动图

左心房

与左心室（LV）的评估一样，应注意确保左心房（LA）不会透视缩短。LV和LA的纵断面轴线位于不同平面上。从左侧胸骨旁长轴断面（PLAX），最常得到的线性测量值是前后（AP）径。当LA腔处于最大径线时，在LV收缩末期获得LA线性径线。从PLAX垂直于LA后壁测量。LA在每侧有一个切迹，这有助于标记在哪里进行测量。这种测量是主观的；因此，最好将此测量值与LA容积结合使用。应在心尖四腔心和两腔心切面进行左心房容积测量。评估LA容积的正确方法是描记心内膜边缘，注意排除肺静脉和左心耳（LAA），同时在每个切面中测量心腔的长度。男性和女性的LA容积指数（ml/m²）的正常参数均为16～34。

右心房

右心房（RA）测量通常从心尖四腔心切面获得。如上所述，LA容积指数不与性别相关；但是，右心房却不同。RA的线性径线应为RA外侧壁与心房中部水平的房间隔（IAS）之间的距离，然后由RA长轴的一半定义。RA容积可以更准确地测量，也应在收缩末期测量。理想的RA容积描绘在三尖瓣打开之前，描记腔室从瓣环附着点到瓣膜上方起始的瓣环附着点，同时排除冠状窦和右心耳（如果它们显示）。正常RA容积：男性（25±7）ml/m²；女性（21±6）ml/m²。

多普勒超声心动图

频谱多普勒和彩色血流成像是两个多普勒形式，用于得到有关心脏的血流动力学信息。频谱多普勒分为3种形式：脉冲波（PW）、连续波（CW）和组织多普勒。

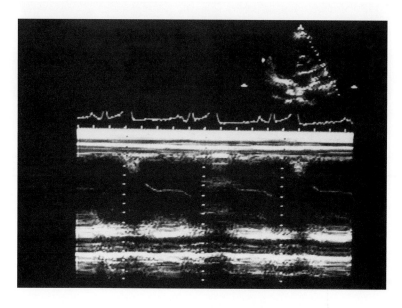

右心室
主动脉瓣
右心房
肺动脉瓣
肺动脉
左心房

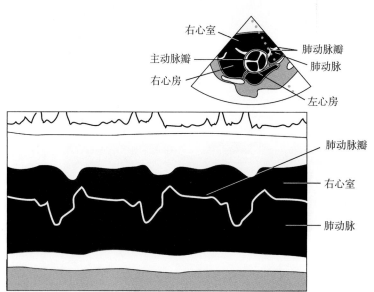

肺动脉瓣
右心室
肺动脉

图 30.25　通过肺动脉瓣的 M 型超声心动图及其固有的按字母顺序的标记

每一种形式都有其优点和缺点，但是应结合使用以发挥其全部能力。组织多普勒是一种最新的技术以测量心肌运动。对探测心脏舒张期的异常非常敏感。对此的扩展是应变成像，它可以评估心脏的收缩期及射血分数。

正常多普勒频谱

心脏的正常血流有特征性表现。当检查每个瓣时，重要的是要识别这些正常模式，以便可以全面评估任何类型的异常。心脏内的异常血流表现为速度增加、反流、湍流和舒张功能异常。

血流的方向也很重要。在多普勒基线的上方表示流向探头的血液，而远离探头的血流位于基线下方。在评估轮廓时，重要的是要根据心动周期查看模式、速度、流动方向和时间。

当血流平行于探头时最容易评估多普勒频谱。这不一定是获得最好的二维图像的位置。

二尖瓣　正常的二尖瓣血流是双期、M 形的。如同 M 形描记，E 峰高于 A 峰。在心尖四腔心切面，血流从左心房到左心室是朝向探头的。因此，二尖瓣血流位于基线之上，发生在舒张期（图 30.26）。

主动脉瓣　正常的主动脉血流是收缩的，形如子弹。从心尖五腔心切面取样时，血液从左心室流向主动脉根部，血流背离探头。在这里，频谱（轮廓）将在基线下方（图 30.27）。

主动脉弓　无论是升主动脉还是降主动脉都可以在胸骨上窝评估。基于探头的角度，在升主动脉血流位于基线以上，在降主动脉血流位于基线以下。血流出现在收缩期，形如子弹（图30.28）。

三尖瓣 正常三尖瓣的血流呈M形。出现在舒张期并位于基线以上。流速范围低于二尖瓣。这是因为右心的血压较低（图30.29）。

肺动脉瓣 肺动脉瓣的收缩期血流表现为基线以下，形如子弹（图30.30）。

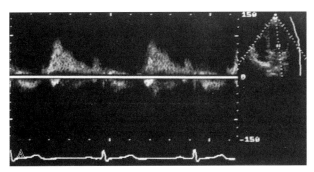 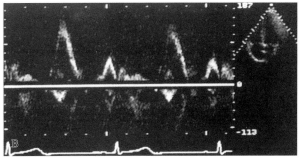

图30.26 二尖瓣的连续波（A）和脉冲波（B）多普勒血流频谱轮廓

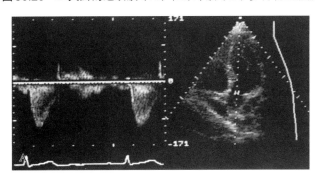 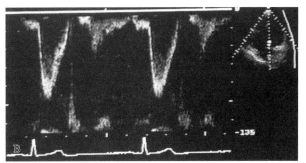

图30.27 主动脉瓣的连续波（A）和脉冲波（B）多普勒血流频谱轮廓

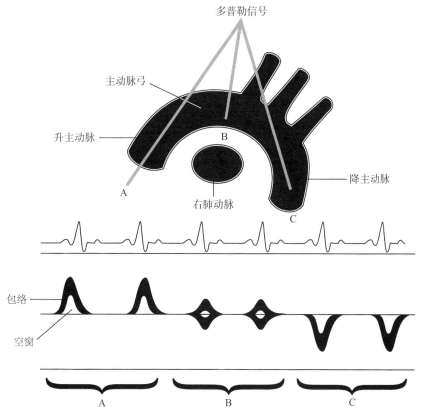

图30.28 主动脉弓的多普勒血流。升主动脉血流流向探头，表现为位于基线以上；降主动脉血流背离探头，表现为位于基线以下

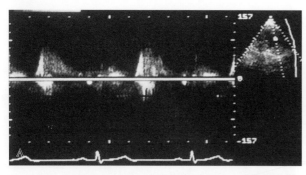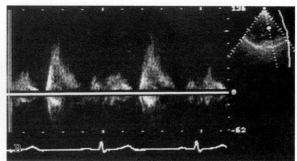

图 30.29　三尖瓣的连续波（A）和脉冲波（B）多普勒血流频谱轮廓

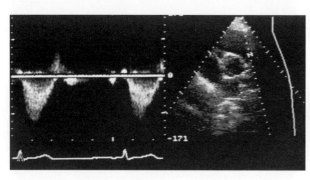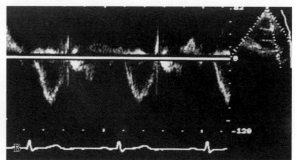

图 30.30　肺动脉瓣的连续波（A）和脉冲波（B）多普勒血流频谱轮廓

除了提供心脏图像和多普勒频谱的双重显示多普勒评估之外，还可以使用专用的 CW 多普勒探头（图 30.31）。这种特殊的探头仅提供频谱，没有二维图像。

整体纵向应变成像

应变成像是物体在相对于其基线长度的特定方向内的长度变化。为了获得该信息，使用形变测量来确定左心室收缩功能。得到整体纵向应变成像（GLSI）的公式如下：GLS（%）＝（MLs-MLd）/MLd

式中，MLs 为收缩末期心肌长度，MLd 为舒张末期心肌长度，GLS 为整体纵向应变率。

由于 MLs ＜ MLd，因此峰值 GLS 报告为负数。利用 3 个心尖切面，心尖四腔心，两腔心和心尖长轴切面分析每个节段，并记录主动脉瓣开放和关闭的时间。不同的供应商有不同的系统的软件，并会提示操作员所获

取的信息是否足以进行分析。注意，每个切面的心率应该相似（在 5 次心搏动内），并且帧频为 60 ～ 90 Hz，以获得最佳图像采集。通常，正常的 GLSI 值是 -20%。理论上，当绝对数变小时，这将反映更异常的应变值。

经食管超声心动图

尽管经胸超声心动图（TTE）仍然是超声心动图成像和诊断的基石，但经食管超声心动图（TEE）的使用正在增加，因为它提供了经胸路径无法获得的信息。

在大多数实验室中，TEE 最常见的指征是评估心源性栓子。常见适应证包括评估人工瓣膜和自体瓣膜疾病、感染性心内膜炎、主动脉病变（包括主动脉夹层）、心内肿块和先天性心脏病。其他适应证包括肺部疾病患者、危重患者（尤其是使用呼吸机的患者）及胸骨感染或胸廓畸形患者。

体表检查存在技术上的不足，可能是由于患者体型或其他骨骼异常导致的声窗不佳，或肺部过度充气的慢性阻塞性肺病。使用呼吸机或使用胸骨绷带或开放胸骨进行心脏直视手术后状态的患者也是 TEE 的候选者。危重患者和使用呼吸机的患者通常声窗非常有限，是 TEE 的理想候选者。

应用探头需要患者取左侧卧位或直立位。将探头推进到口咽部，并要求患者多次吞咽。颈部弯曲。探头从门牙进入到 30 ～ 35cm 的位置。

食管中段切面是在 30 ～ 35cm 处，从纵向扫查得到的短轴或水平轴切面。在 35 ～ 40cm 处可以显示心脏四

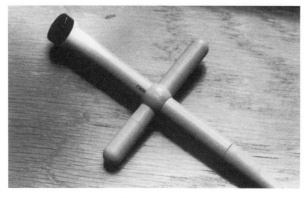

图 30.31　专用的连续波探头

腔心（图30.32）。经胃长轴和短轴切面在40～45cm处，逆时针旋转180°可以评估下降的胸主动脉（图30.33）。在大约相同位置，主动脉根部切面可以显示主动脉、左右心房和房间隔（图30.34）。使用生理盐水快速静脉内注射进行超声造影以排除异常分流。

TEE常用于术中，评估瓣膜置换和修复。TEE可以发现气体和脂肪栓子（从手术过程发生的并发症）。尽管并不推荐作为常规检查，TEE也常用于监测高危冠状动脉性疾病，以发现代表左心室功能障碍的室壁运动异常。

造影成像

当两个或多个连续的左心室（LV）心内膜边界不够清晰影响诊断时，需要使用对比增强。造影是提高分辨率以排除或评估几种疾病过程严重程度的重要工具。根据ASE，造影可以帮助更完整地评估以下主要异常：肥厚型心肌病（心尖变异），LV心肌致密化不全，LV血栓和心内肿物的评估，LV动脉瘤与假性动脉瘤，LV射血分数和节段性壁运动异常。

造影剂是具有包封碳氟化合物气体的外部蛋白质或磷脂壳的微泡。由于其超声散射特性，这些试剂增强了图像质量。

为了让医疗专业人员［包括超声医师（取决于设施的协议和规定）］注射所选择的对比增强剂，患者必须有一条有效的静脉注射管路。注射可以通过团注或连续输注。重要的是要注意，团注方法可能导致严重的衰减，并且可能需要盐水冲洗或延迟衰减过程才能完成。为了获得最佳成像，一旦造影开始，谐波成像和实时成像的机械指数应该降低到0.2～0.4。

三维超声心动图

三维（3D）超声心动图是一项新的成像技术，来提供与心脏解剖相关的额外信息。增加了垂直面X、Y、Z的图像。获取大量数据的能力为完整的3D展示提供了一种工具。应用这种新技术的应用如下：为手术计划提供了对二尖瓣和主动脉瓣的更详细的检查；对肿块和左心室形态的评估；复杂先天性心脏病的评估；心房解剖结构的图像；人工瓣膜的详细检查；以及各种介入手术的可视化和指导，例如电生理（EP）研究和心导管检查。例如图30.35提供了3D胸骨旁图像，LV腔室的深度和二尖瓣叶可以在这个图像上显示。3D成像还包括多平面模式，可以进行更复杂的测量和计算。

超声应用

超声心动图通常评估以下部分。

● 心脏解剖。

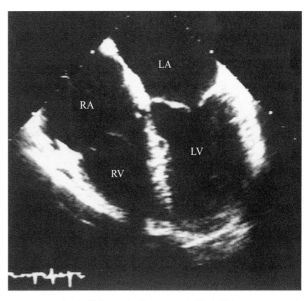

图30.32 经食管超声心动图TEE食管中段切面显示了心脏的4个腔室。可以看到左、右心房和左、右心室。注意：二尖瓣比三尖瓣更明显

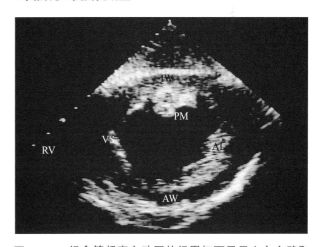

图30.33 经食管超声心动图的经胃切面显示左心室壁和腔室大小。注意室间隔分隔左、右心室

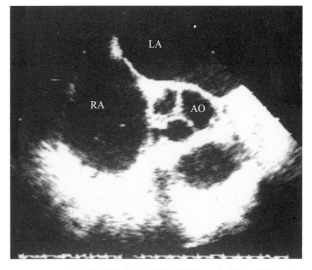

图30.34 经食管超声心动图显示的切面包括主动脉，左、右心房和房间隔

- 心脏大小。
- 获得性心脏疾病（狭窄、瓣膜置换）。
- 先天性心脏病。
- 冠心病。

- 心包疾病。
- 心脏肿瘤 / 血栓。
- 主动脉疾病。
- 心肌病。
- 血流动力学信息。
- 赘生物。

正常变异

- 下腔静脉瓣：在右心室接近下腔静脉入口的位置可以看到。在胎儿时期，作为功能性瓣膜覆盖在IVC入口上。现在只是一个残余的瓣膜。在右心室流入道切面中最容易显示（图30.36）。

- 节制索：从右心室游离壁延伸到IVS的正常组织结构。为传导系统到达心室壁提供了快捷通路。节制索在心尖四腔心中最容易显示（图30.37）。

- Chiari网：表现为右心房内的细的可移动的纤维，起自于下腔静脉入口附近，通常延伸至界嵴。这可以在右心房的任何切面中看到（图30.38）。

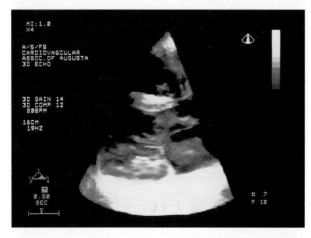

图30.35 LV腔室的深度和二尖瓣叶可以在这个图像上显示

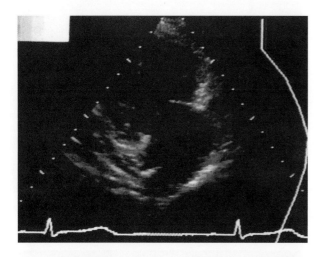

图30.36 下腔静脉瓣。右心室流入道切面显示的下腔静脉瓣，右心房中，为正常变异

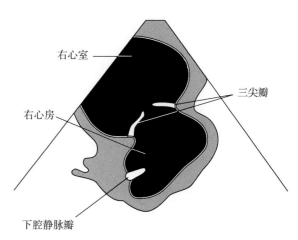

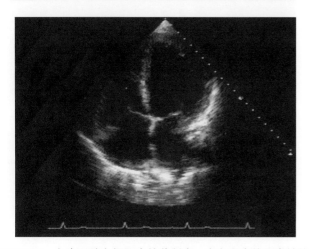

图30.37 心尖四腔心切面中的节制索。右心室中的正常结构

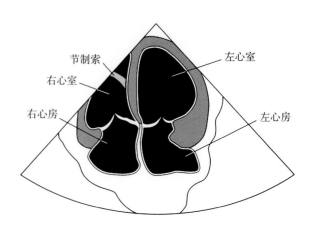

● 异位腱索：从一个室壁延伸到另一个室壁的细的纤维条索。在每侧心室都可以看到，心尖切面中最容易显示（图30.39）。

● 房间隔膜部瘤：表现为房间隔的凸起，随着呼吸来回运动。在心尖四腔心或剑突下四腔心切面中最容易显示（图30.40）。

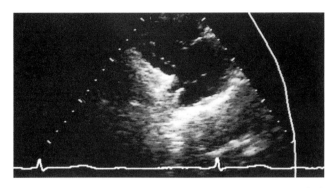
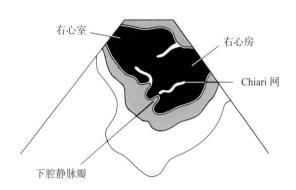

图30.38　Chiari网显示在右心室流入道切面，右心房的正常变异

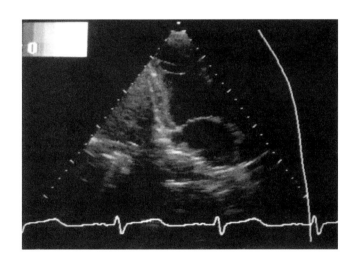
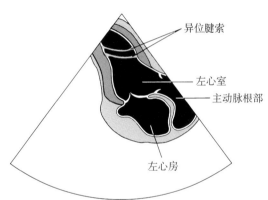

图30.39　异位腱索显示在左心室心尖长轴切面，为正常变异，每侧心室都可以出现

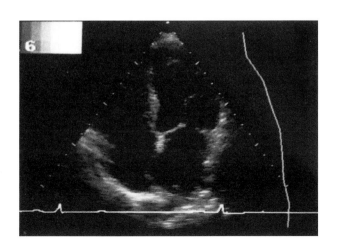
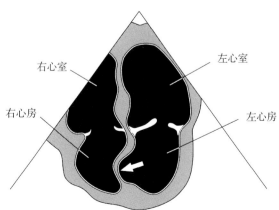

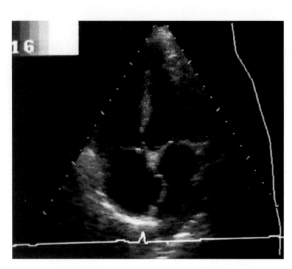
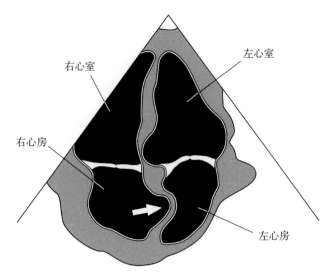

右心室　左心室　右心房　左心房

图30.40　房间隔膜部瘤显示在心尖四腔心切面。为正常变异并随呼吸来回运动

相关图表

相关医师

- **心内科医科：**专门从事对心脏疾病患者使用药物治疗的专家。
- **放射科医师：**擅长影像学诊断解读；因此，一些放射科医师也可能会阅读超声心动图像。

常用诊断检查

- **经食管超声心动图（TEE）：**提供对无法通过经胸入路获得的有关心脏和相关血管的信息。参与TEE的人员通常包括心脏病专家、心脏学人士、心脏超声医师、护士，可能还包括心血管医师的助理。实验室应配备抽吸设备、氧气、急救车和血压计。成像设备包括超声机和经食管探头，通常具有多平面功能。探头基本上是一个胃镜，尖端有一个成像电子晶体区域（PISA）。频率通常为5～6.5 MHz。TEE由带有偏转控制的控制头组成。该装置通常有一个大的内轮和一个较小的外轮，用于顺行和逆行弯曲以及向外和向内弯曲。软轴类似于胃镜检查中的软轴。患者准备包括全面的病史和心脏检查。应询问患者是否有任何的胃肠道症状。术前要求包括检查前约禁食4小时。检查前建立静脉通道，并对口咽部进行局部麻醉以减少呕吐反射，给予镇静药。门诊患者应由负责的人接送他们往返医院。与TEE相关的风险极低，尽管当发生罕见的心律失常时，有少数死亡病例。其他可能的并发症很少见，如低血压、喉痉挛和动脉缺氧（罕见）、药物反应和心内膜炎。

- **病史和体格检查：**心脏病专家询问患者以收集详细的病史并进行全面的体格检查，帮助诊断。
- **听诊：**借助听诊器听诊心音。
- **胸部X线检查：**提供了有关心脏大小和结构的信息。有时，心脏轮廓可以诊断出特定的异常情况。该检查由技术人员进行，但由放射科医师或心脏病专家解释结果。
- **心电图（ECG）：**提供有关心动周期中心脏电行为的信息。技术人员进行检查，然后由心脏病专家解释结果。
- **运动负荷试验：**当怀疑有冠状动脉疾病时，患者可以在自行车或跑步机上运动。这个试验可以帮助我们评估肥厚型心肌病及其程度，或显示运动诱发的肺动脉高压等条件。在负荷试验期间完成ECG，提供了有关心脏功能变化的信息，并确定了会引起不良反应的刺激程度。当怀疑瓣膜疾病可区分真性或"假性"主动脉瓣狭窄，射血分数异常的心脏储备和狭窄并通过剧烈运动显示真实的二尖瓣狭窄程度时，可以进行运动负荷超声心动图。技术人员在心脏病专家在场的情况下进行检查，然后由心脏病专家解释结果。铊可以追踪血液流经动脉并灌注心肌细胞的路径。可以在没有超声心动图的情况下使用。
- **多巴酚丁胺负荷超声心动图（DSE）：**这种类型的负荷检查完成了许多相同的过程；如前所述，应该使用类似的步骤。但是，该检查适用于无法在跑步机上行走或骑自行车的患者。多巴酚丁胺作为心肌的肾上腺素受体起作用，促使心率和收缩增加。一旦输注，它会引起血管舒张和更高的水平，并可能导致血压下降。理想的反应是左心室容积和心输出量之间的负相关关系。从理论上讲，由于心率和每搏输出量的增加，左心室收缩容积随着心排血量的增加而减少。

- **CT和MRI**：这两项成像检查可用于评估心脏疾病，在评估心脏肿块、肿瘤或积液时最有用。通常由技术人员进行检查，但也可以在医师在场的情况下进行。这些检查由放射科医师解释。
- **心导管检查**：一种侵入性技术，将长导管的尖端通过手臂或腿部进入动脉或静脉。然后将导管导入心脏。这是一项重要的临床检查，用于评估冠状动脉疾病、心室和瓣膜功能、心腔内和瓣膜两侧的压力及血液中的氧含量（对间隔缺损很重要）。该检查由心脏病专家进行和解释结果。

实验室检查

- **肌酸磷酸激酶（CPK）**：一种存在于所有肌肉组织中的酶。CPK的MB部分有助于评估心肌梗死的存在。CK-MB升高表明存在心肌梗死。CK-MB应在24小时内达到峰值。
- **乳酸脱氢酶（LDH）**：LDH也存在于全身各处，其中一定比例用于评估心肌梗死。LDH通常在24～48小时达到峰值，当升高时表明存在心肌梗死。
- **肌钙蛋白（cTnT，cTnI）**：肌钙蛋白是一种心脏的酶。当升高时，表明心肌损伤，通常是由于心肌梗死。肌钙蛋白升高也可能是由于冠状动脉介入治疗，痉挛，肺栓塞，心肌炎，化疗或其他原因。肌钙蛋白以纳克每毫升（ng/ml）表述；正常范围在0～0.4 ng/ml。在心脏事件发生后通常有4小时的窗口期，然后才能看到这些值的上升。

血管

无。

影响的化学物质

- **肾上腺素**：由肾上腺髓质产生，增加SA结的兴奋性，从而增加心率和收缩强度。
- **钾**：会干扰神经冲动的产生；因此它会降低心率和收缩强度。
- **钠**：也可能降低心率和收缩强度，因为它会干扰钙参与肌肉收缩。
- **钙**：与钠一样，大量的钙会增加心率和收缩强度。

成人正常多普勒速度

- 二尖瓣：0.6～1.3 m/s。
- 主动脉瓣：1.0～1.7 m/s。
- 三尖瓣：0.3～0.7 m/s。
- 肺动脉瓣：0.6～0.9 m/s。
- 左心室：0.7～1.1 m/s。

第31章

血管超声技术

NANCY ALEAHY

目标

- 描述脑血管系统解剖。
- 描述颅外动脉的超声表现。
- 定义正常颅外颈动脉和椎动脉的血流动力学模式和多普勒频谱波形。
- 描述上肢和下肢外周静脉系统的解剖。
- 描述上肢和下肢外周静脉血管系统的超声表现。
- 总结负责将静脉血液回流心脏的静脉血流动力学组成成分。

关键词

角度校正——调整超声声束和血流方向之间的多普勒角度，利用频谱多普勒得到更准确的流速。

主动脉瓣狭窄——主主动脉瓣变窄，阻止血流离开心脏。

二叶静脉瓣膜——四肢静脉系统中用于帮助血液单向流动和调节静脉压的瓣膜。

边界层分离——颈动脉球部的正常血流模式特点。

心肌病——损害心肌泵血功能的心肌疾病，许多病例表现为心脏肌肉变厚或增大。

压瘪——探头的压力使静脉壁完全塌陷。

彩色多普勒血流成像——显示强调血流区域和叠加在周围组织的灰阶图像。这是通过对与指定区域内的运动相关的返回信号的多普勒频移率进行编码来实现的。

高阻血管床/终末器官/组织——低代谢需求的器官或组织。

线性反射率——与动脉壁内膜层和中膜层中胶原纤维的回声特性有关。

低阻力血管床/终末器官/组织——高代谢需求的器官或组织。

泊肃叶定律——描述牛顿流体的稳定层流。尽管并不能符合完美表述，但该定律已用于阐明血管系统中血流动力学和压力/流量关系。

双峰频谱——每一个心动周期中的两个峰的频谱波形。常见于主动脉瓣关闭不全患者中。

取样容积——显示得到的多普勒频谱信息。取样容积或取样门允许根据到达时间从特定深度选择多普勒频移回声。

吸气方法——当不能使用探头加压方法时，用于显示血管壁塌陷的上肢静脉成像方法。在患者通过鼻进行快速、小口吸气的同时观察血管。血管壁在吸气时应塌陷。

频谱增宽——回声的增加与湍流或血流紊乱的增加成正比。

多普勒频谱波形——显示血流速度、血流方向、是否存在紊乱血流或湍流及血管阻力。

空窗——收缩期多普勒频谱显示，动脉多普勒频移收缩期与基线之间的相对无信号区域。出现在没有疾病或血管迂曲的情况下。

血栓——血管内的血凝块，阻碍血管内的血液流动。

跨壁压——静脉壁压力，等同于管腔内和间质之间的压力差。

血管收缩——由于血管壁肌肉收缩引起的血管腔缩窄。

血管舒张——由于血管壁肌肉舒张引起的血管腔增宽。

并行静脉——位于伴行动脉两侧的成对静脉。

正常测量值	
颅外脑血管	**管径**
颈总动脉	0.50～0.60cm
颈内动脉/外侧部分	0.40～0.50cm
颈外动脉	0.30～0.40cm
椎动脉	0.20～0.30cm，然后随着动脉向上走行管径变小
下肢深静脉	**管径**
胫静脉	约0.5cm
腘静脉	0.9～1.5cm
股静脉（股浅静脉）	0.9～1.0cm
股总静脉	1.2～1.9cm
浅静脉	**管径**
大隐静脉	0.20～0.30cm（小腿） 0.40～0.60cm（大腿）
小隐静脉	0.40～0.70cm

使用血管超声成像已经成为评估脑血管系统和上肢及下肢静脉系统的标准。现代超声机器先进的成像技术和不断更新的探头技术提供了更好的图像质量和更多的诊断效能。二维（2D）灰阶成像能够显示血管结构和评估血管内血栓或斑块。频谱多普勒评估血管生理学状况。超声具有评估血管结构和功能的独特优势，这也是成为影像学检查的原因。进行血管检查的超声医师需要理解血管解剖和血流动力学知识。本章回顾目前3个最常见的血管检查。简要概括脑血管和外周静脉系统的解剖、扫查步骤和正常频谱波形。此外，还对动静脉血流动力学进行了部分讨论，以增强对各种血管频谱波形的描述。

颅外脑血管系统

使用双重超声评估颅外脑血管系统已经成为评估血管血流动力学改变明显的动脉粥样斑块首选的影像学检查。此外，目前超声技术的高分辨率图像能够评估非动脉粥样斑块性疾病的血管，例如夹层、动脉瘤、动脉炎、纤维肌性发育不良和创伤。颈动脉双重超声检查在技术上具有挑战性；因此，需要对脑血管解剖和血流动力学有完全的了解，并具备获得准确和可重复频谱多普勒波形的技术。

解剖

颅外脑血管是对称的系统，由颈总动脉（CCA）、颈内动脉（ICA）、颈外动脉（ECA）和椎动脉（VA）组成（图31.1）。

颅外脑血管系统的解剖起始于主动脉弓。起始于主动脉弓最常见的血管结构是头臂干、左侧CCA和左锁骨

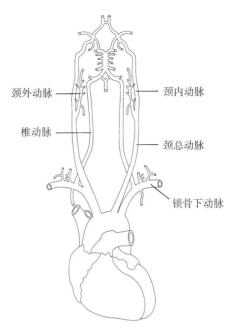

图31.1 颅外脑血管系统

下动脉。头臂干分叉为右侧CCA和锁骨下动脉。椎动脉起始于锁骨下动脉。

CCA被颈动脉鞘包裹，沿迷走神经和颈内静脉走行，向头侧走行进入颈前外侧，甲状腺稍后方，气管、食管、喉和咽的外侧（图31.2）。颈动脉分叉水平以及ICA和ECA的排列可能会有变异。颈动脉分叉处最常位于甲状软骨上方；大多数患者ICA位于ECA的后外侧（图31.3）。在颈动脉分叉处水平，可以观察到颈动脉球部膨大（颈动脉窦）（图31.4）。球部位置多变，最常位于ICA起始处；然而，也可以位于CCA远端或ECA近端；有时动脉的膨大并不明显。

ICA通常在颈部没有分支，但在颅内分出为眼供血的眼动脉、大脑中动脉和大脑前动脉。ECA有向颈部、面部和头皮供血的8个分支，向上排列包括甲状腺上动脉、咽升动脉、舌动脉、面动脉、枕动脉、耳后动脉、颞浅动脉和上颌动脉。甲状腺上动脉分支在常规图像上是最容易识别的血管。彩色和频谱多普勒通过显示与同侧CCA血流相反来帮助识别甲状腺上动脉。

椎动脉为锁骨下动脉的第一个分支，并向头侧穿过上面6节颈椎横突的椎间孔。椎动脉向上通过寰椎，在寰椎的侧块周围蜿蜒前行，并在脊髓前方进入椎管。两条椎动脉通过枕骨大孔进入颅骨并汇合形成基底动脉，为脑干、小脑和大脑半球的底面供血。在颅内，颈动脉系统与椎-基底系统吻合形成Willis环，位于大脑底的动脉环（图31.5）。

解剖变异

主动脉弓的变异可能包括头臂干缺失，右锁骨下动脉和颈总动脉直接起自于主动脉弓，头臂干和左侧CCA

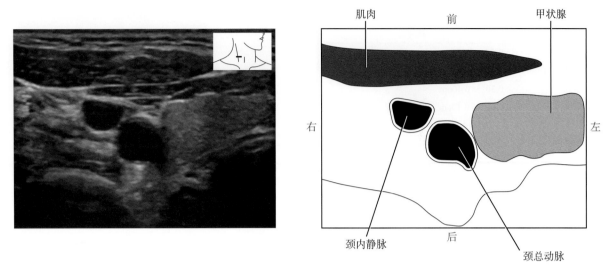

图31.2 颈总动脉、颈内静脉和甲状腺的横断面扫描图像。资料来源：由Penn State Hershey Vascular Noninvasive Diagnostic Laboratory，Hershey，Pennsylvania 提供

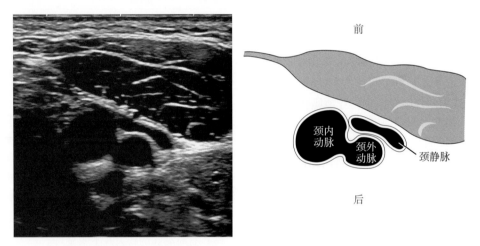

图31.3 颈内动脉、颈外动脉和塌陷的颈内静脉的横断面扫描图像。资料来源：由Austin Community College，Austin，TX. 提供

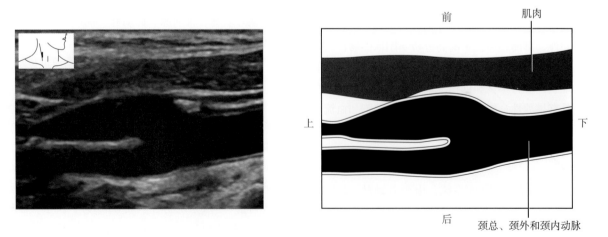

图31.4 颈动脉分叉处长轴图像显示颈总动脉、颈外动脉和颈内动脉。资料来源：由Penn State Hershey Vascular Noninvasive Diagnostic Laboratory，Hershey，PA. 提供

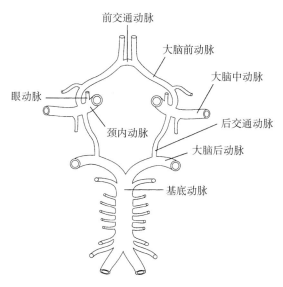

图31.5　Willis环

共干，以及存在左侧头臂干，或主动脉可能弓形向右，正常的动脉排列反向。

其他解剖变异包括缺少CCA，ICA和ECA从主动脉弓直接发出、缺少颈动脉分叉、ICA或ECA发育不全。

颅外脑血管的大小

正常CCA管径为0.50～0.60 cm（图31.6）。由于动脉粥样硬化闭塞性疾病，该血管的横向管径可能会减小，这可能会影响顺行血流。

ICA的颅外部分管径为0.40～0.50 cm（图31.7）。当血管进入大脑时，管径减小。ECA的管径通常小于ICA，为0.30～0.40 cm（图31.8）。椎动脉起始处的管径为0.20～0.30 cm，随着向头侧走行而宽度减小（图31.9）。这些血管通常大小不对称，右侧椎动脉管径常小于左侧椎动脉。

颅外颈动脉和椎动脉超声表现

目前检查步骤包括从锁骨到下颌骨包含纵向和横向平面用2D和彩色多普勒评估颅外血管。此外，在每个血管的多个位置的纵断面使用频谱多普勒评估血流。这通常需要进行双侧检查；在特殊情况下，也可以进行单侧检查。

通常使用多种扫查方法获得适合的诊断图像以评估斑块的范围、严重程度和形态，或得到更好的多普勒角度，以获取颅外脑血管系统的频谱波形。血管的深度、患者颈部的大小及CCA分叉为ICA和ECA的水平决定了扫查方法。当椎动脉穿过颈椎横突窝时，可以在颈部中段使用后外侧入路显示椎动脉纵断面。

每一种扫描模式以双重显示颈动脉都有一个或多个特定的作用双重显示。在开始扫查颈部和血管时，使用灰阶2D成像来评估血管的结构和寻找解剖变异，评估

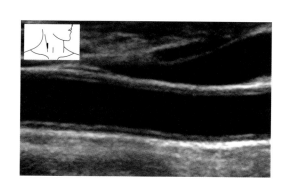

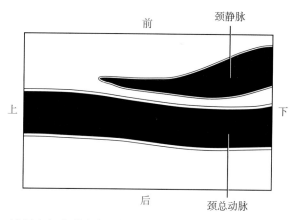

图31.6　颈总动脉的长轴图像。动脉壁边界显示为线性反射，这是由与内膜和中膜中胶原蛋白的回声引起的。资料来源：由Penn State Hershey Vascular Noninvasive Diagnostic Laboratory，Hershey，PA.提供

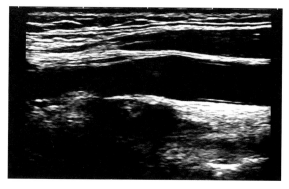

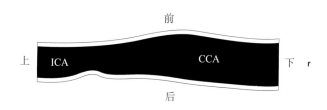

图31.7　颈总动脉分叉为颈内动脉的长轴图像。资料来源：由Austin Community College，Austin，TX.提供

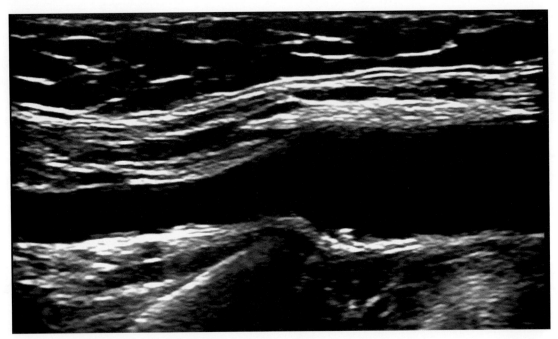

图31.8　颈总动脉分叉为颈外动脉的纵断面图像。资料来源：由Austin Community College，Austin，TX.提供

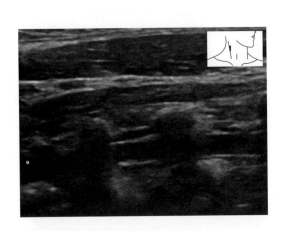

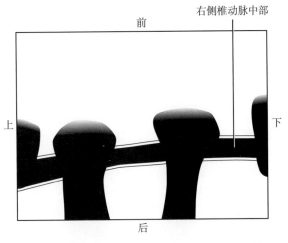

图31.9　椎动脉通过颈椎横突走行的图像。资料来源：由Penn State Hershey Vascular Noninvasive Diagnostic Laboratory，Hershey，PA.提供

血管壁的表面特征是否有斑块形成，并识别任何非血管病变。正常血管的灰阶图像记录应包括CCA、分叉处和ICA的横断面和纵断面。如果存在病变，应记录更多的位置和范围图像。超声上，血管腔应为无回声。正常动脉壁光滑，呈线性反射，这与动脉壁内膜层和中膜层胶原纤维的回声特性有关（图31.10）。

彩色多普勒图像用来评估血管腔任意位置的变窄、斑块或异常血流以及确定频谱多普勒检查的范围。此外，彩色取样框的位置可以确定血管内的血流方向，以及取样框内的彩色鱼图像上彩色条相关联。正常彩色多普勒图像显示限于血管腔内均匀的颜色。彩色多普勒图像被用来记录与狭窄、血管堵塞或血流细窄相关的狭窄和血流紊乱的区域。

频谱多普勒角度校正能够提供每个血管代表位置的血流速度测量值。频谱多普勒联合二维成像是唯一能够提供生理学信息和血流特征及解剖信息的成像检查。速度测量用于评估狭窄的流速，并记录狭窄远端或近端的任何血流紊乱。重复和准确的流速测量基于取样容积的大小、放置位置及合理使用角度校正光标。取样容积的大小应当约为被测量血管内径的1/3，放置在管腔中央或在血流最快速的位置。角度校正光标需要与血管壁平行或与彩色管腔成≤60°角（图31.11）。在近段、中段和远端的CCA、球部、中段至远端的ICA、近段ECA和在颈部或近起始处的VA测量和记录收缩峰值流速（PSV）和舒张末期流速（EDV）。如果发现任意部分变窄或狭窄，应该额外记录频谱多普勒波形。

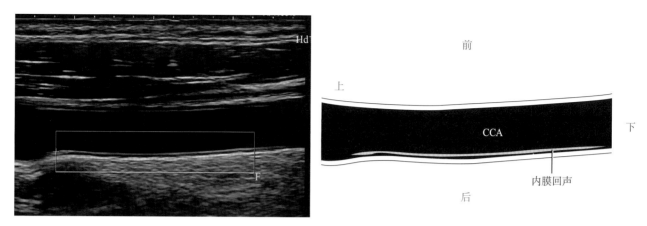

图31.10 颈总动脉的纵断面图像显示内膜的线性反射。资料来源：由Austin Community College，Austin，TX.提供

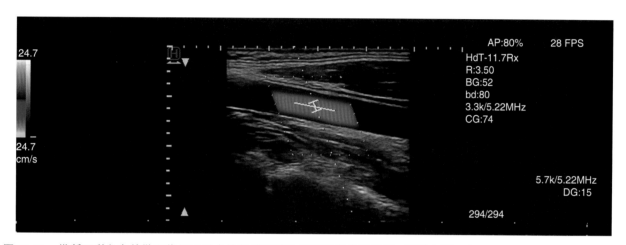

图31.11 纵断面彩色多普勒图像显示适合的取样容积位置和角度校正光标。资料来源：由Austin Community College，Austin，TX.提供

颅外颈动脉和椎动脉的血流动力学模式

脑血管系统的血流描述来源于频谱多普勒波形。波形应在系统性和心脏血流动力学的背景下进行评估。贫血和动脉血压等系统性疾病会改变频谱波形包络。流体的黏度是泊肃叶定律中的一个变量，泊肃叶定律用于定义血管系统中的血流。红细胞的数目决定黏性（η）；浓度高会导致血液变得黏稠和更大的流动阻力（R），浓度低如贫血导致血液变稀降低流动阻力。阻力降低能增加血流速度，频谱波形增加PSV。血管内径的改变（r为半径），如可见的狭窄，基于泊肃叶定律也能改变血流阻力，因为流动阻力也与血管直径成反比。这种情况下，内径减少增加阻力，内径增加降低阻力。泊肃叶定律的阻力与黏性（η）和管腔长度（l）成比例。

$$R = \frac{8r}{\pi r}$$

心脏的状态和心输出量控制进入到动脉系统的血液量，外周阻力决定了离开心脏的血液量。

心脏异常可以影响脑血管系统的频谱多普勒，包括心肌病、主动脉瓣狭窄或关闭不全和心律失常。心肌病

使心输出量减低，导致整个血管系统的低压力梯度，出现双侧脑血管系统收缩期流速减低。主动脉瓣狭窄患者的波形包络为一个圆钝的收缩期峰值，因为峰值收缩开始的延迟，导致血管PSV降低。典型的波形表现为双收缩期峰，也称为双波脉，提示主动脉瓣关闭不全。尽管每一个心脏疾病产生不同的波形，但是都有两个共同的特点：影响都是系统性的和双侧的。无论何时，在双侧看到相似的异常波形，应考虑心脏病变。

外周阻力影响组织灌注，由下游微循环的血管收缩和血管舒张控制。另一个关键器官大脑需要整个心动周期的持续灌注以发挥功能。脑血管的血流被描述为高阻力或低阻力，取决于是否为高或低阻力血管床供血。大脑为低阻力血管床，因此供应大脑的血管为低阻力波形。在收缩期为正常的陡直上升的收缩期血流，舒张期持续前向流动，逐渐变细。整个心动周期的舒张期血流高于基线或顺行，EDV应为PSV的25%～50%。

正常脑血管系统的低阻力血管包括CCA、ICA和VA。

不需要持续灌注的血管床，如头部和颈部的骨性和肌肉结构，对血液流动产生更高的外周阻力。高阻力表

述为顺行血流伴有收缩期陡直上升的血流速度，快速降低到基线，在舒张早期一过性的反向血流，以及整个舒张期的低流速。ECA就是高阻力血管的例子。

频谱波形的另一个因素与血液如何通过血管有关。血液在动脉中分层流动。血液以层状流过动脉。层状血液相互滑动，受到流体内部摩擦或与动脉壁相对运动的阻碍。流速形态通常会受到血管的变细或曲率，随着血管变宽和扩张而对血液惯性的入口和出口效应以及由解剖异常或疾病引起的湍流的影响。

层流频谱多普勒波形的特点表现为非常窄的多普勒流速频谱伴有均匀的收缩期流速。"窗"或缺少多普勒频移的区域出现在层流模式的收缩期成分的下方（图31.12）。在收缩期的减速阶段，流速减低，最靠近动脉壁的细胞的黏性阻力导致这些细胞在稍窄的速度范围内运动。速度频谱包络的增厚，也称为频谱增宽，在舒张期随着血细胞返回其血流层而变得更加明显。

脑血管的正常层流出现在没有明显的斑块和狭窄时。波形取决于相对于狭窄的取样容积放置位置。然而，狭窄处典型的频谱波形表现为流速增加，缺少频谱窗和频谱增宽。

颈总动脉

颈总动脉（CCA）的多普勒速度频谱波形与颈内动脉和颈外动脉波形相似，为这两个血管供血。约80%的CCA血流进入ICA，为大脑循环和眼供血。剩余20%的血流进入ECA，为面部肌肉、前额和头皮供血。

CCA血流模式的特点是陡直的收缩期上升支，快速的收缩期减速支，并且由于其大部分流向大脑和眼的低阻力血管床，因此有持续的舒张期前向血流（图31.13）。在存在ICA闭塞的情况下，CCA中的血流模式可能与ECA的高阻力模式相似，因为其大部分血流将进入ECA循环。

CCA的正常速度约为60 cm/s，但更宽的正常速度范围为30～110 cm/s。

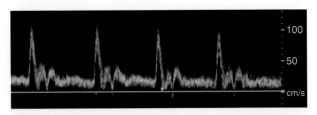

图31.13　正常颈动脉频谱多普勒波形。注意舒张期正向血流。资料来源：由 Penn State Hershey Vascular Non-invasive Diagnostic Laboratory，Hershey，PA.提供

颈动脉球部

与CCA相比，颈动脉球部正常内径增大造成球部后外侧壁（分支血流对侧的管壁）上的压力-血流梯度。由于血液通常从高压区流向低压区，球部内的血流分为进入ICA的正向血流和靠近后外侧壁的反向血流（图31.14）。这也称为边界层分离，是颈动脉球部正常血流模式特点。

颈动脉球部的多普勒频谱波形随多普勒取样容积的位置而变化（图31.15）。如果取样容积放置在分流区域，沿着分隔ICA和ECA的壁，波形显示舒张期前向血

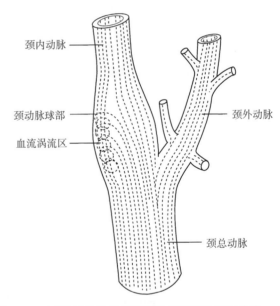

图31.14　颈动脉分叉显示的颈动脉球部边界层分流

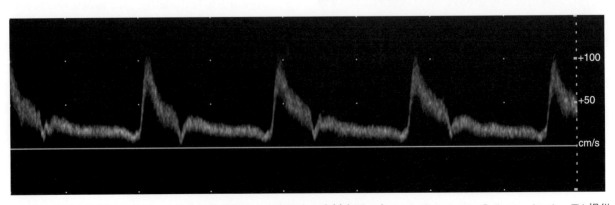

图31.12　频谱多普勒波形显示一个干净的收缩期窗，代表层流。资料来源：由 Austin Community College，Austin，TX.提供

流。当取样容积放置在球部内腔后壁时，波形在边界层分离的区域呈现反向流动。

颈内动脉

ICA的特征是高速、低阻血管，由于直接为高代谢需求的大脑和眼供血，需要持续灌注。

因此，ICA血流在整个心动周期都是流向头侧的。

这个动脉的多普勒频谱波形为快速的收缩期上升支，钝的收缩峰，持续的正向舒张期血流（图31.16）。ICA舒张期血流波形表现为相对于其他颅外血管的最高流速。收缩窗存在于无疾病或血管弯曲处。正常收缩期峰值流速小于125 cm/s或小于CCA流速的2倍（表31.1）。

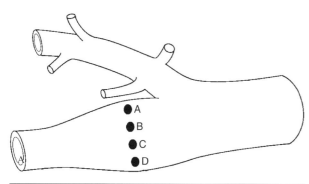

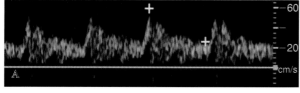

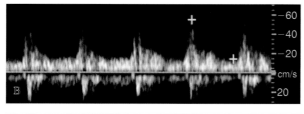

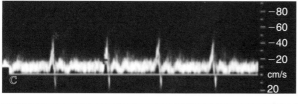

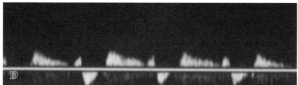

图31.15 颈动脉球部和多普勒频谱波形。A.记录主要为前向血流的血流区域。B.记录边界层显示血流束分为前向血流和反向血流。C.反向血流时相的起始。D.沿球部后侧壁的反向血流。资料来源：由Penn State Hershey Vascular Noninvasive Diagnostic Laboratory，Hershey，PA.提供

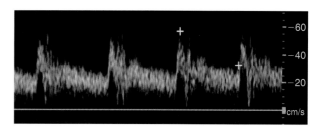

图31.16 正常颈内动脉的多普勒频谱波形显示持续的前向舒张期血流。资料来源：由Penn State Hershey Vascular Noninvasive Diagnostic Laboratory，Hershey，PA.提供

表31.1	确定颈内动脉管径减小程度的诊断性多普勒速度标准		
管径狭窄分级/%	ICA收缩期峰值流速/cm·s⁻¹	ICA/CCA收缩期峰值流速比率	ICA舒张末期流速/cm·s⁻¹
正常	<125	<2.0	<40
<50（有斑块）	<125	<2.0	<40
50～69	125～230	2.0～4.0	40～100
>70	>230	>4.0	>100
>80	>230	>4.0	>140
闭塞	无血流	N/A	N/A

颈外动脉

相反，颈外动脉（ECA）供应相对高阻力血管床，包括面部肌肉、前额和头皮，这些组织常为低代谢需求、高阻组织。因此ECA血流模式为收缩期前向血流，低的或反向的舒张期血流。

多普勒速度波形表现为陡直的收缩期上升支、快速的减速、低舒张期血流（图31.17）。反向血流成分可能存在于舒张早期。

当ICA闭塞时，ECA可能与颈内动脉波形相似，因为通过ECA分支侧支代偿性地流向大脑。

椎动脉

椎动脉（VA）通过基底动脉向大脑后半球供血。因此，流动模式类似于具有恒定前向舒张血流的ICA（图31.18）。VA为高速、低阻血管，流速范围为30～60 cm/s。

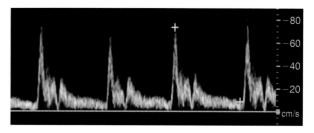

图31.17 正常颈外动脉多普勒频谱波形。注意低速的舒张期血流。资料来源：由Penn State Hershey Vascular Noninvasive Diagnostic Laboratory，Hershey，PA.提供

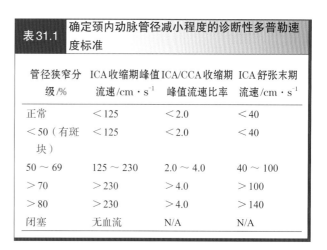

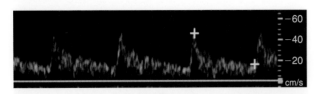

图31.18　正常椎动脉多普勒频谱波形。注意舒张期前向血流。资料来源：由Penn State Hershey Vascular Non-invasive Diagnostic Laboratory，Hershey，PA.提供

有时，VA存在高阻频谱波形，最常见于骨性隆起（脊椎病、关节炎）对动脉的外源性压迫有关，由于它穿过脊柱的横突。

下肢和上肢静脉系统

外周静脉检查

双重超声能够评估每根血管的结构和功能，并因此变为评估深静脉和浅静脉系统血栓的首选检查。对上肢或下肢静脉的基本超声检查包括在横断面上每隔1～2 cm压迫感兴趣的静脉；灰阶超声成像后使用彩色和频谱多普勒超声评估，以进一步证实发现。下肢和上肢静脉之间存在一些关键差异及相关的静脉病理生理疾病。在上肢，血栓形成更多发生在留置导管；在下肢，Virchow三联征（高凝、静脉淤滞和内皮损伤的联合）更可能导致血栓形成。其他因素可能是遗传性的，如蛋白C或S缺乏；获得性的，如手术后；或与恶性肿瘤有关。超声医师需要具备丰富的静脉解剖和血流动力学知识，才能识别常见的解剖变异并了解频谱多普勒信息。

静脉结构和功能

静脉的主要功能是将脱氧血液从毛细血管床运回心脏。静脉是循环系统的容量侧；它们占身体总血容量的2/3。静脉壁与动脉壁具有相同的层次结构；然而，这些层的组成各不相同。总的来说，静脉的肌肉比动脉少，壁薄，有更多的弹性纤维和胶原纤维。然而，静脉壁的组成因静脉的位置和功能而不同，中小血管比较大的静脉（如下腔静脉）的外膜更薄。此外，外周静脉具有与内膜相关的独特特征；它们有双尖瓣，形状像半月形的月牙。瓣叶相对应地附着在静脉壁上，并以这样一种方式排列，瓣叶关闭或聚集在一起，以防止血流逆行（图31.19）。瓣膜对于维持单向血流和帮助血液回流到心脏很重要。瓣膜的位置在全身各不相同，下肢最多，腹部和胸部没有（表31.2）

表31.2	静脉系统的瓣膜
血管	**瓣膜个数**
髂外静脉	1（25%人群）
股总静脉	3～5
股静脉	3～6
腘静脉	3～4
胫后静脉	6～12
腓静脉	6～12
胫前静脉	6～12
大隐静脉	12，大多数位于膝以下
小隐静脉	3～9
腋静脉	1
肱静脉、桡静脉、尺静脉	多变
头静脉	多变，多数位于远端
贵要静脉	多变，多数位于远端

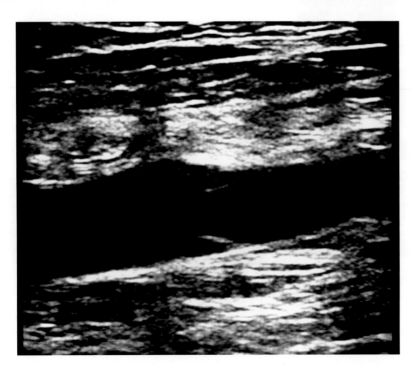

图31.19　下肢静脉的静脉瓣瓣叶。资料来源：由Austin Community College Austin.TX.提供

下肢静脉

下肢静脉分为深静脉、浅静脉和通过交通静脉相连。浅静脉系统在筋膜中靠近皮肤表面。深静脉系统与下肢肌肉中相应动脉伴行。深静脉相对伴行动脉更大，更易塌陷。

深静脉系统

小腿深静脉系统包括胫静脉、腓静脉、比目鱼静脉和腓肠肌静脉。下肢静脉解剖起始于足，趾足底静脉和趾背静脉汇合，形成4根跖静脉。跖静脉通过交通静脉与背侧静脉相连，形成足底静脉弓。

正常成对的胫前静脉起自足背静脉弓，与胫前动脉伴行沿胫骨前方向小腿上方走行（图31.20A）。胫后静脉（PT）起自足底静脉弓。与胫后动脉伴行穿过腿，走行在胫骨后方，汇合形成胫总干。肌性静脉窦是主要的小腿肌肉泵的收集系统。比目鱼肌静脉是一个静脉窦，作为静脉血的蓄水池，然后与小腿近端的PT静脉相通。小腿的比目鱼静脉窦1～18个。

腓静脉起自外踝内侧，沿着小腿下半部腓骨的内表面，然后向内侧走行，在小腿上1/3处形成腓总干。胫总干和腓总干汇合形成胫腓干。胫前静脉从小腿前室向后穿出骨间膜，走行在胫腓骨之间，在腘肌远端与胫总干和腓总干汇合成腘静脉。

腓肠肌静脉网汇合形成成对的腓肠肌血管，并在腘窝与腘静脉汇合。腘静脉向头侧延伸至股骨内侧，距股骨远端后表面1～2 cm；然后通过内收肌裂孔，也称为Hunter管，成为股静脉（FV）。腘静脉通常与腘动脉邻近，从小腿向大腿走行。在腘窝远端，静脉位于动脉的稍内上侧，但随之上升到腘窝近端，并向外跨过动脉。

股静脉（FV）是腘静脉的延续。与股浅动脉伴行，向上走行于大腿内侧至腹股沟韧带的水平。深FV也称为股深静脉，在大腿沿股深动脉走行并与FV汇合形成股总静脉（CFV），位于腹股沟韧带水平的后下方。CFV位于股总动脉内侧的Scarpa三角内。

髂外静脉是CFV的延续，与髂外动脉伴行。起自于腹股沟韧带的后方，沿骨盆边缘上行，终止于骶髂关节的前方，再次成为髂总静脉。髂内静脉沿骨盆上行，位于髂内动脉后内侧。与髂外静脉汇合形成髂总静脉。

髂总静脉汇合形成下腔静脉。左髂总静脉走行于右髂动脉后方，所以左下肢深静脉血栓形成和肿胀的发生率较高。

解剖变异

解剖变异在深静脉系统中很常见。最常见的异常包括两支股静脉，或股静脉远段两支，随后在大腿中部至近端汇合形成单个静脉。在15%～20%的患者中，股静脉至少在较短的长度上是双支血管。

约35%的患者有2支腘静脉。其他变异包括存在3个或更多胫静脉、腘静脉或股静脉。

浅静脉系统

主要的下肢浅静脉有大隐静脉和小隐静脉（图31.20B、C）。这些静脉位于皮下组织的隐静脉腔室中，且没有伴行动脉。隐静脉腔室在上方与隐静脉筋膜相连，后部与肌筋膜相连。血管外科医师利用腿部和手臂的浅静脉进行各种手术，包括冠状动脉和下肢搭桥手术，以及制作血液透析动静脉瘘。

大隐静脉是人体最长的静脉，从足背静脉弓发出，在足部走行，在前内侧上升至内踝。静脉最常在胫骨内

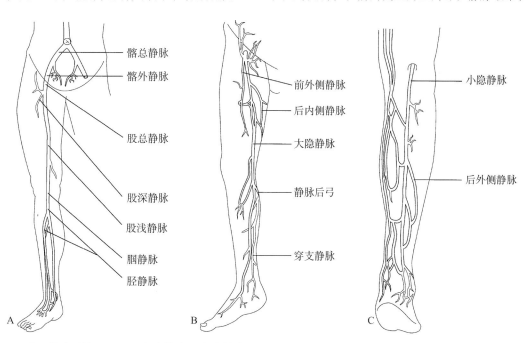

图31.20　A.下肢深静脉系统。B、C.大隐静脉和小隐静脉

侧缘后方1～2 cm处走行。约4%的患者，静脉可能走行在更内侧面。然后在膝水平走行在股骨内侧髁。沿大腿内侧向上走行，在大隐静脉汇合处汇入股总静脉。汇合处的位置是可变的；最常汇入位置在腹股沟韧带下方约3.5 cm处，其他汇入位置有大腿股静脉水平或偶尔在腹股沟韧带上方髂静脉水平汇入深静脉系统。

大隐神经在大腿和小腿上可以有多种形态。大多数情况下（65%的患者），大隐静脉（GSV）的大腿段是单个的、连续的主干，副内侧和外侧分支起自于腹股沟。在35%的患者中，大腿部分是2支，在肢体的内侧和外侧有单独的静脉。在小腿远端，后副大隐静脉（后弓静脉）与主干汇合。只有45%的患者小腿中存在单个主干。在相当多的患者中，大隐静脉在膝下为2支，前支占主导地位。

小隐静脉起始于足背静脉弓的外侧端，在外踝后方的踝部上行。这条静脉向上延伸到小腿后部的腘窝远端，在此穿过深筋膜，经过腓肠肌的头部之间，并注入腘静脉。像大隐静脉一样，与深静脉系统的汇合处是可变的。小隐静脉可能汇入腘静脉、FV或臀下静脉，也可能完全不汇入深静脉系统，而是汇入大腿或膝水平的大隐静脉。大隐静脉和小隐静脉可以通过小腿近端的小隐静脉（以前称为Giacomini静脉）的头侧延伸或通过大腿后旋静脉相通。

侧弓静脉是小隐静脉的主要分支。它沿着小腿的外侧向上延伸，汇入腘窝远端的小隐静脉。交通静脉将侧弓静脉连接到腓肠肌静脉或腓静脉。

交通静脉

交通静脉（PT）连接深静脉系统和浅静脉系统。交通静脉与深、浅静脉血管垂直，并有伴行动脉。交通静脉有单向瓣膜，将浅静脉系统中乏氧的血液引流回深静脉系统并返回心脏。在小腿有8组主要的交通静脉。包括内侧、外侧和后侧交通支和下段、中段、上段交通静脉交通支。3个PT交通支在静脉淤滞性溃疡发展中具有重要的临床意义。后组交通支静脉将小隐静脉和大隐静脉相连。内侧交通支静脉将大隐静脉和交通静脉相连。外侧交通支静脉将大隐静脉与胫前静脉和腓静脉相连。

交通静脉交通支位于小腿远端的内侧并连接后弓静脉与交通静脉。上段交通静脉交通支位于内踝上方7～8 cm，上段和中段交通静脉交通支分别位于踝上约13.5 cm和18.5 cm处。

在小腿近端，近端胫旁交通静脉将大隐静脉与交通静脉静脉相连。

大腿的交通静脉也分为内侧组、外侧组和后侧组。在大腿内侧有多达6个交通静脉，将大隐静脉和股静脉相连。与临床最相关的大腿交通支是股管的两个交通支。一个位于大腿远端内侧，将大隐静脉与股和深股静脉相连，另一个在膝上约15 cm的大腿中段连接大隐静脉和股静脉。

上肢静脉

上肢静脉系统将来自手和手臂的乏氧血液运回上腔静脉和心脏。与下肢相似，上肢深静脉系统血管位于肌筋膜内，并有相应的动脉。浅静脉系统位于两层浅筋膜之间。手臂的浅静脉，特别是与前臂的深静脉相比管腔更大。当在浅表手臂静脉中发现血栓时非常有意义，因为可能需要治疗。然而，下肢浅静脉血栓很少需要治疗。

深静脉系统

上肢深静脉系统起自于指深静脉，形成手的掌静脉弓，流入前臂外侧的桡静脉和内侧的尺静脉（图31.21）。桡静脉和尺静脉是成对的血管，位于相应命名动脉的两侧。这种成对的结构是并行静脉或伴行静脉的例子（图31.22）。桡静脉和尺静脉在肘窝处汇合形成肱

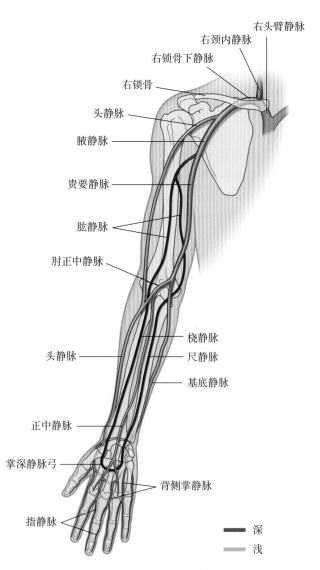

右头臂静脉
右颈内静脉
右锁骨下静脉
右锁骨
头静脉
腋静脉
贵要静脉
肱静脉
肘正中静脉
桡静脉
头静脉
尺静脉
基底静脉
正中静脉
掌深静脉弓
背侧掌静脉
指静脉

━━ 深
━━ 浅

图31.21 上肢深静脉系统。资料来源：Grant, A., Waugh, A.［2018］.Ross & Wilson anatomy and physiology in health and illness［13th ed.］.Edinburgh：Elsevier.

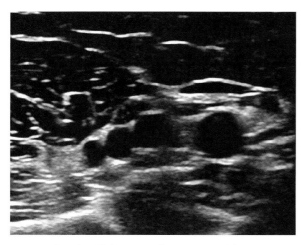

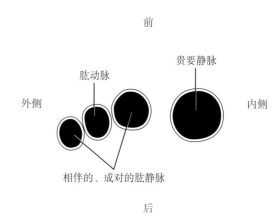

图31.22 上肢静脉的横断面显示伴行静脉。资料来源：由 Austin Community College，Austin，TX. 提供

静脉。肱静脉从肘窝处向近端走行，分为两条血管，但在与浅静脉系统的贵要静脉汇合之前再次合并为一支。腋静脉从此汇合处起始，继续走行至头静脉在锁骨水平处汇入。在这个汇合处之后，血管被称为锁骨下静脉。

锁骨下静脉位于锁骨后方，继续向近端朝着胸骨走行至与颈内静脉（IJN）汇合，成为头臂静脉。左侧和右侧的头臂静脉汇合形成上腔静脉，将血液运送到右心房。

浅静脉系统

浅静脉系统起自手背静脉网（图31.21）。尺侧静脉网流入贵要静脉，桡侧流入头静脉。头静脉和贵要静脉从手腕走行到肩部。贵要静脉和头静脉在肘部通过肘正中静脉相互交通。

两条浅静脉之间的交通水平上有多种解剖变异。头静脉向上走行在前臂桡侧及肱二头肌的外侧，直到锁骨水平汇入腋静脉，成为锁骨下静脉。

贵要静脉向上走行在前臂尺侧，直到腋窝水平汇入腋静脉，成为腋静脉。

静脉血流动力学

当血液进入循环系统静脉侧，推动血液从心脏向前流动的大部分能量都被消耗掉了。这就是为什么静脉系统的特点是低压系统。循环系统静脉侧的压力逐渐降低，右心房的压力最低。从正常的低右心房压力开始，有多种生理因素帮助血液返回心脏。增加静脉血流的其他机制为静脉的独特结构和功能，使呼吸变异和骨骼肌作用影响静脉回流。

静脉最显著的特征之一是能够承受巨大的容量变化，而跨壁压几乎没有变化。静脉中的跨壁压与血容量相关，相当于血管内（管腔内的）的压力与血管外（间质的）的压力之差。跨壁压决定血管的形态或管径。低跨壁压静脉是椭圆形，高跨壁压静脉是圆形（图31.23）。血管管径的改变反过来改变血流的阻力，因为

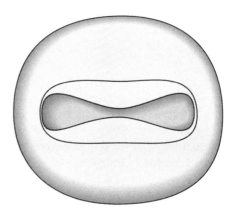

图31.23 静脉短轴断面显示低跨壁压塌陷的静脉壁

基于泊肃叶定律血流的阻力与管径呈负相关。因此，减小管径增加阻力，增大管径减小阻力。高跨壁压静脉的圆的形状可以减低血流阻力。静脉的特性是易于改变形状来适应血容量增加，而不改变压力梯度。

静水压力在静脉回流中起着重要作用，特别是当一个人处于站立位时。静水压力是血液的物理特性；它与圆柱的高度、液体的密度和重力有关，因为它与右心房的参照点有关。当个体处于仰卧位时，静水压可以忽略不计，为0～2 mmHg。站立位，由于血管内血液的圆柱重量增加，静水压力增加。参照点下方的距离越大，静水压力越高。相反，在参照点上方，当肢体抬高时，静水压力将降低。当血液返回心脏时，静脉血流必须克服静水压力的影响。

在停止运动后15分钟内，多达20%的身体总血量可能会聚集在腿部静脉中。下肢的骨骼肌被称为小腿肌肉泵，有能力的静脉瓣膜抵消静水压，帮助血液回流心脏。这些肌肉起着泵的作用，推动血液向前流动，瓣膜确保血液只朝一个方向流动。当一个人处于静止状态时，左心室收缩提供从腿部向心脏输送静脉血的能量。仅这种心脏收缩不足以从腿部移动血液，并辅之以小腿肌肉泵，后者通过运动激发。

在运动期间，下肢血液向头部流动是小腿肌肉和静脉瓣的复杂功能。步行时每走一步，小腿肌肉都会有舒张和收缩的周期。当小腿肌肉放松时，近端的瓣膜由于静水压力而关闭，远端和交通静脉的瓣膜开放，使血液从高压力浅静脉系统流入低压力的深静脉系统。在肌肉收缩时，静脉被压缩，近端瓣膜开放，远端关闭，使血液从小腿深静脉向头侧的大腿深静脉流动。深静脉中的瓣膜阻止血液流向足部，交通静脉中的瓣膜阻止血液从深静脉流向浅静脉系统。小腿肌肉泵和肌肉收缩和舒张时瓣膜的开放和关闭相结合，在运动期间不断将血液从这些静脉中泵出，将腿部静脉中静水压力的影响降至最低。

此外，呼吸和膈肌运动影响静脉回流入心。在吸气和呼气时膈肌运动改变胸腔内和腹内压力，在呼吸时改变压力梯度影响静脉回流。随着吸气，膈肌下降，使腹压增高，下腔静脉塌陷。下腔静脉塌陷导致从下肢静脉流出的减少或停滞。然而，吸气时对上肢有相反的影响。胸腔内压降低，上肢静脉回流增加。

呼气时，膈肌上升，腹压下降，胸腔内压力增加。低腹压使血液从下肢回流增加。胸腔内压力增加，使上肢回心流血减少或停滞。

深静脉和浅静脉系统的超声表现

目前评估四肢静脉的步骤包括灰阶、彩色和频谱多普勒，以评估血管的通畅性和任何腔内异常。从腹股沟到脚跟评估下肢深静脉，从颈部到肘部在横断面和纵断面上评估上肢血管。必须特别注意静脉瓣膜，尤其是下肢静脉，因为血栓可能沿着瓣膜的尾部形成，无论瓣膜是否功能不全。沿静脉系统的静脉长度上，用横断面进行间歇按压。

在评估上肢静脉时，锁骨、胸骨和肋骨的骨性结构形成了不可显示区和探头无法加压区。另一种评估受骨性结构保护的颈部和近端血管的压缩技术是"sniff"技术，要求患者在闭嘴的同时进行几次短的呼吸。

利用纵断面获得频谱多普勒波形。频谱多普勒评估血流的以下特征：自发性、时相性、增强性、反应性和搏动性。自发性是指在没有任何外部增强动作的情况下容易听到的静脉信号。时相性血流指随呼吸变化的静脉信号。在下肢静脉，时相性血流应随着呼气而增加，随着吸气而减少（图31.24）。下肢静脉时相性消失表明由于骨盆或腹部的血栓或病理性外源性压迫所致的头侧端阻塞。发生在上肢静脉的时相性相反；呼气时时相性血流减少，吸气时时相性血流增加。血流增强性发生在当静脉远端受压时血流增加（图31.25）。这个动作显示了静脉的通畅性和瓣膜功能，有助于检查缓慢流动或体型巨大的患者。血流可能在0.5秒内保持顺行或高于基线，

但被视为正常。评估特定静脉中瓣膜的功能，在探头位置近端的外部加压。如果瓣膜功能正常，静脉血流应停止；静脉中不应有明显的逆行血流（图31.26）。虽然无增强反应可能证实血栓闭塞，但不适用于漂浮或部分阻塞性血栓的患者。下肢静脉信号不应显示搏动性；换句话说，它不会随着心脏周期的变化而变化。然而，在上肢静脉，可以正常观察到许多中央性静脉的搏动叠加在呼吸相上，包括锁骨下静脉，因其位置靠近右心房（图31.27）。

彩色多普勒可以在横断面和纵断面上用于确定血管位置和评估任何血流异常。

如果在横断面上，探头轻轻加压显示血管壁贴合，无回声的血管腔，频谱多普勒特征是自发性、时相性，反应性、增强性及下肢的非搏动性，这种静脉被认为是正常的（图31.28）。

下肢静脉的评估

腿部深静脉的评估起自于腹股沟和股总静脉。股总

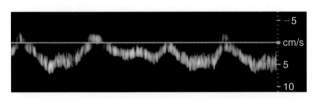

图31.24 记录的正常股总静脉多普勒频谱波形。注意血流的时相，随着呼吸周期的变化而变化。资料来源：由Penn State Hershey Vascular Noninvasive Diagnostic Laboratory, Hershey, PA.提供

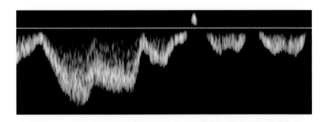

图31.25 多普勒频谱波形显示了通过手动加压探头近端的肢体以增加静脉血流。资料来源：由Penn State Hershey Vascular Noninvasive Diagnostic Laboratory, Hershey, PA.提供

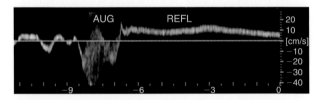

图31.26 多普勒频谱波形显示当手动加压探头远端的肢体时静脉增强。由于瓣膜功能不全，当加压去除时，血流会反流（回流）。AUG，增强；REFL，反流。资料来源：由Penn State Hershey Vascular Noninvasive Diagnostic Laboratory, Hershey, PA.提供

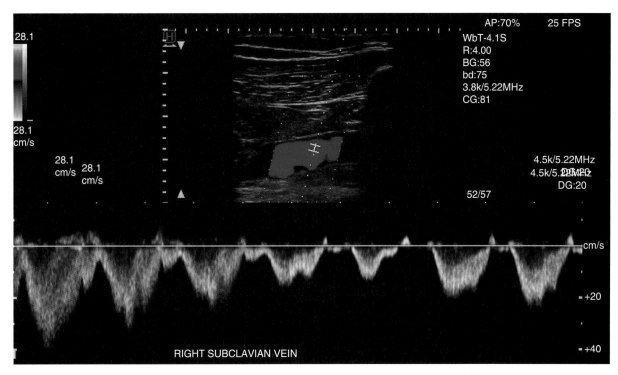

图31.27 锁骨下静脉的多普勒频谱波形，注意静脉的搏动性叠加血流时相上。资料来源：由Austin Community College，Austin，TX.提供

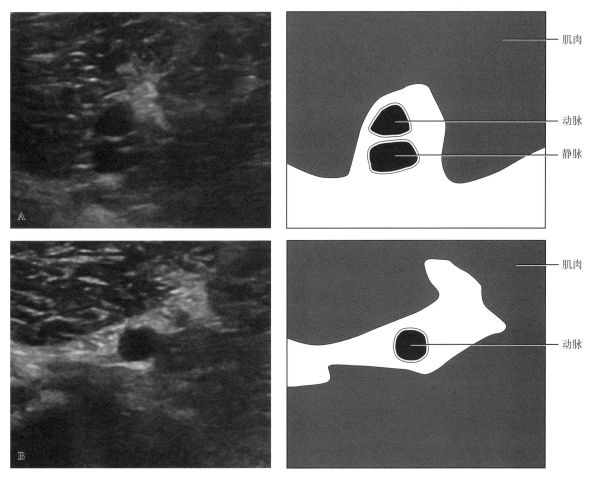

图31.28 A.股浅动脉和股静脉轴向断面的横向扫查平面图像。B.股浅动脉和股静脉轴向断面的横向扫查平面图像，显示了在轻微探头压力下发生的静脉壁贴合。资料来源：由Penn State Hershey Vascular Noninvasive Diagnostic Laboratory，Hershey，PA.提供

静脉位于耻骨和髂棘之间的腹股沟襞皱水平的中间。在这个区域，位于股总动脉的内侧并比该血管稍深。

大隐静脉和股总静脉汇合处起自股总静脉的内侧。大隐静脉在大腿和小腿筋膜浅层走行至足背（图31.29）。继续在隐股静脉交汇处向腿部远端移动探头，股总静脉分为股静脉和股深静脉。

股深静脉在股静脉的外侧和深层走行。位于与股深动脉相同的扫查平面。股静脉与股浅动脉伴行，位于股浅动脉的深处和股浅静脉的前方。股静脉和股浅动脉均进入收肌管，穿过大腿下1/3的内收肌筋膜下方。

股静脉在收肌管水平成为腘静脉（POP）。腘静脉一直位于腘动脉的后方，然而最容易从腘窝探查静脉。从这个图像平面上，腘静脉在其伴行动脉的浅层。

腘静脉可以在近端小腿显示，并分为胫腓干，位于腓肠肌和比目鱼肌的深处（图31.30）。每个胫动脉都至少有2根胫静脉。

当从小腿骨间膜中穿出后，胫前静脉可以在腿的前侧显示。当沿着腿向下穿过足踝区域时，位于深筋膜的上部。

胫后静脉和腓静脉走行相互平行，多数时候可以在小腿中段的同一个平面显示。交通静脉走行于浅层，并且从小腿近端显示到内踝水平。反向扫查评估交通静脉，即从内踝开始扫查到小腿中部附近，可以帮助识别和评估这些小腿血管。

腓静脉也能在小腿近端水平显示，位于交通静脉的深方，邻近腓骨。如果在小腿中段难以显示腓静脉，可以在小腿外侧扫查。使用这个入路扫查，屏幕上血管方向上改变，腓静脉将位于胫前静脉的深方。

上肢血管评估

检查开始于颈部的上肢静脉对颈内静脉（IJV）进行评估。IJV位于颈动脉外侧，易于压缩；因此，需要非常轻的扫查。此外，仰卧位评估IJV也很重要。如果

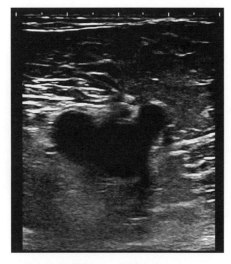

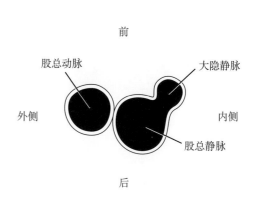

图31.29　隐股静脉交汇处横断面。资料来源：由Austin Community College，Austin，TX.提供

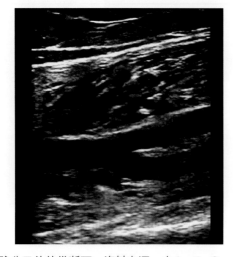

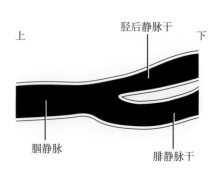

图31.30　腘静脉分叉处的纵断面。资料来源：由Austin Community College，Austin，TX.提供

患者处于坐姿或站立姿势，IJV将因静水压力而塌陷。沿着血管的长度，在胸骨水平与锁骨下静脉汇合。锁骨下静脉和IJV汇合为头臂静脉。由于这个位置位于胸骨后方，使用线阵探头评估汇合处具有挑战性。因此，换用更小的小脚丫式探头有助于扫查。由于中央性静脉有限的可见性，多普勒信号在评估通畅性时非常重要。然而，由于心脏搏动的叠加，很难评估搏动性。因此，从左、右中央静脉获取多普勒信号，以比较对称性并排除任何异常是极其重要的。

随着向远端走行到腋静脉，锁骨下静脉（图31.31）从锁骨下和锁骨上入路评估。向远端走行，越过头静脉和锁骨下静脉的汇合处，血管被重命名为腋静脉。穿过腋窝，继续向远端延伸，直到贵要静脉的交界处，在这里被称为肱静脉。当肱静脉与肱动脉一起向远侧走行至肘窝时，肱静脉将分成两支系统。肱静脉在肘窝的远端分叉为桡静脉和尺静脉。桡静脉位于前臂外侧，尺静脉位于内侧。这些血管直径较小，但可以显示到腕部的末端。

总结

近几十年来，随着越来越复杂的仪器和技术的发展，无创血管诊断方法显示出了巨大的进步。由于成像能力的增强，超声检查在许多情况下已成为识别和评估脑血管动脉和外周静脉疾病的首选方法。实验室工作人员不仅必须熟练进行各项检查，还必须能够识别各项检查的能力和局限性，并了解血管疾病的病理生理学，以便为医师提供准确的检查结果。血管诊断实验室的目标是提供准确、适当、经济高效的无创诊断检查，回答以下问题：是否存在血管疾病？位于哪里？血管疾病严重性？血运重建或治疗是否成功？

相关医师

● **血管外科医师**：专门从事脑血管、外周动脉和静脉疾病的外科和血管内治疗。

● **心脏病医师**：专门从事心脏病的诊断和治疗。

● **神经学医师**：擅长脑血管疾病的诊断和治疗。

● **血管/介入放射科医师**：擅长脑血管、外周动脉和静脉疾病的诊断、识别、定位和血管内治疗。治疗包括血管内球囊扩张（血管成形术）、血栓切除术、栓子切除术、动脉粥样硬化切除术、经皮下腔静脉滤器置入术和支架置入术。

常见诊断性检查

● **血管造影**：将造影剂注入动脉或静脉，并以特定间隔拍摄放射线照片，以观察血管和器官血管中的血流模式。这种检查由介入血管放射科医师和血管外科医师在放射技师的协助下进行；它由介入血管放射科医师和血管外科医师解释结果。

● **计算机断层血管造影**：静脉注射对比剂，同时在单次屏气期间或通过团注追踪方法连续获取X线数据。采集的数据被重建并显示为轴向断面或3D格式。这种检查由介入血管放射科医师和血管外科医师在放射技师的协助下进行；它由介入血管放射科医师和血管外科医师解释结果。

● **MRA**：有3种类型的MRA。第一种类型不使用造影剂，是非增强型。第二种增强型MRA使用造影剂钆，仅对直径＞1mm的血管成像有用。第三种MRA被称为相敏成像，它可以在2个或3个方向上获取成对图像。每一对流动的血液都有不同的敏感性。然后将收集到的图像合并为3D图像。MRA成像由介入血管放射科医师进行和解释结果。

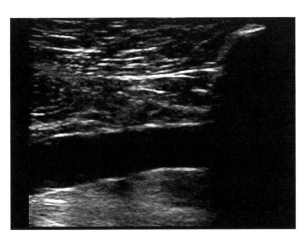

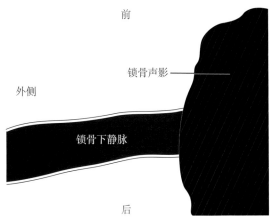

图31.31　锁骨下静脉纵断面。资料来源：由Austin Community College，Austin，TX.提供

第 8 部分

当代超声技术

第 32 章

3D/4D/5D 超声

CHERYL VANCE

目标

- 定义三维（3D）超声。
- 定义四维（4D）超声。
- 定义五维（5D）超声。
- 描述 3D/4D/5D 获取和显示技术。
- 解释如何处理容积数据以简化解剖切面。

- 选择合适的技术来显示感兴趣的解剖结构。
- 识别正常 3D 或 4D 解剖结构。
- 描述 3D、4D 和 5D 超声的临床应用。
- 熟悉一些先进的 3D/4D/5D 功能和技术。

关键术语

三维（3D）超声——采集和评估静态数据，通过将一系列 2D（二维）图像堆叠到容积数据集中创建的静态数据。容积数据集可以旋转和操作以创建最佳成像平面。

四维（4D）超声——实时获取容积数据集。第 4 维是时间。4D 超声也称为实时 3D 超声。

五维（5D）超声——表示自动量化来自 3D 或 4D 容积数据集。5D 技术有助于完成和（或）半自动化检查。

自动获取——这个方法需要专用的 3D/4D 探头，无论超声医师移动探头还是保持探头静止，探头内的元件都会移动以获取容积数据集。

轴点——也称为参考点或定向点。轴点是所有 3 个正交平面在容积数据集相交的点。它在所有 3 个维度上描绘了相同的解剖点。

反转模式——一种体积渲染算法，将无回声结构或相对于周围解剖结构的低回声结构显示为实体对象，给

出结构形态的外观。

手动采集——需要超声医师在感兴趣区域上物理移动探头以采集容积数据集。

最大模式——计算机仅显示容积数据集中最亮强度的回声。用于评估胎儿骨骼解剖结构及相对于周围解剖结构表现为高回声的病变。

最小模式——计算机仅显示容积数据集中最低强度的回声。用于评估充满液体的结构，例如脉管系统、囊性区域、胎儿膀胱、胃和羊水。

多平面格式/显示——同时显示原始采集平面和两个正交平面。通常会显示矢状面、横切面和冠状面，但也可能会显示任何正交变化，取决于采集平面和后处理操作。

正交平面——彼此成直角（90°）的平面；通常显示矢状面、横切面和冠状面。

渲染技术——3D、4D 或 5D 显示选项，可从容积数

507

据集中重新创建感兴趣的解剖结构。渲染允许用户选择强调某些回声信息以及从显示中减少或删除某些回声信息。一种渲染功能选项是重新创建解剖结构的外观（通常用于显示胎儿面部）。渲染选项的另一个例子是重新生成指定级别的回声。例如，渲染选项可以强调高回声解剖以突出胎儿骨骼，而忽略低回声解剖，如不感兴趣的胎儿腹部组织和低回声结构。

时空相关成像（STIC）——4D特征，可在单个移动、搏动、连续循环中获取和显示胎儿心脏。可以存储和操作4D胎心，以显示评估解剖学和生理学所需的任何正交平面。

医学超声是一种不断进步和发展的诊断影像学检查方法。从早期的A型超声和静态的B型超声到伴有彩色和频谱多普勒的实时二维图像，超声进一步发展到三维超声（3D）、四维超声（4D）和现在的五维超声（5D）技术。3D超声是在多个平面获取、重建和评估容积数据。大多数超声医师通过3D胎儿成像（图32.1）熟悉了基本的3D功能，而产科超声只是3D超声诊断的众多用途之一。尽管3D有助于产科扫查，但也是评估妇科、腹部、前列腺、新生儿、小器官、肌肉骨骼和侵入性操作等的重要工具。3D超声检查的新用途不断被发现。任何使用2D超声成像的解剖结构也可以使用3D技术成像。

4D超声是简单的实时3D（时间是第四维）。这只用于自动获取技术，这个技术是探头内的元件可以实时地连续获取、处理和显示4D图像。这种方法让操作者能够观察"运动的"3D容积信息。特别是用于心脏的成像

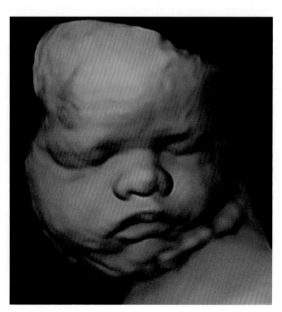

图32.1 妊娠晚期胎儿面部3D表面效果 在胎儿左侧面颊下方可以看到部分脐带

厚层成像——在容积数据集中对多个断层进行平均，以获得显示信息的"更厚片"和增强的对比度分辨率。可以根据感兴趣的解剖结构进行调整。

断层视图——一种在同一平面内以不同深度显示多个切片的格式（类似于计算机断层扫描和磁共振成像中看到的传统显示方法）。

容积数据——一系列2D图像切片，经过编译以形成3D数据立方体。不仅可以从原始2D采集平面查看该立方体，还可以从任何所需的正交平面查看该立方体。它也可能被渲染以突出感兴趣的解剖结构。

（图32.2）。

另一个4D容积成像的优势是帮助引导穿刺操作。利用4D实时多平面显示（会在本章后面解释），操作者可以尝试在所有3个维度上"实时"跟踪指针，而不是仅使用2D。5D超声检查是使用5D技术从3D或4D容积数据集自动量化；它有助于完成和（或）半自动化检查。

3D超声首先在20世纪80年代后期被引用，4D超声出现在20世纪90年代后期，5D在21世纪10年代引入。随着更快的处理器的出现及超声和探头技术的进步，3D/4D超声变得广为接受。

方法

3D/4D超声背后技术有多种。许多公司都在开发3D/4D超声——都使用不同的技术。大多数高端超声系统都可以购买3D/4D配件。过去，公司设计了连接到现有超声系统并将2D超声数据转换为3D体积数据集的离线计算机（本章稍后会解释）。目前，超声系统已将其3D/4D硬件和软件整合到系统中。专用的3D/4D超声探头提供最简单、最准确和可重现的多平面图像。

这种容积技术采集技术的多样性可能会给超声医师带来挑战，因为有些方法比其他方法更难掌握，而且各种方法的结果也不同。本章介绍了获取体积数据集、简化操作以获得所需图像的更常用方法，并介绍了各种3D/4D显示配件和包括5D技术在内的可用高级功能。

当操作者使用3D或4D超声，患者的解剖以容积数据集被采集。这些数据集通常显示为多平面显示/形式。随着这种形式，原始采集平面加上两个正交平面（每个平面为向左向右90°，常为矢状面、横切面和冠状面）在屏幕上同时显示。通过这种多平面显示，超声医师处理数据以显示感兴趣的解剖结构，然后使用先进的系统功能来增强解剖结构的各个方面。因此，3D/4D超声可分为3个基本步骤：①容积采集；②容积操作；③增强显示功能。

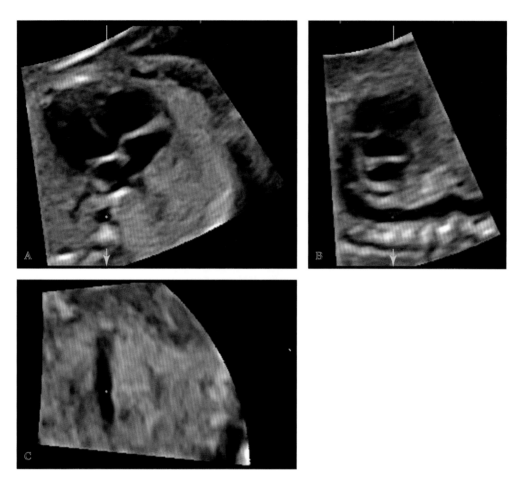

图32.2 4D容积数据集重建的胎儿心脏四腔心的多平面图像（A平面）、动脉导管弓（B平面）和降主动脉（C平面）

第一步：容积采集

3D/4D超声产生数据集或容积数据集。为产生容积数据集，系统叠加一系列2D图像断面以形成一个立体数据。不仅可以从原始2D采集平面还可以从任何所需的正交平面显示该立体数据。与2D成像一样，3D/4D成像期间使用的扫查技术对于获得最佳结果也很重要。足够的帧速率、最佳的扫查窗口、减少图像伪影及其他2D成像技术在3D/4D超声检查中同样重要。如果初始3D/4D容积数据集的获取不是最理想的，则生成的容积数据集和任何重建也将是不理想的，因此使用最少。容积采集可分为两种主要方法：手动获取和自动获取。

手动采集方法需要超声医师手动的移动探头扫查整个感兴趣区域。这种运动最好以稳定的滑动运动或旋转运动进行。2D断面被储存在一段录像并压碎进3D容积数据集。由于这个方法需要手动移动探头，非常依赖于操作者。这个探头必须以一个确定的时间内移动一个确定的距离以采集高质量容积数据集。为了补偿与手动移动探头相关的潜在误差，一些制造商开发了可以连接到探头的定位传感器。校准后，计算机可以更准确地评估探头的运动，从而获得更准确的数据集。这些传感器有时会受到房间内其他设备的干扰，可能不是每个科室

的最佳解决方案。无法使用手动采集技术获取4D容积。必须使用具有专用容积探头技术的自动采集技术来采集4D超声。

自动采集需要专用的3D/4D探头，这种探头内的元件可以移动来获取容积数据集。3D/4D探头常比传统探头稍大一些。最近，自动容积探头可以用于大多数超声，包括经腹超声、经阴道超声、经直肠超声、小器官和新生儿。为采集容积数据集，首先优化2D图像，然后激活系统上的3D或4D选项。当3D/4D成像时，超声医师应当考虑所需的质量（分辨率）和容积角度（数据集的大小是否在轴向平面上）。在开始采集3D前调整，或在采集4D时调整。随着质量和容积角度的提高，完成采集（3D）的时间长度增加，容积率（4D）下降。当患者屏住呼吸或感兴趣解剖区在运动（胎儿、心脏等），容积率是一个因素。在采集前调节之后，超声医师开始容积采集。使用3D，超声医师握住探头始终在感兴趣解剖区上。当3D采集开始时，探头内的元件会自动移动，以将解剖结构作为单个容积数据集采集。使用4D，一旦开始采集，超声医师可以移动探头并实时查看解剖结构。在4D采集期间，采集多个容积数据集。

生成的容积数据集可以根据系统功能以多种方式显

示解剖结构。最常见的一种是三平面显示。这三个平面通常称为A、B和C平面。A平面表示实现初始采集的平面。B平面代表A平面顺时针旋转90°。C平面代表A平面向前旋转90°（图32.3）。

三个正交平面的交叉点称为轴点或参考点。当数据集被处理时，围绕这个交点旋转。轴点显示在所有3个平面的相同解剖结构中（图32.4）。为了显示可疑的病

理或正常解剖结构，将轴点移动到感兴趣区域以显示所有3个正交平面。2D和容积测量也可以在容积数据集上实现（图32.5）。

第二步：容积处理

在容积数据采集后，常需要重新排列数据集以显示调整正交平面（矢状面、横断面、冠状面）。通过将数据集重新排列到标准正交平面，观察者更有可能识别非

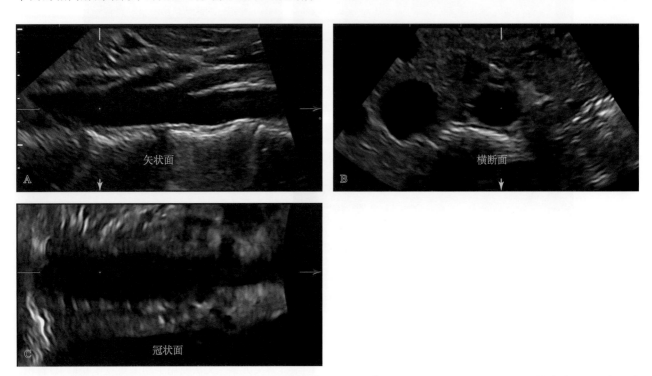

图32.3　腹部主动脉的多平面图像。A平面表示容积数据集的初始采集平面。B平面代表A平面顺时针旋转90°形成主动脉的轴向断面。C.平面代表A平面向前旋转90°，形成冠状面、主动脉的纵断面

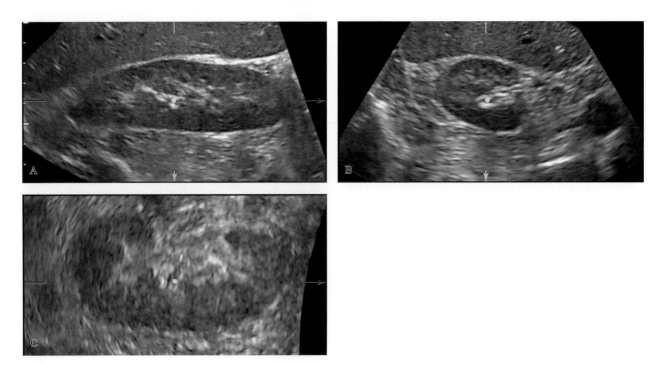

图32.4　右肾的多平面图像：白色轴点是三个平面的相交点，三个平面显示的同一个肾脏血管

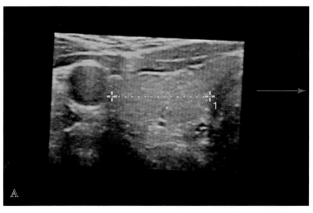

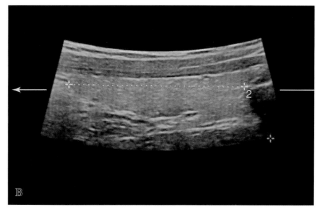

1 D 1.62 cm
2 D 3.91 cm
3 D 1.64 cm

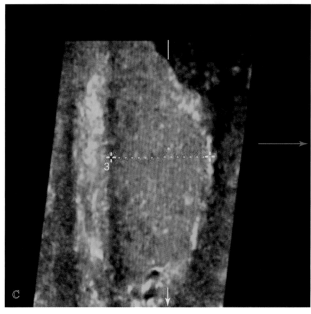

图32.5　带有测量值的甲状腺3D多平面图像（A平面＝宽度，B平面＝长度，C平面＝高度）。添加了蓝色调以增强边界

典型的超声解剖表现（图32.6）。

在处理数据集之前，首先要理解X轴、Y轴和Z轴旋转。X轴旋转是将选中的平面水平的前后旋转（图32.7，图32.8）。Y轴旋转是将选中的平面垂直的左右旋转（图32.9，图32.10）。Z轴旋转是将选中的平面顺时针或逆时针旋转（图32.11，图32.12）。除了X、Y和Z轴旋转之外，数据集还可以以平行方式沿活动平面横向（即活动平面内更深或更浅）（图32.13，图32.14）。

使用Z轴调整数据集

一旦理解了旋转平面，数据集可以沿着3个正交平面处理以成为更标准的图像平面。"Z技术"是主要使用Z轴旋转调整容积数据集的常用方法。最初用于调整子宫以显示冠状面。使用Z轴调整容积数据集时包括4个简单的步骤。

1.在多平面显示，未激活渲染功能时，将轴点移动到感兴趣解剖区内的线性结构（图32.15，图32.16）。

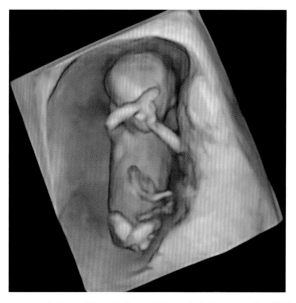

图32.6　妊娠早期胎儿的3D渲染，在任何X、Y或Z操作之前，双腿交叉，双手放在面前

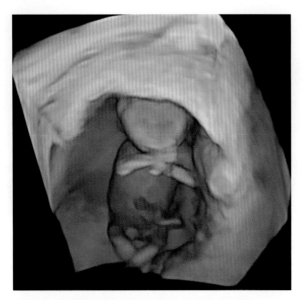

图 32.7   妊娠早期胎儿的 3D 渲染，*X* 轴向前旋转

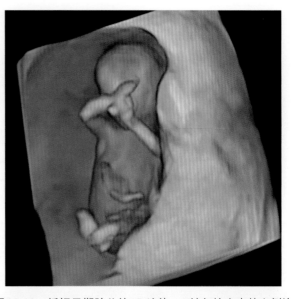

图 32.10   妊娠早期胎儿的 3D 渲染，*Y* 轴向检查者的左侧旋转

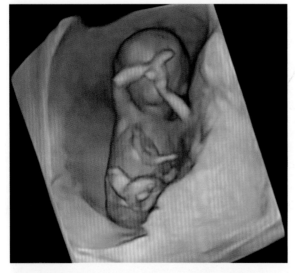

图 32.8   妊娠早期胎儿的 3D 渲染，*X* 轴向后旋转

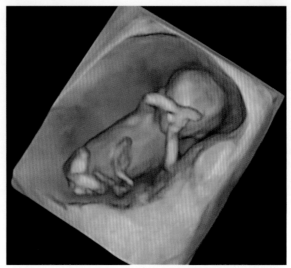

图 32.11   妊娠早期胎儿的 3D 渲染，*Z* 轴顺时针旋转

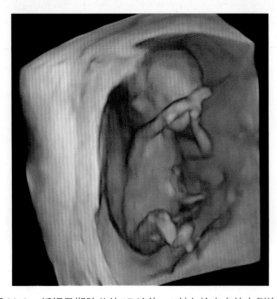

图 32.9   妊娠早期胎儿的 3D 渲染，*Y* 轴向检查者的右侧旋转

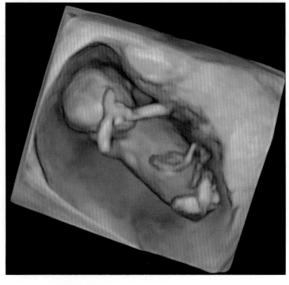

图 32.12   妊娠早期胎儿的 3D 渲染，*Z* 轴逆时针旋转

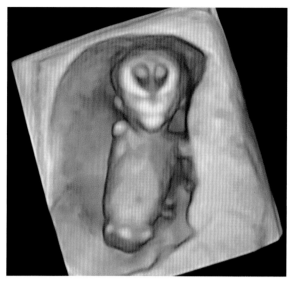

图32.13 妊娠早期胎儿的3D渲染，深度调整到渲染图像的更深处。注意：在此深度不能显示手臂和腿

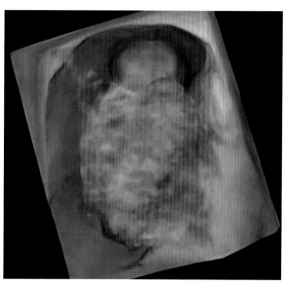

图32.14 妊娠早期胎儿的3D渲染，深度调整到渲染图像的更浅处。注意：在此深度子宫壁遮盖了大部分胎儿

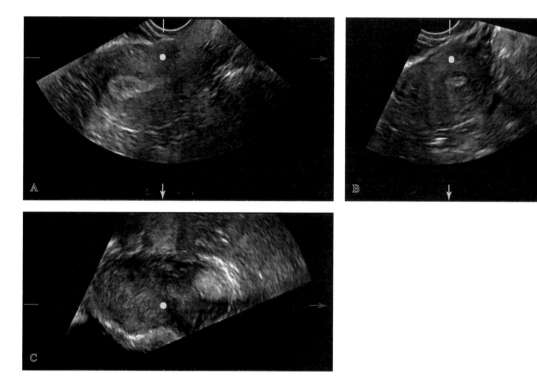

图32.15 注意：白色的轴点最初位于子宫前肌层的所有三个平面

2.Z轴旋转A平面直到线性结构成为垂直排列或水平排列（图32.17）。

3.Z轴旋转B平面直到线性结构成为垂直排列或水平排列（图32.18）。

4.Z轴旋转C平面直到线性结构成为垂直排列或水平排列（图32.19）。

一旦三个平面都调整好，解剖结构能够很容易辨别，例如子宫的矢状面、横断面和冠状面。

Z技术可以用于调整任意数据集。最好专注于旋转

至少两个平面，因为第三个平面中的解剖结构通常是球形的，无法水平或垂直排列。在使用Z技术进行非子宫解剖时，一些通常用作放置轴点的焦点的标志包括：

● 血管系统（颈动脉、主动脉、下腔静脉、肠系膜上动脉等）——血管中心。

● 新生儿头部——大脑镰。

● 甲状腺——颈动脉或甲状腺中叶。

● 胆囊——中段体部。

● 肾脏——高回声的肾窦。

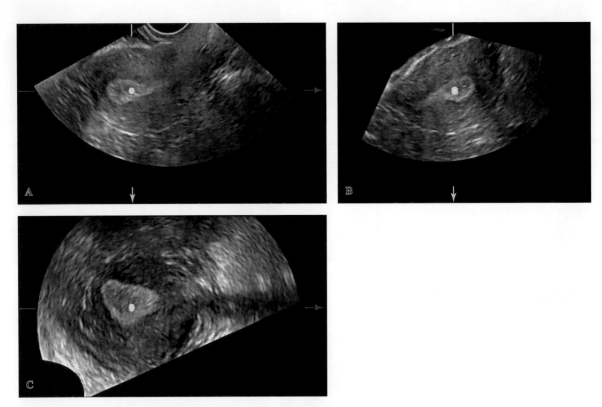

图 32.16   轴点已从子宫前肌层移动到子宫内膜，这是在子宫体进行成像时"感兴趣解剖结构内的线性结构"

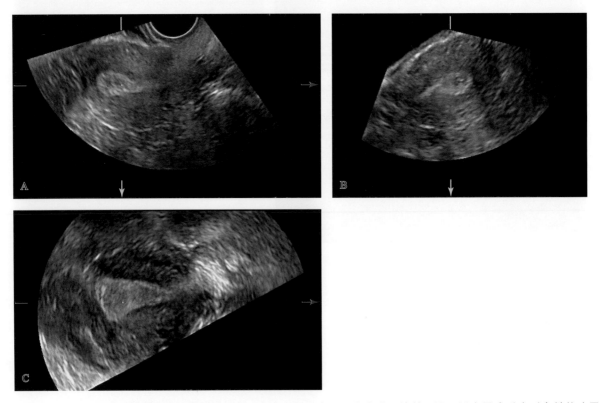

图 32.17   一旦轴点位于感兴趣的线性解剖结构中，在这个例子中为子宫内膜，旋转 A 平面以水平或垂直对齐结构（子宫内膜条带）。在这种情况下，超声医师旋转数据集使子宫内膜水平

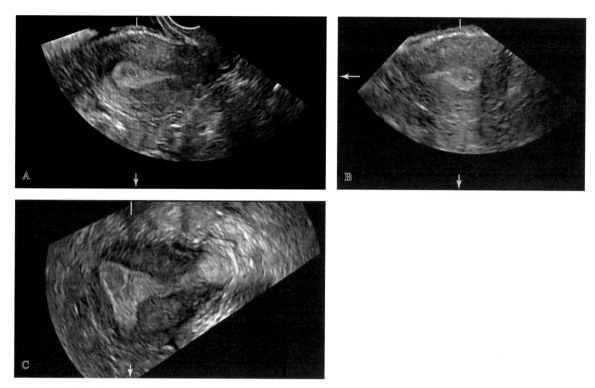

图32.18　一旦对齐A平面，超声医师激活B平面并水平或垂直旋转线性结构（子宫内膜条带）。在这种情况下，超声医师旋转数据集以使子宫内膜水平

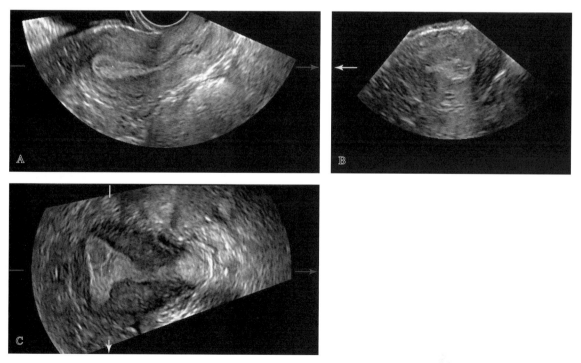

图32.19　一旦对齐A和B平面，超声医师激活C平面并水平或垂直旋转线性结构（子宫内膜条带）。在这种情况下，超声医师旋转数据集以使子宫内膜水平

- 宫内节育器（IUD）——如果可以显示，则在宫腔内中或如果IUD不可显示，则子宫内膜条带中。
  - 胎儿。
    - 脑部——大脑镰。
    - 上肢——桡骨、尺骨或肱骨。
    - 心脏——降主动脉或脊柱。
    - 脊柱——椎体前侧。
    - 下肢——胫骨、腓骨或股骨。

第三步：增强显示功能

在容积采集和处理为所需要的平面后，基于感兴趣解剖区，信息可以用几种不同的系统功能显示。多平面格式对于查看三个正交平面很有用，但有时需要使用其他容积显示功能来增强容积信息。一些更常见的显示功能包括渲染技术、断层成像和厚层成像。

渲染技术使用算法来增强显示的解剖结构。一个常见的例子是使用表面渲染模式（图32.20）显示的胎儿面部。表面渲染生成所需解剖结构的表面透视图。这是一种常用的渲染模式，但还有其他渲染模式经常被忽视。例如，超声医师可以选择仅显示容积内最亮强度回声的透明度渲染模式（取代查看表面解剖结构）。这称为最大模式或最大强度投影。最大模式可用于显示相对于相邻解剖结构表现为高回声的任何解剖结构或病理，例如胎儿骨骼、血管瘤和宫内节育器（IUD）（图32.21）。

与最大模式相比，最小模式渲染技术强调容积内的最低强度回声。该技术用于显示充满液体的结构，例如脉管系统、囊性区域、胎儿膀胱和胎儿胃（图32.22）。

如果不需要渲染，超声医师可以选择使用类似于断层视图的显示选项，类似于CT或MRI图像的显示。这种类型的容积显示可以在可变切片距离处显示超声容积中的平行切片。断层容积成像在"大图"的应用中很有用，包括妇科、腹部器官、新生儿成像、胎儿大脑和胎儿心脏（图32.23）。

另一种常见的显示选项是使用厚层成像技术。该系统不是显示来自容积平面的单个切片，而是将多个切片平均在一起以获得更厚的切片，从而增强对比度分辨率。切片厚度可以根据感兴趣的解剖结构进行调整。调整切片厚度常用于薄的子宫内膜、IUD、腹部器官、胎儿脊柱、肋骨、心脏和四肢成像（图32.24，图32.25）。

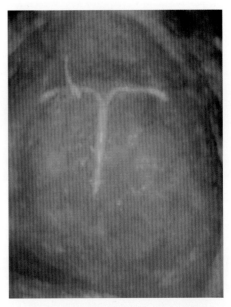

图32.21 使用最大渲染技术显示宫内节育器（IUD），以增强IUD的明亮外观

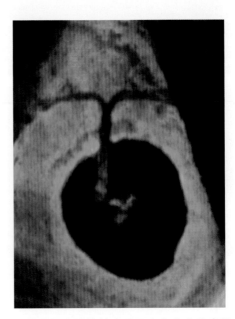

图32.22 使用最小渲染技术显示来自宫内节育器（IUD）的暗区和充满液体的孕囊内的早期胚胎，以增强无回声结构

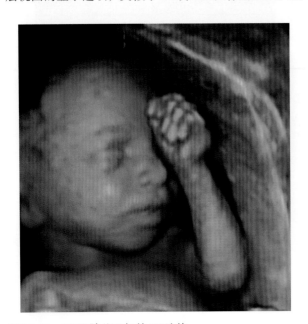

图32.20 27周胎儿面部的3D渲染

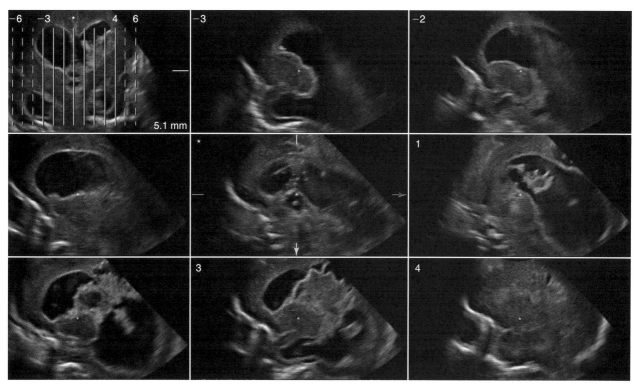

图 32.23　双侧脑积水的新生儿头部纵断面断层图像

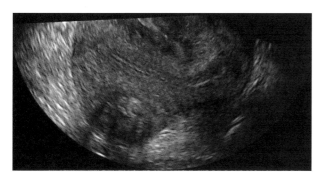

图 32.24　伴有后部子宫肌瘤的子宫纵断面的 3D 图像；没有使用厚层成像

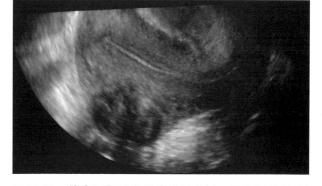

图 32.25　伴有后部子宫肌瘤的子宫同一纵断面的 3D 图像；使用的切片厚度为 9.7mm。注意厚层使子宫内膜和肌瘤更明显

超声应用

3D/4D 超声有多种用途。本章讨论其中一些应用：

- 产科。
- 腹部成像。
- 泌尿系统。
- 妇科。
- 小器官成像。
- 儿科。

产科

使用 3D/4D 对妊娠早期胎儿评估可以经腹或经阴道。使用经阴道技术最好地显示早期胎儿解剖结构。图

32.26 所示的 3D/4D 经阴道探头能够很好地显示正常 10 周胎儿的 3D/4D 表面渲染。

妊娠中期和妊娠晚期 3D/4D 成像使用腹部探头进行。妊娠中期更容易实现大多数胎儿解剖结构的 3D/4D 评估。包括评估胎儿颅骨解剖、胎儿心脏或任何其他胎儿结构。在妊娠中期的早期，胎儿面部没有太多脂肪，因此在面部渲染时可能会出现骨骼（图 32.27）。妊娠中期的晚期和妊娠晚期的早期成像通常会产生更好的胎儿面部渲染（图 32.28）。

妇科

使用阴道内探头，可以用 3D 评估非妊娠子宫。在传统的阴道内扫查中，操作者受限于可获取的图像平面

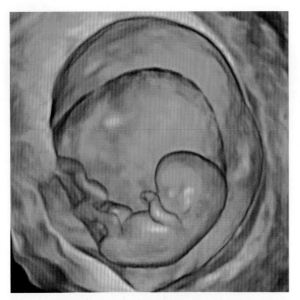

图32.26 9周6天胎儿的3D表面渲染。妊娠囊内可见羊膜。此渲染图像很好地展示了早期胎儿的眼、耳、四肢和脐带

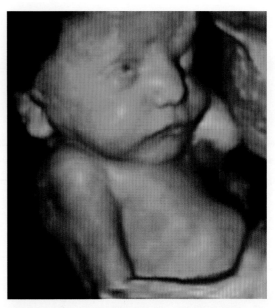

图32.28 30周胎儿面部的3D渲染显示睁开的眼、耳和部分胎儿的右臂

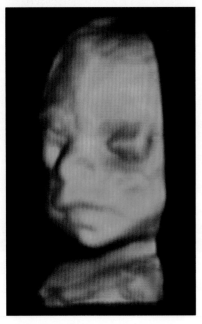

图32.27 22周胎儿面部的3D渲染

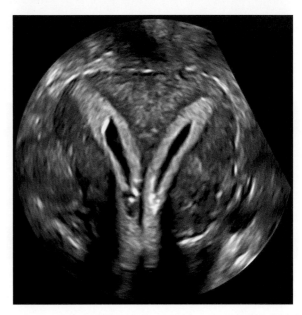

图32.29 纵隔子宫的冠状面3D图像。子宫内膜腔中的液体来自盐水子宫输卵管造影

（矢状和横向）。使用3D超声，可以看到冠状面。冠状面能够更好地显示子宫先天性畸形。3D成像也可用于生理盐水子宫输卵管造影；通过这种方法，子宫扩张，获得子宫的体积，并且比单独使用2D超声可以获得更多信息（图32.29）。

腹部

体积腹部成像允许对器官系统进行更完整的评估。3D可用于治疗前后肿瘤体积测量的一系列检查。此外，由于肿瘤生长引起的脉管系统破坏可以通过伴有或不伴有彩色多普勒的渲染技术来显示（图32.30，图32.31）。

小器官

在3D评估时使用高频线阵探头可增强对甲状腺、

乳房和睾丸等人体小器官的显示。使用冠状面可以更好地评估乳房肿块的表现，如图32.32所示。肌肉骨骼结构也可以显示。

泌尿系统

使用直肠内探头，可以用3D评估前列腺和精囊。与长时间的检查相比，单次采集可以获得更多信息，因为所有视图（来自冠状面、横切面和矢状面）都可以在检查后操作。全膀胱的经腹3D成像可以显示膀胱壁（图32.33，图32.34）。

儿科

随着高频新生儿容积探头的引入，新生儿大脑的评

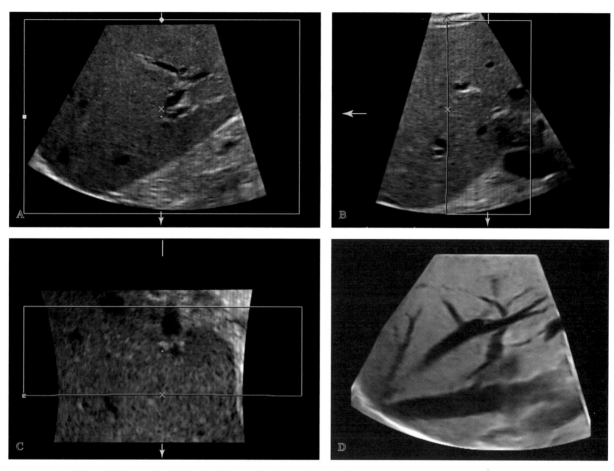

图 32.30　3D 肝脏容积显示正常的肝脏血管系统；使用最小渲染技术

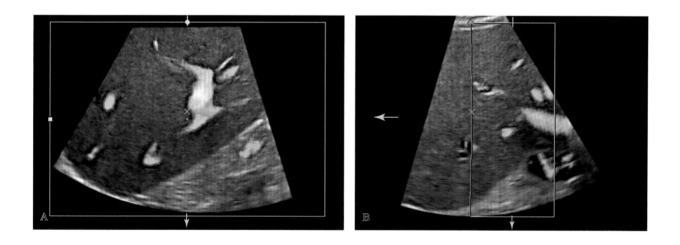

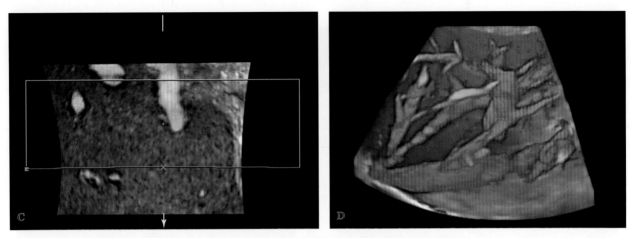

图32.31   3D肝脏容积通过彩色多普勒显示相同的正常肝脏脉管系统，使用彩色渲染技术

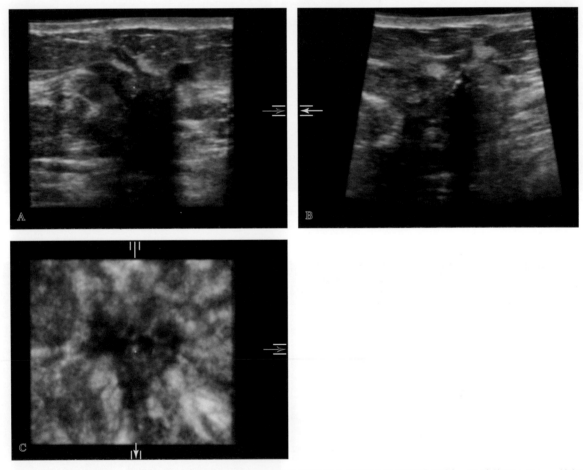

图32.32   3D乳房容积的A和B平面显示的肿块；C平面显示癌症侵入周围乳房组织的毛刺。通过使用1.0 mm的切片厚度来增强对比分辨率

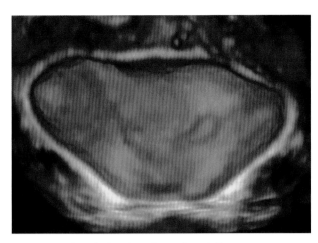

图32.33　成人膀胱三角区的3D表面渲染

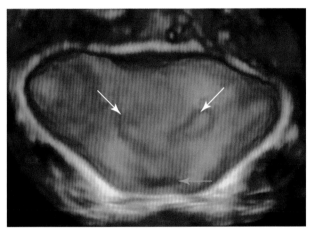

图32.34　显示输尿管口（白色箭头）和尿道内口（绿色箭头）

估可以通过单次容积采集来完成，如图32.35所示。这大大减少了婴儿室的超声扫查时间，从而减少了传染病传播的可能、体温波动和打断新生儿休息。

高级功能

在基础渲染技术之后，高级渲染技术变得更为常见。现在渲染彩色选项具有更逼真的色调，使肤色看起来更美观，而不是过去看到的传统棕褐色。一项获得广泛认可的渲染功能是移动光源以更好地显示解剖结构。这种光源可以在任何方向（360°）上移动。这首先在胎儿成像中引入，但在渲染选项处于激活状态时可用于任何类型的成像（图32.36～图32.38）。

反转模式是另一种类型的渲染技术。将无回声结构或相对于周围解剖结构的低回声显示为实体，显示该结构的模型外观，如图32.39所示。

正如之前成人肝脏，可以使用彩色和能量多普勒进行3D/4D采集，从而增强对周围血管系统的显示。任何结构都可以实现，但在评估胎儿心脏、胎盘、成人肝脏和任何肿块或肿瘤时尤其有优势（图32.40）。当在3D/4D采集时使用彩色多普勒，彩色渲染技术可以在后处理时应用。3D/4D容积超声检查不断发展。一些最新进展集中在超声自动化。自动化时超声系统能够识别、测量甚至操作某些结构。有人将此称为自动化5D成像。第5个维度是半自动操作容积数据集以显示、标记和测量解剖结构的简单技术。5D技术目前用于以下应用。

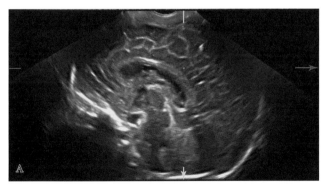

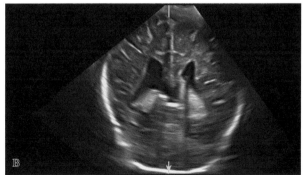

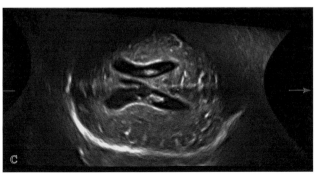

图32.35　新生儿头部的3D容积同时显示所有三个平面（矢状面、冠状面和横断面）

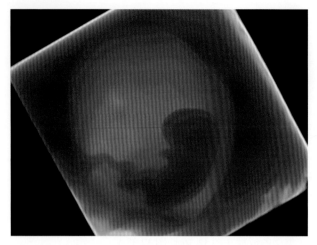

图32.36 妊娠早期胎儿的3D逼真渲染，光源从数据集背面投射，呈现实时的胎儿镜手术的表现

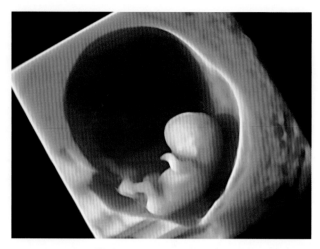

图32.37 妊娠早期胎儿的3D逼真渲染，光源从数据集的一侧投射到胎儿前方。从这个光源角度看，胎儿的左臂更加明显

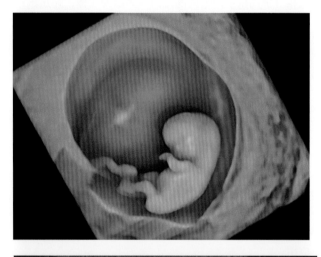

图32.38 妊娠早期胎儿的3D逼真渲染，光源从数据集的前房投射到胎儿身体的左侧。从这个方向，可以清楚地显示胎儿后方的子宫壁和羊膜囊

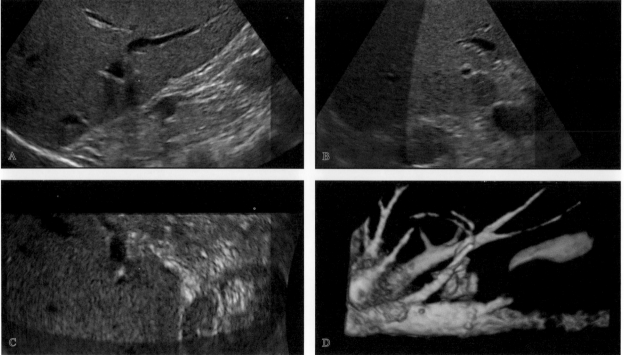

图32.39 使用反转技术渲染的3D肝脏、胆囊和右肾容积数据集。在反转渲染中强调了无回声的肝脏血管系统和充满液体的胆囊，而去掉了更多高回声的解剖结构

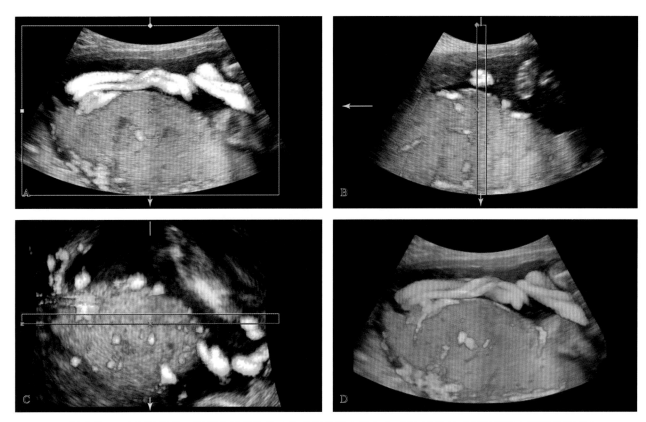

图32.40 胎盘的3D容积数据集，可能有帆状脐带（脐带异常插入胎盘）。彩色渲染技术用于增强血管系统的现实

- 心脏：从四腔心脏容积，生成9个标准的胎儿心脏切面；三根血管和气管切面，四腔心切面，五腔心切面，左心室流出道（LVOT），大血管/右心室流出道（RVOT）的短轴切面，腹部切面（胃），动脉导管弓，主动脉弓和腔静脉（上和下）（图32.41）。
- **中枢神经系统**：根据双顶径容积，生成以下胎儿大脑切面：
  - 中矢状面（MSP）。
  - 经丘脑（TT）平面。
  - 经小脑（TC）平面。
  - 经脑室（TV）平面。
  此外，还可以生成以下胎儿大脑的测量值：
- 双顶径（BPD）。
- 头围（HC）。
- 枕额径（OFD）。
- 小脑。
- 颅后窝。
- 侧脑室房部（图32.42）。
- 长骨：该技术在包含感兴趣的长骨容积中检测和测量胎儿长骨长度（图32.43）。
  解剖
- CER：小脑。
- CP：脉络丛。

- CSP：透明隔腔。
- IHF：纵裂。
- LV：侧脑室。
- MSP：正中矢状面。
- PSP：旁矢状面。
- T：丘脑。
- TC：经小脑轴向平面。
- TCaudc：经尾状冠状面。
- TCc：经小脑冠状面。
- TFc：经额叶冠状面。
- TT：经丘脑轴向平面。
- TTc：经丘脑冠状面。
- TV：经脑室轴向平面。
  测量
- BPD：双顶径。
- CEREB：小脑横径。
- CM：小脑延髓池。
- HC：头围。
- OFD：枕额径。
- Vp：脑室后部（远场侧脑室房部）。

卵巢卵泡：系统从卵巢体积中找到无回声的卵泡，对其进行颜色编码、编号，并计算每个卵泡的体积，以帮助接受激素治疗刺激卵泡生长的患者（图32.44）。

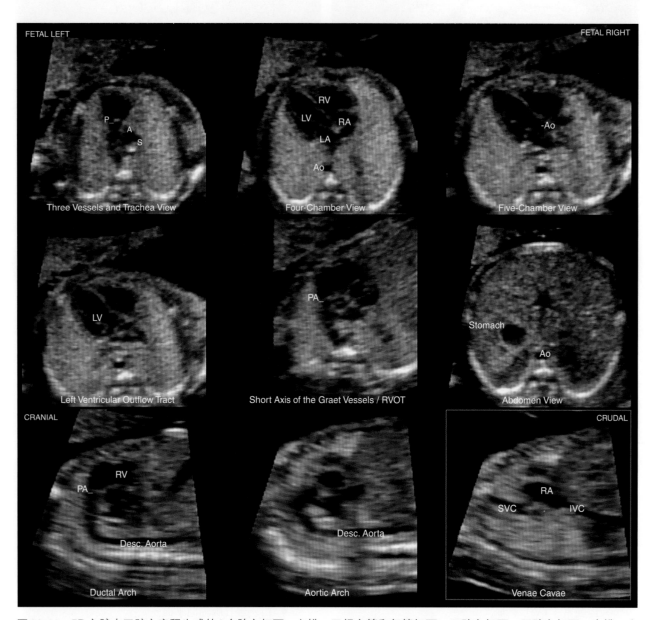

图32.41　5D心脏由四腔心容积生成的9个胎心切面。上排：三根血管和气管切面、四腔心切面、五腔心切面；中排：左心室流出道（LVOT）、大动脉短轴切面/右心室流出道（RVOT）、腹部（胃）切面；下排：动脉导管弓、主动脉弓和腔静脉（上、下）

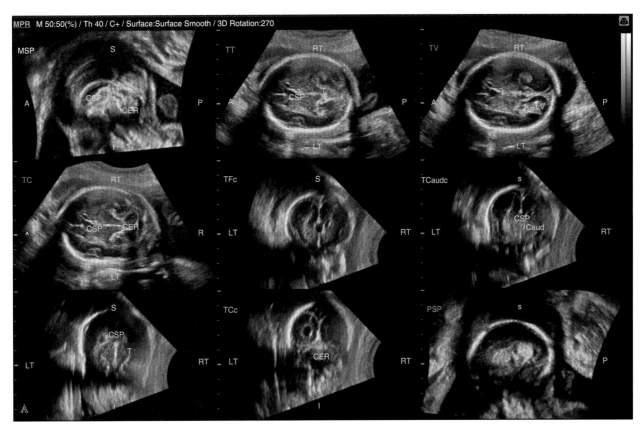

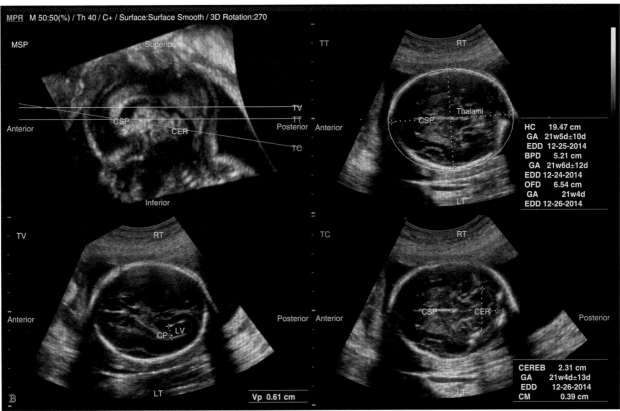

图32.42 A.来自双顶径容积的中枢神经系统5D图像。生成以下：左上象限：CER.小脑；CSP.透明隔腔；MSP.正中矢状面；右上象限：BPD.双顶径；CSP.透明隔腔；HC.头围；OFD.枕额直径；T.丘脑；TT.经丘脑平面；左下象限：CP.脉络丛；LV.侧脑室；TV.经脑室平面；Vp.脑室后部（即远场侧脑室的房部）；右下象限：CER.小脑；CM.小脑延髓池；CSP.透明隔腔；TC.经小脑平面。B.来自双顶径容积的5D CNS。标记以下解剖结构并生成测量值（注意：同时表明了方向标记：A.前；I.下；Lt.左；P.后；Rt.右；S.上）

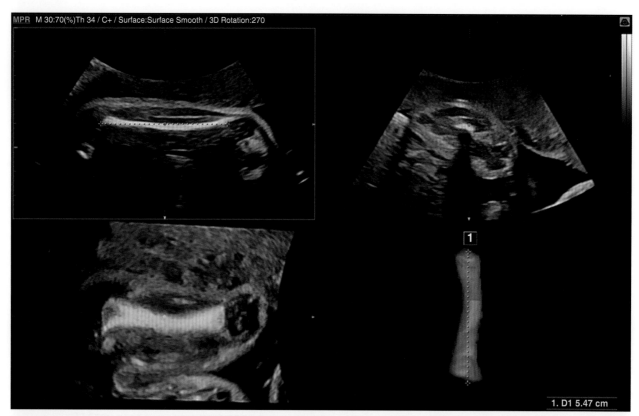

图32.43   5D长骨，包含感兴趣长骨的容积中显示和测量胎儿长骨。左上象限：矢状扫查股骨以显示其最长长度并进行测量。右上象限：股骨的轴向平面。左下象限：股骨的冠状面。右下象限：显示骨骼回声的股骨渲染图像

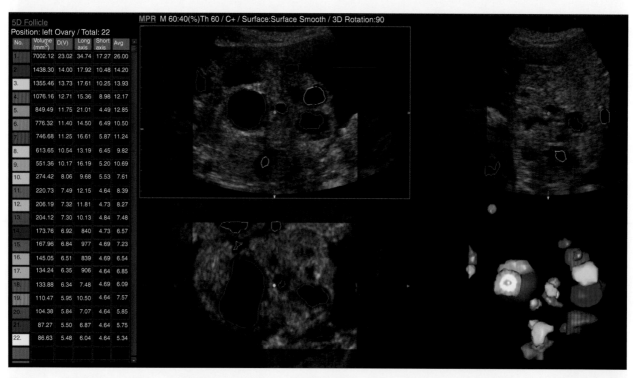

图32.44   卵巢容积的5D卵泡。系统找到无回声的卵泡，进行颜色编码、编号，并计算每个卵泡的体积。表：卵泡的数量和颜色，体积（mm³），D（V）是卵泡处于松弛状态（不受周围卵巢和卵泡结构压缩）时的直径；长轴切面显示沿所选卵泡长轴的最长直径；短轴切面表示沿所选卵泡短轴的最长直径；Avg是三个测量值（松弛直径、长轴和短轴）的平均值。左上象限：获得的卵巢平面，显示并勾勒出卵泡。右上象限：从获得的卵巢平面顺时针旋转90°，显示并勾勒出卵泡。左下象限：从获得的卵巢平面向前旋转90°，显示并勾勒出卵泡。右下象限：卵巢卵泡的渲染图像。使用5D自动技术评估了这种模拟的右侧卵巢卵泡。从卵巢的3D体积数据集中，系统自动对卵泡体积进行颜色编码、测量和计算，并将结果编译成工作表/报告

3D/4D技术可以计算充满液体的不规则形状结构的体积。3D/4D自动体积计算功能有助于监测脑积水、心室系统、肾积水或任何需要计算体积的充满液体的结构（图32.45）。

时空相关成像技术（STIC）是一种在胎儿心脏动态评估中有价值的技术。STIC使用4D技术创建可以在所有正交平面上操作的单个、搏动、连续的心动周期。STIC将多个心动周期组合成一个可以动态显示的心动周期容积。在患者离开后或胎儿移动到不理想扫查声窗后存储4D胎儿心脏以供操作。图32.46和图32.47取自相同的STIC容积数据集，但是在胎儿心动周期内的不同时间。

每年都会推出新的3D/4D容积探头。最新进展是矩阵阵列探头。这些容积探头包含数千个元件，以采集真正的实时容积，并同时创建多个平面的实时显示和4D渲染，同时保持足够的分辨率。在扫查过程中显示实时4D成像正交平面及在实时采集期间进行优化调整，这对于超声医师是非常重要的工具。仅减少后处理时间就使此功能成为优势。

总结

显然3D/4D成像在日常实践中是有用的。可以处理容积数据以创建最佳图像平面，并最终可能得到更准确的测量。此时3D/4D成像并不能取代2D检查，但当与2D结合使用时，它提供了增强显示，有更多的诊断信息。因此，超声医师可以对他们进行的检查更有信心；超声专家的诊断也是如此。此外，可以极大减少例如经直肠、经阴道和新生儿检查等的扫查时间，同时提高了图像质量。3D/4D/5D扫查是超声检查中一个令人振奋的、新发展的领域，随着更多应用研究和技术新方法的引入，3D/4D/5D能够得到更大的提高（图32.41～图32.44）。

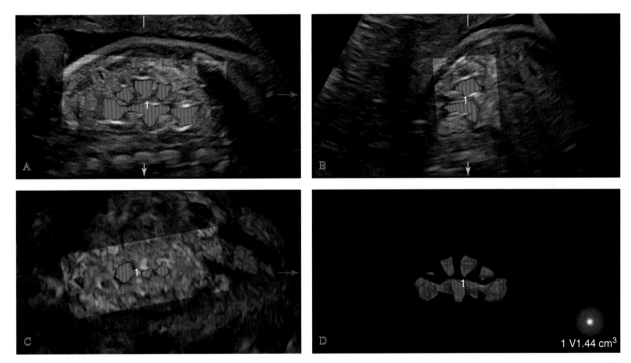

图32.45 使用3D自动容积计算功能监测胎儿肾脏扩张情况。该系统计算了在这个胎儿肾脏中选择的充满液体的区域的体积（1.44 cm³）。随后在对同一胎儿的检查中，连续的检查可以很容易地确定扩张是在进行还是在消退

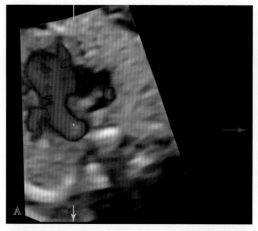

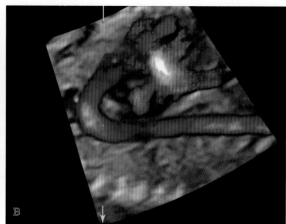

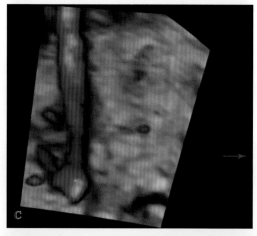

图32.46　使用彩色多普勒采集的时空图像相关（STIC）容积数据集显示右心室流出道（A平面）、主动脉弓（B平面）和降主动脉（C平面）

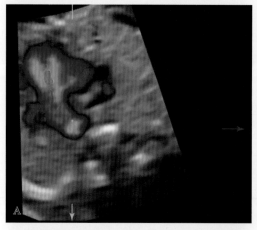

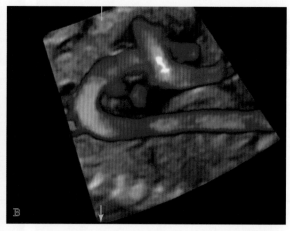

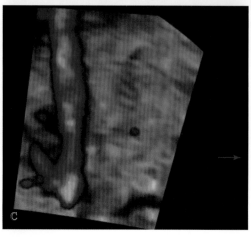

图32.47　在胎儿心动周期的不同部分采集相同的时空相关成像技术（STIC）容积数据集如图32.46所示。注意：在这个点上，主动脉弓（B平面）的颈部血管显示有更多的彩色填充

第33章

介入和术中超声

CHERYL B. GRANT

目标
● 理解超声相关的介入和术中操作。

关键词

　　活检——从活体中切除或检查组织以明确诊断的操作。

　　腹腔镜手术——使用专门的内镜对腹腔进行手术探查。

　　经皮穿刺抽吸——使用与注射器相连的穿刺针穿过皮肤抽吸得到组织。

　　经皮穿刺活检——穿刺针通过皮肤穿刺获得组织。

　　超声通常用于协助某些介入放射学病例和各种术中操作。超声辅助介入放射学病例通常包括经皮引导活检、抽吸和引流操作。在这些情况下使用超声是因为活检部位很容易定位，并且活检针可以很好地显示和跟踪（图33.1）。术中超声为外科医师提供了可能影响他们手术方式选择的重要信息。超声是精确定位和显示身体内部结构特征的实时方法。由于探头与被检查的器官或血管直接接触，因此可以获得不受软组织覆盖、骨骼或空气限制的高分辨率图像。超声扫查是瞬时的、可重复的、多维的，并且可以随意放大。

超声引导介入操作

经皮穿刺活检

　　活检操作是从活体切除并检查组织以明确诊断的操作。经皮穿刺活检通过穿刺针经过皮肤穿刺得到组织样本。在经皮穿刺活检中，超声被用于为组织取样确定准确的穿刺针放置。扫查活检位置以明确穿刺针进入最短距离和最小角度的最佳穿刺点。为了监视操作，探头可能必须或可能不必在无菌区。如果是这样，通常使用无菌耦合剂凝胶和无菌护套覆盖探头。

　　大多数胸部肿瘤、腹部器官肿块、腹膜后淋巴结肿块和胃肠道肿瘤可以经皮穿刺活检代替手术活检操作。

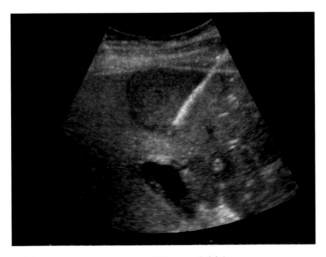
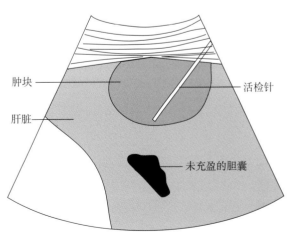

图33.1　超声引导的肝肿块穿刺活检。资料来源：Half-tone image courtesy Philips Medical Systems，Bothell，Washington.

绒毛膜绒毛取样、肌肉骨骼病变、甲状腺肿块和乳房病变也可以经皮穿刺活检（图33.2，图33.3）。

经皮穿刺抽吸

经皮穿刺抽吸通过针头连接注射器抽吸得到组织样本。超声引导下经皮穿刺抽吸有利于穿刺针放置抽吸积液样本或引流积液。这个技术与经皮穿刺活检相似。扫查部位并确定最直接的进针路径。如果在无菌区域进行监测，则应使用无菌凝胶以及用于探头和电线的无菌护套。在插入针尖并对积液进行取样或抽吸时，可以在超声波上看到充满液体的结构形状或大小的任何变化。抽吸操作可能适用于经皮胆管造影、胆道引流、羊水羊膜穿刺取样及各种类型的囊肿抽吸，如胰腺假性囊肿和肾囊肿。

经皮穿刺引流

超声引导穿刺引流是帮助穿刺针和导管的放置，包括脓肿引流、胆道引流和肾造瘘导管放置。超声用来确定进针位置并监测穿刺针和导管放置。与活检和穿刺相同，也需要无菌区。放射科医师进行这些操作，通常在介入放射科室或在有超声设备的超声室中进行。

术中超声

术中超声被用来辅助手术。这个技术可以在手术中为外科医师提供有意义的额外信息，也有利于制订手术决策和手术计划。

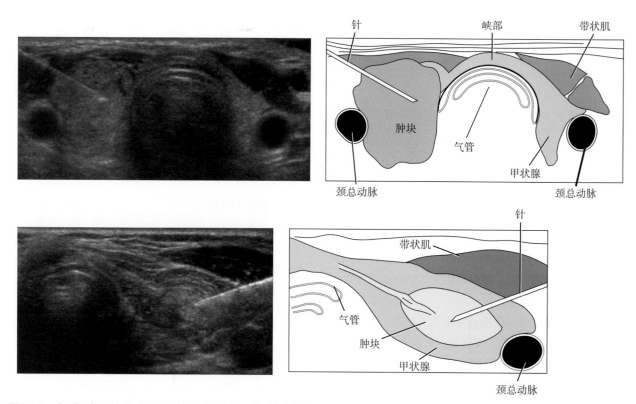

图33.2　超声引导的甲状腺肿块穿刺活检。资料来源：Half-tone images courtesy Philips Medical Systems，Bothell，Washington.

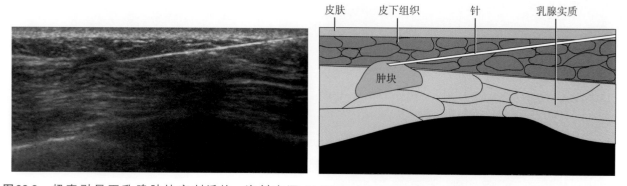

图33.3　超声引导下乳腺肿块穿刺活检。资料来源：Half-tone images courtesy Philips Medical Systems，Bothell，Washington.

设备和探头

术中超声最好使用带有专用探头的常规移动超声设备。线阵探头具有最佳近场清晰度的小视图，而扇形探头有更大的视图及小的接触区。探头的选择取决于被成像的结构。与传统术中超声检查不同，腹腔镜手术（使用专门的内镜对腹膜腔进行手术探查）通过超声辅助进行，使用能弯曲的尖端腹腔镜5.0～7.5 MHz探头。

无菌区操作

为保持无菌手术区域，探头可选择无菌护套或制造商建议的灭菌方式。护套应紧贴探头头部，以减少撕裂和图像伪影。声学凝胶用作探头顶部和护套之间的耦合剂，但不用作扫查耦合剂。在某些情况下，表面自然水分足以将探头耦合到目标器官。如果需要更多的水分，可以使用无菌凝胶来提高表面接触。

由于护套撕裂可能会造成污染，一些权威人士建议在手术前对探头进行消毒。或者使用环氧乙烷气体对探头进行消毒；然而，这种方法需要24小时，探头的使用限制为每天1次。此外，大多数设备制造商不推荐这种方法，因为它最终可能会损坏探头脆弱的外涂层。

应用

术中超声可以用于多种手术：

● 术中超声的神经外科应用涉及大脑和脊髓（图33.4）。

● 腹腔内应用主要集中在肝脏、胰腺和胆道系统（图33.5A～J）。

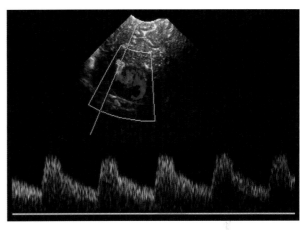

图33.4 大脑动脉瘤的术中彩色多普勒图像。资料来源：Philips Medical Systems，Bothell，Washington.

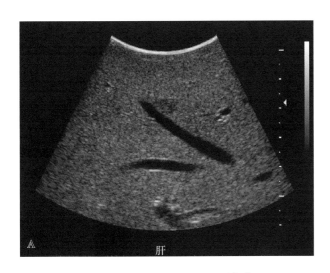

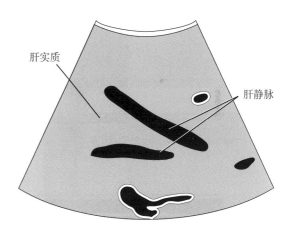

肝实质

肝静脉

肝

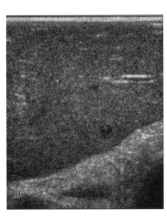

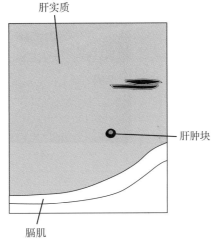

肝实质

肝肿块

膈肌

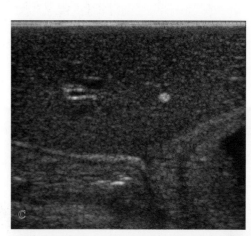

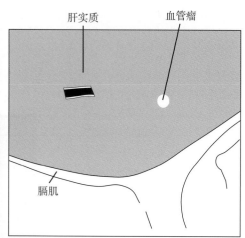

肝实质　　　　血管瘤

膈肌

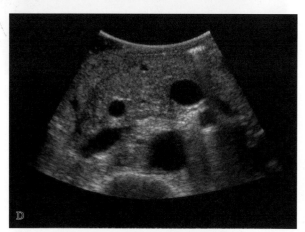

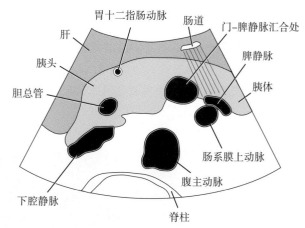

胃十二指肠动脉　　肠道　　门–脾静脉汇合处

肝

胰头　　　　　　　　　　　　　　脾静脉

胆总管　　　　　　　　　　　　　胰体

肠系膜上动脉

下腔静脉　　腹主动脉

脊柱

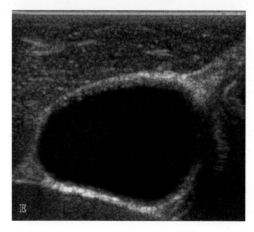

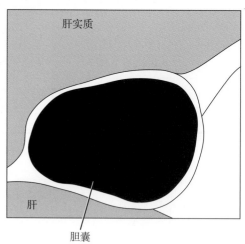

肝实质

肝

胆囊

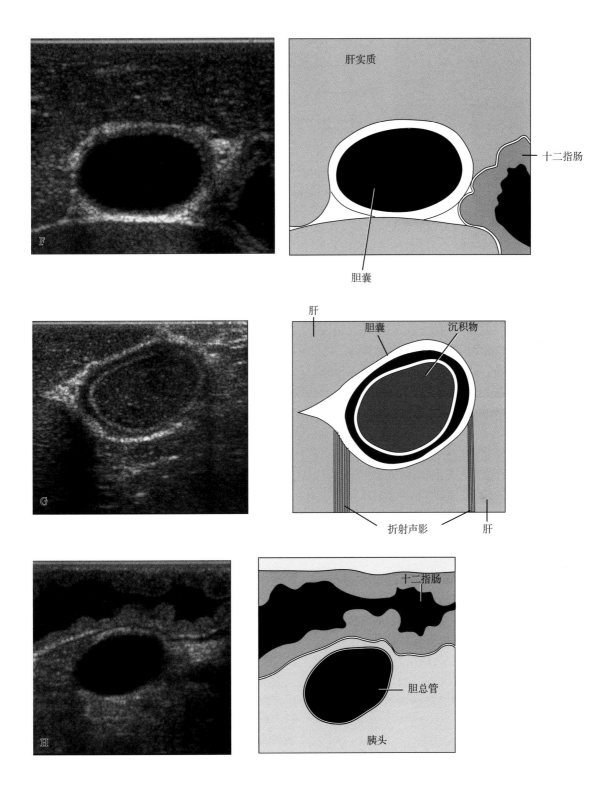

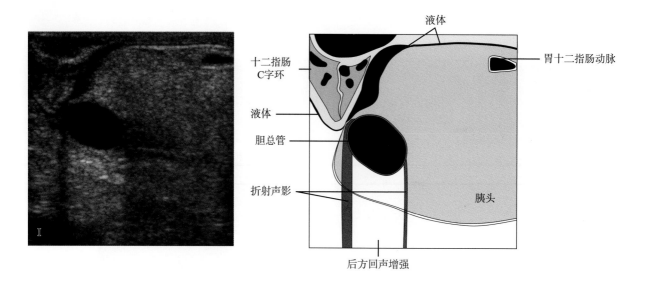

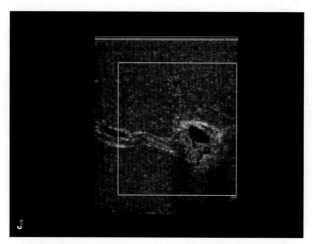

图33.5　腹腔内术中超声图像。A.正常肝脏的术中纵断面。B、C.经肝方法显示小的肝脏肿块。D.中上腹部术中横断面超声图像.E、F.术中胆囊横断面超声图像。G.经胆囊窗胆囊横断面显示胆囊内充填泥沙样回声结构。H、I.术中超声图像显示了胰头、十二指肠、胆总管和胃十二指肠动脉之间的密切关系。J.肝动脉术中彩色多普勒血流图像。资料来源：Philips Medical Systems，Bothel Washington.

- 评估乳腺肿瘤。
- 评估肾肿瘤（图33.6）。
- 血管疾病（图33.7A～G）。
- 腔内超声用于评估血管外科手术过程中的血管和移植物。
- 妇科疾病。

- 肿瘤消融。
- 活检。
- 抽吸。
- 引流。
- 腹腔镜超声用于识别和肿瘤分期，发现腹腔镜胆囊切除术患者残留的胆道结石，并辅助胸腔镜手术。

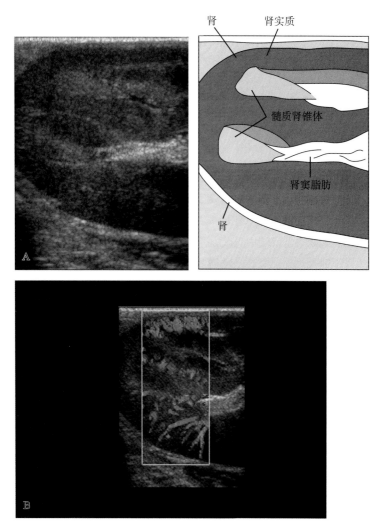

图33.6 A.肾的术中超声图像。B.相同节段的彩色血流多普勒。资料来源：Philips Medical Systems，Bothell，Washington

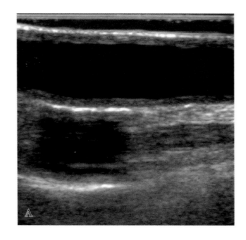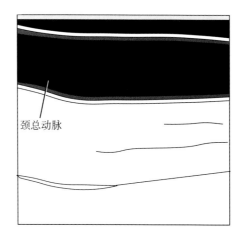

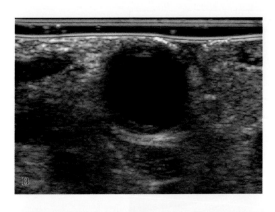

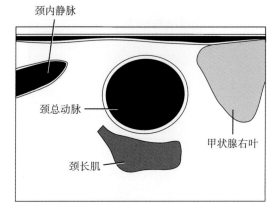

颈内静脉

颈总动脉

颈长肌

甲状腺右叶

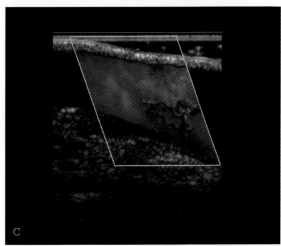

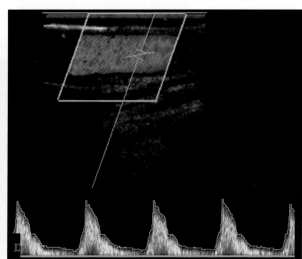

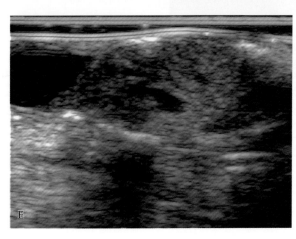

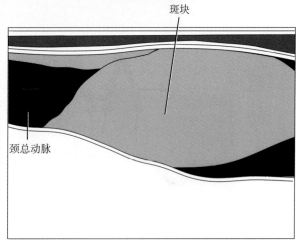

斑块

颈总动脉

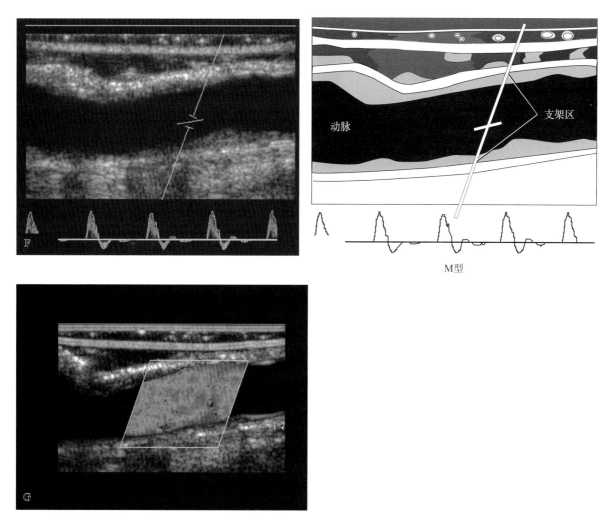

图33.7　血管的术中超声图像。A、B.颈内总动脉纵断面和横断面的术中图像。注意动脉壁细节。C、D.颈内总动脉纵断面的术中彩色血流多普勒图像。E.术中超声图像显示颈内总动脉内斑块。F.动脉支架的术中图像，显示多普勒频谱。G.术中超声显示动脉支架的彩色血流多普勒图像。注意动脉壁细节。资料来源：Philips Medical Systems，Bothell，Washington.

第 34 章

肌肉骨骼超声

AMY T. DELA CRUZ

目标

- 定义肌肉骨骼系统的解剖。
- 描述肌肉骨骼系统的大体解剖。
- 解释肌肉骨骼系统的功能。
- 描述肌肉骨骼解剖的超声表现。
- 认识特殊肌肉骨骼解剖的正常结构。

- 描述肩袖和肩部、正中神经、腕部、膝关节前侧、内侧和外侧及跟腱的扫查平面和相关的超声表现 / 解剖。
- 解释正确的超声评估肩部、正中神经、膝关节前侧和跟腱的步骤。

关键词

各向异性——当声束不垂直于线性结构时产生的肌肉骨骼超声伪像。

滑囊——包含有滑膜的囊，能够产生液体保护关节并帮助运动。

骨干——骨骼长的、管状、骨干部分，骨髓腔的最内部含有骨髓。

肌内膜——包绕独立肌肉纤维的结缔组织。

神经内膜——包绕单个神经束的结缔组织。

腱内膜——肌腱内覆盖每个纤维束的结缔组织。

肌腱附着点——肌腱附着在骨骼上的部位。

肌外膜——覆盖肌肉组织厚的结缔组织；具有保护肌肉和减少摩擦的作用。

骨骺——长骨的末端部分；当生长完成后，比长骨更宽并与长骨融合。

腱鞘——覆盖肌腱的结缔组织层，包括血管和淋巴组织以营养肌腱。

透明软骨——骨表面附着的结缔组织；在骨骼之间提供缓冲并帮助运动。透明软骨没有血管和神经。

冈下肌腱——肩关节后方肌腱，为肩袖的一部分，附着在肱骨头大转子处。

韧带——连接骨和其他骨的结缔组织。

正中神经——从手部通过腕关节的腕管走行并延续到前臂。

肌肉——纤维束通过收缩和舒张产生运动。肌肉可以分为平滑肌、心肌、骨骼肌，也可以分为随意肌和不随意肌。

神经——轴突束将冲动传导至大脑、脊髓和中枢神经系统。

肌束膜——将肌肉分为肌纤维束的组织。

神经束膜——覆盖神经束的结缔组织。

骨膜——骨骼的最外层，韧带和肌腱附着在骨膜上；包含有血管和神经。

肩胛下肌腱——肩关节前方肌腱，为肩袖的一部分，附着在肱骨头小转子。

冈上肌腱——肩关节前方肌腱，为肩袖的一部分，附着在肱骨头大转子。

滑膜关节——体内最常见的关节类型，被关节囊覆盖；产生液体帮助运动，也保护和滋养关节。

肌腱——将肌肉附着在骨骼上的结缔组织。

小圆肌腱——关节后方肌腱，为肩袖的一部分，附着在肱骨头大转子；是肩袖最小的肌腱。

正常测量值	
肱二头肌肌腱	5mm
冈上肌肌腱	6mm
肩锁关节	3mm
正中神经	10mm，方形，远端/近端为1.4
跟腱	6mm

肌肉骨骼系统（MSK）是骨骼、肌肉、韧带、肌腱、软骨和结缔组织的集合，使人体运动、支撑体重和姿势、保护内部结构（表34.1）。

206块骨骼组成了人体的骨架。

位置

肌肉

肌肉分为随意肌（受人的意识控制）和不随意肌［受自主神经系统（ANS）控制］。肌肉组织分为3种类型：骨骼肌、平滑肌和心肌。平滑肌没有纹理，受ANS控制。如平滑肌为附着在内脏和包绕在血管周围的肌肉。心肌是心脏内的平滑肌，也是不随意肌肉。

骨骼肌通过神经系统受人意识控制，被细胞外液滋养以及血管系统营养。骨骼肌附着在骨上，弯曲和伸展来帮助运动。

肌腱

肌腱是将肌肉附着在骨骼上的结缔组织束。肌腱的近端称为起始端，远端称为附着点。肌腱附着于肌肉的点称为肌肉肌腱连接处，附着于骨骼的点称为骨骼肌肉

表34.1 肌肉骨骼结构

肌肉骨骼解剖	定义	超声表现
肌肉	无论是随意的还是不随意的组织组，分为三类：平滑肌、心肌和骨骼肌	矢状面呈条带样；横断面呈斑点状
肌腱	将肌肉连接到骨头的结缔组织	呈纤维状，低至高回声，取决于周围结构
韧带	连接骨与骨的结缔组织	呈纤维状，由于韧带含有很少的纤维，不如肌腱容易显示
软骨	结缔组织，最大量的透明软骨衬于骨骼，作用为减少摩擦及利于运动	透明软骨沿着骨轮廓呈低回声
神经	将冲动传导到大脑、脊髓和中枢神经系统的轴突束	呈蜂窝状
骨骼	构成骨骼的有机钙化物	平滑的高回声，伴有后方声影

连接处。

韧带

韧带是连接骨和其他骨的结缔组织。韧带是胶原纤维，或是不柔软的，或是有弹性的。弹性韧带是由纤维组成的，当骨骼移动时，它们可以伸展和回缩到正常形状和大小。

软骨

软骨是一种结缔组织，在体内许多地方存在。最大量排列在骨骼的关节表面上，以在骨骼之间提供缓冲并帮助运动。大多数常称为透明软骨，也沿着肋骨的前缘分布。纤维软骨是更坚固的结缔组织，为关节提供灵活性。纤维软骨位于耻骨联合、膝盖的半月板，椎间盘间隙和颞下颌关节。最后，弹性软骨是最柔软的软骨，存在于会厌和外耳瓣中。

神经

神经分为中枢神经系统（CNS）和周围神经系统（PNS），走行于全身。CNS包括大脑和脊髓。PNS包括感觉神经，与CNS相交通。

大小

肌肉骨骼系统随着身体的发育而生长。肌肉随身体自然的发育，并随着营养和锻炼而增大。人体最大的肌肉是位于臀部的臀大肌，而最大的骨骼是位于大腿的股骨。

大体解剖

肌肉

骨骼肌受人体意识的控制并被细胞外液和血管系统的营养所滋养。骨骼肌由于其内部的结构是横纹肌。肌肉组织被覆肌外膜，是一层厚的结缔组织以帮助保护肌肉并减少摩擦；也将肌肉与周围组织和器官分开。肌束膜将肌肉组织分成肌纤维束。每束是一个包含多条肌纤维的束，每根肌纤维都被肌内膜包裹（图34.1）。

肌腱

肌腱的结构与肌肉相似，由多组束构成主要结构。一级、二级和三级纤维束的排列形成肌腱。每个肌腱周围被称为腱外膜的结缔组织层包绕，其内包含血管和淋巴以营养肌腱。腱内膜在三级、二级和一级包绕单独的束。每个束的最里面的成分由胶原纤维组成（图34.2）。

许多肌腱周围有鞘膜，由内层的脏层和外层的壁层的双层壁组成。这一结构使肌腱能够平滑运动。壁层连接到骨膜，是骨骼相邻的结缔组织。

韧带

韧带的内层结构与肌腱相同。大多数韧带含有较少量的胶原蛋白，组织性低于肌腱。这种结构上的差异对

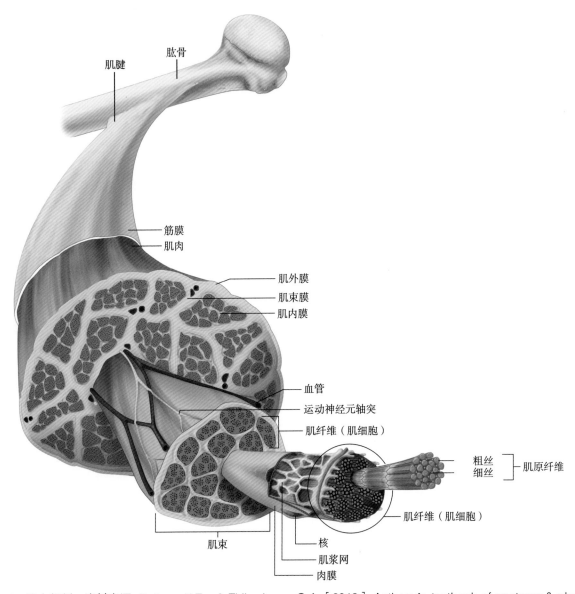

图34.1 肌肉解剖。资料来源：Patton，K.T.，& Thibodeau，G.A.［2019］.Anthony's textbook of anatomy & physiology［21st ed.］.St.Louis：Elsevier.

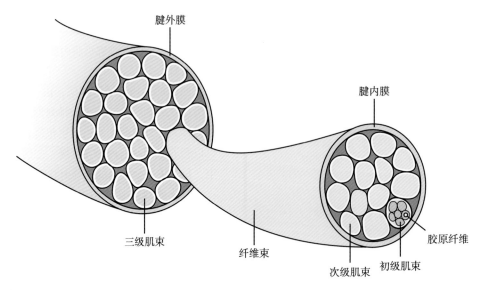

图34.2 肌腱解剖

韧带与肌腱的超声显示有一定的影响。

骨骼

骨骼分为两个主要部分：骨干和骨骺。骨干是骨的长筒样部分；骨骺位于骨骼的末端并且比骨干稍微宽一些。这两部分相交的点是骨骺线，其中包含骨骺板。随着身体生长发育结束，骨干和骨骺将融合（图34.3）。骨骼的内部区域是髓腔，其中包含骨髓，首先被骨内膜覆盖，然后是骨膜。肌腱和韧带附着在骨膜上，骨膜也包含血管和神经。在长骨上，骨骺被关节或透明软骨覆盖。

关节

滑膜关节是人体最常见的关节。当骨骼聚集在一起形成关节时，它们被滑膜囊覆盖，以提供保护、稳定性及液体来减少关节运动的摩擦。滑膜囊的外层是纤维韧带，它与骨膜相连。滑膜囊的第二层是滑膜层，它产生滑膜并且是富血供的。滑液还可以滋养滑膜囊和关节。

关节软骨或透明软骨衬于骨骼表面，以帮助减少运动过程中骨骼之间的摩擦。滑膜关节也由肌腱和肌肉支撑（图34.4）。

神经

神经是一束轴突，每个轴突包绕在称为神经内膜的结缔组织内。轴突组聚集在一起形成神经束，神经束包裹在另一层称为神经束膜的结缔组织中。束被由称为神经外膜的一层结缔组织包裹在一起，血管为神经提供营养（图34.5）。

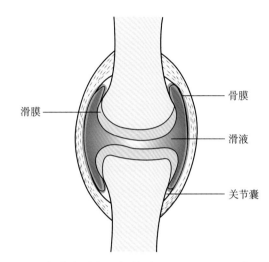

图34.4　关节解剖。资料来源：Watson, R. [2018]. Anatomy and physiology for nurses [14th ed.] .London：Elsevier.

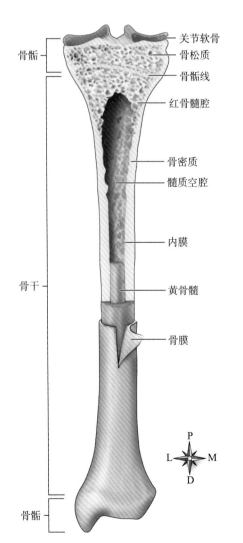

图34.3　骨骼解剖。资料来源：Patton, K.T., & Thibodeau, G.A. [2019] .Anthony's textbook of anatomy & physiology [21st ed.] .St.Louis：Elsevier.

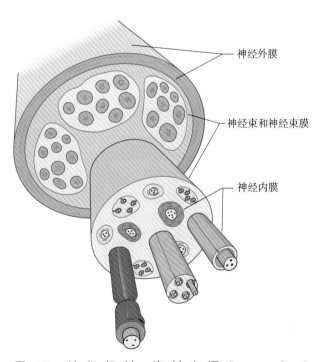

图34.5　神经解剖。资料来源：Soames, R., & Palastanga, N. [2019] .Anatomy and human movement：Structure and function [7th ed.] .London：Elsevier.

生理学

人体共有206块骨骼支撑着身体的重量，帮助运动，保护内脏。随着肌肉和结缔组织的收缩和舒张，骨骼通过充当杠杆或枢纽来帮助运动。臀部和肩部是杠杆关节，这意味着它们可以旋转。肘部是枢纽关节，仅在一个平面内移动。

骨髓腔中的骨髓产生许多血细胞；矿物质和黄骨髓或脂肪也储存在那里。大部分钙储存在骨骼中，并根据需要和甲状旁腺的调节释放。骨骼由骨膜内的血液和淋巴管滋养。

肌肉帮助人体运动、对抗重力、保持直立和平衡。肌肉在正常运动、锻炼或当寒冷颤抖时产生热量，因此有助于体内平衡。

肌腱将肌肉附着在骨骼上并通过运动将力量从肌肉传导到骨骼上。为了承受这些力量，肌腱具有弹性但能抵抗拉长。附着点或腱附着点可以有两种方式。第一种类型可以与覆盖在骨骼上的骨膜直接融合，成为延续的腱内膜。第二种且更常见的附着方式是通过纤维软骨过渡层。这种常见的附着方式（如肩袖）更易损伤。

韧带是坚固的纤维结缔组织，附着在骨与骨之间。两种韧带遍布全身：胶原纤维韧带和弹性纤维韧带。弹性纤维韧带更坚固但是更易拉伸。

滑囊是衬有滑膜的囊，含有滑囊液。滑囊位于需要减少摩擦的位置，如肩关节的肩峰下囊或膝关节的髌上囊。当关节和滑囊相交通及出现病理师，可能在关节腔内出现积液或过量的滑囊液。

透明软骨是肌肉骨骼（MSK）图像中超声的相关标志，沿着骨骼的关节表面，有助于关节的平滑运动。这种结缔组织是无血管的，没有神经支配。由于缺乏血液供应，组织通过扩散获得营养并且愈合缓慢。

神经是纤维束，将神经冲动传导到大脑和脊髓及从周围神经传导到中枢神经系统（CNS）。反应在CNS中形成，人体对这些神经信号做出反应。自主性反应是有意识地控制的反应，例如当个体逃避热刺激时骨骼肌的收缩。CNS还控制非自主功能，如呼吸、心率、血压和消化。

超声表现

超声被用来评估本章前面描述的大部分MSK解剖，其中一些MSK结构在超声检查中比其他结构更可见且更可靠。以下MSK结构可以评估：

- 肩关节。
- 正中神经和腕管。
- 膝关节前侧、内侧和外侧。
- 跟腱。

肩关节和肩袖

超声评估肩关节通常关注在肩袖肌腱，包括肩胛下肌、冈上肌、冈下肌和小圆肌。虽然肱二头肌肌腱没有作为肩袖解剖结构的一部分，但肩部检查步骤开始于该肌腱的检查。肱二头肌肌腱在肩胛下肌和冈上肌腱之间走行，肱二头肌肌腱的位置有助于定位肩袖中的其他肌腱。

两个关节组成肩部。肩关节的球窝关节为盂肱关节。在这个交界处，肱骨头位于肩胛骨的关节盂内，由肩袖的肌腱和肌肉支撑。另一个关节是肩胛骨肩峰与锁骨末端的交界处（图34.6A、B）。

患者体位和动态运动对于MSK超声诊断至关重要。对于每一个图像，超声医师都应该检查患者体位是否正确。扫查开始于横向断面，探头放置在肱骨头前方稍下方，患者取坐位，手放松地放置在腿上。

在横断面上，肱二头肌肌腱在肱骨大结节和小结节之间的沟中最明显，称为肱二头肌间沟。位于肩关节前方，稍低于肱骨头。肱韧带跨过肌腱前方的间隙。在这个切面上，肱二头肌肌腱表现为位于肱二头肌间沟的椭圆形结构高回声，骨性标志帮助识别肱二头肌肌腱。正常情况下可以看到肌腱周围有少量液体（图34.7）。旋转探头至矢状面，肱二头肌肌腱拉长，呈纤维状；宽度应 < 5 mm。在两个切面上，三角肌是图像中最前方的结构。

接下来，探头回到肱二头肌肌腱的横断面，患者向外旋转手臂。在横断面上，随着向外旋转并稍向内上移动，显示肩胛下肌肌腱的长轴。肩胛下肌附着在肱骨头小结节的前方。这时，肱骨头成为后方的骨性标志，三角肌是图像中最前方的结构（图34.8）。将探头旋转到矢状面，显示肩胛下肌肌腱短轴。这个切面包含了肌腱组织和肌肉组织，呈现不均质的回声（图34.9）。

冈上肌肌腱附着在肱骨头大结节外侧并在肩峰后方走行。为了使大结节更向前移动并更好地显示冈上肌，将患者摆放为改良的Crass体位，即将手掌放在后裤袋上。

探头回到横断面，从肩胛下肌稍向外侧移动，显示冈上肌的横断面。在这个位置，肌腱应该显示为均匀的覆盖在更后方的肱骨上，并在前方的三角肌两侧。这个位置的肌腱厚度应 < 6 mm。透明软骨衬在骨性标志的边界上，三角肌下滑囊位于肌腱和最前方的三角肌之间（图34.10）。然后，探头旋转至矢状面，向患者的耳稍微倾斜。此处肌腱逐渐变细，附着在大结节上（图34.11）。

为了评估病变，必须小心地完全扫查这个厚的附着

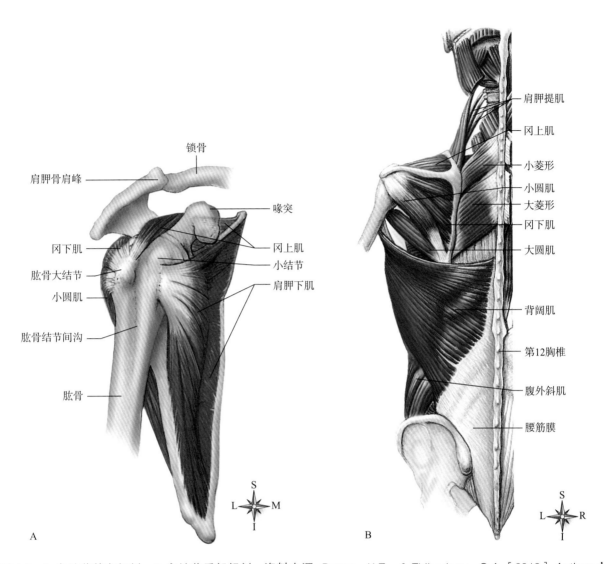

图34.6　A.肩关节前方解剖。B.肩关节后部解剖。资料来源：Patton，K.T.，& Thibodeau，G.A.［2019］.Anthony's textbook of anatomy & physiology［21st ed.］.St.Louis：Elsevier.

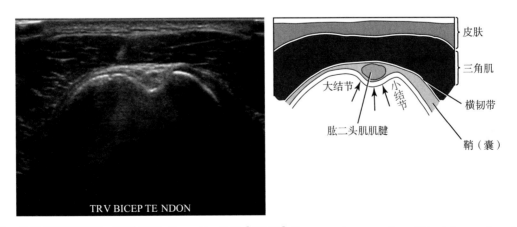

图34.7　肱二头肌肌腱横断面。资料来源：Tempkin,B.B.［2015］.Sonography scanning：Principles and protocols［4th ed.］.St.Louis：Elsevier.

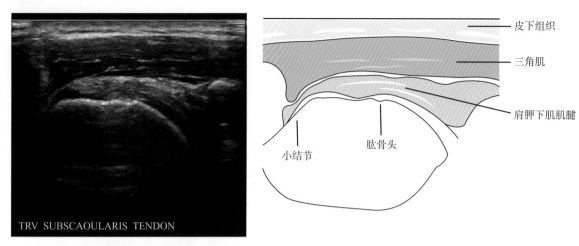

图34.8 肩胛下肌肌腱的矢状面（探头位于横断面）

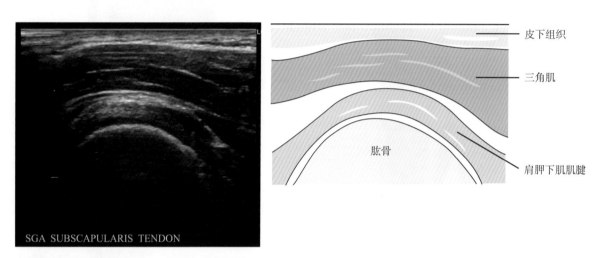

图34.9 肩胛下肌肌腱的横断面（探头位于矢状面）

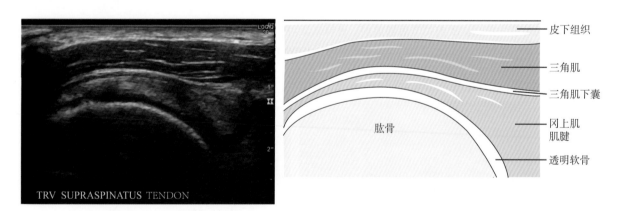

图34.10 冈上肌肌腱横断面（探头位于横断面）

处，因为大多数肩袖撕裂发生在这个区域。冈上肌矢状面对此至关重要。

冈下肌肌腱附着在大结节，扫查肩部外侧可以显示，患者处于内收位，手臂伸过腹部，就像他（或她）握着对面一样、由探头矢状面扫查开始，末端指向患者面部。超声医师将探头从肩部外侧向下划动，直到看到骨性标志的肩峰远端内侧，此时，肱骨头位于冈下肌的

正后方。将探头稍向外侧滑动，在横断面上显示整条肌腱。然后，评估冈下肌在大结节的附着处，探头在这个位置转为横向平面。三角肌在矢状面和横断面都显示为最前方的结构（图34.12）。

从冈下肌向下移动，显示小圆肌肌腱附着在大结节上，位于肱骨头的稍前方，三角肌的稍后方。小圆肌是一条短肌腱，常不涉及肩袖肌腱的病变。

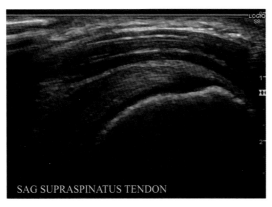

图34.11　冈上肌肌腱的矢状面（探头位于斜矢状面）

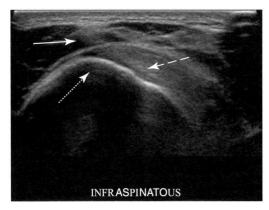

图34.12　冈下肌肌腱的矢状面（探头位于横断面）。资料来源：Tempkin，B.B.［2015］.Sonography scanning：Principles and protocols［4th ed.］.St.Louis：Elsevier.

肩锁关节在评估肩关节解剖中同样重要。这个关节位于锁骨远端和肩胛骨肩峰之间。关节可能含有纤维软骨，前部较宽，在这个位置不应超过3 mm。患者同侧手处于中立位，探头应沿锁骨远端和后端放置，与骨的长轴平行。肩峰和锁骨作为后方骨性标志。通常可以看到肩锁韧带在两块骨骼之间向前延伸（图34.13）。

正中神经和腕管

腕部掌侧的超声图像包括正中神经的评估和走行于腕管内部和外部肌腱的扫查。手部和腕部的结构很小且很表浅，所以推荐使用高频探头、导声垫和大量耦合剂。患者应取坐位，前臂和手放置在检查床上，掌心向上并放松。

腕管和腕部的解剖包括一系列从手指通过腕部向上走行到前臂的骨骼、肌腱、神经和血管。腕管处有9条肌腱围绕正中神经。舟骨和豌豆骨分别是腕管内侧和外侧的骨性标志，尺动静脉和桡动静脉在其相应的位置显示（图34.14）。

在腕部的尺内侧有尺动脉、尺静脉、尺神经，位于屈肌支持带的浅方，小指短屈肌肌腱的深方。豌豆骨是腕部内侧的骨性标志。超声上，尺神经位于尺动脉和静脉的外侧，豌豆骨的稍内侧。神经和动脉的区域称为Guyon管。

腕管综合征的评估开始于扫查正中神经。探头应该横向放置在腕横纹处。在这个切面上，正中神经表现为椭圆形的蜂窝状结构，表示被低回声结缔组织包围的神经束。桡侧骨性标志舟骨和尺侧骨性标志豌豆骨作为

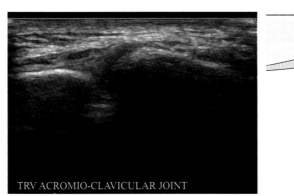
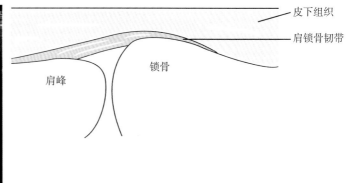

图34.13　肩锁关节（关节不是横断面或矢状面；探头位于横断面）

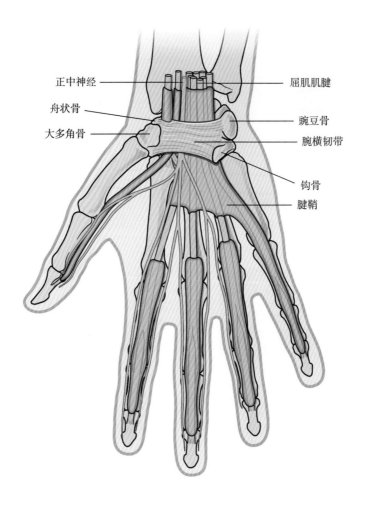

A

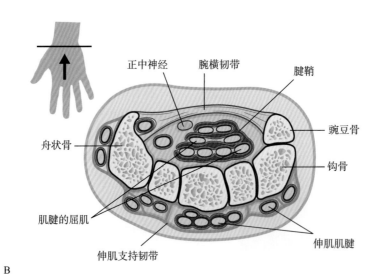

B

图34.14　腕管的解剖。A.手和腕部的掌面。B.手腕腕管处的横断面。资料来源：Grant，A.，& Waugh，A.［2018］. Ross & Wilson anatomy and physiology in health and illness［13th ed.］.Edinburgh：Elsevier.

外侧界和内侧界。神经和肌腱能够区分是由于其位置表浅，位于屈肌支持带和腕管横韧带的稍后方。

正中神经在腕管水平相对于相邻高回声的肌腱表现为低回声（图34.15）。随着正中神经向上走行到前臂，位于指浅屈肌和指深屈肌之间更靠后的位置，与周围肌肉相比，正中神经表现为高回声。

正中神经矢状面基于周围结构有多种超声表现。在纵断面，患者移动不包括拇指的4根手指，可以看到肌腱在正中神经周围滑动。神经本身应该是不移动的。神经的前方为掌长肌腱，后方为较大的指屈肌腱（图34.16）。

掌长肌肌腱在图像上也位于正中神经的前方，在腕管外走行。掌长肌是不能滑动的肌腱，一定不能和正中神经混淆。

腕管综合征是上肢最常见的神经病变。原因可能从过度使用综合征到腱鞘囊肿或肿块等病变。关节炎或甲状腺疾病甚至妊娠等过程都可能导致腕管综合征。

超声医师在腕横纹处开始横向扫查，将舟骨和豌豆骨作为标志。然后，正中神经显示在桡侧。神经的直径应该使用超声机上的椭圆或跟踪功能在该远端测量。

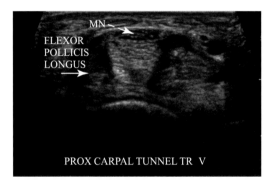

图34.15　正中神经横断面。资料来源：Tempkin，B.B.
［2015］.Sonography scanning：Principles and protocols
［4th ed.］.St.Louis：Elsevier.

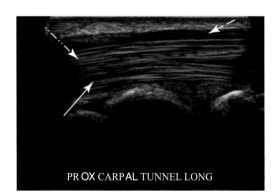

图34.16　正中神经矢状面。资料来源：Tempkin，B.B.
［2015］.Sonography scanning：Principles and protocols［4th ed.］St.Louis：Elsevier.

由于神经靠近表面，因此必须注意不要加压及扭曲测量值。

这是腕管综合征患者最常见的神经扩大点。

如果不计算比率，横截面积＜10 mm^2，则称正中神经正常。

下一步是确定正中神经比率，沿着前臂近端的神经走行，保持横断面。在距腕横纹12 cm处，再次测量位于前方的指浅屈肌和后方指深屈肌之间的正中神经。在这个位置，桡骨是最后方的骨性标志。

近端测量值除以远端测量值得到比率。任何高于1.4的比率被认为是腕管综合征。

在矢状面评估正中神经与肿胀有关。神经的低回声可能随着神经的束状模式而改变。

膝关节

膝关节由上方的股骨、下方的胫骨和两者之间的髌骨组成。透明软骨衬于股骨和胫骨的表面，在两个骨之间提供缓冲，有利于关节平滑的活动。膝关节是人体最大的滑膜关节，有几个滑囊，正常情况下有少量液体。髌上滑囊位于髌骨上方，股四头肌肌腱的后方。髌下滑囊位于髌骨的最远端边缘的下方，皮肤的深面。在这个区域开始扫查时，需要使用适量的耦合剂，不要挤压滑囊。滑囊的位置非常表浅，要注意避免用力过大将诊断性积液挤压出这个区域。髌下深囊也位于髌骨的下方，位于胫骨和髌腱之间（图34.17）。

两条前方的韧带很容易通过超声评估，即帮助稳定膝关节的位于髌骨上方的股四头肌肌腱和位于髌骨下方的髌韧带。更下方的肌腱似乎将髌骨连接到胫骨，根据定义，这将使其成为韧带，但上方的附着点实际上是股四头肌。髌骨被股四头肌腱覆盖并在一定程度上嵌入其中。

对膝关节外侧和内侧评估包括双侧半月板和内、外侧副韧带。半月板是纤维软骨，位于膝关节内侧和外侧的股骨和胫骨之间。这个软骨是厚的，富有弹性，起到稳定膝关节的作用，并作为膝关节的减震器。内侧和外侧副韧带走行于半月板的前方，附着在股骨和胫骨的内侧以及股骨和腓骨的外侧（图34.18）。

评估膝关节前方患者应当取仰卧位，微屈膝关节，在下方放置垫子以保持稳定。髌骨稍上方矢状面，最后方的骨性标志是股骨，髌骨在图像远端向前隆起。股四头肌肌腱的纤维结构可以帮助识别在髌骨的附着点。髌上滑囊表现为肌腱后方的低回声，脂肪垫使骨上方变圆。

滑囊在没有液体存在时不容易被显示，然而少量积液存在也是正常的（图34.19）。横向转动探头超声医师

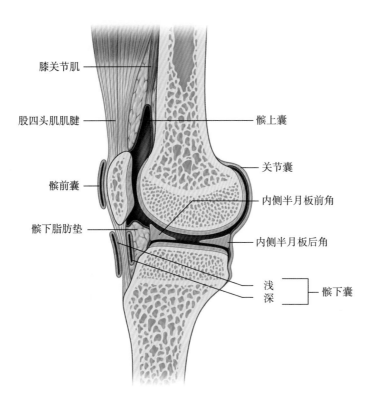

图34.17 膝关节解剖（滑囊和韧带）。资料来源：Soames，R.，& Palastanga，N.［2019］.Anatomy and human movement：Structure and function［7th ed.］.London：Elsevier.

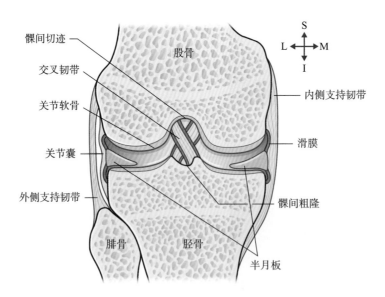

图34.18 膝关节解剖（韧带和半月板）。资料来源：Grant，A.，& Waugh，A.［2018］.Ross & Wilson anatomy and physiology in health and illness［13th ed.］.Edinburgh：Elsevier.

可以在短轴上观察相同的解剖结构。滑囊中的液体量可以在横向和矢状面上评估。同样推荐轻压扫查。

在非常轻的压力下，探头回到矢状面并向下滑动到髌骨远端。该处髌下囊位于皮肤表层下方、髌骨的远端。探头稍向上移动，显示髌韧带附着在髌骨/股四头肌的稍上方。在积液出现时，髌下深囊可能出现，更低回声的Hoffa脂肪垫使最后方的解剖变圆钝（图34.20）。

探头横向旋转以观察同一解剖位置的短轴，这可以帮助评估滑囊的积液量。然而，肌腱附着的整体在纵断面上最容易观察。

对内侧副韧带和内侧半月板的评估：让患者将腿向外旋转，保持膝关节微屈，在膝关节下方放置垫子以支持。探头应放置在股骨髁和胫骨之间的斜矢状面上，这是内侧半月板和内侧副韧带的两个骨性标志。低回声的半月板是股骨和胫骨之间三角形结构，然而韧带是高回声的，在两个骨骼的前方延伸（图34.21）。

评估外侧副韧带和外侧半月板也应当使用相同的步骤，除了外侧检查，患者应向内旋转腿部。同样，在膝关节的下方放置垫子以支撑。腿外侧副韧带的两个骨性标志是股骨和腓骨（图34.22）。对外侧半月板，股骨和胫骨是稍高回声的三角形半月板之间的骨骼标志（图34.23）。两个侧副韧带和半月板在纵断面上最易显示，无须横断面。

跟腱

小腿腓肠肌分为外侧部分和内侧部分。这两者汇合于比目鱼肌，这是小腿跟腱的附着点。

肌腱从比目鱼肌从后走行并附着在足跟的跟骨。跟腱是人体最大的肌腱，但在任何位置测量都不应超过6 mm。通常大多数撕裂都不发生在附着点，而是发生在近端2～6 cm处。在跟骨的附着水平上有两个滑囊，即皮下滑囊和跟骨后滑囊（图34.24）。

对跟腱的扫查：患者应处于俯卧位，足部垂在检查床的末端。如果足部无法处于这种方式，可以要求患者将足部以背屈的姿势放在检查床上。扫查开始于跟骨水平的矢状面。在肌腱附着在跟骨处可以显示肌腱的纤维结构。跟骨后滑囊沿着骨面位于肌腱的后方。在肌腱和滑囊的深面是Kager脂肪垫（图34.25）。

探头稍向小腿上方移动以继续评估肌腱。在后方，略高于跟腱，可以显示比目鱼肌，该处没有后方的骨性标志。

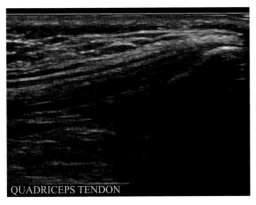
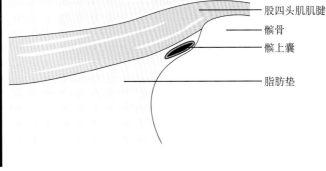

图34.19 股四头肌肌腱矢状面

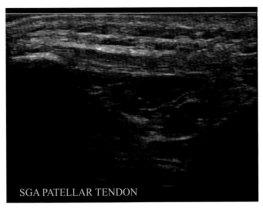
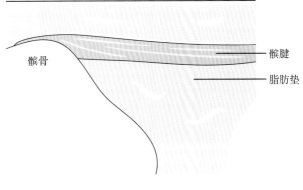

图34.20 髌腱的矢状面

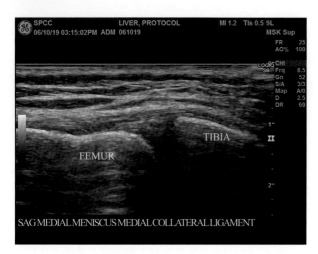

图34.21　内侧副韧带和内侧半月板的矢状面。在图像上可以看到上方的股骨和下方的胫骨

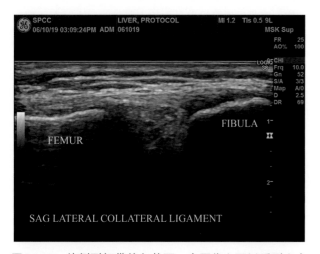

图34.22　外侧副韧带的矢状面，在图像上可以看到上方的股骨和下方的胫骨

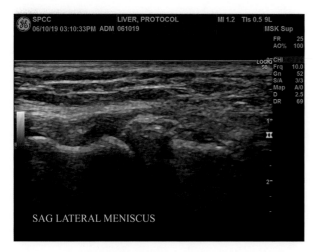

图34.23　外侧半月板的矢状面　股骨位于半月板的上方，胫骨位于半月板的下方

超声表现

如果超声医师缺乏扫查经验，肌肉骨骼（MSK）系统结构可能会是一个挑战。超声医师习惯于器官和血管的回声模式，以及相应的标志和特殊的边界。MSK解剖有特殊超声特征，用于识别，但是回声模式不同，周围的解剖结构通常不熟悉。在讨论了正常的超声表现之后，解剖层次将被概述并被称为解剖的每个部分。

超声医师通常不关注骨性结构，因为超声显示不佳并在诊断过程中使用很少，但是这点应当予以注意。不仅是骨性结构的异常，如骨折和关节炎性改变可以被识别，而且骨也是其他类型MSK结构的骨性标志。骨应当有光滑的回声表面和后方声影。应该寻找骨骼和透明软骨层的连续性。透明软骨是一层薄的无声衬层，沿着骨骼的轮廓分布。在纤维软骨区域，例如肩部的盂唇，软骨表现为毗邻骨骼的更高回声。

肌腱在长轴断面中更易显示，显示为高回声的纤维状。肌腱通常比韧带更亮，因为其中含有更多的胶原。肌腱的纤维应该更光滑和完整。肌腱沿着骨的轮廓，然后在与骨膜或纤维软骨连续的附着处逐渐变细。在横断面，肌腱纤维表现为鬃毛样，当被腱鞘覆盖时，它们可能含有少量液体，这将有助于显示。

韧带在纵断面最易显示，因为它们不像肌腱一样含有很多胶原，并且纤维更加紧密，韧带取决于周围的结构呈高回声或低回声，许多韧带毗邻于脂肪，相对于高回声的脂肪，韧带呈低回声。

识别韧带的一个有用的技巧是它应该跨越两个骨表面之间的界面。见图34.18膝关节内侧和外侧韧带的超声表现。

在纵断面，肌肉组织表现为条带样，由于其低回声的纤维束和高回声的肌束膜。条带样的任何断裂都表明可能存在肌肉撕裂或其他肌肉异常。在短轴面，肌肉纤维表现为斑点状。

神经在横断面中最易显示，表现为蜂窝状，这是由于低回声的纤维束，而周围的神经束膜表现为高回声。神经应与包裹整个神经的神经外膜有明显的回声边界。

在矢状面，神经为纤维状，内部混合的回声结构呈低回声或高回声，取决于周围的结构。例如，正中神经在腕部由于其周围是高回声的肌腱而呈低回声，但是向肱臂移动，在周围为肌肉时，呈高回声。见图34.15和图34.16腕部的正中神经超声表现。

超声医师应利用伪像来帮助诊断。后方声影帮助胆囊结石的诊断，有助于MSK扫查定位骨骼和其他钙化结构，甚至有助于寻找异物。后方回声增强有助于识别整个内部器官的囊性结构。MS超声扫查也能从伪像

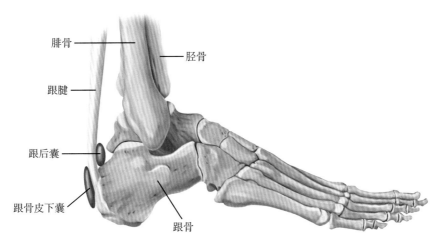

图34.24　跟腱的解剖。资料来源：Modified from Solomon，E.P.［2016］.Introduction to human anatomy and physiology［4th ed.］.St.Louis：Elsevier Saunders.

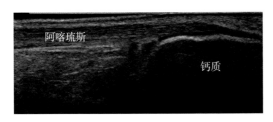

图34.25　跟腱的矢状面。资料来源：Tempkin，B.B.［2015］.Sonography scanning：Principles and protocols［4th ed.］.St.Louis：Elsevier.

中受益，以寻找浅表积液、脓肿或手指上可能的腱鞘囊肿。

　　MSK超声检查特有的一种伪影是各向异性。当超声波束不垂直于如肌腱或韧带的线性结构时，声波不会被传导以形成整个图像。由于许多MSK解剖结构的线性特性，如果不了解如何操作声束以对整个结构进行成像，各向异性会极大地影响诊断。由于缺少声束传导，该伪影看起来好像是解剖结构中存在缺陷。为防止误诊，超声医师必须学会使用探头将声束完全垂直于解剖结构的操作。

常用诊断检查

　　评估MSK系统的诊断性检查包括X线、CT和MRI。

　　X线使用电离辐射对MSK系统进行成像，重点是骨骼。还可以评估一些软组织区域。X线技师进行检查，放射科医师解释图像。

　　CT也使用辐射来产生解剖的横断面图像。CT技师进行检查，放射科医师解释图像。

　　MRI使用磁场来产生身体的横断面图像。这种成像方式是对MSK系统的许多部分（例如肌腱和韧带）进行成像的金标准。MRI技师进行检查，放射科医师解释图像。

实验室检查

　　没有相对的实验室检查符合肌肉骨骼病理学。

第35章

小儿超声

RITA UDESHI

目标

- 小儿超声的挑战。
- 给予小儿生长发育指南的器官正常测量值。
- 描述发育的器官的生理学。
- 描述小儿患者的器官超声表现。

- 描述超声在小儿患者的应用。
- 列出小儿患者器官的正常变异和先天异常。
- 描述小儿超声相关医师和诊断学检查。

关键词

髋臼——位于髂骨、坐骨和耻骨外侧表面连接处的大的杯型窝，球形的股骨头关节位于该处。

外阴性别不明——不正常的婴儿外生殖器，从其外观无法明确定义为男性或女性生殖器。

Vater壶腹——胰腺和胆管汇合处形成的膨大部分，开口于十二指肠的管腔。

胆小管——肝实质内的管道，聚集肝脏合成的胆汁，也称为毛细胆管。

脊髓圆锥——呈圆锥样的脊椎下段末端。

Cooper韧带——坚韧的、纤维状结缔组织条带，包绕在乳腺管和小叶的周围，对乳腺起支持作用，也称为悬韧带。

造血作用——在骨髓中，生成和发育血细胞。

角切迹——胃壁浆膜层表面的切迹，标志着幽门窦的起始。

圆韧带——位于镰状韧带游离缘的圆形纤维条索。被认为是胎儿脐静脉的残余物。

睾丸纵隔——沿着睾丸后缘的白膜的反折，从睾丸的上端到下端向中间延伸。

蔓状静脉丛——精索内的松散小静脉，有助于调节睾丸的温度。

腹膜——覆盖腹腔的浆膜，在腹腔脏器处反折。

初潮后——月经初潮以后。

性早熟——女孩和男孩提前进入青春期。

初潮以前——月经初潮以前。

幽门——胃与十二指肠之间的肌肉。

精子生成——精子在男性生殖器官中的生成和发育的过程。

硬膜囊——覆盖在脊髓和马尾的保护膜，马尾是支配盆腔器官和下肢的神经和神经根束。

青春期乳房发育——女孩乳房发育的表现，常发生于8～13岁。

白膜——覆盖在睾丸上的致密的纤维组织膜。

概述

诊断医学超声是小儿患者人群中广泛使用的成像方式，并相对其他医学影像技术有很多优点。超声相比CT检查和MRI更便宜，没有辐射，声束易于传导，特别是在小儿人群中，医师更倾向使用超声作为首选影像学检查。尽管扫查技术和人体解剖与成人相同，但是小儿超声影像需要一些特殊的知识和技术。例如，对于儿科超声医师来说，了解先天性异常相关知识至关重要。

需要儿科超声医师学习特定的儿科导向扫描，例如幽门评估、肠系膜血管旋转不良以及髋、颅和脊柱成像。由于儿童生长中身体处于发育阶段，故需要了解不同年龄组器官的正确大小以评估其生长发育的情况。

为儿童人群工作者需要有与对成人人群不同的态度和心态。例如，在检查期间，让儿童放松并保持不动是一项挑战性的工作。照顾患儿和家庭成员的焦虑和恐惧需要超声医师的理解和耐心。在儿科机构工作时，建议使用适合儿童的分散其注意力的物品。

552

正常测量值

器官	年龄组	超声测量值参考范围指南	备注
肝脏	<1岁	4～10 cm	儿童肝脏的大小和形态取决于儿童的年龄、性别、身高、体重和体重指数
	1～10岁	6.5～13.0 cm	
	10～19岁	7.5～16.0 cm	
门静脉		8～12 mm	门静脉的直径因年龄、呼吸循环、进食和姿势有关
胆囊壁		禁食时，<3 mm	
胆囊	0～5岁	2.5～4.2 cm	平均长度（cm）
	6～8岁	5.6 cm	
	9～16岁	5.5～6.1 cm	
胆管	0～5岁	0.8 mm	胆总管的直径（CBD）应≤3.3 mm
	5～10岁	0.8～1.8 mm	
	10～19岁	1.8～2.8 mm	
胰腺		直径（cm） 头部1～2 体部0.5～1.2 尾部1～2	在探头横断面上测量最大前后（AP）径
肾脏	0～2岁	4.5～7.0 cm	测量长度
	2～5岁	6.5～8.5 cm	
	5～10岁	8.0～9.5 cm	
	10～20岁	9.0～11.0 cm	
肾上腺		长度：1.0～3.5 cm 宽度：0.2～0.5 cm	长度是肾上腺矢状面或冠状面扫查中的最大长度 宽度是肾上腺任一支的最大厚度 腺体的平均宽度为0.3 cm
脾脏	0～2岁	5～8 cm	脾脏的大小与儿童的年龄和体重指数之间存在直接关系
	2～5岁	8～10 cm	
	5～10岁	10～12 cm	
	10～20岁	12～13 cm	
幽门		幽门管长度≤17 mm 肌肉厚度≤3 mm	早产儿为临界的肌肉厚度 肌肉厚度是单个肌肉低回声壁的直径测量
阑尾		最大外缘直径≤6 mm 壁厚度≤3 mm	正常的阑尾具有可压缩性
子宫		近似平均长度×宽度（cm）	由于母体激素的刺激，新生儿中可以看到成人形态的子宫
	6～8周	3.5 cm×1.2 cm	子宫颈与子宫体的比例约为2:1。在这个年龄通常看不到子宫内膜
	8周至8岁	（2.5～3.3）cm×1.0 cm	约8岁时，平均总子宫大小，主要是子宫体的大小，比子宫颈的比例增加得更
	8～13岁	（5～8）cm×3 cm	多。子宫颈与子宫体的比例变为1:1。在这个年龄也可以看到子宫内膜，其
	13⁺岁	（7～8）cm×3 cm	厚度取决于月经周期的阶段 子宫颈与子宫体的比例变为1:2或1:3，器官呈梨形，青少年时期就像成人子宫
卵巢	0～1岁	平均1 cm³	卵巢可能短而厚，也可能长而薄。因此体积计算公式首选（长×宽×高）/2＝
	1～2岁	0.7～0.8 cm³	体积（cm³）
	2～8岁	0.8～1.1 cm³	
	8～13岁	1.1～4.2 cm³	
	月经后	9.8 cm³	
甲 状 腺 大 小 （cm）	0～12岁	（2～3）×（1.0～1.5）× 　（0.2～1.2）	甲状腺大小计算公式为长×宽×高
	13～15岁	（5～8）×（2～4）×（1.0～2.5）	
甲 状 腺 体 积 （ml）	0～5岁	2.5～5.5 ml	甲状腺的形状、大小和体积随年龄和性别而变化
	5～10岁	5.5～10.0 ml	甲状腺体积是两个腺体体积的总和（不包括峡部）
	10～15岁	8.5～17.5 ml	体积公式（cm³）：长×宽×高×0.52
乳腺			乳房的大小和形状变化很大，取决于年龄、发育阶段和脂肪量

续表

器官	年龄组	超声测量值参考范围指南	备注
睾丸		平均体积（cm³）	睾丸体积计算公式：体积（cm³）＝长×宽×高×0.523
	青春期前	1 cm³	年龄较大的儿童阴囊壁的平均厚度在 3～6 mm
	青春期后	1.5～13 cm³	
	成人	15～19 cm³	
脊髓	妊娠早期	脊髓圆锥位于 L_4 以下	婴儿正常终丝厚度＜2 mm
	妊娠晚期/出生后	正常的脊髓圆锥终止于 L_2 或以上	健康婴儿圆锥的尖端通常在 $L_1～L_2$ 椎骨水平。
髋关节		α角≤60°	根据 Graf 分类，β角仅用于区分髋关节 1a 型和 1b 型，以及 2c 型和 2d 型

本章的重点是强调不同儿童年龄组的基本扫描技术、步骤和要求，以及正常的解剖学发育。本章包括常见儿科检查的基础知识，包括肝脏、胆管、胰腺、幽门、阑尾、脾脏、肾脏、肾上腺、男性和女性生殖器官、乳房、甲状腺、脊髓和髋部。

肝脏

作为体内最大、最重要的富血供器官，肝脏位于右上腹腔并向左腹部延伸，小儿尤其明显。肝脏是腹膜间位器官，大部分被腹膜覆盖。肝脏没有被腹膜覆盖的后上部分，称为裸区。

肝脏重要的功能有合成蛋白质和激素；排泄代谢废物；脂质、胆汁酸和营养物质的代谢；储存葡萄糖和其他必需矿物质。肝细胞执行肝脏的大部分功能。

超声应用

超声被用来评估门静脉高压、先天性异常、胆道闭锁或由于创伤导致的肝脏撕裂伤。寻找任何可疑的肿块，原发性肿瘤或代谢性疾病，或任何肝周异常积液。为肝移植患者做移植前和移植后的评估。由于血色素沉着病导致巨细胞肝炎的新生儿发生急性肝衰竭是新生儿肝移植的主要适应证。囊性肝纤维化、特发性肝炎、血管畸形和肝性脑病是肝脏超声检查的指征。非酒精性脂肪性肝病（NAFLD）、Wilson病、Byler病、阻塞性肝病、自身免疫性肝病、药物性肝病和代谢性肝病都是检查的指征。

超声表现

小儿肝脏的超声表现与成人相似。光滑均质的正常肝脏位于右上腹（RUQ），肝左叶跨过腹正中线向左延伸。在小儿肝脏超声中可以发现肝脏周围有薄的、高回声被膜围成的锐利边缘。

在出生后的前几天（图35.1），肝脏的回声质地相对于邻近肾皮质表现为等回声或高回声（图35.2）。

血管
- 肝脏血管表现为每个扫查断面内的无回声管道。
- 门静脉为高回声的管壁，正常情况下，为朝向肝脏的单相波形。
- 门静脉波形的改变，如波形低平、双向血流、血流反向，这些都提示充血性心力衰竭和（或）右心房压升高引起的门静脉高压。
- 胆管位于门静脉的前方，可以通过彩色多普勒区分血管和胆管。
- 扩张的胆管表现为双管征。

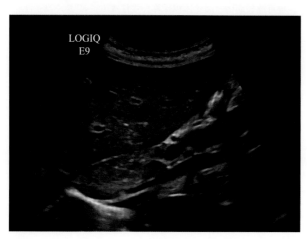

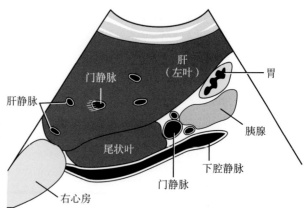

图35.1　5岁儿童肝脏的左内侧和尾状叶的长轴切面。注意高回声的门静脉管壁和无回声的肝静脉。锐利的肝下缘和尾状叶边缘。资料来源：由 Susanna Ovel，Sacramento，California 提供

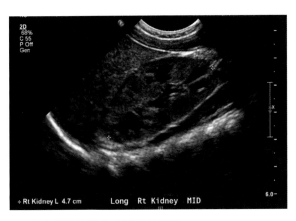

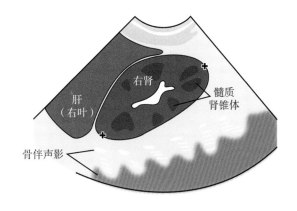

图35.2　患者仰卧位时的右肾长轴切面

● 肝动脉可以在肝门处门静脉主干的前方和胆总管的内侧看到。肝动脉为向肝血流。

● 正常肝动脉应表现为低阻、在整个心室舒张周期为连续性前向血流。禁食患者的正常阻力指数（RI）为0.70，进食后，正常肝脏的RI增加40%，但是在肝病患者中，RI增加小于10%～12%。超声医师应当注意这个现象。

● 肝静脉的血流正常情况下为离肝血流。

● 小儿人群中三条肝静脉均为单向波形很常见。

● 新生儿的肝内血管可能难以辨别。

变异和异常

● 内脏反位。

● Riedel叶。

● 先天性肝左叶缺如。

● 肝叶形态和大小的变异。

胆道

胆汁由肝细胞产生，是由水、盐、碳酸氢根离子、磷脂、电解质、色素、胆固醇和甘油三酯组成的碱性混合物（pH为7～8）。胆汁盐帮助将维生素D转化为钙使用所需的形式。乳化作用分解大的脂质（脂肪）小球。胆汁盐和磷脂在小肠中充当乳化剂并帮助脂肪消化。肝脏产生的大部分胆汁储存在胆囊中，直到摄入脂肪食物发出信号而释放。

胆道由胆囊（小的梨形囊袋，位于右上腹）和胆管组成，胆管将胆汁通过肝脏，从胆囊输送到十二指肠。胆小管通过大的左、右肝管运送胆汁，左、右肝管汇合形成肝总管。肝总管与从胆囊发出的胆囊管汇合，将胆汁运送到胆囊。胆总管是将浓缩的胆汁从胆囊带走的胆管部分，还通过胆囊管向十二指肠输送胆汁，通过提供乳化剂帮助食物消化过程。

胆囊动脉向胆囊供血。胃右动脉、肝固有动脉、胃十二指肠动脉、胰十二指肠动脉向胆管供血。引流胆管的静脉通常与动脉平行。通常，胆囊的静脉引流到门静

脉右支（RPV）。

超声应用

超声评估儿童胆囊的指征通常是提示胆结石和急性胆囊炎的症状。包括右上腹部疼痛和（或）压痛、恶心和呕吐、黄疸和发热。

超声也可以帮助评估先天性畸形、管壁增厚、胆泥、积水、胆道闭锁、肿块、息肉、胆囊扭转、胆囊静脉曲张、外伤、肝内胆汁淤积综合征、Alagille综合征、Byler病、胆总管囊肿、Caroli病、肝外胆管自发性穿孔、胆栓综合征、胆管炎性疾病、胆道梗阻、胆囊管结石和胆管肿瘤。

超声表现

在小儿人群评估胆囊和胆道时需要禁食。婴儿需要禁食4小时使胆囊充盈，更大一些的儿童需要禁食6～8小时。

正常胆囊纵断面显示为梨形结构，横断面为圆形或椭圆形结构，并有薄的高回声囊壁，无回声的囊腔，后方回声增强（图35.3 A）。胆囊位于主肝裂到肝圆韧带的右侧、肝下缘后方，右肾前方（图35.3B）。沿右肋缘扫查到锁骨中线或肋间之间可用于定位胆囊。应报告探头直接压在异常出现的胆囊上引起压痛此为Murphy征。在测量胆囊壁时，应仅测量前壁。

正常新生儿的胆总管通常可以探查，在长轴切面上、门静脉的前方（图35.3C）易于扫查。多普勒常被用来确定肝动脉的位置。

变异与异常

胆道血供的解剖变异较常见。

胆囊

● 发育不全：胆囊没有发育。

● 重复：可观察到重复胆囊管。

● 分隔：胆囊内分成相互连通的隔室。

● 发育不良：胆囊发育不良。

● 双叶：沙漏形变异。

● 游走胆囊：胆囊通过胆囊管附着于周围的结构。

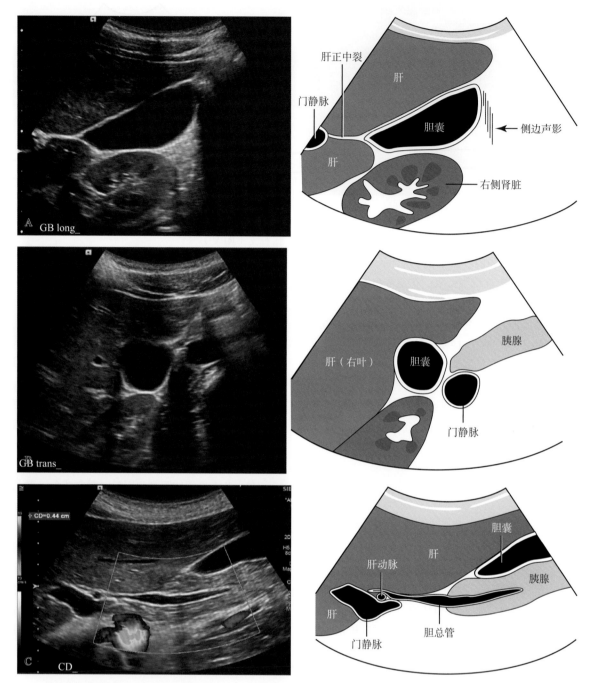

图35.3　A.胆囊长轴切面显示特征性的梨形结构，位于右肾的前方。主肝裂表现为位于胆囊和门静脉右支之间的高回声的线。B.胆囊的纵断面。右肾位于胆囊的后方。C.胆总管的纵断斜切面显示胆总管位于门静脉的前方，指向胰腺头部。资料来源：Hagen-Ansert，S.L.［2018］.Textbook of Diagnostic Sonography［8th ed.］.St.Louis：Mosby.

- 沙漏胆囊：胆囊体部和底部之间有间隔。
- Phrygian帽：胆囊底部部分折叠到胆囊上，是最常见的变异。
  胆管
- 胆道闭锁。
- 副胆管。
- 胆囊管插入异常。
- 胆管囊肿。

胰腺

胰腺是一个柔软、无包膜的腹膜后位器官，位于上腹和左季肋区的L₂水平。它从右侧的十二指肠到左侧的脾门横向斜形走行于腹膜后间隙。作为一个内分泌器官，胰腺分泌胰岛素和胰高血糖素。胰岛素分泌异常会导致体内代谢紊乱。高血糖症是体内血糖水平慢性升高，表现为糖尿病的症状。作为一个外分泌器官，胰腺向消化道分泌胰液和消化酶。胰液对消化很重要，通过胰管运输，经过Vater壶腹进入十二指肠。

超声应用

超声用来评估外伤患者的急性胰腺炎、多器官疾病、自行车把手损伤、运动损伤、胆囊结石和胰腺及肝脏导管解剖学发育异常。

囊性纤维化（CF）是最常见的儿童先天性胰腺疾病之一。CF患者胰腺内运送消化酶的管道被黏液和蛋白质堵塞。

超声的其他应用有诊断先天性囊肿、Shwachman-Diamond综合征、相关的胆道疾病、上腹部包块。胰腺良性和恶性肿瘤在小儿人群中很罕见。

超声表现

胰腺正常的超声表现为相对于肝组织的等回声或高回声。早产儿的胰腺回声高于足月儿。在小儿各年龄组中可见均匀光滑的实质或略呈分叶状的外观（图35.4）。胰管在横断面上表现为线性低回声结构。

具有不同头部大小的凸阵探头（5.0～8.0 MHz）用于对小儿胰腺扫查。婴儿和新生儿需要小头部探头，而年龄大的儿童和肥胖患者需要低频探头。

患者平卧，使用横向、矢状和冠状方法扫查胰腺。使用头部-尾部的方法扫查整个腺体。

通过将探头放置在中线稍右侧并倾斜可以更好地探查胰腺头部和沟突。将探头横向放置在剑突右下方易于扫查胰腺的颈部和体部。对于尾部的扫查，可以将探头横向放置在中线稍右处并旋转探头直到其与尾部平行，或使用左肾为声窗做冠状切面。在儿童中，通常会看到尾部略大于头部或颈部。

变异和异常

胰腺的先天变异与胰腺发育中的腹部及背部的胰腺芽部融合的复杂过程有关。除非特别关注十二指肠和胰腺头部，否则超声很难发现胰腺的先天性异常。

正常变异

● 发育不全。
● 先天性囊肿。
● 环状胰腺。
● 胰腺分裂症。
● 异位胰腺。

泌尿系

肾脏为腹膜后位器官，蚕豆形，位于椎骨两侧腹壁后方，是泌尿系统的主要器官。血液通过肾脏排出废物并调节液体和电解质含量。产生尿液，尿液通过输尿管从肾脏运送到膀胱。

在胎儿发育时期，肾脏从骨盆上升到腹部。肾单位为肾脏的功能单位，在妊娠8周开始工作。足月婴儿的肾单位数量与成人相同。

超声应用

灰阶和多普勒超声是评估肾脏和膀胱的首要成像模式。超声可以帮助评估肾脏大小、长度、宽度和形态。可以确认肾脏的位置并有助于评估肾脏与其他器官相对的血管分布和回声强度。也可以区分实性和囊性病变。超声在检查泌尿系疾病中发挥重要作用，如产前肾积水和泌尿系感染。其他肾脏超声的适应证有钝性创伤、高血压、肾衰竭、泌尿系结石和钙化、移植肾、先天性发育异常、肾动脉栓塞、可疑的肾静脉血栓、多囊肾、原发或继发性恶性肿瘤、巨输尿管症和其他肾脏、输尿管或膀胱异常。超声也可以帮助诊断输尿管盆腔交界处（UPJ）梗阻和后尿道瓣膜（PUV）出口梗阻。

超声表现

高频的凸阵、Vector或线阵探头用来扫查小儿肾脏。在纵断面（OL）和横断面（OT）获取图像。肾脏图像

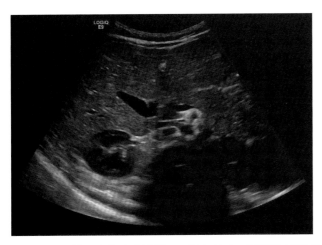

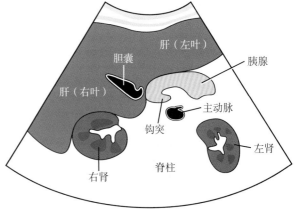

图35.4　6月龄儿童的胰腺横断面。注意钩突、胰管和无回声的胆囊；同时显示双肾和肝圆韧带。资料来源：由Susanna Ovel，Sacramento，California.提供

可以在平卧位、卧位或俯卧位获得（图35.5）。右肾在患者取平卧位或左侧卧位以肝脏作为声窗时易于探查。左肾在患者取平卧位或右侧卧位以脾脏作为声窗时易于探查。卧位可以准确测量每个肾脏的长度。

必要时也可以得到彩色血流和能量多普勒图像。

在肾脏超声扫查时常规获取膀胱图像。彩色多普勒可以正常观察到膀胱内输尿管射尿现象。

年龄较大儿童肾脏的超声表现与成人肾脏相似，但是新生儿肾脏表现有显著不同。相对于年龄较大的儿童，婴儿的肾窦回声减低，这是因为婴儿缺少脂肪。新生儿肾脏相对于肝脏常表现为高回声，因为不成熟的肾皮质的肾小球密度更多，因此增加了界面反射（图35.6）。

肾皮质的回声在出生后逐渐降低，到4~6个月时，相对于肝脏，肾脏应表现为低回声。在大于4~6个月的儿童中观察到肾脏回声增强应报告为非典型发现。

无论年龄，肾锥体相对于肾皮质表现为低回声，因此，新生儿正常较薄的高回声皮质伴有较大的肾锥体，不应被误认为是扩张的肾盏、肾囊肿、瘢痕或缺血性改变。

变异及异常

需要注意的是，正常的Bertin肾柱在儿童中可能会表现为肥大。

肾脏

- 胚胎期分叶状肾。
- 皮质融合缺陷。
- 复合肾盏。
- 驼峰肾。
- 重复集合系统。
- 副肾动脉。

上尿路

- 肾缺如。
- 肾发育不全。
- 异位肾，马蹄肾。

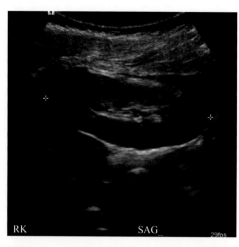
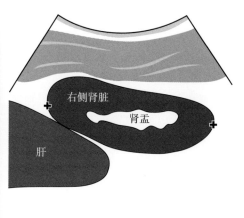

图35.5　肾脏的俯卧位。注意在这个切面上肝脏位于肾脏的后方，在婴儿中，俯卧位比平卧位能够更准确地测量。资料来源：由M.Robert DeJong，Baltimore，Maryland提供

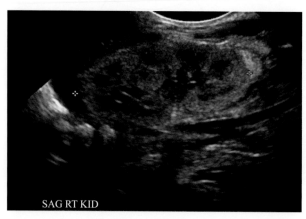
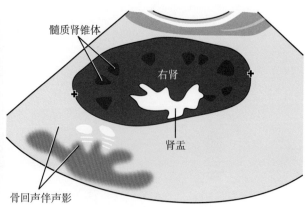

图35.6　正常的新生儿肾脏，注意相对于肝脏的回声增高。这在新生儿中是正常的，由于肾皮质中含有更多密度的肾小球。6个月后，相对于肝脏，肾脏的回声减低。资料来源：由M.Robert DeJong，Baltimore，Maryland提供

- 交叉融合异位。
- 分叉形输尿管。
- 重复肾。

下尿路
- 原发性巨输尿管。
- 输尿管异位。
- 输尿管膨出。
- 原发性膀胱输尿管反流（VUR）。

膀胱
- 脐尿管异常。
- 重复膀胱。
- 膀胱憩室。
- 泄殖腔异常。
- 梅干腹综合征（Eagle-Barrett综合征）。

肾上腺

肾上腺是一对内分泌器官，位于每侧肾脏的上内侧。肾上腺是腹膜后位器官。

肾上腺包括两部分：外层的皮质和内层的髓质。肾上腺皮质分泌的内分泌激素影响体液和电解质稳态和代谢，促进正常的骨骼发育和生殖器官。肾上腺髓质分泌肾上腺素和去甲肾上腺素。这两种激素主要控制对压力的生理反应，即战斗·或逃跑反应。

超声应用

肾上腺超声的常见适应证有评估先天性异常、出血导致的肿块，原发性和继发性恶性肿瘤、脓肿和肿瘤、囊肿和肾上腺增生。

超声表现

新生儿和儿童的肾上腺的超声检查可以使用线阵、高频的凸阵或单矩阵探头。平卧或侧卧位扫查肾上腺。

新生儿的肾上腺更大、更易观察。在新生儿中，肾上腺表现为厚的、低回声皮质包绕薄的高回声的髓质。出生后皮质很快萎缩。右侧腺体可能表现为倒转的Y形或V形（图35.7 A）·，左侧的肾上腺为线形（图35.7B）。1岁后，肾上腺与成人相似，皮质和髓质常难以区分。

正常肾上腺表面光滑，无局灶性或结节性增大，但厚度均匀。

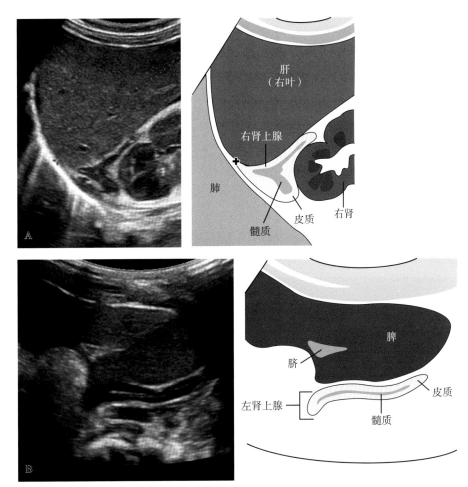

图35.7 A.典型的右肾上腺。B.通过长脾和左侧肝的左侧肾上腺的后斜横断面。注意低回声皮质和中央高回声髓质。可以看到肝圆韧带（在镰状韧带的游离缘内）划分脾肝界面。资料来源：由M.Robert DeJong，Baltimore，Maryland 提供

变异及异常

- 肾上腺缺如。
- 发育不全。
- 副肾上腺。
- 融合异常。

脾脏

脾脏是人体主要的腹膜间位、淋巴器官。位于左上腹，胃底和左侧膈肌之间，被胸腔保护，是由白髓和红髓组成的海绵状器官。

脾脏行使多个功能，如防御、造血、储存血液以及破坏旧的血细胞和血小板。在出生前产生红细胞，被认为出生后为患有极度贫血和溶血性贫血的人产生红细胞。

超声应用

小儿脾脏的超声检查包括评估先天性异常、镰状细胞疾病、脾大以及脾脏的大小、形态和位置。

脾脏可能受炎症、感染和肿瘤疾病的影响。因此超声也用于评估原发性和继发性脾脏疾病，如淋巴瘤、表浅肿物和撕裂伤。在小儿人群中也发现了脾脏出血、扭转和破裂。超声检查有助于评估梗死和钝性创伤或急性腹部损伤的情况，以排除血肿、裂伤和（或）游离液体。

在评估疑似坏死、血管肿瘤和恶性肿瘤时，需要对脾脏血管系统进行多普勒检查。

超声表现

正常脾脏表现为均匀的、回声与肝实质相似或高回声，比正常肾皮质回声更强。脾门处可见无回声的脾脏血管。应至少在一张图像中包含左侧胸腔（图35.8）。

在脾门水平使用冠状面测量长度是儿科临床组的标准。

变异及异常

脾脏先天性异常包括脾小叶、裂隙和副脾。脾小叶一般从脾下极向中间延伸，可能会位于左肾上极的前方。脾裂隙是脾脏边缘的变异。副脾是靠近脾门的圆形、均匀的结构，约4cm，回声与邻近的脾实质相同。

其他先天性变异包括：

- 游走脾脏。
- 脾扭转。
- 脾大。
- 多脾。
- 无脾。
- 内脏转位。

获得性异常包括镰状细胞疾病患者的小脾脏。

幽门

幽门是胃和十二指肠第一部分之间的环形肌肉。它是胃远端的漏斗状结构，在十二指肠幽门缩窄处与十二指肠相连。当胃充盈时，幽门瓣开放，控制部分消化的食物从胃流入到十二指肠。幽门括约肌阻止食物反流入胃。

超声应用

肥厚性幽门梗阻是婴儿最常见的需要手术治疗的异常。当婴儿在进食后不久出现非胆汁性喷射性呕吐时，评估幽门是对肥厚性幽门梗阻的诊断性超声的"金标准"。

超声表现

幽门最易在横断面扫查，将肝脏作为声窗，位于正中线的稍右侧及胆囊的内侧。使用平卧位及右侧卧位。确定充满气体或液体内容物的胃，然后沿胃小弯向内下方直到扫查到幽门窦（图35.9）。角切迹是胃壁浆膜表面的一个切迹，标志着幽门窦的开始。十二指肠比幽门壁薄，所以十二指肠第一部分很容易识别。在十二指肠交界处可以看到另一个切迹，称为十二指肠幽门部。

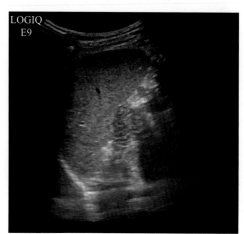

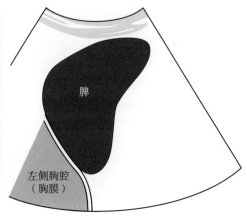

图35.8　3岁儿童的脾脏长轴切面。资料来源：由Susanna Ovel，Sacramento，California.提供

管道的测量从胃窦到十二指肠。正常管道的长度<15 mm。幽门壁的厚度的测量用来评估肥厚性幽门梗阻。

正常的幽门肌壁厚度<2 mm，尽管正常幽门、胃炎和幽门痉挛的厚度可能在2～3 mm。通过临界测量，观察胃内容物通过管道来排除幽门梗阻。

测量值>3 mm诊断为肥厚性幽门梗阻。肥厚性幽门梗阻的超声征象包括由于环状幽门黏膜反折入胃窦导致的黏膜鸟嘴征或肩样征；横断面中肥大的低回声幽门肌肉包绕高回声黏膜形成的甜甜圈或靶环征，并且在实时成像中无法看到胃内容物通过幽门管道移动（图35.10）。

变异及异常

幽门闭锁是一种先天性异常，为幽门完全梗阻。

阑尾

阑尾是管状、盲袋，从人体右下腹的盲肠发出。阑尾为腹膜间位器官。阑尾携带淋巴组织和有益的肠道细菌，它们分别在免疫和人体消化中起重要作用。

超声应用

与临床诊断相关的超声检查是小儿人群中急性右下腹疼痛中评估阑尾的首选检查方法，因为脂肪越少，越容易识别儿童的阑尾。

超声表现

超声是儿童和青年成人扫查阑尾最广泛应用的检查方法。成功的获取图像有赖于经验。

阑尾位于右下腹，在盲肠的下端，末端回肠的后外侧。正常的盲端、管状结构、无蠕动，阑尾易于压缩，并表现为低回声和高回声交替的环状。在横断面上为靶环征。无论是在横断面还是纵断面，正常的阑尾都易于压缩（图35.11A～C）。

由Puylaert表述的逐级压缩方法用来移开覆盖的肠气和识别阑尾；首先在横断面识别升结肠，为最右外侧的结构。然后，向下移动探头到回盲部并加压。在适当压力下可以看到髂血管和腰大肌。阑尾应当位于这些结构的前方。

阑尾和周围区域的图像应当在两个切面上获得，并

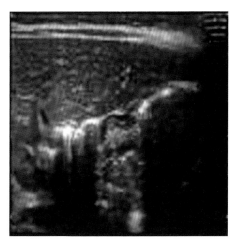
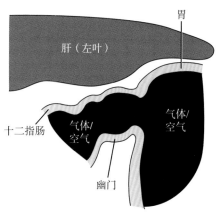

图35.9　正常幽门。注意气体可以在幽门管两端观察到。资料来源：由Joy Guthrie，Fresno，California.提供

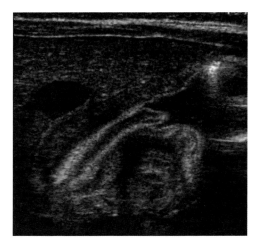
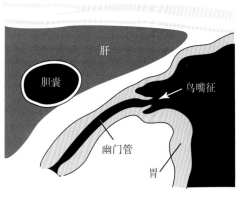

图35.10　异常幽门。注意后壁和幽门管的黏膜鸟嘴征，并且胃内容物不能通过幽门管。资料来源：由Joy Guthrie，Fresno，California提供

有加压和不加压的灰阶图像。多普勒被用来评估充血，在阑尾壁的血流增多和周围组织炎症。

对于阑尾炎和阑尾穿孔病例，建议在常规检查中进行四象限积液扫查。右下腹游离液体是阑尾炎的重要继发征象。肠系膜脂肪回声增高是阑尾炎的另一个继发征象。超声医师应评估对侧，因为它不会显示脂肪回声增高的变化或多普勒血流增加提示的周围组织炎症。

变异及异常

- 缺如。
- 重复阑尾。
- 额外的阑尾动脉。
- 马蹄阑尾。

女性盆腔

女性盆腔中子宫是一个梨形器官。前方是膀胱，后方是直肠。

子宫有三层结构：内层的子宫内膜，中间的肌性子宫肌层，外面的浆液性子宫浆膜层。子宫内膜是在月经周期增厚然后脱落的内层。

子宫有三个主要的部分——底部、体部和颈部。颈部的下段突出成为阴道。阴道是一个弹性的肌性管道，连接子宫和外阴。

卵巢为成对的实质性生殖器官，位于女性盆腔的两侧。足月婴儿的卵巢为细长型，位于假骨盆的后侧。在

月经初潮期，卵巢移入真骨盆，成为杏仁性实性结构。卵巢中成熟卵泡分泌雌激素和黄体酮以调节月经周期。排卵时，在垂体激素刺激下，女性生殖细胞卵子被从卵泡中排出。女性卵巢与男性睾丸同源。输卵管是卵子进入子宫和精子进入卵巢的管道。受精卵植入子宫，胎儿发育。

超声应用

在小儿人群中，经腹超声被广泛应用于评估女性骨盆。在婴儿中，女性骨盆的超声应用包括评估可疑的盆腔肿块或产前发现的附件囊肿。超声也可以在外阴性别不明的病例中确认儿童的性别。在原发性和继发性阴道梗阻的情况下，也可以在新生儿中发现子宫阴道积水。

在青春期前和青春期女性中，超声用于识别发育异常，评估子宫和卵巢是否有性早熟、青春期延迟、月经功能障碍和不规则、卵巢扭转、卵巢肿块和囊肿、良性和恶性病理学、盆腔炎、多囊卵巢综合征（PCOS）、附件肿块和囊肿、性腺发育不全以及罕见的宫内和异位妊娠病例。

超声表现

女性骨盆的超声表现随年龄和激素刺激而变化。凸阵或线性探头的使用取决于患者的年龄和体型。经腹超声是评估小儿女性骨盆的首选方法。如果条件允许，可以使用经会阴和经阴道超声检查。

在经腹超声检查中，使用充盈的膀胱作为声窗，在

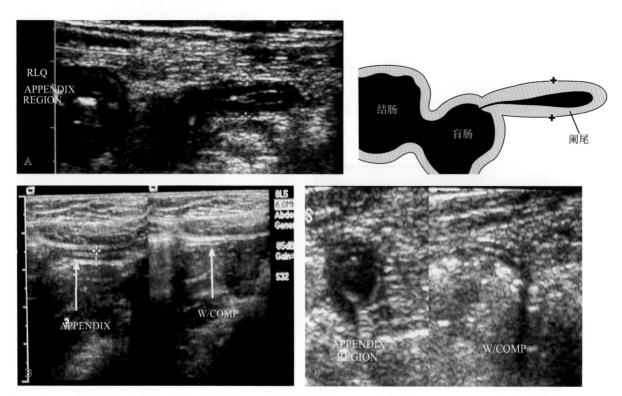

图35.11　A.两个测量点之间为正常阑尾的长轴。B.正常阑尾纵断面，不伴有和伴有压缩。C.正常阑尾横断面，不伴有和伴有压缩。资料来源：由Joy Guthrie，Fresno，California.提供

纵断面和横断面上获得子宫和卵巢的图像。彩色和脉冲波多普勒用于评估和描述卵巢血流和其他盆腔肿块。

在经腹盆腔超声检查中，由于母体激素的影响，新生儿子宫看起来较大，呈梨形或圆柱形，子宫内膜突出。低回声晕包绕高回声子宫内膜层代表子宫内膜。可以看到子宫颈的直径等于或大于子宫底。

新生儿期之后，子宫变小，呈均质管状结构。子宫颈与子宫体的比例约为2:1。在这个年龄通常看不到子宫内膜。从婴儿期到约8岁，子宫和子宫颈的长度、高度和宽度几乎没有变化（图35.12）。约8岁后，子宫体的大小与子宫颈成比例地增加。子宫颈与子宫的比例变为1:1。在这个年龄段也可以看到高回声的子宫内膜，其厚度取决于月经周期的阶段。青春期女性宫颈与体部的比例变为1:2或1:3，器官呈梨形外观，与成人子宫相同。

卵巢的位置取决于儿童的年龄。一般来说，刚出生时位于阔韧带的上缘，但可以在从肾脏下缘到骨盆的任一腹股沟管的任何地方找到它们。

在未成熟卵巢的扫查时，发现无数的无回声未刺激的卵泡或小囊时正常且常见的。婴儿的卵泡直径为5～7 mm，新生儿由于母体激素的刺激，直径＞9 mm。

月经初潮后的女性，卵巢增大。青春期后，卵巢进一步下降到骨盆深处，位于子宫的后内侧。

卵巢的多普勒频谱波形和RI随月经周期而变化。在月经早期（第0～7天）和晚期（第18～28天），卵巢的RI可能增高（接近1.0），很低或无舒张期血流。

在月经中期（第8～17天），RI依然相对很低（0.5～0.6），舒张期血流增加。

经腹超声正常情况下不易看到输卵管，除非其异常。阴道表现为小的管状低回声结构，位于膀胱的后方。

变异及异常

子宫

* 子宫缺如。

* 子宫发育不全。

阴道

* 原发性阴道闭锁。

* 由于横膈膜或分隔导致的阴道梗阻。

甲状腺

甲状腺是成对的富血供的内分泌器官，位于颈部中线。在人体胚胎时，甲状腺出现的很早。自妊娠7周，分为两个叶，中间由峡部相连。甲状软骨，又被称为"亚当的苹果"，位于甲状腺叶上缘的上方。甲状腺体部位于环状软骨的水平，下缘位于第5和第6气管环。甲状腺后外侧以颈总动脉和颈内静脉为界，食管位于甲状腺左后侧和气管外侧。胸锁乳突肌和带状肌位于每侧甲状腺叶的前外侧，而颈长肌位于每侧甲状腺叶的后外侧。

甲状腺是人体最大的内分泌器官，主要功能是控制基础代谢率（BMR）。腺体由垂体分泌的甲状腺激素激活，需要碘来处理其主要激素甲状腺素。

超声应用

甲状腺超声是小儿人群中评估甲状腺的准确且有价值的方法。超声可能提供关于甲状腺位置、大小、形态、血管和组织特性的重要信息以及相关的实性和囊性病变。甲状腺超声有助于确定甲状腺超声有助于确认体格检查的结果并增加与实验室检查结果相关的信息。甲状腺超声对于患有先天性甲状腺功能减退症的婴儿以及评估体格检查发现的任何甲状腺结节非常有用。甲状腺超声的其他适应证是评估腺瘤、囊肿、甲状腺癌、甲状腺肿、弥漫性甲状腺疾病和自身免疫病，如桥本甲状腺

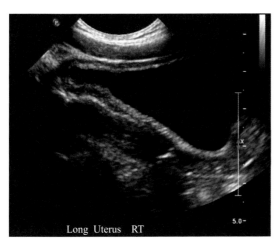

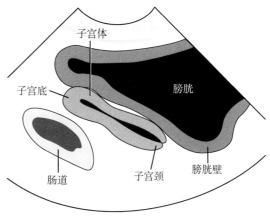

子宫体

膀胱

子宫底

子宫颈

膀胱壁

肠道

Long Uterus RT

图35.12　3岁儿童的子宫长轴切面。注意子宫颈的长度大于子宫体的长度（见前缘角）

炎和Graves病。

超声表现

高频线阵探头用于对小儿甲状腺行超声检查。需要获得两个甲状腺叶的横断面和纵断面以及峡部的横断面图像。正常小儿甲状腺表现为均质的双叶结构，中间由峡部连接。正常腺体表现为相对于周围组织及肌肉的高回声。低回声的气管位于峡部的后方。

横断面食管为含气的肌性环，位于甲状腺左叶的正后方。如果可能，锥状叶从峡部向上延伸。充满胶体回声物质的小囊肿（＜1 cm）是正常表现。相对于腺体，肌肉呈低回声。彩色多普勒超声证实实质中的小血管。在每个腺体的后外侧可以看到颈总动脉和颈内静脉。

变异及异常

- 发育不全引起的先天性甲状腺功能减退。
- 内分泌障碍。
- 中枢性甲状腺功能减退。

乳房

乳房是位于胸腔前方的乳腺。乳腺发育是一个复杂的生物学过程，只要依赖于激素，发生于女性的一生。

Tanner分段系统被广泛用来衡量乳腺发育的分类方法。这个系统将女性乳腺发育从青春期前的女性到成熟的女性分为5个阶段（图35.13）。

女性乳腺的主要功能是产生和分泌乳汁。乳房功能性腺体组织位于浅筋膜和深筋膜内。胸大肌和胸小肌位于深筋膜和腺组织的后方。乳房通过称为Cooper韧带的纤维结缔组织带与皮肤相连。从乳房中心突出的圆形纤维肌肉突起称为乳头。乳头周围的小圆形色素沉着皮肤区域称为乳晕。乳房的支撑单位为基质，由脂肪和结缔组织组成。

超声应用

小儿乳腺超声应用通常包括识别先天性疾病、感染、肿物或局灶性肿块或评估男性乳房发育或单侧乳房发育。

在婴儿期和青春期之间，乳房几乎没有发育，组织由被结缔组织包围的小导管组成。在一些男性和女性中，由于母体激素的刺激，这些管道在出生后立即扩大。可触及的乳晕下结节是婴儿乳房超声检查的常见指征，儿科超声医师应该知道导管扩大可能会持续到1岁。

超声表现

乳房的超声表现随大小和年龄变化。高频线阵探头用于乳腺超声检查。青春期乳房发育，在8～13岁时，随着雌激素和黄体酮水平增高，女孩乳房发育。在这个阶段乳房的超声表现为导管细长，有分支，导管不那么突出。

成熟乳房显示皮下脂肪在皮肤薄回声带下方。乳头位于乳房中部，显示为均匀的中等回声结构。乳头的声影是正常的。低回声的脂肪小叶被Cooper韧带的回声带包绕。总体而言，成熟乳腺实质呈均匀的，中等回声的组织层，在乳头和皮下脂肪层下方。正常乳腺组织在多普勒检查下不显示血管。胸大肌呈低回声并位于后方。偶尔，在正常乳腺超声检查中，会在腋窝区域看到正常淋巴结。

变异和异常

- 副乳头（多乳头）。
- 无乳房。
- 无乳头。
- 发育不全。
- 增生。
- 单侧发育（6～8岁）。
- 一过性新生儿男性乳房发育。

阴囊

阴囊位于阴茎下方，由3个主要结构组成：睾丸、附睾和精索。睾丸的主要功能是精子生成及产生睾酮。睾丸的长轴为直立位，在阴囊内稍微向前外侧倾斜。左侧睾丸的位置一般略低于右侧睾丸。称为引带韧带的间充质条带将睾丸固定在腹股沟管上，以防止其在妊娠期间向上运动。睾丸附件是苗勒（Mullerian）管的残余

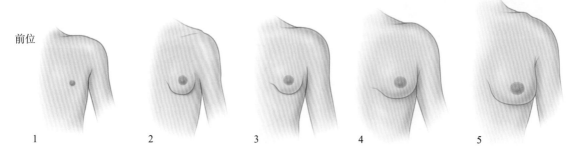

前位

1　　　2　　　3　　　4　　　5

图35.13　女性乳房发育的Tanner分级。资料来源：Herring, J.A. [2014].Tachdjian's pediatric orthopedics: From the Texas Scottish Rite Hospital for Children [5th ed.].Philadelphia：Elsevier.

物，称为睾丸附件。

沿着每个睾丸后外侧的弯曲的长管称为附睾，它储存和运输精子。精索从腹部的腹股沟深环延伸到睾丸。每条精索都包括动脉、蔓状静脉丛、淋巴管、神经和睾丸的排泄管。

超声应用

男性阴囊超声的常规适应证有评估阴囊的形态异常和识别先天性肿块位置及积液。此外，灰阶图像、彩色和能量多普勒超声帮助诊断扭转、炎症性疾病、创伤、肿瘤和血管疾病。超声也有助于定位隐睾症（图35.14）和回缩睾丸，对识别疝、精索静脉曲张、附睾囊肿、微石症、钙化、淋巴管畸形和精索扭转也很有帮助。

腹股沟管的灰阶、彩色多普勒和能量多普勒超声扫查有助于诊断精索静脉曲张、精索扭转和腹股沟疝。

超声表现

正常新生儿的睾丸超声表现为阴囊内小的、卵圆形、稍低回声的结构。从8岁以后到青春期，睾丸的回声及大小增加，这是由于生殖细胞和小管的发育和成熟。在年龄较大的儿童和青少年中，纵隔睾表现为线

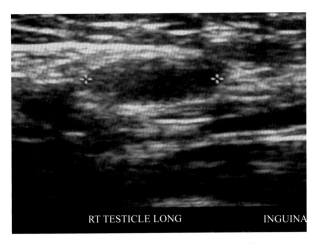

图35.14 隐睾症或睾丸未降。右侧睾丸位于腹股沟管内。资料来源：由Joy Guthrie，Fresno，California提供

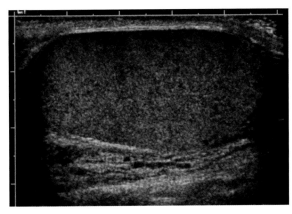

图35.15 正常睾丸的长轴图像 注意沿前后边界的回声线性白膜。资料来源：由Joy Guthrie，Fresno，California提供

性回声。灰阶超声也能识别睾丸周围覆盖的薄的（双层）回声白膜（图35.15）。在纵断面扫查，附睾头位于睾丸的上方，为三角形，相对于睾丸为等回声或低回声。附睾体部和尾部在正常扫查中难以显示。在灰阶超声中，睾丸内血管呈低回声。彩色血流多普勒及能量多普勒常被用于确认血流及测量阻力指数。青春期前，睾丸内动脉的多普勒波形为高阻且仅有或无舒张期血流。青春期后，睾丸内动脉的多普勒波形为低阻伴有高的舒张期血流，RI为0.45～0.75。睾丸动脉的包膜支和提睾、输精动脉的分支位于睾丸外周，因此识别睾丸中心的睾丸内动脉血流对于排除扭转很重要。

变异及异常

- 睾丸缺如。
- 多睾症。
- 睾丸异位。
- 睾丸发育不全和大小不对称。
- 隐睾。

脊柱和脊髓

脊髓和大脑在妊娠15～27天从神经板中发育。脊髓是长的、圆柱形结构，从枕骨大孔延伸到腰椎上部。它是中枢神经系统的主要组成部分。脊髓感觉和运动冲动传导进出大脑并控制多种反射。共有31对脊神经。椎管保护脊髓免受损伤。

超声应用

超声是评估4个月以下婴儿脊柱畸形的首选筛查方法，特别是在初始骶部小凹和脊柱皮肤病变等情况下。新生儿和儿童脊柱超声其他适应证有评估脊髓栓系、伴有和不伴有肿块的脊柱裂、脊髓纵裂畸形、背侧皮下窦道、厚的终丝、脂肪瘤、低位脊髓圆锥、尾部退化综合征、骶尾部畸胎瘤、原发性和继发性肿瘤及脊髓外伤。

术中脊柱超声用于识别脊髓圆锥和定位局灶性异

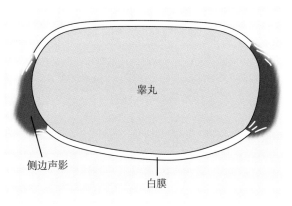

睾丸

侧边声影

白膜

常，通过监测颅后窝减压是否充分，有助于基底压迹综合征（Chiari 1畸形）修复过程。

超声表现

小于3个月的新生儿和婴儿，常用超声检查椎管，因为作为一个表浅的结构，由于椎弓不完全骨化提供了更多可观察的细节，所以很容易观察到。脊柱超声是用高频线阵探头在俯卧位或卧位检查的。

将枕头或折叠的垫子放置在患者胸部和腹部的下方，以减轻脊柱的弧度。

在纵向和横向平面上，从颅颈交界处的头侧向下扫查到椎管下端的骶骨尖端。硬膜囊是指围绕脊髓和马尾的膜鞘。它含有脑脊液（CSF），可为脊髓增加营养和浮力。正常脊髓被视为包含无回声脑脊液的管状结构。它有一个高回声边界并且被蛛网膜下隙包围。脊髓的高回声中心称为"中央回声复合体"。椎体呈高回声并位于前方。

在颈部区域的纵断面中，可以看到无回声的小脑延髓池位于小脑的下方。同样在该区域，椎管的形状在横断面上呈椭圆形或三角形。在胸部，椎管的横断面更圆且最窄。在腰部，正常情况下，圆锥体末端终止于$L_1 \sim L_2$椎骨（图35.16）。然后脊髓圆锥延续为神经根或马尾神经。

高回声的终丝和神经根在脊髓终止后占据椎管。腰椎的椎管更宽，看起来更像三角形，尖端在横断面指向后方。骶椎在纵断面上通过其特征性的向前倾斜来识别。一般来说，应该有5个骶椎，但偶尔只看到4个骶椎。在计算骶骨和腰椎以确定圆锥末端水平时，需要考虑这个现象。横断面上，骶骨和尾骨区域呈三角形，尖端指向后方。在婴儿和新生儿的骶骨末端，尾骨表现为无回声或低回声结构。鞘囊通常止于S_2水平。

变异和异常

- 终脑室（中央管的瞬时扩张）。
- 丝状囊肿。

髋关节

人体的髋关节是一个球窝关节。股骨头是关节的球部，而髋臼是关节的窝部。股骨头向上内侧倾斜并略微向前以适应髋臼。髋臼由髂骨、坐骨和耻骨组成。髋臼的月状面是髋臼的C形、光滑的关节内表面，可缓冲关节并允许骨骼轻松地相互移动。围绕髋臼边缘的是一个称为盂唇的纤维软骨环，它提供额外的稳定性，维持关节中的液体压力，并将重量分配给股骨头。

左、右髋骨在耻骨联合处连接。髋关节有助于更大的运动，包括下肢的内旋和外旋。Y形三角软骨在这些骨头之间形成骨骺板，形成髋臼（图35.17）。这种软骨最初将骨头分开，然后在青春期后融合。三角软骨的融合开始于髋臼，止于髂骨和坐骨之间的坐骨大切迹。儿童的正常髋关节发育取决于髋臼内股骨头的稳定性。髋关节发育不良（DDH）涉及融合过程的失败。导致一个浅凹窝（髋臼）不能牢固地适合其中的球部（股骨）。

在脱位中，股骨头完全脱离髋臼。在某些脱位情况下，股骨头位于髋臼内，但可以脱出。半脱位时，股骨头松动但不会从关节脱出。

超声应用

超声在评估DDH和浅表肌肉骨骼肿块、区分蜂窝织炎和脓肿以及评估化脓性关节炎和短暂性滑膜炎方面非常有用。超声还可以帮助评估关节炎、肌腱撕裂、肌腱病和肌肉拉伤和滑囊。

超声表现

对儿童进行髋关节超声检查的有效性取决于操作者的技术水平，以及需要肌肉骨骼解剖学和生理学知识。

在出生后的第1周，新生儿的髋关节可能会表现出生理性关节松弛。母乳喂养也会增加松弛度，因此最好在婴儿4～6周进行髋关节超声以评估DDH，除非髋关节异常严重脱白。

高频线阵探头（通常是L_8或L_9探头）最适合扫查

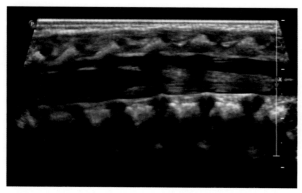

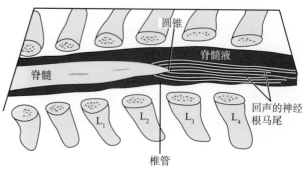

图35.16　3岁儿童正常脊柱的长轴图像。注意在L_1和L_2之间指向下方的圆锥点。注意与神经根或马尾神经相邻的脊髓圆锥神经束

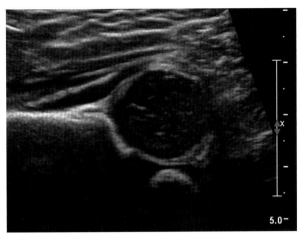

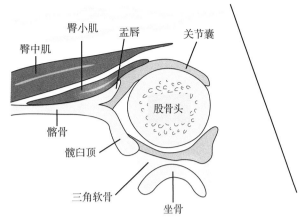

臀中肌　臀小肌　盂唇　关节囊

股骨头

髂骨　髋臼顶

三角软骨　坐骨

图35.17　冠状面的正常髋关节

儿童髋关节。

正常的髋关节检查显示髋关节球在关节窝内的位置，髋关节的曲度有助于评估关节的稳定性。使用Graf方法，在通过髋关节中心的冠状面外侧扫查图像（图35.18）。该图像的标志包括髋臼、盂唇、三角软骨处的髂骨下缘和股骨近端的边界。α角标志着骨性髋臼顶的角度，β角标志着软骨性髋臼顶的角度。得到和测量这两个角度与基线的交点。

首先，得到一条平行于髂骨骨化侧壁的线（基线）。然后，从基线边缘绘制一条前对角线，并沿髋臼软骨顶向前指向盂唇中心（软骨顶线）。最后，从三角软骨顶部的骨性髋臼下缘到髂骨最外侧点（骨性顶线）画一条线。

基线和骨顶线的交点是α角。当等于或大于60°时，是正常的。α角越小，脱位程度越大。

儿童的骨骼在约9个月时充分发育后，X线比超声更具诊断性，因为它们在一张图像中显示了整个髋关节。

要评估髋关节是否有积液，患者需要取仰卧位，腿需要处于中立位（髋关节伸展并轻微外旋）。探头放置在沿股骨颈长轴的前矢状面。在每次髋关节检查中，应扫查健侧以便与患侧进行比较。

变异及异常

通常，女性在2个月时股骨头中央开始骨化，男性为3个月时。股骨头不对称骨化可能是半脱位的征象，也可能是正常变异。在出生后的前两天，由于生理性松弛，可能会发生＞6 mm的股骨后移。

参考图表

相关医师
● **新生儿科医师**：专门为患病或早产的新生儿提供医疗护理。
● **儿科医师**：专门指导儿童的发育；关注儿童疾病的预防和治疗。
● **儿科胃肠病学家**：专门治疗胃肠道疾病，包括胃、小肠和大肠、胆囊和胆管。
● **儿科神经外科医师**：专门修复儿童大脑和脊髓外科。
● **儿科肿瘤学家**：专门研究和治疗儿童肿瘤和恶性肿瘤。
● **儿科骨科专家**：专门研究和治疗儿童骨骼疾病。
● **儿科放射科医师**：专门从事和判读儿童的放射诊断图像检查。
● **小儿外科医师**：使用手术治疗儿童的疾病、创伤、器官畸形和衰竭。
● **小儿泌尿科医师**：专门研究和治疗儿童泌尿道的先天性和获得性疾病。

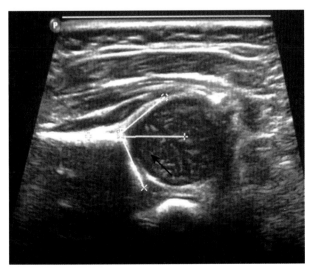

图35.18　婴儿髋关节冠状面的正常Alpha角（箭头）

常规诊断性检查

- **血管造影**：使用通过动脉的导管对循环系统进行X线检查，并引导至待检查的血管段。然后注入造影剂，然后对感兴趣的区域进行X线检查。检查由接受过血管造影研究培训的医师进行，并由放射科医师解释结果。

- **CT**：使用口服和静脉（IV）造影剂对儿科患者进行计算机轴向断层扫描，以评估儿童可疑异常和异常病变。

- **EEG**：使用附在头皮上的电极通过跟踪和记录脑电波模式来评估大脑中的电活动的检查。医师在手术期间评估脑部疾病征象或脑部活动。技术人员通常操作检查，神经科医师解释结果。

- **核医学成像**：使用少量放射性示踪剂（药物）帮助临床医师诊断和治疗医学或先天性异常的非侵入性检查。通常用于评估肿瘤中的代谢活动、肿瘤中的积聚或与胃肠道（GI）、内分泌、心脏、泌尿道或神经系统疾病有关的炎症区域。一个特殊的相机检测发射的放射性粒子。一些成像视图与CT或MRI叠加以产生额外的详细视图。单光子发射CT（SPECT）/CT或正电子发射断层扫描（PET）/MRI是最常用于特定疾病的两种同时检查类型的混合技术。检查由核医学技术专家进行，接受过核医学培训的放射科医师或其他医师解释结果。

- **X线平片**：用于帮助临床医师使用电离辐射诊断和治疗医学异常。检查由放射技师进行并由放射科医师解释结果。

- **外科诊断检查**：细针穿刺、活检和内镜检查是用于帮助诊断儿童先天性和获得性疾病的侵入性操作。这些检查由放射科医师和其他内科专家进行和解释结果。